Dr. Miriam Stoppard

Säuglinge, Babys und Kinder

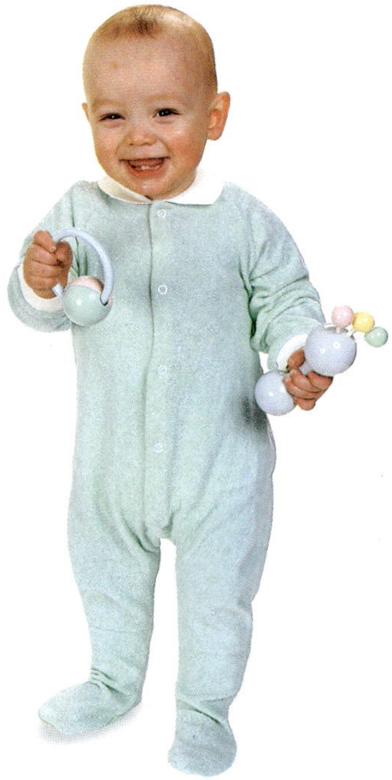

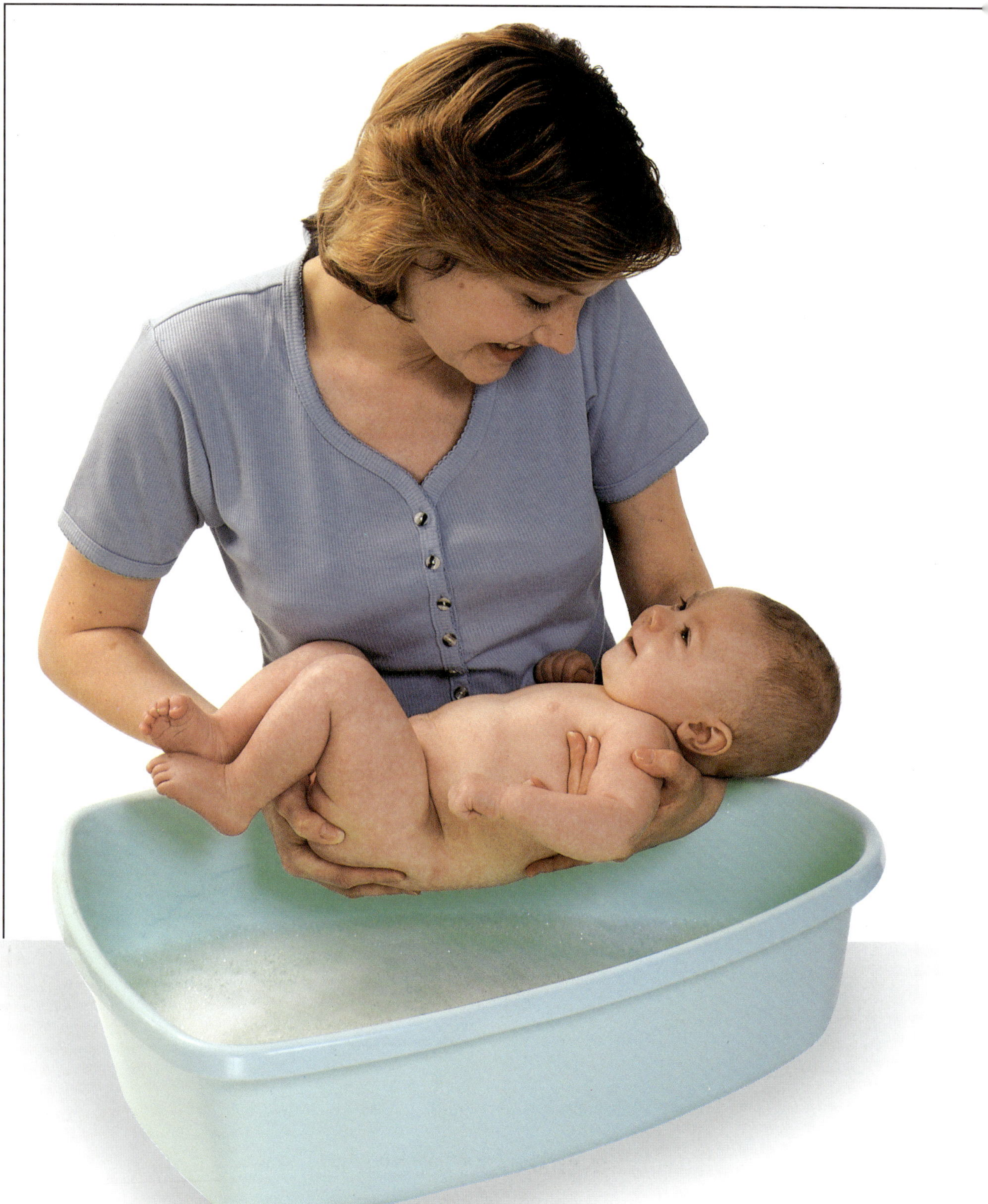

Dr. Miriam Stoppard

Säuglinge, Babys und Kinder

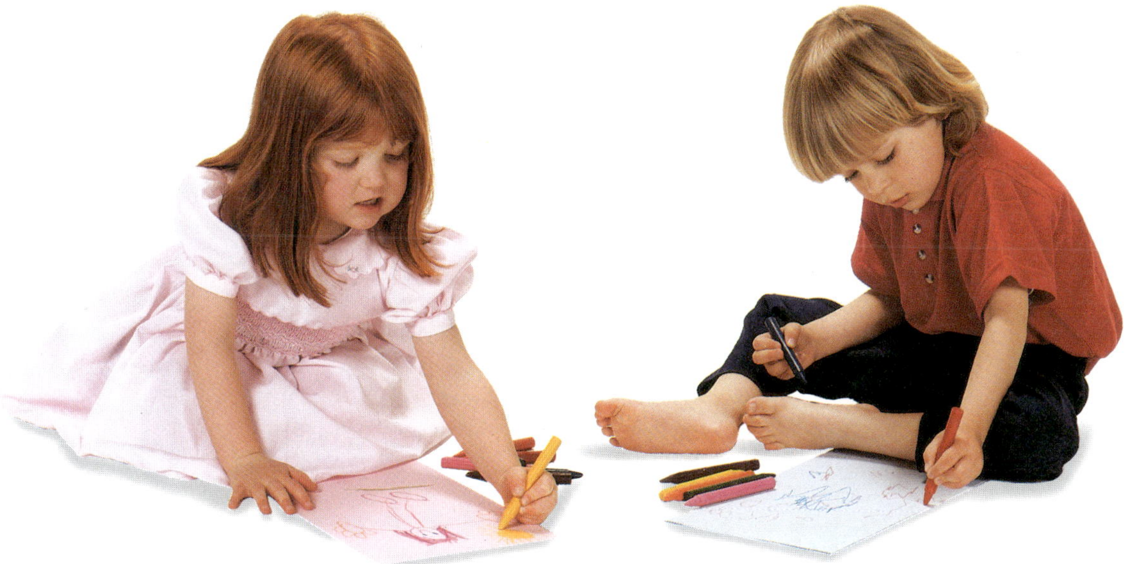

Ravensburger Buchverlag

Für Will und Ed

EIN DORLING-KINDERSLEY-BUCH

Die Originalausgabe erschien erstmals 1995
in Großbritannien unter dem Titel:
„Complete Baby and Child Care“

Übersetzung: Jeanette Stark-Städele
Ärztliche Beratung: Dr. med. M. J. Sandmaier
Umschlaggestaltung: Ekkehard Drechsel BDG und Dirk Lieb
Satz: E. Weishaupt, Meckenbeuren
Gesamtherstellung: Appl, Wemding
Printed in Germany

4 3 99 98

ISBN 3-473-42386-6

Vorwort

Gibt es denn nicht schon genug Babybücher und Elternratgeber? Gewiß, aber ich arbeite nun über zwanzig Jahre auf diesem Gebiet und hatte immer das Gefühl, daß selbst in den besten Büchern das eine oder andere fehlt. Zum Beispiel beschäftigen sich nur sehr wenige Bücher mit den Drei- bis Fünfjährigen. Und bestimmt fühlen sich Mütter, deren Babys an einer chronischen Erkrankung oder Behinderung leiden, von den meisten Büchern schlecht bedient. Denn diese Probleme werden in kaum einem Babybuch behandelt.

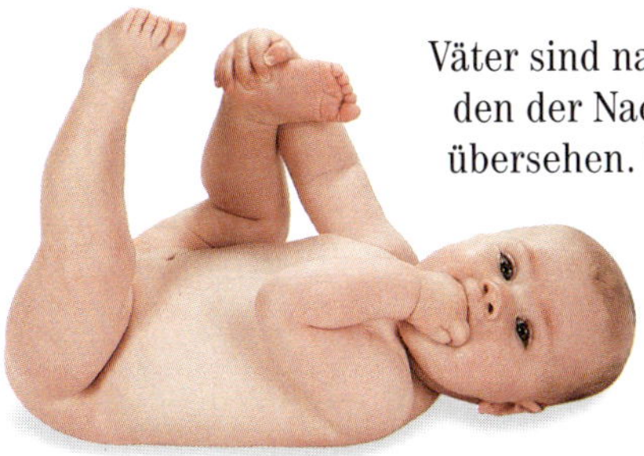

Väter sind nach wie vor eine vernachlässigte Gruppe; und der Einfluß, den der Nachwuchs auf die Familie als Ganzes hat, wird weitgehend übersehen. Und da heute immer mehr Mütter nach der Geburt wieder zur Arbeit gehen, stehen viel mehr Eltern als früher vor dem Problem einer geeigneten Kinderbetreuung.

In meinen früheren Büchern war nie genug Platz für solch wichtige Themen wie zum Beispiel Zwillinge, bestimmte Krankheiten wie Tubenkatarrh oder Wasserkopf, und Erste Hilfe bei Babys konnte ich nicht ausführlich genug behandeln. Auch den Zusammenhang zwischen der körperlichen, geistigen und seelischen Entwicklung und dem Erwerb bestimmter Fähigkeiten konnte ich nicht aufzeigen. Dieses Thema ist enorm wichtig für die Eltern. Wer zum Beispiel nicht weiß, daß ein Baby seine Blase erst kontrollieren kann, wenn seine Nerven und Muskeln ausgereift sind, wird weiterhin eine rigide Sauberkeitserziehung verfolgen – eine völlig überholte und unnötige Vorgehensweise.

In diesem umfangreichen Buch konnte ich diese Lücken schließen und auch die wichtigen Kindergartenjahre einbeziehen. Wenn Dreijährige in den Kindergarten kommen, machen sie enorme Fortschritte in allen Entwicklungsbereichen. Dann brauchen sie die Geduld, das Verständnis und die Unterstützung ihrer Eltern, um ihre Fähigkeiten zu entdecken – und das ist schließlich das Geburtsrecht eines jeden Kindes.

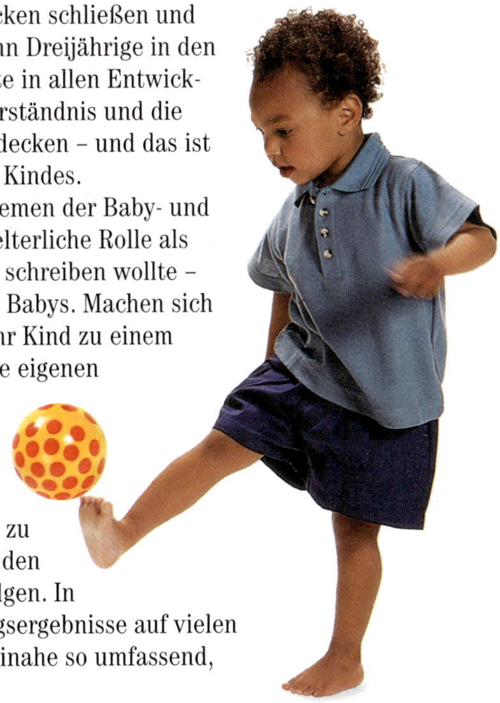

Dieses Buch thematisiert neben den alltäglichen Problemen der Baby- und Kinderpflege auch den Erwerb von Fertigkeiten, die elterliche Rolle als Lehrer und – worüber ich schon seit zwei Jahrzehnten schreiben wollte – die Unterschiede zwischen männlichen und weiblichen Babys. Machen sich die Eltern diese Unterschiede bewußt, können sie ihr Kind zu einem glücklicheren Jungen oder Mädchen, der/das die eigenen Fähigkeiten und Besonderheiten entwickelt und annimmt, erziehen.

Mehr als zwanzig Jahre lang arbeite ich schon als Autorin von Elternratgebern. Dabei war es immer mein Ziel gewesen, die Eltern in ihrer Selbständigkeit zu stärken und ihnen das Selbstvertrauen zu vermitteln, den eigenen Instinkten, die meistens richtig sind, zu folgen. In diesem Buch konnte ich endlich die neuesten Forschungsergebnisse auf vielen Gebieten anführen. Es ist nicht perfekt, aber doch beinahe so umfassend, wie ich es immer erhofft habe.

Inhalt

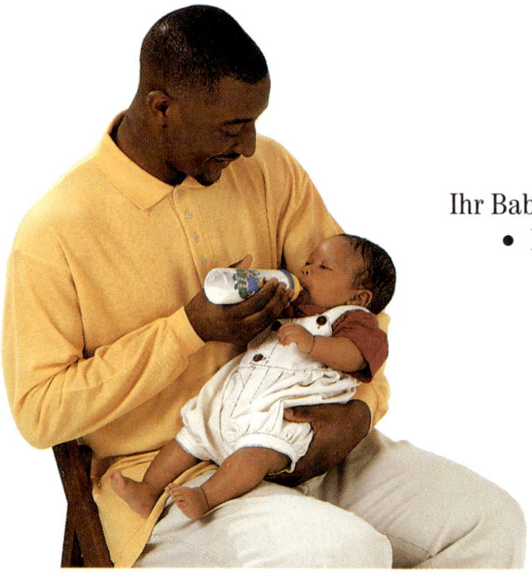

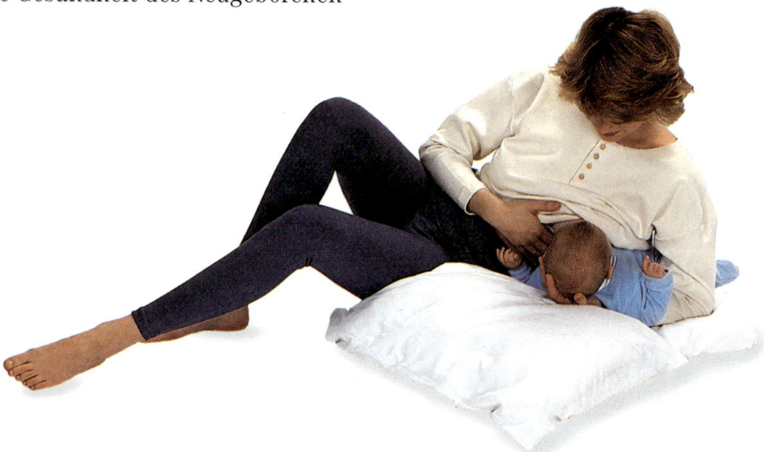

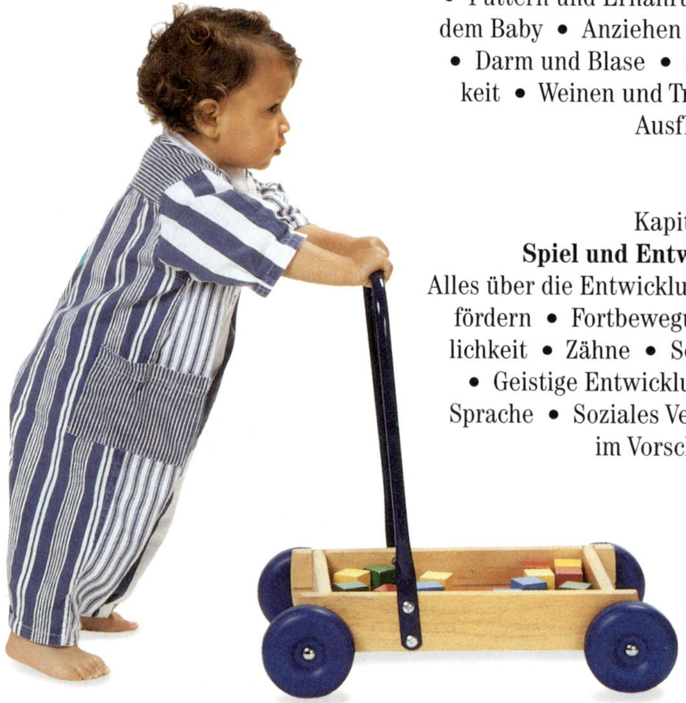

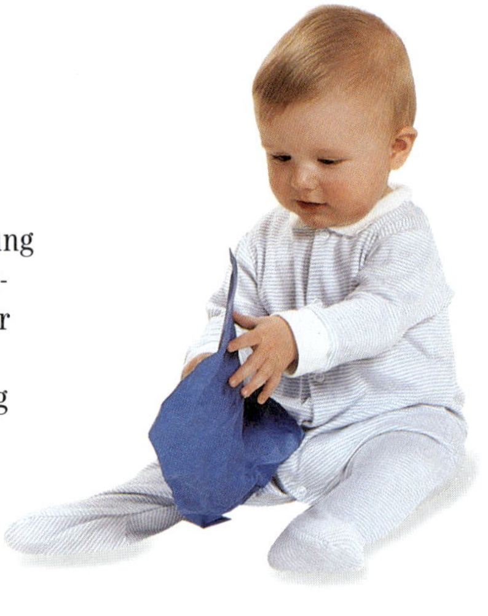

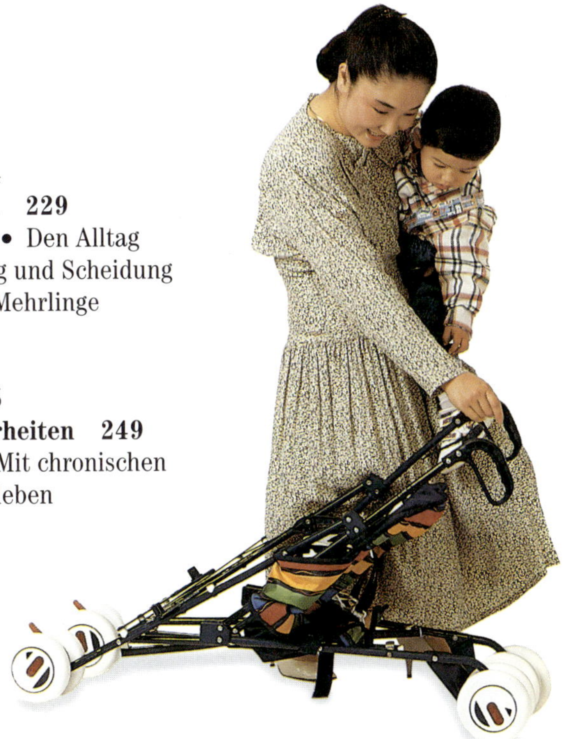

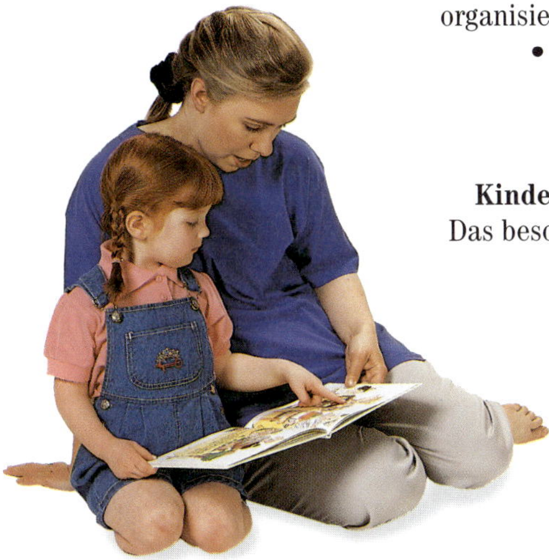

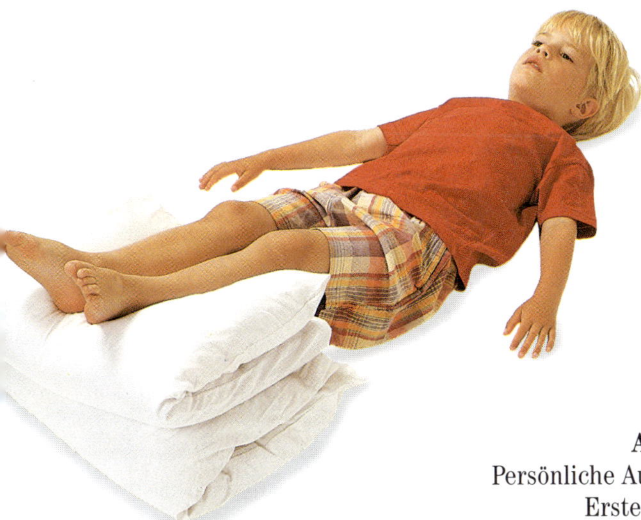

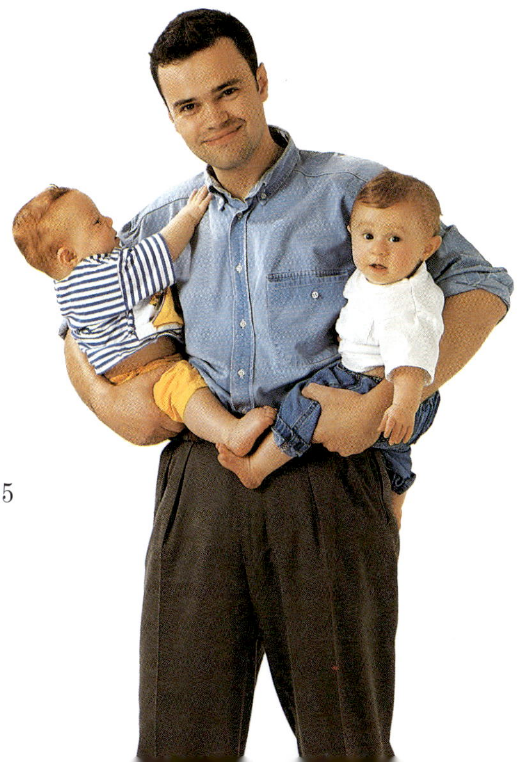

Anhang

Einführung

Ob Sie nun Ihr erstes Kind erwarten, es gerade geboren haben oder werdender oder frischgebackener Vater sind, bestimmt sehen Sie Ihrer neuen Rolle auch etwas ängstlich entgegen. Doch machen Sie sich keine Sorgen: Zwar ist die Elternschaft eine der verantwortungsvollsten und anstrengendsten Aufgaben überhaupt, aber sie gehört auch zu den lohnendsten Herausforderungen.

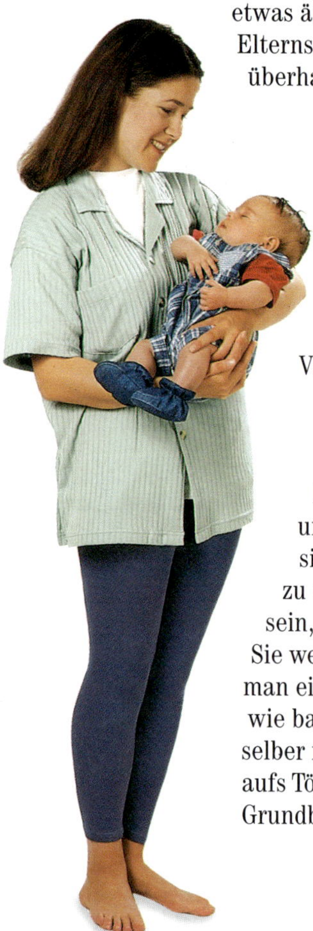

Das neugeborene Baby

Soeben haben Sie die Erschaffung eines neuen Lebens erfahren. Ihr Baby ist wahrscheinlich kleiner, als Sie es sich vorgestellt hatten. Es erscheint Ihnen äußerst verwundbar. Sie sind voller Freude, aber auch besorgt, ob mit ihm alles in Ordnung ist, und ob seine Lautäußerungen und Bewegungen normal sind. Die Hebamme oder der Arzt wird Sie sicherlich beruhigen können. Vielleicht sind Sie überrascht darüber, wieviel Ihr Baby schon kann.

Die tägliche Fürsorge

In den ersten Lebensmonaten ist Ihr Baby in jeder Hinsicht von Ihnen abhängig: Sie müssen es füttern, anziehen, wickeln und herumtragen. Beim ersten Kind sind Sie gewiß etwas nervös. Sie fragen sich, ob es genug Milch bekommt und genug zunimmt, ob es nachts zu oft aufwacht oder warum es so viel schreit. Sie werden überrascht sein, wie schnell die Versorgung des Babys zu Ihrer zweiten Natur wird. Sie werden kaum glauben können, daß Sie früher nicht wußten, wie man eine Windel wechselt! Und Sie werden auch erstaunt sein, wie bald schon Ihr Kind bestimmte Dinge selber tun kann: selber mit dem Löffel essen, laufen, sich selber anziehen, aufs Töpfchen gehen ... In wenigen Jahren wird es seine Grundbedürfnisse selbst befriedigen können und bereit sein, zur Schule zu gehen.

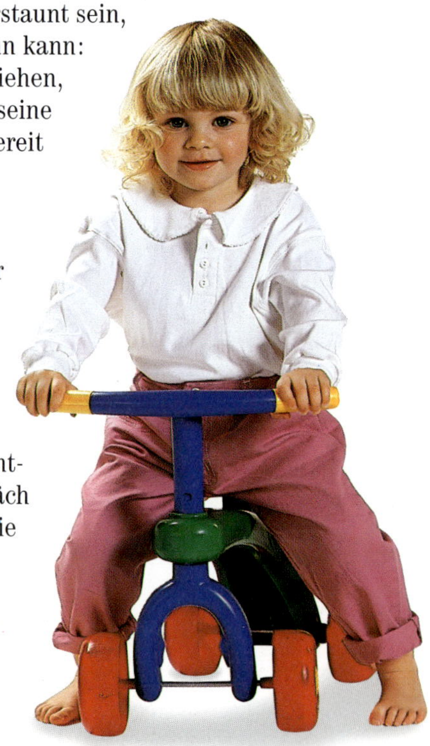

Spiel und Entwicklung

Das Teilhaben an der kindlichen Begeisterung über neue Fähigkeiten und neues Wissen gehört zu den großen Freuden des Elternseins. Dadurch fördern Sie auch am besten die Entwicklung Ihres Kindes: die körperliche Entwicklung, indem Sie ihm ermöglichen, die eigenen Fähigkeiten in einer anregenden und sicheren Umgebung zu erforschen; die geistige Entwicklung, indem Sie sich Zeit zum gemeinsamen Gespräch und Spiel nehmen; die seelische Entwicklung, indem Sie ihm die Liebe und Sicherheit geben, die es zu einem ausgeglichenen und glücklichen Kind machen. In diesen frühen Lebensjahren ist das Spiel das wichtigste Instrumentarium des Lernens. Wenn Sie verstehen, wie das Kind lernt und sich entwickelt, können Sie ihm helfen, sich im Spiel optimal zu entfalten.

Familienleben

Zwar hat schon die Ehe oder das Zusammenleben mit dem Partner Ihr Leben verändert, doch die Geburt eines Kindes wird es sehr viel stärker beeinflussen. Sie müssen die Bedürfnisse Ihres Partners und die des Babys mit Ihren eigenen in Einklang bringen. Haben Sie Zwillinge bekommen, werden Sie sehr viel tatkräftige Hilfe und Unterstützung brauchen. Diese größer gewordene Familie wird nun plötzlich in Ihrem Leben viel stärker in den Vordergrund treten. Ob Sie das positiv sehen, hängt von verschiedenen persönlichen Faktoren ab. Ihrem Kind wird zweifellos die liebevolle Aufmerksamkeit seiner Angehörigen zugute kommen. Das gilt auch – vielleicht besonders – wenn die Beziehung zwischen Ihnen und Ihrem Partner angespannt ist.

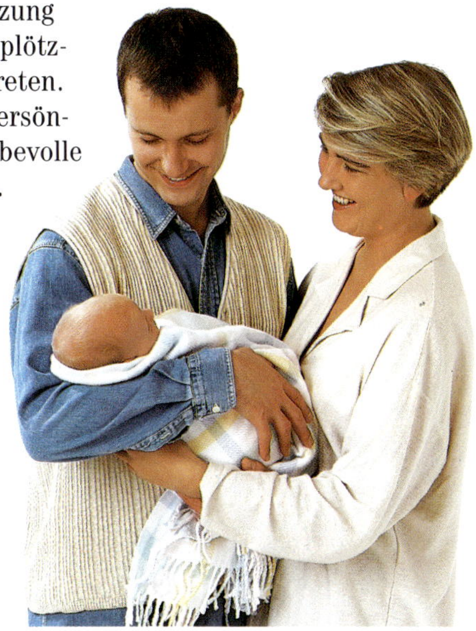

Kinder mit besonderen Bedürfnissen

Jede Mutter wünscht sich, daß ihr Baby zu einem gesunden, ausgeglichenen Erwachsenen heranwächst und ein angenehmes, erfülltes Leben führt. Wenn Ihr Kind besondere Ansprüche stellt – und das gilt für eine Vielzahl von Kindern, von den hochbegabten bis zu Kindern mit einer angeborenen körperlichen Behinderung wie Gehirnlähmung –, verlangt dies den Eltern enorme zusätzliche Kraft ab. Ist Ihr Kind krank, müssen Sie gleichzeitig auch mit Ihrem eigenen Kummer, Ihrer Besorgnis und vielleicht auch mit Schuldgefühlen leben. In den Monaten, die auf die Diagnose folgen, werden Sie jedoch lernen, Ihrem Kind zu helfen. Mit der Zeit werden Sie bestimmt besser mit der Situation zurechtkommen, als Sie es für möglich gehalten hätten. Es gibt viele Selbsthilfegruppen und Organisationen, bei denen betroffene Eltern Hilfe finden können. Nehmen Sie diese Hilfe auf jeden Fall in Anspruch.

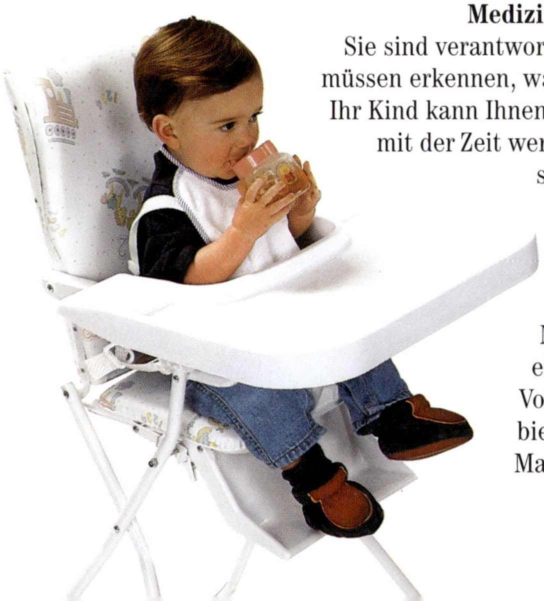

Medizin und Gesundheitsvorsorge

Sie sind verantwortlich für die Gesundheit Ihres Kindes. Sie müssen erkennen, wann es krank ist, und entsprechend handeln. Ihr Kind kann Ihnen nicht immer mitteilen, was ihm fehlt. Doch mit der Zeit werden Sie sensibel für die Anzeichen, die Ihnen signalisieren, daß mit Ihrem Baby etwas nicht stimmt. Sie werden lernen, wann Sie es selbst behandeln können und wann Sie den Arzt rufen müssen. Als Eltern haben Sie die Pflicht, grundlegende Erste-Hilfe-Maßnahmen zu erlernen. Am besten ist es, einen Kurs mitzumachen (das Rote Kreuz, Volkshochschulen und ähnliche Einrichtungen bieten solche Kurse an). Lernen Sie die nötigen Maßnahmen auswendig, und frischen Sie Ihre Kenntnisse immer wieder auf.

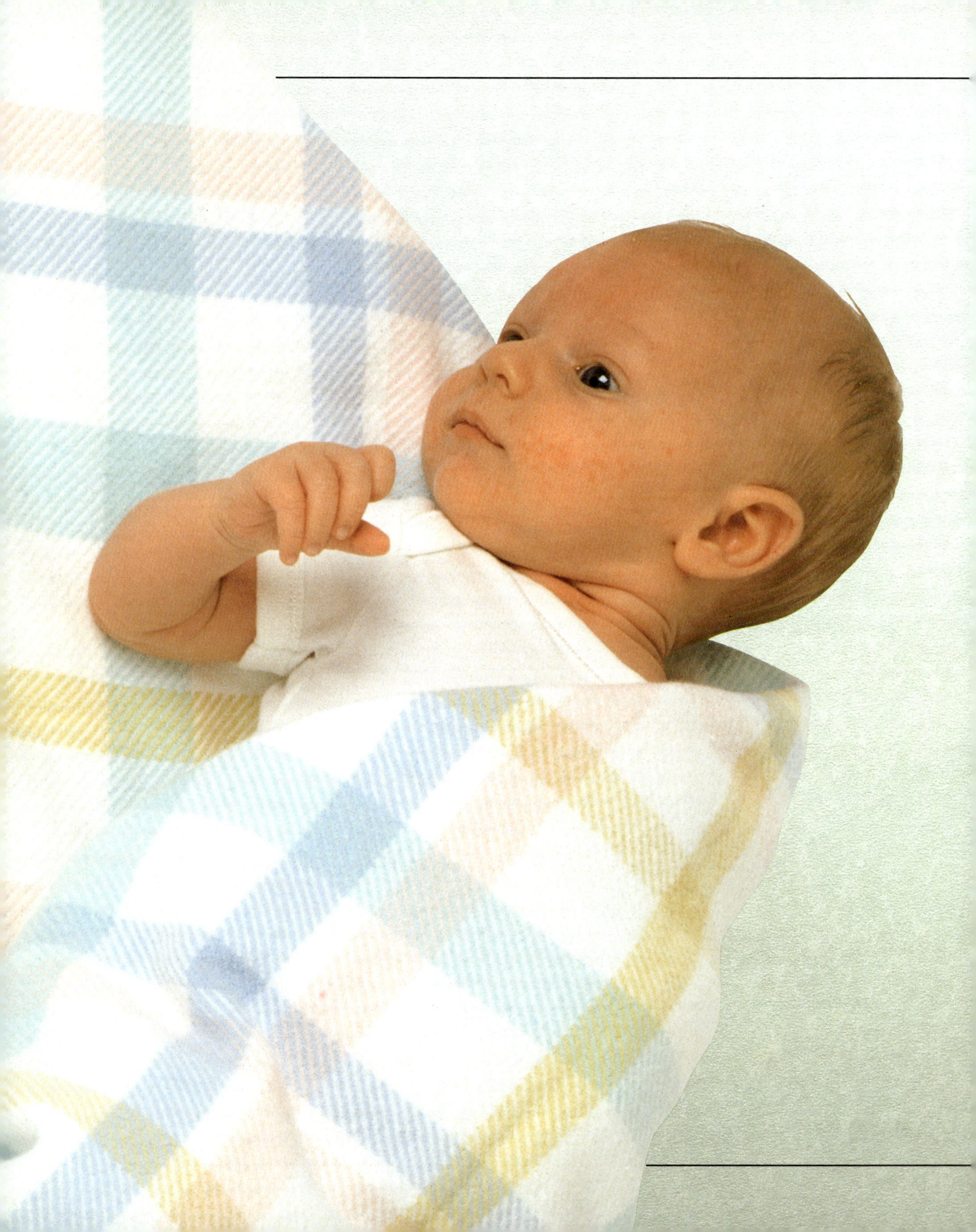

Kapitel 1

Das neugeborene Baby

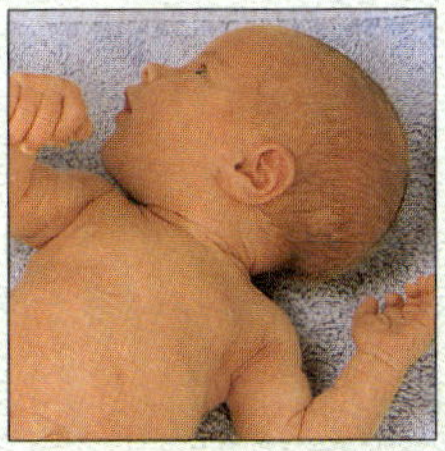

Die Geburt Ihres Babys wird Sie mit Stolz und Erstaunen erfüllen. Sie werden glücklich, aber auch erschöpft sein. Vielleicht fühlen Sie sich gleich von Anfang an stark mit Ihrem Baby verbunden; der Bindungsprozeß kann aber auch ein wenig Zeit erfordern. Bestimmt sind Sie überrascht vom Aussehen Ihres Kindes: dieser merkwürdig geformte Kopf, das runzelige Gesicht, die winzigen Hände und Füße.

Vom Augenblick der Geburt an verfügt Ihr Baby über Reflexe und Verhaltensweisen, die sein Überleben sichern. In Bereichen wie dem Schlafrhythmus und den Schreiphasen werden Sie bereits Anfänge seiner Persönlichkeit erkennen können.

Die erste Frage, die sich jede Mutter nach der Geburt stellt, lautet: „Ist es gesund?" Sofort nach der Geburt und auch während der ersten Lebenstage wird das Klinikpersonal Untersuchungen und Tests durchführen, um Sie in dieser Hinsicht beruhigen zu können. Ihr Baby wird jede zusätzliche medizinische Versorgung erhalten, die notwendig ist. Wurde es zu früh geboren oder ist es sehr klein, wird es auf eine besondere Station gebracht; trotzdem werden Sie sich an seiner Pflege beteiligen und Ihre Beziehung zu ihm entwickeln können.

Ihr Baby

Die Liebe zum Baby

Die meisten Mütter bauen während der ersten 72 Stunden eine spürbare Bindung zu ihrem Neugeborenen auf. Aber „Bindung" bedeutet nicht notwendigerweise eine schlagartige und ekstatische Liebe auf den ersten Blick.

Die Befriedigung der körperlichen Bedürfnisse des Neugeborenen ist so anstrengend, daß man leicht vergessen kann, daß das Baby auch ein aktives emotionales Leben hat. Auf lange Sicht rühren die schwerwiegendsten Gesundheitsschäden des Babys von unzureichender Liebe und Aufmerksamkeit her – konzentrieren Sie sich daher die ersten Wochen und Monate so stark wie möglich auf Ihr Baby.

Mutterliebe ist teilweise hormonell bedingt. Wenn Sie diese Liebe also nicht sofort verspüren, ist das nicht Ihre Schuld. Die Mutterliebe kommt gewöhnlich mit der Milch, 72 Stunden nach der Geburt. Sie kann sich aber auch später und ganz allmählich einstellen. Eines der Hormone, das die Milchbildung anregt, fördert zum Teil auch die Mutterliebe.

Manche Mütter sind schockiert, wenn sie feststellen, daß sie beim ersten Kontakt mit ihrem Baby wenig Mutterliebe verspüren. Dies kann durch verschiedene Faktoren bedingt sein, z. B. Komplikationen bei der Entbindung, unrealistische Erwartungen an die Geburt, pure Erschöpfung, schwankender Hormonspiegel und sogar die eigenen Erfahrungen während der frühen Kindheit. Mütterliche „Gleichgültigkeit" kann eine Stunde oder auch eine Woche dauern, aber selten viel länger.

Sie werden über Ihr Baby erstaunt und von ihm entzückt sein – auch wenn Sie erwartet hatten, daß es größer, kleiner oder weniger glitschig ist. Erfahrene Eltern erkennen die Persönlichkeit Ihres Babys schon bei der Geburt; Eltern, die ihr erstes Kind bekommen haben, meinen dagegen häufig, das Neugeborene würde die Umgebung nicht wahrnehmen können. Doch Babys entwickeln von Geburt an sehr schnell ein Spektrum sensueller Erfahrungen. Im Wachzustand sind sie munter und hörbereit. Sie reagieren, wenn sie angesprochen werden, erkennen die Eltern am Geruch und haben einen aufmerksamen Blick. Bei der Geburt können sie ein menschliches Gesicht erkennen; sie wenden den Blick dorthin, wo sie Geräusche hören. Babys werden mit dem Wunsch nach Kommunikation geboren; sie „unterhalten" sich mit den Eltern, wenn sie 20–25 cm vor ihrem Gesicht lebhaft reden. In diesem Abstand können sie die Eltern klar sehen. Sie reagieren auf ihr Lächeln, indem sie den Mund bewegen, nicken, die Zunge herausstrecken oder den ganzen Körper winden.

Körperkontakt

Der körperliche Kontakt während der Kindheit ist sehr wichtig; dies gilt insbesondere für die ersten Lebenswochen. Die meisten Neugeborenen schlafen viel; daher ist es wichtig, daß Sie während der Wachphasen Ihres Babys da sind, es tragen und bemuttern.

Liegt Ihr Baby in einem Brutkasten, bitten Sie darum, es streicheln und wickeln zu dürfen. Kürzlich sprach ich mit einer jungen Mutter, deren zehntägiges Baby während der ersten 48 Stunden im Brutkasten lag. Danach traute sie sich nicht, es hochzunehmen, weil sie dachte, es könnte „zerbrechen". Babys sind robuster, als Sie denken.

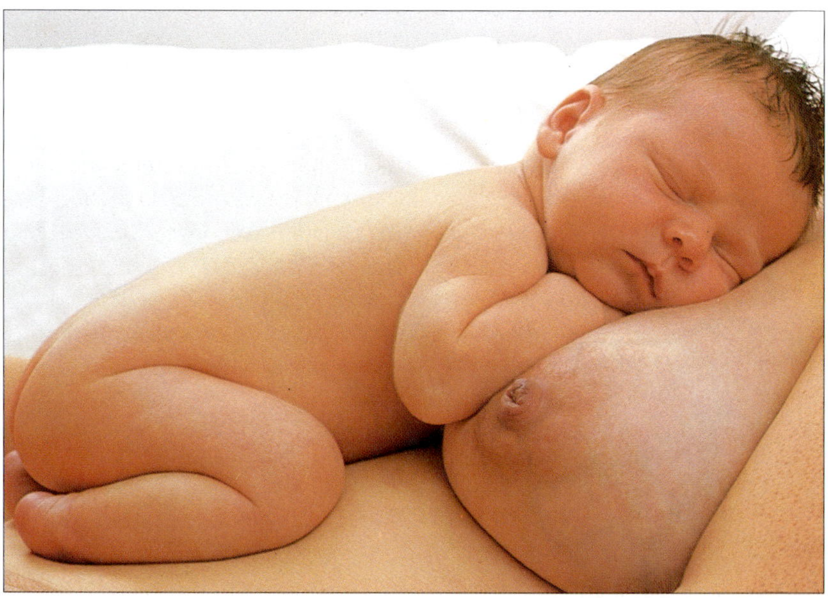

Bindung
Ihr Baby fühlt sich direkt an Ihrer Haut am wohlsten; dort kann es Ihre Wärme spüren und Ihren Herzschlag hören.

Atmung
Nach dem ersten Schrei hören Sie Ihr Baby vielleicht überhaupt nicht mehr, denn die flache Atmung eines Neugeborenen ist kaum wahrnehmbar. Manchmal hört ein Baby sogar einige Sekunden ganz auf zu atmen, aber das ist die Ausnahme.
Die Lungen Ihres Babys sind noch schwach; daher ist seine Atmung viel flacher als unsere. Doch deswegen muß man sich keine Sorgen machen, denn seine Lungen werden mit jedem Tag kräftiger.

Saugen
Während der ersten drei Lebenstage des Babys produzieren die Brüste der Mutter keine Milch, sondern Kolostrum, eine dünne, gelbliche Flüssigkeit. Sie enthält Wasser, Eiweiß, Zucker, Vitamine, Mineralstoffe und Antikörper zum Schutz gegen Infektionskrankheiten. Während der ersten 72 Stunden seines Lebens schützt das Kolostrum das Baby vor Infektionen. Um die Milchbildung anzuregen, müssen Sie das Baby häufig anlegen. Das Saugen setzt Hormone frei, die wiederum die Milchbildung anregen. Selbst wenn Sie Ihr Baby nicht stillen wollen, ist es empfehlenswert, es gleich nach der Geburt anzulegen. Denn das Kolostrum tut ihm gut und das Saugen fördert den Bindungsprozeß zwischen Ihnen und dem Baby.
Sobald das Baby geboren ist, können Sie es an die Brust legen. Es hat einen angeborenen Saugreflex, und das Saugen regt die Produktion des Hormons Oxytozin an. Oxytozin fördert das Zusammenziehen der Gebärmutter und die Austreibung der Plazenta. Berühren Sie die Wange Ihres Babys, die am nächsten bei der Brust liegt, um den Suchreflex anzuregen. Das Baby sollte nicht nur an der Brustwarze saugen, sondern seine Lippen müssen auf der Brust aufliegen und der Mund die Brustwarze ganz umfassen.

Den Partner einbeziehen
Da beim Erlebnis der Geburt die Mutter im Mittelpunkt steht, fühlt sich der Vater häufig vernachlässigt oder ausgeschlossen. Doch es ist wichtig, daß auch der Vater mit dem Baby einen Bindungsprozeß eingeht. Dies geschieht am besten durch Berühren, Riechen und Sprechen. Kurz nach der Geburt sollte der Vater daher sein Baby an seinen Körper drücken, denn auf diese Weise kommt das Baby in Kontakt mit seinem speziellen Geruch. Im Laufe der Wochen wird für das Baby diese Nähe gleichbedeutend werden mit Wohlbehagen und Geborgenheit. Der Vater sollte mit seinem Kind sprechen, dann wird es schnell mit seiner Stimme vertraut. Spricht er schon während der Schwangerschaft mit dem Kind, wird es seine Stimme nach der Geburt wiedererkennen.
Üblicherweise übernimmt die Mutter bei der Pflege des Neugeborenen die tragende Verantwortung, doch der Vater sollte eine gleichwertige Rolle spielen. Er sollte lernen, wie man das Baby hält, und er sollte eine sensuelle Beziehung zu ihm eingehen.
Achten Sie darauf, daß der Vater an der alltäglichen Routine wie Baden und Wickeln beteiligt wird. Auch wenn Sie das Baby stillen, kann er es mit abgepumpter Muttermilch aus der Flasche füttern. Beide Elternteile sollten mit dem Baby schmusen, wenn sie nackt sind. So kann es ihre Haut fühlen und riechen und den Herzschlag hören.

Der erste Atemzug Ihres Babys

Seien Sie nicht beunruhigt, wenn Ihr Neugeborenes kräftig schreit – denn genau das wollten Sie ja hören.

In der Gebärmutter ist die Lungenfunktion des Babys überflüssig – denn es bekommt allen Sauerstoff über die Plazenta, so daß die Lungenbläschen sich noch nicht entfaltet haben.
Beim ersten Atemzug dehnen sich die Lungen. Der verstärkte Druck in der Lunge schließt eine Klappe direkt über dem Herzen, so daß das Blut, das bisher zur Sauerstoffanreicherung in die Plazenta floß, nun direkt in die Lungen gelangt. Diese beiden entscheidenden Schritte machen das Baby zu einem unabhängigen Wesen, das ohne Sie überleben kann. Und all dies geschieht in einem einzigen Augenblick.
Nichts sollte die Möglichkeit des Babys, diesen ersten Atemzug zu tun, behindern. Aus diesem Grund reinigen Ärzte und Hebammen sofort die Luftwege. Verzögert sich dieser erste Atemzug, wird das Baby beatmet.

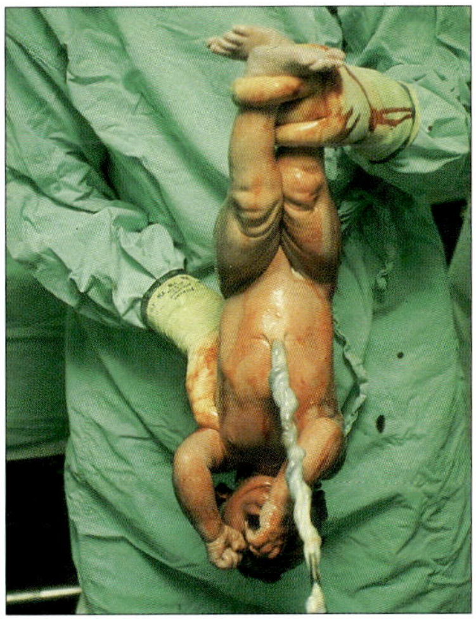

Schreien
Beim Schreien gelangt Luft in die Atemwege und reinigt sie.

Pickel und Ausschläge

Die meisten Neugeborenen zeigen in den ersten Tagen harmlose Hautrötungen wie Pickel und Ausschläge. Sie heilen in der Regel ab, sobald sich die Haut im Alter von ca. 3 Wochen stabilisiert hat.

Hautgrieß Diese kleinen weißen Pickel, insbesondere auf dem Nasenrücken, aber auch an anderen Stellen im Gesicht, werden durch verstopfte Talgdrüsen verursacht. Der Talg sollte die Haut normalerweise geschmeidig halten. Drücken Sie diese Pickelchen niemals aus; sie verschwinden innerhalb einiger Tage von selbst.

Hitzeausschlag Wenn es Ihrem Baby zu heiß ist, bekommt es kleine, rote Pickelchen, vor allem im Gesicht. Packen Sie es nicht zu dick in Kleidung und Decken ein. Achten Sie auf eine angenehme Zimmertemperatur (s. S. 123).

Nesselausschlag (Urticaria) Dieser Ausschlag besteht aus Pickelchen, die ein weißes Köpfchen und einen roten Hof haben (s. S. 292). Er kommt in den ersten Lebenswochen recht häufig vor und kann nach einem Monat nochmals auftreten. Eine Behandlung ist nicht nötig, er heilt von selbst ab.

Das Aussehen Ihres Babys

Wenn Ihnen Ihr Baby zum ersten Mal in den Arm gelegt wird, sind Sie sicherlich von seinem Aussehen überrascht. Auch wenn Ihr Baby zweifellos ein Wonneproppen ist, so erwarten viele Mütter fälschlicherweise ein sauberes, ruhiges Bündel. Und plötzlich erkennen sie, daß die Realität etwas anders aussieht.

Haut Die Haut des Babys kann mit einer weißlichen, fettigen Substanz, der Käseschmiere (Vernix), bedeckt sein. Sie bildet eine natürliche Schutzschicht, die verhindert, daß die Haut im Fruchtwasser aufweicht. In manchen Krankenhäusern wird die Käseschmiere sofort abgewaschen, in anderen beläßt man sie einige Zeit als natürlichen Schutz gegen Hautreizungen. Die Hautfarbe ist manchmal fleckig, weil die winzigen Blutgefäße geplatzt sind. Dunkelhäutige Kinder haben bei der Geburt oft eine helle Haut; doch sie wird dunkler, sobald Melanin, ein natürliches Pigment, produziert wird. Mit ungefähr sechs Monaten hat das Baby seine endgültige Hautfarbe erlangt.

Kopf Der Schädel des Babys besteht aus vier großen Platten, die nicht zusammengewachsen sind und sich gegeneinander bewegen können. Diese Flexibilität ist vor allem während der Geburt von Bedeutung, wenn der Kopf von den Scheidenwänden zusammengepreßt wird. Die sich verschiebenden Schädelknochen ermöglichen den unbeschadeten Durchtritt durch den Geburtskanal; allerdings kann der Kopf dabei etwas verformt werden. Dies ist ganz normal und hat keine Auswirkungen auf das Gehirn. Es können auch einige Blutergüsse oder Schwellungen entstehen, doch sie heilen in den ersten Tagen oder Wochen ab.
Die weichen Stellen oben am Schädel, wo die Knochen nicht verbunden sind, nennt man die Fontanellen. In gewissem Sinne sind sie die Fenster zum Körper des Babys. Die Schädelknochen werden erst mit ca. zwei Jahren fest verwachsen sein. Achten Sie, insbesondere bei einem jungen Baby darauf, die Fontanellen nicht einzudrücken.

Augen Wenn das Baby wegen des starken Drucks, der während der Geburt auf den Kopf ausgeübt wird, Schwellungen hat, kann es die Augen vielleicht nicht sofort öffnen. Es können dadurch auch einige kleine Blutgefäße in den Augen platzen. Dies verursacht kleine, rote Flecken im Weißen des Auges. Sie sind völlig harmlos und bedürfen keiner Behandlung; sie verschwinden in ein, zwei Wochen. Ein „Triefauge“, verursacht durch eine gelbliche Absonderung an den Augenlidern, kommt häufig vor. Es ist zwar nicht ernst, sollte aber vom Arzt behandelt werden.
Im Abstand von 20–25 cm kann Ihr Baby Sie sehen; auf eine größere Entfernung kann es beide Augen nicht gleichzeitig auf einen Gegenstand halten – es beginnt zu schielen oder schaut über Kreuz. Dies geht vorüber, sobald die Augenmuskulatur kräftiger geworden ist (gewöhnlich innerhalb eines Monats). Schielt Ihr Baby auch mit drei Monaten noch, sollten Sie einen Arzt konsultieren. Anfangs können Sie es vielleicht kaum dazu bewegen, die Augen zu öffnen; Sie sollten dies auch nie erzwingen. Mir

gelingt es oft, ein Baby zum Öffnen der Augen zu bewegen, wenn ich es über meinen Kopf halte.
Babyaugen sind, unabhängig von der Abstammung, meistens blau. Die Augenfarbe verändert sich sehr wahrscheinlich nach der Geburt, wenn Melanin, das körpereigene Pigment, gebildet wird.

Haare Manche Babys werden mit vollem Haar geboren, während andere völlig kahl sind. Die Haarfarbe kann sich nach der Geburt noch ändern. Der feine Haarflaum, den manche Babys am Körper haben, wird Lanugo genannt; er fällt bald nach der Geburt ab.

Genitalien Viele Babys haben kurz nach der Geburt vergrößerte Genitalien und „Brüste“. Dies wird durch den massiven Hormonanstieg bei der Mutter kurz vor der Geburt verursacht. Von diesen Hormonen gelangt ein Teil in den Blutkreislauf des Babys.
Bei einem Jungen kann dies zu einem vergrößerten Hodensack und vergrößerten Brüsten, die sogar etwas Milch bilden, führen. Ein Mädchen kann eine geschwollene Scheide oder Klitoris und kurz nach der Geburt eine leichte Blutung haben. Das ist nichts Ungewöhnliches und geht bald vorüber.

Nabel Die Nabelschnur, die bei der Geburt feucht und blutig-weiß ist, wird mit der Zange abgeklemmt und abgeschnitten. Nur ein kurzes Stück bleibt am Nabel. Es trocknet aus und wird innerhalb der nächsten zwei bis vier Stunden beinahe schwarz. Der Nabelstumpf wird verkümmern und nach ungefähr sieben Tagen abfallen. Dies verursacht dem Baby keine Schmerzen.

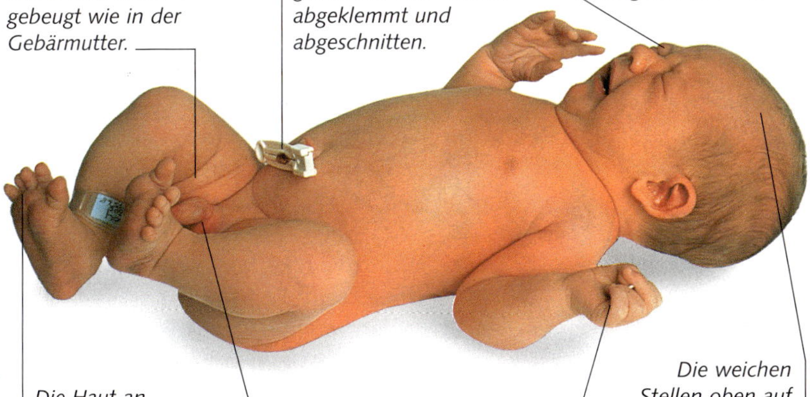

Nabelbruch

Bei manchen Babys entwickelt sich in der Nähe des Nabels eine kleine Schwellung, ein Nabelbruch. Er wird durch eine schwache Bauchmuskulatur verursacht, durch die sich die Eingeweide etwas ausstülpen können.

Einen Nabelbruch erkennt man am deutlichsten beim Schreien, wenn die Bauchmuskulatur angespannt ist. Er kommt häufig vor und heilt beinahe immer innerhalb eines Jahres ab. Hat Ihr Baby einen Nabelbruch, der sich vergrößert oder nicht abheilt, sollten Sie zum Arzt gehen.

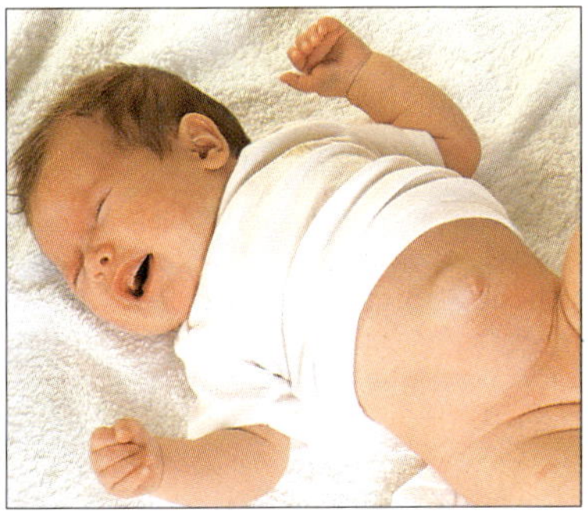

Bereich der Schwellung
Der Bruch bildet sich dort, wo die Nabelschnur mit dem Bauch verbunden ist, weil sich an dieser Stelle eine Lücke in der Muskulatur befindet.

Über Geburtsmale

Wenn Sie nirgendwo am Körper Ihres Babys einen Makel entdeckt haben, dann nur deshalb, weil Sie nicht lange genug gesucht haben.

Praktisch jedes Kind kommt mit irgendwelchen Geburtsmalen auf die Welt und seien sie auch noch so winzig. Die meisten Male verblassen und verschwinden bis zum Alter von drei Jahren: es gibt jedoch auch bleibende, die sich noch vergrößern.
Meine beiden Söhne hatten im Nacken direkt unter dem Haaransatz (wo sie sehr häufig zu finden sind) Storchenbisse. Sie verschwanden jedoch, als sie sechs Monate alt waren. Oft bleiben sie auch bestehen, werden dann aber von den Haaren überdeckt.
Storchenbisse sind auch auf Augenlidern, Stirn und im Nacken häufig, können aber auch an jeder anderen Körperstelle auftreten.
Über solche Geburtsmale muß man sich keine Sorgen machen. Sie sind nicht bösartig und erfordern keine Behandlung.

Messungen

Gemessen werden das Gewicht des Babys, der Kopfumfang und die Körperlänge. Nach diesen Maßen kann man die Reife und den Entwicklungsstand beurteilen. Diese Meßwerte sind auch die Basis für eine Beurteilung der weiteren Entwicklung. Auch wenn solche Maße mit „Durchschnittswerten" verglichen werden, sollten Sie sich bei Abweichungen nicht allzu viele Sorgen machen. Das „durchschnittliche" Kind ist nur eine theoretische Größe und existiert nicht als realer Mensch.

Gewicht Neugeborene unterscheiden sich enorm in ihrem Gewicht. Ernährung, Plazenta und ethnische Zugehörigkeit spielen dabei eine Rolle. Bei termingerecht geborenen Babys schwankt das Gewicht zwischen 2,4 und 4,8 kg. Sind Sie groß oder schwer oder Diabetikerin, wird Ihr Baby wahrscheinlich schwerer sein.
Frauen, die an chronischem Bluthochdruck leiden, an Gefäß- oder Nierenerkrankungen, an Präeklampsie, oder die während der Schwangerschaft rauchen, bekommen meist leichtere Babys. Wenn die Schwangerschaft weniger als vierzig Wochen dauert, ist das Baby in der Regel auch leichter. Mädchen wiegen generell weniger als Jungen und Zwillinge oder Mehrlinge weniger als ein einzelnes Baby.
Es ist normal, daß das Baby in den ersten Tagen nach der Geburt etwas abnimmt, da sich sein Körper an die neue Ernährungssituation anpassen muß. Es muß nun das Essen selber verdauen, und es wird einige Zeit dauern, bis es regelmäßig nach Nahrung verlangt. Die Gewichtsabnahme in dieser Zeit liegt bei ca. 115–170 g. Nach spätestens zehn Tagen sollte das Baby das Geburtsgewicht wieder erreicht haben.
Die Gewichtszunahme ist deshalb so wichtig, weil sie etwas über den allgemeinen Gesundheitszustand des Babys aussagt. Eine gleichmäßige Gewichtszunahme zeigt an, daß die Nahrungsaufnahme ausreichend ist und die Nahrung verwertet wird; geringe oder schwankende Zunahme oder sogar Gewichtsverlust signalisiert, daß die Nahrung nicht ausreicht oder vom Körper nicht aufgenommen wird.

Kopfumfang Der Kopf des Babys ist im Vergleich zum Körper verhältnismäßig groß und umfaßt ein Viertel der gesamten Körperlänge. Je jünger das Baby ist, um so größer ist sein Kopf im Verhältnis zum Körper. Der durchschnittliche Kopfumfang eines Neugeborenen beträgt ca. 35 cm.
Die Bestimmung des Kopfumfanges wird als wesentlicher Teil der Untersuchung betrach-

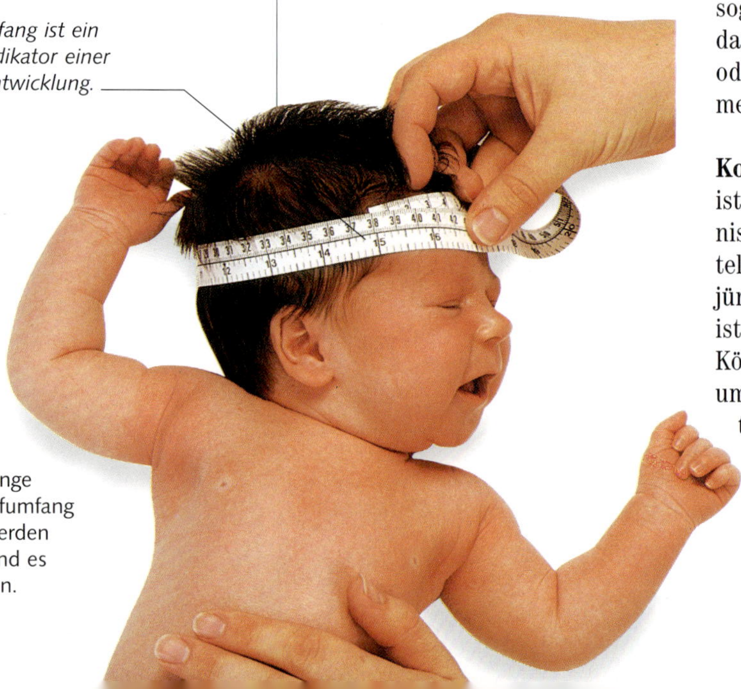

Der Kopfumfang ist ein wichtiger Indikator einer gesunden Entwicklung.

Messungen
Die Körperlänge und der Kopfumfang des Babys werden gemessen, und es wird gewogen.

tet, da die Kopfgröße die Größe des Gehirns widerspiegelt. Manche Fachleute glauben, daß eine Beziehung existiert zwischen Kopfumfang und Intelligenz. Ein ungewöhnlich großer Kopf oder ein sehr kleiner Kopfumfang kann ein Indiz für eine Abnormität des Gehirns sein.

Brustkorb und Bauch Der Brustumfang Ihres Babys ist kleiner als sein Kopfumfang. Der Bauch kann wegen der schwachen Bauchmuskulatur sehr groß erscheinen, sogar aufgetrieben.

Die ersten Windeln

Der Stuhl und der Urin des Babys sehen wahrscheinlich anders aus, als Sie erwartet haben. Ein Mädchen kann auch etwas vaginalen Ausfluß haben. Doch dies müssen keine Krankheitssymptome sein.

Stuhlgang Als ersten Stuhl scheidet Ihr Baby Mekonium (Kindspech) aus. Es ist von grünlichschwarzer Farbe und besteht aus Galle und Schleim. Das Mekonium hat sich in der Gebärmutter gebildet, als Ihr Kind noch Fruchtwasser geschluckt hat. Es sollte innerhalb der ersten 24 Stunden nach der Geburt ausgeschieden werden. Es ist nicht ungewöhnlich, daß der nächste Stuhlgang erst zwei Tage später erfolgt. Dies gilt insbesondere für gestillte Babys. (Achten Sie aber darauf, ob das Baby seine Windeln regelmäßig naß macht.) Nach dem vierten Tag kann das Baby vier- oder fünfmal am Tag Stuhlgang haben.
Sie werden feststellen, daß sich Farbe und Konsistenz des Stuhlgangs verändern: zuerst das dunkle, schwarzgrüne Mekonium, dann grünlichbrauner und schließlich gelblicher Stuhl, von halbfester Beschaffenheit. Wird Ihr Baby mit der Flasche ernährt, sehen seine Ausscheidungen oft wie Rühreier aus.
Viele Babys machen gleich nach der Mahlzeit die Windel voll. Dies wird durch einen gesunden Magen-Darm-Reflex verursacht, der dazu führt, daß sich der Darm entleert, sobald Nahrung in den Magen gelangt. Manche Babys haben unregelmäßigen Stuhlgang; doch solange es nicht drücken muß und der Stuhl eine weiche, normalfarbige Konsistenz hat, besteht kein Anlaß zur Besorgnis. Hat das Baby selten oder harten Stuhlgang, kann man ihm zwei- oder dreimal am Tag ein wenig abgekochtes Wasser geben (einen Eßlöffel).

Urin Ein Neugeborenes uriniert sehr häufig, weil die Blasenmuskulatur unterentwickelt ist. Es ist nicht in der Lage, den Harn längere Zeit zu halten – gewöhnlich nicht länger als wenige Minuten. Daher ist es normal, wenn es seine Windeln in 24 Stunden bis zu 20mal naß macht. Der Urin des Neugeborenen enthält Harnsäuresteine, der die Windel dunkelrosa oder rot färbt. Auch das ist normal.

Vaginaler Ausfluß Neugeborene Mädchen haben manchmal einen klaren oder weißlichen Ausfluß aus der Scheide. In manchen Fällen kann man eine leichte vaginale Blutung feststellen; dies ist völlig normal und wird sich einige Tage nach der Geburt geben. Falls Sie beunruhigt sind, gehen Sie zur Sicherheit zum Arzt.

Geburtsmale – verschiedene Arten

Die meisten Geburtsmale sind einfach eine außergewöhnliche Ansammlung kleiner Blutgefäße unter der Haut. Sie sind harmlos und bereiten dem Baby keinerlei Schmerzen. Im folgenden einige der am häufigsten vorkommenden Male:

Muttermale (Erhabene Hämangiome) Sie erscheinen zunächst als kleine rote Flecken, die kaum auffallen. Während der ersten paar Monate können sie alarmierend schnell zu roten erhabenen Knoten heranwachsen. Sie verschwinden aber zu 80 Prozent während der ersten drei Lebensjahre.

Storchenbisse Diese zartrosa Verfärbungen der Haut verblassen gewöhnlich im Laufe der Zeit, oft innerhalb weniger Monate. Storchenbisse im Nacken bleiben allerdings häufig bestehen.

Spinnenmal (Naevus araneus) Diese kleinen Flecken erscheinen kurz nach der Geburt als ein Netzwerk erweiterter Blutgefäße. Gewöhnlich verschwinden sie nach dem ersten Geburtstag.

Pigmentmal (Naevus pigmentosus) Diese bräunlichen Flecken können überall am Körper auftreten. Sie sind gewöhnlich blaß und werden beinahe immer größer, wenn das Kind wächst; aber sie werden selten dunkler.

Portweinflecken (Feuermal) Diese hell- oder auch purpurroten Flecken können sich überall am Körper befinden; sie werden durch erweiterte Kapillargefäße in der Haut verursacht. Sie sind zwar bleibend, können aber durch eine Laserbehandlung entfernt werden oder einfach mit Make-up abgedeckt werden.

Mongolenfleck Bei dunkelhäutigen Babys findet man oft harmlose, dunkle, blauschwarze Verfärbungen der Haut, gewöhnlich am Rücken oder am Gesäß; sie verblassen mit der Zeit.

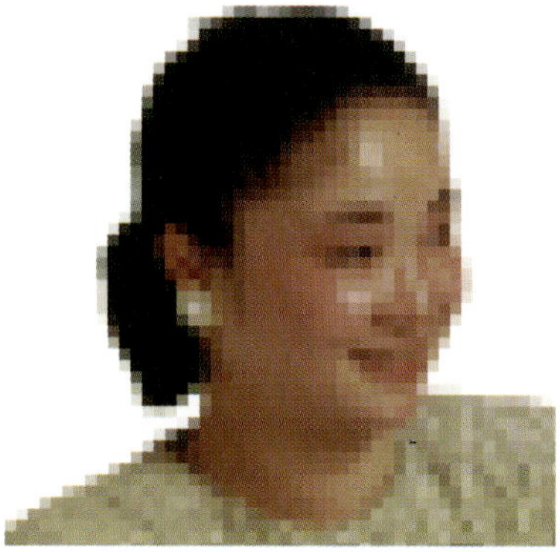

Name:	Katharina Winter
Alter:	31 Jahre
Medizinische Vorgeschichte:	Bluthochdruck (140/190)
Familiäre Vorgeschichte:	Väterlicherseits verschiedene Fälle von Bluthochdruck
Geburtshilflicher Hintergrund:	Erste Schwangerschaft. Leichte Präeklampsie (ein Zustand, der Schwellungen an Beinen, Fingern und im Gesicht verursacht), diagnostiziert im sechsten Monat. Gelegentliches Zahnfleischbluten.

Während der Schwangerschaft veränderte sich Katharines Vorstellung von der Geburt drastisch. Ursprünglich hatte sie eine natürliche Geburt geplant; sie wollte keinerlei Medikamente. Der Gedanke an einen Kaiserschnitt versetzte sie in Schrecken. Als man ihr mitteilte, daß sie Bluthochdruck hatte, geriet sie in Panik. Symptome, die im Grunde jede Schwangere zu einem gewissen Grad erlebt wie Schwindel, Kopfschmerzen oder Verstopfung, ängstigten sie.

Fallstudie

Frischgebackene Eltern

Katharina befürchtete, während der Geburt eine Eklampsie zu entwickeln. Dabei kann es zu Krämpfen oder Anfällen kommen. Doch ich erklärte ihr, daß dies sehr unwahrscheinlich sei, selbst wenn schon eine Präeklampsie diagnostiziert worden war. Wegen ihres Bluthochdrucks und dem Gewicht des Babys (ungefähr 4 kg) war Katharina einverstanden, die Geburt einzuleiten, als sie schon zwei Wochen über der Zeit war.

Die Geburtsarbeit

Die Geburt dauerte zwar lange (17 Stunden), verlief aber glatt. Die Geburt wurde am Montag um 9 Uhr eingeleitet. Um 13 Uhr fühlte sich Katharina so entspannt, daß sie ihren Mann zu ihrer Mutter zum Mittagessen schickte – unter der Bedingung, daß er ihr ein Stück Kuchen mitbringen würde.
Zur Schmerzlinderung benutzte Katharina TENS. Dabei werden die natürlichen Schmerzkiller durch die Übertragung elektrischer Impulse angeregt. Das Gerät wurde jedoch spät angeschlossen, so daß nicht klar war, ob es half oder nicht. Um Mitternacht, 15 Stunden später, bat sie um eine Periduralanästhesie – sie hatte sich geschworen, dies niemals zu tun. Doch danach war alles in Ordnung. Am Dienstag um 1.45 Uhr machte man einen Dammschnitt (den sie überhaupt nicht spürte) und zehn Minuten später zog die Hebamme Natascha mit Zangen heraus.

Erste Reaktionen

„Ich habe schon einen Schock bekommen, als ich sie sah", erinnert sich Katharina, „denn ihr Gesicht war sehr rot und gequetscht, ihr Kopf war wegen der Zangen unsymmetrisch und eingedrückt, und sie schien um Luft zu ringen, gab aber keinen Laut von sich. Ich fragte die Hebamme immer wieder, ob sie in Ordnung war. Die Hebamme drehte sich eine Sekunde weg, und ich war völlig überzeugt, daß Natascha tot sei. Das war wirklich der schlimmste Augenblick während der ganzen Geburt. Ich fing einfach an zu weinen.
Doch in Wirklichkeit führte die Hebamme nur den Apgar-Test durch. Wie sich herausstellte, erreichte Natascha hohe Werte. 30 Sekunden später bekamen wir ein perfektes kleines Mädchen, das normal atmete.
Ich war ziemlich überrascht, daß sie die Augen weit auf hatte. Sie schien mich und Albert sehr aufmerksam und spöttisch anzusehen. Fünf Minuten lag sie so da, starrte uns an und schrie überhaupt nicht. Natascha ist mein erstes Kind, und daher war ich nicht vorbereitet auf diese Mischung aus Freude, Liebe und Erleichterung, die mich überkam, als sie mir zum ersten Mal in den Arm gelegt wurde.
Die Plazenta wurde nur zehn Minuten später ausgestoßen; man sagte mir, daß dies etwas ungewöhnlich sei, wenn kein Oxytozin gegeben wird. Dann klemmte die Hebamme die Nabelschnur ab, und Albert schnitt sie durch."

Rückblick auf die Geburt

Das einzige, was Katharina im Rückblick auf die Schwangerschaft und Geburt bedauert, ist der Dammschnitt. Sie ist sicher, daß sich die Scheide genug geweitet hätte, wenn man ihr nur noch eine halbe Stunde gegeben hätte. Zwar hatte sie dabei durch die Periduralanästhesie keinen Schmerz verspürt, aber er machte ihr noch lange Zeit nach der Geburt zu schaffen. Drei Monate später ist die Naht immer noch empfindlich; weil Katharina Angst hat, daß sie beim Sex reißen könnte, hat sie nun gar keinen Sex mehr. Ich erklärte ihr, daß sie auch ohne diese Angst nach einer Geburt wahrscheinlich eine Zeitlang keine Lust auf Sex hätte. Auch wenn neueste Untersuchungen ergeben haben, daß Risse besser abheilen als ein Dammschnitt, so ist bei einer Zangengeburt doch beinahe immer ein Dammschnitt nötig.

Die ersten Tage

Katharina bekam trotz ihrer Hochstimmung nach der Geburt bald die sogenannte Wochenbettdepression. Bei ihr hielt dieses Gefühl tiefer Depression drei Tage lang an. Es fiel ihr sehr schwer, auf all die Menschen um sie herum, auch ihren Mann, einzugehen. Sie hatte auch Schuldgefühle, weil sie eine solche Depression nach der Geburt eines normalen, gesunden Babys nicht erwartet hatte.

Die Wochenbettdepression wird durch den enormen Hormonanstieg bei der Geburt verursacht. Es dauert eine ganze Weile, manchmal Wochen oder Monate, bis der Körper wieder im Gleichgewicht ist. In der Zwischenzeit muß die frischgebackene Mutter mit schwierigen depressiven Phasen fertig werden.

Bei Katharina wurde es besser, als sie von der Klinik nach Hause kam. Zwar war sie körperlich erschöpft, psychisch jedoch hatte sie sich viel besser im Griff. „Erst als wir zu Hause durch unsere Tür traten, hatte ich das Gefühl, daß wir drei nun eine richtige Familie waren. Das soll heißen, daß Natascha auch die letzte Sekunde unserer Zeit beanspruchte; aber ich hatte Glück, daß ich Albert hatte. Er erledigte vierzig Prozent der Arbeit."

Katharinas Tips

- Versuchen Sie flexibel zu sein und positiv zu denken. Sicher ist nur, daß alles anders wird, als Sie geplant hatten – aber das muß nicht zwangsläufig schlecht sein.
- Ich hatte während der Geburt nur meinen Mann bei mir. Aber viele Frauen, mit denen ich auf der Station gesprochen habe, hatten auch eine Freundin oder Verwandte dabei. Ich will das beim nächsten Mal auch überlegen.
- Wenn Sie in das Stadium kommen, in dem die Schmerzen unerträglich werden, scheuen Sie sich nicht, um eine Epiduralanästhesie zu bitten – für mich wurde es dadurch wirklich besser, und ich konnte die Geburt auch genießen.
- Bitten Sie die Hebamme oder den Arzt, daß nur im äußersten Notfall ein Dammschnitt gemacht wird.

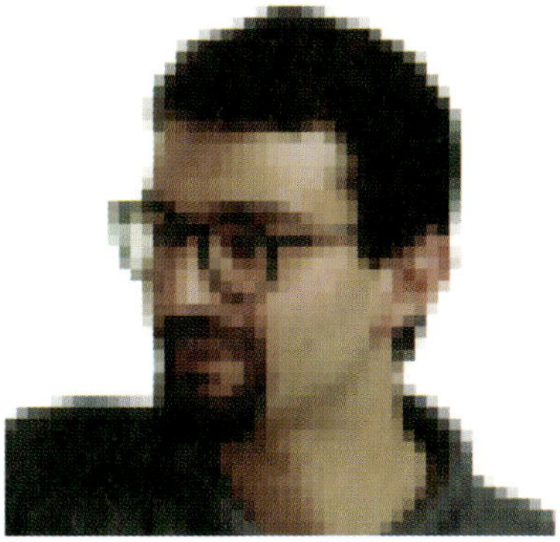

Name: Albert Winter

Alter: 30 Jahre

Albert hatte eine dreijährige medizinische Ausbildung und war daher überzeugt, die Geburt spielend zu bewältigen. Doch daß seine Frau die Patientin war, trug, so gab er zu, dazu bei, daß er seine übliche Gelassenheit verlor.

„Erst einmal schien es sehr langsam zu gehen; Kathy schickte mich zum Essen nach Hause. Als ich zurückkam, hatte sie offensichtlich ziemliche Schmerzen. Ich hielt mich für überaus egoistisch, sie zwei Stunden allein gelassen zu haben. Ich fühlte mich schuldig und auch ein bißchen unnütz.

Kurz vor Mitternacht begann Kathy richtig zu wimmern; das war für mich der schlimmste Moment. Ich konnte nichts tun, außer ihr die Hand halten. Ich fühlte mich schrecklich.

Ich war so froh, als sie ihr eine Epiduralanästhesie anlegten. Ursprünglich hatten wir das beide nicht gewollt. Danach wußten wir, daß es nur noch eine Frage der Zeit war. Weil Kathy nicht mehr diese fürchterlichen Schmerzen hatte, konnten wir die Geburt richtig genießen. Jetzt hatte ich das Gefühl, gebraucht zu werden. Ich konnte sie von dem Geschehen ringsumher ablenken. Wir begannen sogar Pläne zu schmieden, was wir tun würden, wenn wir mit Natascha erst einmal zu Hause sein würden.

Das Verhalten des Neugeborenen

Nach der Geburt wird es einige Zeit dauern, bis Sie sich an das Verhalten Ihres Babys gewöhnt haben. Es lohnt sich, seine Reaktion auf verschiedene Reize zu beobachten und sich mit einigen Merkmalen seiner Persönlichkeit vertraut zu machen. Kleine Babys besitzen viel mehr Individualität, als man gemeinhin denkt. Diese Tatsache sollte man im Kopf behalten, wenn man sein Kind kennenlernen will.

Reflexe

Alle gesunden Babys verfügen über eine Anzahl von Reflexen, die von Geburt an ausgelöst werden können. Diese Reflexe sind unbewußte Bewegungen, die allmählich, ungefähr ab dem vierten Monat, von willentlichen Bewegungen abgelöst werden.

Augenreflexe

Je nachdem, was um es herum geschieht, wird Ihr Baby die Augen schließen, blinzeln oder sie von einer Seite zur anderen bewegen.

- Fällt Licht in sein Gesicht, blinzelt es – egal, ob seine Augen geöffnet sind oder nicht. (Sie sollten niemals helles Licht direkt in seine Augen fallen lassen.)
- Es wird auch blinzeln, wenn Sie ihm auf die Nasenspitze tippen oder sanft über seine Augen blasen, oder wenn es durch ein plötzliches Geräusch aufschreckt.
- Wenn Sie Ihr Neugeborenes hochnehmen und es nach links oder rechts drehen, bewegen sich seine Augen nicht mit dem Kopf mit, sondern bleiben fixiert, wie bei einer Puppe. Dieser Reflex verschwindet nach ungefähr zehn Tagen.

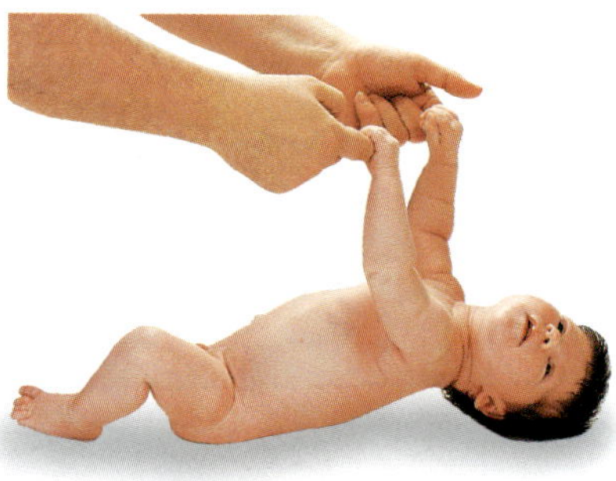

Greifreflex
Die Finger des Babys umklammern Gegenstände, die ihm in die Hand gelegt werden, erstaunlich fest. Sein Griff ist oft stark genug, daß es sein ganzes Körpergewicht daran halten kann. (Sie sollten dies aber niemals ausprobieren.)

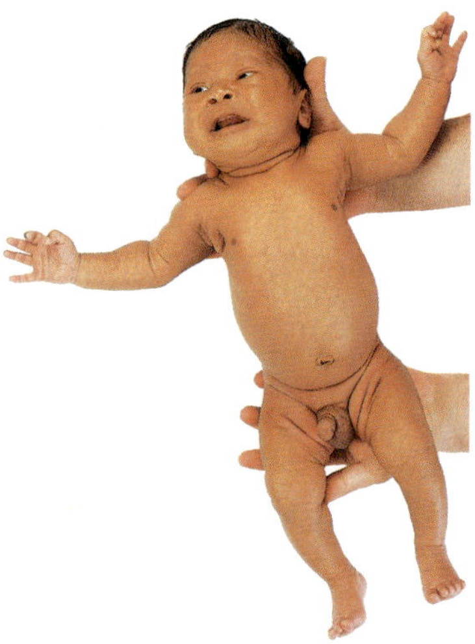

Moro-Reflex
Wenn man den Kopf des Babys nach hinten kippen läßt, streckt es Arme und Beine nach außen und spreizt die Finger. Dann läßt es die Gliedmaßen langsam wieder zum Körper sinken.

▼ *Wird es mit einem Finger an der Wange gestreichelt, wendet es den Kopf in diese Richtung.*

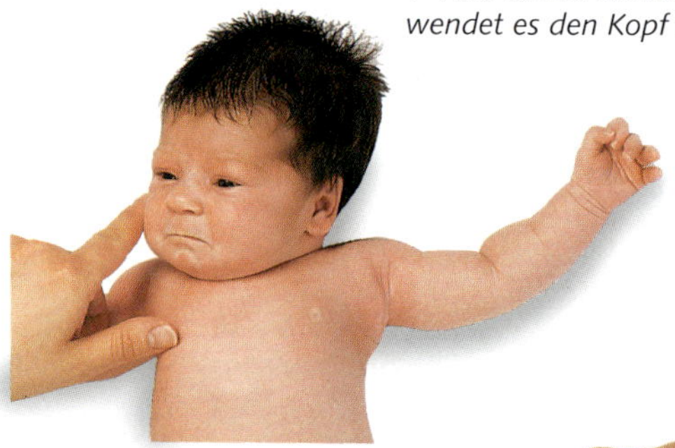

Es öffnet instinktiv den Mund, um zu saugen.

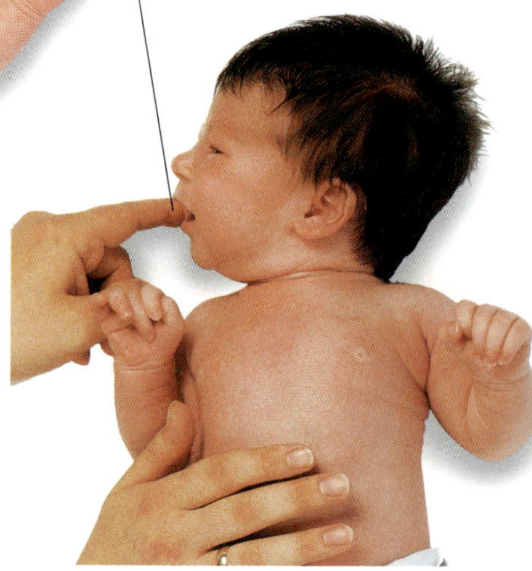

Der Suchreflex
Dies ist der eigentliche Basisinstinkt: der Instinkt, mit Hilfe dessen das Neugeborene die Brust findet und daran saugt. Wenn Sie sanft die Wange Ihres Babys streicheln, wendet es den Kopf zum Finger hin und öffnet den Mund. Auch wenn Sie es in der Mitte der Unterlippe berühren, öffnet es den Mund.

Sie stellen vielleicht fest, daß Ihr Neugeborenes in positiver Weise auf Ihre Anwesenheit reagiert, indem es ruckartig Gesicht und Körper bewegt. In dem Maße wie es lernt, seine Bewegungen zu kontrollieren, werden seine Reaktionen zielgerichteter und weniger zufällig. So schenkt es Ihnen mit sechs Wochen statt einer Grimasse schon ein unverkennbares Lächeln.

Die Reflexe testen

Bis sich die körperlichen und geistigen Fähigkeiten des Babys entwickeln, liefern die instinktiven Reflexe einen Anhaltspunkt für seine Reife. Ärzte können diese Reflexe testen und dadurch den allgemeinen Gesundheitszustand des Babys beurteilen und erkennen, ob sein zentrales Nervensystem gut funktioniert. Frühgeborene reagieren nicht auf dieselbe Weise wie termingerecht geborene Babys.
Zwar wurden bei Babys mehr als 70 Reflexe identifiziert, doch wird Ihr Arzt nur einige spezielle testen. Die am leichtesten erkennbaren Reflexe, die Sie auch selbst testen können, sind der Such- und der Greifreflex. Versuchen Sie aber nicht, zu Hause den Moro-Reflex zu testen; dies versetzt Ihr Baby in Streß, und es wird weinen.

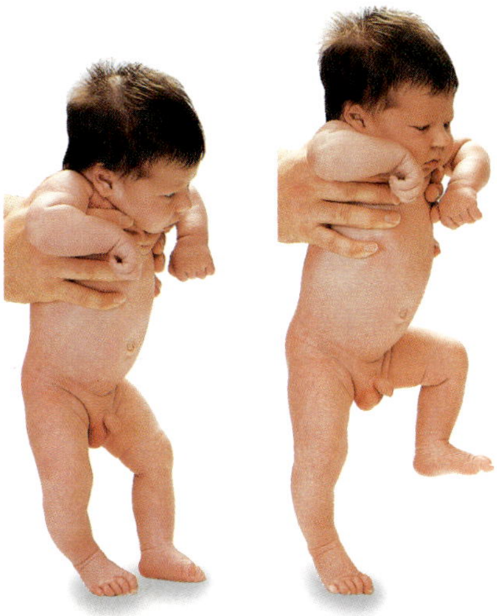

Schreitreflex
Wenn Sie Ihr Baby unter den Armen fassen, so daß es in einer aufrechten Stellung ist und seine Füße festen Boden berühren, setzt es seine Füße wie beim Gehen in Bewegung. Dieser Reflex verschwindet nach drei bis sechs Wochen. Er steht in keinem Zusammenhang mit dem späteren Laufenlernen.

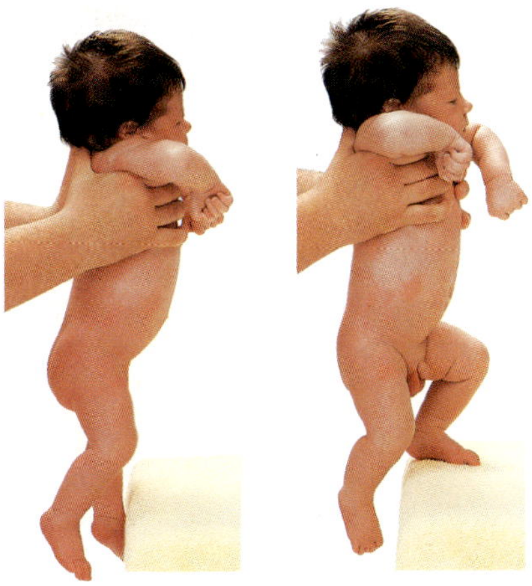

Steig- und Hebereflex
Er ähnelt dem Schreitreflex. Wenn Sie das Baby in einer aufrechten Stellung halten und mit seinem Bein eine Tischkante berühren, hebt es das Bein, als wollte es auf den Tisch steigen. Derselbe Reflex existiert im Arm; wenn die äußere Seite des Unterarms die Tischkante berührt, hebt es den Arm.

In der Bauchlage nimmt Ihr Baby eine Haltung an wie beim Kriechen.

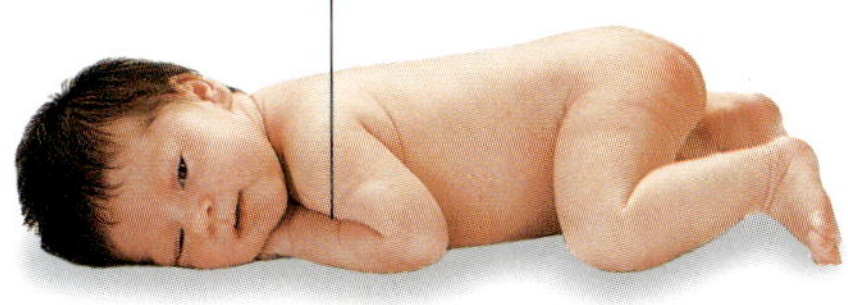

„Kriechen" (Bauer-Reaktion)
Liegt Ihr Baby auf dem Bauch, nimmt es automatisch eine Stellung ein, die an das Kriechen erinnert. Es hebt das Becken hoch und zieht die Knie unter dem Bauch an. Schiebt es die Beine weg, so scharrt es sich wie beim Krabbeln nach vorne. Doch dies ist kein richtiges Krabbeln; diese Bewegung verschwindet, sobald sich die Beine strecken und das Baby flach liegt.

Ihr neugeborenes Mädchen

Viele für Mädchen typische Verhaltensweisen können bei Ihrem Baby unmittelbar nach der Geburt beobachtet werden.

- Das Gehör ist bei Mädchen sehr fein. Sie lassen sich viel leichter durch sanfte Worte beruhigen als Jungen.
- Ein weibliches Baby schreit länger als ein Junge, wenn es ein anderes Baby schreien hört.
- Weibliche Babys benutzen früher und häufiger als Jungen die eigene Stimme, um die Aufmerksamkeit der Mutter zu gewinnen.
- Weibliche Babys können den Ursprung eines Geräuschs ohne Schwierigkeiten ausmachen.
- Mädchen reagieren von Geburt an begeistert auf visuelle Stimulation.
- Weibliche Babys sind am Ungewöhnlichen interessiert.
- Mädchen betrachten am liebsten ein menschliches Gesicht. Im späteren Leben führt dieses Merkmal dazu, daß sie, unabhängig von kulturellen Unterschieden, intuitiv die Mimik anderer Menschen erfassen.

Schreien

Am besten gehen Sie davon aus, daß Ihr Baby viel schreien wird. Ist dies dann nicht der Fall, sind Sie angenehm überrascht. Wenn Sie aber glauben, daß es nicht schreien wird, trifft Sie sein Schreien unvorbereitet. Dann werden Sie leicht aus der Fassung gebracht.

Denken Sie daran, daß es im Grunde nur drei Seinszustände für Ihr Baby gibt: es schläft, es ist wach und ruhig oder es ist wach und schreit. Schreit es, dann kann dies die verschiedensten Ursachen haben. Am wahrscheinlichsten sind Müdigkeit, Hunger, Einsamkeit und Unwohlsein – es ist ihm zu heiß oder zu kalt, es liegt unbequem oder braucht eine frische Windel. Manchmal schreit das Baby ohne erkennbaren Grund.

Auf das Schreien reagieren Es ist bestimmt keine gute Idee, das Baby einfach alleine weiterschreien zu lassen – auch wenn man diesen Rat oft bekommt. Erfährt ein Baby in den ersten Wochen und Monaten zu wenig Aufmerksamkeit und Zuwendung, kann es sich zu einem introvertierten, schüchternen und zurückgezogenen Kind entwickeln. Untersuchungen zeigen, daß ein Baby eher mehr schreit, wenn die Eltern nur zögernd auf das Weinen reagieren. Eine neue Untersuchung ergab, daß Babys, die man in den ersten Wochen schreien ließ, mit zunehmendem Alter häufiger und hartnäckiger schrien.

Oft setzen die Leute „lieben" mit „verwöhnen" gleich. Meiner Meinung nach kann ein Baby nicht genug „verwöhnt" werden. Wird ein sechs Monate altes Baby auf den Arm genommen, gestillt, liebkost, spricht man beruhigend und liebevoll mit ihm, dann lernt es dabei nicht, wie man Aufmerksamkeit erheischt; es lernt vielmehr, wie man liebt und menschliche Beziehungen aufbaut. Und dies ist eine der wichtigsten Lektionen, die ein Kind für seine zukünftige emotionale und psychische Entwicklung lernen kann. Was wir „verwöhnen" nennen, ist in Wirklichkeit eine normale Reaktion der Mutter auf das unglückliche Kind; sie befriedigt dadurch ein natürliches Bedürfnis des Babys.

Schlafmuster

Falls Sie nicht sehr viel Glück haben, werden Sie nach der Heimkehr aus dem Krankenhaus einige schlaflose Nächte erleben. Die meisten Neugeborenen schlafen außerhalb der Mahlzeiten (60% der Zeit), manche sind lange aktiv.

Eine Mutter mußte schockiert feststellen, daß ihr Neugeborenes bis zum Alter von vier Monaten niemals länger als eine oder zwei Stunden am Stück döste. Vier Monate sind eine sehr lange Zeit, wenn man keine Nacht mehr durchschlafen kann. Zumal Ihr Körper nach einer anstrengenden Schwangerschaft und Geburt Erholung braucht. Wer ein sehr aktives Baby hat, sollte sich damit trösten, daß es in jeder wachen Minute etwas Neues lernt – sofern es sich nicht alleine langweilen muß. Auf lange Sicht werden Sie mit einem wißbegierigen, klugen Kind belohnt.

Jedes Baby ist anders; das Schlafbedürfnis beruht auf der individuellen Physiologie. Aus diesem Grund ist es unvernünftig, strikte Schlafenszeiten festzulegen, die dem „Durchschnittsbaby" entsprechen. Wie ich schon gesagt habe, gibt es das „Durchschnittsbaby" nicht.

Die meisten Neugeborenen schlafen kurz nach einer Mahlzeit ein. Anfangs hängen die Wachphasen des Babys wahrscheinlich davon ab, wie viele Mahlzeiten es braucht; dies wiederum ist abhängig von seinem Gewicht (siehe unten).

Geräusche, die Ihr Baby von sich gibt
Babys machen eine Menge seltsamer Geräusche, sowohl im Schlaf wie im Wachzustand. Die meisten werden durch die Unreife der Atemwege bedingt und legen sich bald.

Schnarchen Ihr Baby kann beim Schlafen grunzende Geräusche von sich geben. Dies ist kein richtiges Schnarchen, sondern wird wahrscheinlich beim Atmen von den Vibrationen des weichen Gaumens verursacht.

Schniefen Ihr Baby schnaubt vielleicht bei jedem Atemzug so laut, daß Sie glauben, es sei erkältet. Bei den meisten Babys ist dieses Schniefen harmlos; die Ursache liegt darin, daß der Nasenrücken sehr flach ist und die Luft sehr kurze, enge Nasenkanäle passieren muß. Mit zunehmendem Alter wird der Nasenrücken höher und das Schnauben läßt nach.

Niesen Wenn Ihr Baby viel niest, muß es deshalb nicht erkältet sein. Es ist ganz normal, daß Neugeborene häufig niesen, insbesondere, wenn sie die Augen öffnen und hellem Licht ausgesetzt sind. Dieses Niesen ist sogar nützlich – es unterstützt die Reinigung der Nasenwege.

Schluckauf Neugeborene haben oft Schluckauf, vor allem nach einer Mahlzeit. Trotz der Befürchtungen vieler Mütter ist das nur selten ein Symptom von Verdauungsproblemen. Ursache ist vielmehr die unzureichende Kontrolle über das Zwerchfell – ein flächiger Muskel, der den Brustkorb vom Bauch trennt. Der Schluckauf wird seltener, sobald die Nerven, die das Zwerchfell kontrollieren, entwickelt sind.

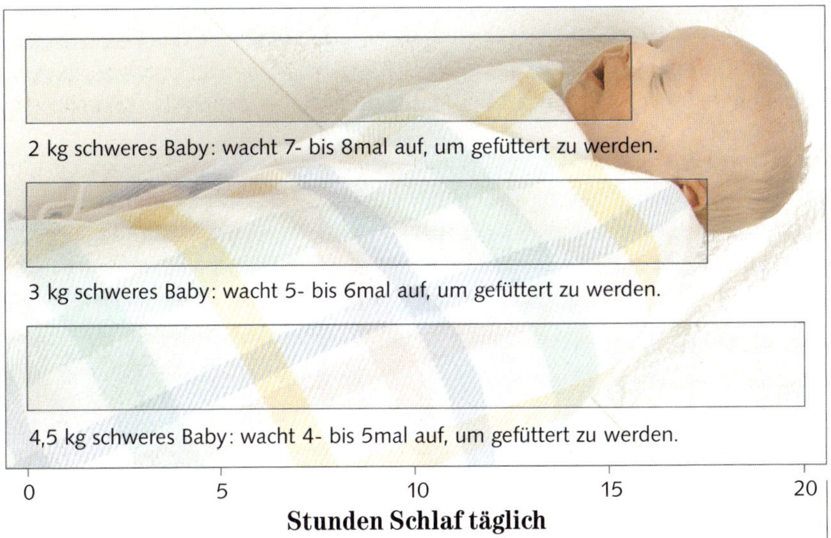

Ihr neugeborener Junge

Vom Augenblick der Geburt an zeigen Jungen typisch männliche Verhaltensweisen, die teilweise lebenslang bestehen bleiben.

- Das Gehör ist bei Jungen weniger ausgeprägt, so daß sie schwieriger zu beruhigen sind.
- Hört ein neugeborener Junge ein anderes Baby schreien, stimmt er ein, verstummt aber bald wieder.
- Männliche Babys reagieren nicht von Anfang an durch Lautäußerungen auf die Stimme ihrer Mutter.
- Neugeborene Jungen haben Schwierigkeiten, den Ursprung von Geräuschen zu lokalisieren.
- Männliche Babys fordern mehr visuelle Stimulation als Mädchen. Sie verlieren schnell das Interesse an einem Muster oder Bild. Sie sind den Mädchen bis zum Alter von sieben Monaten in der visuellen Reife unterlegen.
- Männliche Babys interessieren sich für die Unterschiede zwischen den Dingen.
- Jungen sind aktiver und an den Dingen ebenso interessiert wie an Menschen.
- Jungen wollen alles schmecken, berühren. Sie bewegen Gegenstände mehr als Mädchen.

Das Schlafbedürfnis des Neugeborenen
Der Schlafrhythmus eines Neugeborenen wird bestimmt von seinem Gewicht und dem Nahrungsbedürfnis. Das bedeutet, daß ein Baby in den ersten Lebenswochen um so häufiger gefüttert werden muß, je weniger es wiegt. Um so weniger schläft es auch. Diese Tabelle ist ein sehr grober Anhaltspunkt für das Schlafbedürfnis in Abhängigkeit vom Geburtsgewicht.

Apgar-Test

Sofort nach der Geburt wird das Baby fünf Tests unterzogen, die seinen Gesundheitszustand bestimmen.

Ihr Baby bekommt für jeden Test 0, 1 oder 2 Punkte. Hat es über 7 Punkte, ist sein Zustand gut. Liegt es unter 4 Punkten, muß es medizinisch versorgt werden und wird beatmet. Die meisten Babys mit niedrigen Werten erreichen bei einem weiteren Test fünf Minuten später gute Werte. Die fünf Tests umfassen:

Aussehen Eine rosige Hautfarbe zeigt an, daß die Lungen gut arbeiten.

Puls Er zeigt die Stärke und Regelmäßigkeit der Herzschläge an.

Reflexerregbarkeit Schreien und Grimassenschneiden zeigen an, wie das Baby auf Reize reagiert.

Grundtonus Hier wird der Muskeltonus der Gliedmaßen begutachtet.

Atembewegungen Sie geben Aufschluß über den Zustand der Lungen.

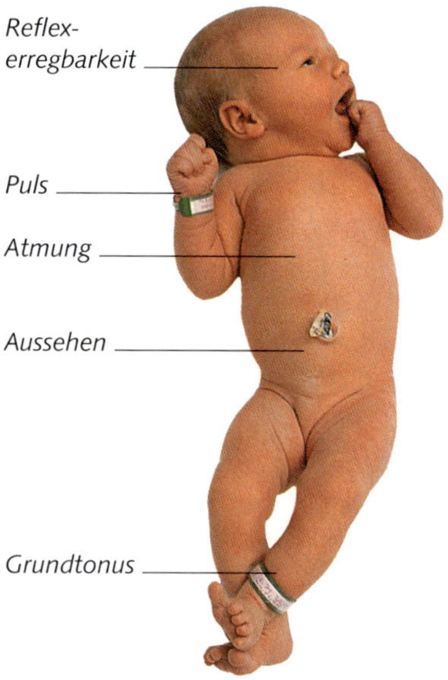

Das Neugeborene beurteilen
Funktionieren Lungen und Herz und sind die Reaktionen normal?

Die Gesundheit des Neugeborenen

Ganz egal, ob Ihr Baby im Krankenhaus oder zu Hause zur Welt kommt, der Arzt oder die Hebamme wird es intensiv überwachen, bis sich die Atmung stabilisiert hat. Jedes schwerwiegendere Problem sollte innerhalb von Minuten erkannt werden, damit eventuell notwendige Maßnahmen so früh wie möglich eingesetzt werden können.
Sofort nach der Geburt führt der Arzt oder die Hebamme den Apgar-Test durch (siehe links). Diese kurzen Untersuchungen dienen der Bestimmung des allgemeinen körperlichen Zustandes. Der Test wurde von Dr. Virginia Apgar, einer namhaften Anästhesistin, entwickelt. Er soll erkennbar machen, ob das Baby eine sofortige medizinische Versorgung benötigt. Danach untersucht der Arzt oder die Hebamme das Baby, um seinen Allgemeinzustand zu beurteilen.

Zu diesen Tests gehören:
- Die Überprüfung, ob die Gesichtszüge und die körperlichen Proportionen normal sind.
- Das Baby wird umgedreht, um zu sehen, ob der Rücken normal entwickelt ist und keine Spina bifida besteht (s. S. 28).
- After, Beine, Finger und Zehen werden untersucht.
- Die Anzahl der Blutgefäße in der Nabelschnur wird aufgezeichnet; normalerweise sind es zwei Arterien und eine Vene.
- Das Gewicht wird bestimmt.
- Der Kopfumfang und die Körperlänge werden gemessen.
- Die Körpertemperatur wird im After gemessen; falls nötig, wird das Baby gewärmt.

Diese erste Untersuchung dauert weniger als eine Minute, wenn sie von einem erfahrenen Arzt oder der Hebamme durchgeführt wird. Nun können Sie sich in der Gewißheit, daß Ihr Baby gesund und normal ist, entspannen. Diese Untersuchung wird bereits als U1 in das Vorsorgeheft eingetragen, das Sie beim Verlassen der Klinik ausgehändigt bekommen.

Die nächsten Tage

Zwischen dem 3. und 10. Lebenstag wird die ausführliche Neugeborenen-Basisuntersuchung (U2) durchgeführt. In der Regel geschieht dies noch in der Klinik. Bitten Sie den Arzt, bei dieser Untersuchung dabeisein zu dürfen. Dabei können Sie dem Arzt Fragen stellen und mögliche Sorgen mit ihm besprechen. Wenn Ihnen etwas aufgefallen ist, was Sie beunruhigt, sprechen Sie mit dem Arzt darüber.
Ihr Baby wird bei guter Beleuchtung auf den Untersuchungstisch gelegt. Vielleicht kann die Untersuchung sogar an Ihrem Bett durchgeführt werden, falls Sie nicht aufstehen können. Fragen Sie den Arzt danach. In der Regel untersucht der Arzt zunächst den Kopf, dann den Körper bis hin zu den Zehen.

Kopf und Hals Der Arzt untersucht die Schädelknochen und die Fontanellen. Es wird überprüft, ob der Kopf während des Durchtritts durch den Geburtskanal nicht verformt wurde. Er betrachtet Augen, Ohren und Nase und schaut, ob im Mund keine Mißbildungen bestehen, z.B. ein Wolfsrachen.
Der Arzt schaut auch nach möglichen Zähnen. Hin und wieder kommt es vor, daß ein Baby bei der Geburt schon einen Zahn hat. Ist er locker oder wächst schief, wird er gezogen, so daß er nicht herausfallen und verschluckt werden kann. Der Arzt tastet auch den Hals auf mögliche Zysten oder Geschwülste ab.

Brust und Herz Herz und Lungen werden mit dem Stethoskop abgehört. Die Lungen sollten entfaltet sein und normal arbeiten. Die Arbeitsleistung des Herzens steigt beträchtlich, wenn das Baby für seinen eigenen Blutkreislauf verantwortlich wird. Dabei entstehen merkwürdige Geräusche, die als Herzgeräusch bekannt sind. Meist verschwindet dieses Geräusch spontan. Bei dieser Untersuchung wird überprüft, ob das Herzgeräusch noch besteht.

Arme und Hände Der Arzt überprüft an jedem Arm den Puls sowie die Beweglichkeit und Kraft der Arme. Er untersucht die Finger und Linien in den Handflächen. Beinahe alle Babys haben zwei Hauptlinien, die über jede Handfläche verlaufen; ist nur eine sichtbar, wird der Arzt nach weiteren körperlichen Abnormitäten suchen.

Bauch und Genitalien Der Arzt drückt mit seinen Händen leicht auf den Bauch des Babys, um die Größe und Form der Leber und Milz zu überprüfen. Beide können bei einem Neugeborenen leicht vergrößert sein. Bei einem Jungen überprüft er, ob sich die Hoden richtig gesenkt haben; und bei einem Mädchen, ob die Schamlippen nicht verbunden sind und die Klitoris von normaler Größe ist. Auch am unteren Rückgrat und am After achtet er auf Anormalitäten (s. S. 28/29).

Hüften, Beine und Füße Der Arzt hält beide Oberschenkel fest und bewegt jedes Bein, um zu sehen, ob das obere Ende des Oberschenkelknochens unstabil ist oder außerhalb des Hüftgelenks liegt. Dies würde auf eine angeborene Hüftverrenkung, eine Hüftgelenksluxation hindeuten. Dieser Test der Hüften ist nicht schmerzhaft, auch wenn das Baby schreit.
Der Arzt untersucht, ob Beine und Füße gleich lang und groß sind. Ist der Knöchel noch wie in der Gebärmutter nach innen gebogen, kann das Baby einen Klumpfuß haben. Dieser kann durch Gymnastik und eventuell einen Gipsverband behoben werden.

Nerven und Muskeln Der Arzt macht mit den Armen und Beinen des Babys verschiedene Bewegungen, um sicherzustellen, daß sie nicht zu steif oder schlaff sind. Daraus gewinnt er Rückschlüsse auf die Gesundheit der Nerven und Muskeln. Er überprüft, ob die normalen Reflexe des Neugeborenen wie Greifen, Schreit- und Moro-Reflexe (s. S. 20) existieren. Schließlich testet er die Kopfkontrolle.

Neugeborenengelbsucht

Diese Gelbsucht ist keine Krankheit; sie verläuft bei den meisten Neugeborenen harmlos.

Eine Gelbsucht tritt häufig im Alter von drei Tagen auf. Sie wird durch das Absterben der roten Blutkörperchen kurz nach der Geburt verursacht. Dieses Absterben führt zu einem Überschuß des Gallenfarbstoffs und Abbauproduktes Bilirubin, das eine gelbliche Färbung der Haut des Babys verursacht.
Ein Neugeborenes ist nicht in der Lage, das Bilirubin schnell genug auszuscheiden. Dies gelingt erst nach ungefähr einer Woche, wenn die Leber besser entwickelt ist. In der Regel behandelt man eine Gelbsucht, indem man das Baby kurze Zeit unter ultraviolettes Licht legt. Aber auch ohne diese Maßnahme bessert sich dieser Zustand meist von selbst innerhalb einer Woche. Besteht eine Unverträglichkeit zwischen den Blutgruppen von Mutter und Kind (normalerweise bei einer Rhesus-negativen Mutter und einem Rhesus-positiven Baby) kann eine ernsthaftere Form der Gelbsucht entstehen. Sie erfordert eine Behandlung innerhalb der ersten beiden Lebenstage. Schon vor der Geburt wird das Klinikpersonal Präventivmaßnahmen getroffen haben. Seltenere Ursachen einer Gelbsucht sind Hepatitis und Gallenwegs-Atresie (Verschluß der Gallenwege), eine seltene Krankheit, bei der sich die Gallenwege nicht richtig entwickeln.

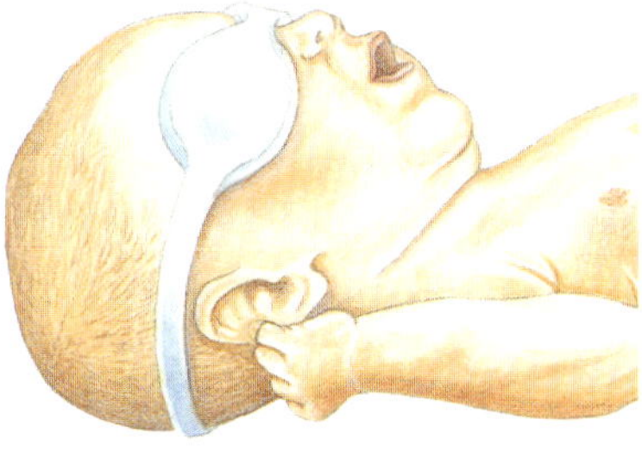

Phototherapie
Zur Behandlung einer Gelbsucht wird das Neugeborene mit sorgfältig dosiertem ultraviolettem Licht bestrahlt.

Babys, die spezieller Betreuung bedürfen

Von einem Frühgeborenen spricht man, wenn das Baby vor der 37. Woche geboren wird. Jedes Frühgeborene braucht eine besondere medizinische Betreuung.
Als frühgeboren bezeichnet man ein Baby, das noch nicht reif genug ist, sich ohne Schwierigkeiten auf die Welt außerhalb der Gebärmutter einzustellen. Zwar haben sich die Überlebens- und Entwicklungschancen von Frühgeborenen im Vergleich zur Generation unserer Mütter enorm verbessert; aber es ist dennoch beängstigend, wenn das Baby gleich nach der Geburt auf die Intensivstation gebracht wird. Sie können Ihre Ängste aber abbauen, wenn Sie verstehen, warum das Baby einige Tage oder Wochen lang besonderer Pflege bedarf. Frühgeborene haben einen sehr schwachen Muskeltonus und bewegen sich wenig. Sie leiden oft an Kalzium- und Eisenmangel und haben einen niedrigen Blutzuckerspiegel. Wurden sie sehr früh geboren, sind die Augen noch geschlossen. Sie haben eine sehr rote und faltige Haut. Der Kopf ist im Verhältnis zum übrigen Körper überproportional groß und die Schädelknochen noch weich. Sie sind auch besonders anfällig für eine Gelbsucht (s. S. 25).

Besondere Bedürfnisse

Ein Frühgeborenes muß öfter gefüttert werden als ein ausgereiftes Baby, weil es die Kalorien schneller verbrennt. Sie können dieses ständige Nahrungsbedürfnis verstehen, wenn sie an einen winzigen Kolibri denken; er muß ständig fressen, weil sein Gewicht im Vergleich zu seinem Volumen äußerst gering ist. Daher braucht er ständig Nahrung, um den Stoffwechsel aufrechtzuerhalten und seine Körpertemperatur konstant zu halten.
Je kleiner das Baby ist, um so öfter muß es also gefüttert werden und um so weniger schläft es (s. S. 22). Für Frühgeborene ist das Leben außerhalb der Gebärmutter zweifellos eine anstrengende Herausforderung. Da es dem

Bindung

Sie sollten jede Anstrengung unternehmen, um mit Ihrem Frühgeborenen so früh wie möglich eine Bindung einzugehen. Dies geschieht über Ihren Geruch, Ihre Stimme und Ihre Berührungen.

Viele Untersuchungen haben belegt, welche positiven Auswirkungen menschlicher Kontakt auf kleine Babys hat. Dies gilt in gleicher Weise für Frühgeborene.
Wenn man erwartet hat, das Baby gleich nach der Geburt in den Arm zu nehmen, ist es natürlich schmerzlich, wenn man erleben muß, wie es hinter einer Glasscheibe liegt, von vielen Apparaturen umgeben.
Mütter, die keinen frühen Kontakt zu ihrem Baby haben, fühlen sich schnell um die Mutterschaft betrogen. Oft geben sie sich selbst die Schuld, bei ihrem Baby „versagt" zu haben. Diese Schuldgefühle werden noch verstärkt dadurch, daß sie ihr Baby, das ganz offensichtlich Hilfe braucht, nicht bemuttern können.
Doch eine Bindung kann auch entstehen, wenn das Baby im Brutkasten liegt. Dies ist sogar ganz wichtig. Kein Baby ist so krank, daß man es nicht im Brutkasten streicheln könnte. Lassen Sie sich von all den Apparaturen nicht einschüchtern. Bitten Sie die Pflegerinnen, Ihnen zu zeigen, was Sie tun können.

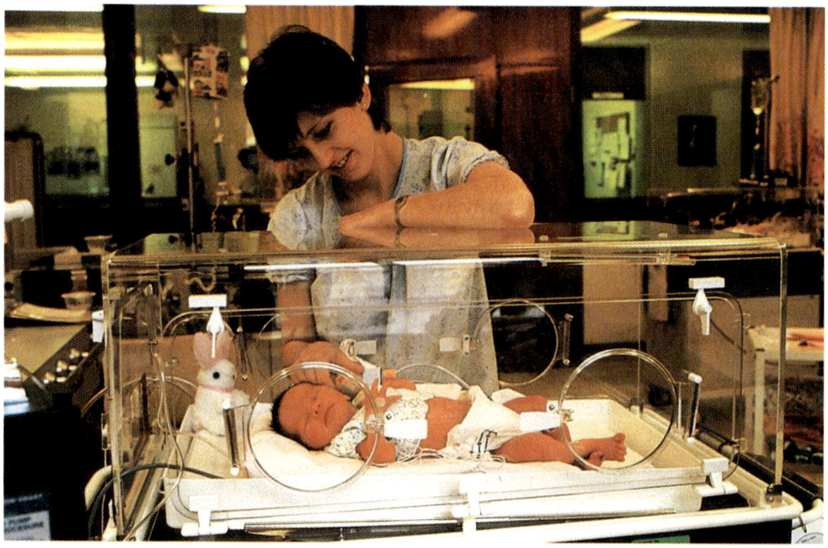

Inkubator (Brutkasten)
Ein Frühgeborenes wird in eine geschlossene klimatisierte Kleinkammer gelegt, wo seine Körpertemperatur konstant gehalten und ihm gegebenenfalls Sauerstoff zugeführt wird. Temperatur und Atmung werden konstant aufgezeichnet.

Frühgeborenen im Brutkasten an Anregung fehlt und es sich kaum bewegen kann, schläft es außerhalb der Mahlzeiten die meiste Zeit.

Probleme mit der Atmung

Leidet ein Baby an einem Atemnotsyndrom, kann die Atmung für kurze Zeit aussetzen. Ein solcher Atemstillstand (Apnoe) scheint zwar bedrohlich, ist aber nicht ungewöhnlich. Die meisten Babys atmen weiter, wenn sie durch ein leichtes Klopfen oder Streicheln stimuliert werden.

Andere Atemprobleme können entstehen, wenn Flüssigkeit in die Lunge gelangt ist oder eine Substanz der Lungen, das Surfactant (oberflächenaktive Substanz) fehlt. Diese Substanz wird in den Lungen produziert. Sie verhindert, daß die Lungen nach innen klappen. Wird dieser Faktor nicht ausreichend gebildet, können sich die Lungenbläschen nicht richtig entfalten. Dies kann dazu führen, daß die kleineren Luftkammern nach innen kollabieren. Bei Babys, die vor der 31. Woche geboren werden, führt dies häufig zu einem Atemnotsyndrom. Einem Baby, das an einer dieser Komplikationen leidet, wird Sauerstoff zugeführt. Dies geschieht entweder in Form einer Sauerstoffmaske oder durch einen kleinen Schlauch, der direkt in die Luftröhre eingeführt wird, oder es wird Surfactant gegeben.

Ernährung mit der Sonde

Die meisten Frühgeborenen sind nicht kräftig genug, um Milch aus der Brustwarze oder der Flasche zu saugen. Auch das Verdauungssystem ist oft noch nicht in der Lage, Nahrung zu verwerten. Es gibt drei alternative Möglichkeiten der Ernährung:

- Intravenös ernährt werden Babys, die sehr krank sind oder so unreif, daß sie Nahrung noch nicht schlucken oder verdauen können. Dies kann wochenlang erforderlich sein. Danach wird es durch einen direkt in den Magen führenden Schlauch ernährt.
- Eine andere Möglichkeit besteht darin, durch die Nase des Babys einen Schlauch direkt in den Magen oder Darm zu leiten. Da der Schlauch sehr dünn und weich ist, wird ihn das Baby kaum spüren. Dies ist eine sehr bequeme Art der Ernährung.
- Ist das Baby älter, wird eine Kombination von Brust- oder Flaschennahrung und Sonde ausreichen. Das Baby trinkt, soviel es kann, aus der Brust oder Flasche; zusätzlich erhält es Nahrung über den Schlauch. Diese Ernährungsform kann eingeführt werden, sobald der Such- und der Saugreflex (s. S. 20) funktionieren. Sie wird beibehalten, bis das Baby kräftig genug ist, sich ausschließlich von der Brust oder Flasche zu ernähren.

Fortschritte

Die Entwicklung eines Frühgeborenen kann langsam und unregelmäßig verlaufen. Es ist oft ein großer Schock, wenn man sieht, wie winzig das Baby ist; doch es wird einen großen Lebenswillen haben.

Für ein Frühgeborenes kann jeder Tag ein mühsamer Kampf bedeuten. Auf Phasen der Fortschritte können Rückschläge folgen. Diese ständige Ungewißheit kann Sie und Ihren Partner besorgt, niedergeschlagen und nervös machen. Doch zur Beruhigung sollte man wissen, daß sich die meisten Babys, die nach der 32. Woche geboren wurden, normal entwickeln.

Gesundheitsrisiken

Frühgeborene sind schlecht auf das Leben außerhalb der Gebärmutter vorbereitet. Bei ihnen können folgende Probleme auftreten.

Atmung Aufgrund der Lungenunreife haben die meisten Frühgeborenen Probleme mit der Atmung; dies ist als Atemnotsyndrom bekannt.

Immunsystem Da das Immunsystem noch nicht voll entwickelt ist und der Körper zu schwach, sich selbst ausreichend zu schützen, besteht eine größere Anfälligkeit für Infektionen als bei termingerecht geborenen Babys.

Temperaturregulation Die Fähigkeit, die Körpertemperatur zu kontrollieren, ist bei einem Frühgeborenen unterentwickelt; daher ist es oft unterkühlt oder überhitzt. Es kann die Wärme auch schlechter halten als ein ausgereiftes Baby, da es unter der Haut noch kein Körperfett gespeichert hat.

Reflexe Nichtentwickelte Reflexe, insbesondere der fehlende Saugreflex, bereiten Probleme beim Füttern. Frühgeborene müssen in der Regel mit der Sonde ernährt werden.

Verdauung Der Magen eines Frühgeborenen ist klein und empfindlich; dies bedeutet, daß es die Nahrung nicht richtig verdauen kann und leicht erbricht. Wegen des unreifen Verdauungssystems kann es nur schwer lebenswichtige Proteine verdauen; sie müssen ihm in vorverdauter Form zugeführt werden.

Angeborene Krankheiten

Angeborene Behinderungen sind selten. Manche sind genetisch bedingt, andere sind Folge von Drogen, Strahlung, Infektionen oder Stoffwechselstörungen der Mutter. Am wahrscheinlichsten ist dabei eine Schädigung des fetalen Gewebes, das zum Zeitpunkt der Einwirkung des Störfaktors am meisten wächst. Immer mehr Schädigungen können schon vor der Geburt entdeckt und gleich nach der Geburt erfolgreich behandelt werden.

Klumpfuß Bei manchen Säuglingen – doppelt so vielen Jungen wie Mädchen – ist bei der Geburt die Sohle eines oder beider Füße schräg nach unten und innen gebogen oder schräg nach oben und außen gerichtet. Die Ursachen eines Klumpfußes sind nicht völlig klar; er kann aber vererbt werden. Der Fuß wird mehrere Monate lang therapeutisch behandelt; zwischen den Behandlungen wird er in der richtigen Stellung eingegipst oder geschient. Ist eine Operation erforderlich, kann diese mit 12–16 Wochen durchgeführt werden. Ein Klumpfuß kann ein Hinweis auf eine Spina bifida sein.

Hüftgelenkluxation Bei ungefähr 0,4 Prozent der Babys paßt der Oberschenkelkopf nicht genau in den Hüftknochen. Bei Mädchen kommt eine Hüftgelenkluxation viel häufiger vor als bei Jungen. Auch nach Steißgeburten und nach Schwangerschaften mit sehr wenig Fruchtwasser ist eine Hüftgelenkluxation häufiger. Der Arzt oder die Hebamme wird bei den Routineuntersuchungen nach der Geburt überprüfen, ob die Hüfte zu beweglich ist (s. S. 24). Eine Behandlung, zum Beispiel mit einer Spreizhose, kann späteren Problemen vorbeugen. Man sollte das Baby immer breit wikkeln. In ernsteren Fällen kann eine Operation nötig werden.

Epispadie und Hypospadie Bei einigen wenigen männlichen Babys – ungefähr 0,3 Prozent – besteht eine Anomalität in der Lage der Harnöffnung am Penis. Bei der Epispadie liegt die Öffnung oben auf dem Penis und der Penis kann nach oben gebogen sein; bei der Hypospadie liegt die Öffnung unterhalb der Eichel, und der Penis kann nach unten gebogen sein. In seltenen Fällen liegt die Harnöffnung zwischen den Genitalien und dem After, und die Genitalien erscheinen weiblich. Im Vorschulalter kann eine Operation vorgenommen werden, um diese Mißbildung zu korrigieren. Dann ist der normale Durchfluß des Urins möglich sowie später normaler sexueller Verkehr. Keine dieser Abweichungen, auch nicht in der schwersten Form, verursacht eine Unfruchtbarkeit.

Angeborene Herzfehler Der häufigste Herzfehler bei Neugeborenen ist der Herzkammerscheidewanddefekt. Dabei besteht ein Loch in der Scheidewand zwischen rechter und linker Herzkammer. Ungefähr vier Wochen nach der Geburt kommt es durch dieses Loch zu einem Blutübertritt von der linken zur rechten Herzkammer. Dann fließt das mit Sauerstoff angereicherte Blut in die Lungen anstatt in den Körper. Zu den Symptomen gehören Atemnot, insbesondere während der Mahlzeiten. In manchen Fällen heilt das Loch spontan, falls nicht, wird eine Operation erforderlich sein.

Spina bifida

Wenn sich die Neuralröhre (das sich entwickelnde Rückgrat) beim Fötus in der vierten bis sechsten Schwangerschaftswoche nicht richtig verschließt, bleiben die Meningen (der schützende Überzug über Gehirn und Rückenmark) offen und es besteht ein Spalt in der Wirbelsäule.

Der betroffene Bereich der Wirbelsäule kann mit Haut bedeckt sein und nur durch ein Grübchen oder ein Haarbüschel gekennzeichnet sein (versteckte Spina bifida); die Meningen können hervortreten und die Ausbuchtung mit Haut bedeckt sein (Meningozele); bei der schwersten Form ist das Rückenmark selbst ausgestülpt und erscheint als offene Anschwellung über der Wirbelsäule (Myelozele). 80 Prozent aller Babys mit Spina bifida haben auch einen Wasserkopf (siehe gegenüber), allerdings unterschiedlich stark ausgeprägt. Babys von Frauen, in deren Familie schon Neuralröhrendefekte aufgetreten sind, tragen ein besonders hohes Risiko.

Eine sofortige Operation wird heutzutage nicht mehr als notwendig erachtet. Die Prognosen sind nicht schlechter, wenn der Rücken erst nach einiger Zeit operiert wird; manchmal heilt er auch spontan. Bei Babys mit schweren Behinderungen kann auch eine völlige Lähmung der Beine, Inkontinenz und geistige Behinderung vorliegen. Bei Harninkontinenz kann ein Katheter angelegt werden (ein steriler Schlauch, der in die Blase eingeführt wird). Durch eine Krankengymnastik wird die Beweglichkeit gefördert.

Durch eine Amniozentese kann eine Spina bifida schon während der Schwangerschaft erkannt werden.

75 Prozent der Spina-bifida-Fälle könnten durch die tägliche Einnahme von Folsäurepräparaten (400 Mikrogramm) vor der Empfängnis und während der Schwangerschaft verhindert werden.

Gaumenspalte, Hasenscharte und Wolfsrachen Eine Scharte ist eine Spalte oder eine Abtrennung von Teilen. Während der frühen Schwangerschaft entwickeln sich verschiedene Teile des Gesichts und Kopfes unabhängig voneinander und verbinden sich später miteinander. Erfolgt dieses Zusammenwachsen nicht oder nur unvollständig, kann das Baby mit einer Hasenscharte geboren werden. Manchmal besteht gleichzeitig ein Wolfsrachen. Stillen ist in manchen Fällen möglich, eventuell mit Hilfe eines Brusthütchens; wenn nicht, so gibt es spezielle Flaschen und Sauger.
Eine Gaumenspalte wird kurz nach der Geburt oder einige Wochen später operativ geschlossen. Der Wolfsrachen wird zwischen dem sechsten und neunten Monat operiert. Bei manchen Kindern werden noch weitere Operationen notwendig sein.
Betroffene Kinder werden weiterhin von Spezialisten betreut. Bei ihnen werden Spracherwerb, Gehör und Zahnen aufmerksam verfolgt und wenn nötig, werden weitere Maßnahmen eingeleitet. Für betroffene Eltern gibt es Selbsthilfegruppen.

Down-Syndrom (Mongolismus) Dies ist das häufigste Erscheinungsbild einer Reihe von Krankheiten, den sogenannten Trisomien. Dabei verfügt ein Chromosomenpaar noch über ein drittes Chromosom. Beim Down-Syndrom kommt das Chromosom Nummer 21 dreimal vor. Betroffene Kinder haben kleine Gesichtszüge, schiefstehende Augen mit Hautfalten, die zum inneren Augenwinkel ziehen; oft hängt die Zunge heraus. Der Hinterkopf ist flach. Die Muskulatur ist oft schlaff, die Kinder haben kurze, breite Hände mit einer einzigen Linie, die quer über die Handfläche kreuzt. Manche Kinder leiden zusätzlich an einem angeborenen Herzfehler.
Babys mit Down-Syndrom sind meist geistig behindert, auch wenn das Ausmaß der Behinderung sehr unterschiedlich ist. Es sind gewöhnlich anhängliche und glückliche Kinder. Mit Hilfe früher Förderung und fürsorglicher Zuwendung bringen sie es oft sehr weit; manche können sogar als Erwachsene ein unabhängiges Leben führen.

Pylorusstenose (Magenpförtnerkrampf) Aufgrund einer Verdickung des Muskels ist der Pylorus, der Durchgang, der vom Magen in den Dünndarm führt, verengt. Die Ursache ist unbekannt; Jungen sind häufiger betroffen als Mädchen. Wenn der Magen versucht, die angestaute Nahrungsmenge durch den engen Pylorus zu stoßen, zieht er sich stark zusammen. Der Mageninhalt wird in einem bis zu einem Meter weiten Schwall erbrochen. Das Baby kann auch an Verstopfung und Dehydrierung leiden. Zur Diagnosestellung wird eine Ultraschalluntersuchung durchgeführt, eventuell wird das Kind geröntgt. Durch eine einfache Operation kann der Magenpförtner geweitet und die Krankheit vollständig behoben werden.

Fehlende Analöffnung In seltenen Fällen ist bei der Geburt der After des Babys verschlossen. Entweder bedeckt eine dünne Hautmembran die Öffnung oder der Afterkanal, der den Mastdarm mit dem After verbindet, hat sich nicht entwickelt. Der Mastdarm kann auch mit der Scheide, der Harnröhre oder der Blase verbunden sein; in diesem Fall ist eine sofortige Operation notwendig.

Hydrozephalus (Wasserkopf)

Ein Hydrozephalus tritt oft in Verbindung mit anderen neurologischen Schädigungen wie Spina bifida auf.

Er entsteht durch eine eingeschränkte Zirkulation der Zerebrospinalflüssigkeit im Gehirn. Dadurch befindet sich eine übergroße Menge Hirn-Rückenmark-Flüssigkeit im Schädel. Bei einem Frühgeborenen verursacht dies meist eine Gehirnblutung. Der Kopf schwillt an, weil die Schädelknochen noch weich sind. Das weiche Gewebe zwischen den Schädelknochen und den Fontanellen dehnt sich und tritt hervor.
Wird ein Hydrozephalus vermutet, werden häufige Ultraschallkontrollen durchgeführt und der Kopfumfang alle zwei bis drei Tage gemessen. Wird ein Kind mit einem Hydrozephalus geboren, wird ein Schlauch eingeführt, um die Flüssigkeit abzusaugen. Die geistige Entwicklung kann beeinträchtigt sein, allerdings nicht, wenn frühzeitig behandelt wird. Es gibt aber auch Kinder mit fortgeschrittenem Hydrozephalus, die eine normale Intelligenz aufweisen.

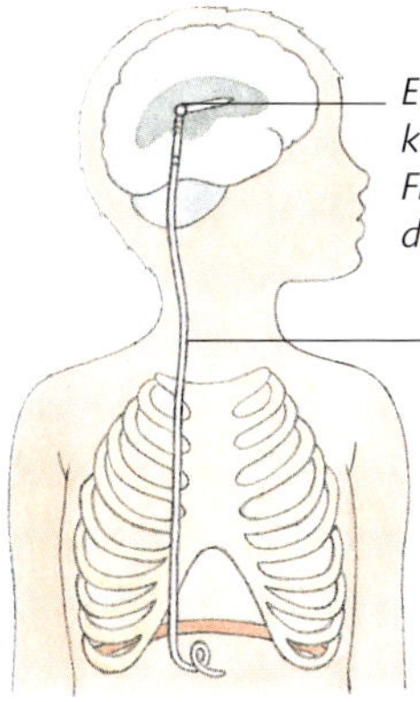

Abfluß
Ein Schlauchsystem mit einem Ventil leitet die übermäßige zerebrospinale Flüssigkeit dorthin, wo sie in den Blutstrom fließen kann, normalerweise in der Bauchhöhle. Das ganze Gerät liegt unter der Haut.

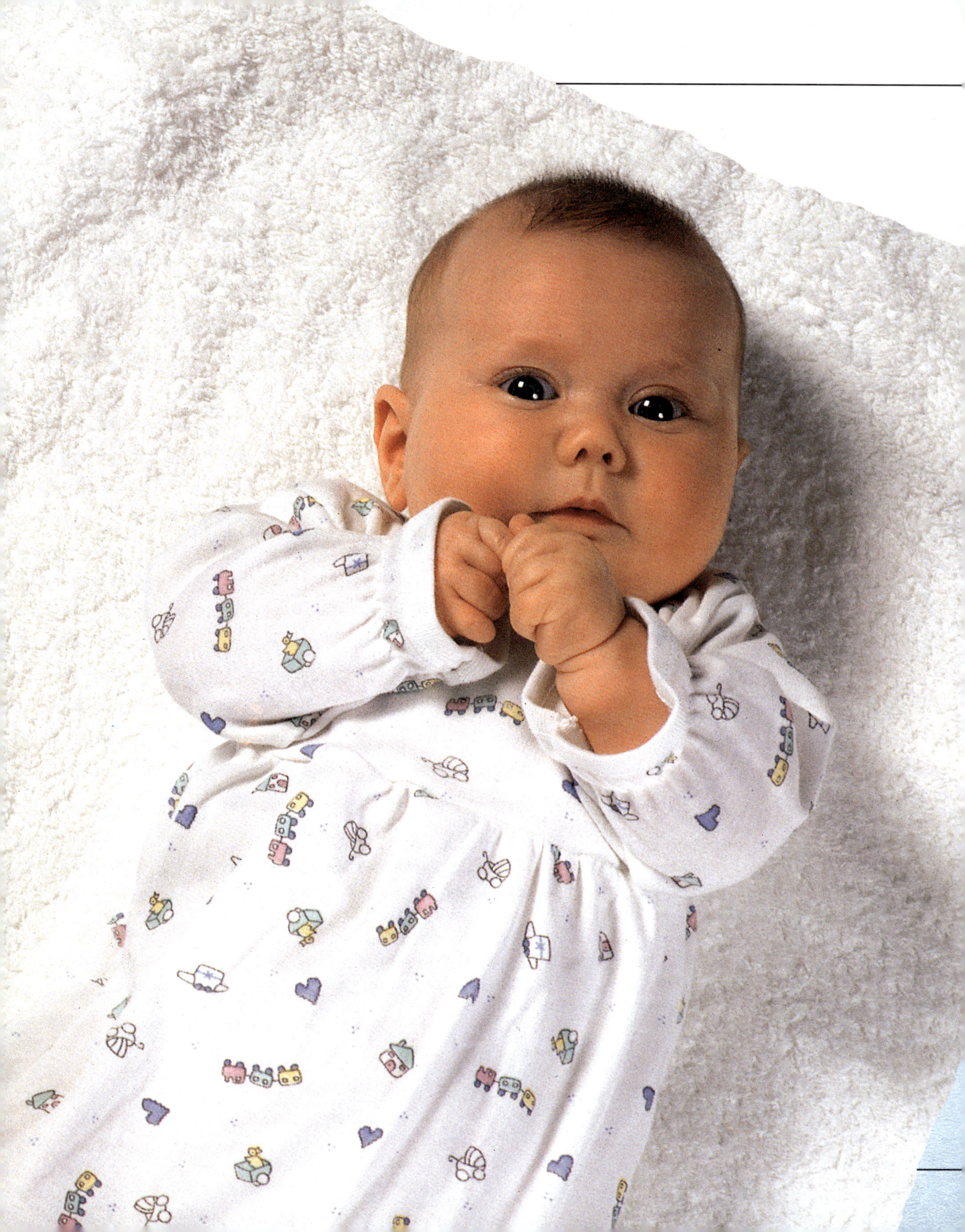

Kapitel 2

Die tägliche Pflege

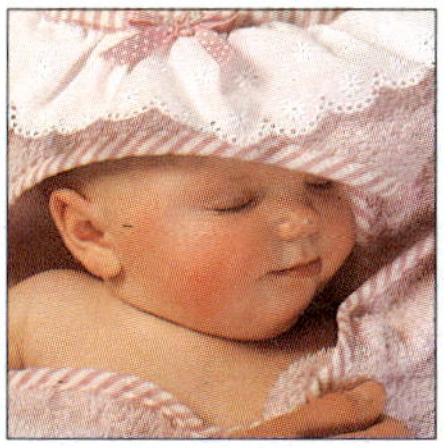

Viele Eltern wissen nicht so richtig, was sie tun müssen, wenn sie mit ihrem Neugeborenen auf sich gestellt sind. Wird es automatisch an der Brust trinken? Wie lange sollte es schlafen? Wieviel muß es trinken? Was, wenn es die Nahrung verweigert?

Glücklicherweise erfordert die Versorgung eines Babys keine speziellen Fähigkeiten – lediglich einige Grundkenntnisse, gesunden Menschenverstand und die Bereitschaft, um Rat zu fragen. In wenigen Wochen werden Sie enorm viel Selbstvertrauen und Erfahrung gewonnen haben. Sie werden wissen, wie Sie Ihr Baby am besten wickeln, tragen, trösten und füttern. Und Sie werden feststellen, daß Ihr Baby eigene Kommunikationsformen findet.

Mit zunehmendem Alter wird Ihr Kind unabhängiger. Mit vier Jahren kann es selber essen, sich waschen und anziehen. Es hat eine feste Meinung dazu, was es anziehen und essen mag und was nicht. Seine körperlichen Bedürfnisse beanspruchen nicht mehr so viel Zeit. Ihre tägliche Fürsorge konzentriert sich nun darauf, daß Ihr Kind kräftig und gesund bleibt. Sie müssen es ausgewogen ernähren und sich um seine Gesundheit und Hygiene kümmern.

Jüngeres Baby

Sicherheit

Bei der Planung des Kinderzimmers sollten Sie daran denken, daß das Baby schon bald mobil sein wird.

- Achten Sie darauf, daß die Möbelstücke keine scharfen Kanten oder Ecken haben.
- Wählen Sie einen Fußbodenbelag, der nicht rutschig ist, und bringen Sie Sicherheitsriegel an den Fenstern an.
- Die Möbelstücke sollten stabil sein, so daß das Baby sie nicht umreißen kann.
- Spielzeug sollte in Bodennähe aufbewahrt werden, damit das Baby sich nicht danach strecken muß.
- Bringen Sie Lampen an der Wand an, damit keine losen Kabel herumliegen.
- Überheizen Sie das Kinderzimmer nicht; zu warme Zimmer sind ein Risikofaktor für den plötzlichen Säuglingstod (s. S. 122).

Die Ausstattung des Kinderzimmers

Ihr Baby kann ein eigenes Zimmer haben oder bei Ihnen schlafen; wenn es jedoch erst einmal durchschläft, sollte es sein eigenes Reich haben. Sie brauchen nur wenige spezielle Einrichtungsstücke; vieles können Sie mit Haushaltsgegenständen improvisieren. Ein Spülbecken z.B. erfüllt den gleichen Zweck wie eine Babybadewanne; ein zusammengefaltetes Handtuch ersetzt eine Wickelauflage. Doch vielen Eltern bereitet es großes Vergnügen, ein Kinderzimmer einzurichten.

Am besten fragen Sie Freunde, die schon Kinder haben, welche Dinge sie am nützlichsten fanden. Wägen Sie dann diese Ratschläge gegen Ihren persönlichen Lebensstil ab. Sind Sie bei manchen Dingen noch unentschlossen, schauen Sie sich in verschiedenen Läden um, oder blättern Sie Kataloge durch, bevor Sie eine endgültige Entscheidung treffen. Es gibt eine Menge Dinge, ohne die man auskommen kann. Unentbehrlich ist lediglich ein Schlafplatz für das Baby, Kleidung und Windeln (s. S. 82/83 und 106/107) sowie eventuell Fläschchen und Milchpulver.

Sie müssen nicht alles fabrikneu kaufen; es gibt auch Secondhandläden. Auch in lokalen Tageszeitungen oder Wochenblättern wird häufig gebrauchte Babyausstattung angeboten. Bei Secondhandwaren sollten Sie auf Löcher und Risse und andere Beschädigungen achten. Überprüfen Sie sicherheitshalber auch, ob die Oberflächen glatt und rostfrei sind. Vergewissern Sie sich auch, ob die Teile den neuesten Sicherheitsvorschriften entsprechen. Vorsicht bei bemalten Gegenständen; alte Anstriche können giftiges Blei enthalten. Vorsicht ist auch beim Kauf von gebrauchten Autositzen geboten, da sie nach möglichen Unfällen nicht mehr sicher sind.

Grundausstattung

Schlafen

Tragetasche, Wiege oder Kinderbett
Matratze mit wasserdichtem Bezug
Passende Bettlaken
Waschbare Zudecke
Tücher zum Einwickeln
Baby-Überwachungsgerät

Transport

Kinderwagen
Tragetuch oder Tragesitz
Babyschale fürs Auto

Baden

Badezusatz für Babys
Watte
Großes, weiches Handtuch
Waschlappen oder Schwamm
Babybürste
Babylotion
Spezielle Nagelschere

Außerdem

Wippe
Spucktücher

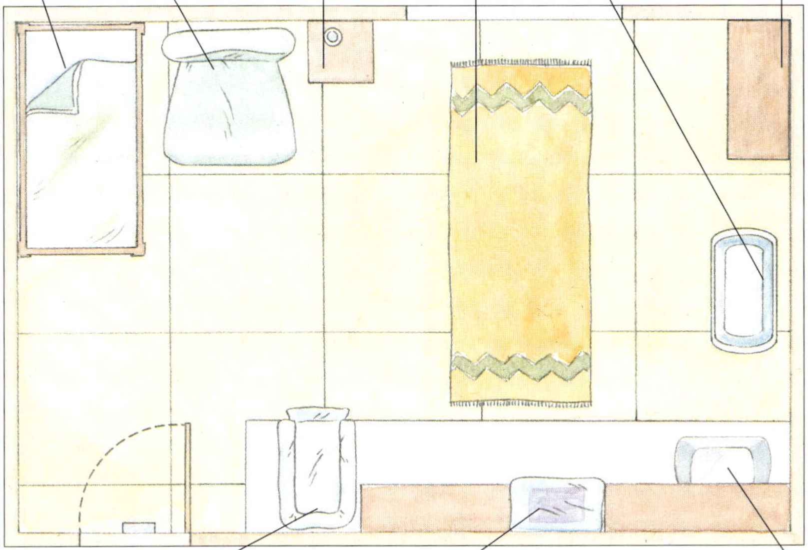

Das Kinderzimmer einrichten

Am besten plant man die Einrichtung des Kinderzimmers und die notwendigen Anschaffungen vor der Geburt des Babys: Kommen Sie mit dem Baby erst einmal nach Hause, sind Sie vollauf beschäftigt mit Füttern und Wickeln. Und wahrscheinlich sind Sie auch zu müde.

Stellen Sie sicher, daß das Zimmer leicht sauberzuhalten ist und abwaschbare Oberflächen hat. Wählen Sie Möbelstücke ohne scharfe Kanten und Ecken; achten Sie darauf, daß farbige Flächen ungiftig und bleifrei sind. Sie benötigen viel Stauraum, insbesondere in der Nähe des Wickelplatzes. Als Wickelplatz kann eine breite Kommode mit Schubladen und einigen Regalbrettern darüber dienen. Sie können sich auch selbst etwas bauen. Die Oberseite sollte abwaschbar sein und so breit, daß die Wickelauflage Platz hat. Korkparkett und Linoleum sind ideale Bodenbeläge für das Kinderzimmer, da sie warm und strapazierfähig sind.

Das Zimmer des Babys muß nicht übermäßig warm, aber gleichbleibend temperiert sein. Ist Ihr Baby mit einer Decke und einem Deckbett zugedeckt, sind 18 °C richtig; ist das Zimmer wärmer, sollte man die Decke wegnehmen. Ist das Baby warm angezogen und in seinem Bettchen mollig eingewickelt, muß man nicht die ganze Nacht durchheizen, außer wenn es sehr kalt ist. Eine thermostatisch geregelte Zimmertemperatur ist sehr empfehlenswert. Praktisch ist die Anbringung eines Dimmerschalters; so können Sie das Zimmer schwach ausleuchten, ohne das Baby zu stören. Eventuell kann dieses Licht nachts als Alternative zu einem Nachtlicht angeschaltet bleiben.

Das Kinderzimmer ausschmücken

Auch wenn das Sehvermögen eines Neugeborenen begrenzt ist, so bieten ihm fröhliche Farben und Dekorationen doch eine anregende Umgebung.

- Leichte, fröhliche Farbem sind für das Zimmer des Babys am geeignetsten. Gelb, blau und grasgrün – die Farben der Natur – wirken beruhigend auf das Baby. Lebhafte Tupfen in den Primärfarben beleben den Raum.
- Ein Neugeborenes hat ein sehr eingeschränktes Sehvermögen – es sieht nur 20–25 cm weit. Hängen Sie daher Mobiles über das Bettchen und den Wickelplatz. Farbe und Bewegung des Mobiles wecken das Interesse des Babys an seiner Umgebung.
- Stellen Sie an den Bettrand einen unzerbrechlichen Spiegel, so daß das Baby sein Gesicht sehen kann. Das menschliche Gesicht fasziniert kleine Babys.
- Wählen Sie waschbare Stoffe und Wandbehänge.
- Ein Wandschirm kann nützlich sein, um das Bettchen vor grellem Sonnenschein oder kaltem Zug zu schützen.
- Ein Teppichboden ist warm und schluckt Lärm, ist aber schwerer sauberzuhalten; eine gute Alternative ist ein Linoleumbelag mit einigen rutschfesten Teppichen oder Kork.

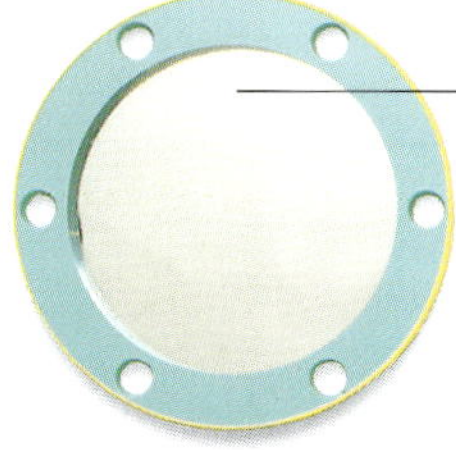

Visuelle Stimulation
In einem stabilen Spiegel am Bettrand kann Ihr Baby sein eigenes Gesicht betrachten.

Schlafen

Die beste Wahl für Ihr Neugeborenes ist ein Tragekörbchen, ein Stubenwagen oder die herausnehmbare Tragetasche eines Kombi-Kinderwagens. Ein Kombi-Kinderwagen läßt sich, sobald das Baby sitzen kann, in einen Sportwagen verwandeln. Aus einem Tragekörbchen oder einer Wiege wächst Ihr Baby schnell heraus. Daher müssen Sie sich nicht für ein besonders teures Modell entscheiden. Ist die Wiege oder der Stubenwagen zu klein geworden, braucht das Baby ein normales Kinderbett. Achten Sie darauf, daß die Gitterstäbe eng beieinander stehen – ein Abstand von 2,5–6 cm ist geeignet. Angenehm ist ein höhenverstellbarer Lattenrost; solange das Baby

Der Schlafplatz

Das Neugeborene schläft sehr viel; es kann beinahe überall schlafen. Anfangs sind eine leicht transportierbare Tragetasche oder ein Stubenwagen geeignet; doch bald wird es herauswachsen und ein Bettchen brauchen.

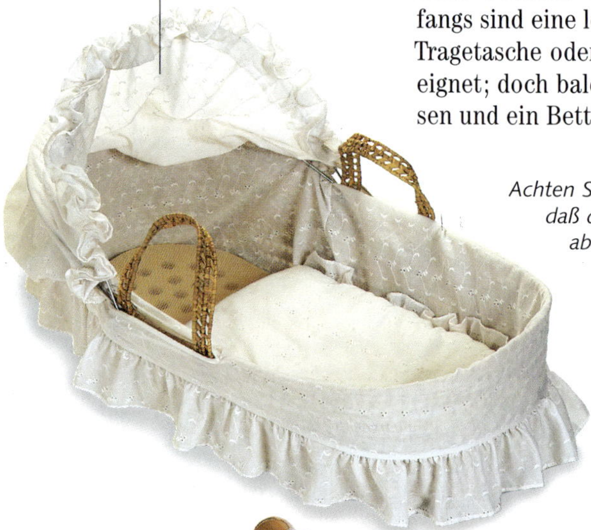

Das Kopfteil schützt Ihr Baby vor Zug und direktem Sonnenlicht.

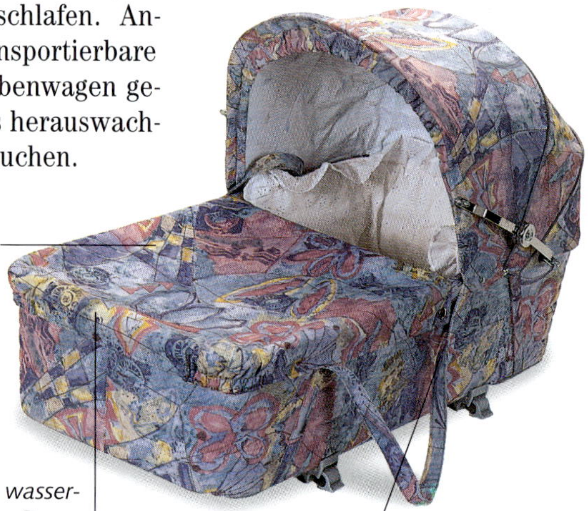

Achten Sie darauf, daß der Bezug abwaschbar ist.

Ein wasserdichter Bezug weist den Regen ab.

Die Trageschlaufen sollten nahe bei der Haube sein, damit das Körpergewicht ausbalanciert wird.

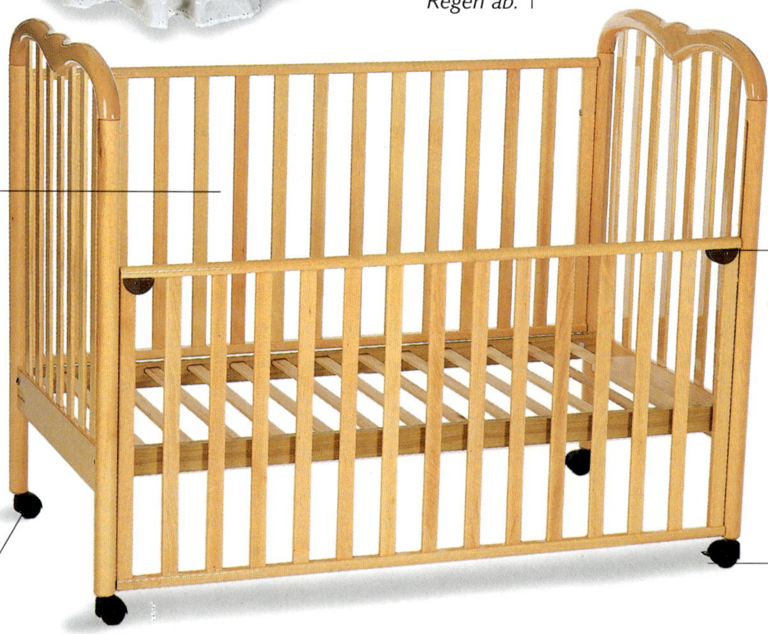

Die Abstände zwischen den Gitterstäben sollten zwischen 2,5 und 6 cm betragen.

Die herunterlaßbare Seite sollte einen Sicherheitsriegel haben, so daß das Baby sie nicht öffnen kann.

Rollen zur besseren Beweglichkeit und zum „Schaukeln“

Blockierungsvorrichtung der Rollen

klein ist und nicht herausklettern kann, können Sie den Rost hochstellen und müssen sich nicht zu weit nach unten bücken. Die Matratze muß genau passen, so daß das Baby nicht den Arm oder das Bein oder gar den Kopf seitlich einklemmen kann. Im Kinderbett schläft Ihr Baby so lange, bis es groß genug ist, in einem richtigen Bett zu schlafen. Reisebettchen sind auf Reisen oder bei abendlichen Besuchen bei Freunden sehr nützlich. Sie haben Stoffwände und lassen sich zusammenklappen, so daß man sie leicht mitnehmen kann.

Weil ein Baby seine Körpertemperatur noch nicht wirksam regulieren kann, sollten Sie eine Baumwolldecke und mehrere waschbare Zudecken bereithalten. Für Babys über einem Jahr ist auch ein Federbett geeignet. Achten Sie darauf, daß das Bettzeug nicht entflammbar ist.

Schlaftemperatur Untersuchungen des plötzlichen Säuglingstodes haben gezeigt, daß bei überhitzten Babys ein erhöhtes Risiko besteht. Die Temperatur im Kinderzimmer ist ein wesentlicher Faktor, wichtiger ist aber noch, wie sehr das Baby „eingepackt" ist. Liegt die Zimmertemperatur bei 18 °C, verschaffen eine Baumwolldecke und ein Deckbett Ihrem Baby ein ideales Schlafklima. Ist das Zimmer wärmer, nehmen Sie die Decke weg. Schlafsäcke aus Lammwolle sowie Babynestchen sind sehr warm; achten Sie darauf, daß es Ihrem Baby darin nicht zu heiß wird. Empfehlenswert sind Duo-Betten, bei denen bei Bedarf zwei Decken zusammengeknöpft werden können. Babys geben über den Kopf Körperwärme ab; wenn der Kopf des Babys in einem Kissen vergraben ist, kann der Wärmeverlust geringer sein.

Baby-Überwachungsgerät

Ein Überwachungsgerät stellt sicher, daß Sie mit Ihrem Baby in Verbindung bleiben, auch wenn es in einem anderen Zimmer ist.

- Überwachungsgeräte sind in verschiedenen Ausführungen erhältlich: mit Batterie, mit Netzanschluß oder Akku.
- Nützlich ist ein Warnsignal, das anzeigt, wenn die Batterie schwach ist oder der Sender außer Reichweite liegt.

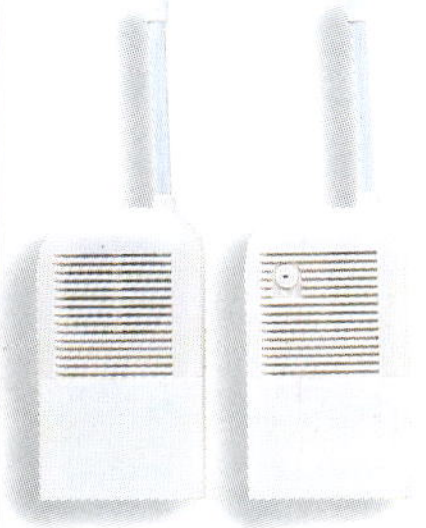

In Verbindung bleiben Überwachungsgeräte bestehen aus zwei Teilen – dem Sender beim Baby und dem Empfänger bei den Eltern.

Bettzubehör

Federbett fürs Kinderbett (nicht für Babys unter zwölf Monaten – Erstickungsgefahr)

Baumwollaken

Baumwollbettbezüge

Schaffell

Wasserdichte Betteinlage

Matratze

Waschbare Synthetikdecken

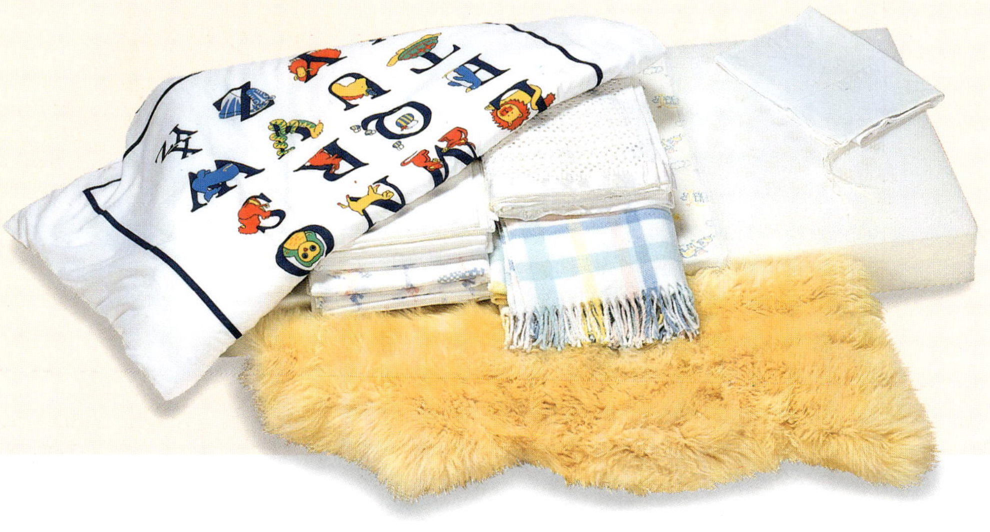

Ausgehen und Tragen

Die meiste Zeit über wird Ihr Baby getragen, umhergeschoben, oder es sitzt in einer Wippe, einem Autositz o.ä. Hierfür gibt es eine breite Auswahl an Kinderwagen und Tragesitzen. Bei der Auswahl dieser Ausrüstungsstücke sind Sicherheit und Handhabbarkeit die wichtigsten Kriterien.

Tragetücher und Tragesitze sind beliebte Transportmittel für ein Neugeborenes; sie sind leicht und bequem. Man hat das Baby eng am Körper und dennoch beide Hände frei. Bevor Sie sich zum Kauf eines Modells entschließen, sollten Sie es gemeinsam mit Ihrem Baby ausprobieren. Achten Sie darauf, daß der Kopf gut abgestützt wird. Ein schwereres Baby läßt sich leichter in einer Rückentrage mit Gestell tragen. Eine Rückentrage ist geeignet, sobald das Baby allein sitzen kann.

Für längere Ausflüge brauchen Sie einen Kinder- oder Sportwagen, in dem das Baby sitzen oder liegen kann. In den ersten drei Monaten sollte das Baby im Wagen flach liegen können – so lange, bis es Kontrolle über seinen Kopf hat. Welchen Wagen Sie kaufen, hängt von Ihrem Budget und Ihren Lebensgewohnheiten ab. Überlegen Sie, wann und wo Sie einen Kinderwagen brauchen, und ob Sie öffentliche Verkehrsmittel benutzen oder Treppen überwinden müssen. Auf jeden Fall sollte der Wagen über eine Fixiervorrichtung verfügen, so daß er nicht zusammenklappen kann. Empfehlenswert ist ein Wagen mit einem Prüfsiegel.

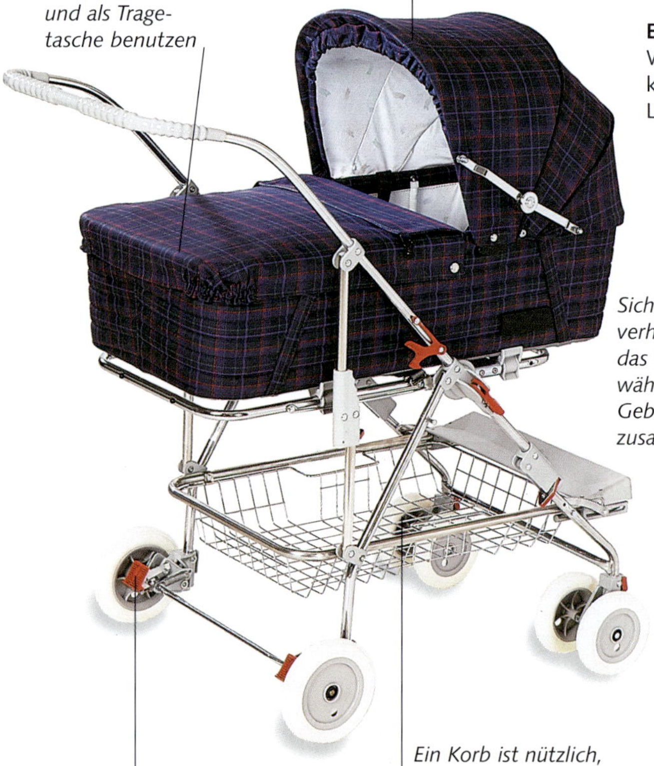

Die Haube schützt Ihr Baby vor Regen
Das Oberteil läßt sich abnehmen und als Tragetasche benutzen
Achten Sie darauf, daß die Bremsen leicht zu bedienen sind
Ein Korb ist nützlich, um Wickelutensilien oder Einkäufe zu verstauen

Einen Kinderwagen aussuchen
Während der ersten drei Monate muß Ihr Baby flach liegen können. Es gibt Sportwagen, deren Rückenlehne sich zu einer Liegefläche herunterklappen läßt. Vielseitiger ist jedoch ein Kombiwagen, der später zum Sportwagen umgerüstet werden kann.

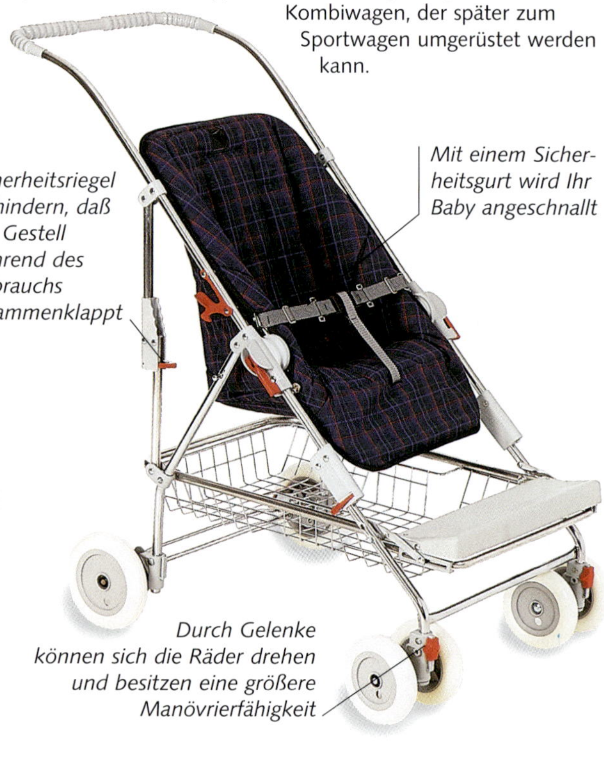

Das Baby tragen

Ein stabiler Rahmen entlastet Ihren Rücken

Der Tragesitz sollte eine Kopfstütze haben

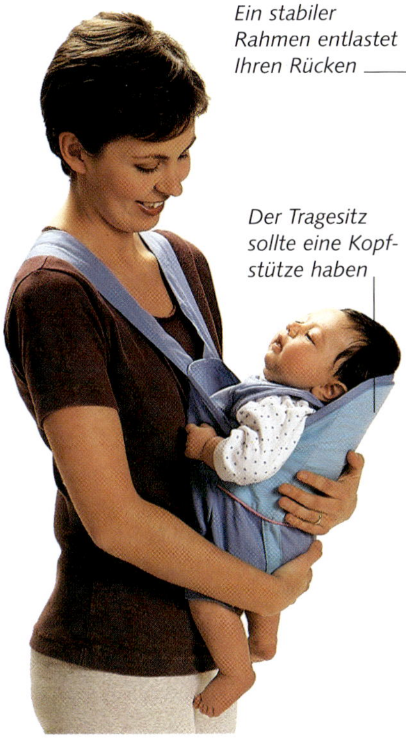

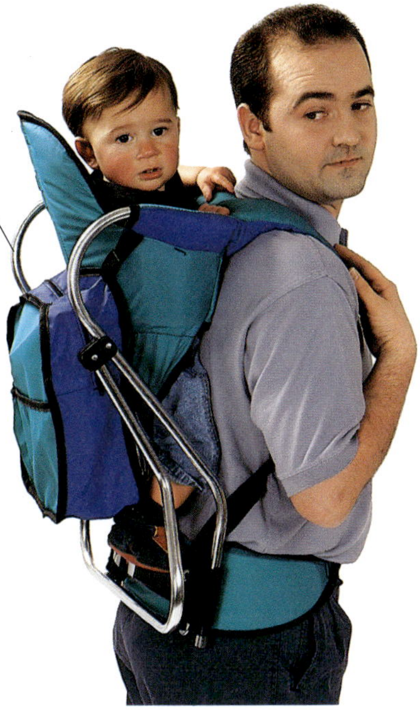

Eine Rückentrage verwenden
Ist das Baby für einen Tragesitz zu schwer geworden, können Sie eine Rückentrage benutzen. Achten Sie darauf, daß das Kind bequem sitzt und seine Beine nicht durch das Gestell behindert werden.

Einen Tragesitz verwenden
Ihr Baby fühlt sich in einem Tragesitz sicher und geborgen, und Sie haben die Hände frei.

Wippe
Ihr Baby wird in einer halbaufrechten Position abgestützt und kann seine Umgebung betrachten. Bekommt es Beikost, können Sie es in der Wippe füttern. Achten Sie immer darauf, daß es fest angegurtet ist und nicht herausrutschen kann.

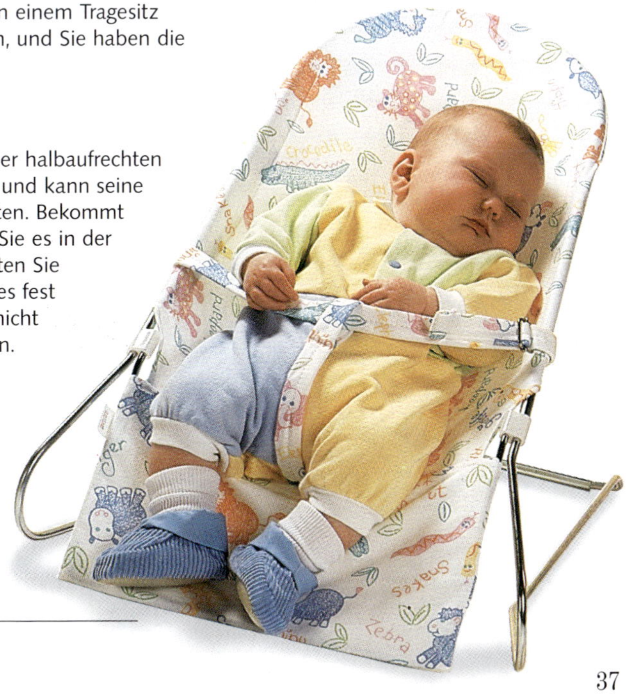

Stellen Sie die Wippe auf den Boden, niemals auf einen Tisch oder eine Arbeitsfläche.

Sicherheitsgurte

Ihr Baby hat keine Angst vor dem Herunterfallen, deshalb muß es beim Sitzen zu seiner eigenen Sicherheit immer angeschnallt werden.

- Am sichersten ist ein Fünf-Punkte-Gurt, der Schulter-, Hüft- und Oberschenkelgurte hat.
- Der Kinderwagen sollte über Gurte oder eine Vorrichtung, an der Sie Gurte anbringen können, verfügen.
- Hochstühle verfügen oft über einen Beingurt. Gut ist, wenn zusätzliche Ringe vorhanden sind, an denen Sie noch einen Schutzgürtel anbringen können.
- Schutzgürtel, die um Brust und Schultern verlaufen, können später auch beim Laufenlernen eine Hilfe sein.

Jüngeres Baby

Füttern und Ernährung

Ihr Baby ist davon abhängig, daß Sie ihm geeignete Nahrung geben; einem Neugeborenen liefert Muttermilch oder adaptierte Milchnahrung alle notwendigen Nährstoffe. Muttermilch ist die ideale Nahrung für ein Baby (siehe unten); aber auch wenn Sie Ihrem Baby die Flasche geben, können Sie sicher sein, daß es gedeihen wird. Das Füttern beansprucht viel Zeit; daher ist es wichtig, eine Methode zu wählen, die Eltern und Baby zusagt. Schon vor der Geburt sollten Sie entscheiden, ob Sie stillen oder die Flasche geben wollen, und das Nötige vorbereiten.

Es ist ganz normal, daß ein Baby anfangs nicht viel Kolostrum (s. S. 40) aufnimmt, weil es einige Zeit dauert, bis es ein Nahrungsbedürfnis verspürt. Ihr Baby wird schreien, wenn es Hunger hat. Sie sollten sich beim Festsetzen der Fütterungszeiten von Ihrem Baby leiten lassen.

Babys wachsen in den ersten sechs Lebensmonaten am schnellsten – die meisten Babys verdoppeln ihr Geburtsgewicht in ungefähr vier bis fünf Monaten. Das Nahrungsbedürfnis Ihres Babys spiegelt dieses enorme Wachstum wider. Eine gesunde Ernährung muß eine angemessene Kalorienzufuhr gewährleisten und Eiweiß, Fette, Kohlenhydrate, Vitamine und Mineralstoffe (siehe links und gegenüber) liefern. Bis das Baby mindestens vier Monate alt ist, müssen alle diese Nährstoffe über die Muttermilch oder Säuglingsmilch aufgenommen werden.

Milch: Die ideale Nahrung

In den ersten Lebensmonaten führt die Mutter- oder Säuglingsmilch Ihrem Baby alle Nährstoffe zu, die es braucht.

Kalorien / Joule Der Energiegehalt der Nahrungsmittel wird in Kalorien oder Joule gemessen. Je Kilogramm Körpergewicht brauchen Säuglinge ungefähr 2,5- bis 3mal so viele Kalorien wie Erwachsene.

Eiweiß Unentbehrlich zum Aufbau von Körperzellen und Gewebe; der Eiweißbedarf des Babys in Abhängigkeit vom Körpergewicht ist dreimal so groß wie beim Erwachsenen.

Fette Winzige Spuren der Fettsäuren sind für Wachstum und Reparaturmaßnahmen des Körpers notwendig.

Kohlenhydrate Sie sind die wichtigste Kalorienquelle.

Warum Muttermilch am besten ist

Muttermilch ist die perfekte Nahrung für Babys. Weil sie nicht so reichhaltig und cremig aussieht wie Kuhmilch, meinen manche Mütter, sie wäre nicht gehaltvoll genug. Doch lassen Sie sich nicht irritieren. Muttermilch enthält alle Nährstoffe, die Ihr Baby braucht, und zwar genau in der richtigen Menge.

Muttermilch bietet Ihrem Baby viele Vorteile. Gestillte Babys sind weniger anfällig für Magen-Darm-Störungen und Infektionen der Atemwege als Flaschenbabys. Und zwar deshalb, weil die Antikörper aus dem Kolostrum und der Muttermilch in den Blutstrom gelangen, wo sie das Baby gegen Infektionen schützen. In den ersten Lebenstagen schützen sie auch das Verdauungssystem, so daß es seltener zu Darmstörungen kommt.

Muttermilch hat weitere Vorteile für die Verdauung des Babys. Gestillte Babys bekommen keine Verstopfung, da die Muttermilch leichter verdaulich ist als Kuhmilch. Manche gestillten Babys haben zwar selten Stuhlgang, aber nur deshalb, weil die Milch so gut verwertet wird, daß kaum Abfallprodukte übrigbleiben. Brustkinder sind auch weniger anfällig für Windelausschlag (s. S. 110). Aus der Sicht der Mutter ist das Stillen viel bequemer als die Flasche: die Milch muß nicht zubereitet werden, es müssen keine Flaschen sterilisiert und kein Zubehör gekauft werden. Gestillte Babys schlafen oft länger, haben weni-

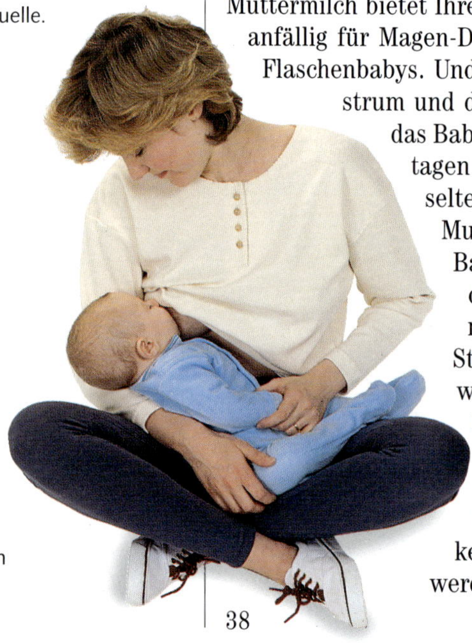

Stillen
Das Saugen fördert eine intensive Beziehung zwischen Ihnen und Ihrem Baby.

ger Blähungen, stoßen weniger auf und spucken weniger. Wenn sie spukken, riecht das Erbrochene kaum unangenehm. Ein Stillkind kann man nur schwer überfüttern; daher sollten Sie sich keine Sorgen machen, wenn Ihr Baby dicker aussieht als andere gleichaltrige Babys. Jedes Baby hat seinen eigenen Appetit; Ihr Baby wird schon das richtige Gewicht für seinen Körperbau haben.

Manche Frauen befürchten, daß sie durch das Stillen eine Hängebrust bekommen. Das ist nicht der Fall: Die Brüste können zwar nach der Geburt eines Kindes ihre Größe verändern oder auch schlaff werden. Diese Veränderungen sind aber auf die Schwangerschaft zurückzuführen, und nicht auf das Stillen. Im Gegenteil, das Stillen kommt der Figur zugute, da es die Gewichtsabnahme unterstützt. In der Stillzeit fördert das milchbildende Hormon Oxytozin (s. S. 40) auch die Rückbildung der Gebärmutter auf die Größe vor der Schwangerschaft. Auch Becken und Taille werden schneller ihre ursprünglichen Maße wiedererlangen.

Untersuchungen zeigten, daß Brustkrebs in den Erdteilen, in denen das Stillen die Norm ist, seltener vorkommt. Es ist möglich, daß das Stillen einen Schutz gegen diese Krankheit darstellt.

Die Flasche geben

Praktisch jede Frau kann ihr Baby stillen, und Sie sollten dies auch versuchen. Viele Mütter meinen, sie müßten ihr Baby stillen, um eine gute Mutter zu sein. Sie haben Schuldgefühle, wenn sie sich gegen das Stillen entscheiden. Andererseits gibt es Frauen, die mit dem Stillen emotionale oder psychologische Probleme haben; andere aber haben das Gefühl, es trotz größter Anstrengungen nicht zu schaffen. Ist dies der Fall, sollten Sie das Stillen vergessen und sich darum bemühen, Ihr Baby ausgewogen mit der Flasche zu ernähren: Es wird trotzdem gedeihen. Haben Sie beschlossen, überhaupt nicht zu stillen, wird man Ihnen wahrscheinlich Hormone verschreiben, um die Milchbildung zu unterdrücken.

Vielleicht wollen Sie die Flasche geben, weil sie meinen, das Stillen enge Sie allzusehr ein. Dies betrifft oftmals Mütter, die bald nach der Geburt in den Beruf zurückkehren wollen. In diesem Fall mag die Ernährung mit der Flasche die richtige Lösung sein; Sie können aber auch Milch abpumpen. Damit könnte Ihr Partner oder die Kinderfrau das Baby während Ihrer Abwesenheit füttern. Auf diese Weise profitiert Ihr Baby von den Vorteilen Ihrer Milch, während Sie ebenso flexibel und frei sind wie bei der Flaschenernährung.

Ein Vorteil der Flasche ist, daß Ihr Partner an den Mahlzeiten des Babys beteiligt werden kann. Er sollte dies sobald wie möglich nach der Geburt tun, damit er Sicherheit im Umgang mit dem Baby gewinnt. Am besten sollte er sich das Füttern gleichberechtigt mit Ihnen teilen. Ermuntern Sie ihn, das Baby beim Füttern eng am Körper zu halten und mit ihm zu sprechen. Dann gewöhnt sich das Baby an seine Haut, seinen Geruch und seine Stimme.

Vitamin- und Mineralstoffbedarf

Ebenso wie mit den wichtigsten Nährstoffen versorgt die Milch Ihr Baby auch mit den notwendigen Vitaminen und Mineralstoffen.

Vitamine Sie sind unentbehrlich für die Gesundheit. Milchnahrung enthält alle Vitamine, die Ihr Baby braucht. Muttermilch enthält nur wenig Vitamin D. Unter Sonneneinwirkung wird Vitamin D auch von der Haut gebildet. In der Regel verschreibt der Kinderarzt Vitamin-D-Tabletten.

Mineralstoffe Kalzium, Phosphor und Magnesium, wichtig für das Wachstum von Knochen und Muskeln, sind in Mutter- und Säuglingsmilch enthalten. Bei der Geburt verfügen Babys über einen Eisenvorrat, der ungefähr fünf Monate ausreicht; danach muß ihnen Eisen zugeführt werden, entweder in Form von Beikost oder als Präparat.

Spurenelemente Mineralien wie Zink, Kupfer und Fluor sind unentbehrlich für die Gesundheit des Babys. Zink und Kupfer sind in Mutter- und Säuglingsmilch enthalten, Fluor, das vor Zahnverfall schützt, nicht. Geben Sie jedoch nie Fluorpräparate ohne Rücksprache mit dem Kinderarzt, da eine Überdosierung Verfärbungen der Zähne verursachen kann.

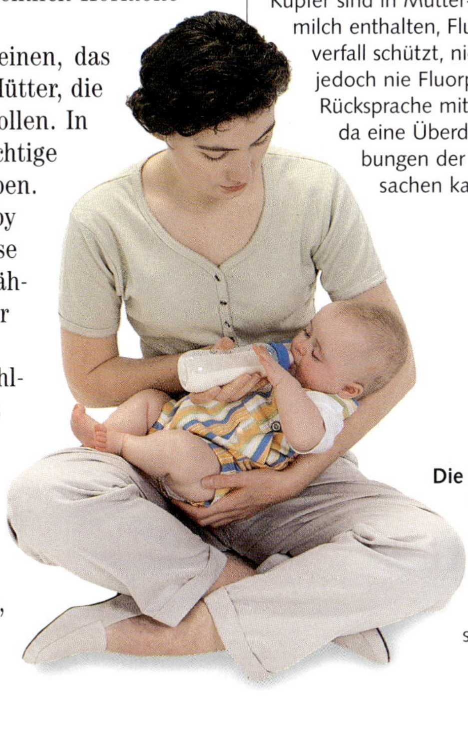

Die Flasche geben Die Mahlzeiten sollten in einer intimen und geborgenen Atmosphäre stattfinden.

Eine gute Milchbildung fördern

Gehen Sie mit sich selbst fürsorglich um – dann klappt die Milchbildung. Wenn Sie entspannt bleiben, gut essen und genug Flüssigkeit zu sich nehmen, werden Sie ausreichend Milch für Ihr Baby haben.

- Ruhen Sie sich, insbesondere während der ersten Wochen, so viel wie möglich aus. Versuchen Sie ausreichend zu schlafen.
- Am Morgen, wenn Sie ausgeruht sind, bilden Sie am meisten Milch. Haben Sie tagsüber viel Streß, sinkt die Milchbildung bis zum Abend. Machen Sie die Entspannungsübungen, die Sie während der Schwangerschaft erlernt haben. Legen Sie sich jeden Tag einmal hin.
- Nehmen Sie die Hausarbeit locker; tun Sie nur, was unbedingt nötig ist.
- Gönnen Sie sich gelegentlich etwas Besonderes; entspannen Sie z.B. abends bei einem Glas Wein.
- Ernähren Sie sich ausgewogen und eiweißreich. Verzichten Sie auf modifizierte Stärkemittel (Kuchen, Kekse, Süßigkeiten usw.).
- Fragen Sie Ihren Arzt, ob ein Eisen- und eventuell ein Vitaminpräparat empfehlenswert ist.
- Trinken Sie täglich drei Liter Flüssigkeit; manche Frauen müssen auch beim Stillen etwas trinken.
- Trinkt Ihr Baby bei den ersten Mahlzeiten am Tag die Brust nicht leer, drükken Sie die Milch aus. Dadurch wird die Milchbildung weiterhin angeregt.
- Die Anti-Baby-Pille beeinträchtigt die Milchbildung. Verzichten Sie deshalb die ersten fünf Monate nach der Entbindung darauf. Besprechen Sie alternative Verhütungsmethoden mit Ihrem Arzt.
- Verzichten Sie auf scharf gewürzte Speisen; sie wirken sich auf die Milch aus. Das Baby kann Magenbeschwerden bekommen.

Alles über das Stillen

Stillen muß gelernt sein; suchen Sie daher Unterstützung und Rat bei Ihrer Familie, bei Freunden, die ein Baby haben und bei der Hebamme, dem Kinderarzt oder in einer Stillgruppe. In erster Linie werden Sie jedoch von Ihrem Baby lernen, indem Sie seine Signale verstehen lernen und entdekken, wie Sie darauf reagieren müssen. Sofern Sie keine Hohlwarzen haben, müssen Sie die Brüste nicht durch spezielle Maßnahmen auf das Stillen vorbereiten. Haben Sie Hohlwarzen, sollten Sie Brusthütchen benutzen. Dadurch bleiben die Brustwarzen aufgerichtet, und das Baby kann sie fassen. Entbinden Sie in der Klinik, teilen Sie den Krankenschwestern frühzeitig mit, daß Sie stillen wollen. Scheuen Sie sich nicht, um Hilfe zu bitten. Legen Sie Ihr Baby so früh wie möglich an – noch auf dem Entbindungsbett –, um sogleich eine Bindung herzustellen und es an das Saugen zu gewöhnen.

Kolostrum und Muttermilch

Nach der Geburt produzieren die Brüste 72 Stunden lang eine dünne, gelbliche Flüssigkeit, das Kolostrum. Es besteht aus Wasser, Eiweiß und Mineralstoffen. Das Kolostrum enthält Antikörper, die das Baby vor verschiedenen Darm- und Atemwegsinfektionen schützen. In den ersten Tagen sollte das Baby regelmäßig an die Brust gelegt werden, damit es sich an das Stillen gewöhnt (s. S. 42).

Setzt die Milchbildung ein, sind Sie vielleicht von dem wäßrigen Aussehen der Milch überrascht. Die erste Milch, die das Baby bei einer Mahlzeit bekommt, ist die Vormilch; sie ist dünn, wäßrig und durststillend. Danach kommt die Hauptmilch, die mehr Fett und Eiweiß enthält.

Der Milchspendereflex

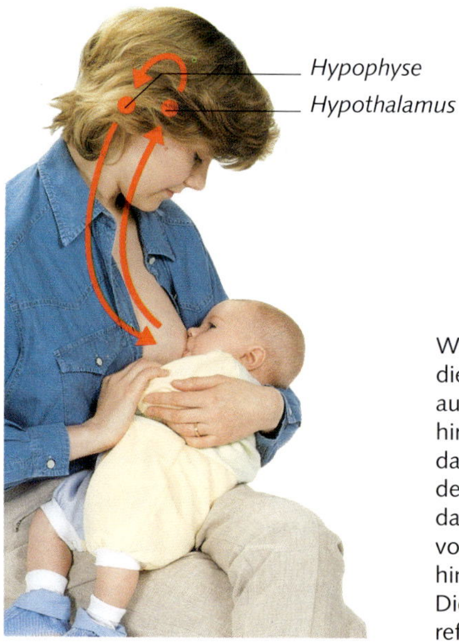

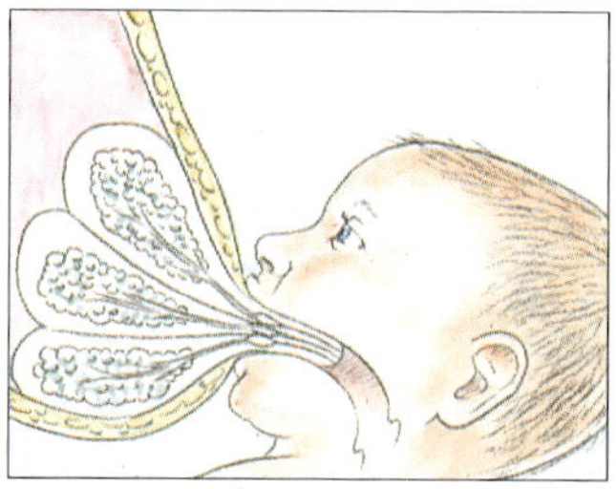

Wenn das Baby an der Brust saugt, sendet die Brust Botschaften zum Hypothalamus aus, der wiederum die Hypophyse im Gehirn veranlaßt, zwei Hormone freizusetzen: das Prolaktin, das für die Milchbildung in den Milchdrüsen verantwortlich ist und das Oxytozin, das veranlaßt, daß die Milch von den Milchdrüsen in die Milchseen hinter dem Warzenhof transportiert wird. Dieser Transport wird als Milchspendereflex bezeichnet.

Haltungen beim Stillen

Nachts ist das Liegen eine ideale Stellung zum Stillen; ist Ihr Baby sehr klein, müssen Sie es vielleicht auf ein Kissen legen, damit es die Brustwarze erreichen kann. Wenn Ihnen nach einem Dammschnitt das Sitzen noch Probleme bereitet, finden Sie das Liegen bestimmt auch am angenehmsten. Ist Ihr Bauch nach einem Kaiserschnitt noch empfindlich, schieben Sie beim Liegen die Füße des Babys unter Ihren Arm.

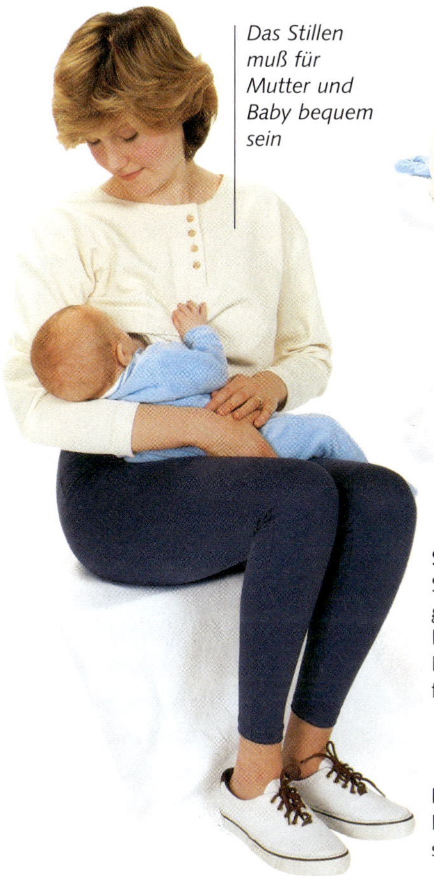

Das Stillen muß für Mutter und Baby bequem sein

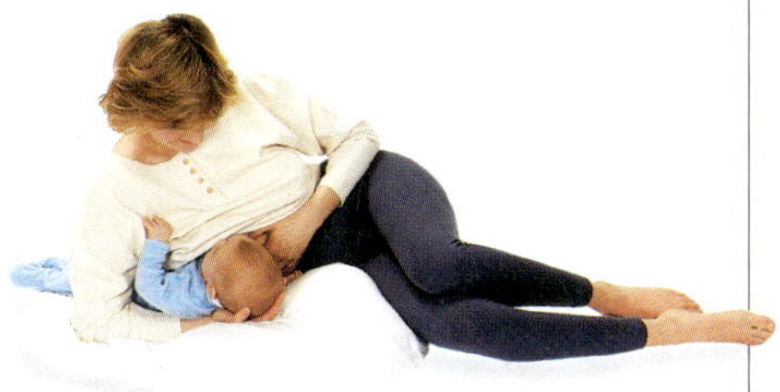

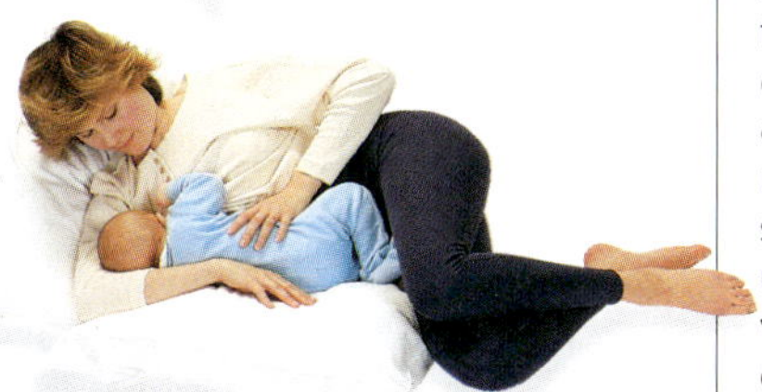

Stellungen im Liegen
Stillpositionen im Liegen sind eine gemütliche Alternative; nach einem Kaiserschnitt kann dabei ein zappelndes Baby von der noch empfindlichen Naht ferngehalten werden.

Im Sitzen
Entspannen Sie sich. Arme und Rücken sollten abgestützt sein.

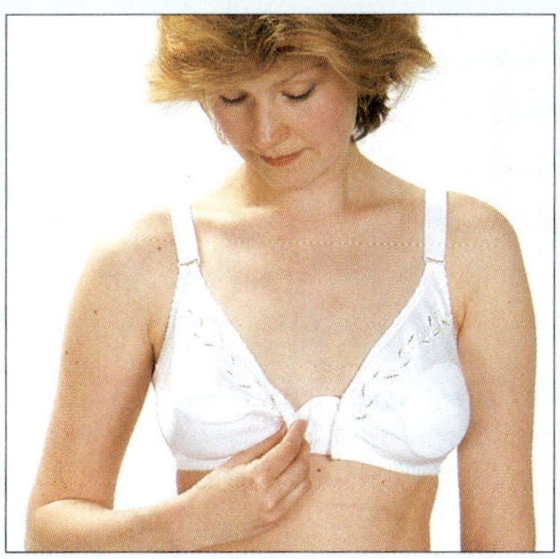

Stillbüstenhalter

Während der Stillzeit sollten Sie immer einen stützenden Büstenhalter tragen.

Probieren Sie ihn vor dem Kauf an. Wählen Sie ein Modell, das sich vorne öffnen läßt und breite Träger hat, die nicht einschneiden. Büstenhalter, deren Körbchen sich aufklappen lassen, können Sie mit einer Hand öffnen, auch wenn Sie Ihr Baby im Arm haben. Ein guter Büstenhalter lindert das Unbehagen, wenn die Brüste schmerzen.

Angebot und Nachfrage

Die Milch wird nicht im Fettgewebe, sondern in Drüsen, die tief unten in den Brüsten liegen, gebildet. Daher ist die Größe der Brust kein Indiz dafür, wieviel Milch Sie bilden können. Auch kleine Brüste bilden ausreichend Milch.

Milch wird entsprechend der Nachfrage gebildet – Sie liefern das, was Ihr Baby braucht. Auch wenn Ihr Baby sehr oft trinkt, brauchen Sie keine Angst haben, daß die Milch ausgeht. Die Brüste werden durch das Saugen des Babys angeregt, Milch zu bilden. Je eifriger es saugt, um so mehr Milch wird gebildet und umgekehrt. Während der Stillzeit verändert sich die jeweilige Milchmenge entsprechend den Bedürfnissen des Babys; sobald es Beikost bekommt, werden die Brüste weniger Milch produzieren.

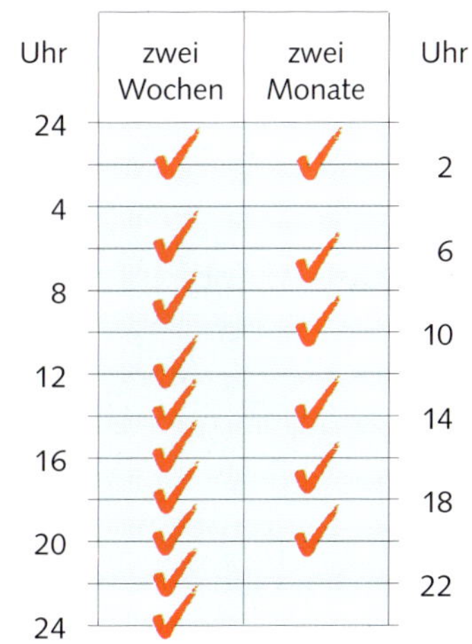

Anzahl der Mahlzeiten
Anfangs wird das Baby wenig und oft trinken. Mit zwei Monaten braucht es nur noch ungefähr alle vier Stunden eine Mahlzeit, bei der es aber mehr trinkt als anfangs.

Wie lange an jeder Brust?

Sie sollten Ihr Baby so lange an der Brust lassen, wie es Interesse am Saugen hat.

- Saugt Ihr Baby weiter, nachdem es die Brüste leergetrunken hat, genießt es einfach das Nuckeln. Das ist in Ordnung, solange sich Ihre Brustwarzen nicht entzünden.
- Hat Ihr Baby eine Brust leergetrunken, nehmen Sie es sachte von der Brust (siehe unten rechts) und legen es an die andere Brust. An der zweiten Brust trinkt es möglicherweise nicht so lange.
- Beginnen Sie bei jeder Mahlzeit mit der jeweils anderen Brust. Damit Sie sich erinnern können, an welcher Brust das Baby zuletzt getrunken hat, bringen Sie am Büstenhalter eine Sicherheitsnadel an.

Das Baby stillen

Das Stillen fördert eine enge Beziehung zwischen Mutter und Kind, sofern die Atmosphäre für beide entspannt und angenehm ist. Achten Sie darauf, daß Ihr Baby Sie beim Trinken sehen kann. Lächeln Sie es an, und sprechen Sie mit ihm. Es wird im Laufe der Zeit das Vergnügen an der Mahlzeit mit Ihrem Gesicht, dem Klang Ihrer Stimme und dem Geruch Ihrer Haut in Verbindung bringen.

Bevor Sie ihm die Brust geben, nehmen Sie beide eine bequeme Stellung ein (siehe Haltungen beim Stillen, S. 41). Lassen Sie das Baby an beiden Brüsten trinken. Bevor Sie die Brust wechseln, lassen Sie es aufstoßen (s. S. 55).

Die Brust geben

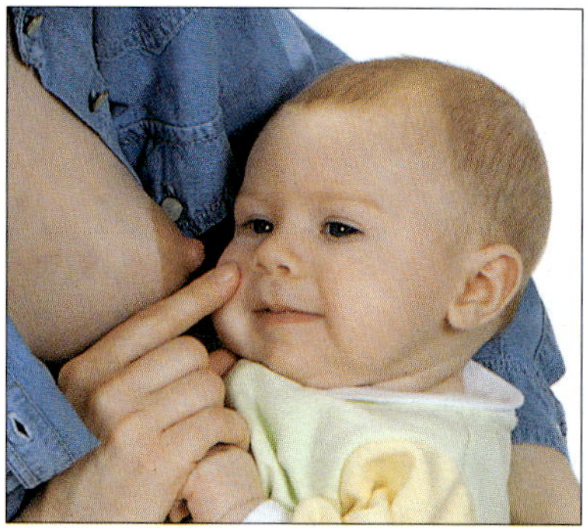

Der Suchreflex
Animieren Sie Ihr Baby, die Brust zu suchen, indem Sie sanft über die Ihnen nahe Wange streichen. Ihr Baby wird sich sofort mit geöffnetem Mund zur Brust drehen.

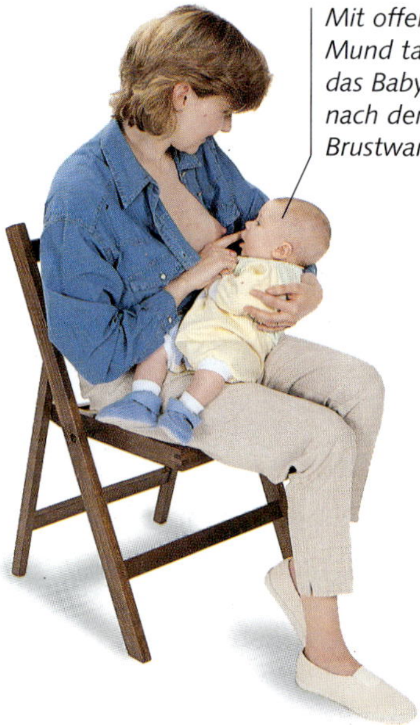

Mit offenem Mund tastet das Baby nach der Brustwarze

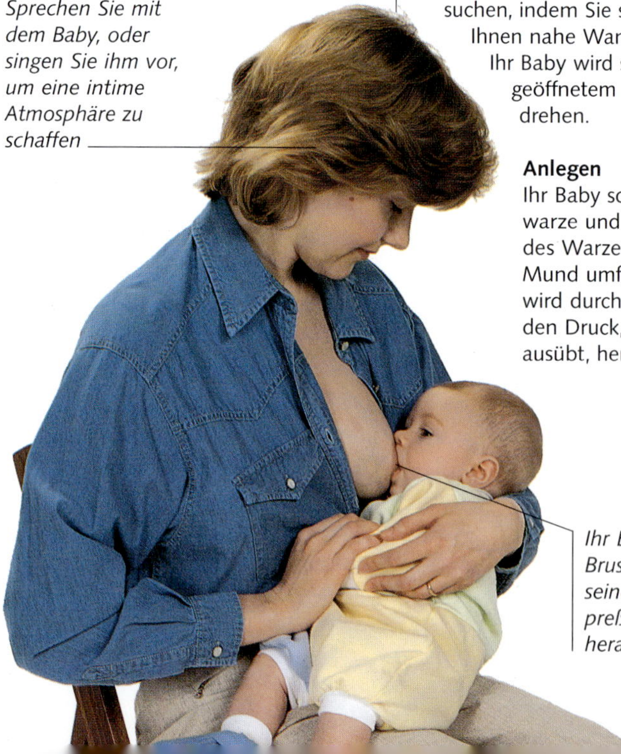

Sprechen Sie mit dem Baby, oder singen Sie ihm vor, um eine intime Atmosphäre zu schaffen

Ihr Baby drückt die Brustwarze gegen seinen Gaumen und preßt so die Milch heraus.

Anlegen
Ihr Baby sollte die Brustwarze und einen großen Teil des Warzenhofs mit dem Mund umfassen. Die Milch wird durch das Saugen und den Druck, den die Zunge ausübt, herausgepreßt.

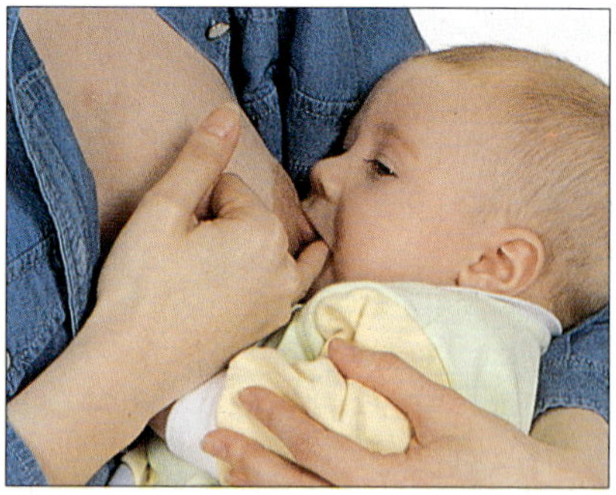

Die Brustwarze loslassen
Um das Saugen abzubrechen, schieben Sie Ihren kleinen Finger seitlich in den Mund des Babys. Ihre Brust wird herausrutschen: Sie müssen sie nicht herausziehen.

Mögliche Probleme
Es ist ganz normal, wenn das Stillen anfangs nicht reibungslos klappt. Lassen Sie sich also von kleineren Rückschlägen nicht verunsichern. Denken Sie daran, daß auch das Baby lernt. Es braucht Zeit, bis Sie sich beide aneinander gewöhnt haben. Machen Sie unbeirrt weiter, und suchen Sie Hilfe bei der Hebamme, dem Kinderarzt oder einer Stillgruppe.

Ablehnung der Brust Es kommt recht häufig vor, daß ein Neugeborenes während der ersten 24 – 36 Stunden wenig trinkt. Ist dies aber auch später noch der Fall, besteht möglicherweise ein Problem. Oft liegen Schwierigkeiten mit der Atmung zugrunde. Vielleicht bedeckt Ihre Brust seine Nasenlöcher. In diesem Fall können Sie das Gesicht des Babys freihalten, indem Sie die Brust direkt oberhalb des Warzenhofs vorsichtig zurückziehen. Hat das Baby eine verschnupfte Nase, gehen Sie zum Arzt. Er kann Nasentropfen verschreiben, um die Nase freizuhalten.
Vielleicht ist das Baby auch einfach schlecht aufgelegt. Wenn es lange vor Hunger geschrien hat, gewickelt wurde oder sich aufgeregt hat, ist es vielleicht zu erschöpft, um an der Brust zu trinken. Beruhigen Sie es, indem Sie es im Arm halten, mit ihm sprechen oder ihm vorsingen. Es hat keinen Sinn, das Stillen zu versuchen, bevor es sich beruhigt hat.
Haben Sie nicht gleich nach der Geburt zum ersten Mal gestillt – z. B. bei einem Frühgeborenen, das erst mit der Flasche ernährt werden mußte –, kann die Gewöhnung an die Brust größere Schwierigkeiten bereiten. Sie werden Geduld und Beharrlichkeit aufbringen müssen. Wenn nötig, wird Ihnen die Hebamme raten, dem Baby erst ausgedrückte Milch aus einer speziellen Tasse zu geben. Zusätzliche Fläschchen sind nur selten erforderlich; sie führen manchmal dazu, daß die Mutter das Stillen aufgibt. Das Füttern von ausgedrückter Milch ist die bessere Alternative.

Nuckeln zur Beruhigung Die meisten Babys genießen das reine Nuckeln an der mütterlichen Brust genauso wie das Trinken. Sie werden den Unterschied zwischen dem eigentlichen Trinken und dem beruhigenden Nuckeln bald erkennen. Gegen Ende einer Mahlzeit werden Sie feststellen, daß Ihr Baby nur noch kräftig saugt, ohne auch zu schlucken. Es gibt keinen Grund, warum Ihr Baby nicht nuckeln sollte. Voraussetzung ist allerdings, daß Ihre Brustwarzen nicht entzündet sind.

Eine Mahlzeit verschlafen Zeigt Ihr Baby während der ersten Tage wenig Interesse am Trinken, sollten Sie sicherstellen, daß es wenigstens bei den Mahlzeiten, die es einnimmt, genug bekommt. Verschläft es eine Mahlzeit, bedeutet dies, daß es zufrieden ist und es ihm gut geht. Frühgeborene sollten allerdings regelmäßig geweckt und gefüttert werden. Schläft Ihr Frühgeborenes an der Brust ein, wecken Sie es eine halbe Stunde später sanft auf und bieten ihm die Brust nochmals an.

Unruhige Mahlzeiten Kommt Ihr Baby an der Brust nicht zur Ruhe oder ist quengelig, saugt es wahrscheinlich nur an der Brustwarze und bekommt nicht genug Milch. Dadurch können sich auch die Brustwarzen entzünden. Achten Sie darauf, daß das Baby richtig an der Brust liegt.

Unterernährung

Sie machen sich vielleicht Sorgen, weil Sie nicht sehen können, wieviel das Baby trinkt. Es ist jedoch selten, daß ein gestilltes Baby nicht genug Milch bekommt.

- Will Ihr Baby weitersaugen, obwohl es an beiden Brüsten getrunken hat, bedeutet das nicht unbedingt Hunger; vielleicht genießt es einfach das Nuckeln.
- Will das Baby weitertrinken, nachdem es beide Brüste leergetrunken hat, hat es vielleicht einfach Durst. Geben Sie ihm in einer speziellen Tasse 30 ml abgekochtes und abgekühltes Wasser.
- Meinen Sie, daß Ihr Baby unzufrieden und hungrig ist, lassen Sie es vom Kinderarzt wiegen. Dann können Sie sehen, ob es wie erwartet zunimmt. Wenn nicht, dann ist Ihre Milchbildung zurückgegangen – vielleicht weil Sie müde und abgespannt sind. Man rät Ihnen eventuell, dem Baby zusätzliche Mahlzeiten aus einer speziellen Tasse zu geben (s. S. 45), bis sich Ihre Milchbildung wieder normalisiert hat.
- Bekommt ein Baby zu wenig Milch, dann ist eine unzureichende Milchbildung nur selten die eigentliche Ursache. Dies wurde kürzlich in den USA festgestellt. Beinahe immer liegt der Grund darin, daß das Baby noch nicht herausbekommen hat, wie man die Brustwarze faßt und daran effektiv saugt. Nur in sehr wenigen Fällen liegt es daran, daß die Mutter nicht genug Milch bildet. Doch auch dann kann weitergestillt werden, allerdings sind zusätzliche Fläschchen erforderlich. Ich kann nicht genug betonen, daß sich Mutter und Baby Zeit lassen müssen, um beim Stillen den Dreh herauszukriegen.
- Ein Warnsignal für unzureichende Milchbildung sind trockene Windeln; macht Ihr Baby an einem Tag weniger als sechs Windeln naß, wenden Sie sich an die Hebamme oder den Arzt.

Tips zur Milchabnahme

Machen Sie sich das Ausdrücken so einfach wie möglich. Achten Sie darauf, die Milch korrekt aufzubewahren.

- Müssen Sie sich beim Ausdrücken nach unten beugen, bekommen Sie leicht Rückenschmerzen. Stellen Sie deshalb den Behälter so hoch, daß es für Sie bequem ist.
- Das Ausdrücken der Milch darf keine Schmerzen bereiten. Wenn es weh tut, hören Sie sofort auf. Fragen Sie die Hebamme, ob Sie richtig vorgehen.
- Je entspannter Sie sind, desto leichter geht das Ausdrücken. Setzt der Milchspendereflex nicht ein, legen Sie ein angewärmtes Tuch auf die Brüste, um die Milchgänge zu öffnen. Oder versuchen Sie die Milch während eines Bades auszudrücken.
- Will Ihr Baby nicht mehr an der Brust trinken, weil es schon an die Flasche gewöhnt wurde, geben Sie ihm Milch aus einer Lerntasse. Oder geben Sie ihm die ausgedrückte Milch löffelweise aus einer Tasse. Sterilisieren Sie Löffel und Tasse vor dem Gebrauch.
- Ihre Hände müssen sauber sein, und jedes Teil der Ausstattung und alle Behälter müssen sterilisiert worden sein.
- Die Milch verdirbt, wenn sie nicht sachgemäß aufbewahrt wird. Ihr Baby könnte davon krank werden. Stellen Sie die Milch sofort in den Kühlschrank, oder frieren Sie sie ein. Im Kühlschrank hält sie 24 Stunden, in der Tiefkühltruhe bis zu sechs Monate.
- Ausgedrückte Milch sollte in sterile, luftdicht verschließbare Behälter abgefüllt werden. Verwenden Sie in der Tiefkühltruhe keine Glasgefäße, sie könnten platzen. Sterile Plastikgefäße sind ideal.

Milch ausdrücken

Ausgedrückte Milch kann im Kühlschrank oder der Tiefkühltruhe gut aufbewahrt werden. Dies befreit Sie von dem Gefühl, durch das Stillen gebunden zu sein. In Ihrer Abwesenheit kann Ihr Baby mit Ihrer Milch gefüttert werden. Und es ermöglicht Ihrem Partner, an den Mahlzeiten des Babys beteiligt zu werden. Milch kann entweder mit den Händen oder mit einer Pumpe, die manuell oder elektrisch betrieben wird, abgenommen werden. Zwar sind kleine batteriebetriebene Pumpen einfach zu bedienen, aber dennoch finden viele Frauen das Ausdrücken mit der Hand einfacher und bequemer. Sie brauchen zunächst eine Schüssel, einen Trichter und ein Gefäß, das luftdicht verschlossen werden kann. Alle Geräte müssen sterilisiert werden, entweder in einer Sterilisierlösung, in kochendem Wasser oder einer speziellen Dampfvorrichtung.
In den ersten sechs Wochen ist das Ausdrücken noch etwas beschwerlich, da die Milchproduktion relativ gering ist. Aber geben Sie nicht auf. Da die Brüste die Milch in Abhängigkeit von der Nachfrage produzieren, müssen Sie vielleicht Milch ausdrücken, um die Milchbildung aufrechtzuerhalten – z. B. wenn Ihr Baby zu früh geboren wurde und noch nicht gestillt werden kann. Auch wenn Sie eine Pumpe benutzen, lohnt es sich, für alle Fälle das Ausdrücken mit der Hand zu erlernen. Die beste Zeit für das Ausdrücken ist der Vormittag, dann haben Sie am meisten Milch. Läßt Ihr Baby die Abendmahlzeit aus, dann nehmen Sie die Milch abends ab.

Abpumpen

Alle manuellen Pumpen funktionieren durch Saugwirkung. Sie haben eine Öffnung in Form eines Trichters, einen Pumpmechanismus und einen Behälter. Der Aufbau und die Funktionsweise verschiedener Modelle unterscheidet sich ein wenig, befolgen Sie daher die Anweisungen des Herstellers.

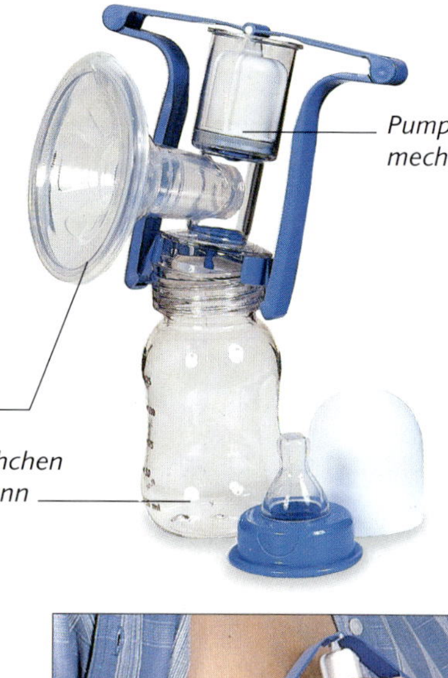

Eine Pumpe benutzen
Legen Sie die Öffnung über die Brustwarze. Drücken und lockern Sie abwechselnd den Griff. Die Milch sollte durch das so entstandene Vakuum in die Flasche abgesaugt werden. Tut es weh, hören Sie sofort auf. Das Abpumpen sollte keine Schmerzen verursachen. Versuchen Sie es ein wenig später noch einmal.

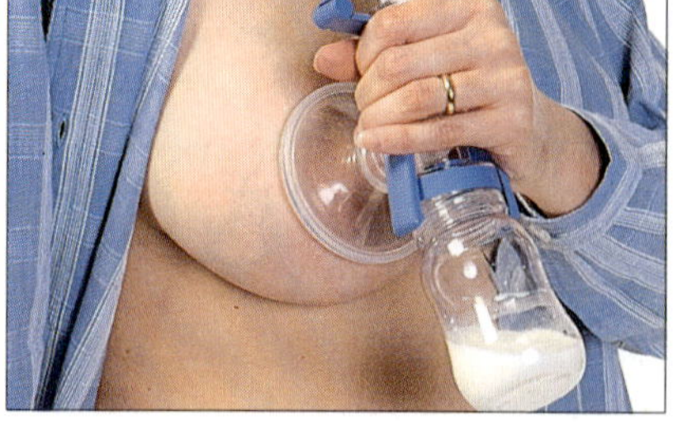

Mit der Hand ausdrücken

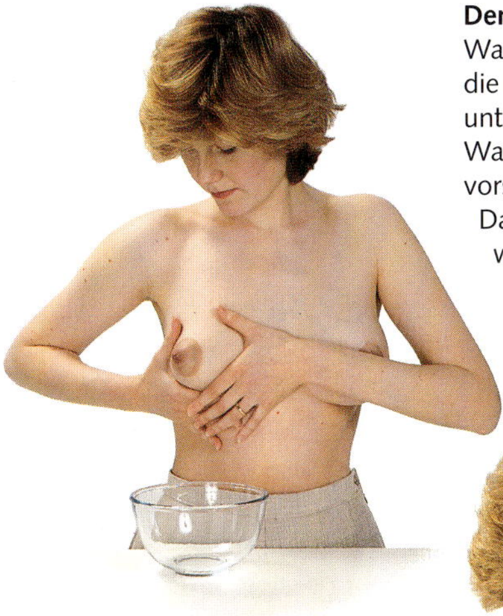

Den äußeren Teil der Brust massieren
Waschen Sie sich die Hände. Umfassen Sie die Brust mit beiden Händen, die Finger liegen unterhalb der Brust, die Daumen oberhalb der Warze. Drücken Sie den äußeren Teil der Brust vorsichtig, aber fest zwischen Fingern und Daumen. Wiederholen Sie dies zehnmal, wobei Sie mit Fingern und Daumen um die Brust wandern.

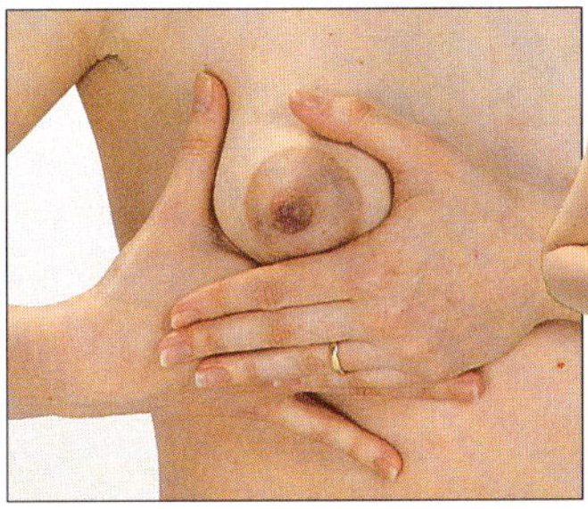

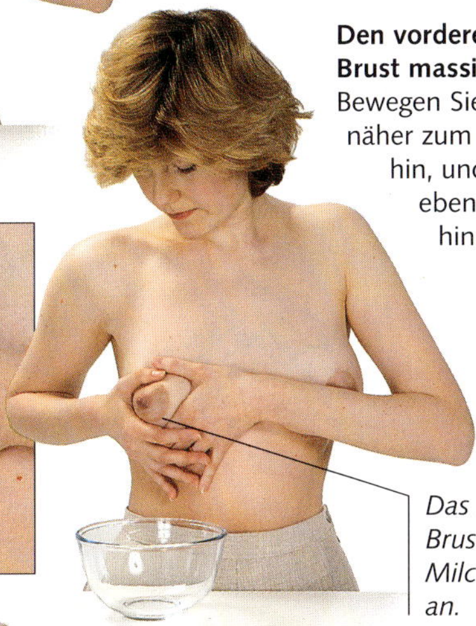

Den vorderen Teil der Brust massieren
Bewegen Sie Ihre Hände näher zum Warzenhof hin, und drücken Sie ebenso wie vorhin.

Das Massieren der Brust regt den Milchspendereflex an.

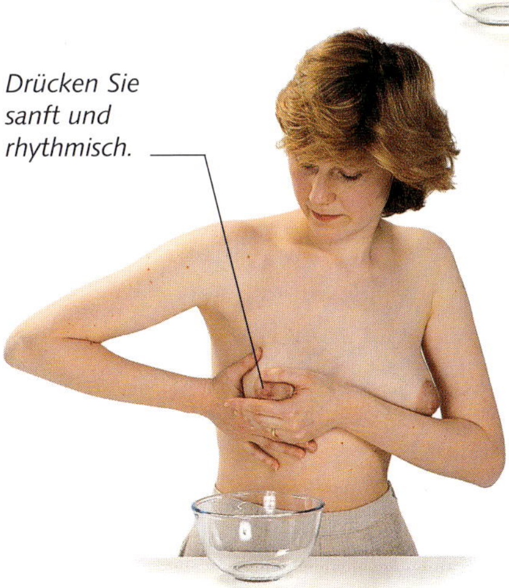

Drücken Sie sanft und rhythmisch.

Den Milchspendereflex auslösen
Legen Sie Daumen und Finger einer Hand in die Nähe des Warzenhofs, drücken Sie nach hinten auf die Rippen, und pressen Sie dann sachte und rhythmisch. Beginnt die Milch nicht sofort zu fließen, versuchen Sie es weiter.

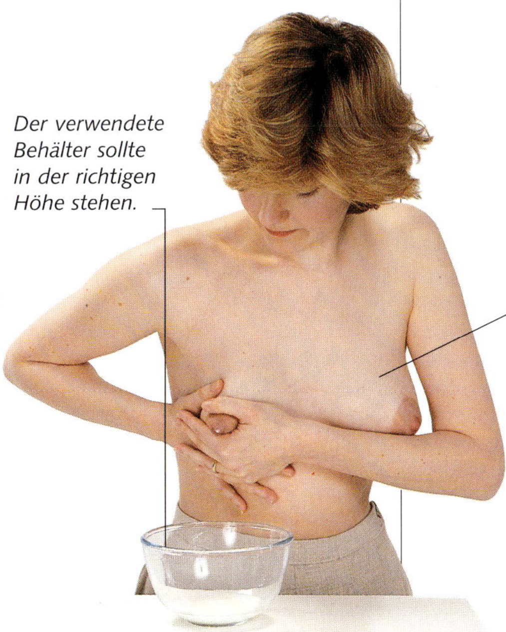

Der verwendete Behälter sollte in der richtigen Höhe stehen.

Drücken Sie abwechselnd aus jeder Brust Milch aus.

Die Brust leeren
Machen Sie ungefähr fünf Minuten weiter, und umkreisen Sie dabei den Warzenhof. Wechseln Sie dann zur anderen Brust. Wiederholen Sie die ganze Prozedur an beiden Brüsten.

Zufüttern

Auch wenn Sie stillen, kann es vorkommen, daß Sie ein zusätzliches Fläschchen mit Säuglingsmilch geben müssen.

Wenn Sie einen Milchstau oder stark entzündete Brustwarzen haben, möchten Sie vielleicht einmal ein Fläschchen geben. Viele Mütter drücken an der betroffenen Brust aber lieber die Milch aus und geben diese im Fläschchen. Viele Babys, die an die Brustwarze gewöhnt sind, mögen den Gummisauger nicht. Leider ist nur schwer festzustellen, ob das Baby einfach den Sauger nicht mag oder keinen Hunger hat. Wenn Sie beharrlich bleiben, gewöhnt es sich vielleicht an die Flasche. Dann will es aber möglicherweise nicht mehr an die Brust. Ist das der Fall, versuchen Sie die Milch mit einem sterilisierten Löffel aus der Tasse zu geben.
Ein zusätzliches Fläschchen mit abgenommener Muttermilch kann das Baby bekommen, wenn Sie nicht stillen können oder das Baby in fremder Obhut ist.

Zubehör

Stilleinlagen sind zwar nicht unentbehrlich, wohl aber nützlich, um die Brustwarzen sauber- und trockenzuhalten.

Brustschalen
Wenn Sie an der einen Brust stillen, kann an der anderen Milch herauströpfeln oder fließen. Diese Milch kann in einer Schale gesammelt werden. Im Kühlschrank ist sie 24 Stunden haltbar, in der Tiefkühltruhe bis zu sechs Monate.

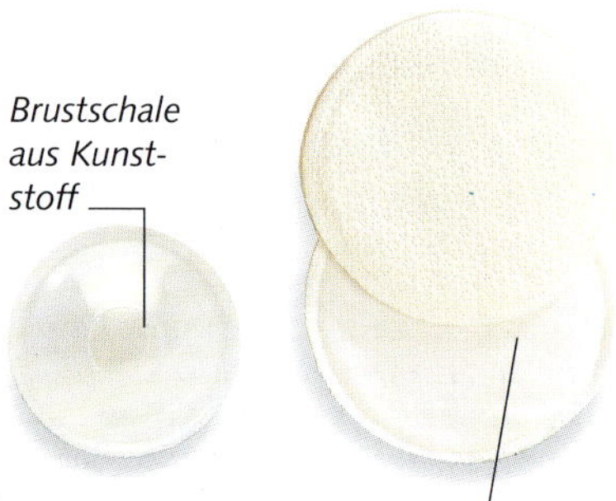

Brustschale aus Kunststoff

Stoffeinlagen sind waschbar und saugfähig

Stilleinlagen
Es gibt Stilleinlagen zum einmaligen Gebrauch wie auch waschbare. Sie passen in den Büstenhalter und schützen die Kleidung vor auslaufender Milch.

Damit das Stillen klappt

Bei vielen Müttern klappt das Stillen von Anfang an problemlos. Aber es ist durchaus möglich, daß es zunächst Probleme gibt, weil das Baby kaum trinkt oder die Brüste etwas entzündet sind. Denken Sie daran, daß alles seine Zeit braucht. Wenn Probleme auftauchen, machen Sie beharrlich weiter, bis es wieder bessergeht.

Brustpflege

Die tägliche Pflege von Brust und Brustwarzen ist sehr wichtig. Waschen Sie die Brust täglich mit Wasser oder Babylotion (nicht mit Seife, sie trocknet die Haut aus und kann entzündete oder rissige Warzen verschlimmern). Tupfen Sie sie vorsichtig trocken. Nach dem Stillen trocknen Sie die Brüste sacht ab. Tragen Sie immer einen Büstenhalter, denn Sie brauchen diese Stütze; lassen Sie die Körbchen aber oft vorne aufgeklappt, so daß Luft an die Brustwarzen gelangt. Vielleicht mögen Sie auf die Warzen eine Feuchtigkeitscreme auftragen. Sind sie entzündet, können Sie einen antiseptischen Spray aufbringen.
Ist die Milchbildung erst einmal in Gang, kann Milch auslaufen. Sie können Brustschalen, Stilleinlagen oder saubere Taschentücher in den Büstenhalter legen, um die Milch aufzusaugen. Wechseln Sie sie häufig. Eine Brustschale aus Kunststoff hält die Warzen trocken und fängt ausgelaufene Milch auf. Die Milch kann in einem sterilen Behälter eingefroren oder in den Kühlschrank gestellt werden. Waschen und sterilisieren Sie die Schale vor dem erneuten Gebrauch.

Wenn Sie krank sind

Sind Sie bettlägrig, können Sie Milch ausdrücken. So kann Ihr Partner das Baby füttern, wenn Sie dazu nicht in der Lage sind. Sind Sie so schwer krank, daß Sie keine Milch abnehmen können, bekommt Ihr Baby Säuglingsmilch aus dem Fläschchen oder von einem Löffel. Vielleicht verweigert es anfangs das Fläschchen; doch sobald der Hunger mächtig wird, wird es die Milch trinken.
Auch wenn Sie ins Krankenhaus müssen, können Sie weiterhin stillen. Sie sollten das Pflegepersonal so früh wie möglich von diesem Wunsch in Kenntnis setzen, so daß das Notwendige veranlaßt wird – es muß zum Beispiel jemand da sein, der Ihnen Ihr Baby bringt und es wickelt, wenn Sie selbst zu müde oder nicht in der Lage dazu sind. Nach einer Operation werden Sie wegen der Narkose allerdings nicht stillen können – Sie sind zu schläfrig und, wichtiger noch, die Medikamente, die Sie bekommen haben, gehen in die Milch über. Steht Ihnen eine Operation bevor, versuchen Sie schon vorher Milch auszudrücken und einzufrieren. Dann kann man Ihrem Baby Muttermilch aus dem Fläschchen geben, bis Sie sich erholt haben. Es wird bis zu zehn Tage dauern, bis Sie wieder Milch haben; in der Zwischenzeit sollte Ihr Baby so oft saugen, wie es will.

Medikamente und Stillen

Nach Möglichkeit sollten Sie während der Stillzeit auf alle Medikamente verzichten. Viele Medikamente gehen in die Muttermilch über und können sich auf das Baby auswirken. Nehmen Sie bestimmte Medikamente, sprechen Sie vorab mit dem Arzt darüber, daß Sie stillen wollen. Das gleiche gilt, wenn Ihnen neue Medikamente verschrieben werden. Wollen Sie ein orales Verhütungsmittel verwenden, sollten Sie die „Minipille" nehmen, die nur Progesteron enthält. Das in Kombinationspräparaten enthaltene Östrogen kann die Milchbildung beeinträchtigen. Da jedoch die Auswirkungen des Progesterons auf das Baby noch nicht vollständig bekannt sind, wählt man besser eine andere Verhütungsmethode, bis das Baby abgestillt ist.

Probleme

Ihre Brüste werden in den nächsten Monaten stark beansprucht. Dabei können Probleme auftauchen. Dies verhindert man, indem man die Brüste sauber und trocken hält und sicherstellt, daß das Baby die Brust immer leertrinkt. Sie sollten auch einen sauberen Büstenhalter tragen. Entzünden sich Ihre Brustwarzen oder werden sie rissig, müssen Sie sofort etwas unternehmen.

Rissige Brustwarzen Werden schmerzende Brustwarzen (siehe rechts) nicht unverzüglich behandelt, können Risse entstehen. Dann fühlen Sie einen stechenden Schmerz, sobald Ihr Baby trinkt. Sie sollten die Brustwarzen durch Stilleinlagen trockenhalten und an der betroffenen Brust nicht mehr stillen, bis sie abgeheilt ist. Drücken Sie die Milch mit der Hand aus; geben Sie sie Ihrem Baby in der Flasche oder aus einer Lerntasse.

Pralle Brüste Gegen Ende der ersten Woche, bevor die Milchbildung voll eingesetzt hat, können die Brüste extrem voll, schmerzhaft und hart werden. Dann kann das Baby die Brustwarze nicht richtig fassen. Durch das Tragen eines guten Büstenhalters können Sie die Schmerzen lindern. Drükken Sie vorsichtig etwas Milch aus, um das Völlegefühl zu lindern. Auch warme Bäder schaffen Abhilfe, indem sie den Milchfluß fördern.

Milchstau Einzwängende Kleidung oder übervolle Brüste können zu einem Milchstau führen. Er ist an einem harten, roten Fleck an der Brust, oberhalb der gestauten Milchdrüsen erkennbar. Vorbeugen können Sie durch häufiges Stillen; achten Sie darauf, daß Ihr Baby die Brüste leertrinkt. Ihr Büstenhalter sollte genau passen. Kommt es zu einem Milchstau, stillen Sie häufig und geben dem Baby zuerst die betroffene Brust.

Brustdrüsenentzündung (Mastitis) Wird ein Milchstau nicht behandelt, kann es zu einer akuten Entzündung, einer Mastitis, kommen. Die Brust ist entzündet, außen entsteht ein roter Fleck wie bei einem Milchstau. Der Arzt wird möglicherweise Antibiotika verschreiben.

Brustabszeß Bleibt ein Milchstau oder eine Brustentzündung unbehandelt, kann dies zu einem Brustabszeß führen. Es tritt Fieber auf, auf der Brust kann sich ein glänzender roter Fleck bilden. Die Brust ist außerordentlich empfindlich. Der Arzt sollte Antibiotika verschreiben; hilft dies nichts, muß die Vereiterung operativ entfernt werden. Doch auch im Fall einer Operation können Sie weiterstillen – fragen Sie Ihren Arzt um Rat.

Entzündeten Brustwarzen vorbeugen

Besonders bei hellhäutigen Frauen entzünden sich durch das Saugen des Babys oftmals die Brustwarzen. Befolgen Sie folgende Vorbeugemaßnahmen:

- Achten Sie darauf, daß das Baby Brustwarze und Warzenhof vollständig mit dem Mund umschließt.
- Nehmen Sie das Baby immer vorsichtig von der Brust (s. S. 42).
- Halten Sie die Brustwarzen zwischen den Mahlzeiten so trocken wie möglich.
- Klappen Sie die Körbchen des Büstenhalters nach dem Stillen erst hoch, wenn die Brustwarzen völlig trocken sind.

An einer wunden Brustwarze darf das Baby 24 Stunden, bzw. so lange, bis sie abgeheilt ist, nicht trinken oder nuckeln. Drücken Sie aus der betroffenen Brust Milch aus, und geben Sie dem Baby die andere Brust. Damit diese Brustwarze nicht rissig wird, tragen Sie zwei- bis dreimal täglich Kamillen- oder Ringelblumensalbe auf.

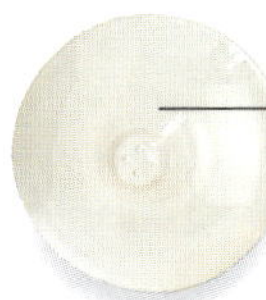

Das Brusthütchen ist sehr weich und paßt sich exakt an

Brusthütchen

Es besteht aus weichem Silikon und paßt auf die Brustwarze; das Baby saugt aus einem kleinen Sauger an der Spitze. Sterilisieren Sie das Hütchen vor dem Gebrauch.

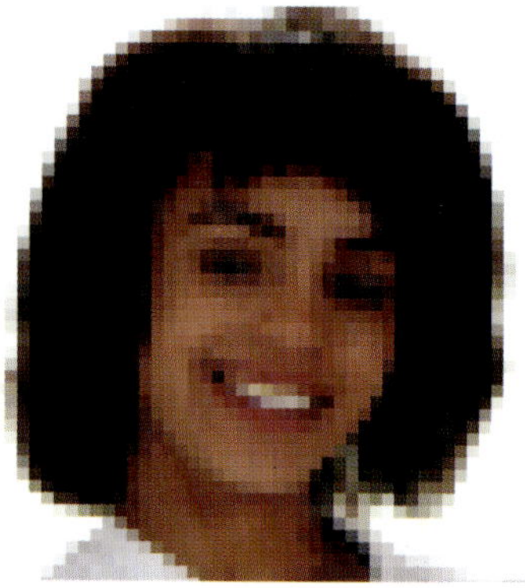

Name:	Sandra Wehrer
Alter:	27 Jahre
Geburtshilflicher Hintergrund:	Normale Schwangerschaft, Benjamin wurde in der 28. Schwangerschaftswoche geboren.
Medizinische Vorgeschichte:	Blinddarmoperation mit 15 Jahren
Familiäre Vorgeschichte:	Zwillinge in früheren Generationen

Sandra machte in einer staatlichen Behörde Karriere. Sie gab ihren Beruf auf, um ein Baby zu bekommen. Sie ist eine sehr bestimmende Frau und bereitete sich durch gesunde Ernährung und regelmäßigen Sport auf die Schwangerschaft vor. Als sie schwanger wurde, las sie eine Menge Bücher zum Thema und übte sogar schon, mit der Hand Milch auszudrücken. Ihr Mann Michael hatte an diesen Vorbereitungen großen Anteil; er nahm zusammen mit Sandra an Geburtsvorbereitungskursen teil und las mit ihr Babybücher.

Als sie eines Abends in der 28. Schwangerschaftswoche im Kino waren, verspürte Sandra plötzlich Schmerzen in der Gebärmutter, die schnell in normale, starke Wehen übergingen. Michael brachte sie sofort ins Krankenhaus, wo Benjamin geboren wurde.

Fallstudie

Die Ernährung eines Frühgeborenen

Es war für Sandra und Michael ein Schock, als ihr Baby volle drei Monate zu früh zur Welt kam; Sandra, die sonst immer alles im Griff hat, war besonders aufgewühlt. Es fiel ihr schwer, sich neben ihr Baby, das so unpersönlich im Brutkasten eingeschlossen war, zu setzen. Sie litt darunter, daß sie es nicht an sich drücken und vor allem nicht stillen konnte, denn das hatte sie sich so sehr gewünscht.

Die Milchbildung aufrechterhalten

Ich erklärte Sandra, daß es immer etwas kompliziert sei, ein Frühgeborenes zu ernähren. Doch Muttermilch ist für ein Frühgeborenes besonders wertvoll, da sie in den ersten riskanten Lebenswochen einen Schutz vor Infektionen bietet. Benjamin mußte einige Tage lang intravenös ernährt werden. Dann bekam er eine Magensonde, weil er noch keinen Such- und Saugreflex entwickelt hatte. Vom ersten Tag an drückte Sandra ihre Milch aus und fror sie ein; man konnte sie Benjamin geben, als die Sondenernährung begann.

Es blieb ihr eiserner Wille, Benjamin zu stillen, sobald sie ihn nach Hause nehmen konnte. Sobald Benjamin kurze Zeit aus dem Brutkasten heraus durfte, ermutigten die Schwestern Sandra, ihn an die Brust zu legen. Ich erinnerte sie daran, daß Muttermilch als Reaktion auf die Nachfrage gebildet wird. Kann das Baby nicht an der Brust trinken, muß die Milch ausgedrückt werden, andernfalls hört die Milchbildung auf. Sandra mußte also die Milch ausdrücken, bis Benjamin in der Lage war, regelmäßig an der Brust zu trinken.

Das Ausdrücken lernen

Es ist nicht einfach, für ein Frühgeborenes Milch auszudrücken, weil alle natürlichen Auslöser des Milchspendereflexes fehlen: das Hungergeschrei des Babys, das Tragen des Babys, das Anlegen. Bis Sandra die Technik des Ausdrückens beherrschte (s. S. 44–45), brauchte sie Beharrlichkeit und die Unterstützung von Michael; viele Male wollte sie aufgeben. Am dritten Tag bekam sie prallvolle Brüste und konnte es kaum ertragen, sie zu massieren. Sie besprach ihre Probleme mit der Stationsschwester; sie arrangierte es, daß ihr immer eine Schwester helfen konnte, alle zwei Stunden Milch auszudrücken (so oft wie ein sehr kleines Baby trinken würde) und sie sachgemäß einzufrieren (s. S. 44).

Auch nachts drückte Sandra alle vier bis sechs Stunden Milch aus. In der zweiten Woche hatte sie sich bereits zur Expertin entwickelt, und andere Mütter baten sie um Unterstützung. Nun fühlte sie sich gebraucht und kompetent. Die Ängste um ihr Baby ließen allmählich nach und sie freute sich auf zu Hause.

Der Bindungsprozeß bei einem Frühgeborenen

Eine von Sandras größten Sorgen war, daß Benjamin keine Bindung zu ihr und Michael entwickeln würde, weil er ihre Stimme nicht richtig hören, ihre Haut nicht fühlen und ihre Zärtlichkeiten nicht genießen konnte. Doch die Schwestern zeigten ihr, wie sie ihre saubere Hand in den Brutkasten legen und Benjamin zart streicheln und liebkosen konnte. Innerhalb einer Woche zeigte Benjamin Anzeichen, diesen Kontakt zu genießen. Er reagierte durch zappeln, wenn sie ihn berührte. Es war ganz natürlich, daß sie während dieser Berührungen mit ihm redete. In der zweiten Woche bemerkte sie, wie seine Augen aufleuchteten, wenn er ihre Stimme wiedererkannte. Sie sah dies als ihre erste Unterhaltung an und plauderte auch weiterhin munter mit ihm. Das Klinikpersonal ermutigte die Eltern, möglichst viel Zeit mit Benjamin zu verbringen und auch beim Füttern und Wickeln zu helfen.

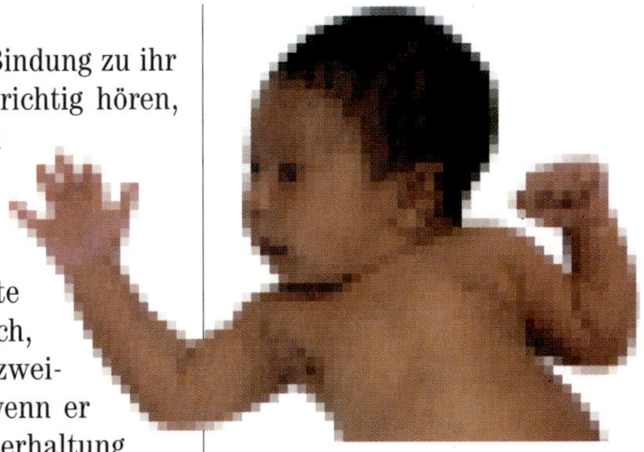

Name:	Benjamin Wehrer
Alter:	39 Wochen
Geburtsgewicht:	1,3 kg
Medizinische Vorgeschichte:	Frühgeburt in der 28. Schwangerschaftswoche. Wurde auf einer Spezialstation im Brutkasten gepflegt. Durfte in der 38. Woche nach Hause.

Den Bedürfnissen gerecht werden

Zweieinhalb Wochen nach Benjamins Geburt durchlebte Sandra eine Krise. Der Schock der zu frühen Geburt, die Angst der ersten Tage und der fehlende Schlaf wegen der nächtlichen Milchabnahme zeigten ihre Auswirkungen. Sie hatte das Gefühl, keine emotionalen Reserven mehr zu haben. Als eine der Krankenschwestern Sandra schluchzend vorfand, erkannte sie sofort, daß Sandra selbst liebevolle Fürsorge nötig hatte. Sie empfahl, daß Sandra mit Michael über ihre Gefühle sprechen sollte. Michael hatte gedacht, daß Sandra durch Benjamin völlig beansprucht sei; aber er war nur allzu gern bereit, jeden Tag einige Zeit mit ihr allein zu verbringen, sie zu verwöhnen und zu umsorgen. Sandra begann auch wieder, Zeit für sich freizuhalten - zum Beispiel um ihre Haare zu richten - und sich hin und wieder selbst mit einigen Leckereien zu verwöhnen. Sie trank literweise Mineralwasser, um für das Stillen fit zu bleiben.

Vorbereitungen für die Heimkehr

Bevor Benjamin das Krankenhaus verlassen konnte, gewöhnten ihn die Schwestern daran, Muttermilch aus der Flasche zu trinken. So lernte er, richtig zu saugen, noch bevor er an die Brust gelegt wurde. Eine Woche bevor er heimdurfte, nahm er schon fünf seiner acht täglichen Mahlzeiten an Sandras Brust ein. So konnte Sandra das heikle Stadium, Benjamin an die Brust zu gewöhnen, noch mit der Unterstützung der Schwestern meistern. Als Benjamin 38 Wochen alt war und 2,5 kg wog - zehn Wochen nach seiner Geburt - durfte er mit Sandra und Michael nach Hause. Zum ersten Mal fühlten sie sich nun als richtige Familie. Zu Hause mußte Sandra weiterhin Milch ausdrücken; so hatte sie immer genug Milch vorrätig, falls Benjamin nach einer Mahlzeit immer noch hungrig schien. Eine Woche später wog Benjamin 2,6 kg und gedieh prächtig. Ich erklärte Sandra, daß sie sein Alter weiterhin nach Schwangerschaftswochen berechnen müsse: er war nicht zwei Monate alt, sondern 39 Wochen. Sie mußte davon ausgehen, daß er in seiner Entwicklung ein termingerecht geborenes Baby frühestens im Alter von zwei Jahren einholen würde.

Milchnahrung

Auf dem Markt ist eine Vielzahl verschiedener Milchpulver erhältlich. Sie sind alle sorgfältig zusammengestellt, damit sie der Muttermilch möglichst ähnlich sind: Milchpulver enthält sogar Vitamin D und Eisen, das in der Muttermilch nur in sehr geringen Mengen vorkommt.

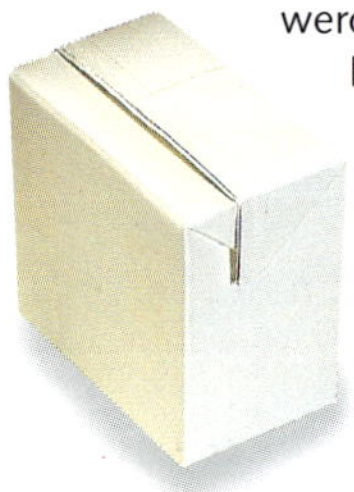

Die meisten Milchnahrungen werden auf der Basis von Kuhmilch hergestellt. Für Babys, die auf Kuhmilch allergisch reagieren, gibt es auch Milchpulver auf Sojabasis.

Fertigmilch gibt es abgepackt; sie ist ultrahocherhitzt, d.h. steril, und hält sich bis zum angegebenen Verfallsdatum. Im geöffneten Karton muß sie innerhalb von 24 Stunden verbraucht werden. Fertigmilch ist teurer als Milchpulver, kann aber auf Reisen praktisch sein.

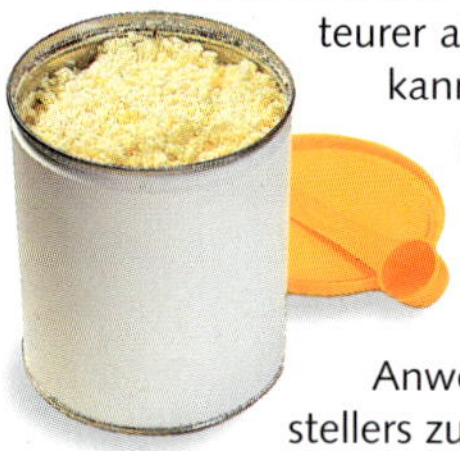

Milchnahrung muß immer genau nach den Anweisungen des Herstellers zubereitet werden. Manchmal sind die Eltern versucht, mehr Pulver zu nehmen, um die Milch „nahrhafter" zu machen; doch dadurch erhält das Baby zuviel Eiweiß und Fett und zuwenig Wasser.

Nehmen Sie zuwenig Pulver, werden Ihrem Baby nicht alle Nährstoffe zugeführt, die es für ein gesundes Wachstum braucht.

Flaschen und Milch

Die meisten Babys werden zu irgendeinem Zeitpunkt doch mit der Flasche ernährt – wenn nicht von Anfang an, dann nach dem Abstillen. Oder sie bekommen zusätzliche Fläschchen. Es gibt auf dem Markt immer wieder neue Milchnahrungen, Fläschchen und Sauger. Diese Produkte sollen die Ernährung mit der Flasche bequem und dem Stillen möglichst ähnlich machen.
Industrielle Säuglingsmilch kann in keinem Fall das Kolostrum ersetzen (s. S. 40); daher erweisen Sie Ihrem Baby einen großen Dienst, wenn Sie es wenigstens in den ersten paar Tagen an die Brust legen. Dies können Sie auch tun, wenn Sie nicht die Absicht haben, länger zu stillen. Wollen Sie überhaupt nicht stillen, werden sich die Säuglingsschwestern um die ersten Nahrungsbedürfnisse des Babys kümmern; einige Stunden nach der Geburt wird es wahrscheinlich eine Glukoselösung bekommen.
Positiv an der Flaschenernährung ist, daß der frischgebackene Vater an den Mahlzeiten beteiligt werden kann. Ihr Partner sollte das Baby so bald wie möglich nach der Geburt füttern. Auf diese Weise wird er mit der Technik vertraut und hat keine Angst, mit dem Baby umzugehen. Er sollte sein Hemd öffnen, so daß sich das Baby beim Trinken an seine Haut schmiegen kann und mit seinem Geruch vertraut wird.

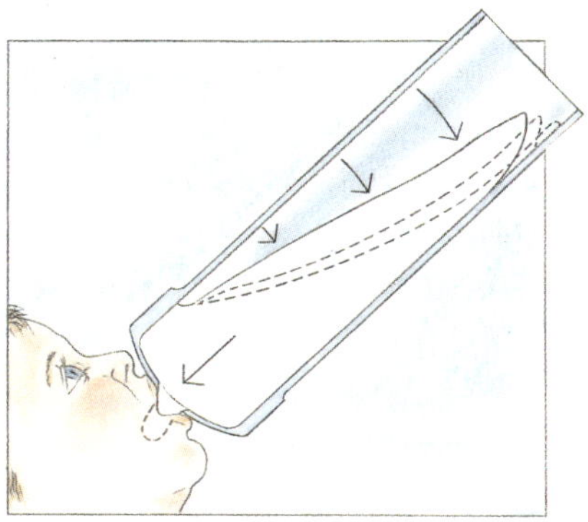

Einwegfläschchen
In Apotheken gibt es Glasflaschen, die nach Gebrauch als Ganzes weggeworfen werden. Sie können auf Reisen gelegentlich praktisch sein.

Fläschchen und Sauger

Fläschchen (von links nach rechts)

Sich oben verjüngende Flasche

Flasche mit schlanker Taille

Greifflasche

Einmalflasche

Sauger (von links nach rechts)

Latexsauger (2)

Ventilsauger aus Silikon

Sauger in kiefergerechter Form

Breiter Sauger

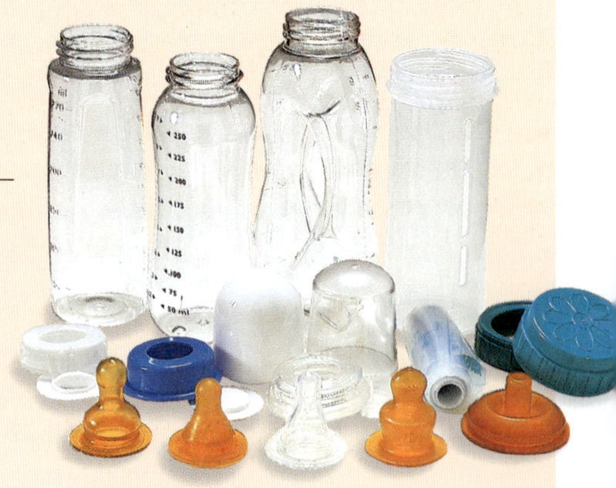

Die Fläschchen sterilisieren

Man sollte die Handhabung von Fläschchen und Zubehör schon üben, bevor man ins Krankenhaus geht. Kaufen Sie das Notwendige also einige Zeit vor dem Geburtstermin. In Drogeriemärkten und Babyfachgeschäften erhalten Sie das gesamte Zubehör.

Ich fand es immer am einfachsten, eine ganze Partie Fläschchen auf einmal zu sterilisieren (s. S. 52) und sie dann bis zum Gebrauch in den Kühlschrank zu stellen. Nach der Mahlzeit spülen Sie das Fläschchen in warmem Wasser aus und stellen es beiseite. Am besten wird das gesamte Zubehör sterilisiert, bis das Baby sechs Monate alt ist.

Die meisten Sterilisiergeräte fassen nur vier bis sechs Fläschchen: Ihr Neugeborenes braucht in 24 Stunden jedoch rund sieben Mahlzeiten, daher werden Sie die Fläschchen zweimal am Tag sterilisieren und vorbereiten müssen – morgens und abends –, um immer genug vorrätig zu haben. Mit zunehmendem Alter wird das Baby weniger Mahlzeiten brauchen; dann müssen Sie nur noch einmal am Tag Fläschchen sterilisieren.

Kaltwassersterilisation

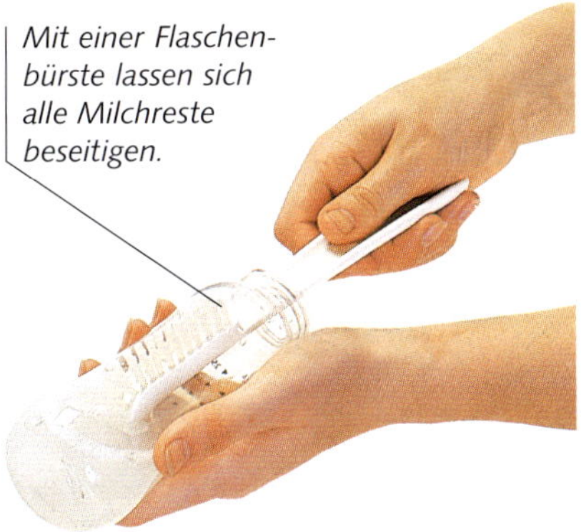

Mit einer Flaschenbürste lassen sich alle Milchreste beseitigen.

Die Fläschchen reinigen
Mit einer Flaschenbürste und warmem Spülwasser entfernen Sie alle Milchspuren von den Fläschchen. Spülen Sie gut nach.

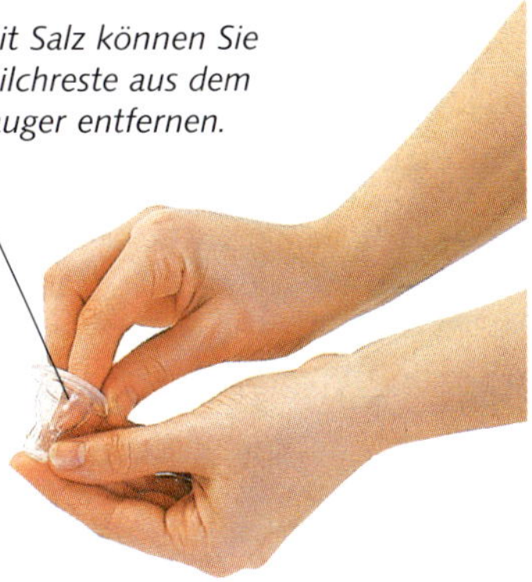

Mit Salz können Sie Milchreste aus dem Sauger entfernen.

Die Sauger reinigen
Spülen Sie die Sauger gründlich aus. Entfernen Sie alle Milchreste, indem Sie die Sauger mit Salz ausreiben.

Die Ausstattung sterilisieren
Füllen Sie das Sterilisiergerät bis zur Markierung mit kaltem Wasser, und lösen Sie darin ein oder zwei Sterilisiertabletten auf (entsprechend den Anweisungen des Herstellers). Stellen Sie Flaschen, Sauger, Meßbecher und Löffel in das Gerät. Tauchen Sie alles gut unter, und lassen Sie es die erforderliche Zeit im Gerät. Brauchen Sie ein Fläschchen, spülen und trocknen Sie es.

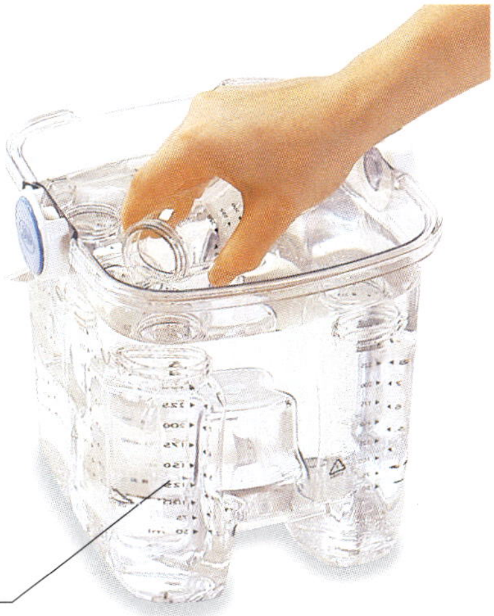

Füllen Sie die Fläschchen mit Wasser, damit sie nicht auftauchen.

Sterilisieren durch Auskochen

Am beliebtesten ist die Sterilisation mit heißem Wasserdampf, ganz ohne chemikalische Zusätze.

- Sie können die Ausrüstung in einem speziellen Dampfgerät in der Mikrowelle sterilisieren, sofern die Teile mikrowellenfest sind.
- Oder spülen Sie die Teile, und kochen Sie sie mindestens 25 Minuten lang mit Wasser in einem großen verschlossenen Topf aus.
- Am einfachsten und energiesparendsten ist das Auskochen mit nur wenig Wasser und einem Metall-Einsatz im Kochtopf. Schon der heiße Dampf sterilisiert Fläschchen, Sauger und anderes Zubehör.
- Ist das Baby schon etwas älter, können Sie Fläschchen, Meßbecher und Löffel im normalen Spülgang in die Spülmaschine geben. Die Sauger sollten in einem geschlossenen Topf separat ausgekocht werden.

Fertigmilch

Die Verwendung von Fertigmilch ist einfacher als das Anrühren von Milchpulver; dennoch müssen die strengen Hygieneregeln beachtet werden.

- Vor dem Öffnen der Packung säubern Sie die Packung mit einer sauberen Bürste, vor allem den Ausgießer.
- Schneiden Sie den Ausgießer mit einer sauberen Schere auf. Berühren Sie die Ecken nicht, da Sie die Milch verunreinigen könnten.
- Die Milch, die Sie nicht brauchen, lassen Sie im Karton; sie kann im Kühlschrank 24 Stunden aufbewahrt werden.
- Bewahren Sie Milchreste aus der Flasche nicht auf; sie sind durch Speichel verunreinigt worden.

Der Milchstrahl

Das Loch im Sauger sollte so groß sein, daß die Milch bei umgedrehter Flasche in einer Abfolge mehrerer Tropfen pro Sekunde herausfließt.

Ist das Loch zu groß, bekommt Ihr Baby zu schnell zu viel und wird spucken; ist das Loch zu klein, ist das Baby vom Saugen müde, bevor es satt ist. Um das Loch im Sauger zu vergrößern, schieben Sie eine dünne rotglühende Nadel durch das Loch, um den Gummi zu schmelzen (stecken Sie das andere Ende der Nadel in einen Korken, um die Nadel über einer Flamme zu erhitzen). Am besten sind kiefergerecht geformte Sauger, die entsprechend dem Gaumen des Babys geformt sind und ihm die Kontrolle über die Stärke des Milchstrahls ermöglichen.

Die Flasche geben

Bei der Flaschenernährung müssen Sie einige wichtige Punkte beachten. Die Milchnahrung muß exakt dosiert werden, damit das Baby Nährstoffe und Wasser in richtiger Menge erhält. Das Loch im Sauger muß eine angenehme Fließgeschwindigkeit der Milch gewährleisten. Sie können jeweils ein Fläschchen zubereiten, wobei Sie Wasser und Pulver entsprechend den Anweisungen des Herstellers im Fläschchen mischen; Sie können aber auch mehrere Fläschchen vorbereiten.

Die Zubereitung mehrerer Fläschchen

Zubehör
Vor Gebrauch werden die Teile mit abgekochtem Wasser ausgespült und abgetrocknet.
- Flaschen und Schraubring
- Plastikmesser
- Meßbecher aus der Milchpulverpackung
- Trichter
- Sauger
- Verschlußkappen
- Kanne

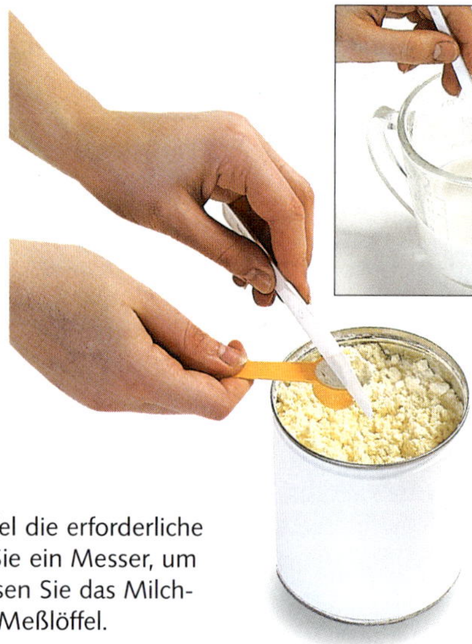

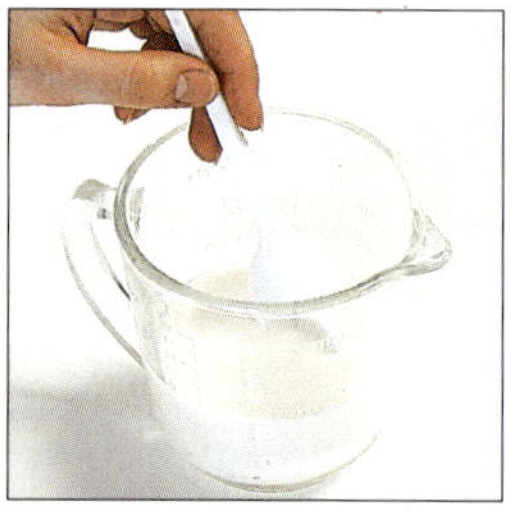

Abmessen
Messen Sie mit dem Meßlöffel die erforderliche Menge Pulver ab. Benutzen Sie ein Messer, um die Menge abzustreifen. Pressen Sie das Milchpulver keinesfalls fest in den Meßlöffel.

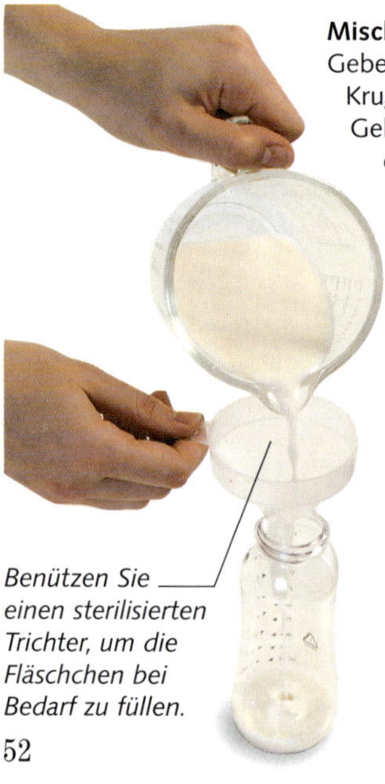

Benützen Sie einen sterilisierten Trichter, um die Fläschchen bei Bedarf zu füllen.

Mischen
Geben Sie die erforderliche Menge Milchpulver in den Krug mit dem abgekochten und abgekühlten Wasser. Geben Sie keinesfalls noch zusätzliches Milchpulver dazu, denn sonst wird die Milchnahrung zu konzentriert. Dies schadet dem Baby. Verrühren Sie Pulver und Wasser, bis Sie sicher sind, daß keine Klümpchen mehr bestehen und die Milchnahrung cremig ist.

Aufbewahren
Geben Sie die sterilisierten Sauger mit der Oberseite nach unten auf die Fläschchen. Sichern Sie sie mit den aufgeschraubten Ringen, und stülpen Sie die Verschlußkappen darauf. Stellen Sie die Fläschchen sofort in den Kühlschrank, am besten aufrecht in einem Flaschenständer.

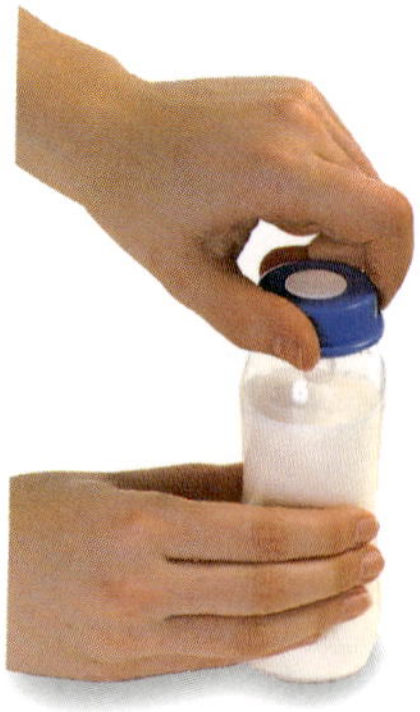

Eine Flaschenmahlzeit geben

Machen Sie es sich bequem, und stützen Sie die Arme gut ab. Halten Sie Ihr Baby halb aufrecht, wobei sein Kopf in Ihrer Ellbeuge und sein Rücken auf Ihrem Unterarm ruht; so kann es sicher und leicht schlucken. Halten Sie Ihr Gesicht nahe an seines, und reden Sie mit ihm.

Es gibt aber auch noch andere geeignete Haltungen. Legen Sie Ihr Baby auf die Oberschenkel, und stützen Sie Ihre Füße ab. Probieren Sie verschiedene Haltungen aus, bis Sie die Ihnen angenehmste gefunden haben (s. S. 41).

Bevor Sie beginnen, überprüfen Sie die Temperatur der Milch; die Fließgeschwindigkeit sollten Sie schon kontrolliert haben (siehe gegenüber). Lokkern Sie leicht den Schraubring der Flasche, so daß Luft hineingelangen kann. Hat das Baby Schwierigkeiten, Milch zu saugen, nehmen Sie ihm vorsichtig die Flasche vom Mund, so daß Luft in die Flasche gelangen kann; danach geben Sie ihm die Flasche wieder. Halten Sie die Flasche so, daß das Baby keine Luft schluckt.

Flaschenernährung

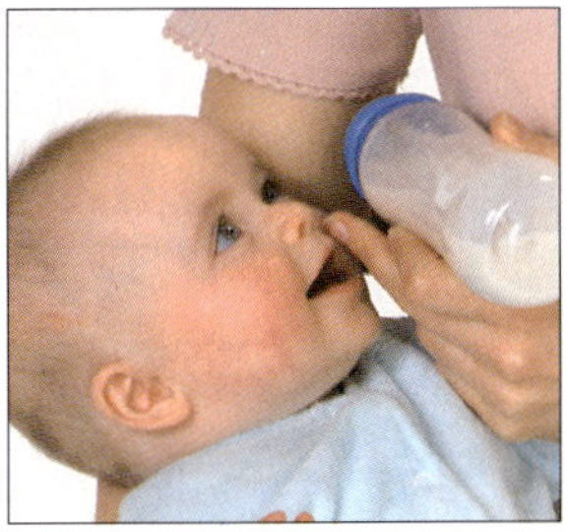

Die Flasche geben
Streicheln Sie sanft über die Ihnen nahe Wange des Babys, um den Saugreflex auszulösen. Schieben Sie den Sauger vorsichtig in seinen Mund. Liegt der Sauger zu weit hinten, würgt das Baby.

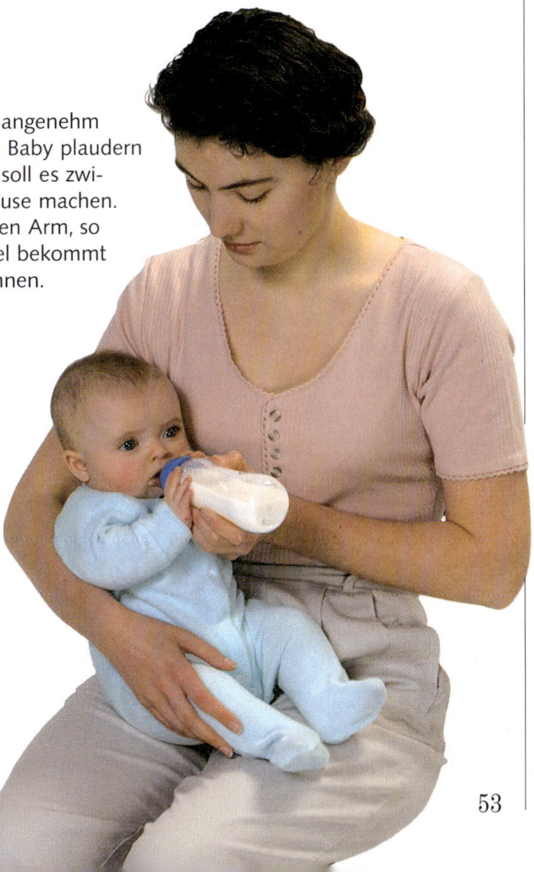

Trinken
Gestalten Sie die Mahlzeiten so angenehm wie möglich, indem Sie mit dem Baby plaudern und es anlächeln. Wenn es will, soll es zwischendurch auch einmal eine Pause machen. Legen Sie es dabei in den anderen Arm, so daß es einen anderen Blickwinkel bekommt und Sie Ihren Arm ausruhen können.

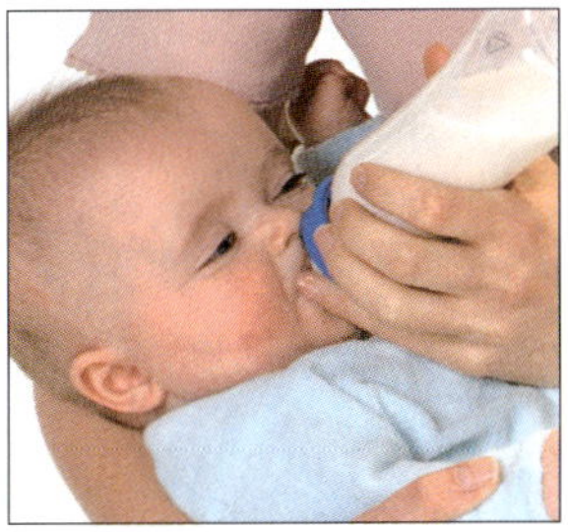

Die Flasche wegnehmen
Wenn Sie möchten, daß Ihr Baby den Sauger losläßt, schieben Sie vorsichtig den kleinen Finger in seinen Mundwinkel. Dann hört es auf, am Sauger zu nuckeln.

Das Fläschchen anwärmen

Manche Mütter möchten das Fläschchen anwärmen, obwohl es durchaus auch mit Zimmertemperatur gegeben werden kann. Erhitzen Sie das Fläschchen nicht in der Mikrowelle, da es dort nicht gleichmäßig erwärmt wird. In der Milch kann es „heiße Stellen" geben, an denen sich das Baby den Mund verbrühen kann.

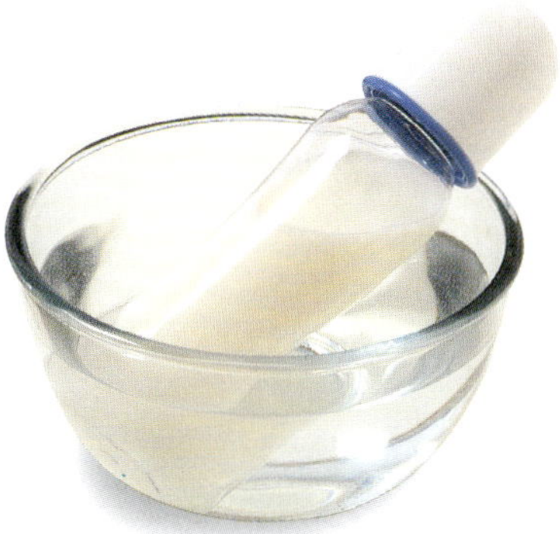

Die Milch erwärmen
Legen Sie das Fläschchen einige Minuten in eine Schale mit heißem Wasser. Sie können es auch unter einen heißen Wasserstrahl halten und dabei schütteln.

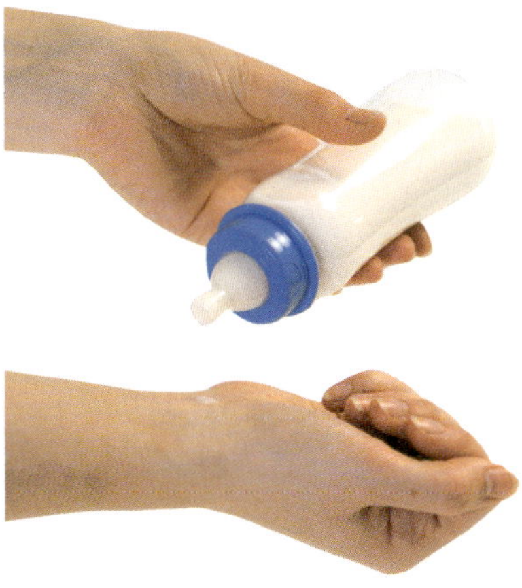

Die Milchtemperatur testen
Geben Sie einige Tropfen auf Ihr Handgelenk: Die Milch sollte weder zu heiß noch zu kalt sein.

Tips zur Flaschenernährung

Die Flaschenernährung ist eine einfache Sache; allerdings muß das Baby richtig saugen und darf keine Luft schlucken.

- Legen Sie Ihr Baby niemals zum Trinken hin; schieben Sie ihm nie die mit einem Kissen abgestützte Flasche in den Mund. Das Baby kann in Panik geraten, wenn es mit der Milch eine Menge Luft verschluckt. Dann würgt es und kann einen Erstickungsanfall bekommen. Außerdem fehlt ihm dabei das Schmusen und die Zuwendung, die es während der Mahlzeiten genießt.
- Halten Sie das Baby halb aufrecht im Arm. Ein Baby kann nur schwer schlukken, wenn es flach liegt. Füttern Sie es daher nicht im Liegen; sonst kann es würgen oder ihm kann übel werden.
- Hat Ihr Baby eine verstopfte Nase, kann es nicht gleichzeitig schlucken und atmen. Der Arzt kann Nasentropfen verschreiben, die vor der Mahlzeit eingeträufelt werden.
- Wechseln Sie nicht ohne Rücksprache mit dem Kinderarzt die Milchnahrung, auch wenn Sie glauben, daß Ihr Baby sie nicht mag. Es ist sehr ungewöhnlich, daß eine Milchpulversorte daran schuld ist, wenn das Baby nicht gut trinkt. In manchen Fällen verursacht Kuhmilch Allergien bei Babys; dann kann der Arzt Ihnen raten, auf eine Milchnahrung auf Sojabasis umzusteigen.
- Ihr Baby weiß, wann es satt ist. Zwingen Sie es also nicht, die Flasche leerzutrinken.

Routinesache: Flaschenernährung

Flaschenbabys müssen meist seltener gefüttert werden als Brustkinder. Die Milchnahrung braucht längere Zeit, um verdaut zu werden. Sie enthält etwas mehr Eiweiß und stillt daher länger den Hunger. Nach den ersten zwei bis drei Tagen entwickeln die meisten Flaschenbabys einen Vier-Stunden-Rhythmus mit sechs Mahlzeiten täglich, während gestillte Babys wahrscheinlich sieben Mahlzeiten am Tag brauchen. Kurz nach der Geburt wird Ihr Baby wohl nicht viel mehr als 60 ml pro Mahlzeit zu sich nehmen; je älter es wird, um so weniger, aber größere Mahlzeiten braucht es.
Füttern Sie Ihr Baby niemals nach der Uhr; lassen Sie das Baby entscheiden, wann es Hunger hat. Es wird durch sein Schreien deutlich ausdrücken, daß es hungrig ist. Der Appetit Ihres Babys ist unterschiedlich; wenn es also genug hat, darf es den Rest übriglassen. Zwingen Sie Ihr Baby nicht, bei jeder Mahlzeit die Flasche leerzutrinken. Es wird nur überfüttert und spuckt danach (siehe gegenüber); oder schlimmer, es wird überfüttert und dick. Ist Ihr Baby aber noch hungrig, geben Sie ihm zusätzlich etwas Milch aus einer anderen Flasche. Verlangt es regelmäßig nach mehr, geben Sie ihm gleich in jedem Fläschchen eine größere Menge.

Nachtmahlzeiten

Nachts braucht Ihr Baby mindestens eine Mahlzeit. Diese Unterbrechung Ihres Schlafes, zusätzlich zu allen anderen Belastungen, macht Sie äußerst müde und angespannt. Das Problem ist nicht in erster Linie der verlorene Schlaf, sondern die Art und Weise, wie Ihr Schlafrhythmus über längere Zeit gestört wird. Aus diesem Grund ist es sehr wichtig, daß Sie tagsüber genügend Ruhephasen haben. Bitten Sie Ihren Partner, regelmäßig einen Teil der Pflichten zu übernehmen.

Die Nachtmahlzeiten reduzieren

Anfangs kann Ihr Baby kaum länger als fünf Stunden am Stück durchschlafen, ohne vom Hunger geweckt zu werden. Wiegt es erst einmal 5 kg, können Sie die Phasen zwischen den Mahlzeiten allmählich bis zu sechs Stunden ausdehnen. Da das Baby seinen eigenen Rhythmus haben wird, ist es vernünftig, die letzte Mahlzeit mit der eigenen Schlafenszeit in Übereinstimmung zu bringen. Legen Sie sie so spät wie möglich. Es kann aber auch vorkommen, daß das Baby trotz aller Versuche nach wie vor frühmorgens aufwacht und eine Mahlzeit verlangt. In diesem Fall hilft nur Geduld; irgendwann wird es diese Mahlzeit doch noch verschlafen.

Überfüttern

Pausbäckige Babys sehen zwar niedlich aus, doch die Fettzellen, die einmal gebildet worden sind, verschwinden nicht mehr. Aus einem dicken Baby kann also ein dicker Erwachsener werden, mit all den bekannten Risiken für die Gesundheit. Leider ist es nur allzu leicht, ein Flaschenkind zu mästen. Dafür gibt es zwei Gründe: erstens ist die Versuchung groß, eine extra Portion Milchpulver in die Flasche zu geben. Tun Sie dies nicht, sondern befolgen Sie immer exakt die Anweisungen auf dem Karton (s. S. 52); andernfalls führen Sie dem Baby unerwünschte Kalorien zu. Und zweitens werden Sie in Ihrer Besorgnis, das Baby „richtig" zu ernähren, darauf achten, daß es die Flasche bis auf den letzten Tropfen leertrinkt. Sie sollten aber immer das Baby entscheiden lassen, wann es satt ist. Weitere Ursachen der Überernährung sind die zu frühe Einführung von Beikost sowie süße Getränke.

Unterernährung

Eine Unterernährung ist selten. Ihr Baby sollte nach Bedarf und nicht zu bestimmten Zeiten gefüttert werden; der Bedarf unterscheidet sich von Tag zu Tag. Wer doch nach einem Zeitplan füttern will, sollte nie zusätzliche Fläschchen und keine Zwischenmahlzeiten geben.
Ist Ihr Baby weiterhin unzufrieden, obwohl es jede Flasche leergetrunken hat, kann es durchaus noch hungrig sein. Bieten Sie ihm zusätzlich 60 ml Milch an. Trinkt es diese Menge, dann braucht es sie auch.
Verlangt Ihr Baby häufig nach der Flasche, trinkt aber jeweils nicht viel, ist vielleicht das Loch im Sauger zu klein (s. S. 52). In diesem Fall hat das Baby Schwierigkeiten, die Milch herauszusaugen; es ist müde, bevor es satt ist.

Aufstoßen

Das Aufstoßen befreit von Luft, die während des Trinkens verschluckt worden ist. Es ist unwahrscheinlich, daß das Aufstoßen dem Baby Unbehagen verursacht. Viele Babys sind nicht erkennbar glücklicher oder zufriedener, nachdem sie aufgestoßen haben. Flaschenbabys verschlucken eher Luft als gestillte Babys. Sie können zu einem gewissen Grad vorbeugen, indem Sie beim Füttern die Flasche stärker neigen; dann ist der Sauger voller Milch, und es kommt keine Luft hinein. Das Aufstoßen hat aber auch eine eindeutig positive Seite: Sie machen eine Pause, entspannen, kommen zur Ruhe, Sie halten Ihr Baby im Arm, streicheln oder tätscheln es – und das tut Ihnen beiden gut.

Spucken

Erbricht Ihr Baby nach einer Mahlzeit immer wieder Milch (manche Babys spucken nie), fragen Sie sich natürlich, ob es genug behält. Mein jüngster Sohn war auch ein Speikind, und ich machte mir Sorgen, daß er nicht genug Milch bekam. Ich folgte einfach meinem Instinkt und bot ihm mehr Milch an. Wollte er sie nicht, folgerte ich, daß er einfach das ausgespuckt hatte, was er zuviel getrunken hatte. Bei sehr jungen Babys ist Überfütterung die häufigste Ursache für das Speien. Auch deshalb sollten Sie nie darauf bestehen, daß Ihr Baby sein Fläschchen leertrinkt.
Gewaltsames Erbrechen, insbesondere wenn es nach verschiedenen Mahlzeiten auftritt, sollte sofort dem Arzt mitgeteilt werden; Erbrechen ist bei kleinen Babys immer etwas Ernstes, da es zur Austrocknung führen kann.

Hygiene und Vorbereitung

Um Ihr Baby vor Bakterien zu schützen, müssen Fläschchen und Zubehör peinlich sauber sein. Seien Sie bei der Zubereitung und Aufbewahrung der Milch äußerst gewissenhaft.

- Befolgen Sie sorgfältig die Vorschriften zur Sterilisierung.
- Waschen Sie vor dem Sterilisieren, Zubereiten und Füttern die Hände.
- Fügen Sie der Nahrung nie etwas Zusätzliches bei; befolgen Sie die Anweisungen exakt.
- Geben Sie Ihrem Baby die Milch, sobald Sie sie angewärmt haben.
- Wenn Sie größere Mengen zubereiten, kühlen Sie die Milch gleich nach der Zubereitung ab. Bewahren Sie keine warme Milch in der Thermoskanne auf, da sich dort schnell Bakterien ausbreiten.
- Bewahren Sie alle vorbereiteten Fläschchen bis zum Gebrauch im Kühlschrank auf.
- Schütten Sie nach einer Mahlzeit Milchreste weg. Auf keinen Fall dürfen Sie sie nochmals aufwärmen.

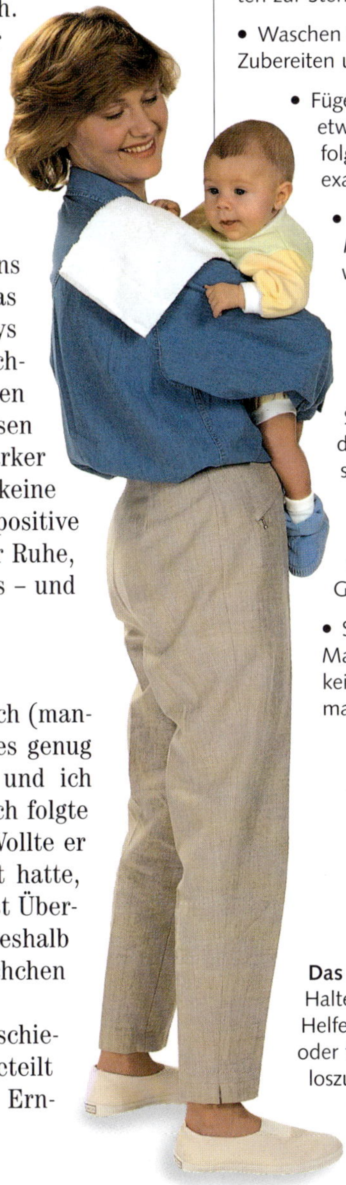

Das Baby aufstoßen lassen
Halten Sie das Baby eng an sich. Helfen Sie ihm durch streicheln oder tätscheln, die Luftblasen loszuwerden. Legen Sie es über die Schulter oder die Knie.

Die erste Beikost

Irgendwann während des ersten Lebensjahres müssen Sie mit dem Abstillen beginnen und Ihrem Baby die erste Beikost geben. Dies geschieht jedoch nicht vor dem fünften Monat, eher noch etwas später. In den ersten Lebensmonaten kann das Verdauungssystem des Babys komplexe Nahrungsmittel weder verdauen noch verwerten. Wird zu früh Beikost gefüttert, passiert sie weitgehend unverdaut die Därme und belastet stark die unreifen Nieren des Babys. Auch Allergien können dadurch ausgelöst werden.

Muttermilch (oder adaptierte Säuglingsmilch) ist die einzige Nahrung, die Ihr Baby in den ersten Monaten braucht. Bekommt ein Baby zu früh Beikost, wird auch sein Interesse am Saugen geringer. Ein gestilltes Baby trinkt dann weniger Milch an der Brust und die Mutter bildet als Reaktion darauf weniger Milch. Auf diese Weise ist eine den Bedürfnissen des Babys entsprechende Ernährung nicht mehr gewährleistet.

Der Zeitpunkt des Abstillens

In dem Maße wie Ihr Baby wächst, braucht es immer mehr Milch, um sein Wachstum aufrechtzuerhalten. Doch der Magen des Babys kann bei jeder Mahlzeit nur eine gewisse Menge Milch aufnehmen; mit der Zeit wird es zwar bei jeder Mahlzeit die maximale Menge trinken, aber den notwendigen Kalorienbedarf trotzdem nicht decken. Ihr Baby wird Sie durch ein verändertes Trinkverhalten wissen lassen, daß es mehr braucht. Vielleicht verlangt es nach jeder Mahlzeit noch mehr Milch. Oder es ist sehr quengelig. Oder es verlangt plötzlich nach einer sechsten Mahlzeit, obwohl es bisher mit fünf zufrieden war. Ein klassischer Fall liegt vor, wenn das Baby

Gewicht eines Mädchens

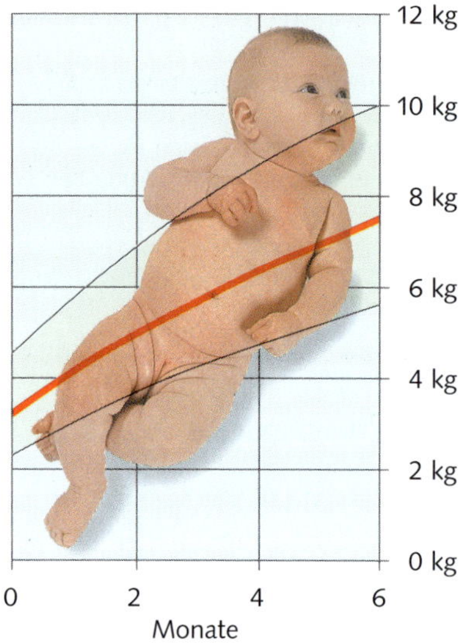

Das Gewicht Ihres Babys
In den ersten sechs Monaten wird Ihr Mädchen schnell wachsen und sein Geburtsgewicht mehr als verdoppeln. Liegt sein Gewicht innerhalb der eingezeichneten Bandbreite, ist es normal.

Wachstumstabellen
Die Tabellen hier sowie die Tabellen auf S. 62 – 63, 66 – 67 und 318 – 325 geben die Bandbreite der durchschnittlichen Gewichts- und Größenentwicklung an; in diesem Bereich bewegt sich ein „normales" Kind. Die mittlere Linie repräsentiert den Durchschnittswert. 50 Prozent der Babys liegen unter dieser Linie und 50 Prozent darüber. Die obersten und untersten Linien repräsentieren die extremen Randwerte, die nur für einen kleinen Prozentsatz der Kinder gelten. Gehört Ihr Kind dazu, sollten Sie mit dem Arzt sprechen.

Beispiele für die Phasen der Entwöhnung

Mahlzeiten	1. Woche	3. Woche
1. Mahlzeit	Brust oder Flasche.	Brust oder Flasche.
2. Mahlzeit	Evtl. eine viertel Brust- oder Flaschenmahlzeit. Geben Sie ein oder zwei Teelöffel Püree oder Getreidebrei, dann die restliche Milchmahlzeit.	Zwei Teelöffel Getreidebrei. Milchmahlzeit.
3. Mahlzeit	Brust oder Flasche.	Zwei Teelöffel Gemüse- oder Obstbrei. Milchmahlzeit.
4. Mahlzeit	Brust oder Flasche.	Brust oder Flasche.
5. Mahlzeit	Brust oder Flasche.	Brust oder Flasche.

plötzlich nachts aus Hunger wieder aufwacht, nachdem es lange Zeit durchgeschlafen hat. Dies ist der Zeitpunkt, Beikost anzubieten. Bei vielen Babys erfolgt dies im fünften Lebensmonat, wenn sich das intensive Saugbedürfnis abschwächt. Beikost kann aber durchaus auch erst später eingeführt werden. Achten Sie auf die Signale Ihres Babys, und lassen Sie sich von ihm leiten. Wenn mit sechs oder sieben Monaten der erste Zahn durchbricht, ist dies ein definitives Zeichen für die Notwendigkeit von Beikost.

Die erste Beikost geben

Halten Sie eine kleine Menge Beikost bereit, und machen Sie es sich in der normalen Fütterungsposition bequem. Auch wenn Ihr Baby nun groß genug ist, um Beikost zu bekommen, wird es doch noch die gewohnte Kost bevorzugen – die Milch. Geben Sie Beikost zunächst zur Mittagsmahlzeit; zu dieser Tageszeit ist Ihr Baby nicht ausgehungert, jedoch munter und kooperativ. Anfangs wird es meist nur wenige Teelöffel nehmen. Geben Sie anschließend die Brust oder die Flasche.

Sobald Ihr Baby Beikost bekommt, braucht es neben Milch auch Wasser zum Trinken. Geben Sie anfangs zwischen oder nach den Mahlzeiten 15 ml Wasser oder stark verdünnten Fruchtsaft. Auch im Laufe des Tages sollte es immer etwas zu trinken bekommen, wenn es Durst hat. Verzichten Sie auf Sirup, Aufbaugetränke und gesüßte Limonaden, da sie den Zähnen des Babys schaden. Auch Saft ist nicht zum Dauernuckeln bestimmt. Geben Sie am Tag nicht mehr als 120 ml Saft und Wasser; Milch ist nach wie vor die Hauptnahrungsquelle des Babys.

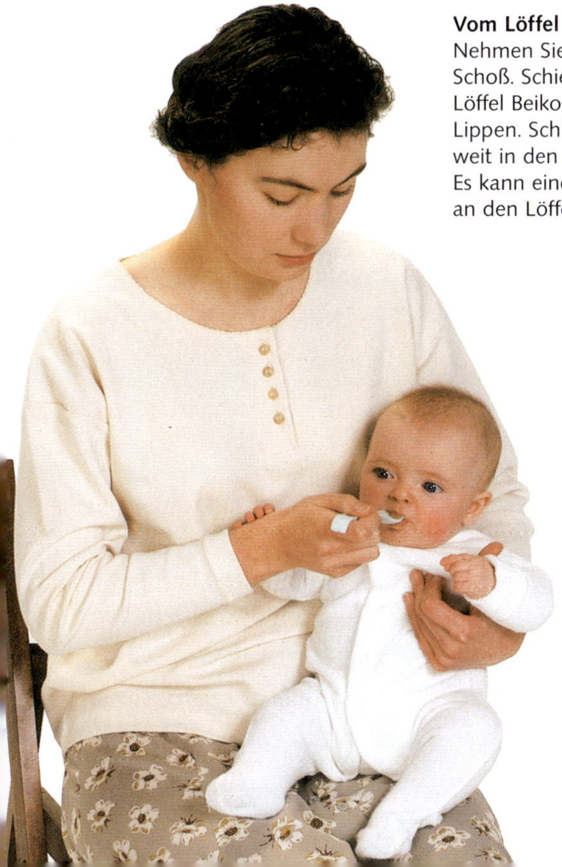

Vom Löffel essen
Nehmen Sie Ihr Baby aufrecht auf den Schoß. Schieben Sie ihm einen kleinen Löffel Beikost vorsichtig zwischen die Lippen. Schieben Sie den Löffel nicht zu weit in den Mund, sonst würgt das Baby. Es kann einen Monat dauern, bis es sich an den Löffel gewöhnt hat.

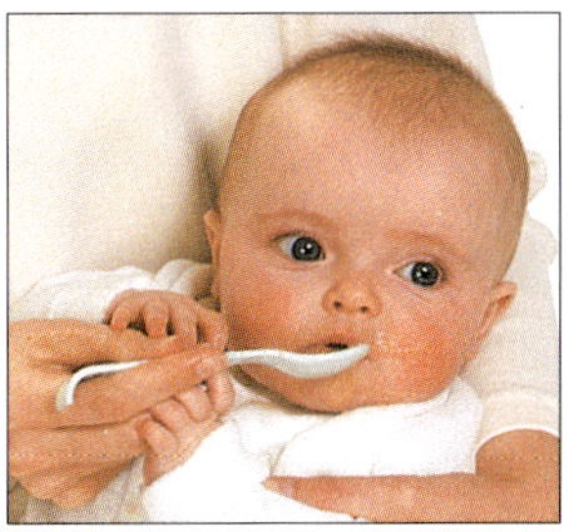

Matscherei
Vielleicht schiebt Ihr Baby den Brei mit der Zunge wieder heraus. Schaben Sie den Brei vorsichtig auf seinen Lippen zusammen; wenn es genug hat, wird es sich wegdrehen.

Gewicht eines Jungen

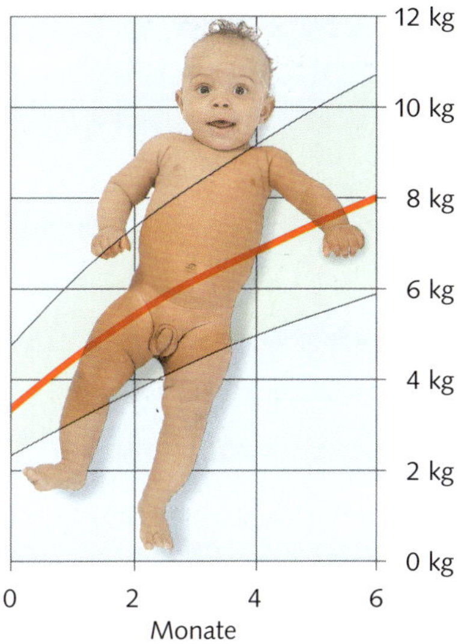

Das Gewicht Ihres Babys
Während dieser Periode wird Ihr Baby schneller zunehmen als zu jeder anderen Zeit in seinem Leben. Es wird sein Körpergewicht in den ersten sechs Monaten wahrscheinlich mehr als verdoppeln. Jedes Gewicht innerhalb der eingezeichneten Bandbreite ist normal.

Tips zur Beikost

Ihr Baby weigert sich vielleicht, neue Nahrungsmittel zu probieren. Lassen Sie ihm daher Zeit. Mag es eine Speise nicht, bestehen Sie nicht darauf, daß es sie ißt.

- Füttern Sie jeweils nur ein neues Nahrungsmittel. Geben Sie es einmal; warten Sie dann einige Tage ab, um zu sehen, ob Ihr Baby darauf reagiert.
- Geben Sie spezielle Babykost statt normaler Fertigprodukte; sie ist nahrhafter und schadstoffkontrolliert.
- Babys aus Allergikerfamilien sollten sechs Monate lang keine Nahrungsmittel, die Gluten, Milchprodukte oder Eier enthalten, bekommen. Dadurch kann man späteren Allergien vorbeugen.

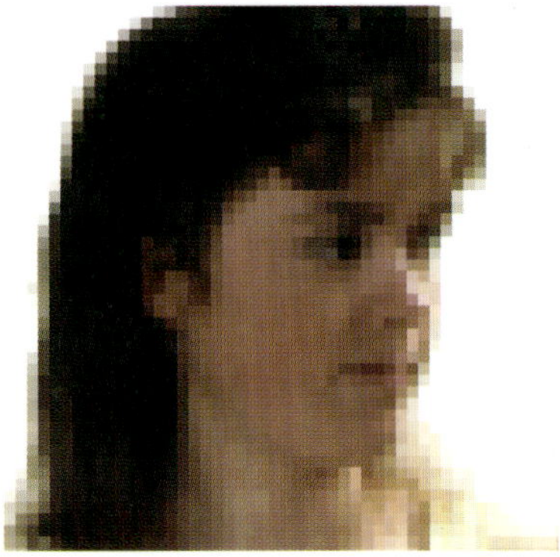

Name:	Ilona Wilhelm
Alter:	27 Jahre
Geburtshilflicher Hintergrund:	Erstes Baby, normale Entbindung, keine Komplikationen

Ilona und ihr Mann sind seit ihrer Hochzeit vor drei Jahren Vegetarier. Sie wissen, daß eine vegetarische Ernährung, die auf Fleisch, Geflügel und Fisch verzichtet, aber Eier und Milch umfaßt, alle für die Gesundheit und Vitalität notwendigen Nährstoffe enthalten kann. Allerdings müssen Speisen aus den verschiedenen Nährstoffgruppen im richtigen Verhältnis gemischt werden. Sie möchten, daß Lisa vegetarisch ernährt wird. Als Lisa mit vier Monaten die erste Beikost bekommen mußte, machten sie sich besonders viele Gedanken über eine ausgewogene Ernährung.

Fallstudie

Vegetarische Beikost

Ilona machte sich Sorgen, ob sie Lisa wirklich ausgewogen ernährte. Sie fragte sich, ob sie genügend Eiweiß, Vitamin D und B12 und Eisen bekam. Ich erklärte ihr, daß das Baby bei einem sorgfältig zusammengestellten Speiseplan alle für sein Wachstum notwendigen Nährstoffe bekommt. Wenn sie Lisa allerdings streng vegetarisch ernähren wollte, sollte sie einen Ernährungsberater zu Rate ziehen.

Als Lisa vier Monate alt war, begann Ilona mit dem Abstillen. Sie ersetzte einzelne Milchmahlzeiten durch Beikost, bis Lisa schließlich drei Mahlzeiten am Tag bekam.
Ilona und ich arbeiteten einen Zeitplan aus; danach würde Ilona jeweils ein Nahrungsmittel einführen. Falls es Lisa nicht vertrug, konnte sie es wieder absetzen und es zehn Tage später noch einmal probieren. Lisas Speiseplan mußte Nahrungsmittel aus jeder der vier großen Nahrungsmittelgruppen beinhalten (s. S. 66).
Eiweiß, das unentbehrlich für das Wachstum eines kleinen Babys ist, lieferten Eier, Hülsenfrüchte, Nüsse, Käse und Milch ebenso wie Sonnenblumenkerne, Sprossen, Sojajoghurt und Getreide. Ich wies Ilona darauf hin, daß sie Kuhmilch erst durch Schaf- oder Ziegenmilch ersetzen sollte, wenn Lisa 12–18 Monate alt war. Hühnereiweiß sollte Lisa nicht vor dem 9. oder 10. Monat bekommen.
Aus Getreide oder Samen zubereitete Speisen enthalten Kohlenhydrate, die Lisa die Energie für ihr Wachstum und ihre Entwicklung liefern; Früchte und Gemüse liefern wichtige Vitamine und Mineralstoffe. Ich erklärte Ilona, daß eine vegetarische Ernährung ballaststoffreicher und kalorienärmer ist als eine fleischhaltige Kost. In der Babyernährung kann dies zum Problem werden, weil das Baby vielleicht satt ist, bevor es die erforderlichen Nährstoffe und Kalorien aufgenommen hat. Daher sollte Ilona ihrem Baby eine große Auswahl ballaststoffarmer Nahrungsmittel wie Eier, Milch und Käse anbieten. Wir stellten zusammen einen Speiseplan auf. Ich gab ihr einige Tips für den Anfang.

- Die erste Beikost sollte Ilona anbieten, wenn Lisa Hunger hatte, aber nicht ausgehungert war; am besten während der Mittagsmahlzeit.

- Lisas erste Speisen sollten eine weiche Beschaffenheit und einen milden Geschmack haben. Babyreis, gekochtes Obstmus aus Äpfeln, aus Birnen oder Gemüse wie Karotten oder Kartoffeln (ohne Salz) sind ideal.

- Ilona sollte kein Gewürz oder Zucker zufügen.

- Wird den Speisen ein Löffel der gewohnten Milch beigegeben, akzeptiert Lisa den neuen Geschmack leichter.

Ich riet Ilona, die Kochzeiten von Obst und Gemüse möglichst kurz zu halten und die Speisen nicht lange Zeit warmzuhalten; sonst wird der Vitamingehalt zerstört. Frisches Obst sollte immer geschält und Steine, Kerne oder Stiele entfernt werden. Lisa akzeptierte die Beikost problemlos. Sie liebte ungesalzene und ungesüßte Speisen geradezu – und Ilona hatte geglaubt, diese Nahrungsmittel wären ihr zu fad. Besonders gern aß sie einen Möhrenauflauf, den sie schon mit fünf Monaten bekam. Je mehr Beikost sie aß, um so mehr Flüssigkeit verlangte sie. Ihr Standardgetränk wurde ungesüßter Orangensaft, zu zwei Drittel verdünnt mit Wasser. Bei heißem Wetter trank Lisa ohne weiteres 0,3 l verdünnten Saft.

Lisa ist nun sieben Monate alt. Sie ißt überwiegend am Familientisch mit; die Speisen müssen für sie nur zerdrückt oder püriert werden. Sie liebt Soßen; Ilona stellte fest, daß sie ihr damit beinahe jedes neue Nahrungsmittel schmackhaft machen konnte. Eiskrem ist ihr absoluter Favorit. Sie nimmt beständig zu, ist aber nicht dick. Ilona ist darauf sehr stolz, wie auch über Lisas Versuche, selbst zu essen.

Da Lisa das Essen eindeutig genießt, will Ilona ihr immer neue Geschmacksrichtungen anbieten. Sie fragte, welche Nahrungsmittel sie ihr nicht geben sollte. Ich riet ihr, mit geschmacksintensiven Gemüsesorten wie Brokkoli, Zwiebeln und Paprika vorsichtig zu sein. Außerdem sollte sie ihr Vollkornbrot und ungeschältes Obst erst nach dem ersten Geburtstag geben.

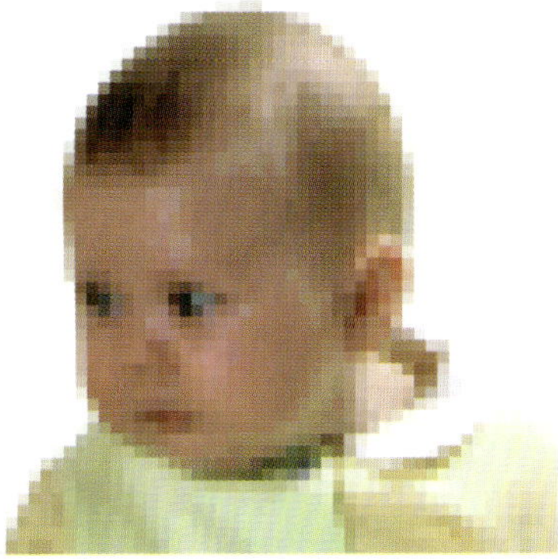

Name: Lisa Wilhelm

Alter: 7 Monate

Medizinische Vorgeschichte: Termingerecht geboren, Nabelbruch, der mit sechs Monaten abgeheilt ist. Brustkind.

Vegetarisches Menü für ein siebenmonatiges Baby

Frühstück	Brust oder Flasche. Fruchtjoghurt.	Brust oder Flasche. Frühstücksflocken mit Milch.	Brust oder Flasche. Babyreis.
Mittagessen	Verdünnter, ungesüßter Fruchtsaft oder abgekühltes, abgekochtes Wasser. Püree aus gekochten Möhren Obstbrei.	Verdünnter, ungesüßter Fruchtsaft oder abgekühltes, abgekochtes Wasser. Hartgekochtes Ei und Spinat mit Brotstückchen. Obstbrei.	Verdünnter, ungesüßter Fruchtsaft oder abgekühltes, abgekochtes Wasser. Käse oder gemahlene Nüsse mit Gemüsebrei. Zerdrückte Banane mit Joghurt.
Zwischenmahlzeit	Brust oder Flasche.	Brust oder Flasche.	Brust oder Flasche.
Abendessen	Kartoffelbrei mit Käse und Gemüse. Eingeweichtes Trockenobst, püriert.	Gemüsesuppe. Bratapfel mit Reis oder Weizenkeimen.	Püriertes Gemüse mit etwas Butter und Brot.

Der wichtigste Kalorienlieferant bleibt die Brust oder die Milchnahrung. Geben Sie dem Baby also bei jeder Mahlzeit seine Milch; zusätzlich sollten Sie ihm aber auch abgekochtes und abgekühltes Wasser zu trinken geben.

Älteres Baby

An die Tasse gewöhnen

Im Alter von sechs Monaten können Sie Ihr Baby daran gewöhnen, aus einer Tasse zu trinken.

- Schnabeltassen sind am besten, da Ihr Baby dabei halb saugen und halb trinken muß.
- Mit fortschreitendem Alter wird Ihr Baby lieber auf eine Henkeltasse umsteigen, die es mit beiden Händen halten kann. Geeignet sind Lerntassen mit einem mundgerechten Trinkaufsatz.

Zwei Henkel sind einfach zu fassen

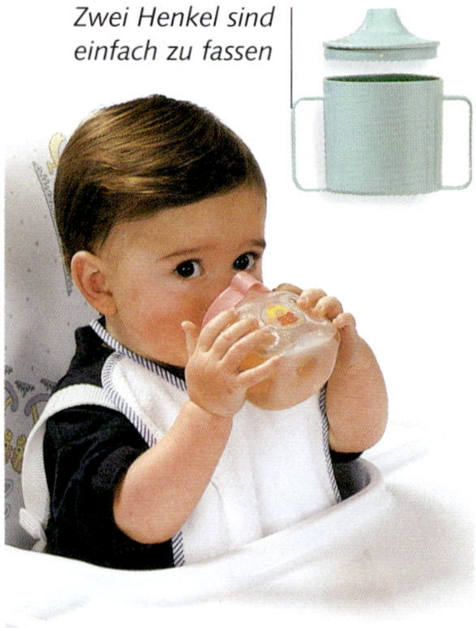

Lerntassen
Zu Mittag und am Nachmittag ist es am besten, die Tasse zu verwenden; zu diesen Zeiten ißt Ihr Baby am liebsten feste Nahrungsmittel.

Füttern und Ernährung

Während des ersten Lebensjahres werden aus den kleinen Kostproben fester Nahrungsmittel, die das Baby zusätzlich zu seinen Milchmahlzeiten bekommt, allmählich drei Beikost-Mahlzeiten täglich; zusätzlich bekommt es Wasser, verdünnten Fruchtsaft oder Milch zu trinken.

Hat es erst einmal an verschiedenen Nahrungsmitteln Geschmack gefunden, ist es wichtig, eine reiche Auswahl an Nahrungsmitteln verschiedener Geschmacksrichtungen und Konsistenz anzubieten. Es wird nicht nur pürierte, zerdrückte oder kleingeschnittene Speisen essen können, sondern lernen, auch auf größeren Knabbereien (siehe „Knabbereien" gegenüber) herumzukauen oder daran zu lutschen. Aber man sollte immer daran denken, daß jedes Baby andere Bedürfnisse und seinen eigenen Appetit hat. Sind Sie im Zweifel darüber, geben Sie Ihrem Baby gerade so viel, wie es gern annimmt. Je mehr Beikostmahlzeiten es bekommt, um so weniger Milch wird es verlangen.

Sobald Ihr Baby die meisten Kalorien durch feste Nahrung zu sich nimmt, wird es auch durstig sein. Bieten Sie statt Milch besser Wasser oder verdünnten Fruchtsaft. Geben Sie Ihrem Baby keine Limonadengetränke, die Zucker und Farbstoffe enthalten.

Das Kind füttern

Bis es sechs Monate alt ist, werden Sie Ihr Baby wahrscheinlich auf Ihrem Schoß oder in der Wippe füttern. Doch sobald seine Hals- und Rückenmuskeln kräftig genug sind, um es abzustützen, können Sie einen Hochstuhl an den Eßtisch stellen. Gurten Sie Ihr Baby im Hochstuhl immer an, und stützen Sie es gegebenenfalls mit Kissen ab. Lassen Sie es niemals unbeaufsichtigt darin sitzen.

Beim Essen sollte Ihr Baby niemals allein sein. Beinahe alle Kinder würgen einmal an einem Nahrungsstück, und es ist unerläßlich, in einer solchen Situation schnell zu reagieren. Bekommt es zum ersten Mal ein Nahrungsmittel neuer Beschaffenheit, kann es vor lauter Überraschung würgen. Klopfen Sie ihm in diesem Fall fest auf den Rücken, so daß es das Nahrungsstück wieder heraus hustet. Wenn Sie ruhig mit ihm reden und vorsichtig seinen Rücken reiben, ist es eher in der Lage, das neue Nahrungsmittel zu schlucken. Hat sich Ihr Baby richtig verschluckt oder droht zu ersticken, müssen Sie sofort Erste Hilfe leisten (s. S. 326).

Bald werden die Mahlzeiten für das Baby nicht nur Nahrungsaufnahme, sondern auch eine Gelegenheit zum Spielen sein. Das Essen wird dann auch zur Matscherei. Achten Sie darauf, daß das Baby genug Abstand zu den Wänden hat; legen Sie den Boden mit Zeitungspapier aus. Ungefähr einen Monat nach den ersten Versuchen mit Beikost wird Ihr Baby vom Löffel essen können.

Selber essen

Selber essen lernen ist ein enormer Schritt in der körperlichen und geistigen Entwicklung Ihres Babys. Daher sollten Sie die Bemühungen Ihres Babys fördern. Die manuelle Geschicklichkeit und die Koordination zwi-

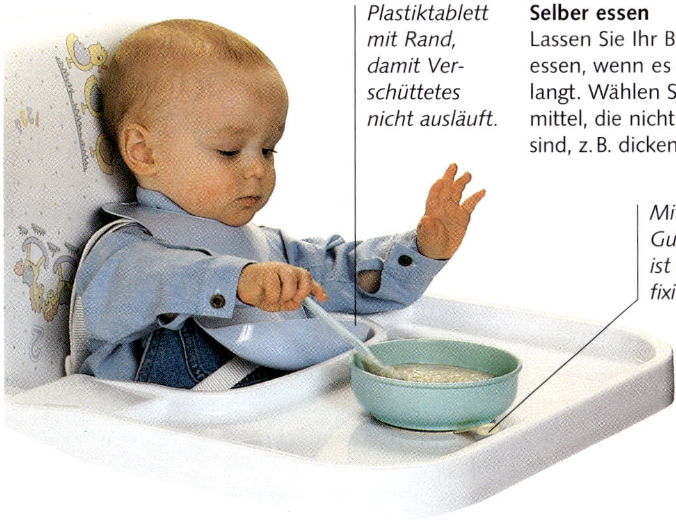

Plastiktablett mit Rand, damit Verschüttetes nicht ausläuft.

Mit einem Gummisaugfuß ist die Schüssel fixiert.

Selber essen
Lassen Sie Ihr Baby selber essen, wenn es danach verlangt. Wählen Sie Nahrungsmittel, die nicht zu flüssig sind, z. B. dicken Brei.

schen Hand und Augen werden durch das Selberessen sehr geübt. Lassen Sie das Baby also nach Lust und Laune experimentieren, und machen Sie sich auf eine Pantscherei gefaßt. Der Umgang mit dem Essen motiviert Ihr Baby, seine Muskelkoordination und das Gleichgewichtsgefühl zu trainieren.

Es kann mehrere Monate dauern, bis Ihr Baby im Selberessen geübt ist. Sie können diesen Lernprozeß unterstützen, indem Sie ihm Nahrungsmittel geben, die auf dem Löffel bleiben und nicht ständig herunterkullern. Geeignet sind Haferbrei, Rührei oder dicke Pürees. Hat Ihr Baby im Umgang mit dem Löffel große Schwierigkeiten, lassen Sie es Knabbereien mit den Fingern essen. Da Nahrungsmittel für das Baby auch Spielzeug sind, wird das meiste auf dem Boden statt im Mund landen. Dies ist kein Anlaß zur Besorgnis. Wenn Ihr Baby anfängt selber zu essen, ist der erste Wachstumsschub abgeschlossen und der Nahrungsbedarf geringer.

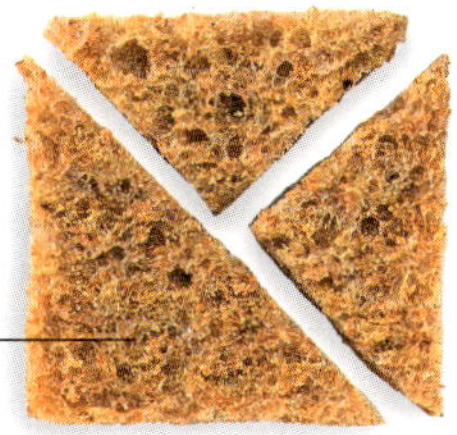

Feines Vollkornbrot ist geeignet.

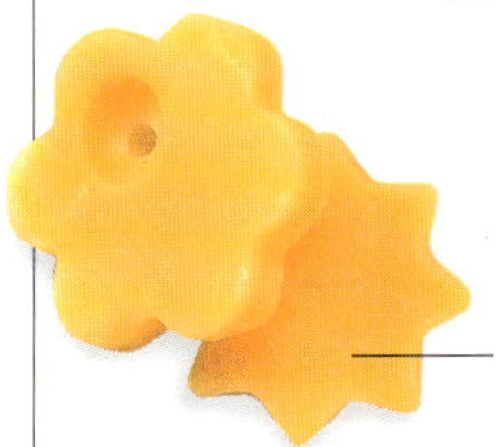

Hübsche Formen regen den Appetit an.

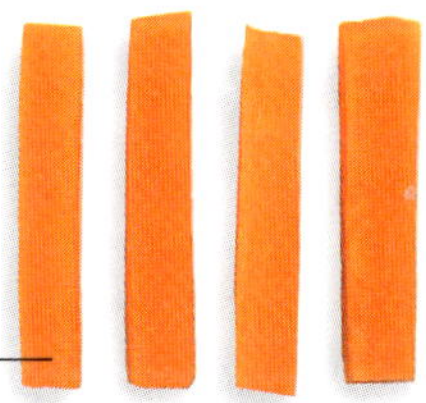

Schneiden Sie Gemüse in Stücke, die das Baby leicht festhalten kann.

Knabbereien aus der Hand
Hat Ihr Baby Schwierigkeiten mit dem Löffel, geben Sie ihm kleine Knabbereien in die Hand; an festen Nahrungsmitteln wird es saugen.

Speisen zum Selberessen

Obst und Gemüse

Jedes frische Obst, das einfach zu halten ist, zum Beispiel Bananen. Das Obst wird geschält, in Stücke geschnitten und eventuelle Kerne entfernt.

Gemüse, insbesondere Möhren oder Karotten. Schneiden Sie Gemüse nicht zu klein.

Getreideprodukte

Kleine Stücke zuckerfreier Frühstücksflocken

Gekochter Reis

Vollkornbrot aus fein gemahlem Mehl oder Zwieback

Eiweiß

Vollkornbrot mit kaltem Braten

Toastbrotstücke mit Käse

Fettarmer Käse

Fleisch in handlichen Stücken

Feste Stücke von filetiertem Fisch

Kleingeschnittene hartgekochte Eier

Gewicht eines Mädchens

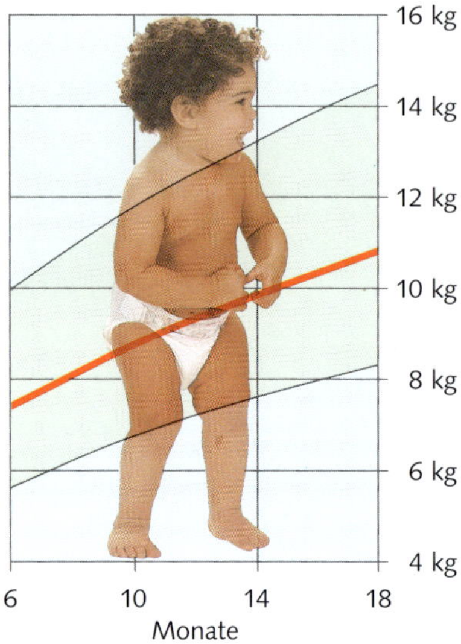

Das Gewicht Ihres Babys
Die rapide Gewichtszunahme der ersten Monate verlangsamt sich, aber Ihr Baby nimmt weiterhin kontinuierlich zu.
Ein Gewicht innerhalb der markierten Bandbreite ist normal.

Die Bedürfnisse Ihres Babys

Ihr Baby wird immer genügend Nahrung zu sich nehmen, um seine Bedürfnisse zu befriedigen. Wenn es nicht essen will, dann hat es keinen Bedarf. Dies bedeutet, daß es Tage geben wird, an denen es kaum etwas ißt, dann aber wieder Phasen, in denen es sehr viel ißt.
Um ausgewogen ernährt zu sein, muß Ihr Baby Nahrungsmittel aus allen Nahrungsgruppen in den richtigen Proportionen zu sich nehmen (siehe unten). Dies muß allerdings nicht täglich geschehen. Wenn Sie sich fragen, ob Ihr Kind gesund ernährt ist, müssen Sie einen längeren Zeitraum betrachten: Überlegen Sie nicht nur, was es heute gegessen hat, sondern was es die letzte Woche über zu sich genommen hat. Unter diesem Gesichtspunkt ist es nicht besorgniserregend, wenn es mal zwei Tage nichts anderes als Brot ißt. Denn die Woche über wird Ihr Baby bestimmt genug Obst und Gemüse essen. Wichtig ist, daß ihm eine reiche Auswahl verschiedener Nahrungsmittel angeboten wird: Ihr Baby kann die Nahrungsmittel, nach denen es verlangt, nur essen, wenn sie ihm angeboten werden.
Mit der Zeit ißt das Baby immer mehr von den Speisen, die die Eltern essen. Sie sollten jedoch so zubereitet sein, daß sie seinen Bedürfnissen entsprechen. Ein Baby hat aber nicht die gleichen Bedürfnisse wie ein Erwachsener. Und eine Ernährungsweise, die für Erwachsene empfehlenswert ist, muß nicht auch für das Baby gut sein. So wollen Sie vielleicht Ihren Fettverzehr reduzieren, indem Sie Magermilchprodukte verwenden; Ihrem Kind sollten Sie jedoch bis zum Alter von zwei Jahren Vollmilch geben; danach können Sie fettarme Milch einführen. Ein geringer Zuckerverzehr ist allerdings für Babys ebenso empfehlenswert wie für Erwachsene. Salzen Sie das Essen Ihres Babys niemals; seine Nieren sind noch nicht ausgereift.

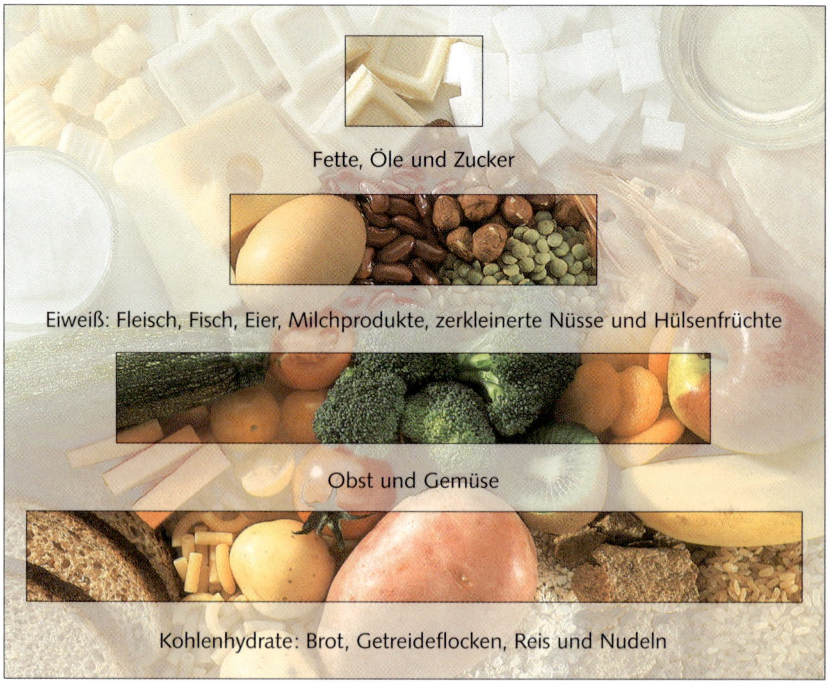
Fette, Öle und Zucker
Eiweiß: Fleisch, Fisch, Eier, Milchprodukte, zerkleinerte Nüsse und Hülsenfrüchte
Obst und Gemüse
Kohlenhydrate: Brot, Getreideflocken, Reis und Nudeln

Die Nahrungsmittelpyramide
Diese Übersicht zeigt das Verhältnis, in dem die Hauptnahrungsgruppen konsumiert werden sollten, damit eine ausgewogene Nährstoffversorgung gewährleistet ist. Die beiden wichtigsten Gruppen sind Kohlenhydrate sowie Obst und Gemüse, gefolgt von eiweißreichen Nahrungsmitteln wie Fleisch, Hülsenfrüchten und Milchprodukten. Zucker, Fette und Öle sollten den kleinsten Teil der Ernährung Ihres Babys ausmachen – denn davon ist schon von Natur aus in anderen Nahrungsmitteln mehr als genug enthalten. Wenn Sie diese Richtlinien befolgen, wird Ihr Baby von klein auf gesunde Ernährungsgewohnheiten entwickeln.

Menüvorschläge – Alter 8 – 10 Monate

1. Tag	2. Tag	3. Tag
Frühstück	**Frühstück**	**Frühstück**
Reiskuchen	Zerdrückte Banane	Hüttenkäse oder Joghurt
Hartgekochtes Ei	Stücke von Vollkorntoast	Stücke von Vollkorntoast
Milch	Milch	Milch
Mittagessen	**Mittagessen**	**Mittagessen**
Püriertes Gemüse und Hähnchen	Kartoffelbrei mit Käse	Gekochte Karotten
Gedämpfter Apfel	Birnenstücke	Banane und Frischkäse
Verdünnter Fruchtsaft	Verdünnter Fruchtsaft	Verdünnter Fruchtsaft
Zwischenmahlzeit	**Zwischenmahlzeit**	**Zwischenmahlzeit**
Stücke von Vollkorntoast	Reiskuchen	Zwieback
Orangenschnitze	Apfelstücke	Frisches Obst
Milch	Milch	Milch
Abendessen	**Abendessen**	**Abendessen**
Blumenkohl mit Käse	Nudeln mit Tomatensauce	Fisch mit Kartoffelbrei und gedämpfter Zucchini
Grieß und Obstbrei	Joghurt mit Obstmus	Reispudding
Verdünnter Fruchtsaft	Verdünnter Fruchtsaft	Verdünnter Fruchtsaft

Gewicht eines Jungen

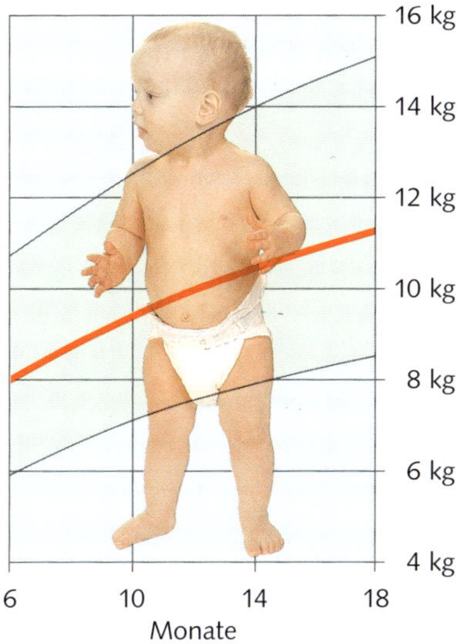

Das Gewicht Ihres Babys
Die rasante Gewichtszunahme der ersten Monate ist vorbei, aber Ihr kleiner Junge wird weiterhin zunehmen. Liegt sein Gewicht innerhalb der farbigen Bandbreite, ist es normal.

Eine flexible Einstellung

Die Menübeispiele oben dienen als Richtlinie für die Hauptmahlzeiten Ihres Babys. Denken Sie daran, daß der Magen eines Babys nicht sehr groß ist; daher muß ein Baby öfter essen als ein Erwachsener. Bestehen Sie also nicht darauf, daß es immer alles aufißt. Bieten Sie außerhalb der Hauptmahlzeiten kleine Snacks an. Natürlich sollten Sie darauf achten, daß Ihr Baby regelmäßige Mahlzeiten zu sich nimmt. Wenn Sie sich aber darauf versteifen, daß es nur zu den Mahlzeiten essen darf, ist ein Kampf vorprogrammiert. Schließlich soll es die Nahrung dann bekommen, wenn es sie braucht. Ist es satt, zwingen Sie es nicht zum Aufessen.
Natürlich ist es frustrierend, wenn Sie viel Zeit mit der Zubereitung einer Mahlzeit zugebracht haben und Ihr Baby sie dann verweigert oder alles auf den Fußboden wirft. Machen Sie sich deshalb die Mahlzeiten so einfach wie möglich: Kreieren sie keine komplizierten Gerichte, und schützen Sie Wände und Boden vor der Pantscherei.

Küchenhygiene

In den vergangenen Jahren haben uns Berichte über Lebensmittelvergiftungen die Gefahren mangelnder Hygiene bei der Zubereitung von Speisen bewußtgemacht. Die folgenden Vorsichtsmaßnahmen werden Ihr Baby schützen.

- Waschen Sie Ihre Hände immer mit Seife, bevor Sie Nahrungsmittel anfassen; insbesondere nachdem Sie auf der Toilette waren, Ihr Baby gewickelt oder mit Haustieren gespielt haben. Alle Familienmitglieder sollten sich ans Händewaschen gewöhnen.
- Halten Sie die Küche sehr sauber, insbesondere die Arbeitsflächen, die Hackbrettchen und das für die Zubereitung verwendete Geschirr.
- Verwenden Sie zum Abtrocknen immer saubere Küchen- oder Papiertücher. Sie können das Geschirr auch in einem Gestell trocknen lassen, nachdem Sie es mit heißem Wasser abgespült haben.
- Verwenden Sie einen Abfalleimer mit Deckel. Leeren Sie ihn oft, und spülen Sie ihn danach mit heißem Wasser und Desinfektionsmittel aus.
- Decken Sie jede Speise ab.
- Reste sollten Sie nicht noch einmal aufwärmen.

Die Zubereitung der Nahrung

Sobald Ihr Baby Beikost ißt, muß nicht länger das gesamte Zubehör sterilisiert werden. Milchflaschen und Sauger sollten allerdings weiterhin desinfiziert werden, bis Ihr Baby ungefähr sechs Monate alt ist. Tassen, Teller und Besteck können mit heißem Spülwasser gewaschen und mit heißem Wasser nachgespült werden. Da Ihr Baby nun aber eine Vielzahl von Nahrungsmitteln bekommt, müssen Sie vernünftige Vorsichtsmaßnahmen treffen, um es vor schädlichen Keimen - wie z. B. Salmonellen und Listerien - zu schützen. Daher sollten Sie wissen, wie man Nahrungsmittel hygienisch einwandfrei vorbereitet, kocht und aufbewahrt.

Einkauf und Vorratshaltung

Beim Einkauf sollte man vor allem auf die Frische achten. Gehen Sie oft einkaufen, und brauchen Sie die Lebensmittel möglichst bald auf. Angestoßenes oder beschädigtes Obst und Gemüse verdirbt schnell, kaufen Sie es also nicht. Waschen Sie ungeschältes Obst immer gründlich, da auf der Schale Rückstände von Chemikalien haften können. Die meisten abgepackten Waren haben ein Mindesthaltbarkeitsdatum. Achten Sie darauf, und überprüfen Sie, ob die Verpackungen, Dosen usw. unbeschädigt sind.

Nahrungsmittel sollten im Kühlschrank in sauberen, verschließbaren Gefäßen aufbewahrt werden. Gekochte und rohe Nahrungsmittel müssen getrennt aufbewahrt werden. Rohes Fleisch und Fisch sollten Sie auf eine Platte legen, sonst können Keime auf die Nahrungsmittel auf dem darunterliegenden Fach gelangen. Überschreiten Sie nie die vom Hersteller vorgegebenen Haltbarkeitsdaten. Tauen Sie tiefgefrorene Nahrungsmittel vor der Weiterverarbeitung immer vollständig auf; frieren Sie aufgetaute Nahrungsmittel nicht nochmals ein.

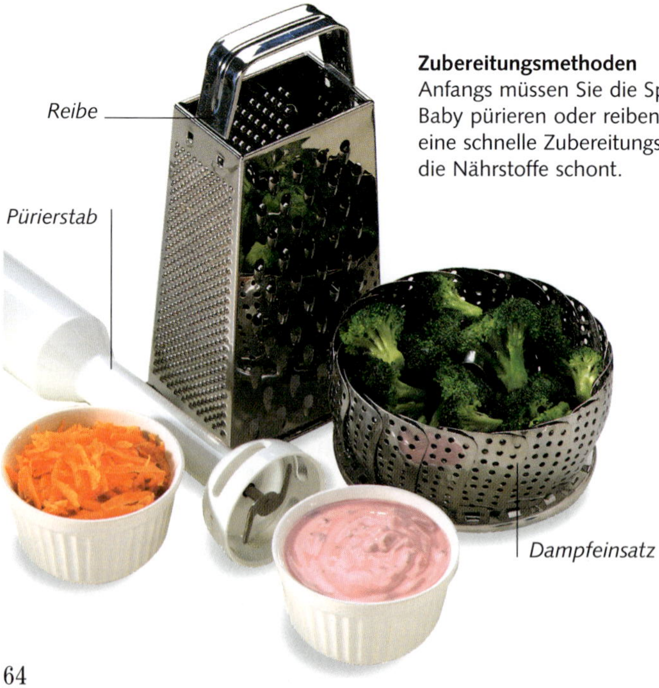

Zubereitungsmethoden
Anfangs müssen Sie die Speisen für Ihr Baby pürieren oder reiben. Dämpfen ist eine schnelle Zubereitungsmethode, die die Nährstoffe schont.

Kochen und Aufwärmen

Die Speisen für Ihr Baby müssen immer gut durchgegart sein; dies gilt insbesondere für Fleisch, Geflügel und Eier. Geben Sie Ihrem Baby niemals ein rohes oder weichgekochtes Ei und auch keine Leberpastete oder Weichkäse. Wenn Sie auf Vorrat kochen, sollten Sie die Speisen in den Kühlschrank stellen. Bleiben sie längere Zeit bei Zimmertemperatur stehen, können sie schnell verderben. Füllen Sie die Speisen in eine kalte Schüssel, decken Sie sie ab, und stellen Sie sie in den Kühlschrank oder die Tiefkühltruhe.

Zubereitung

Anfangs müssen Sie alle Speisen für Ihr Baby pürieren; doch diese Phase geht schnell vorbei. Zerkleinern können Sie die Speisen im Mixer oder mit einem Pürierstab. Anfangs ist auch ein Sieb hervorragend geeignet. Wird Ihr Baby älter, können Sie ihm gröbere Kost geben. Mit sechs Monaten ist es in der Lage, festeres Püree zu essen; mit neun Monaten mag es auch Fleisch- oder Gemüsestückchen in seinem Püree.
Selbstzubereitete Speisen können Sie mit verschiedenen Flüssigkeiten verdünnen: Das Kochwasser von Obst oder Gemüse ist ideal. Um Speisen anzudicken, können Sie gemahlene Vollkornprodukte oder Weizenkeime verwenden, aber auch Hüttenkäse, Joghurt oder Kartoffelbrei. Wollen Sie eine Speise süßen, verwenden Sie statt Haushaltszucker besser Fruchtsaft oder Dicksäfte.

Tips zur Zubereitung

Das sollten Sie tun:

- Verbrauchen Sie Obst und Gemüse möglichst bald nach dem Einkauf.
- Schälen Sie Obst und Gemüse.
- Dämpfen Sie Obst und Gemüse in der Schale; dabei werden Vitamine erhalten und Ballaststoffe zugeführt.
- Kochen Sie Obst und Gemüse in einem Dampfeinsatz im festverschlossenen Kochtopf mit möglichst wenig Wasser. Dabei werden die Vitamine, die sonst beim Kochen verlorengehen, erhalten.
- Geben Sie Ihrem Baby gekochtes und püriertes Fleisch oder Fisch. Das Püree kann mit dem Kochwasser von Gemüse oder mit Suppe verdünnt werden.
- Benutzen Sie Sonnenblumen-, Maiskeim- oder Olivenöl. Kochen Sie nicht mit Butter oder gesättigten Fetten.

Das sollten Sie nicht tun:

- Kaufen Sie kein beschädigtes Obst und Gemüse.
- Bereiten Sie Gemüse nicht lange vor den Mahlzeiten zu; weichen Sie es nicht in Wasser ein.
- Zerdrücken oder zerstampfen Sie Obst und Gemüse nicht; dabei wird das Vitamin C zerstört.
- Geben Sie rotes Fleisch nicht öfter als zweimal in der Woche, da es einen hohen Gehalt an gesättigten Fetten hat.
- Überhitzen Sie Nahrungsmittel aus der Dose nicht, denn dabei werden die Vitamine zerstört.
- Fügen Sie den Speisen Ihres Kindes weder Salz noch Zucker zu: Seine unreifen Nieren können das Salz nicht verarbeiten, und an Süßes gewöhnt es sich nur allzu schnell.

Die Verwendung von Fertigprodukten

Fertigprodukte sind teurer als Selbstgemachtes; ist man in Eile oder auf Reisen, sind sie aber sehr praktisch. Halten Sie sich bei der Verwendung von Fertigprodukten immer an folgende Richtlinien:

- Verzichten Sie auf Produkte mit zugesetztem Zucker oder modifizierter Stärke. Babynahrung darf kein zugesetztes Salz oder Glutamat enthalten.
- Überprüfen Sie, ob der Verschluß intakt ist; ist er beschädigt, kann der Inhalt verdorben sein.
- Wollen Sie Reste aufbewahren, sollten Sie Ihr Baby nicht aus dem Gläschen füttern, da die Reste durch den Speichel verdorben sind. Sie können das Baby aus dem Gläschen füttern, wenn es voraussichtlich alles aufessen wird.
- Bewahren Sie angebrochene Gläschen nicht länger als zwei Tage im Kühlschrank auf und niemals über das Verfallsdatum hinaus.
- Bewahren Sie Nahrungsmittel niemals in der geöffneten Dose auf; füllen Sie sie in ein anderes Gefäß um, decken Sie es ab und stellen Sie es in den Kühlschrank.
- Lesen Sie sorgfältig die Zutatenliste, wenn Sie neue Speisen einführen – viele Fertiggerichte enthalten Ei, Gluten und Milchprodukte.

Kleinkind

Füttern und Ernährung

In dem Maße wie Ihr Kind wächst, erhöhen sich auch seine Nährstoffbedürfnisse; während eines Wachstumsschubs werden größere Mengen benötigt. Besonderer Bedarf besteht auch, wenn es laufen lernt. Die Ernährung Ihres Kindes sollte ausreichend Eiweiß, Kohlenhydrate, Fette, Vitamine und Mineralstoffe enthalten. Solange Sie ihm eine breite Auswahl an Nahrungsmitteln anbieten, wird es alle Nährstoffe bekommen. Weil es wächst, braucht es im Verhältnis zum Körpergewicht weiterhin mehr Eiweiß und Kalorien als ein Erwachsener.

Zwar erfüllen viele der Nahrungsmittel aus drei der vier Nahrungsmittelgruppen (s. S. 62) – Kohlenhydrate, Obst und Gemüse (Ballaststoffe) und eiweißreiche Nahrungsmittel – die Bedürfnisse Ihres Kindes, doch haben einige Nahrungsmittel innerhalb der Gruppen besonderen Nährstoffwert. So liefern z. B. alle Obst- und Gemüsesorten Kohlenhydrate und Ballaststoffe; darüber hinaus ist jedoch Blattgemüse besonders mineralstoffreich

Gewicht eines Mädchens

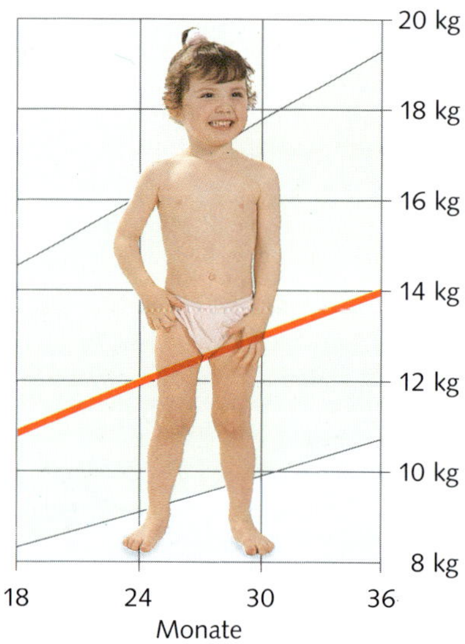

Das Gewicht Ihres Kleinkindes
Während eines Wachstumsschubs kann die Gewichtszunahme unregelmäßig sein; liegt sie innerhalb der Bandbreite, ist sie normal.

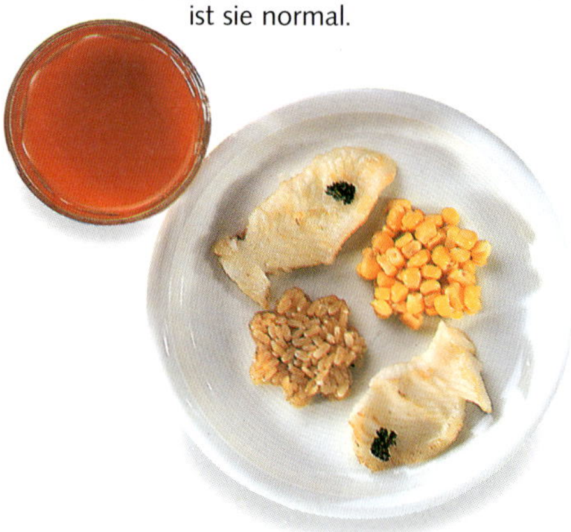

Eine ausgewogene Ernährung
Abwechslung ist der Schlüssel zu einer gesunden Ernährung. Wählen Sie Nahrungsmittel aus jeder Gruppe.

Nahrungsgruppen	Nährstoffe
Brot und Getreidekost Vollkornbrot, Nudeln, Reis	Eiweiß, Kohlenhydrate, B-Vitamine, Eisen und Kalzium
Zitrusfrüchte Orangen, Grapefruit, Zitronen	Vitamine A und C
Fette Butter, Margarine, Planzenöle, Fischöle, Nußöle	Vitamine A und D, lebenswichtige Fettsäuren
Grünes und gelbes Gemüse Kohl, Sprossen, Spinat, Grünkohl, grüne Bohnen, Kürbis, Kopfsalat, Sellerie, Zucchini	Mineralstoffe, einschließlich Kalzium, Fluor, Chrom, Kobalt, Kupfer, Zink, Mangan, Natrium, Kalium und Magnesium
Eiweißreich Hühnchen, Fisch, Lamm, Rind, Schwein, Innereien, Käse, Nüsse, Gemüse	Eiweiß, Fett, Eisen, Vitamine A und D, B-Vitamine, insbesondere B12 (das nur in tierischem Eiweiß vorkommt)
Milch und Milchprodukte Milch, Sahne, Joghurt, Quark, Eis, Käse	Eiweiß, Fett, Kalzium, Vitamine A und D, B-Vitamine
Anderes Gemüse und Obst Kartoffeln, rote Beete, Mais, Karotten, Blumenkohl, Ananas, Aprikosen, Nektarinen, Erdbeeren, Pflaumen, Äpfel, Bananen	Kohlenhydrate, Vitamine A, B und C

und Zitrusfrüchte sind eine gute Vitamin-A- und Vitamin-C-Quelle (siehe Tabelle gegenüber).

Zwischenmahlzeiten

Bis es vier oder fünf Jahre alt ist, braucht Ihr Kind häufigere Zwischenmahlzeiten. Viele Kinder haben unregelmäßig Hunger; sie können drei große Mahlzeiten noch nicht bewältigen. Manche Kinder haben dreimal, andere 14mal am Tag Hunger. Typisch sind allerdings fünf bis sieben Mahlzeiten.

Wichtiger als die Anzahl der Mahlzeiten ist die Frage, was das Kind ißt. Als Regel gilt, daß die Mahlzeiten um so kleiner sein werden, je öfter es ißt. Sie sind vielleicht gewohnt, Zwischenmahlzeiten als etwas „Zusätzliches“ zu betrachten; doch für ein Kind sind sie wesentlicher Bestandteil der Ernährung. Sie sollten nicht verweigert werden. Solange Zwischenmahlzeiten nicht den Appetit auf die Hauptmahlzeiten verderben und nicht zum Ersatz richtiger Mahlzeiten werden, sind sie sehr geeignet, um nach und nach neue Nahrungsmittel einzuführen. Geben Sie Ihrem Kind keine stark raffinierten und verarbeiteten Nahrungsmittel wie Kekse, Süßigkeiten, Kuchen und Eis. Sie enthalten sehr viele Kalorien, aber sehr wenig Nährstoffe. Frisches Obst und Gemüse, Käsewürfel, belegte Vollkornbrote und Fruchtsäfte sind gute, nahrhafte Snacks.

Zwischenmahlzeiten planen Die Zwischenmahlzeiten sollten zu der täglichen Nährstoffversorgung beitragen; überlassen Sie sie also nicht dem Zufall. Planen Sie sie sorgfältig; stimmen Sie Mahlzeiten und Snacks aufeinander ab, so daß Sie jeweils verschiedene Speisen anbieten.

- Milch und Milchmixgetränke sind sehr gute Zwischenmahlzeiten; sie enthalten Eiweiß, Kalzium und viele B-Vitamine. Bis zum Alter von zwei Jahren sollten Sie Vollmilch verwenden; dann können Sie fettarme, aber nicht entrahmte Milch verwenden. Auch frische Fruchtsäfte sind sehr nährstoffreich und enthalten viel Vitamin C. Kaufen Sie keine Fruchtsäfte mit zugesetztem Zucker.

- Manche Speisen werden Ihrem Kind vielleicht langweilig; bieten Sie ihm daher eine reiche Auswahl. Sie können die Snacks auch lustig gestalten: Schneiden Sie Käse oder Brot in lustige Formen, oder zaubern Sie mit Obststücken ein lachendes Gesicht auf ein Butterbrot.

- Ein Nahrungsmittel, das Ihr Kind ablehnt, akzeptiert es vielleicht in anderer Form: Joghurt kann wie Eis gefroren werden. Ein Kind, das Käsebrot verweigert, ißt vielleicht Käse- und Tomatenstücke aus einer Eiswaffel.

- Sie können das Interesse des Kindes am Essen auch wecken, wenn Sie es an der Planung oder gar Zubereitung eines Snacks beteiligen. Es wird voller Stolz ein Sandwich essen, bei dem es z. B. das Obst gewaschen oder das Salatblatt draufgelegt hat oder bei dem es den Belag selbst zusammengestellt hat.

Gewicht eines Jungen

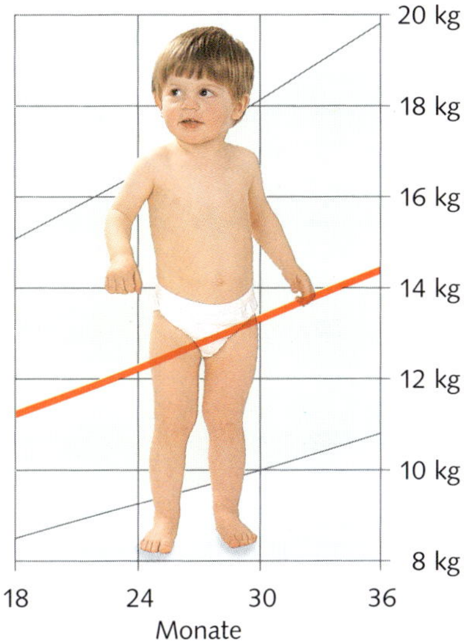

Das Gewicht Ihres Kleinkindes
Ihr Kind wird Wachstumsschübe durchlaufen, die sich durch Phasen geringerer Gewichtszunahme ausgleichen. Liegt sein Gewicht innerhalb der markierten Bandbreite, ist es normal.

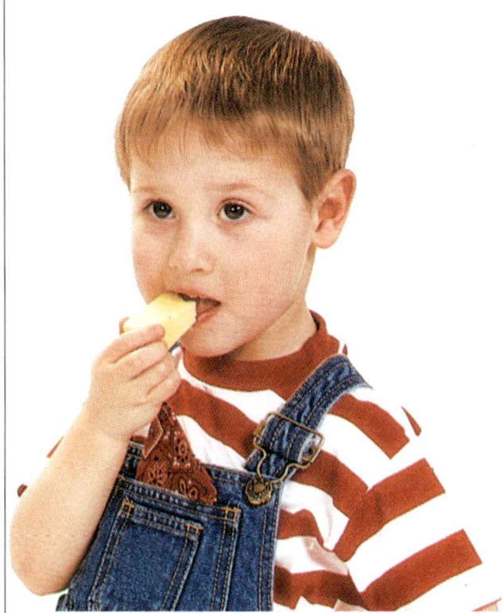

Wenig und oft
Ein Kind braucht mehr Zwischenmahlzeiten als ein Erwachsener, weil es noch keine üppigen Mahlzeiten zu sich nimmt.

Tragbare Sitze

Ihr Kind kann im Hochsitz am Tisch mitessen; es gibt aber auch Sitze, die beweglicher sind und ihm größere Unabhängigkeit verleihen.

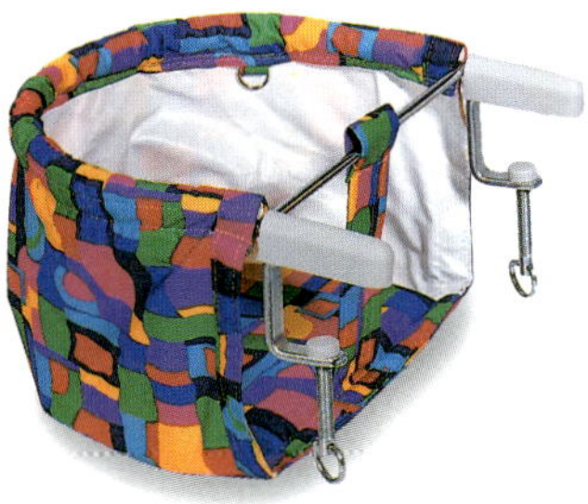

Tischsitze
Diese leicht zusammenklappbaren Sitze sind geeignet für Kinder über sechs Monate. Einige klemmen am Tisch fest, wenn das Kind darin sitzt; andere werden durch Klemmschrauben am Tisch befestigt. Sie sind nicht für alle Tische geeignet, lesen Sie also vor dem Kauf sorgfältig die Empfehlungen des Herstellers.

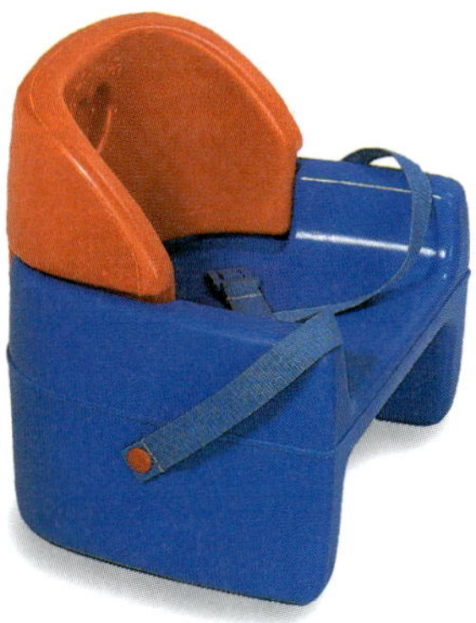

Aufsatz
Dieser Sitz kann auf einem normalen Stuhl befestigt werden. So kann Ihr Kind sicher am Tisch sitzen.

Die Ernährung Ihres Kleinkindes

Im Alter von 18 Monaten ißt Ihr Baby schon mehr oder weniger die gleichen Speisen wie Sie. Zu den Mahlzeiten verzehrt es wahrscheinlich eine drittel bis halbe Erwachsenenportion. Achten Sie darauf, daß es bei jeder Mahlzeit wenigstens ein eiweißhaltiges Nahrungsmittel gibt und täglich vier Portionen Obst und Gemüse. Bemühen Sie sich, eine ausgewogene Mischung der Nahrungsmittel aus den verschiedenen Gruppen in der Tabelle auf S. 66 zusammenzustellen.
Geben Sie Ihrem Kind keine stark gewürzten oder süßen Speisen – es sollte lieber frisches Obst und Joghurt statt Pudding bekommen. Vermeiden sollten Sie auch kleine, harte Stücke, die Ihr Kind verschlucken könnte, z. B. ganze Nüsse oder Popcorn, Obst mit Kernen oder Stiel oder sehr kleine, rohe Obst- oder Gemüsestückchen.

Mit der Familie essen

Jetzt, da Ihr Kleinkind selber ißt, sitzt es liebend gern bei den Mahlzeiten mit der Familie am Tisch. Wenn Sie seine Portion zerdrücken oder kleinschneiden, kann es ohne Hilfe essen. Ein Kind, das viel matscht, kann zuerst abgefüttert werden und darf dann mit einigen Knabbereien am Tisch sitzen bleiben. Schwierige Esser haben bei gemeinsamen Mahlzeiten oft einen besseren Appetit.
Es wird jedoch auch Phasen geben, in denen Ihr Kind bei den Mahlzeiten nicht still sitzen kann. Will es aufstehen, lassen Sie es gehen. Zwingen Sie es nicht aufzuessen, wenn es offensichtlich kein Interesse mehr hat. Es wird dafür bei der nächsten Mahlzeit mehr essen.

Kleckern

Ihr Kind betrachtet die Mahlzeiten auch als Spiel. Es kann nichts Verkehrtes daran finden, das Essen überall zu verteilen. Auch wenn es aussieht, als mache es dies absichtlich, so ist dies doch nur ein Entwicklungsstadium. Mit der Zeit wird seine Koordination besser. Breiten Sie einfach unter dem Hochstuhl Zeitungspapier aus, das Sie nach der Mahlzeit wegwerfen können. Spornen Sie Ihr Kind an, indem Sie „schön“ essen zu einem Spiel machen: Markieren Sie auf dem Tablett durch einen Kreis, wie weit es kleckern darf; hält es sich dran, belohnen Sie es.

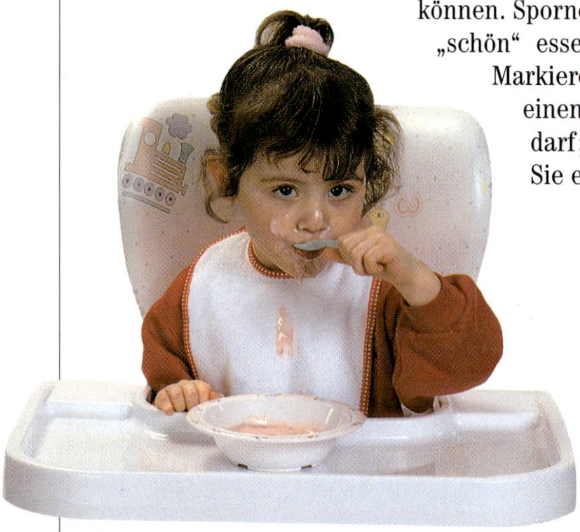

Sauberhalten
Dank Saugnäpfen und leicht waschbarem Plastikgeschirr ist die Kleckerei beim Essen nicht allzu schlimm.

Menü-Planung
Die Menüplanung unten basiert auf drei Hauptmahlzeiten und mehreren Zwischenmahlzeiten. Nimmt Ihr Kind weniger Hauptmahlzeiten und mehr Zwischenmahlzeiten ein, wählen Sie für die Snacks Nahrungsmittel, die Sie sonst zu den Hauptmahlzeiten serviert hätten.

Menüvorschläge – Alter 18 Monate

1. Tag	2. Tag	3. Tag
Frühstück	**Frühstück**	**Frühstück**
1/2 Scheibe Vollkorntoast	25 g Frühstücksflocken mit 1/2 Tasse Milch	1 Tasse verdünnter Fruchtsaft
1 kleingeschnittenes hartes Ei	1 Tasse verdünnter Fruchtsaft	1 Eßlöffel Babymüsli mit 50 ml Milch
1 Tasse verdünnter Fruchtsaft	Birnenstücke ohne Schale	1/2 zerdrückte Banane
	1/2 Scheibe Vollkorntoast	1 kleiner Becher Fruchtjoghurt
Mittagessen	**Mittagessen**	**Mittagessen**
50 g weißer Fisch	1 Frikadelle aus Rindfleisch mit Vollkornbrötchen	1 Käsesandwich mit Vollkornbrot
50 g brauner Reis (Trockengewicht)	30 g gedämpfter Brokkoli	Rohe Karottenstücke
1 Eßlöffel Mais	1 mittlere Tomate	Apfelschnitze ohne Schale
1 Tasse verdünnter Fruchtsaft	1 Tasse verdünnter Fruchtsaft	1 Tasse Milch
Zwischenmahlzeiten	**Zwischenmahlzeiten**	**Zwischenmahlzeiten**
1 Tasse Wasser	1 Tasse Milch	1 Orange in Schnitzen
1 kleiner Joghurt	Einige ungesüßte Vollkornkekse	1 kleiner Becher Quark
1 Banane	1 Tasse Wasser	1 Tasse verdünnter Fruchtsaft
1 Vollkornbrötchen	1 Stück Reiskuchen	1 Packung ungesalzene Chips
Abendessen	**Abendessen**	**Abendessen**
50–75 g Blumenkohl mit 50 g geriebenem Käse	1/2 Vollkornbrötchen	2 Sardinen (nicht in Öl)
50 g dicke Bohnen	50 g Gemüse	50 g weiße Bohnen
50 g Hühnerfleisch ohne Haut	50 g kleingeschnittene Leber	1 mittlere Tomate
1/2 Banane, gemixt mit 1 Tasse Milch	50 g Vollkornnudeln (Trockengewicht)	1 Tasse Milch
1 kleines Vollkornbrötchen	1 Tasse Wasser	

Essen macht Spaß

Wenn Sie die Mahlzeiten zu einem lustigen Erlebnis machen, probiert Ihr Kleinkind bestimmt auch neue Speisen. Lustige Speisen müssen in der Zubereitung nicht schwierig oder zeitaufwendig sein; gefragt ist nur ein wenig Phantasie.

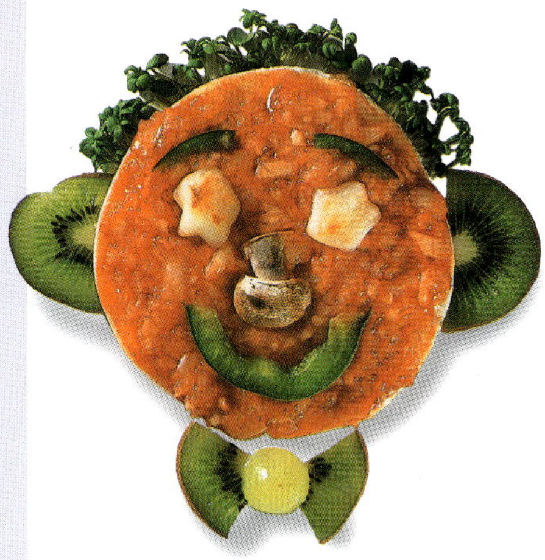

Lachendes Pizza-Gesicht
Käse, Gemüse und frisches Obst werden auf der Pizza dekorativ angeordnet. Das wirkt sehr appetitanregend und bietet Ihrem Kind eine nährstoffreiche Mahlzeit.

Probleme mit dem Essen

Manche Kinder werden als „schwierige Esser“ bezeichnet. Oft liegt die eigentliche Schwierigkeit aber in der Erwartungshaltung der Eltern. Das Kind soll ein Eßverhalten zeigen, das nicht seinen Bedürfnissen entspricht. Wenn Sie Eßprobleme mit Einfühlungsvermögen und Flexibilität angehen, legen sie sich meist. In einigen Fällen liegt ein echtes Problem zugrunde, z. B. eine Unverträglichkeit oder eine Allergie auf bestimmte Nahrungsmittel. Dann sollten Sie den Arzt konsultieren. Versuchen Sie niemals, eine Nahrungsmittelallergie alleine aufzuspüren; Ihr Kind könnte Schaden nehmen, wenn Sie ihm bestimmte Nahrungsmittel vorenthalten.

Lieblingsspeisen

Im zweiten Lebensjahr beginnt Ihr Kind, seine Vorliebe und Abneigung gegen bestimmte Speisen zu zeigen. Es kommt sehr häufig vor, daß Kinder zeitweise nur eine einzige Speise essen und alles andere ablehnen. Vielleicht ißt Ihr Kind eine Woche lang nur Joghurt und Obst; danach lehnt es vielleicht Joghurt rigoros ab und ißt nur noch Käse und Kartoffelbrei. Streiten Sie deswegen nicht mit Ihrem Kind. Bestehen Sie auch nicht darauf, daß es bestimmte Speisen ißt. Kein einzelnes Nahrungsmittel ist unverzichtbar für Ihr Kind; es gibt immer einen gleichwertigen Ersatz für das ungeliebte Nahrungsmittel. Solange Sie Ihrem Kind eine reiche Auswahl an Nahrungsmitteln anbieten, ist eine ausgewogene Ernährung gesichert. Es ist weit besser, wenn es etwas ißt, was es mag – selbst wenn Sie diese Speise mißbilligen – als daß es gar nichts ißt. Allerdings müssen Sie darauf achten, daß Ihr Kleinkind nicht alle Nahrungsmittel aus einer bestimmten Gruppe verweigert – z. B. alle Obst- oder Gemüsesorten. Denn dann wird die Ernährung einseitig. In diesem Fall müssen Sie andere Wege suchen, dem Kind Obst und Gemüse schmackhaft zu machen, z. B. indem Sie es anders zubereiten oder attraktiv anrichten (s. S. 69).
Verschwenden Sie nicht viel Zeit für die Zubereitung von Speisen, die Ihr Kleinkind voraussichtlich sowieso verweigert. Sie werden nur ärgerlich sein, wenn es sie nicht ißt. Gönnen Sie daher sich selbst und Ihrem Kind eine Abwechslung, indem Sie Speisen kochen, die es gerne ißt.
Versuchen Sie nicht, ein ungeliebtes Nahrungsmittel unter eine andere Speise zu mogeln. Sie sollten Ihr Kind auch nicht damit bestechen, daß es seine Lieblingsspeise bekommt, wenn es das ungeliebte Nahrungsmittel ißt; zum Schluß verweigert es nur noch weitere Speisen. Bieten Sie ein neues Nahrungsmittel nur an, wenn Ihr Kind hungrig ist; dann wird es das Ungewohnte eher probieren. Zwingen Sie das Kind niemals, etwas zu essen, was es nicht mag. Sobald es merkt, daß Ihnen seine Mahlzeiten sehr am Herzen liegen, wird es das Essen als Machtinstrument benutzen.

Nahrungsverweigerung

Verweigert Ihr Kind das Essen, kann dies ein erstes Zeichen sein, daß es ihm nicht gutgeht: Beobachten Sie es daher sorgfältig. Sieht es blaß aus, ist quengelig und anhänglicher als gewöhnlich, messen Sie seine Temperatur (s. S. 278). Wenn Sie sich Sorgen machen, sprechen Sie mit dem Arzt.
Gelegentlich mag Ihr Kind auch viel zwischendurch gegessen oder vor der

Übergewicht

In den Wohlstandsländern ist Übergewicht das verbreitetste Ernährungsproblem bei Kindern. Doch die meisten pummeligen Kinder sind medizinisch gesehen nicht übergewichtig. Solange sie gesund und aktiv sind, brauchen sie keine ärztliche Betreuung.

Wenn Sie Ihr Kind für übergewichtig halten – d. h. es ist deutlich dicker als seine Freunde – fragen Sie Ihren Arzt. Er kann Ihnen sagen, ob das Gewicht Ihres Kindes überhalb der Norm liegt.

Die häufigsten Ursachen für Übergewicht sind eine schlechte Ernährungsweise und zuwenig Bewegung. Am besten hilft man dem Kind, wenn die ganze Familie gesünder ißt: weniger Fett und Zucker, mehr frisches Obst und Gemüse und mehr unraffinierte Kohlenhydrate.

Ihr Ziel darf nicht sein, daß Ihr Kind abnimmt, sondern daß sein Gewicht konstant bleibt, während es wächst. Beachten Sie die folgenden Richtlinien:

- Backen, grillen und kochen Sie Nahrungsmittel anstatt sie zu schmoren oder braten.
- Geben Sie Ihrem Kind gegen den Durst Wasser oder verdünnten Fruchtsaft. Geben Sie ihm niemals gesüßte Getränke.
- Als Zwischenmahlzeiten sind Vollkornbrot, rohes Gemüse und Obst geeignet.
- Vollkornbrot und -nudeln sowie Naturreis sind sättigender als Weißmehlprodukte.
- Ermuntern Sie Ihr Kind zur Aktivität, und tollen Sie selbst mit ihm herum.
- Kein Kind braucht mehr als 250 ml Milch am Tag. Ein übergewichtiges Kind, das älter ist als ein Jahr, kann entrahmte oder fettarme Milch trinken.

Mahlzeit Milch getrunken haben und deshalb nicht den üblichen Appetit haben. Solange die Zwischenmahlzeiten nährstoffreich sind, besteht kein Anlaß zur Sorge. Ihr Kind wird immer so viel essen, wie es wirklich braucht. Wenn Sie darauf bestehen, daß es ißt, werden die Mahlzeiten zu einem Kampf, den Sie immer verlieren werden.

Nahrungsmittelunverträglichkeit

Die Unfähigkeit, bestimmte Nahrungsmittel vollständig zu verdauen, muß von einer echten Nahrungsmittelallergie unterschieden werden. Eine Unverträglichkeit entsteht, wenn das Verdauungssystem wichtige Enzyme, die die Nahrungsmittel im Körper aufspalten, nicht produziert. Eine der häufigsten Formen einer Nahrungsmittelunverträglichkeit bei Kindern ist die Laktoseintoleranz – die Unfähigkeit, den Zucker in der Milch zu verdauen. Das Enzym, in diesem Fall Laktase, fehlt entweder von Geburt an oder seine Produktion wird durch eine Darmerkrankung wie Gastroenteritis gestört. Helle, voluminöse, übelriechende Stühle sind charakteristisch für die Erkrankung. Manchmal tritt eine Nahrungsmittelunverträglichkeit aus unbekannten Gründen auf. Hat Ihr Kind häufig Durchfall, Übelkeit oder Schmerzen nach dem Verzehr eines bestimmten Nahrungsmittels, kann eine Unverträglichkeit die Ursache sein. Das beste Heilmittel ist, das betreffende Nahrungsmittel zu meiden. Nach ärztlicher Anweisung können Sie eine Eliminationsdiät durchführen und andere Ursachen ausschließen.

Nahrungsmittelallergie

Die meisten vermuteten Nahrungsmittelallergien stellen sich als eine Unverträglichkeit heraus. Manchmal ist auch Nervosität von Mutter und Kind die Ursache. Eine wirkliche Nahrungsmittelallergie ist selten; sie tritt auf, wenn das Immunsystem des Körpers eine übertriebene Reaktion auf ein Eiweiß oder eine Chemikalie, die es als „fremd" deutet, auslöst. Eine Allergie ist quasi ein Schutzmechanismus; zu den Symptomen können Kopfschmerzen, Übelkeit, Erbrechen, Ausschlag, Pickel und das Anschwellen von Mund, Zunge, Gesicht und Augen gehören.

Anfangs produziert das Allergen – die Substanz, die die Reaktion auslöst – oft nur leichte Symptome; doch wenn das Kind das betreffende Nahrungsmittel immer wieder zu sich nimmt, können die Symptome schwerwiegender werden. Nahrungsmittel, die häufiger Allergien auslösen sind Weizen, Schellfisch, Erdbeeren, Schokolade, Eier und Kuhmilch.

In den achtziger Jahren standen Allergien im Zentrum der Aufmerksamkeit; sie wurden auch für Verhaltensauffälligkeiten bei Kindern verantwortlich gemacht. Neuere Studien legen Zweifel an dieser These nahe: Viele Eltern berichteten weiterhin über Verhaltensauffälligkeiten, selbst wenn das vermutete Nahrungsmittel dem Kind ohne ihr Wissen vorenthalten wurde. In manchen Fällen ist bewiesen, daß Nahrungsmittel das Verhalten verursachten, aber weitaus häufiger ist auffallendes Verhalten ein Weg, fehlende Liebe und Aufmerksamkeit von den Eltern einzufordern.

Sie sollten niemals versuchen, eine Nahrungsmittelallergie auf eigene Faust ohne ärztlichen Rat aufzuspüren. Erst eine eindeutige Diagnose eines allergologisch tätigen Kinderarztes kann bestätigen, daß eine Allergie besteht.

Wenn Ihr Kind krank ist

Appetitlosigkeit ist oft eines der ersten Anzeichen einer Krankheit; bei einer kurzzeitigen Erkrankung ist Fasten aber nicht besorgniserregend.

- Ihr Kind muß viel Flüssigkeit zu sich nehmen, insbesondere wenn es erbricht oder Durchfall hat.
- Die meisten Ärzte empfehlen, bei Gastroenteritis keine Milchgetränke zu geben.
- Eine spezielle Krankendiät ist nicht notwendig; bei verdorbenem Magen sollte das Kind allerdings auf reichhaltige oder schwere Speisen verzichten.
- Bieten Sie ihm seine Lieblingsspeisen an, um es aufzuheitern. Geben Sie ihm kleinere Portionen als normal. Weil Ihr Kind ruht, hat es wahrscheinlich auch keinen Hunger.

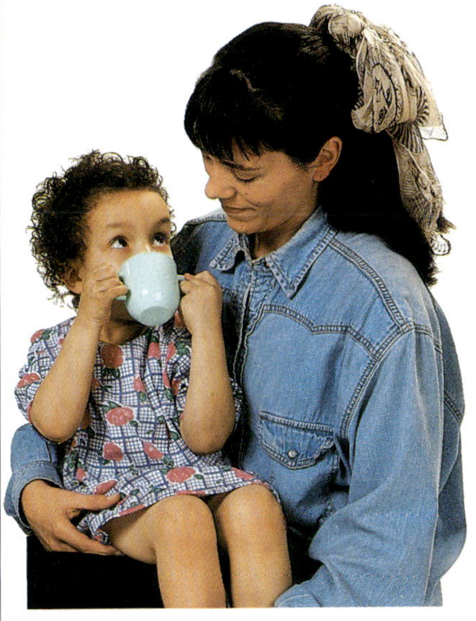

Viel trinken
Ein krankes Kind hat meist wenig Appetit; achten Sie aber darauf, daß es viel trinkt. Bieten Sie ihm sein Lieblingsgetränk an.

Kindergartenalter

Extravergnügungen und Belohnungen

Alle Eltern wissen, daß es Situationen gibt, in denen man gutes Benehmen belohnen muß oder eine „Bestechung" als Gegenleistung für eine Zusammenarbeit anbieten muß.

Süßigkeiten mögen als geeignetste Form der Belohnung erscheinen, denn alle Kinder lieben sie. Doch wenn Sie regelmäßig Süßigkeiten als Belohnung geben, ist Ihre kritische Einstellung zu Süßigkeiten bald nicht mehr glaubwürdig. Es gibt keine allgemeingültigen Richtlinien und auch keinen Grund, warum Sie Ihr Kind nicht gelegentlich mit Süßigkeiten belohnen sollten. Sie sollten aber immer deutlich machen, daß dies eine Ausnahme ist.

Suchen Sie aber auch andere Formen der Belohnung: ein Lieblingsjoghurt, ein kleines Spielzeug oder einige Buntstifte, ein ausgiebiges Bad oder eine besondere Gutenachtgeschichte.

Ich halte nichts von einer totalen Verbannung aller Süßigkeiten. Dies kann ein Kind dazu verleiten, heimlich zu naschen und unaufrichtig zu werden.

Besser finde ich die Rationierung von Süßigkeiten. Bei meinen eigenen Kindern funktionierte diese Methode gut. Wenn Sie Ihrem Kind nach dem Mittagessen und nach dem Abendessen jeweils eine Süßigkeit zugestehen, fördern Sie seine Selbstkontrolle und gesunde Eßgewohnheiten. Sie sollten es aber dazu anhalten, danach regelmäßig die Zähne zu putzen; dann entwickelt es auch eine gute Mundpflege.

Essen und Ernährung

Ihr Kindergartenkind wird weitgehend dasselbe essen wie Sie. Seine Ernährung sollte im Einklang mit den Eßgewohnheiten der ganzen Familie stehen: Vielleicht hat die Beschäftigung mit den Bedürfnissen Ihres Kindes sogar dazu geführt, daß Sie Ihre eigene Ernährung verbessert haben. In diesem Alter machen Sie sich weniger Gedanken darüber, ob Ihr Kind die richtigen Nahrungsmittel in den richtigen Mengen zu sich nimmt. Vielmehr bemühen Sie sich nun, ihm Manieren beizubringen, damit es sich bei den Mahlzeiten wie ein Erwachsener benimmt. Jetzt lernt es die Tischmanieren, die ihm noch als Erwachsener eigen sein werden. Auch hier gilt, daß das gute Vorbild der Eltern erzieherisch den größten Erfolg hat und viel wertvoller ist als alle „Predigten".

Das Essen als gemeinsames Erlebnis in der Familie

In vielen Familien bedeuten die Mahlzeiten viel mehr als Sättigung des Hungers. Sie sind ein sozialer Treffpunkt; alle Familienmitglieder sitzen beisammen, tauschen Neuigkeiten aus und genießen das Zusammensein. Für ein kleines Kind bedeuten diese Fixpunkte einen wichtigen Lernprozeß; es lernt den sozialen Aspekt der Mahlzeiten schätzen. Sein eigenes Verhalten am Tisch wird zum größten Teil davon geprägt, wie die anderen Familienmitglieder essen – in viel stärkerem Maße als durch Ermahnungen. Jede Familie hat ihre eigenen Verhaltensregeln. Wichtig ist, daß das Kind lernt, sich einzufügen; nur so kann die Familie ihre Mahlzeiten gemeinsam genießen, ohne ständig durch schlechte Manieren oder Provokationen herausgefordert zu werden. Die Mahlzeit sollte in einer entspannten, freudigen Atmosphäre stattfinden.

Seit Ihr Kind zum ersten Mal in seinem Hochstuhl am gemeinsamen Tisch gesessen hat, hat es beobachtet und gelernt. Es will die Speisen, die Sie essen, versuchen und sich an der Unterhaltung beteiligen. Lassen Sie Ihr Kind so oft wie möglich beim gemeinsamen Essen dabeisein. Spornen Sie es an, wenn es versucht, Ihrem (guten) Beispiel zu folgen. Loben Sie es zum Beispiel, wenn es um eine Speise bittet, anstatt sie vom anderen Ende des Tisches grapschen zu wollen. Kinder lernen ganz natürlich und einfach durch das Vorbild. Sie werden schnell die Verhaltensnormen, die die übrige Familie beachtet, übernehmen. Wartet man in Ihrer Familie z. B. nicht ab, bis alle fertiggegessen haben, sondern steht jeder vom Tisch auf, wann er will, dann werden Sie Ihr Kind kaum überzeugen können, stillzusitzen und abzuwarten.

Bei bestimmten Gelegenheiten erwarten Sie, daß sich Ihr Kind bei den Mahlzeiten besonders gut benimmt – gewöhnlich wenn Besuch da ist. Lassen Sie es auch an der Vorfreude auf das nicht alltägliche Essen teilhaben, zum Beispiel indem es beim Tischdecken helfen darf. Wenn es versteht, daß eine Gelegenheit spezielle Vorbereitungen erfordert, kann es leichter verstehen, warum es sich besonders gut benehmen soll. Dann wird es bereitwilliger auf Ihre Wünsche eingehen. Und immer wieder sind Eltern erstaunt, wie „gesittet" sich ihr Kind bei besonderen Anlässen benehmen kann.

Entspannte Mahlzeiten

Die gemeinsamen Mahlzeiten dürfen keinesfalls zum Austragungsort familiärer Konflikte werden. Zwischen Essen und Liebe wird oft ein sehr enger Zusammenhang gesehen; wird wegen des Essens gestritten, so spielen oft Spannungen aufgrund anderer Konflikte hinein. In solchen Fällen kann das Essen und das Eßverhalten – zum Beispiel die Nahrungsverweigerung – zu einer Waffe werden, mit der das Kind Aufmerksamkeit erzwingen möchte oder Wut, Kummer und viele andere Empfindungen ausdrückt. Deshalb sollte man keine allzu strengen Tischsitten einführen, die das Kind unnötig belasten. Die Mahlzeiten sollten möglichst entspannt verlaufen und dürfen nicht zum Ort täglicher Kämpfe werden. Bestehen Sie nur auf den Tischmanieren, die Ihnen wirklich wichtig sind; besondere Verhaltensformen können Sie Ihrem Kind auch später noch beibringen.

Auswärts essen

Ein kleines Kind kann nur das essen, was die Mutter ihm vorsetzt. Ein älteres Kind hat jedoch bald ausgeprägte Vorlieben und findet oft auch Möglichkeiten, an seine Lieblingsspeisen zu gelangen. Wenn das Kind immer mal wieder bei Freunden ißt oder im Kindergarten vespert, können Sie natürlich nicht jeden Bissen kontrollieren; Kinder sind sehr kreativ, wenn es darum geht, das Vesper mit dem Freund zu tauschen oder die Oma oder eine Tante um Süßigkeiten anzugehen. Versuchen Sie dennoch sicherzustellen, daß die guten Eßgewohnheiten, die es zu Hause erlernt hat, außer Haus nicht ständig außer Kraft gesetzt werden. Bitten Sie vor allem Freunde und Verwandte, bei denen Ihr Kind öfters mal zu Besuch ist, ihm nur gesunde Knabbereien zu geben.

Bevor Ihr Kind morgens in den Kindergarten oder eine Spielgruppe geht, geben Sie ihm ein gutes Frühstück. Für die Vesperpause bekommt es ein Stück Obst oder ein belegtes Vollkornbrot mit.

Kinder probieren oft neue Nahrungsmittel aus, wenn ihre Freunde diese mögen. Vielleicht ist das auch bei Ihrem Kind so, und es knabbert plötzlich mit Begeisterung rohe Karotten oder Äpfel wie die Freundin. Leider kann der Einfluß aber auch nachteilig sein: wenn viele Kinder als Pausensnack Schokoriegel und ähnliches mithaben, beginnt bald das Gemecker beim eigenen Kind. Vielleicht können Sie im Kindergarten anregen, daß Süßigkeiten nur bei besonderen Anlässen wie Geburtstagen mitgebracht werden dürfen.

Pommes, Hamburger und Limonade

Versuchen Sie, nicht allzuoft in den Schnellimbiß zu gehen, wenn Sie unterwegs mit Ihren Kindern eine Kleinigkeit essen wollen. Hamburger, Pommes frites und Limonaden enthalten viel Salz, Fett oder Zucker und relativ wenig Nährstoffe. Nehmen Sie auf Ausflüge lieber ein gesundes Picknick mit wie belegte Brote, Obst und Gemüsestücke. Natürlich dürfen Sie Ihrem Kind gelegentlich einen Hamburger und Pommes frites erlauben – aber machen Sie deutlich, daß dies eine Ausnahme ist. In meiner Familie ging man einmal die Woche in ein Schnellrestaurant, und zwar samstags. Damit war jeder zufrieden und ein Hamburger pro Woche schadet der Gesundheit nicht.

Essen gehen

Sie werden mit Ihrem Kind immer wieder einmal außer Haus essen. Mit etwas Vorbereitung wird daraus eine angenehmes Erlebnis.

- Versuchen Sie im voraus festzustellen, welche Annehmlichkeiten es für Kinder gibt. Wenn Sie einen Tisch bestellen, geben Sie an, daß Sie kleine Kinder mitbringen. Fragen Sie, ob es ein Spielzimmer und einen Hochstuhl gibt.
- Kindermenus sind oft sehr eintönig – Schnitzel mit Pommes oder Bratwurst sind die Regel. Fragen Sie statt dessen, ob Sie eine kleine Portion eines normalen Gerichts bestellen können.
- Die meisten Kinder gehen gerne ins Restaurant essen. Beteiligen Sie Ihr Kind voll an dem Ereignis: Lassen Sie es sein Gericht auswählen und selbst bestellen.
- Wenn Sie einen Tischsitz haben, bringen Sie ihn mit. Solange Ihr Kind noch Schwierigkeiten hat, aus einem normalen Glas zu trinken, können Sie seine Lerntasse mitbringen.
- In vielen Restaurants sind Kinder willkommen; manchmal gibt es für sie eine besondere Aufmerksamkeit, z. B. Strohhalme, Malutensilien zur Beschäftigung und zum Nachtisch einen Lutscher.

Jüngeres Baby

Das Baby hinlegen

Während der ersten drei Lebensmonate sollten Sie Ihr Baby immer auf den Rücken legen.

In den letzten Jahren haben Untersuchungen gezeigt, daß in der Bauchlage ein höheres Risiko des „plötzlichen Säuglingstods“ besteht als in der Rückenlage. Die Veröffentlichung dieser Ergebnisse hat in Großbritannien zu einem signifikanten Rückgang der Fälle von „plötzlichem Säuglingstod“ geführt; es gab in fünf Jahren eine Verringerung um 50 Prozent.

Der Umgang mit dem Baby

Ein Neugeborenes erscheint sehr verletzlich und zerbrechlich, ist aber robuster, als Sie denken. Mit dieser Gewißheit im Hinterkopf können Sie Ihrem Kind Vertrauen statt Unsicherheit vermitteln. Zum Wohl des Kindes und zu Ihrer eigenen Beruhigung müssen Sie sich im Umgang mit dem Baby sicher fühlen. Sie müssen in der Lage sein, Ihr Baby beim Baden, Anziehen und Füttern sicher zu halten.

Mit dem Baby umgehen

Wenn Sie Ihr Baby bewegen, muß dies so langsam, sachte und ruhig wie möglich geschehen. Sie werden feststellen, daß Sie Ihr Baby instinktiv nahe am Körper halten, in seine Augen schauen und beruhigend auf es einreden. Es ist erwiesen, daß jedes Kind von einem intimen körperlichen Kontakt profitiert, insbesondere, wenn es dabei das vertraute Geräusch des mütterlichen Herzschlags hören kann. So nehmen zum Beispiel Frühgeborene mehr zu, wenn man sie auf Kuscheldecken statt auf glatte Decken legt; Schmusedecken vermitteln ihnen das Gefühl, berührt zu werden. Ihr Neugeborenes fühlt sich bei jedem Hautkontakt geborgen, am meisten jedoch, wenn Sie beide nackt im Bett liegen. Dabei kann es Ihre Haut riechen und fühlen und Ihr Herz schlagen hören. Beim Zusammensein mit dem Vater wird es dabei auch mit dessen Geruch vertraut.

Beim Hochnehmen und Hinlegen Ihres Babys müssen Sie immer seinen Kopf abstützen. Bis es ungefähr vier Wochen alt ist, hat es nur wenig Kontrolle über seinen Kopf. Fällt der Kopf nach hinten, meint es zu fallen; sein Körper schnellt hoch, es wirft Arme und Beine im Moro-Reflex (s. S. 20) nach außen.

Das Baby hochnehmen

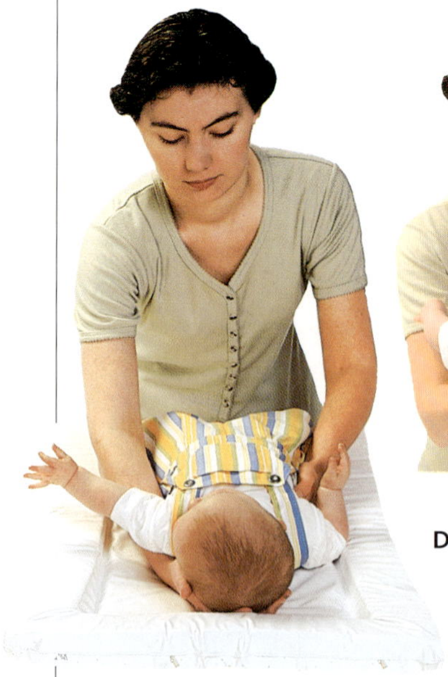
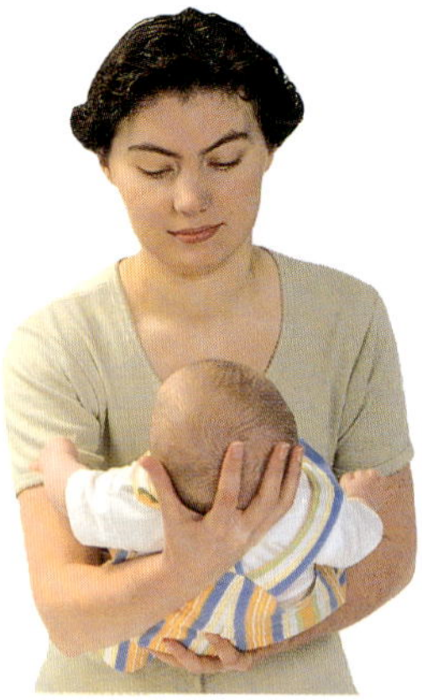
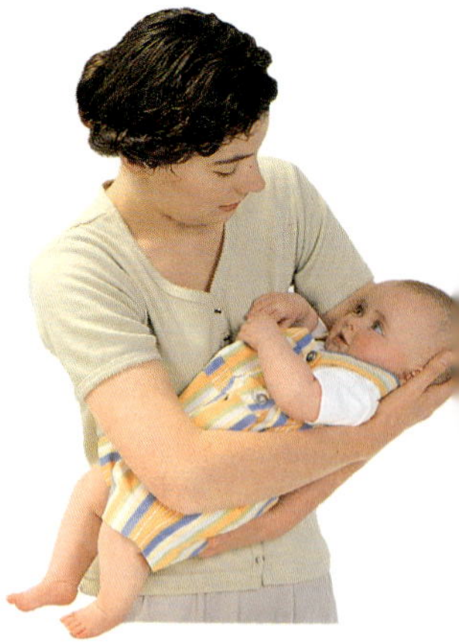

Das Baby aufnehmen
Schieben Sie eine Hand unter seinen Hals und die andere unter den Rücken und Po, um es sicher abzustützen. Nehmen Sie es vorsichtig und ruhig hoch, und bringen Sie es in eine Tragehaltung.

Wenn Sie Ihr Baby anlegen oder hochnehmen, muß Ihr Arm seine Wirbelsäule, Hals und Kopf abstützen. Vielleicht mögen Sie Ihr Baby gerne einwikkeln: Wickeln Sie es fest in einen Schal oder eine Decke, so daß der Kopf abgestützt ist und die Arme fest am Körper liegen. Wenn es erst im Bettchen liegt, können Sie es vorsichtig auswickeln. Dieses feste Einwickeln vermittelt dem Baby ein Gefühl der Sicherheit; auch ein unruhiges Baby kann so zur Ruhe gebracht werden.

Das Baby tragen

Sie können das Kind in Ihre Armbeuge legen. Der Kopf liegt, etwas erhöht, auf Ihrem Oberarm, der Körper wird von Ihrem Unterarm und Ihrer Hand gehalten. Mit der anderen Hand können Sie zusätzlich Po und Beine abstützen. In dieser Haltung kann Ihr Baby Ihr Gesicht sehen, während Sie mit ihm sprechen und es anlächeln.

Die zweite Möglichkeit besteht darin, das Baby oben an Ihrer Brust zu halten. Sein Kopf liegt, unterstützt durch Ihre Hand, auf Ihrer Schulter. Sein Körper wird durch Ihren Unterarm gehalten. Die andere Hand bleibt frei. Sie können damit aber auch den Po des Babys abstützen oder Ihr Gleichgewicht ausbalancieren. Ihr Gleichgewichtsgefühl wird sich verändern, bis Sie sich an das Tragen des Babys gewöhnt haben.

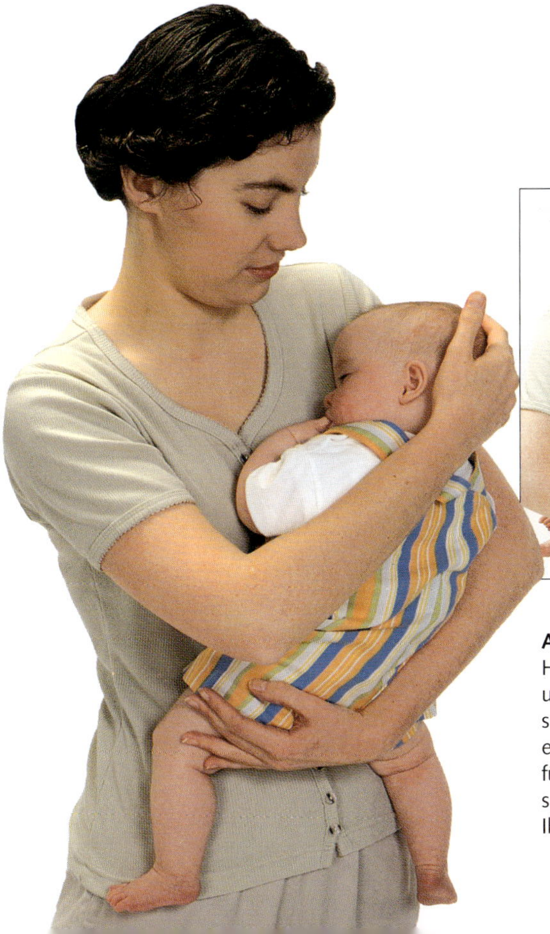

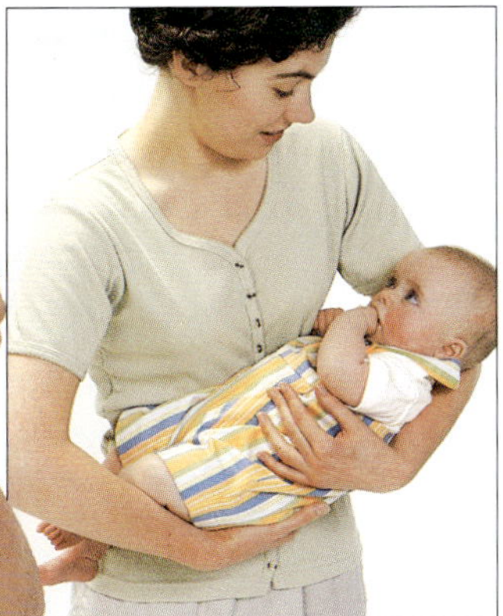

Abstützen und wiegen
Halten Sie den Kopf des Babys, und stützen Sie beim Tragen seinen ganzen Körper ab. Wird es nahe am Körper getragen, fühlt es sich sicher und entspannt, insbesondere wenn es Ihr Gesicht sehen kann.

Tragesitze

Neugeborene werden am besten in Tragesitzen am Bauch getragen; dort fühlen sie sich geborgen und sicher.

- Wählen Sie einen Tragesitz mit waschbarem Bezug aus, da er beim Gebrauch schmutzig werden wird.
- Der Sitz muß für Sie wie für Ihren Partner einfach anzulegen und bequem zu tragen sein. Probieren Sie ihn vor dem Kauf zusammen mit dem Baby aus.
- Der Tragesitz sollte Kopf und Nacken des Babys abstützen und es sicher bergen; es darf an den Seiten nicht herausrutschen können.
- Die Schulterriemen müssen breit genug sein, um das wachsende Gewicht des Babys aufzufangen. Breite Riemen sind auch beim Tragen bequemer.
- Immer wieder hört man, ein Baby solle nicht im Sitz getragen werden, bis es den Kopf selbst halten kann. Das stimmt nicht. Benutzen Sie einen Tragesitz, sobald es Ihnen und Ihrem Baby gefällt.

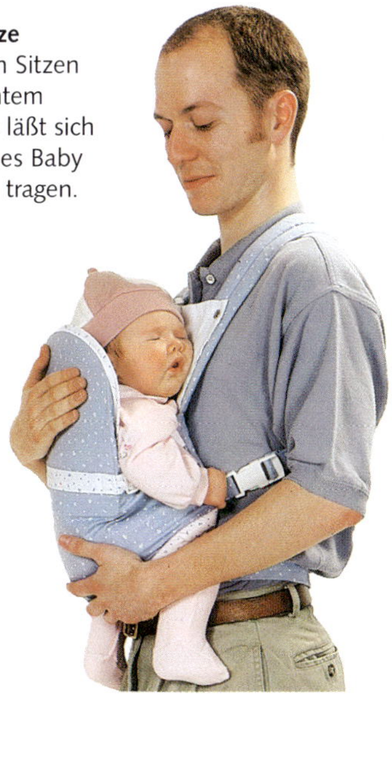

Tragesitze
In diesen Sitzen aus leichtem Gewebe läßt sich ein kleines Baby bequem tragen.

Der Nutzen für die Eltern

Massage ist eine wunderbare und wertvolle Betätigung, die für Sie und Ihren Partner ebenso gewinnbringend ist wie für Ihr Baby.

- Das Massieren des Neugeborenen unterstützt den Bindungsprozeß zwischen Ihnen und Ihrem Kind.
- Wenn Sie ängstlich sind oder wenig Erfahrung mit Kindern haben, gewinnen Sie bei der Massage Sicherheit im Umgang mit dem Baby.
- Massage ist eine ideale Methode, ein unruhiges Baby zu beruhigen. Ihre entspannende Wirkung trägt auch dazu bei, Ihre Nerven zu beruhigen.
- Sie werden feststellen, daß das Massieren der weichen, zarten Babyhaut ein sensuelles Erlebnis für Sie beide ist.

Babymassage

Massage ist für ein Baby ebenso angenehm wie für einen Erwachsenen: Sie ist entspannend, kann ein quengeliges Baby beruhigen und ist eine wunderbare Methode, Liebe zum Ausdruck zu bringen. Wenn Sie Ihr Baby jeden Tag massieren, wird es ihm bald zur Gewohnheit; es wird seine Freude zeigen, sobald Sie beginnen. Auch ein älteres Kind können Sie massieren; durch eine Massage läßt sich ein aufgeregtes Kleinkind oftmals beruhigen. Schaffen Sie vor Beginn eine entspannte Atmosphäre. Da die Massage für Sie beide eine neue Erfahrung ist, kann jede Ablenkung die Stimmung verderben und das Baby aufregen. Wählen Sie einen Zeitpunkt, zu dem niemand da ist, und stecken Sie das Telefon aus. Der Raum sollte behaglich und warm sein. Legen Sie Ihr Baby auf ein angewärmtes Handtuch, ein Schaffell oder auf Ihren Schoß. Massieren Sie vom Kopf abwärts, mit leichten, gleichmäßigen Strichen. Achten Sie darauf, daß beide Körperseiten symmetrisch massiert werden. Halten Sie während der Massage Augenkontakt zu Ihrem Baby, und reden Sie ruhig und liebevoll mit ihm.

Eine Massage geben

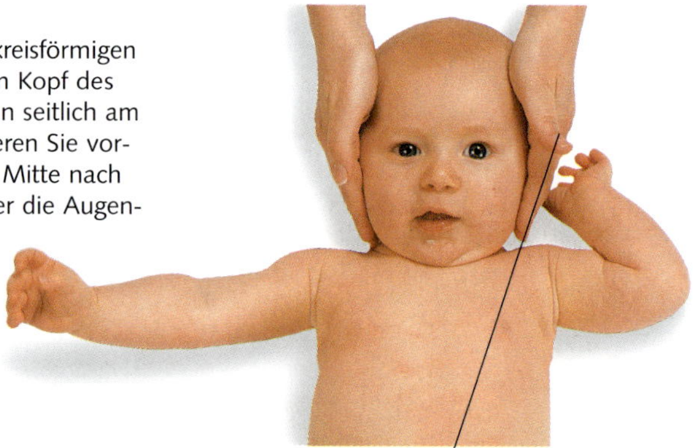

Kopf
Beginnen Sie mit einer kreisförmigen Bewegung oben auf dem Kopf des Babys; streichen Sie dann seitlich am Gesicht hinunter. Massieren Sie vorsichtig die Stirn von der Mitte nach außen; streichen Sie über die Augenbrauen und Wangen und zum Schluß um die Ohren.

Achten Sie darauf, beide Seiten des Körpers symmetrisch zu massieren

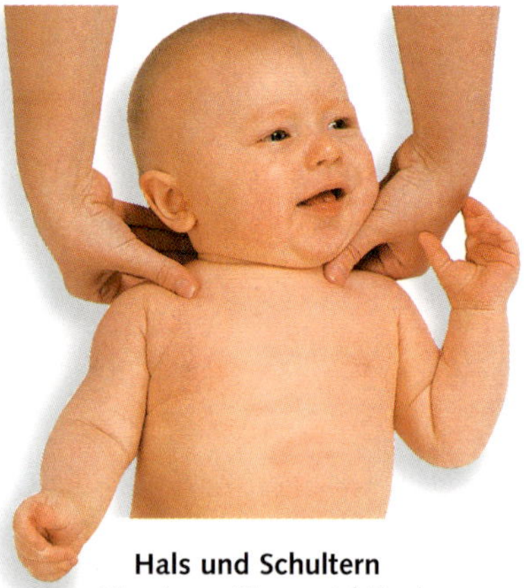

Hals und Schultern
Massieren Sie vorsichtig den Hals des Babys von den Ohren bis zu den Schultern und vom Kinn bis zur Brust. Dann streichen Sie vom Hals über die Schultern nach außen.

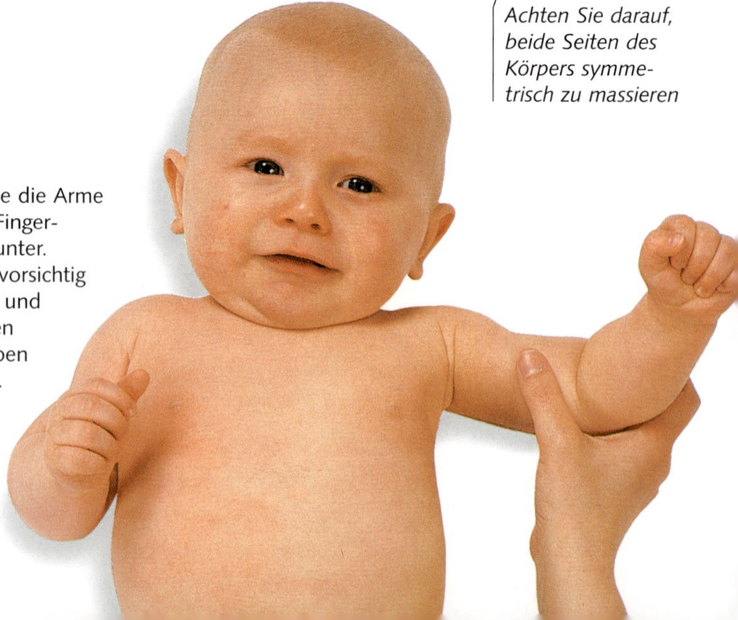

Arme
Streichen Sie die Arme bis zu den Fingerspitzen hinunter. Kneten Sie vorsichtig mit Fingern und Daumen den Arm von oben nach unten.

Brust und Bauch
Streichen Sie vorsichtig über die Brust nach unten, indem Sie dem Verlauf der Rippen folgen. Reiben Sie den Bauch mit einer kreisförmigen Bewegung, vom Nabel nach außen.

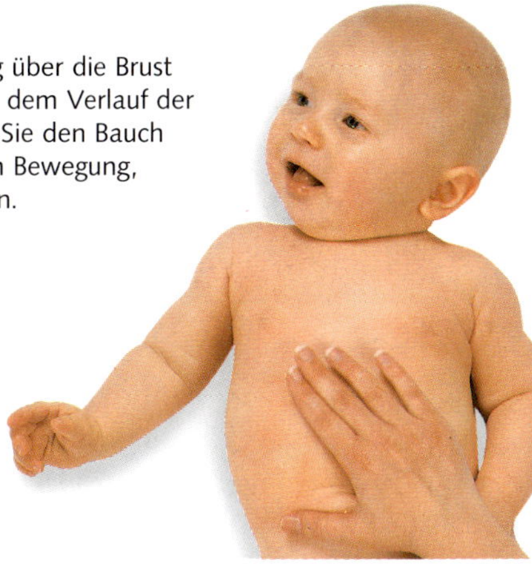

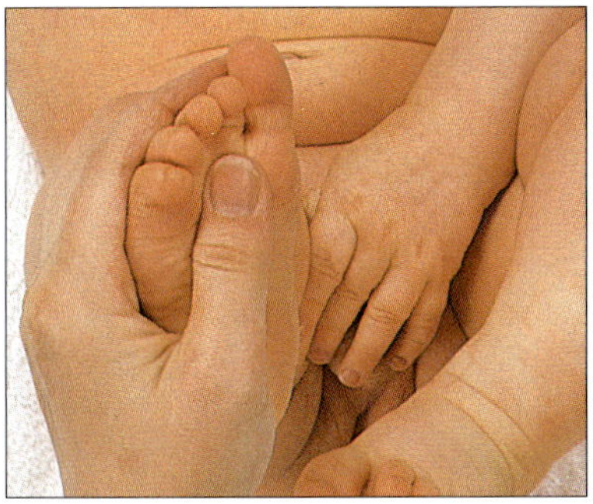

Füße und Zehen
Reiben Sie die Knöchel und Füße des Babys von der Ferse zum Zeh; dann konzentrieren Sie sich auf jeden Zeh einzeln. Beenden Sie Ihre Massage mit einigen langen, leichten Strichen, die über die gesamte vordere Körperseite des Babys verlaufen.

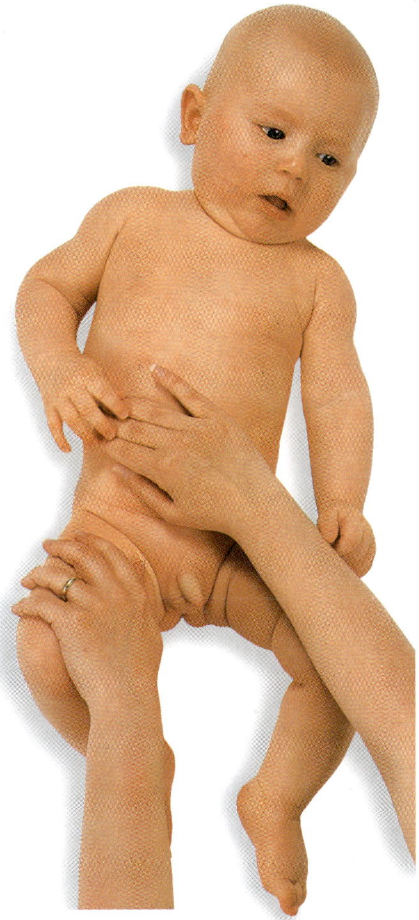

Beine
Nun können Sie die Beine des Babys massieren, von den Oberschenkeln zu den Knie. Streichen Sie das Schienbein hinunter und um die Waden und Knöchel. Kneten Sie vorsichtig das Bein von oben nach unten.

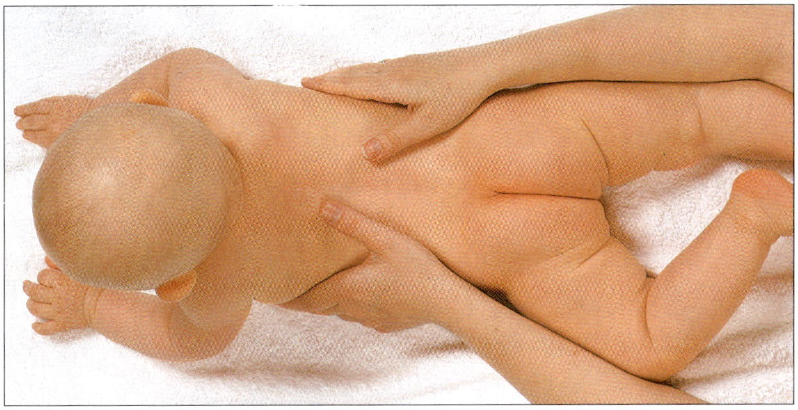

Rücken
Nach der Massage der Vorderseite drehen Sie Ihr Baby um und massieren die Körperrückseite.

Der Nutzen für das Baby

Ihr Baby kann von dem Vergnügen und den Empfindungen einer liebevollen Massage nur profitieren.

- Ihr Baby liebt das Zusammensein mit Ihnen. Der intime Kontakt der Massage fördert dieses Gemeinschaftsgefühl. Ihr Baby wird diese Intimität als ein eindeutiges Zeichen Ihrer Liebe erkennen.
- Das unruhige Baby wird durch die beruhigenden Berührungen Ihrer Hände, die ihm Sicherheit geben und Angst lösen, getröstet.
- Massage lindert häufig kleinere Verdauungsbeschwerden, wie Blähungen, die Ihr Baby quengelig machen.
- Babys brauchen Berührung. Untersuchungen haben gezeigt, daß Babys streicheln mehr genießen als füttern.

Älteres Baby

Der Umgang mit dem Baby

Jetzt sollte Ihnen das Tragen Ihres Babys keine Probleme mehr bereiten. Bestimmt haben Sie sich auf zwei bevorzugte Tragetechniken festgelegt, je nachdem ob Ihr Baby mit Ihnen schmusen will oder beim Herumtragen die Umgebung betrachten will. Es ist jetzt viel schwerer; achten Sie daher darauf, daß Sie beim Hochnehmen Ihren Rücken nicht strapazieren.

Das Baby hochnehmen und tragen

Ihr Baby kann jetzt seinen Kopf halten. Sie müssen ihn also nicht länger abstützen. Am besten nehmen Sie das Kind hoch, indem Sie es unter den Achseln fassen und es zu sich heranziehen. Auf diese Weise können Sie es auch gut in den Hochstuhl setzen: Seine Beine hängen in der Luft und es kann in den Hochstuhl geschoben werden. Sie können es auch hochheben, indem Sie eine Hand diagonal um seinen Rücken legen und es mit der anderen am Po abstützen.

Sie können Ihr Baby in Ihrer Armbeuge oder an Ihre Schulter gelehnt tragen, so daß es Blickkontakt hat. Sie können es auch auf Ihrer Hüfte tragen; dabei liegt Ihr Arm diagonal über seinem Rücken und Sie halten das Kind am Oberschenkel. Ein Tragesitz ist immer noch praktisch; auf längeren Ausflügen gibt eine Rückentrage jedoch mehr Halt.

Wie wir Mädchen behandeln

Laut Untersuchungen beginnen wir vom Tag der Geburt an, Mädchen an das weibliche Stereotyp anzupassen. Im Umgang mit einem Mädchen

- säuseln, flüstern und lächeln wir freundlich und wiegen es sanft.
- sind wir nicht wild. So erfährt es z.B. nur selten, wie es ist, wenn man hoch durch die Luft fliegt.
- ist die Badezeit viel ruhiger als bei Jungen.
- verwenden wir weiche, kuschelige Spielsachen und halten es von rauhen, schmutzigen oder gefährlichen Spielen ab.
- haben wir schon bei kleineren Verletzungen Mitgefühl und halten es nicht vom Weinen ab. Somit wächst es mit der Überzeugung auf, daß es richtig ist, Hilflosigkeit und Gefühle zu zeigen.

Wollen Sie, daß Ihre Tochter zu einem robusten, unabhängigen und selbstsicheren Mädchen heranwächst, sollten Sie Ihr Verhalten überdenken und sie stärker wie einen Jungen behandeln (siehe gegenüber).

Tragepositionen

Ihr Baby genießt die Intimität

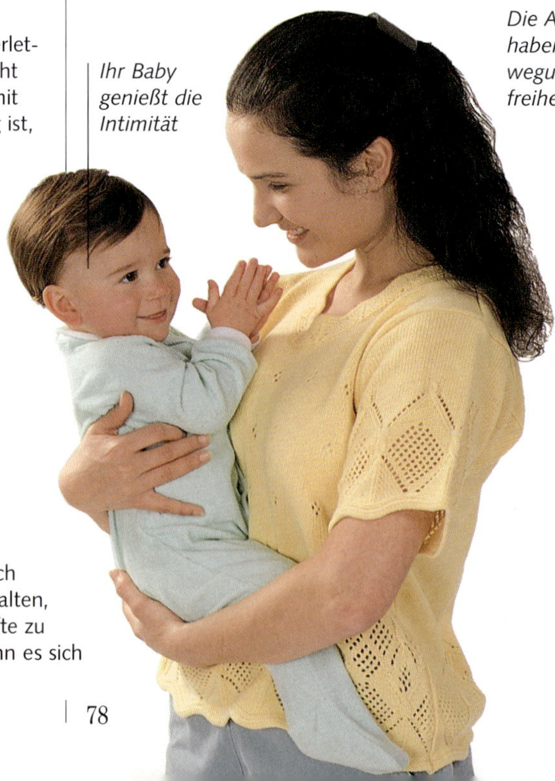

Auf der Hüfte
Ihr Baby kann sich nun gut genug halten, um auf Ihrer Hüfte zu sitzen. Dabei kann es sich umschauen.

Die Arme haben Bewegungsfreiheit

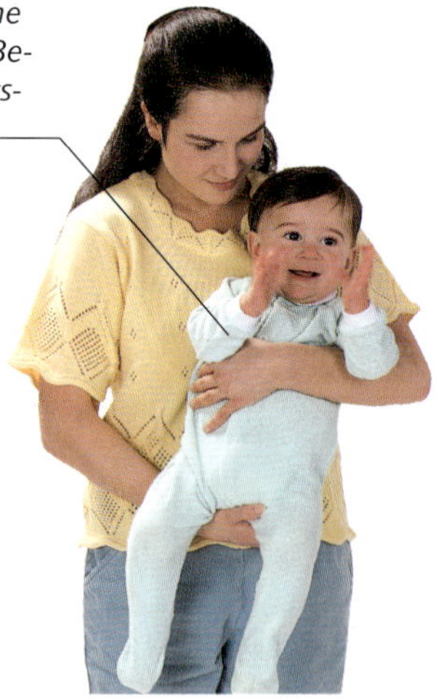

Kopf nach vorne
Halten Sie Ihr Baby fest um die Taille, damit es sich umschauen kann. Sie können es mit der anderen Hand abstützen.

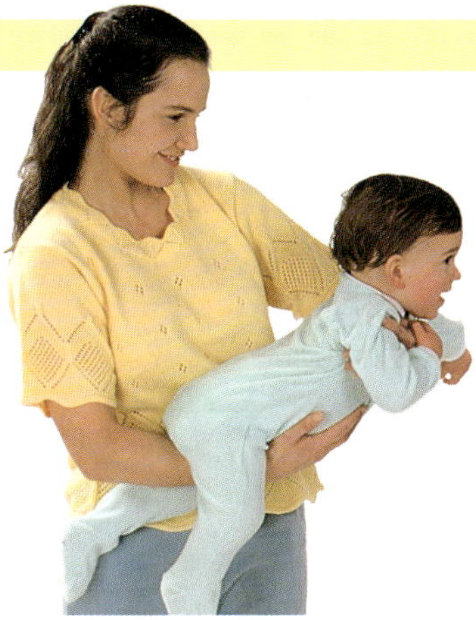

Schaukeln
Aus dem Schaukeln wird ein ausgelassenes Spiel, wenn Sie Ihr Baby hoch hinaus schwingen. Oder Sie wiegen es ganz bedächtig, damit es zur Ruhe kommt.

Sprechen Sie beim Wippen mit Ihrem Baby

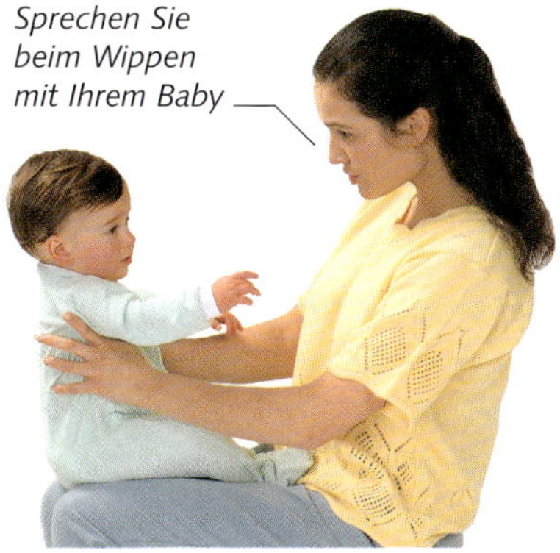

Wippen
Wippen Sie Ihr Baby rhythmisch auf Ihren Knien. Sie sollten es immer festhalten, damit es nicht nach hinten rutscht.

Spiele beim Schaukeln und Wippen

Alle Babys lieben das Schaukeln und Wippen; allerdings müssen sie sich dabei sicher fühlen. Hoch in die Luft zu fliegen, ist für Ihr Baby aufregend. Dabei kann es seine Umgebung – und Ihr Gesicht – aus einer ganz neuen Perspektive betrachten. Manchmal mag es aber lieber auf Ihren Knien wippen oder einfach sanft gewiegt werden. Geben Sie Ihrem Baby immer die Möglichkeit, sich nach einem ausgelassenen Spiel einige Minuten beim ruhigen Schmusen zu entspannen.

Schwingen
Heben Sie Ihr Baby weit nach oben, und schwingen Sie es dann zwischen Ihren Beinen hindurch. Es liebt es, von oben auf Ihr Gesicht zu schauen.

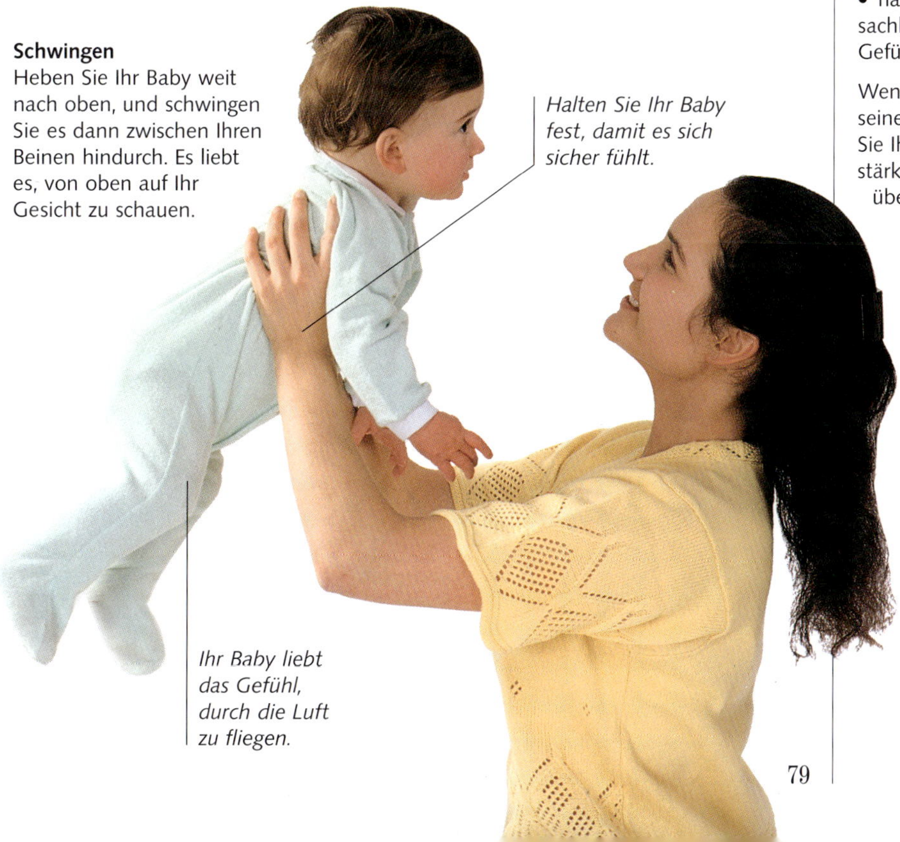

Halten Sie Ihr Baby fest, damit es sich sicher fühlt.

Ihr Baby liebt das Gefühl, durch die Luft zu fliegen.

Wie wir Jungen behandeln

Untersuchungen haben gezeigt, daß wir männliche Babys anders behandeln als weibliche. In diesen Stereotypen bleiben wir selbst dann verhaftet, wenn wir uns zum Beispiel darüber lustig machen, daß Mädchen nur rosa und Jungen nur blau tragen. Im Umgang mit einem Jungen

- sprechen, lachen und schreien wir sogar laut. Wir packen ihn fest an.
- wirbeln wir ihn herum, so daß er an viel Aktion und körperliche Bewegung gewöhnt wird.
- ermutigen wir ihn, in der Badewanne zu plantschen und strampeln.
- geben wir ihm robustes, festes Spielzeug. Wir fördern durch bestimmte Redewendungen Abenteuertum, sogar Frechheit.
- handeln wir bei Verletzungen eher sachlich als zärtlich. Wir mißbilligen Gefühle und loben Härte.

Wenn Sie wollen, daß Ihr Junge stärker seine weiche Seite auslebt, überdenken Sie Ihr Verhalten und behandeln ihn stärker wie ein Mädchen (siehe gegenüber).

Kleinkind

Das Kleinkind hochheben

Heben Sie Lasten immer so, daß Sie den Rücken nicht belasten.

Sobald Sie ein Baby haben, wird Ihr Rücken bei vielen Gelegenheiten belastet. Ständig muß Ihr Kind hochgehoben und getragen werden. Kinderwagen, Wippe und andere Ausrüstungsgegenstände müssen verstaut werden. Deshalb müssen Sie lernen, wie man Lasten hebt, ohne sich zu verletzen und den Rücken zu belasten. Halten Sie den Rücken gerade, und beugen Sie die Knie. Heben Sie die Last, indem Sie die starken Oberschenkelmuskeln einsetzen. Heben Sie nie etwas mit geraden Beinen und gebeugtem Rücken hoch.

Der Umgang mit dem Kind

Verweigern Sie Ihrem Kleinkind niemals eine Liebkosung; auch wenn es schon recht unabhängig ist, will es doch immer wieder getragen werden. So wie früher, auf einem langen Spaziergang, wenn es müde oder quengelig war. Besonders anhänglich ist es, wenn es Schmerzen hat oder sich unwohl fühlt, wenn es zahnt oder fremdelt. Sie sollten immer auf seine Signale reagieren. Zögern Sie nicht, ihm zum Trost und aus Liebe einen Kuß zu geben. Hat Ihr Kind Geborgenheit „aufgetankt“, wird es von Ihrem Schoß herunterklettern und wieder seiner Wege gehen. Babys, die immer dann Liebe und Zärtlichkeit erfahren durften, wenn sie sie nötig hatten, wachsen in der Regel zu selbständigen und selbstbewußten Individuen heran.
Der Wunsch nach körperlicher Zuwendung bleibt uns immer erhalten. Eltern sollten niemals über die Bedürfnisse ihrer Kinder spotten, sondern immer darauf eingehen. Auch als Schulkinder mochten meine Kinder immer mal wieder umarmt werden; vor allem wenn sie müde waren, in der Schule Ärger hatten, sich einsam fühlten oder einfach nicht gut drauf waren.

„Anhängliche“ Kinder
Auch ältere Kinder wollen gelegentlich noch auf dem Schoß sitzen. Wenn sie sich in ungewohnten Umständen unwohl fühlen, wollen sie vielleicht sogar auf Mutters Schoß essen. Oft ist dies der Fall, wenn Fremde da sind und sie das Gefühl haben, beobachtet zu werden. Sie sollten Ihrem Kind nach Möglichkeit diesen Wunsch erfüllen. Oft stärken schon einige Augenblicke der Intimität das Selbstvertrauen des Kindes, und es kommt mit der Situation zurecht.
Die Schlafenszeit ist eine besonders wichtige Gelegenheit, Zuneigung zu zeigen. Meiner Meinung nach sollte ein Kind niemals ohne einige Zärtlichkeiten zu Bett gehen müssen. Eine Umarmung gibt Sicherheit und die Gewißheit, umsorgt zu sein. Grundsätzlich gilt, daß Sie immer einen offenen Arm und ein tröstendes Wort haben sollten, wenn Ihr Kind sich weh getan hat, ängstlich, verstört oder erschreckt ist. Nicht alle Kinder brauchen körperliche Geborgenheit; daher sollten Sie die Form des Trosts finden, die Ihr Kind braucht.

Das teilnahmslose Kind
Es gibt Babys, die von klein an bei Berührungen den Körper versteifen und schreien. Als Kinder meiden sie körperlichen Kontakt – sie drehen sich z. B. weg, wenn sie geküßt werden und machen selbst nie körperliche Avancen. Diese Kinder können nie das wohlige Gefühl körperlicher Zuwendung genießen. Die Eltern haben mit diesem Verhalten Probleme, weil sie sich zurückgestoßen fühlen. In diesem Fall sollte man nicht auf Zärtlichkeiten bestehen, die das Kind eindeutig nicht wünscht. Äußern Sie körperliche Zuneigung nur, wenn Ihr Kind sie mag. Respektieren Sie seine Wünsche.

Kindergartenalter

Zuneigung zeigen

Im Alter von drei oder vier Jahren wird Ihr Kind viel unabhängiger. Vielleicht glauben Sie deshalb, daß es nun weniger offenkundige Beweise der Zuwendung braucht. Dies mag zwar stimmen, doch es wäre ein Fehler zu glauben, daß es überhaupt keine körperliche Zuwendung mehr wünsche. Seien Sie bei einem Jungen besonders sensibel. Oft verzichtet man schon bei kleinen Jungen auf Zärtlichkeiten, weil Gefühle zeigen als „unmännlich" betrachtet wird.

Nur allzuleicht verliert man die Gewohnheit, Zuneigung zu zeigen. Nehmen Sie sich deshalb vor, Ihr Kind jeden Tag möglichst oft im Arm zu halten und zu berühren. Sie können es auf Ihren Schoß nehmen, beim Zeitunglesen den Arm um es legen und es beim Zubettgehen umarmen.

Älteren Kindern ist es oft peinlich, in der Öffentlichkeit geküßt oder umarmt zu werden; zeigen Sie Einfühlungsvermögen. Wählen Sie intime Momente, wenn das Kind Ihre Fürsorge, Aufmerksamkeit und Liebe genießen kann.

Die Aufmerksamkeit teilen

Es ist oft schwer, seine Zeit und Aufmerksamkeit gleichmäßig zwischen mehreren kleinen Kindern zu teilen. Eine Freundin von mir, Mutter von Zwillingen, ging ganz pragmatisch vor: Anstatt zu versuchen, jedem Zwilling immer gleichviel Zuwendung zukommen zu lassen, kümmerte sie sich jeweils um den, der sie in diesem Augenblick brauchte. Dabei ging sie davon aus, daß ihre Liebe über die Jahre hinweg schon gerecht verteilt würde.

Ihr Beispiel sollte Schule machen; Eltern widmen sich so oft ihren Kindern in gleicher Weise; daher sollten sie die Freiheit haben, einem Kind, das sie gerade besonders braucht, auch einmal mehr Zuwendung zu schenken.

Trost und Rückhalt

Mit etwas Glück wird Ihr Kind auch noch als Erwachsener körperliche Liebesbeweise schätzen. Doch die Art des Körperkontaktes verändert sich; Sie müssen sich danach richten, welche Form körperlichen Kontaktes Ihr Kind mag. Richten Sie Ihre Zärtlichkeiten also danach, was ihm guttut. Kindergartenkinder brauchen jeden Tag viel Zärtlichkeit; das Kind braucht vor allem Lob, wenn es etwas Neues, wie z. B. Schuhe anziehen, gemeistert hat. Tröstende Umarmungen helfen besonders bei den ersten Tränchen. Ein Kind spricht auf eine Zärtlichkeit viel besser an als auf einen Tadel. Trostspendende Liebkosungen lindern Schmerzen, sei es von einem Stich, einem Schlag oder einem Schnitt (auch eines großen) in Sekunden. Schicken Sie Ihr Kind nie ohne einen Kuß und die Versicherung „ich habe dich lieb" ins Bett.

Mit zunehmendem Alter des Kindes werden die Zärtlichkeiten durch andere Äußerungen der Zuwendung ersetzt, die die gleiche aufbauende Wirkung haben. Die Hand auf die Schulter legen, kurz über den Rücken streichen oder nur die Hand nehmen sind Zeichen der Liebe. Sie festigen das Selbstwertgefühl des Heranwachsenden. Ihr Kind sehnt sich nach Ihrer Liebe und Achtung; lassen Sie es nie im Zweifel, daß es beides in vollem Umfang genießt.

Trösten
Viele Kümmernisse Ihres Kindes können durch einen Kuß und einige mitfühlende Worte aus der Welt geschafft werden.

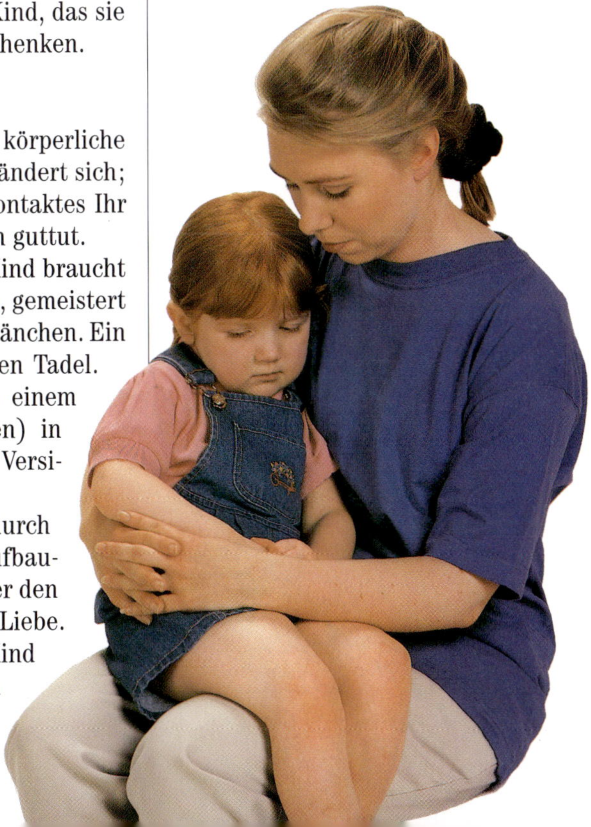

Jüngeres Baby

Kleidung für Mädchen

Strampelanzüge und Overalls für Mädchen und Jungen sind ideal für jeden Tag; aber vielleicht möchten Sie Ihr Baby bei besonderen Gelegenheiten etwas mädchenhafter kleiden.

- Achten Sie darauf, daß alle Kleidungsstücke waschmaschinenfest sind.
- Verzichten Sie auf sehr flauschige oder grobmaschige Stricksachen. Flauschiges kann die Haut reizen, und in groben Maschen können sich kleine Finger verhaken.
- Mützchen sind praktisch und hübsch. Wählen Sie ein Hütchen mit Bändern oder Gummiband und breiter Krempe zum Schutz vor Sonne.

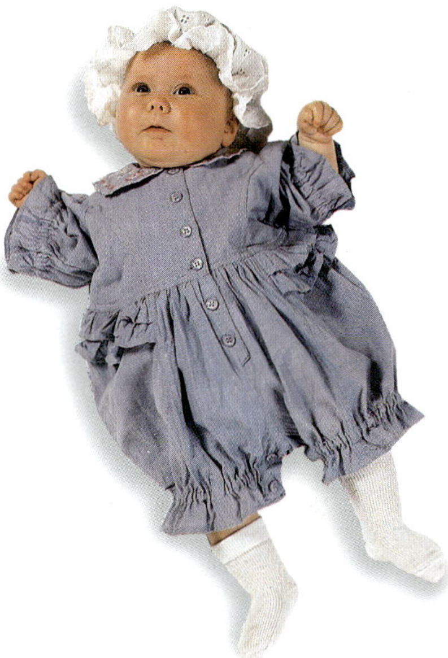

Hübsch machen
Ihr kleines Mädchen wird in einem hübschen Anzug mit Mützchen ganz besonders süß aussehen. Elastikbändchen an Armen und Beinen sind praktisch, dürfen aber nicht zu eng sein.

Anziehen

Jeder liebt es, ein Baby anzuziehen; Freunde und Familienmitglieder werden voller Freude Kleidung für Ihr Baby einkaufen. Bestimmt sind Sie stolz, wie hübsch Ihr Baby ist und kaufen auch gerne einige nette Kleidungsstücke für besondere Anläße. Aber geben Sie nicht zu viel Geld aus – Ihr Baby wächst aus seiner Kleidung sehr schnell heraus. Praktisch sind Kleidungsstücke, die weich und bequem sind und leicht an- und ausgezogen werden können.
Ihr Baby wird seine Kleidung vollspucken und vollsabbern; und es gibt bestimmt auch Zwischenfälle mit auslaufenden Windeln. Kaufen Sie daher nur Kleidung, die in der Waschmaschine gewaschen werden kann und farbecht ist. Verzichten Sie auf Weißes – es wird schnell schmutzig und durch häufiges Waschen grau.
Wählen Sie weiche und bequeme Kleidung ohne harte Säume oder Nähte. Frottee, Baumwolle oder reine Wolle sind am hautsympathischsten. Achten Sie bei Synthetikstoffen darauf, daß sie weich sind.
Verzichten Sie auf grobmaschige Schals und Strickjacken, da sich darin die Finger des Babys verhaken können. Achten Sie auch auf die Verschlüsse. Druckknöpfe im Schritt ermöglichen leichten Zugang zum Windelbereich. Hat ein Pulli am Hals Druckknöpfe, kann ihn Ihr Baby auch noch anziehen, wenn sein Kopf größer geworden ist. Babys hassen es, wenn das Gesicht

Kleidung aussuchen

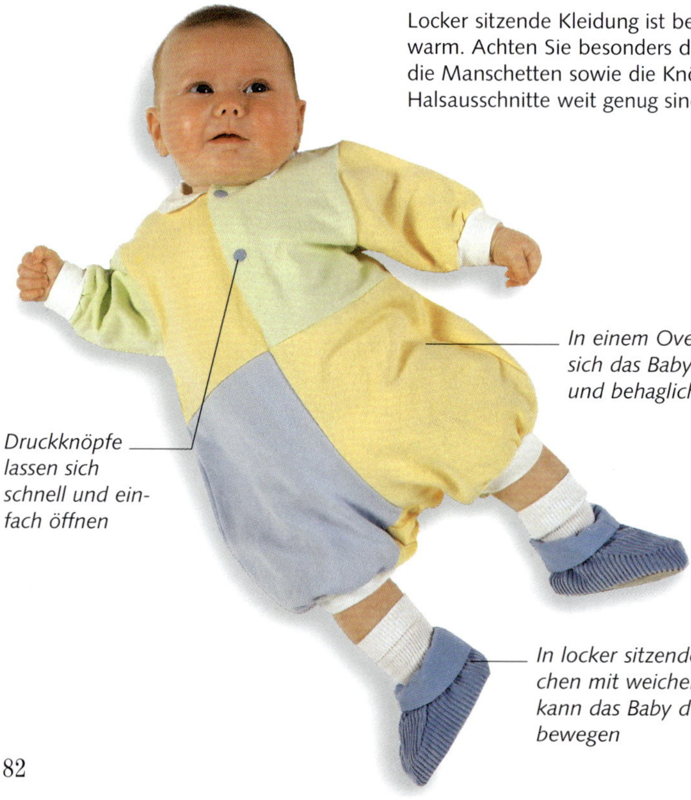

Grundausstattung

6 Baumwolljäckchen oder T-Shirts mit breitem Halsausschnitt	2 Nachthemden, die sich unten schließen lassen
1 Mütze	2 Paar Socken
1 Schal zum Einwickeln	2 Paar Fausthandschuhe (im Winter)
8 Strampler	1 Ausfahrgarnitur
2 Wolljäckchen (4 im Winter)	

bedeckt ist; kaufen Sie deshalb Pullis mit breiten Umschlagkragen oder Pullis, die sich vorne öffnen lassen. Dann können Sie das Baby auch umziehen, ohne es umdrehen zu müssen. Dadurch wird das Anziehen für das Baby angenehmer und für Sie einfacher.

Schreiben Sie sich die Maße des Babys auf, und nehmen Sie sie zum Einkaufen mit. Gleichaltrige Babys unterscheiden sich sehr in der Größe; orientieren Sie sich daher besser an der auf dem Etikett angegebenen Körpergröße als an der Altersangabe. Im Zweifelsfall kaufen Sie das größere Stück: Lockersitzende Kleidung ist wärmer und bequemer als Kleidung, die zu klein ist. Außerdem wird Ihr Baby bald hineinwachsen.

Schlafsack
Ein Schlafsack ist für Ihr Neugeborenes sehr bequem und warm. Er kann nicht verrutschen, und das Baby kann leicht gewickelt werden.

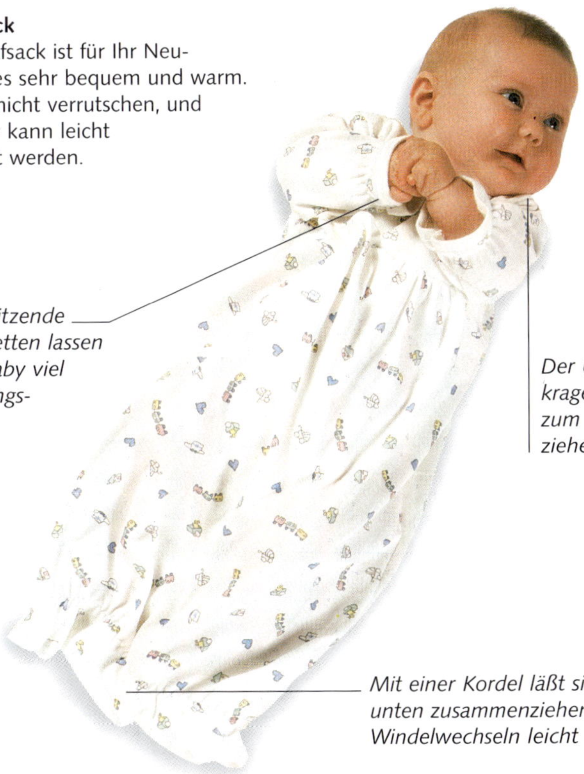
Locker sitzende Manschetten lassen Ihrem Baby viel Bewegungsfreiheit
Der Umschlagkragen läßt sich zum An- und Ausziehen weiten
Mit einer Kordel läßt sich das Hemd unten zusammenziehen und zum Windelwechseln leicht öffnen

Kleidung für Jungen

Kaufen Sie für Ihren Jungen Sachen, die praktisch, qualitativ hochwertig sind und nett aussehen.

- Kräftige Primärfarben stehen beiden Geschlechtern.
- Eine Latzhose mit T-Shirt ist bequem und sieht nett aus. Praktisch sind Latzhosen mit Druckknöpfen im Schritt, so daß Sie leicht die Windel wechseln können.
- Mützen mit Ohrenklappen sind im Winter mollig warm.
- Strumpfhosen sind auch für Jungen praktisch und warm. Socken und Schühchen verlieren Babys sehr schnell.
- Trainingsanzüge sind sehr bequem, und man kommt leicht an die Windel heran.

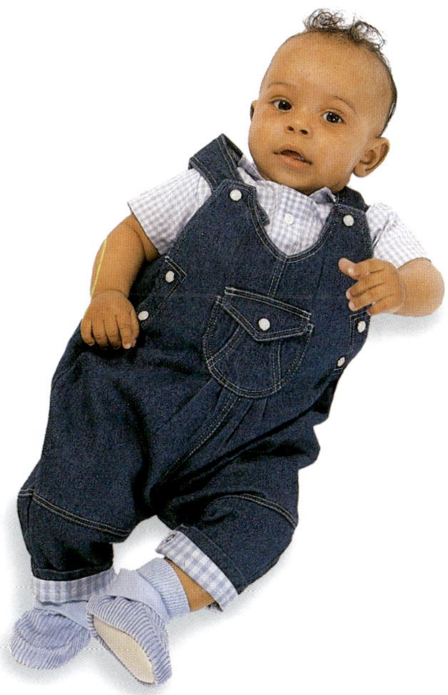

Für jeden Tag
Einteiler mit Druckknöpfen sind für Ihren kleinen Jungen ideal und sehr vielseitig. Kombinieren Sie sie mit bequemen Söckchen.

Das Baby warmhalten

Sie machen sich vielleicht Sorgen, ob Ihr Baby auch warm genug angezogen ist. Doch wenn Sie einige vernünftige Vorsichtsmaßnahmen beachten, wird es sich wohl fühlen. Denken Sie daran, daß ein Baby leicht schwitzt; das Schwitzen kann einen Ausschlag verursachen und ist auch ein Risikofaktor für den plötzlichen Säuglingstod.

- Körperwärme wird zum großen Teil über den Kopf abgegeben; deshalb muß Ihr Baby immer eine Mütze tragen, wenn Sie mit ihm nach draußen gehen.
- Sehr kleine Babys sind nicht in der Lage, Körperwärme zu speichern. Sie sollten nur in einem gut geheizten Zimmer ohne Zugluft ausgezogen werden.
- Das Zimmer des Babys sollte eine konstante Temperatur aufweisen. Wie warm es zugedeckt wird, hängt von der Zimmertemperatur ab (s. S. 122).
- Ist Ihr Baby kalt, müssen Sie es aufwärmen. Es genügt nicht, ihm einfach mehr Kleidung überzuziehen. Erst müssen Sie es an einen wärmeren Ort bringen, so daß es seine normale Körpertemperatur wiedererlangen kann. Oder Sie schmiegen es zum Aufwärmen an Ihren Körper.
- Lassen Sie Ihr Baby niemals in der Sonne oder an einer direkten Heizquelle, z.B. einem Heizkörper, schlafen.
- Wickeln Sie Ihr Baby ein, wenn Sie es nach draußen nehmen. Legen Sie die zusätzliche Kleidung aber wieder ab, wenn Sie ins Haus gehen.

Das Baby anziehen

Anfangs sind Sie sicherlich etwas nervös, wenn Sie Ihr Baby anziehen. Sie hantieren mit den Kleidungsstücken und versuchen gleichzeitig, das Baby abzustützen. Doch bleiben Sie ruhig und geduldig – mit etwas Übung fällt Ihnen das Anziehen bald leichter.
Ein kleines Baby legt man zum An- und Ausziehen an einen nicht rutschenden, flachen Ort, denn dann können Sie beide Hände frei haben – eine Wickelauflage ist ideal. Wahrscheinlich schreit das Baby beim Ausziehen. Kleine Babys hassen es, wenn Luft an ihren nackten Körper kommt; sie haben es gern kuschelig und warm. Es schreit aber nicht, weil Sie ihm weh tun. Lassen Sie sich also nicht nervös machen.

Anziehen

Hemd über den Kopf ziehen
Legen Sie Ihr Baby auf einen flachen, nichtrutschenden Untergrund, und achten Sie darauf, daß seine Windel sauber ist. Rollen Sie das Hemd auf, und dehnen Sie den Halsausschnitt mit Ihren Daumen. Ziehen Sie es so über den Kopf des Babys, daß es das Gesicht nicht berührt, und richten Sie dabei seinen Kopf langsam auf.

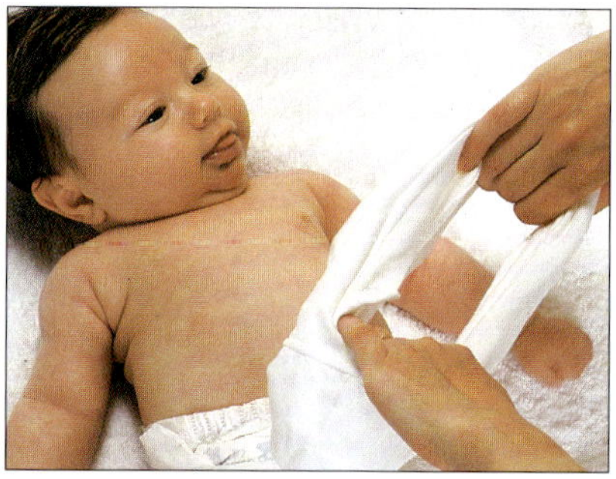

Ärmel anziehen
Dehnen Sie den linken Ärmel, und führen Sie sachte den Arm des Babys durch. Das gleiche am anderen Arm. Ziehen Sie das Hemd nach unten.

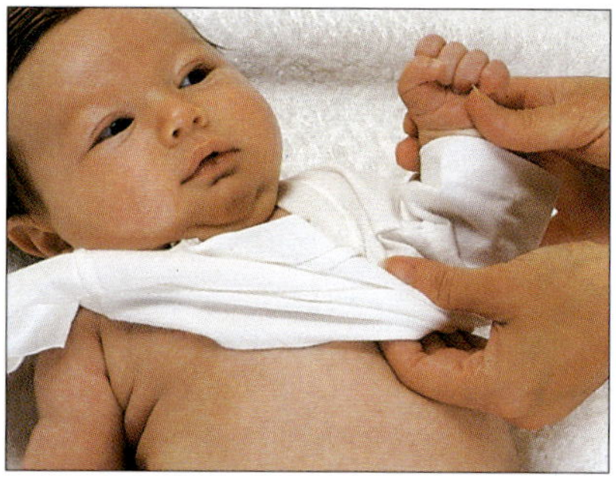

Führen Sie vorsichtig die Arme des Babys durch die Ärmel.

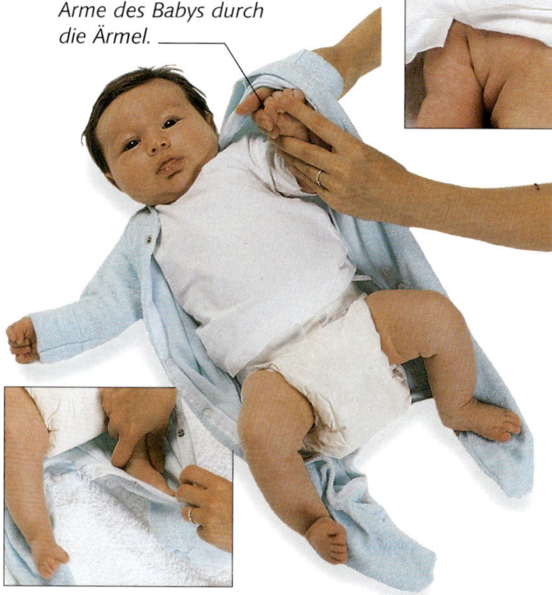

Overall anziehen
Legen Sie Ihr Baby auf den geöffneten Overall. Raffen Sie jeweils einen Ärmel hoch, und führen Sie die Fäuste des Babys hindurch. Dann schieben Sie die Beine in die Hosenbeine. Machen Sie den Overall zu.

Ausziehen

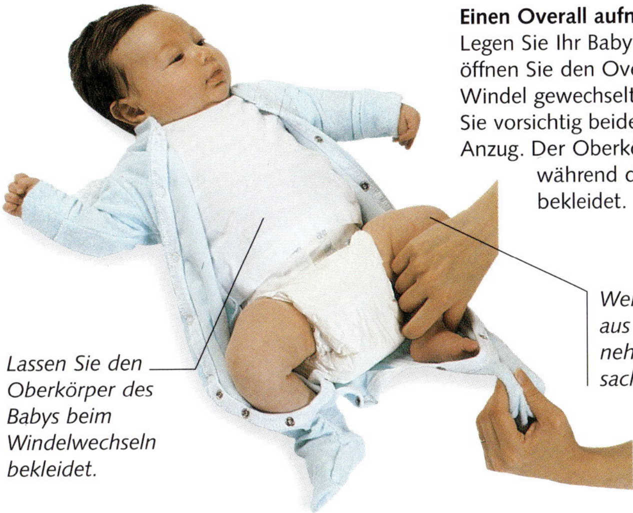

Einen Overall aufmachen
Legen Sie Ihr Baby flach hin, und öffnen Sie den Overall. Muß die Windel gewechselt werden, ziehen Sie vorsichtig beide Beine aus dem Anzug. Der Oberkörper bleibt während des Wickelns bekleidet.

Wenn Sie die Beine aus dem Anzug nehmen, beugen Sie sachte die Knie.

Lassen Sie den Oberkörper des Babys beim Windelwechseln bekleidet.

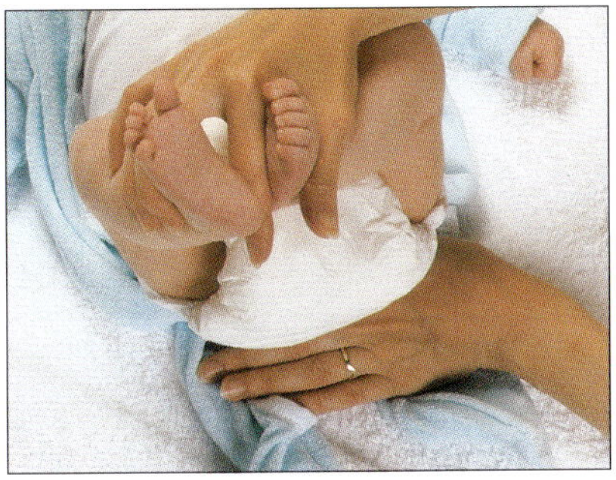

Den Overall ausziehen
Heben Sie die Beine des Babys hoch, während Sie den Anzug unter seinem Rücken herausziehen.

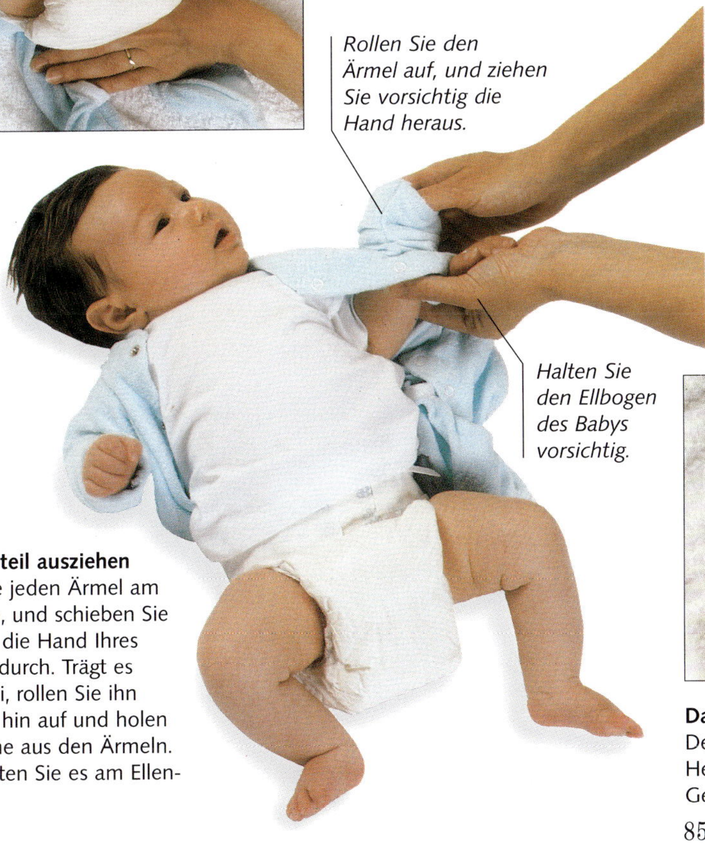

Rollen Sie den Ärmel auf, und ziehen Sie vorsichtig die Hand heraus.

Halten Sie den Ellbogen des Babys vorsichtig.

Das Oberteil ausziehen
Fassen Sie jeden Ärmel am Bündchen, und schieben Sie vorsichtig die Hand Ihres Babys hindurch. Trägt es einen Pulli, rollen Sie ihn zum Hals hin auf und holen seine Arme aus den Ärmeln. Dabei halten Sie es am Ellenbogen.

Auf dem Schoß anziehen

Mit drei oder vier Monaten verfügt Ihr Baby über genügend Körperbeherrschung, um beim An- und Ausziehen auf Ihrem Schoß zu sitzen.

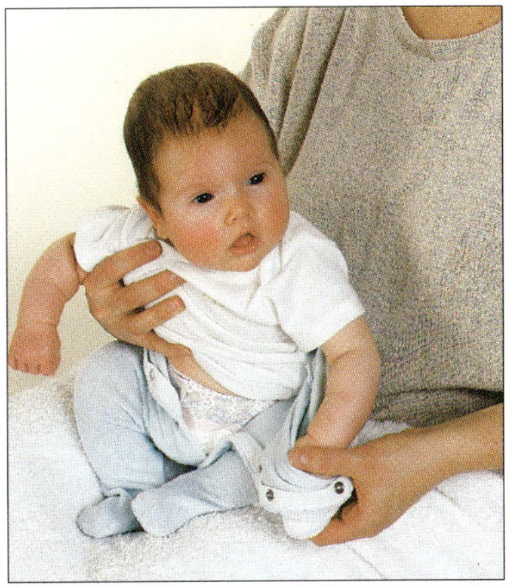

Wenn Sie Ihre Beine übereinanderschlagen, sitzt das Kind sicher in der Mulde. Sie können es mit einem Arm halten und mit dem anderen umziehen. Hosen wechseln Sie besser, wenn das Kind liegt.

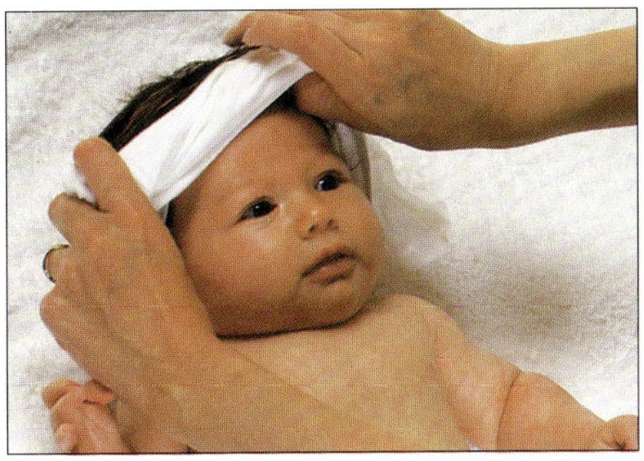

Das Hemd ausziehen
Dehnen Sie den Halsausschnitt; ziehen Sie das Hemd über den Kopf des Babys, ohne sein Gesicht zu berühren.

Älteres Baby

Mädchenbekleidung für draußen

Ihr kleines Mädchen ist nun aktiver und will beim Ausfahren nicht immer in seine Ausgehgarnitur gepackt werden. Kaufen Sie für draußen Kleidung, die bequem ist und die Bewegungsfreiheit nicht einschränkt.

- Wollstrumpfhosen sind warm und bequem; sie sind in vielen Farben und Mustern, zur Kleidung passend, erhältlich.
- Wenn es sehr kalt ist, verschafft ein kurzer Umhang über dem Mäntelchen zusätzliche Wärme. Ein passender Muff ist ein tolles Accessoire.
- Handschuhe können an die Ärmel angeklipst oder an Bändern durch die Ärmel gezogen werden.
- Sonnenhüte sind nicht nur hübsch; sie sind unentbehrlich, wenn Ihr Kind längere Zeit in der Sonne ist.

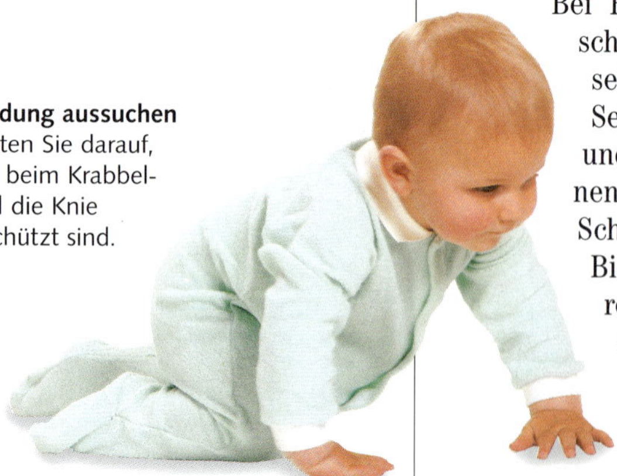

Kleidung aussuchen
Achten Sie darauf, daß beim Krabbelkind die Knie geschützt sind.

Anziehen

Hat Ihr Baby erst einmal krabbeln gelernt, wird es beim Anziehen kaum mehr still sitzen oder liegen wollen. Andererseits kann es nun beim Anziehen aktiv mithelfen. Ein elf Monate altes Kind kann z.B. eine Faust machen, den Arm ausstrecken oder den Arm ruhig halten, während Sie den Ärmel anziehen. Ist es sehr zappelig, können Sie ihm ein Lied vorsingen oder es mit einem Spielzeug ablenken. Sie können es auch in die Prozedur einbeziehen, indem Sie beim Anziehen jedes Kleidungsstück benennen und es die Namen wiederholen lassen. Sie können aus dem Anziehen auch ein lustiges Suchspiel machen: „Wo ist dein Füßchen? Ah, schau, da ist es ja!"
Hier einige Tips, wie Sie ein zappelndes Baby anziehen können:

- Wenn Sie seine Hosen hochziehen, stellen Sie es zwischen Ihre Beine, so daß es sich nicht bewegen kann.
- Setzen Sie es zum Schuheanziehen in den Hochstuhl.
- Auch das Schuheanziehen kann zum Spiel werden: Stellen Sie die Schuhe unter die Treppe, und lassen Sie Ihr Kind von der untersten Stufe aus hineinsteigen. Dabei halten Sie es natürlich.

Kleidung aussuchen

Jetzt, da Ihr Baby aktiver ist, braucht es Kleidung, die Bewegungsfreiheit erlaubt. Es ist länger wach und mobiler, so daß seine Sachen auch schneller schmutzig werden und Sie mehr Kleidung brauchen. Überlegen Sie, ob das Kleidungsstück die Beanspruchung aushält. Wählen Sie feste, strapazierfähige Stoffe und Verschlüsse, die nicht gleich kaputtgehen. Bei einem Krabbelkind muß die Kleidung die Knie schützen. Sobald es läuft, braucht es Schuhe (siehe gegenüber).

Beim Kleiderkauf sollten Sie auf dem Etikett nachlesen, aus welchen Materialien das Stück besteht. Naturfasern sind robust und bequem; bevorzugen Sie daher reine Baumwolle oder Mischungen mit hohem Baumwollanteil. Frottee, Denim und Kord sind fest und strapazierfähig. Sobald Ihr Kind aufs Töpfchen geht, müssen Sie auch darauf achten, daß die Kleidungsstücke leicht hoch- und runtergezogen werden können. Wenig geeignet sind Reißverschlüsse oder Knöpfe; mit Elastikbündchen kommt das Kind am leichtesten zurecht.

Bei Baby- und Kinderkleidung gibt es sehr große Preisunterschiede. Dabei muß nicht immer das Teuerste auch das Beste sein. In vielen Fällen bezahlt man einfach den Markennamen. Sehr billige Stücke sind allerdings oftmals nicht sehr langlebig und geraten beim vielen Waschen schnell aus der Form. Lohnendswert kann manchmal auch Second-hand-Kleidung sein. Im Schlußverkauf kann man oft günstig „auf Vorrat" kaufen.

Bis es läuft, sind Strümpfe oder wollene Schühchen völlig ausreichend, auch beim Krabbeln. Stoffschühchen mit elastischen Bündchen werden nicht gleich weggestrampelt. Achten Sie darauf, daß der Fuß genügend Bewegungsfreiheit hat. Die Knochen im Fuß sind weich, so daß auf Dauer sogar eng sitzende Socken die Zehen verformen können.

Schuhe kaufen

Kaufen Sie Kinderschuhe in einem Fachgeschäft. Dort werden die Kinderfüße fachmännisch gemessen und die Schuhe angepaßt. Vor dem Anprobieren mißt man Länge und Breite des Fußes. Beim Anprobieren sollte der Verkäufer überprüfen, ob die Fußgelenke nicht behindert sind und die geschnürten Schuhe fest am Fuß sitzen. Der Fuß darf nicht herausschlappen. Ihr Kind muß aufstehen und in den Schuhen ein paar Schritte gehen. So kann man sehen, ob der Zeh nicht anstößt, der Schuh nirgends drückt und der Fuß nicht herausrutscht.

Für draußen ist ein robustes Paar Lederschuhe am geeignetsten, vor allem wenn Ihr Kind erst einmal herumrennt und draußen spielt. Für Regenwetter und Matsch sollte es auch ein Paar Gummistiefel haben. Lederschuhe und Sandalen sind solide und halten lange; doch auch gegen billige Segeltuchschuhe oder Turnschuhe ist nichts einzuwenden, solange sie richtig passen.

Hat Ihr Kind in seinen Schuhen plötzlich einen schlechten Stand, kann dies ein Zeichen dafür sein, daß es herausgewachsen ist. Gut passende Schuhe sind für die Entwicklung gesunder Füße unverzichtbar. Sparen Sie nicht, indem Sie Secondhandschuhe kaufen; sie haben sich entsprechend den Füßen des Vorbesitzers verformt.

Kleinkind

Jungenbekleidung für draußen

Wählen Sie Kleidung, in die Ihr Junge noch hineinwachsen kann und in der er sich frei bewegen kann.

- Setzen Sie Ihrem Jungen in der Sonne immer einen Hut auf. Schildkappen, umgekehrt aufgesetzt, schützen den Nacken.
- Kaufen Sie Outdoor-Kleidung in der Größe reichlich. Dann kann Ihr Kind mehr drunterziehen und noch hineinwachsen.
- Von einer herausgewachsenen Jacke können Sie die Ärmel abschneiden und eine Weste daraus machen.

Schuhe für gesunde Füße

Kaufen Sie für draußen ein Paar robuste Lederschuhe. Die Füße Ihres Kindes dürfen nicht eingezwängt sein, müssen aber festen Halt haben und dürfen nicht herausrutschen. Die Zehen dürfen beim Gehen nicht anstoßen oder weh tun. Kaufen Sie keine gebrauchten Schuhe.

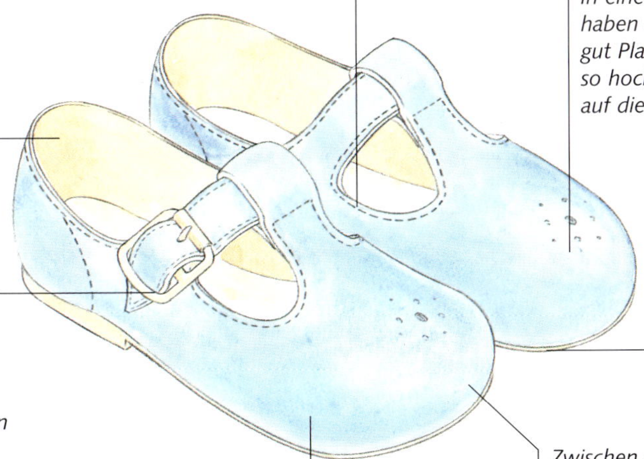

Die Ferse sollte nicht höher als 4 cm sein.
Achten Sie darauf, daß keine Nähte am Fuß reiben.
In einer breiten Schuhkappe haben die Zehen Ihres Kindes gut Platz. Außerdem sollte sie so hoch sein, daß sie nicht auf die Zehnägel drückt.
Mit verstellbaren Verschlüssen kann der Schuh genau an den Fuß angepaßt werden. Spangen, Schnallen und Klettverschlüsse können kleine Kinder leichter selber zumachen als Schnürsenkel.
Die Sohle muß leicht, biegsam und rutschfest sein.
Der Schuh sollte sich gut putzen lassen.
Zwischen großem Zeh und Schuhspitze sollte noch Platz sein – mindestens 0,5 cm, aber nicht mehr als 1,25 cm.

Alleine anziehen

Ein Mädchen anziehen

Ihr kleines Mädchen wird nun versuchen, sich selbst anzuziehen. Stellen Sie ihm also Kleidungsstücke zur Verfügung, mit denen es leicht zurechtkommt. Da es schnell wächst, sollten Sie nicht allzu viel Geld in die Kleidung investieren.

- Kaufen Sie Kleidungsstücke, die den Verschluß vorne haben; am Rücken kann es noch keinen Verschluß zumachen.
- Zeigen Sie ihm, wie es die Strumpfhosen richtig herum anzieht und wie man sie vor dem Reinschlüpfen zusammenrafft.
- Kaufen Sie keine genau passende Kleidung; sie ist schnell wieder zu klein.

Mit zunehmendem Alter erwirbt Ihr Kind das Koordinationsvermögen, um sich alleine anziehen zu können. Sie sollten es bei seinen Anziehversuchen anspornen, auch wenn es langsam oder unbeholfen ist. Diese Versuche sind ein Zeichen wachsender Unabhängigkeit und Reife. Es verbessert dabei seine körperliche Geschicklichkeit und bildet neues Selbstvertrauen; daher sollten Sie bei seinen ersten ungeschickten Versuchen Geduld zeigen.

Legen Sie die Kleider Ihres Kindes so hin, daß es leicht damit zurechtkommen kann. Sie können z. B. die Strickjacke über eine Stuhllehne hängen, so daß es nur hinsitzen und in die Ärmel schlüpfen muß. Lassen Sie es so viel wie möglich selber machen. Greifen Sie nur ein, wenn es wirklich nötig ist. Die Verschlüsse werden Sie in der ersten Zeit allerdings noch zumachen müssen.

Mit 18 Monaten wird es sich an den Verschlüssen schon selbst versuchen; mit zweieinhalb Jahren kann es einen Knopf mit einem großen Knopfloch zuknöpfen. Dann kann es auch Hosen, T-Shirt und Sweatshirt selber anziehen. Mit vier kann es sich ganz an- und ausziehen; es ist geschickt genug, seine Kleidung ordentlich aufzuräumen. Folgende Maßnahmen vereinfachen Ihrem Kind das Anziehen:

- Zeigen Sie ihm, wie man ein Hemd von unten nach oben zuknöpft.
- Nähen Sie an Kleinkinderkleidung große Knöpfe, mit denen es leicht umgehen kann.
- Mit Klettverschlüssen kommt es gut zurecht; aber achten Sie darauf, daß sie nicht an der Haut kratzen können.
- Kaufen Sie Hosen mit Gummizug anstatt mit Reißverschlüssen.
- Kinder haben Probleme, Pullis richtig herum anzuziehen; erklären Sie ihm, daß das Etikett immer hinten ist.

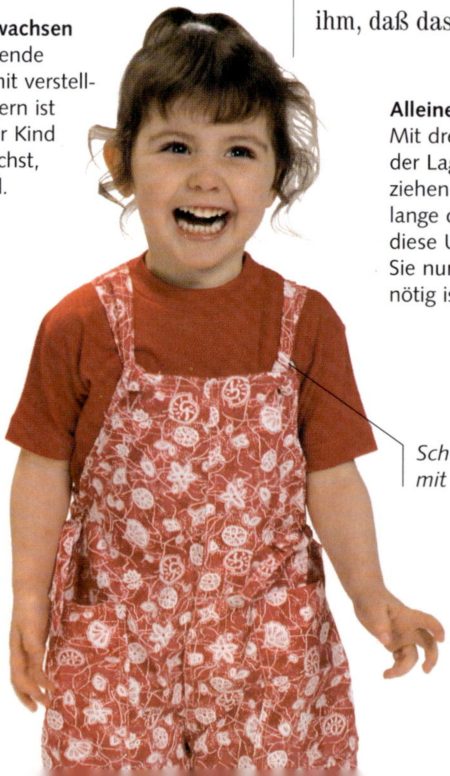

Zum Reinwachsen
Locker sitzende Kleidung mit verstellbaren Trägern ist jetzt, da Ihr Kind schnell wächst, von Vorteil.

Schürzen und Latzhosen mit Trägern „wachsen mit".

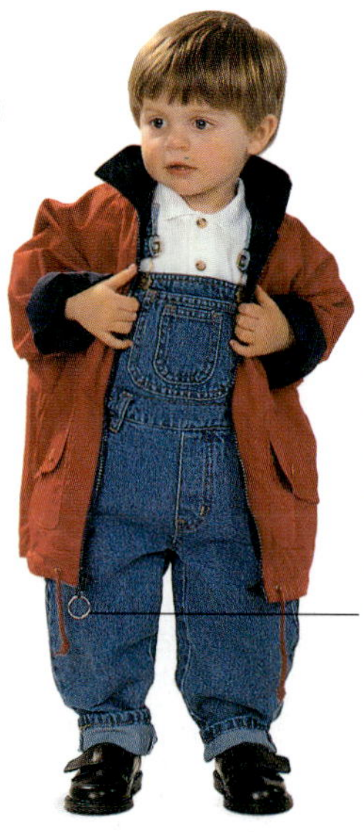

Alleine anziehen
Mit drei Jahren ist ein Kleinkind in der Lage, sich ganz alleine anzuziehen; allerdings kann es ziemlich lange dauern. Gestatten Sie ihm diese Unabhängigkeit. Greifen Sie nur ein, wenn es wirklich nötig ist.

Kleine Hände können einen Reißverschluß leichter zuziehen, wenn ein Ring daran befestigt wurde.

Kleidung aussuchen Wenn Ihr Kind beim Anziehen mitmacht, wird es sich auch der Kleidung selbst bewußter. Babys achten nicht darauf, was sie tragen, solange es bequem ist und ihre Aktivitäten nicht einschränkt. Doch Kleinkinder nehmen allmählich die Farben und den Stil ihrer Kleidung wahr. Bestimmt entwickelt Ihr Kind spezielle Vorlieben. Besonders attraktiv findet es Kleidungsstücke, die den Sachen von Vater und Mutter ähneln. Wichtig ist auch, wie sich ein Stück anfühlt – ob es z. B. weich ist oder juckt oder dehnbar ist. Entwickelt es gegen ein Kleidungsstück eine Abneigung, dann vielleicht deshalb, weil es nicht richtig paßt und unbequem ist.

Beim Kleiderkauf sollten Sie die Einwände Ihres Kindes ernst nehmen. Sofern Ihre wichtigsten Anforderungen an die Qualität des Kleidungsstückes erfüllt sind, gibt es keinen Grund, warum Sie das Kind nicht einbeziehen sollten; für das Kind mag der Aufdruck einer Comicfigur oder eine bestimmte Farbe den Ausschlag geben.

Lassen Sie es jeden Tag selbst entscheiden, was es tragen will. Sie bestehen darauf, daß es an einem kalten Tag warme Hosen anzieht – gut, aber lassen Sie es zwischen zwei Paar wählen.

Das Kind mag scheinbar irrationale Vorlieben und Abneigungen hinsichtlich bestimmter Kleidungsstücke entwickeln – so will es z. B. jeden Tag das gleiche T-Shirt anziehen oder verweigert den von der Oma selbstgestrickten Pullover. Manche Kinder lieben z. B. Latzhosen, andere können sie überhaupt nicht ausstehen. Und manches kleine Mädchen, das die Mutter lieber burschikos kleiden würde, steht total auf Spitzenbluse und Rüschenkleidchen. Am einfachsten läßt man solche Vorlieben so weit wie möglich gelten, auch wenn gelegentlich eine Bestechung oder ein Handel vertretbar ist: z. B. bekommt es eine Belohnung, wenn es den selbstgestrickten Pulli anzieht, wenn die Omi zu Besuch kommt.

Einen Jungen anziehen

Sie unterstützen die Anziehversuche Ihres kleinen Jungen, wenn Sie ihm Kleidung ohne trickreiche Verschlüsse kaufen.

- Jungen lernen gewöhnlich später aufs Töpfchen zu gehen als Mädchen. Es ist besonders wichtig, darauf zu achten, daß die Hosen keine hinderlichen Verschlüsse haben.
- Achten Sie bei Latzhosen auf verstellbare Träger, oder nähen Sie einen weiteren Knopf an, damit der Träger verlängert werden kann.
- Hosen mit Gummizug in der Taille sind am einfachsten. Zeigen Sie Ihrem Sohn, wie man einen Reißverschluß beim Schließen vom Körper weg heraufzieht, damit der Stoff nicht einklemmt.
- Zeigen Sie Ihrem kleinen Jungen, wie man sich hinsetzt, um die Füße in die Hosen zu stecken und dann aufsteht und sie hochzieht.

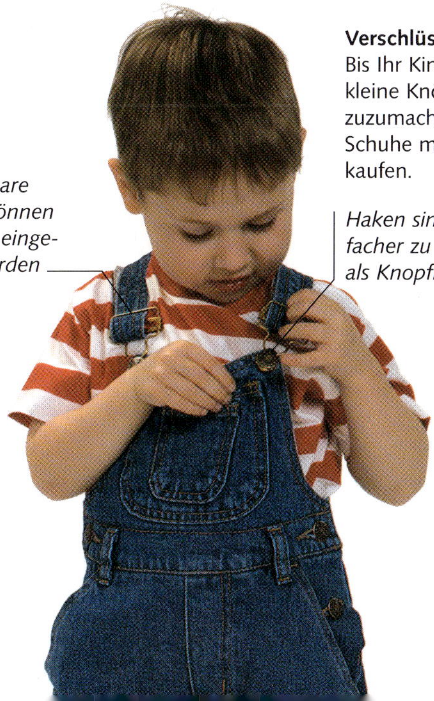

Verschlüsse
Bis Ihr Kind geschickt genug ist, kleine Knöpfe und Reißverschlüsse zuzumachen, sollten Sie Kleidung und Schuhe mit einfacheren Verschlüssen kaufen.

Verstellbare Träger können passend eingestellt werden

Haken sind einfacher zu schließen als Knopflöcher

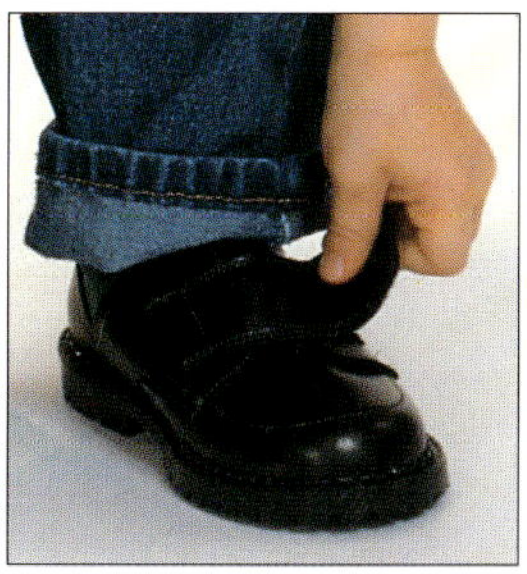

Schuhe
Schuhe mit Klettverschlüssen kann Ihr Kind selber zumachen.

Jüngeres Baby

Baden und Hygiene

Ein Teil Ihrer täglichen Pflichten betrifft die Körperpflege des Babys. Viele frischgebackenen Eltern haben Angst, das neugeborene Baby in der Babybadewanne zu baden; sie befürchten, daß es ihnen aus dem Arm gleiten und untertauchen könnte. Doch Sie werden sich bald an die Badezeiten gewöhnen und sie als eine Gelegenheit zum gemeinsamen Spiel und Spaß genießen. Nehmen Sie sich eine halbe Stunde Zeit; legen Sie alles Notwendige griffbereit, und versuchen Sie sich zu entspannen. Dann werden Sie das Bad Ihres Babys genießen.

Ein kleines Baby muß nicht sehr oft gebadet werden, weil nur Po, Gesicht, Hals und Hautfalten schmutzig werden. Es genügt eine gründliche Reinigung alle zwei bis drei Tage. Selbst dabei brauchen Sie es nur zu waschen und müssen es nicht in die Wanne setzen (siehe unten). So können Sie die Körperpartien waschen, die es nötig haben, ohne das Baby in Panik zu versetzen. Waschen Sie dem Baby häufig die Haare, um Milchschorf vorzubeugen (s. S. 93). Bei einem Neugeborenen müssen Sie keine Seife verwenden; ungefähr ab der 6. Lebenswoche waschen Sie es mit einer Waschlotion oder Babyseife. Kinderärzte raten großteils sogar von zu häufigem Baden ab, da dadurch die Haut des Babys zu stark ausgetrocknet wird.

Babys mögen es nicht, wenn ihre Haut der Luft ausgesetzt ist. Lassen Sie es daher nur kurze Zeit unbekleidet. Legen Sie ein großes flauschiges, angewärmtes Handtuch griffbereit, um das Baby nach dem Bad sofort einzuwickeln.

Ein Mädchen waschen

Es besteht keine Notwendigkeit, bei einem Mädchen die Schamlippen zu öffnen, um die Scheide zu waschen. Sie sollten dies nie versuchen. Waschen Sie nur die Haut im Windelbereich, und trocknen Sie sie sorgfältig ab.

Säubern Sie den Windelbereich immer von vorne nach hinten, d.h. zum After hin. Daduch kann die Scheide nicht verunreinigt werden und keine Keime vom Stuhl zur Blase oder Scheide gelangen.

Kleine Wäsche

Gesicht und Ohren
Befeuchten Sie einen Wattebausch mit etwas Wasser. Wischen Sie vorsichtig über das Gesicht des Babys. Säubern Sie die Augen von außen nach innen. Reinigen Sie die Ohrmuschel und den Bereich hinter den Ohren.

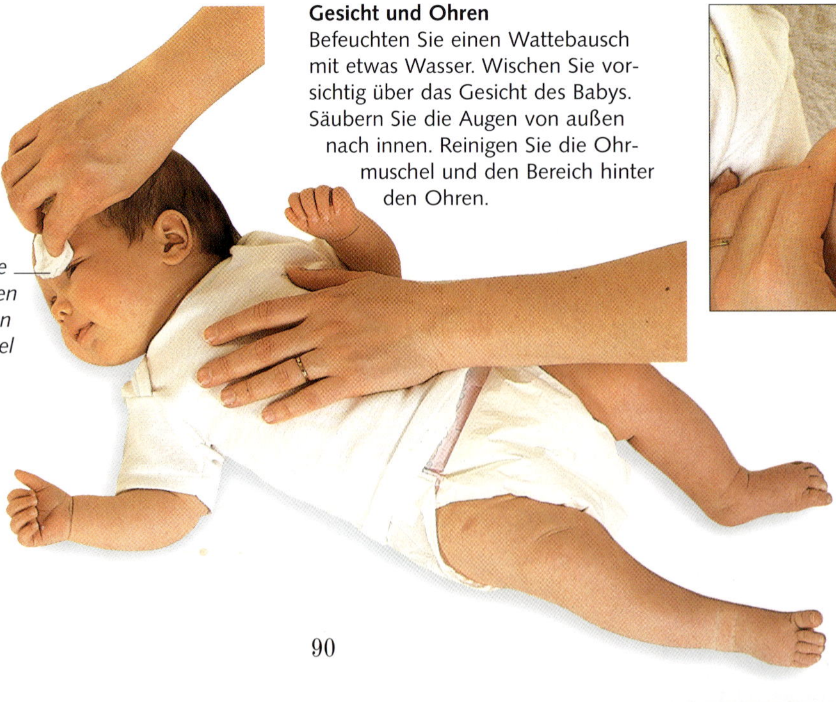

Wischen Sie vom äußeren zum inneren Augenwinkel

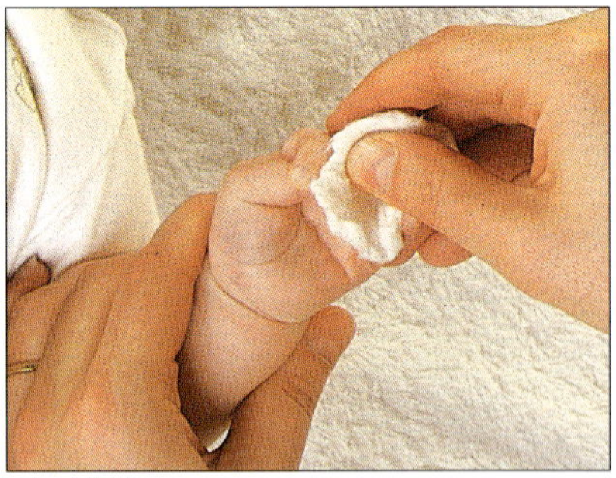

Hände und Füße
Waschen Sie sie mit einem frischen Wattebausch und trocknen sie dann mit einem Handtuch ab.
Bei einem älteren Baby können Sie einen Waschlappen verwenden.

Körperpflege

Sobald Sie den Windelbereich des Babys saubergemacht und Nahrungsreste oder Schmutz von der Haut entfernt haben, sind besondere Pflegemaßnahmen an der Reihe.

Augen, Nase und Ohren Waschen Sie die Augen des Babys mit Wattebällchen und etwas Wasser aus. Wischen Sie vom äußeren zum inneren Augenwinkel: Nehmen Sie für jedes Auge einen frischen Wattebausch, damit eine mögliche Infektion nicht übertragen wird.
Stecken Sie nichts in die Nase und Ohren des Babys; sie reinigen sich selbst. Verwenden Sie Nasen- oder Ohrentropfen nur auf ärztliche Anweisung. Säubern Sie die Ohren nur mit angefeuchteter Watte. Sehen Sie Ohrenschmalz im Ohr, versuchen Sie nicht, es herauszukratzen; Ohrenschmalz ist eine natürliche Absonderung des äußeren Gehörganges. Es ist antiseptisch und schützt das Trommelfell vor Staub und Sand. Wird es entfernt, produziert das Ohr nur noch mehr. Sind Sie beunruhigt, fragen Sie den Arzt.

Nägel Die Nägel des Neugeborenen werden kurz gehalten, damit sie nicht die Haut zerkratzen. Am besten schneidet man sie nach dem Bad, wenn sie weich sind. Verwenden Sie dazu eine spezielle kleine Nagelschere.

Nabel Während der ersten Tage nach der Geburt trocknet und schrumpft der Nabelstumpf (s. S. 15) und fällt dann ab. Sie können Ihr Baby baden, bevor der Nabel abgeheilt ist, müssen ihn danach aber gründlich abtrocknen. Lassen Sie den Nabel so oft wie möglich frei an der Luft, damit der Schrumpf- und Heilungsprozeß beschleunigt wird.

Einen Jungen waschen

Schieben Sie die Vorhaut beim Waschen nie zurück; sie ist sehr fest und könnte hängenbleiben. Waschen Sie den gesamten Windelbereich, und trocknen Sie ihn sorgfältig ab, insbesondere die Hautfalten. Im Alter von drei oder vier Jahren wird sich die Vorhaut lockern und kann leicht zurückgeschoben werden.

Ist Ihr Baby gerade beschnitten worden, achten Sie auf eine mögliche Blutung. Einige Tropfen Blut sind ganz normal; ebenso eine Anschwellung und leichte Rötung. Dies wird sich geben. Dauert die Blutung jedoch an, oder gibt es Anzeichen einer Infektion, gehen Sie zum Arzt. Lassen Sie sich beraten, wie Sie Ihr Baby baden und den Penis pflegen können.

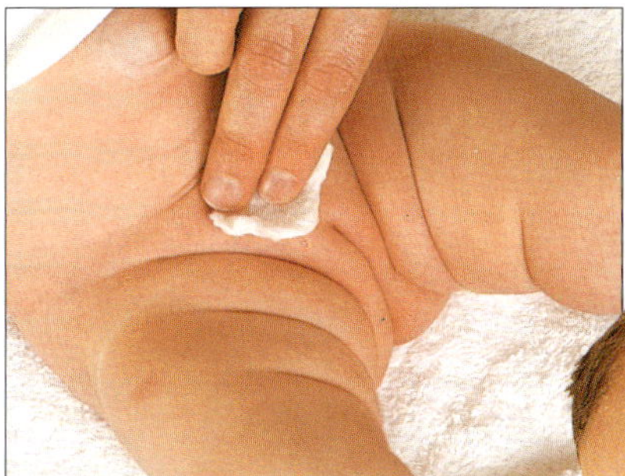

Nasse Windel
Entfernen Sie die Windel. Ist sie nur naß, wischen Sie den Windelbereich mit einem in Wasser oder Babylotion getauchten Wattebausch sauber.

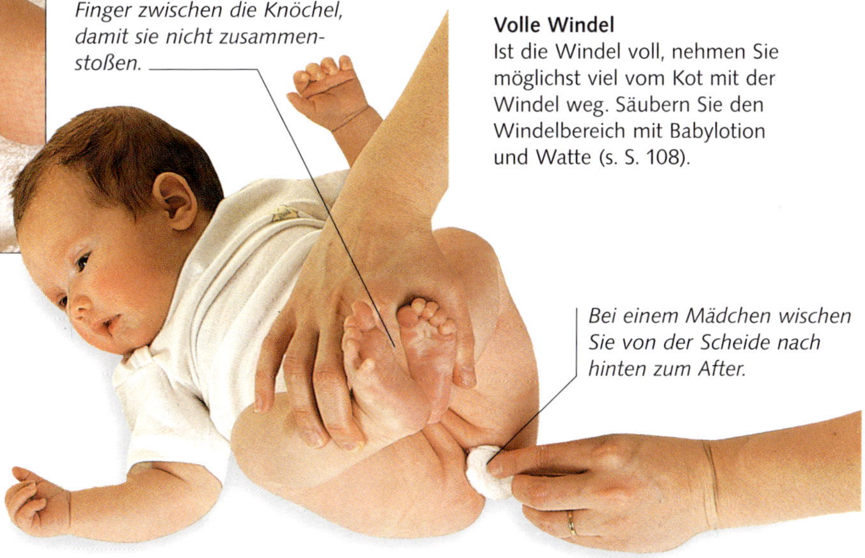

Halten Sie, wenn Sie die Füßchen anheben, einen Finger zwischen die Knöchel, damit sie nicht zusammenstoßen.

Volle Windel
Ist die Windel voll, nehmen Sie möglichst viel vom Kot mit der Windel weg. Säubern Sie den Windelbereich mit Babylotion und Watte (s. S. 108).

Bei einem Mädchen wischen Sie von der Scheide nach hinten zum After.

Pflegeprodukte

Die Haut eines Neugeborenen ist empfindlich. Die ersten sechs Lebenswochen sollten Sie keine Seife und keine Reinigungstücher verwenden, da sie den natürlichen Fettfilm der Haut zerstören; die Haut trocknet aus und spannt. Spezielle Pflegeprodukte für Babys sind mild und werden die Haut Ihres Babys nicht reizen – viele sind allergiegetestet.

- Geben Sie dem Badewasser etwas Babyöl zu – dies ist ein guter Feuchtigkeitsspender für sehr trockene Haut.
- Für empfindliche Hautpartien, z.B. im Windelbereich, ist Babylotion ein ideales Reinigungsmittel und guter Feuchtigkeitsspender.
- Babypuder kann die Haut austrocknen. Wenn Sie Puder verwenden, geben Sie ihn zuerst in Ihre Hand, da er sonst vom Baby eingeatmet wird. Pudern Sie niemals die Hautfalten; dort kann er verklumpen und Reizungen verursachen.
- Zinksalbe oder Vaselin sind wasserfest und schützen die Haut Ihres Babys vor Urin. Medizinische Salben sind bei Windelausschlag empfehlenswert (s. S. 111).

Mit dem Waschlappen waschen

Mag Ihr Baby überhaupt nicht ausgezogen werden, oder trauen Sie sich nicht, es zu baden, waschen Sie es am besten mit einem Waschlappen oder Schwamm. Ein Schwamm muß allerdings immer ausgekocht werden, da er ein regelrechter Bakterienfänger ist. Halten Sie Ihr Baby sicher auf Ihrem Schoß, während Sie ihm jeweils nur das Nötigste ausziehen. Sind Sie zu verkrampft, um es auf dem Schoß zu waschen, legen Sie es auf die Wickelauflage. Dann waschen Sie es wie unten dargestellt. Achten Sie darauf, daß eine Körperhälfte immer bedeckt ist, während Sie die andere waschen.

Mit dem Waschlappen oder Schwamm waschen

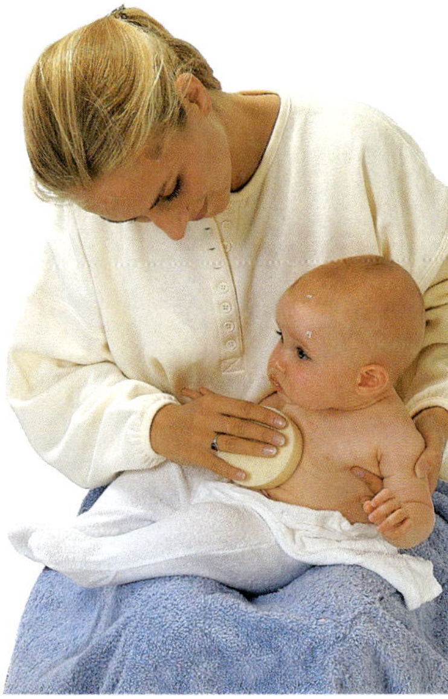

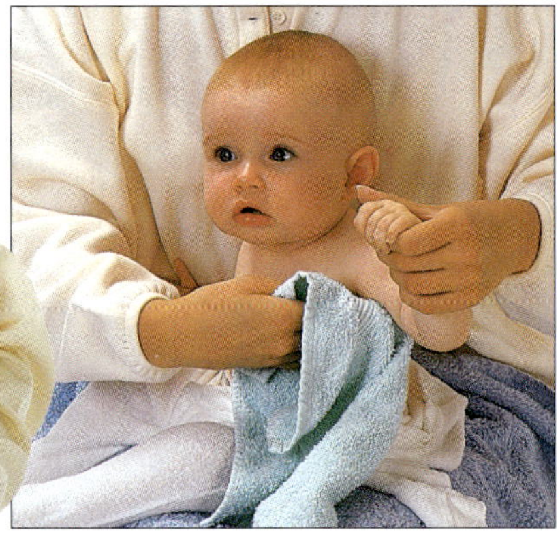

Oberkörper
Nehmen Sie Ihr Baby auf einem Handtuch auf Ihren Schoß. Machen Sie seinen Oberkörper frei, und waschen Sie Brust und Bauch. Trocknen Sie es vorsichtig ab. Beugen Sie es nach vorne über Ihren Arm, und waschen Sie seinen Rücken.

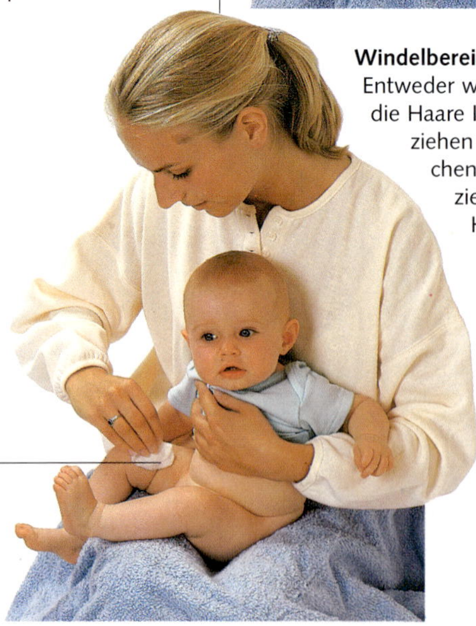

Verwenden Sie Watte und Babylotion, um den Windelbereich zu säubern.

Windelbereich
Entweder waschen Sie jetzt die Haare Ihres Babys oder ziehen ihm ein Hemdchen über. Dann ziehen Sie ihm Hosen und Windel aus. Säubern Sie den Windelbereich (s. S. 108).

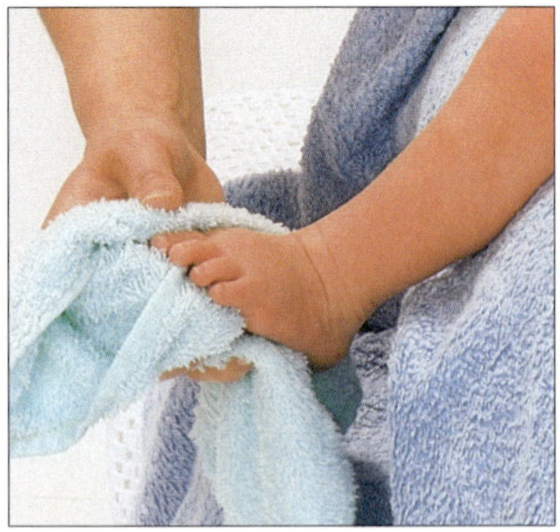

Unterkörper
Mit dem Schwamm oder Waschlappen waschen Sie Beine und Füße des Babys. Trocknen Sie es sachte ab; tragen Sie eventuell eine Creme auf und ziehen ihm eine Windel und saubere Kleidung an.

Haarpflege

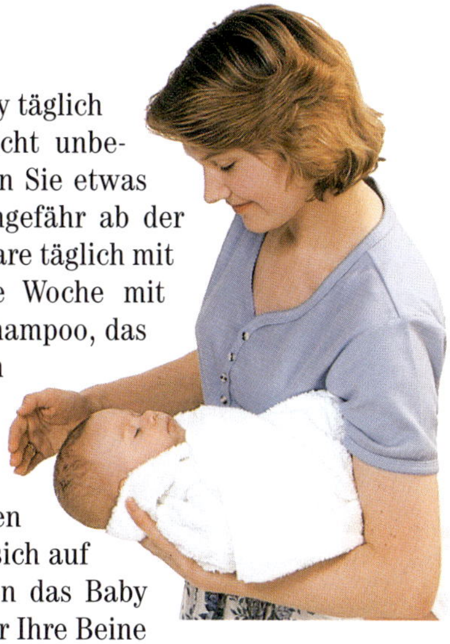

Haarewaschen
Schieben Sie die Beine unter Ihre Achseln. Stützen Sie den Rücken und halten den Kopf.

Von Geburt an sollten Sie Ihrem Baby täglich die Haare waschen, wenn auch nicht unbedingt mit Shampoo. Es genügt, wenn Sie etwas Waschlotion in Wasser auflösen. Ungefähr ab der 12. – 16. Woche waschen Sie seine Haare täglich mit Wasser und ein oder zweimal die Woche mit Babyshampoo. Verwenden Sie ein Shampoo, das nicht in den Augen brennt; achten Sie aber trotzdem darauf, daß nichts in die Augen gelangt. Ein kleines Baby können Sie zum Haarewaschen unter dem Arm halten (siehe Bild rechts). Oder Sie setzen sich auf den Rand der Badewanne und legen das Baby mit dem Gesicht nach oben quer über Ihre Beine (in dieser Position fühlt es sich sicher). Machen Sie sich wegen der Fontanellen keine Sorgen (s. S. 17); die Membran, die sie bedeckt, ist sehr robust. Außerdem müssen Sie die Haare ja nicht schrubben. Solange Sie vorsichtig sind, kann nichts passieren. Geben Sie das Shampoo oder die Lotion auf den Kopf des Babys, und reiben Sie sie ein, bis sich Schaum bildet. Warten Sie fünfzehn Sekunden, bevor Sie ihn abspülen. Es ist nicht nötig, die Haare ein zweites Mal einzushampoonieren. Mit einem in warmes Wasser getauchten Handtuch wischen Sie das Seifenwasser ab. Versuchen Sie alle Seifenreste zu entfernen. Bedecken Sie beim Abtrocknen der Haare nicht das Gesicht, sonst kann das Baby in Panik geraten und schreien. Am besten nehmen Sie nur einen Zipfel des Handtuchs.

Abneigung gegen das Haarewaschen

Viele Babys hassen das Haarewaschen, selbst wenn ihnen das Baden gefällt. In diesem Fall mag es das beste sein, Haarewaschen und Baden zu trennen; denn sonst verderben Sie ihm noch die Freude am Bad.
Babys hassen das Haarewaschen vor allem deshalb, weil Wasser und Shampoo in die Augen geraten können; versuchen Sie also, dies zu vermeiden. Es gibt einen Haarwaschkranz, der um den Haaransatz paßt und verhindert, daß Wasser ins Gesicht rinnt. Vielleicht wird Ihr Baby auch ruhiger, wenn Sie es beim Haarewaschen auf dem Schoß halten. Dabei können Sie das Haar mit einem nassen Handtuch anfeuchten und den Schaum auswaschen und müssen ihm kein Wasser über den Kopf gießen.
Machen Sie aus dem Haarewaschen kein großes Problem. Halten Sie Ihr Baby nie gewaltsam fest, um ihm die Haare zu waschen. Ist das Haarewaschen offensichtlich sehr schlimm für das Baby, lassen Sie es zwei oder drei Wochen sein. Sie können das Haar auch einigermaßen sauberhalten, indem Sie es mit dem Schwamm abwaschen oder es mit einer weichen, feuchten Bürste ausbürsten. Das Haar wird wahrscheinlich schuppig, aber das schadet nicht.

Milchschorf

Manchmal bilden sich rote, schuppige Flecken auf der Kopfhaut des Babys. Milchschorf ist sehr verbreitet. Er wird weder durch mangelnde Hygiene noch durch ein bestimmtes Shampoo verursacht. Meist verschwindet er nach einigen Wochen.

Verhindern Sie das Entstehen von Milchschorf, indem Sie Ihrem Neugeborenen jeden Tag mit einer weichen Babybürste und etwas in warmem Wasser verdünnten Babyshampoo den Kopf waschen. Sie sollten die Haare durchkämmen, selbst wenn es nur sehr wenige hat; dann kann sich Schorf erst gar nicht bilden. Hat sich Milchschorf gebildet, geben Sie über Nacht etwas Babyöl auf den Kopf. Dadurch wird der Schorf aufgeweicht und löst sich.
Am nächsten Morgen kann er leicht abgewaschen werden. Kratzen Sie den Schorf niemals mit dem Fingernagel ab, denn dann bildet sich nur noch mehr. Hält der Milchschorf an oder wird schlimmer, gehen Sie zum Arzt.

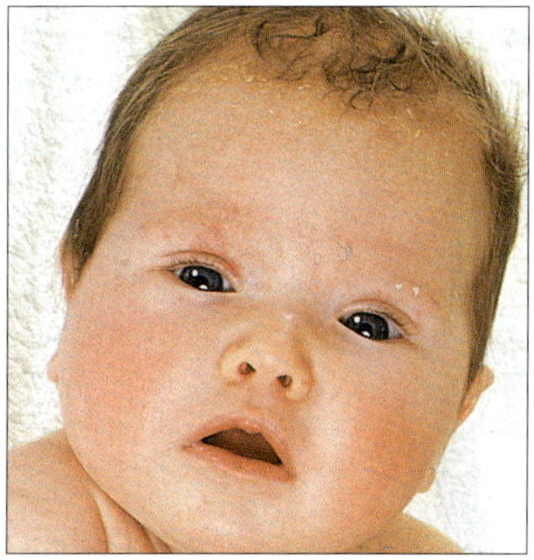

Milchschorf
Viele Babys haben schuppige Flecken auf dem Kopf. Sie sind harmlos und heilen normalerweise innerhalb einiger Wochen ohne besondere Behandlung ab.

Tips fürs Baden

Gestalten Sie die Badezeit möglichst angenehm

- Legen Sie zunächst alles Notwendige in Reichweite.
- Lassen Sie immer zuerst kaltes Wasser einlaufen. Testen Sie die Wassertemperatur mit Ihrem Ellbogen oder dem Handgelenk.
- Lassen Sie nur wenig Wasser ein. Eine Wassertiefe von 5 – 8 cm ist ausreichend.
- Lassen Sie Ihr Baby nur kurze Zeit unbekleidet; kleine Babys kühlen schnell aus.
- Tragen Sie eine wasserdichte Schürze zum Schutz Ihrer Kleidung; hat sie an der Oberseite einen Baumwollbezug, fühlt sie sich für Ihr Baby angenehm an.
- Wärmen Sie für Ihr Baby ein Handtuch auf der Heizung an; lassen Sie es aber nicht zu heiß werden.
- Geben Sie einen Spritzer Babylotion ins Badewasser; sie trocknet die Haut weniger aus als Seife.

Das Baby baden

Sie können Ihr Baby in jedem Zimmer baden, vorausgesetzt es ist warm, zugfrei und Sie haben genug Platz, um alles Notwendige bereitzulegen. Sie können die Babywanne in der Küche oder dem Bad füllen und in das gewünschte Zimmer tragen.
Ein kleines Baby kann in einer speziellen Babywanne mit einer nicht rutschenden Sitzfläche gewaschen werden. Stellen Sie die Wanne auf eine Arbeitsfläche oder einen Tisch. Sie sollte so hoch stehen, daß Sie sich nicht bücken müssen und Ihr Rücken nicht unnötig belastet wird. Es gibt auch Babywannen mit Ständer; dadurch wird das Baden bedeutend bequemer. Achten Sie darauf, daß die Wanne sicher steht.

Das Baby baden

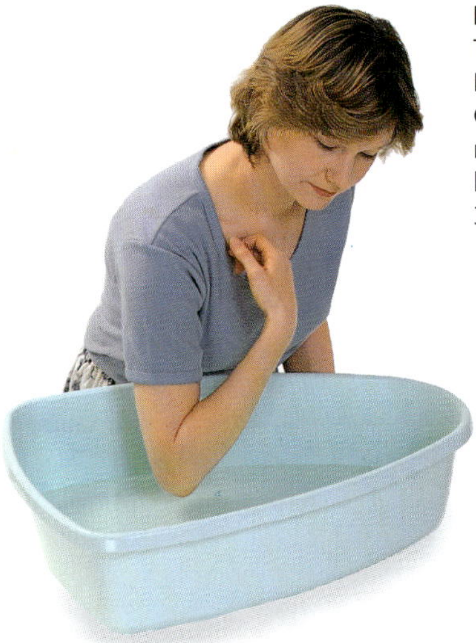

Die Wassertemperatur prüfen
Testen Sie die Wassertemperatur mit Ihrem Ellbogen oder dem Handgelenk. Bis Sie das Gefühl für die richtige Temperatur bekommen, können Sie einen Badethermometer benutzen. Die Wassertemperatur sollte 36 °C betragen.

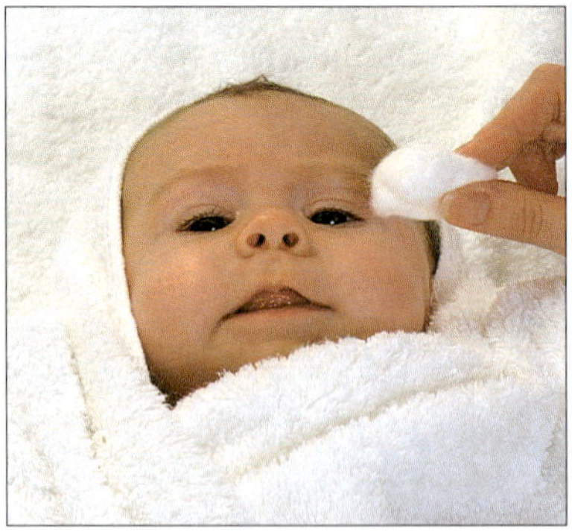

Vor dem Bad
Ziehen Sie Ihr Baby aus, säubern Sie den Windelbereich (s. S. 109) und wikkeln es in ein Handtuch. Waschen Sie Gesicht und Ohren vorsichtig mit einem feuchten Wattebausch (s. S. 90).

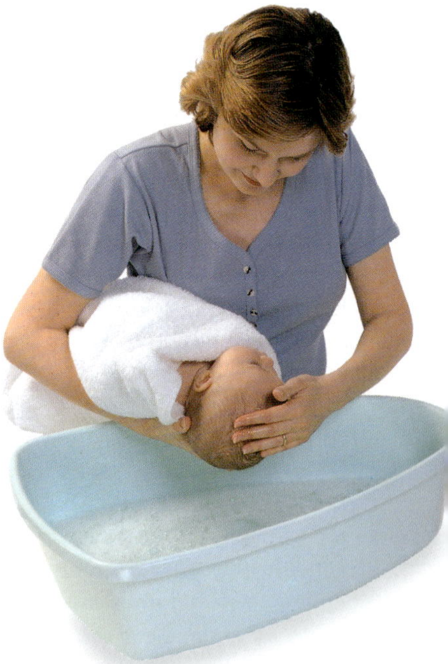

Den Kopf waschen
Halten Sie Ihr Baby mit dem Gesicht nach oben unter Ihrem Arm. Waschen Sie ihm über der Wanne den Kopf. Spülen Sie gut nach, und trocknen Sie ihn ab. Sanftes Bürsten beugt Milchschorf vor.

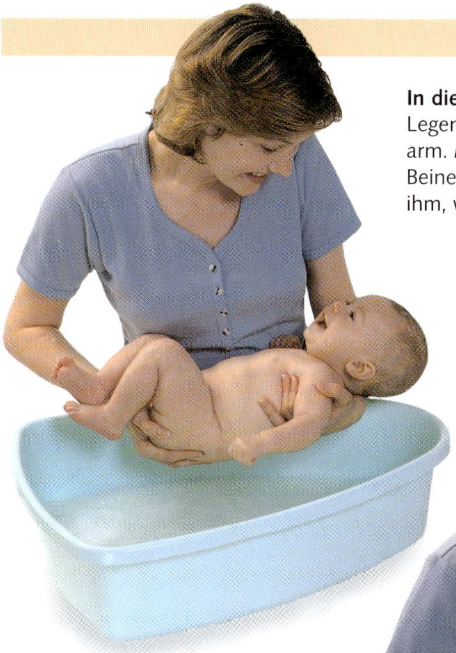

In die Wanne legen
Legen Sie seine Schulter auf Ihren Unterarm. Mit dem anderen Arm halten Sie die Beine. Lächeln Sie, und sprechen Sie mit ihm, wenn Sie es in die Wanne legen.

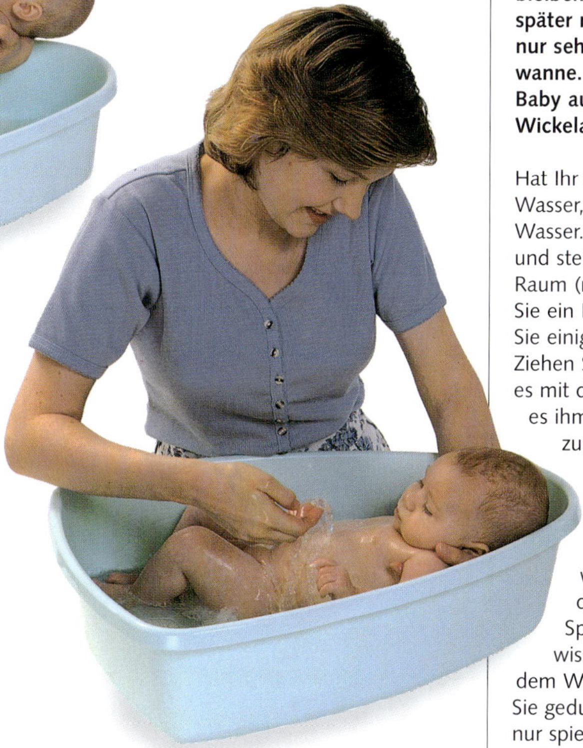

Waschen
Halten Sie das Baby mit einer Hand unter den Schultern, so daß Kopf und Schulter über dem Wasser bleiben; waschen Sie das Baby mit Ihrer freien Hand.

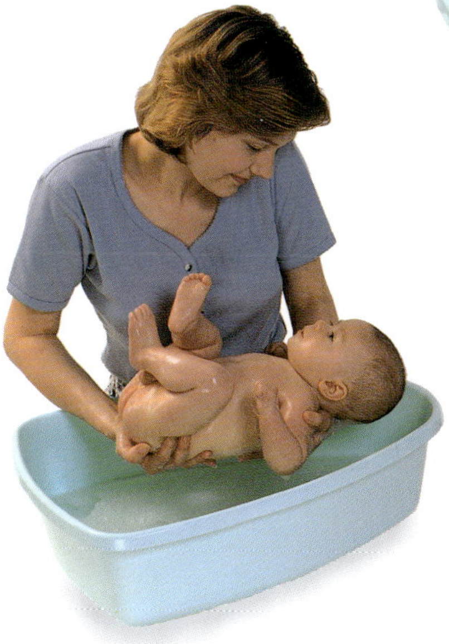

Herausheben
Ist Ihr Baby sauber und die Seife abgespült, heben Sie es sachte auf das Handtuch; halten Sie es wie zuvor.

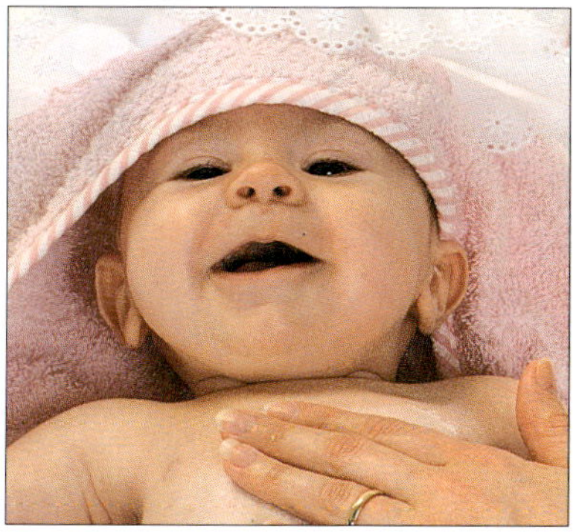

Abtrocknen
Wickeln Sie Ihr Baby in ein Handtuch, und trocknen Sie es gründlich ab. Verwenden Sie für den Windelbereich keinen Puder; er kann in den Hautfalten Reizungen verursachen.

Angst vor dem Baden

Manche Babys haben große Angst vor dem Baden. In diesem Fall sollte man das Baby nicht zwingen, im Wasser zu bleiben. Versuchen Sie es einige Tage später nochmals, und geben Sie dabei nur sehr wenig Wasser in die Badewanne. Inzwischen können Sie Ihr Baby auf dem Schoß oder auf der Wickelauflage waschen.

Hat Ihr Baby weiterhin Angst vor Wasser, gewöhnen Sie es spielerisch ans Wasser. Füllen Sie eine große Schüssel, und stellen Sie sie in einen warmen Raum (nicht ins Badezimmer). Legen Sie ein Handtuch daneben, und geben Sie einige Spielsachen in die Schüssel. Ziehen Sie Ihr Baby aus, und lassen Sie es mit den Spielsachen spielen. Gefällt es ihm, ermutigen Sie es, im Wasser zu plantschen. Halten Sie es dabei fest.

Nachdem Sie dies einige Male gemacht haben, tauschen Sie die Schüssel gegen die Babywanne und lassen Ihr Baby wieder spielen. Versucht es zu dem Spielzeug ins Wasser zu steigen, wissen Sie, daß es seine Angst vor dem Wasser verloren hat. Aber seien Sie geduldig; lassen Sie es einige Male nur spielen, bevor Sie es in der Wanne auch waschen. Es soll auch weiterhin beim Baden spielen dürfen.

Älteres Baby

Prüfliste: Sicherheit

Seien Sie beim Baden Ihres Kindes sehr vorsichtig – es gibt einige Punkte, die man beachten muß.

- Legen Sie eine rutschfeste Einlage in die Wanne.
- Überprüfen Sie immer die Wassertemperatur, bevor Sie Ihr Baby in die Wanne setzen. Selbst bei größeren Babys muß das Wasser bedeutend kühler sein, als es Erwachsene gewohnt sind.
- Drehen Sie die Wasserhähne fest zu, bevor Sie das Baby in die Wanne setzen.
- Decken Sie die Hähne mit einem Handtuch ab, damit sich das Baby nicht stößt oder verletzt.
- Lassen Sie Ihr Baby nicht frei im Wasser stehen oder hopsen. Wenn es fällt, wird ihm das Baden verleidet.
- Geben Sie ihm zum Spielen leichte Plastiksachen ohne scharfe Kanten.
- Nehmen Sie den Stöpsel nicht aus dem Abfluß, solange Ihr Baby im Wasser ist. Viele Babys haben Angst vor dem Geräusch und dem Gefühl des abfließenden Wassers.
- Sie müssen einen festen Stand haben, wenn Sie das Baby aus der Wanne heben. Belasten Sie dabei Ihre Beine, nicht den Rücken.
- Trocknen Sie Ihr Baby nach dem Bad gut ab. Wenn Sie mit ihm schmusen, sobald es in sein warmes Handtuch geschmiegt ist, ist dies auch noch für ein älteres Kind ein schöner Abschluß des Bades.

Baden und Hygiene

Zwischen dem 6. und 10. Lebensmonat wird Ihr Baby zu groß für die Babywanne. Nun werden Sie die normale Badewanne benutzen müssen. Um Ihrem Baby den Übergang zu vereinfachen, stellen Sie zunächst die Babywanne in die Badewanne. Hat es sich an die große Wanne gewöhnt, wird es darin bestimmt viele glückliche Stunden beim Spiel mit seinen Lieblingsspielsachen verbringen.

Das tägliche Bad

Sobald Ihr Baby mobil ist, macht es sich viel schmutziger als bisher. Dann wird das tägliche Bad zu einem regelmäßigen Ereignis. Schonen Sie Ihren Rücken, indem Sie sich neben die Badewanne knien. Stellen Sie alle Badeutensilien griffbereit in Reichweite. Lassen Sie nur wenig Wasser einlaufen: ca. 10 – 13 cm. Legen Sie eine rutschsichere Einlage in die Badewanne, damit Ihr Baby nicht ausrutscht. Behalten Sie es immer im Blick; ein kurzer Augenblick genügt und schon gleitet ein Baby unter die Wasseroberfläche. Deshalb sollten Sie es nie alleine lassen oder sich wegdrehen.
Mit ungefähr sechs Monaten wird sich Ihr Baby im Wasser recht sicher fühlen und sich nicht mehr vor dem Ausziehen fürchten. Versuchen Sie die Badezeiten so lustig und streßfrei wie möglich zu gestalten.

Angst vor der Badewanne

Hat Ihr Kind vor der Badewanne Angst, müssen Sie es mit viel Geduld langsam daran gewöhnen. Füllen Sie die Babywanne mit Wasser, und legen Sie einige Spielsachen hinein; stellen Sie sie dann in die große Wanne. Daneben legen Sie eine rutschfeste Matte. Setzen Sie Ihr Baby in die Wanne, wo es mit den Spielsachen spielen und, wenn es will, auch in die Babywanne klettern kann. Hat es sich erst einmal daran gewöhnt, können Sie einige Zentimeter Wasser in die Badewanne einlaufen lassen. Ihr Kind kann dann

Die „große Wanne“
Legen Sie zur Sicherheit eine rutschfeste Matte in die Wanne.

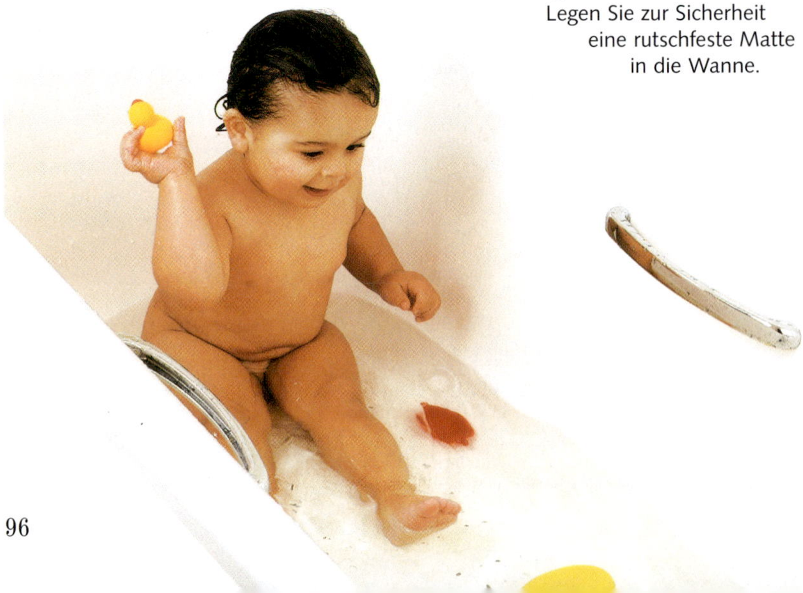

in und aus der Babywanne klettern und gewöhnt sich an das niedrige Wasser in der Badewanne. Allmählich können Sie die Wasserhöhe steigern; nach einer Weile werden Sie feststellen, daß Ihr Kind nicht mehr darauf achtet, ob die Babywanne da ist oder nicht. Fühlt es sich immer noch nicht sicher, baden Sie mit ihm, setzen es auf Ihren Schoß und plantschen mit ihm.

Badewannenspiele

Sobald Ihr Baby sitzen kann, gönnen Sie ihm nach dem Waschen noch Zeit zum Spielen in der Wanne. Sie müssen kein spezielles Spielzeug zur Verfügung stellen; Schwämme, Schüsseln und Trichter bieten genug Unterhaltung. Haben Sie zwei kleine Kinder, lassen Sie sie gemeinsam baden. Sie sparen dabei Zeit, und Ihr älteres Kind kann das Baby an seinen Spielen teilhaben lassen. Es kann dabei manchmal aber auch recht turbulent zugehen, denn gemeinsames Plantschen macht besonderen Spaß! Seifenlauge ist immer willkommen; dabei bilden sich eine Menge Blasen im Wasser (Vorsicht bei Seifenblasen - sie können bei kleinen Mädchen die Scheidenregion reizen). Hin und wieder sollten Sie auch mit dem Baby zusammen baden und gemeinsam Spaß haben.

Spielzeug für die Badewanne

Ihr Baby wird beim Spiel mit alltäglichen Haushaltsgegenständen eine Menge Spaß haben. Achten Sie darauf, daß die verwendeten Gegenstände sauber, leicht und wasserfest sind und keine scharfen Kanten haben. Geben Sie Ihrem Baby gründlich ausgewaschene Plastikflaschen - z. B. alte Shampooflaschen. Entfernen Sie die Deckel, denn Ihr Baby wird alles in den Mund stecken. Interessant für das Baby ist es auch, wenn manche Gegenstände untergehen, andere dagegen schwimmen.
Viele Spielsachen, insbesondere aus hartem Plastik, z. B. Rasseln und Becher, sind auch für die Badewanne geeignet. Es gibt auch eine große Auswahl an Wasserspielzeug. Die traditionellen Boote und Enten sind immer beliebt; für ein älteres Baby gibt es auch Plastikbilderbücher oder Activity-Center, die mit Wasser funktionieren.

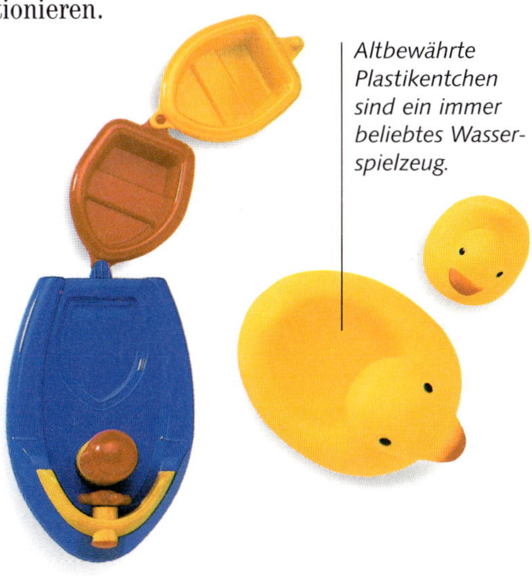

Altbewährte Plastikentchen sind ein immer beliebtes Wasserspielzeug.

Badespaß
Einfache, schwimmende Spielsachen verschaffen Ihrem Baby zusätzlichen Spaß beim Baden.

Frühe Zahnpflege

Gewöhnen Sie Ihr Kind mit kleinen Spielen so früh wie möglich an das Zähneputzen.

Lassen Sie es zuschauen, wenn Sie die Zähne putzen. So sieht es, wie man es macht. Geben Sie ihm dann eine weiche Zahnbürste zum Spielen. Es wird Sie imitieren und die Bürste in den Mund stecken und hin und her bewegen. Sie müssen noch nicht darauf achten, daß die Putzbewegungen korrekt sind. In diesem Alter ist es ein Spiel, das zum Zähneputzen hinführen soll. Wollen Sie seine Zähne wirklich saubermachen, befeuchten Sie ein Taschentuch und geben ein erbsengroßes Stück Zahnpasta darauf. Reiben Sie damit vorsichtig Zahnfleisch und Zähnchen ab. Sie können das Zahnfleisch auch säubern, wenn noch gar keine Zähne da sind; dabei wird es von den Bakterien, die Plaque verursachen, befreit. So entsteht ein gesundes Milieu, in das die Milchzähne hineinwachsen können.

Seien Sie achtsam

Auch wenn Ihr Baby glücklich und ungefährdet mit seinen Spielsachen spielt, sollten Sie es nie unbeaufsichtigt in der Badewanne sitzen lassen, auch nicht für den kleinsten Augenblick. Achten Sie darauf, daß das Wasser nicht zu kalt wird. Durch das Spiel wird das Baby vielleicht von einem Frösteln abgelenkt. Stellen Sie den Temperaturregler auf unter 54 °C. Lassen Sie nie heißes Wasser nachlaufen, solange Ihr Baby in der Wanne sitzt.

Kleinkind

Baden und Hygiene

Sicherheit im Badezimmer

Das Baden muß gewissenhaft überwacht werden, da ein Kind auch in diesem Alter noch ausrutschen und untergehen kann. Auch wenn Ihr Kind nun alleine in der Badewanne sitzen kann, gelten die bisherigen Sicherheitsvorschriften weiter (s. S. 96).

Kleinkinder sind gewöhnlich darauf erpicht, alles selber zu machen – z.B. selbst das Gesicht zu waschen –; dadurch besteht die zusätzliche Gefahr, daß Ihr Kind den heißen Wasserhahn aufdreht oder die Seife und das Shampoo nimmt und alles in die Augen bekommt. Wenn man die Hähne mit einem Handtuch abpolstert, lassen sich Stöße abmildern.

Auch wenn das Kind bisher sehr gerne gebadet hat, kann es nach einem Schreckerlebnis eine plötzliche Abneigung entwickeln. Mit viel Spaß in der Wanne und einem gemeinsamen Bad mit einem Geschwisterkind kann man dieses Problem überwinden. Wenn Sie selbst mit dem Kind baden, sind Ängste schnell abgebaut.

Ihr Kleinkind betrachtet die Badezeit sicherlich in erster Linie als Gelegenheit zum Spiel. Sie können es spielerisch lehren, sich selbst zu waschen. Schenken Sie ihm einen eigenen Schwamm und zeigen Sie ihm, wie man zuerst das Gesicht wäscht, dann Arme, Beine usw. Natürlich wird das anfangs nicht so gut klappen, und Sie werden einige Körperteile mit einem anderen Waschlappen noch gründlich reinigen müssen. Seifen Sie Ihrem Kind die Hände ein, und zeigen Sie ihm, wie man die Seife auf Körper und Armen verteilt. Aus dem Abspülen der Seife kann dann wieder ein Spiel werden.

Waschgewohnheiten
Nach dem Aufwachen ist ein Kind meist hungrig; deshalb wartet man mit dem Waschen am besten bis nach dem Frühstück. Dann hält das Kind beim Waschen, Zähneputzen (siehe gegenüber) und Kämmen eher still. Mit ca. 18 Monaten lernt es, die Hände selber unter fließendem Wasser abzuspülen. Bald seift es sie auch selber ein; allerdings kann es mit Seife und Wasser eine Pantscherei veranstalten.

Reinlichkeit
Je früher Sie beginnen, Ihrem Kind Sauberkeit zu lehren, desto besser. Am besten lernt das Kind durch das elterliche Vorbild. Waschen Sie Ihre Hände gemeinsam mit dem Kind. Seifen Sie sie zusammen ein, waschen Sie sich gegenseitig die Hände; zum Schluß vergleichen Sie, welche Hände am saubersten sind. Ist dem Kind der Waschlappen zu rauh, geben Sie ihm einen weichen Schwamm.
Machen Sie deutlich, daß die Hände nach dem Gang zur Toilette immer gewaschen werden müssen. Dies sollten Sie schon im Töpfchenalter beginnen (s. S. 114) und es jedes Mal mit Ihrem Kind gemeinsam tun. Gewöhnen Sie Ihr Kind auch daran, die Hände immer vor den Mahlzeiten und nach dem Spiel mit Haustieren zu waschen.
Mit der Zeit sollte das Kind seine Hände gewohnheitsmäßig ohne Aufforderung waschen. Stellen Sie ins Badezimmer einen Schemel, damit es Waschbecken und Toilette gut erreichen kann.

Haarpflege
Ihr Kind hat jetzt bestimmt dichtes Haar. Es muß regelmäßig gewaschen werden, damit der tägliche Schmutz entfernt wird. Leider lieben nur wenige Kinder diese Prozedur. Reduzieren Sie das Konfliktpotential durch die Beachtung der folgenden Tips:

- Schneiden Sie dem Kind die Haare kurz; dann sind sie auch leichter zu kämmen.
- Machen Sie keine große Prozedur aus der Haarwäsche, sondern versuchen Sie die Haare ganz beiläufig einzushampoonieren.
- Verwenden Sie ein Shampoo, das nicht in den Augen brennt. Ein Haarwaschkranz verhindert, daß Wasser und Shampoo ins Gesicht rinnen und das Kind in Panik gerät.

- Ist Ihrem Kind das Haarewaschen verhaßt, lassen Sie ihm Mitsprachemöglichkeiten. Es soll bestimmen, ob es den Kopf nach vorne oder hinten halten will oder mit der Brause das Haar selber naß machen will.
- Sie können auch Belohnungen anbieten, z. B. nach dem Haarewaschen ein Spiel machen oder eine Geschichte vorlesen. Sie können dem Kind als Gegenleistung erlauben, Ihnen die Haare zu waschen.

Zahnpflege

Sie werden die Zähne Ihres Babys seit dem Durchbruch der ersten Zähnchen gepflegt haben (s. S. 97). Reinigen Sie die Zähne Ihres Kindes weiterhin mindestens zweimal täglich. Putzen Sie seine Zähne immer nach der Abendmahlzeit, so daß über Nacht keine Speisereste im Mund bleiben. Wird Ihr Baby älter, will es die Zahnbürste selber halten und selber putzen. Fördern Sie diese Versuche, aber putzen Sie seine Zähne immer noch gründlich nach.

Für Kinderzähne benutzen Sie eine kleine Bürste mit weichen Borsten und eine fluorhaltige Zahnpasta. Tragen Sie nur ein erbsengroßes Stück Zahnpasta auf, denn zuviel Fluor kann während der Wachstumsperiode zu Fluorosis (Verfärbung oder Sprenkelung des Zahnschmelzes) führen. Es gibt viele angenehme Geschmacksrichtungen, so daß Ihr Kind bestimmt gerne die Zähne putzt. Verwenden Sie aber niemals eine zuckerhaltige Zahnpasta. Lesen Sie vor dem Kauf die Inhaltsstoffe auf der Tube nach. Setzen Sie Ihr Kind quer auf Ihre Knie, halten es mit einem Arm fest und bürsten Sie die Zähne vorsichtig von oben und unten. Hält es den Kopf nicht still, legen Sie Ihre freie Hand sachte auf seine Stirn.

Mit etwas Glück wird Ihr Kleinkind jahrelang keine zahnärztliche Behandlung brauchen. Dies gilt natürlich umso mehr, je konsequenter Sie und Ihr Kind im Umgang mit Süßigkeiten sind. Am besten wäre es, wenn es nach dem Verzehr von Süßem jedes Mal die Zähne putzt. Nichtsdestoweniger ist es wichtig, es mit dem Gedanken, zum Zahnarzt zu gehen, vertraut zu machen. Nehmen Sie es mit, wenn Sie zur Routineuntersuchung gehen. Die meisten Zahnärzte lassen ein Kind gerne einmal den „magischen“ Stuhl ausprobieren. Bei einer Routineuntersuchung bittet der Zahnarzt das Kind, den Mund aufzumachen, damit er die Zähne zählen und kontrollieren kann.

Nägel

Schneiden Sie die Finger- und Zehnägel Ihres Kindes immer kurz; kurze Nägel sind hygienischer und verhindern, daß das Kind sich oder andere versehentlich kratzt. Lange Zehnägel sind in den Schuhen unangenehm. Am einfachsten lassen sich die Nägel nach dem Baden schneiden, wenn sie weich sind. Da die Nägel bei Kindern schnell wachsen, plant man am besten einmal wöchentlich in das Baderitual eine Nagelschneidesitzung ein. Verwenden Sie eine spezielle Nagelschere mit stumpfen Enden oder einen Nagelklipser. Ihr zappelndes Kind werden Sie besser bändigen können, wenn Sie es auf Ihren Schoß setzen. Folgen Sie der natürlichen Linie seiner Nägel, und schneiden Sie nicht zu nahe ans Fleisch. Zehnägel sollten immer gerade geschnitten werden.

Haustiere und Hygiene

Wenn Sie ein Haustier haben, befürchten Sie vielleicht mögliche Gesundheitsrisiken für Ihr Kleinkind. Doch wenn Sie einige einfache Hygienemaßnahmen befolgen, besteht kein Anlaß zur Sorge. Die Freude, die ein Tier dem Kind bringt, sind bestimmte Hygienemaßnahmen mit Sicherheit wert.

- Ringelflechte (s. S. 101) ist eine ansteckende Hautkrankheit, die von Haustieren übertragen werden kann. Sie kommt bei Kindern häufig vor. Vermuten Sie eine Ringelflechte, gehen Sie sofort zum Arzt.
- Halten Sie Ihr Kind immer davon ab, sein Haustier zu küssen, vor allem nicht um Nase und Mund.
- Bringen Sie Ihrem Kind bei, immer die Hände zu waschen, wenn es mit dem Tier gespielt hat – vor allem, bevor es Nahrungsmittel berührt oder ißt.
- Sowohl Flöhen wie Würmern kann man durch regelmäßige Maßnahmen wirksam vorbeugen.
- Ist ein Befall erfolgt, behandeln Sie ihn unverzüglich. Halten Sie Ihr Kind vom Haustier fern, bis die Behandlung gewirkt hat.

Kindergartenalter

Reinlichkeit bei Mädchen

Die meisten Mädchen sind von Natur aus penibel. Nutzen Sie diese Eigenschaft, um Ihrer Tochter Körperpflege beizubringen.

- Fördern Sie bei Ihrem kleinen Mädchen von klein auf die Gewohnheit, sich regelmäßig zu waschen und die Zähne zu putzen.
- Lassen Sie Ihre Tochter sich selbst kämmen; das macht ihr bestimmt Spaß. Dabei kann es ihre eigene Frisur mit Schleifen, Spangen oder Haarband schmücken.
- Geben Sie ihr eigene Waschutensilien: Waschlappen, eine Seifenschale und Handtuch. Sie ist bestimmt stolz auf ihre eigenen Sachen.
- Erlauben Sie ihr, die Haut nach dem Baden mit Körperlotion einzucremen.
- Gewöhnen Sie sie daran, täglich Unterwäsche und Strümpfe zu wechseln.
- Stellen Sie ihr einen eigenen Wäschekorb zur Verfügung, in den sie ihre schmutzigen Sachen werfen kann.

Baden und Hygiene

Mit drei Jahren hat Ihr Kind seine eigenen Ansichten zu vielen Aspekten seines täglichen Lebens entwickelt; nun will es mehr Mitsprache bei der Gestaltung seines Tagesablaufs. Dies äußert sich oft negativ in einem Widerwillen oder gar der Verweigerung täglicher Verrichtungen wie dem Baden und Kämmen. Diese Pflichten werden als lästige Unterbrechungen des spannenden Spiels angesehen. Am besten vermeidet man Streitigkeiten, wenn man das Waschen und Kämmen zu einem Spiel macht oder etwas Lustiges in die Pflicht einbaut. Das Kind zeigt sich meist kooperativer, wenn es selbst größere Verantwortung übernehmen darf, wenn nötig unter Aufsicht. Interessanter wird eine Sache auch, wenn Sie ihm gewisse Wahlmöglichkeiten lassen – z. B. welchen Kamm oder welches Shampoo es benutzen will. Die folgenden Hinweise erleichtern die tägliche Routine und machen sie für beide Seiten angenehmer:

- Drängen Sie Ihr Kind nicht, wenn es versucht, eine Aufgabe selbst zu bewältigen. Dies führt nur zu Spannungen; das nächste Mal wird es dann nicht mehr mithelfen wollen.
- Das Bad sollte nicht erst kurz vor dem Schlafengehen stattfinden; dann ist Ihr Kind schon zu müde, um es zu genießen.
- Fördern Sie die Einsicht ins Zähneputzen, indem Sie gelegentlich Färbetabletten benutzen. Jedes Kind sieht ein, daß man die Farbe wegputzen muß und dabei werden die Zähne auch richtig sauber.
- Haarewaschen kann sehr lustig sein, wenn man mit dem einshampoonierten Haar witzige Frisuren macht und sich dann im Spiegel betrachtet.
- Stellen Sie als Belohnung für seine Kooperation beim Baden die Verwendung eines besonderen Pflegeprodukts der Erwachsenen in Aussicht, z. B. eine parfümierte Seife oder Schaumbad – bei kleinen Kindern halte ich Belohnungen für pädagogisch sinnvoll.
- Wenn man das Kind von klein auf an bestimmte Routine bei der Körperpflege gewöhnt, vermeidet man leichter tägliche Diskussionen hinsichtlich des Waschens.

Über die Hygiene sprechen

Mit drei Jahren ist Ihr Kind in der Lage, wichtige Dinge zu verstehen, darüber nachzudenken und sie einzusehen. Begründen Sie, warum es etwas Bestimmtes tun soll, anstatt es einfach zu befehlen. Dann gibt es sicher nach. Sie können es leichter zur Mitarbeit bewegen, wenn Sie Argumente anführen. Erklären Sie ihm, daß seine schmutzigen Hände voller Keime sind, die es krank machen können; daß es Zahnschmerzen bekommen kann, wenn es Süßes gegessen hat; oder daß nach dem Spielen mit dem Hund Keime an seinen Händen sein können, die Bauchweh verursachen.

Aber sobald Ihr Kind die Gründe für das Waschen und Zähneputzen versteht, müssen Sie konsequent sein. Kinder denken sehr logisch. Wenn Sie Ihr Kind davon überzeugt haben, daß es wichtig ist, vor dem Essen die Hände zu waschen und nach dem Essen die Zähne zu putzen, müssen Sie sich selbst strikt daran halten. Gleichzeitig sollten Sie die Reinlichkeit aber nicht übertreiben.

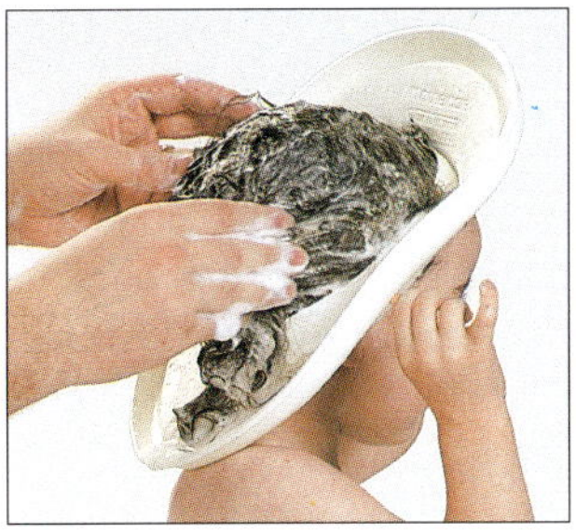

Haarwaschkranz
Dank dieses „Schutzschildes" geraten weder Shampoo noch Wasser ins Gesicht.

Aus einshampooniertem Haar kann man lustige Frisuren machen.

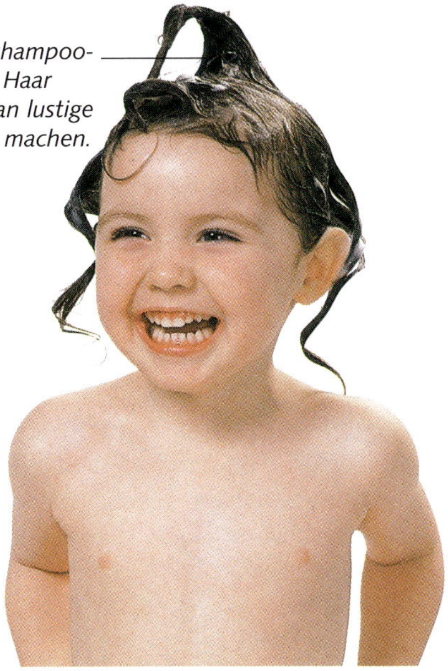

So wird Haarwaschen zum Spiel
Wenn aus dem Haarewaschen ein Spiel wird, kann das Kind seine Abneigung überwinden.

Von Kind zu Kind übertragbare Erreger
Sobald Ihr Kind mit anderen Kindern zusammenkommt, besteht das Risiko, daß es sich bestimmte harmlosere Erkrankungen zuzieht. Regen Sie sich darüber nicht auf; diese Erkrankungen sind nicht notwendigerweise eine Folge schlechter Hygiene. Sie können problemlos behandelt werden. (Weitere Informationen siehe Parasiten S. 296).

Ringelflechte Eine Pilzinfektion, die die Kopfhaut befällt (Tinea capitis) oder den Körper (Tinea corporis). Eine Ringelflechte verursacht kleine kahle Stellen auf dem Kopf oder rötliche oder graue schuppige Flecken auf der Haut. Sie sind normalerweise oval. Die Ränder der Flecken bleiben schuppig, während das Zentrum abheilt und somit Ringe zurückbleiben. Gehen Sie zum Arzt, da diese Erkrankung ansteckend ist. Er wird eine Salbe verschreiben.

Läuse (Kopfläuse) Kinder sind besonders anfällig für Läuse, die leicht von einem Kind zum anderen Kind gelangen. Gelegentlich sind ganze Kindergartengruppen oder Schulklassen befallen. Die Tiere selbst sind schwierig auszumachen; meistens erkennt man als erstes die weißlichen, ovalen Nissen, die fest am Haar kleben und erkennbar werden, wenn das Haar wächst. Die Kopfhaut des Kindes kann stark jucken. Gehen Sie zum Arzt oder in die Apotheke, wo Sie ein Spezialshampoo erhalten.

Würmer In unseren Breiten sind Maden-, Band- und Spulwürmer am häufigsten. Kinder haben relativ häufig Madenwürmer. Bei Afterjucken, Gewichtsabnahme, unerklärlichen Bauchbeschwerden oder sichtbaren Würmern im Stuhl gehen Sie zum Arzt. Er kann Ihnen ein Medikament zur Bekämpfung der Würmer verschreiben. Außerdem ist höchste Hygiene oberstes Gebot.

Reinlichkeit bei Jungen

Jungen sträuben sich gewöhnlich gegen das Waschen. Sie werden sich den Mund fusselig reden, so oft werden Sie ihn ans Waschen und Kämmen erinnern müssen.

- Gestalten Sie die Badezeiten so lustig wie möglich. Spielen Sie mit ihm, geben Sie ihm Spielsachen, lassen Sie ihn Schaum bilden.
- Zeigen Sie ihm geduldig, wie man sich wäscht. Wahrscheinlich müssen Sie ihm das mehrere Male erklären.
- Machen Sie sich wegen der Sauberkeit nicht allzuviele Sorgen; ist Ihr Junge in ein Spiel vertieft, kann das Händewaschen warten, bis er fertig ist.
- Erlauben Sie ihm, sich selbst zu waschen. Zum Schluß können Sie noch „nachbessern".
- Achten Sie darauf, daß er täglich Unterhose und Strümpfe wechselt.
- Geben Sie ihm einen eigenen Wäschekorb für Schmutzwäsche.

Gesunde Zähne durch richtiges Essen

Ihr wichtigster Beitrag zur Zahngesundheit besteht darin, Ihrem Kind die richtigen Nahrungsmittel anzubieten.

- Überlassen Sie Ihrem Baby nie ein Nuckelfläschchen mit süßem Saft, an dem es nach Belieben nuckelt; dabei werden die Zähne Ihres Babys ständig in Zucker gebadet. Die Folge ist „Flaschenkaries" – und das Kind hat im Alter von drei Jahren einen Mund voller verrotteter Zähne.
- Wird zwischen den Mahlzeiten Süßes gegessen, sind die Zähne häufiger und länger schädlichen Säuren ausgesetzt. Geben Sie Süßigkeiten daher besser zum Abschluß einer Mahlzeit.
- Wenn schon Süßigkeiten, dann wenigstens keine klebrigen Kaubonbons, die lange an den Zähnen hängenbleiben.
- Reichen Sie am Ende einer Mahlzeit ein Stück Käse; er macht den Speichel alkalisch und wirkt gegen die zerstörenden Säuren.
- Es ist besser, dem Kind ein Stück Kuchen zu geben, das in einigen Minuten gegessen wird, als eine Tüte Süßigkeiten, an denen es den ganzen Nachmittag knabbert.
- Geben Sie als Belohnung Obst oder Naturjoghurt, um das Bedürfnis nach Süßem nicht zu fördern.

Zahnpflege

Mit drei Jahren sollte das tägliche Zähneputzen schon Routine geworden sein (s. S. 99). Das morgendliche und abendliche Zähneputzen will das dreijährige Kind selber machen; es muß aber von einem Erwachsenen sorgfältig überwacht werden. Wichtig ist, alle sechs Monate zur Vorsorgeuntersuchung zum Zahnarzt zu gehen. Dabei kontrolliert er die Stellung und den Zustand der Zähne, und Ihr Kind gewöhnt sich an den Zahnarztbesuch.
Die meisten Menschen wissen heutzutage, wie schädlich Zucker für die Zähne ist. Zuckerhaltige Eßwaren produzieren im Mund Säuren, die Kalzium abbauen und dadurch den Zahnschmelz schädigen. Ist dies erst einmal geschehen, ist der Zahn ungeschützt dem Verfall preisgegeben, und es bildet sich Karies. Zwar können Löcher durch Füllungen repariert werden, doch der Zahn wird unweigerlich geschwächt. Ist er schwer geschädigt, muß er entfernt werden. Dies kann zu späteren Fehlstellungen der bleibenden Zähne führen.

Karies vorbeugen

Ein Baby ißt nur die Nahrungsmittel, die ihm von Eltern und Betreuern angeboten werden. Wird es älter und unabhängiger, drückt es seine Vorlieben für bestimmte Speisen nachdrücklicher aus. Es kann nun auch häufiger selbst auswählen, was es ißt – und Süßes ist eben oft am beliebtesten. Aus diesem Grund können gute Eßgewohnheiten nicht früh genug eingeführt werden. Kein Kind braucht Zucker oder Süßigkeiten. Belohnungen können auch aus Obst oder Müsliriegel bestehen. Erklären Sie Freunden und Verwandten, daß diese Ihrem Kind keine Süßigkeiten geben sollen.
Aber leider ist es eben Realität, daß Kinder eine gewisse Menge Süßigkeiten bekommen und essen. Sie können den Schaden für die Zähne begrenzen, indem Sie die Süßigkeiten in die Mahlzeiten integrieren. Am schädlichsten ist es, wenn Süßes zwischen den Mahlzeiten gegessen wird. Hat Ihr Kind etwas besonders Süßes gegessen, sollte es danach so bald wie möglich die Zähne putzen.
Eine weitere Ursache für Zahnverfall sind unverdünnte Fruchtsäfte. Oft bekommen ihn auch Kinder, die sonst wenig Süßigkeiten essen. Verdünnen Sie den Saft immer mit Wasser. Schlecht ist auch, wenn das Kind nachts etwas anderes als Wasser trinkt. Die zersetzenden Säuren bleiben im Mund und der den Zahnschmelz schädigende Prozeß dauert stundenlang an. Hat sich Ihr Kind an ein nächtliches Fläschchen gewöhnt, geben Sie es ihm schon vor dem Schlafengehen.

Erste Zahnfüllungen

Wenn Sie Glück haben, braucht Ihr Kind während seiner Kindheit nur wenig oder gar keine zahnärztliche Behandlung. Bei den regelmäßigen halbjährlichen

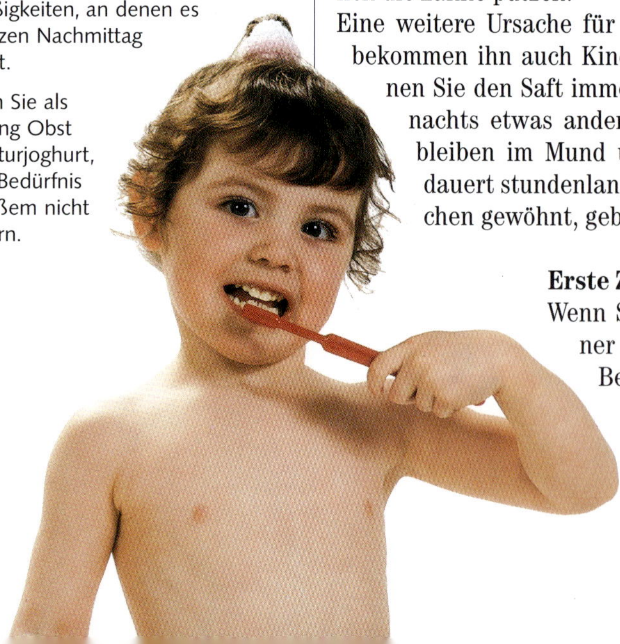

Zähneputzen
Geben Sie Ihrem Kind eine weiche Zahnbürste, und leiten Sie es an, sie nach den Mahlzeiten zu benutzen. Besonders wichtig wird das Zähneputzen, wenn die Backenzähne durchgebrochen sind (s. S. 175).

Kontrolluntersuchungen wird der Zahnarzt Anzeichen einer Schädigung erkennen. Wenn Ihnen selbst eine ungewöhnliche Verfärbung auffällt oder Ihr Kind über Zahnschmerzen klagt, sollten Sie einen Termin vereinbaren. Handelt es sich bei Milchzähnen nur um einen leichten Schaden, wird der Zahnarzt den Zahn vielleicht nicht einmal füllen, um Ihr Kind nicht unnötigerweise zu verängstigen. Zahnschmelz regeneriert sich von selbst wieder, wenn das Loch nicht zu groß ist.
Erfahrene Zahnärzte wenden Techniken an, die dem Kind keine Angst machen. Durch lokale Betäubungssprays und extradünne Injektionsnadeln gibt es kaum noch Schmerzen.

Unfälle mit Folgen für die Zähne
Bei Kindern bis zum Alter von fünf Jahren sind zahnärztliche Behandlungen, mit Ausnahme der Kariesbehandlung, selten. Wird bei einem Unfall der Nerv eines Zahns verletzt, kann dieser Zahn „absterben“, auch wenn er nicht ausgefallen ist. In diesem Fall verfärbt sich der Zahn; weitere Krankheitsbilder treten nicht auf. Der Zahn kann ohne weiteres an seinem Platz belassen werden, bis der zweite Zahn nachkommt. Ist ein Zahn abgebrochen, sollten Sie zum Zahnarzt gehen. Wird ein Milchzahn ganz ausgeschlagen, bringen Sie Ihr Kind sofort zum nächsten Zahnarzt und nehmen den in Milch oder Salzlösung gelegten Zahn mit. Je nach dem Alter des Kindes und der Position des Zahnes kann er in manchen Fällen wieder im Kiefer verankert werden.

Fluor

Der Mineralstoff Fluor reduziert Zahnverfall, indem er den Zahnschmelz härtet. Fluor wird den meisten Zahnpasten zugesetzt.

- Fluor wird Kindern auch in Form von Tabletten verschrieben. Zahnärzte empfehlen fluorhaltige Zahnpasten für Kinder und Erwachsene.
- Viele Zahnärzte sind der Meinung, daß fluorhaltige Zahnpasta alleine keinen ausreichenden Schutz vor Zahnverfall bietet.
- Enthält das Wasser in Ihrem Wohnort kein Fluor (Sie können dies beim örtlichen Wasseramt erfragen), könnten zusätzliche Fluortabletten für Ihr Kind empfehlenswert sein.
- Fragen Sie vor der Verabreichung von Fluor immer den Zahnarzt oder Arzt, und befolgen Sie seinen Rat.
- Fluor darf aber nicht im Übermaß verabreicht werden. Sonst kann eine Fluorosis entstehen, bei der sich die bleibenden Zähne verfärben.

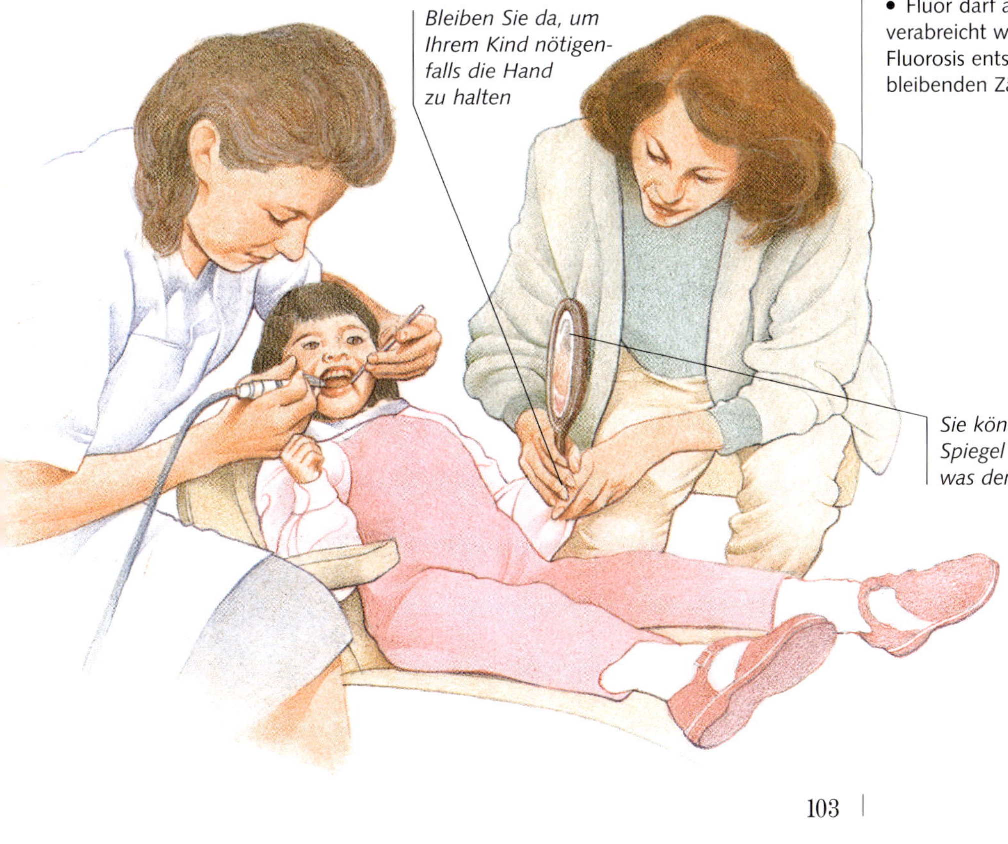

Zahnarztbesuch
Bleiben Sie während einer Behandlung, auch bei einer Routineüberprüfung, immer bei Ihrem Kind; Ihre Gegenwart vermittelt ihm Sicherheit.

Jüngeres Baby

Nieren- und Blasenfunktion

Sobald die Nahrungsmittel ins Blut absorbiert worden sind, entziehen die Nieren dem Blut die Abfallprodukte und scheiden sie als Urin aus.

Harnbildung Die Nieren entziehen dem Blut die Abfallstoffe und lösen sie in Wasser. Der Urin gelangt dann durch die Harnleiter in die Blase.

Ausscheidung Urin wird in der Blase angesammelt und periodisch durch die Harnröhre entleert. Bis zum Alter von 15 – 18 Monaten nimmt Ihr Baby nicht einmal wahr, daß es uriniert (s. S. 112 – 113). Das Gefühl, den Urin ausscheiden zu wollen, entsteht erst einige Monate später. Die Blase des Kleinkindes kann den Urin nur wenige Minuten halten.

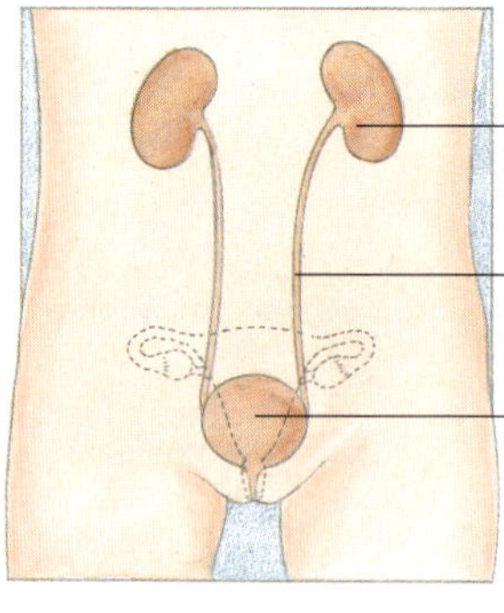

Nieren und Blase
Das Harn- und das Fortpflanzungssystem sind eng verbunden; die Blase des Mädchens liegt neben der Gebärmutter.

Darm und Blase

Ein Neugeborenes braucht täglich bis zu zehnmal eine frische Windel. Später muß man das Baby zwar nicht mehr so oft wickeln, doch es erlangt erst im zweiten Lebensjahr eine gewisse Kontrolle über Darm und Blase. Sie können diesen Prozeß zwar nicht beschleunigen, aber Ihrem Kind beim Sauberwerden Hilfe und Unterstützung geben.

Urinieren
Die Blase eines kleinen Babys entleert sich mehrmals am Tag und in der Nacht automatisch. Sobald sich etwas Urin angesammelt hat, entspannen sich die Blasenwände und der Harn fließt ab. Das ist völlig normal. Die Blase muß sich erst so weit entwickeln, daß sie den Harn längere Zeit halten kann.

Stuhlgang
Innerhalb der ersten 24 Stunden nach der Geburt scheidet Ihr Kind das Mekonium aus, eine schwarze, klebrige Masse, die bis zur Geburt seine Därme füllte. Danach setzt eine normale Darmbewegung ein.
Sobald Ihr Baby einen regelmäßigen Rhythmus gefunden hat, werden seine Stühle fester und heller. Sie müssen ihnen nicht viel Aufmerksamkeit schenken. Solange Ihr Baby gesund ist und gedeiht, brauchen Sie sich um den Stuhlgang nicht zu kümmern.
Die Zahl der täglichen Stuhlgänge unterscheidet sich von Kind zu Kind. Anfangs haben die meisten mit der Flasche gefütterten Babys bei jeder Mahlzeit Stuhlgang. Ein gestilltes Baby kann wiederum nur einmal täglich oder noch seltener Stuhlgang haben, weil nur wenig Abfallprodukte entstehen. Mit zunehmendem Alter hat das Baby seltener Stuhlgang. Wenn sonst keine Probleme auftreten, liegt es noch im Bereich des normalen, wenn das Baby nur alle vierzehn Tage Stuhlgang hat. Es kann sein, daß Ihr Baby anfangs fünf- oder sechsmal täglich Stuhlgang hat, aber nach drei oder vier Wochen nur zweimal täglich. Dies ist ganz normal und kein Anlaß zur Sorge. Lockerer, ungeformter oder grünlicher Stuhl ist typisch für kleine Babys. Solange dieser Durchfall nicht länger als 24 Stunden andauert, brauchen Sie sich keine Sorgen zu machen; dauert er länger an, sollten Sie allerdings zum Arzt gehen.

Veränderungen des Stuhlgangs
Machen Sie sich keine Sorgen, wenn sich der Stuhlgang Ihres Babys von einem Tag zum anderen verändert. Es ist ganz normal, wenn der Stuhlgang an der Luft grünlich oder braun wird. Sind Sie besorgt, fragen Sie die Hebamme oder den Arzt. Als Regel gilt, daß dünner Stuhl kein Anzeichen für eine Infektion ist.
Wäßrige Stühle jedoch, bei denen sich auch Farbe, Geruch oder Häufigkeit verändert haben, sollten dem Arzt gemeldet werden; dies gilt insbesondere, wenn Ihr Baby „Farbe verliert" (s. S. 276).
Blutvermischte Stühle sind nie normal. Die Ursache kann ganz banal sein – ein winziger Riß in der Haut am After – aber Sie müssen den Arzt fragen.

Größere Mengen Blut oder das Auftreten von Eiter oder Schleim kann Symptom einer Darminfektion sein; wenden Sie sich sofort an den Arzt.

Das gestillte Baby Am zweiten Tag setzen die für das gestillte Baby typischen hellgelben Stühle ein. Der Stuhl ist selten fest oder übelriechend und hat eine cremige Konsistenz. Denken Sie daran, daß auch Ihr Baby die Nahrungsmittel, die Sie zu sich nehmen, abbekommt. Stark gewürzte, blähende oder saure Speisen sowie Südfrüchte oder Fruchtsäfte können seine Verdauung stören.

Das mit der Flasche ernährte Baby Ein mit Milchnahrung gefüttertes Baby hat meist häufiger Stuhlgang; der Stuhl ist fester, dunkler und geruchsintensiver als der eines gestillten Babys. Oft ist der Stuhlgang recht hart. Am einfachsten kann man Abhilfe schaffen, indem man dem Baby zwischen den Mahlzeiten ein wenig abgekochtes und abgekühltes Wasser zu trinken gibt.

Durchfall

Durchfall ist ein Zeichen einer Reizung der Därme, die zu dünnen, häufigen und wässrigen Stühlen führt. Bei kleinen Babys kann Durchfall wegen der Gefahr der Austrocknung immer gefährlich werden. Eine Austrocknung kann sich sehr schnell entwickeln. Verweigert Ihr Baby die Nahrung oder weist eines der folgenden Symptome auf, setzen Sie sich sofort mit dem Arzt in Verbindung.

- häufiger, wäßriger Stuhlgang
- grünlicher und übelriechender Stuhlgang
- Fieber von 38 °C oder darüber
- Eiter oder Blut im Stuhl
- Es ist teilnahmslos und hat dunkle Ringe unter den Augen.

Befürchten Sie bei Ihrem Baby eine Austrocknung, schauen Sie sich die Fontanellen an. Sind sie eingesunken, besteht eine Austrocknung: Rufen Sie sofort den Arzt. Wird Durchfall frühzeitig behandelt, kann er schnell geheilt werden.

Bei leichtem Durchfall ohne weitere Symptome können Sie selbst sofort mit der Behandlung beginnen. Stillen Sie Ihr Baby weiterhin; Durchfall heilt mit Muttermilch gewöhnlich gut ab. Milchnahrung sollte nur halb so konzentriert, d. h. die halbe Menge Milchpulver auf die übliche Menge Wasser, zubereitet werden. Das Baby wird vielleicht nur kleine Mengen trinken und daher öfter hungrig sein. Klingt ein leichter Durchfall nicht innerhalb von zwei Tagen ab, gehen Sie zum Arzt.

Nach der Durchfallerkrankung geben Sie Ihrem Baby zunächst kleine Portionen milder, weicher Speisen, z. B. verdünnten Fruchtsaft, gedämpftes Obst; Haferschleim; Kartoffelbrei; weißes Fleisch. Geben Sie Ihrem Kind am ersten Tag weniger als eine halbe Portion und am zweiten Tag die Hälfte oder zwei Drittel der üblichen Menge. In dieser Phase sind Getränke mit Mineralsalzen, die es speziell für Kinder gibt, empfehlenswert. Wird alles gut vertragen, können Sie Ihrem Kind wieder seine normale Portion geben.

Stuhlgang

Die Nahrung gelangt durch den Magen in den Dünndarm und von dort in den Dickdarm. Die Abfallstoffe der Nahrung werden im Rektum angesammelt und schließlich als Fäkalien ausgeschieden.

Verdauung Die Nahrung wird durch Enzyme aufgespalten. Die Verdauung beginnt im Mund und setzt sich im Magen und dem oberen Teil des Dünndarms fort.

Absorption Ist die Nahrung in einfache Moleküle aufgespalten, wird sie während ihres Weges durch den Dünndarm in die Blutbahn abgegeben. Dann durchquert sie den Dickdarm, wo das Wasser vom Körper absorbiert wird. Die Abfallprodukte gelangen als Fäkalien zum Rektum.

Ausscheidung Die Fäkalien werden im Rektum angesammelt und durch den After ausgeschieden. Ein Baby kann den Reflex, der die Entleerung des Rektums verursacht, nicht kontrollieren. Kleine Babys haben gewöhnlich aufgrund des Magen-Darm-Reflexes bei jeder Mahlzeit Stuhlgang. Dieser Reflex verursacht eine Ausscheidung, sobald Nahrung in den Magen gelangt.

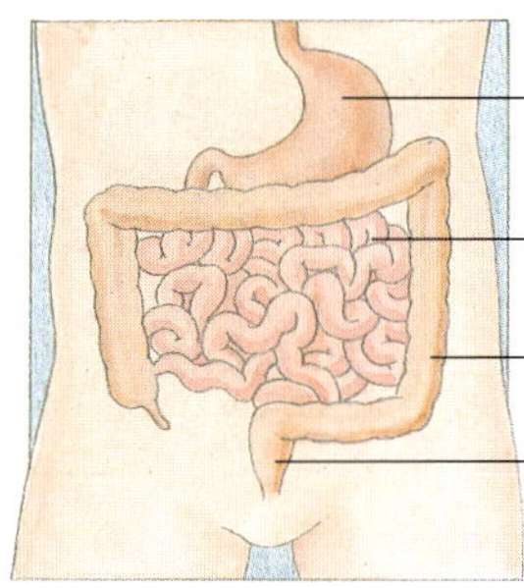

Der Stuhlgang
Nachdem die Nahrung im Magen und Dünndarm verdaut worden ist, werden die Abfallstoffe ausgeschieden.

Windeln für Mädchen

Ein Mädchen macht die Windel vor allem in der Mitte, oder wenn es liegt, hinten naß.

- Um dies zu berücksichtigen sind Wegwerfwindeln für Tag und Nacht unterschiedlich entworfen; die Saugfläche ist jeweils dort am dicksten, wo es benötigt wird.
- Sie können Ihrem Mädchen hübsche Höschen über die Stoffwindeln ziehen. Mit Spitzen besetzte Höschen schauen unter einem Kleidchen süß aus.

Windeln

Zunächst einmal werden Sie sich zwischen Wegwerf- und Stoffwindeln entscheiden müssen. Heutzutage benutzen die meisten Eltern wegwerfbare Höschenwindeln; allerdings führt das steigende Umweltbewußtsein bei manchen Eltern auch zu einer Wiederentdeckung der Stoffwindeln, die viel weniger Müll produzieren. Doch die Umweltbilanz ist nicht eindeutig: Das Waschen der Stoffwindeln belastet durch Waschmittel und hohen Energieverbrauch ebenfalls die Umwelt. Auf längere Sicht sind Stoffwindeln billiger als Wegwerfwindeln; allerdings müssen Sie auch die höheren Stromkosten für die häufigere Benutzung der Waschmaschine wie auch Ihren Zeitaufwand mitberechnen. Klar ist nur eines: Solange die Windel so häufig wie nötig gewechselt wird und die Grundregeln der Hygiene beachtet werden, wird sich Ihr Baby in jeder Windel wohl fühlen.

Höschenwindeln

Mit Höschenwindeln ist das Wickeln höchst einfach. Sie sind leicht anzulegen – kein Falten, keine Sicherheitsnadeln und keine Plastikhöschen – und werden weggeworfen, wenn sie naß oder schmutzig sind. Sie sind auf Reisen praktisch, weil Sie weniger Utensilien mitnehmen müssen und die nassen, verschmutzten Windeln nicht zum Waschen wieder mit nach Hause nehmen müssen. Sie sollten immer genügend Windeln vorrätig haben. Damit Sie nicht bei jedem Einkauf ein riesiges Paket mit sich herumschleppen müssen, sollten Sie sie in großen Mengen kaufen.
Werfen Sie Wegwerfwindeln nie in die Toilette, wo sie unvermeidlich an den S-förmigen Rohren hängenbleiben. Entsorgen Sie die schmutzige Windel in einem festen Müllbeutel, der vor dem Wegwerfen oben fest verschlossen werden sollte.

Stoffwindeln

Obgleich Stoffwindeln in der Anschaffung viel teurer sind als Wegwerfwindeln, sind sie auf längere Sicht die billigere Alternative. Stoffwindeln erfordern viel mehr Arbeit als Wegwerfwindeln, weil sie ausgespült, sterilisiert,

Wegwerfwindeln

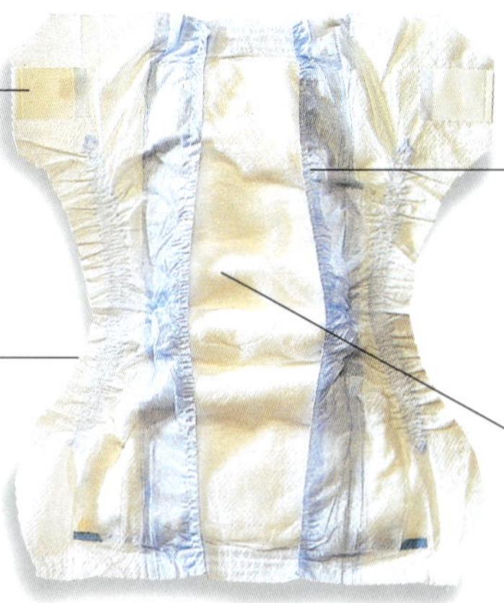

Dank mehrfach schließenden Klebestreifen können Sie prüfen, ob die Windel noch sauber ist.

Elastische Feuchtigkeitsbarrieren bieten zusätzlichen Schutz

Elastische Beinabschlüsse passen sich der Körperform an, und trotzdem „läuft" nichts aus.

Die saugfähige innere Schicht hat einen Plastiküberzug

gewaschen und getrocknet werden müssen. Sie brauchen mindestens 24 Windeln, damit Sie immer genug saubere vorrätig haben. Je mehr Windeln Sie kaufen können, um so seltener müssen Sie waschen. Beim Kauf von Stoffwindeln sollten Sie die besten kaufen, die Sie sich leisten können. Es wird sich auf lange Sicht auszahlen, denn sie halten länger; sie sind auch saugfähiger und daher für das Baby angenehmer.
Quadratische Flanellwindeln können auf verschiedene Art gefaltet werden, je nach der Größe und den Bedürfnissen des Babys (s. S. 109). Sie sind sehr saugfähig - saugfähiger als Mullwindeln - und für die Nacht gut geeignet.
Sehr weich und anschmiegsam sind auch Moltonwindeln, die ebenfalls atmungsaktiv und kochfest sind. Es gibt sie auch in naturbelassener Baumwolle. Darüber hinaus gibt es Frotteewindeln - auch in Dreiecksform - sowie Baumwollstrickwindeln.
Bei Stoffwindeln brauchen Sie auch Windeleinlagen. Achten Sie darauf, daß diese Einlagen den Urin durchlassen, die Haut des Babys aber trocken halten. Sonst kann sich in der Feuchtigkeit ein Windelausschlag entwickeln. Dank der Einlagen werden die Windeln nicht so stark verschmutzt; sie fangen den Stuhlgang ab und werden weggeworfen. Als wärmenden Abschluß und Nässeschutz brauchen Sie außerdem Windelhöschen oder Wollhöschen. Sie verhindern, daß durch volle Windeln die Kleidung des Babys naß oder verschmutzt wird.
Es gibt auch eine Windelhose, die alle Vorteile der wegwerfbaren Höschenwindeln bietet, aber in der Maschine gewaschen werden kann: sie ist wie eine Höschenwindel geschnitten, mit Klettverschluß, Feuchtigkeitsstopp und extra Saugpolster.

Stoffwindeln

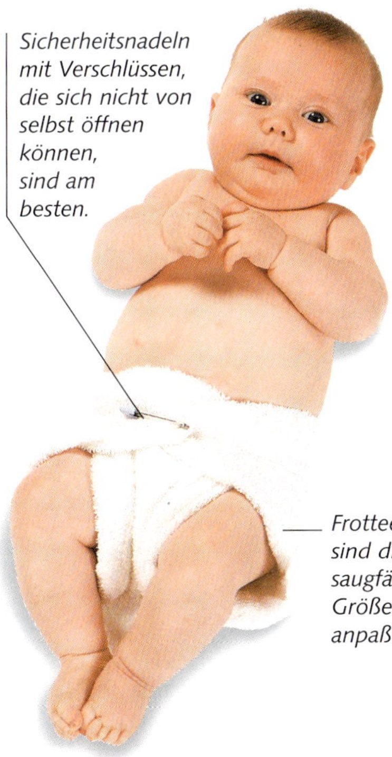

Sicherheitsnadeln mit Verschlüssen, die sich nicht von selbst öffnen können, sind am besten.

Frotteewindeln sind dick und saugfähig und der Größe des Kindes anpaßbar.

Windeleinlagen

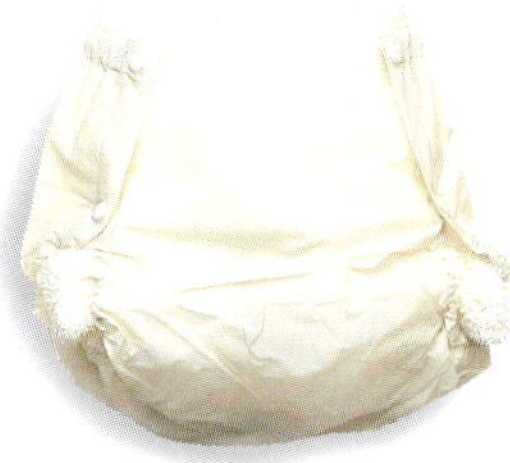

Plastikhöschen

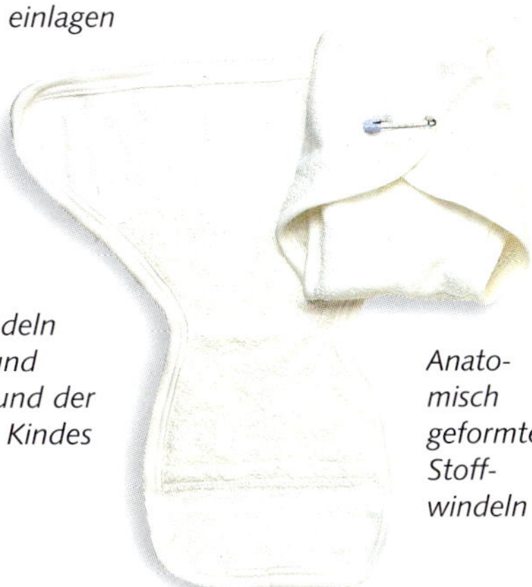

Anatomisch geformte Stoffwindeln

Windeln für Jungen

Bei Jungen wird die Windel vor allem vorne naß; daher haben Wegwerfwindeln für Jungen vorne eine zusätzliche Verstärkung.

- Falten Sie Stoffwindeln so, daß vorne ein dickeres Stoffpolster liegt, insbesondere nachts.
- Jungen urinieren oft beim Wickeln; bedecken Sie daher den Penis mit einer gefalteten sauberen Windel, solange Sie die alte entsorgen.
- Legen Sie den Penis immer nach unten, wenn Sie eine neue Windel anlegen. Sonst kann der Urin oben aus der Windel auslaufen.

Ein Mädchen saubermachen

Wischen Sie Ihr Baby immer von vorne nach hinten sauber.

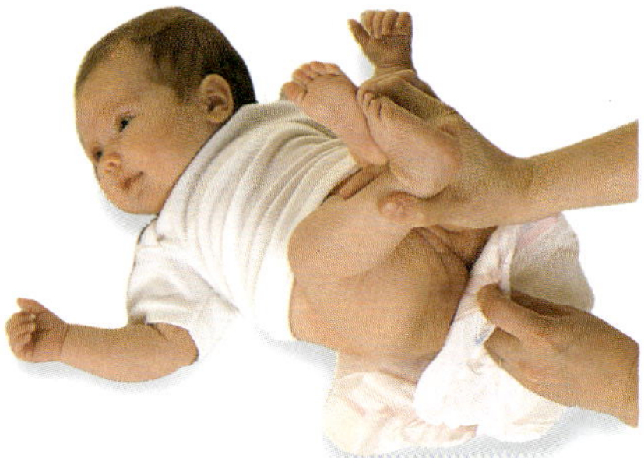

Stuhl entfernen
Nehmen Sie mit der verschmutzten Windel so viel Kot wie möglich weg.

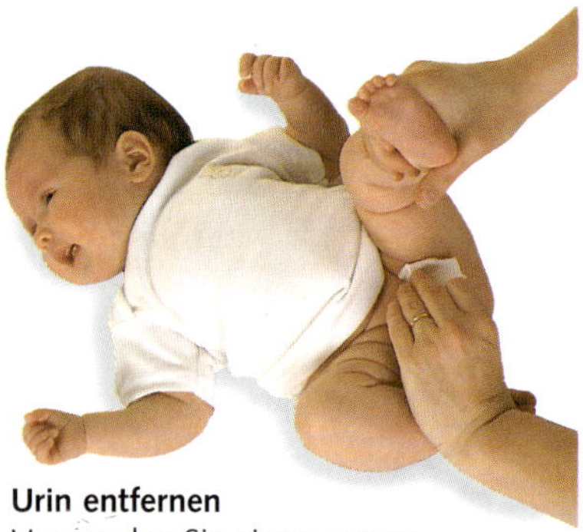

Urin entfernen
Verwenden Sie einen nassen Waschlappen, um die Genitalien und die umgebende Haut abzuwaschen.

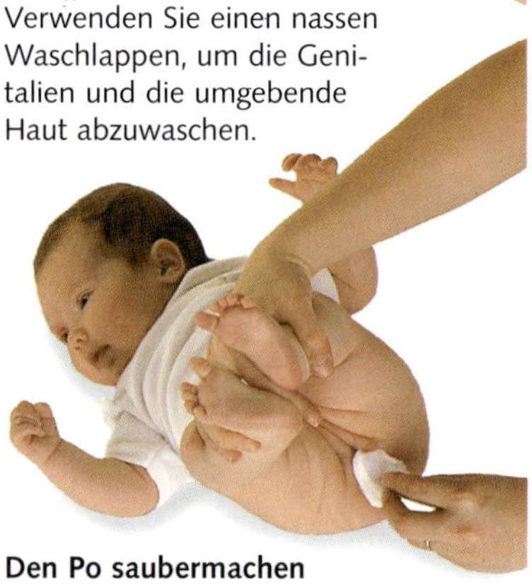

Den Po saubermachen
Heben Sie seine Beine hoch, und wischen Sie von vorne nach hinten. Trocknen Sie gründlich ab.

Wickeln

Eine Windel muß gewechselt werden, sobald sie schmutzig oder naß ist. Wie oft gewickelt werden muß, ist bei jedem Baby verschieden. Als Regel gilt jedoch, daß Sie das Baby morgens nach dem Aufwachen, abends nach dem Baden und nach jeder Mahlzeit, auch den nächtlichen Mahlzeiten, wikkeln müssen.
Das Wickeln mit Höschenwindeln ist unkompliziert, vorausgesetzt Sie verwenden die dem Baby entsprechende Windelgröße. Bei Stoffwindeln können Sie ausprobieren, welche Faltmethode Ihnen am besten zusagt (siehe gegenüber). Dabei müssen Sie auch Windeleinlagen verwenden.

Höschenwindeln

Das Baby auf die Windel legen
Breiten Sie die Windel flach aus, die Klebestreifen sind hinten. Schieben Sie die Windel unter Ihr Baby, so daß sie oben mit seiner Taille abschließt.

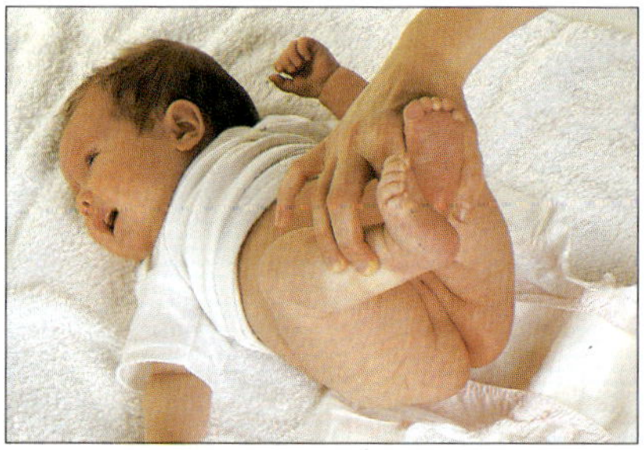

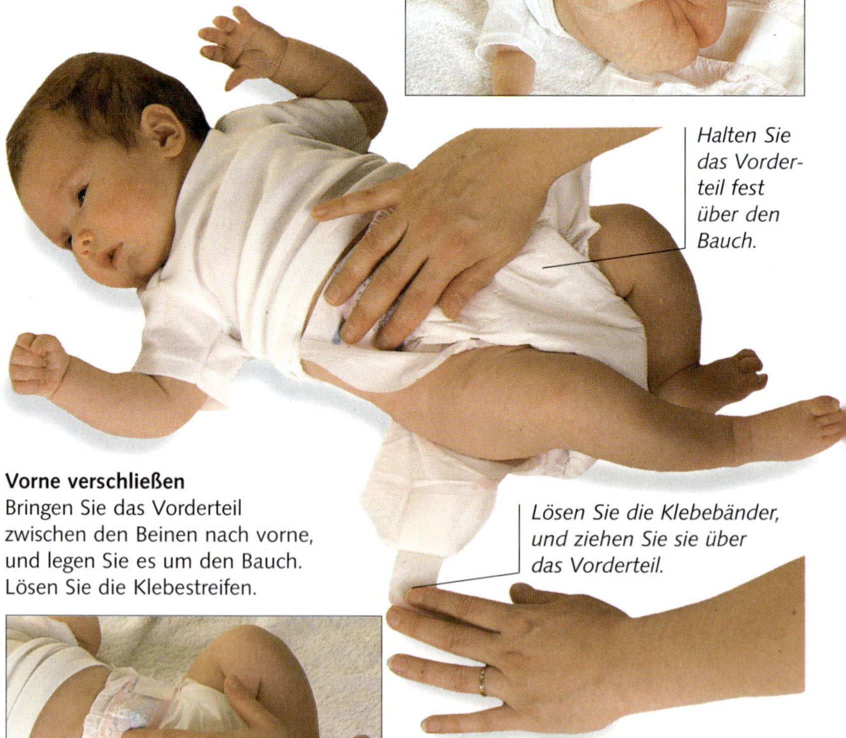

Vorne verschließen
Bringen Sie das Vorderteil zwischen den Beinen nach vorne, und legen Sie es um den Bauch. Lösen Sie die Klebestreifen.

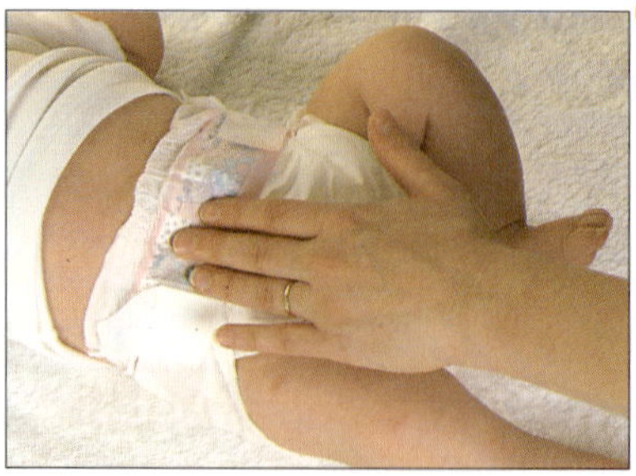

Ein bequemer Sitz
Ziehen Sie die Klebestreifen fest über das Vorderteil, und befestigen Sie die Windel. Sie sollte straff sitzen.

Stoffwindeln falten

Dreifachfaltung
Für ein Neugeborenes ist dies die geeignetste Faltung; der Streifen in der Mitte ist saugfähig, sehr klein und sitzt gut. Für größere Babys ist diese Faltung jedoch nicht geeignet. Beginnen Sie mit einer vierfach gefalteten Viereckswindel, wobei die offenen Kanten rechts oben liegen.

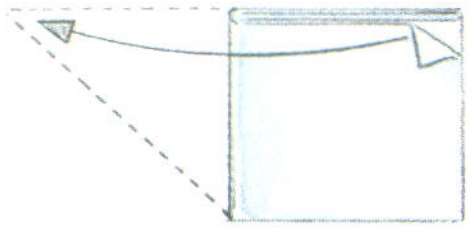

Nehmen Sie die obere rechte Ecke.

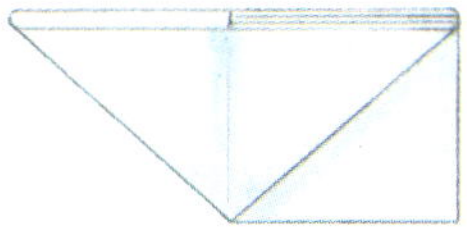

Ziehen Sie sie nach links, so daß sich die abgebildete Form ergibt.

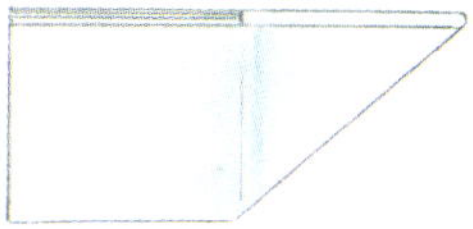

Drehen Sie die Windel herum, so daß die Spitze rechts oben liegt.

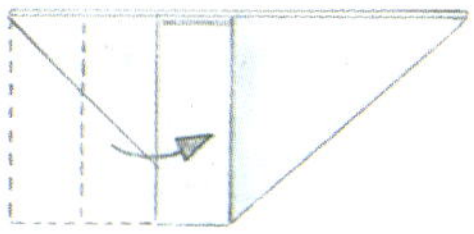

Falten Sie die mittlere Lage zweimal nach innen, um einen dicken Streifen in der Mitte zu bilden.

Parallel- und Drachenfaltung
Sie sind für ein größeres Baby geeignet. Sie können die Tiefe des Drachens verändern, um sie der Größe Ihres Babys anzupassen. Beginnen Sie jeweils mit einem spitzgestellten Viereck.

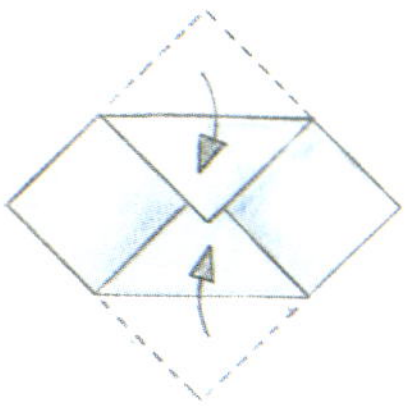

Falten Sie die obere und untere Spitze zur Mitte.

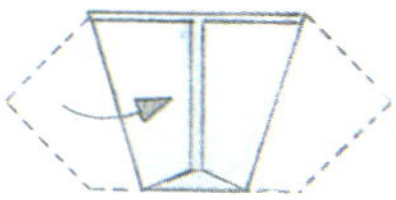

Falten Sie die beiden Seiten so nach innen, daß die oberen Kanten in gerader Linie stehen.

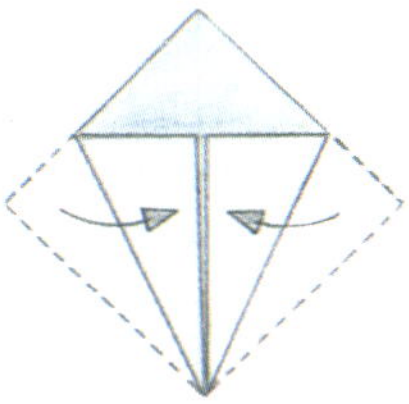

Falten Sie die Seiten so zur Mitte, daß eine Drachenform entsteht.

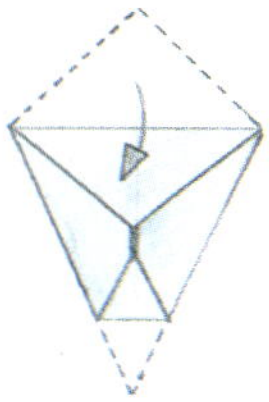

Falten Sie die obere Spitze zur Mitte. Falten Sie die untere Spitze zur Mitte, entsprechend der Größe Ihres Kindes.

Stoffwindel

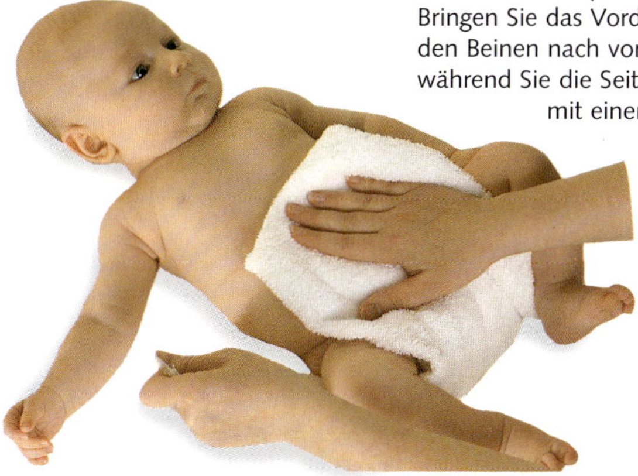

Schieben Sie die Windel unter Ihr Baby, so daß die obere Spitze mit der Hüfte abschließt. Bringen Sie das Vorderteil der Windel zwischen den Beinen nach vorne; halten Sie es fest, während Sie die Seiten zur Mitte schlagen und mit einer Sicherheitsnadel befestigen.

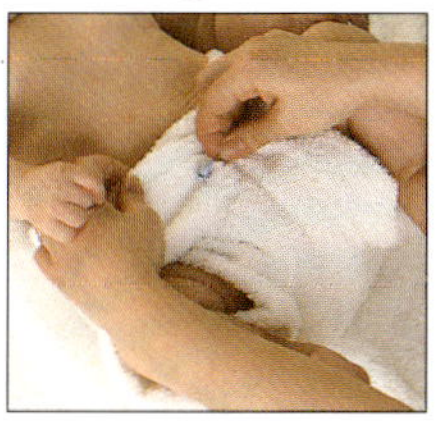

Einen Jungen saubermachen

Jungen urinieren oft, wenn die Windel entfernt ist. Wenn Sie ein Tuch über den Penis legen, wird dabei kein Schaden angerichtet.

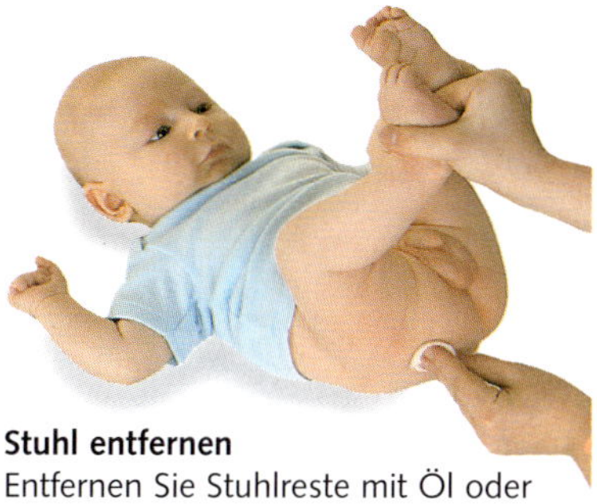

Stuhl entfernen
Entfernen Sie Stuhlreste mit Öl oder Lotion und Watte, wobei Sie jedesmal ein neues Stückchen verwenden.

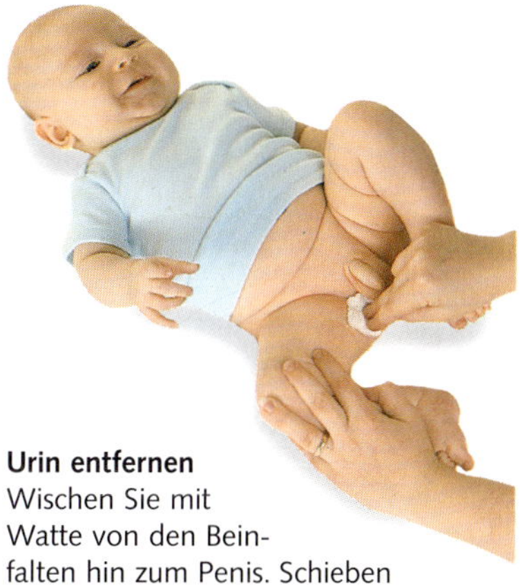

Urin entfernen
Wischen Sie mit Watte von den Beinfalten hin zum Penis. Schieben Sie niemals die Vorhaut zurück.

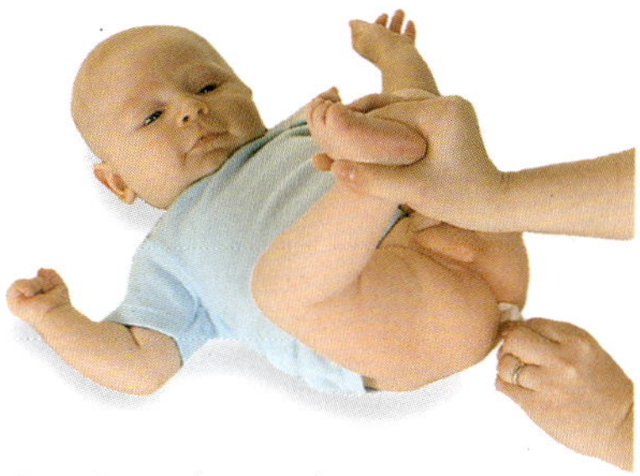

Den Po saubermachen
Heben Sie seine Beine hoch, indem Sie die Knöchel wie gezeigt halten. Trocknen Sie den Windelbereich gründlich ab.

Streßfreier Waschen

Das Windelwaschen wird viel Zeit in Anspruch nehmen; durch eine gute Organisation können Sie sich die Arbeit erleichtern. Die folgenden Tips machen die Wascherei einfacher.

- Ziehen Sie zum Herausnehmen der Windeln aus der Desinfektionslösung Gummihandschuhe an.
- Wenn Sie nachts wickeln, legen Sie die schmutzige Windel in einen extra Eimer oder eine Plastiktüte. Säubern Sie sie erst am nächsten Morgen und geben sie dann in die Desinfektionslösung.
- Wenn Sie ein Desinfektionspulver verwenden, geben Sie immer zuerst das Wasser in den Eimer; andernfalls besteht die Gefahr, daß Sie das Pulver einatmen.
- Beim Trocknen auf dem Heizkörper werden Windeln hart und rauh. Benutzen Sie einen Wäschetrockner, eine Wäscheleine im Freien oder einen Wäscheständer, der über die Badewanne gestellt werden kann. Vielleicht möchten Sie in den Windeleimer eine Duftkugel geben.

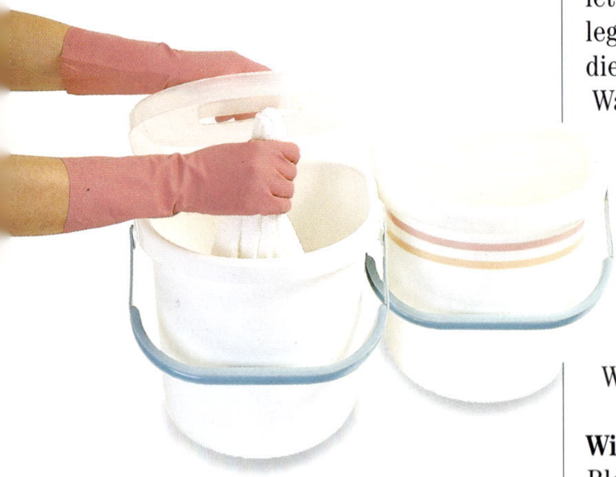

Windeleimer
Zur Desinfektion brauchen Sie zwei Eimer: einen für die schmutzigen Windeln und einen für die nassen.

Windelhygiene

Stoffwindeln müssen gründlich gewaschen werden; eventuelle Reste von Ammoniak würden die Haut des Babys reizen, und Darmbakterien könnten eine Infektion verursachen. Auch aggressive Waschmittel und Waschpulver, die Enzyme enthalten, können die Haut Ihres Babys reizen. Gut geeignet sind reine Seifenflocken. Wenn Sie einen Weichspüler verwenden, muß er unbedingt ausgespült werden. Wenn Sie eine Desinfektionslösung verwenden, müssen Sie lediglich die schmutzigen Windeln waschen; nasse Windeln sollten noch gründlich ausgespült werden. Ausgekocht werden müssen die Windeln nur, wenn sie sehr verschmutzt oder schon grau geworden sind; verwenden Sie für das Spülen und Waschen einfach heißes Wasser. Mit Kot verunreinigte Kleidung dürfen Sie nicht in die Desinfektionslösung geben, da dies den Farben schadet. Entfernen Sie Kotreste so gut Sie können, spülen Sie das Kleidungsstück aus und waschen es wie gewohnt.

Das Waschen

Sie erleichtern sich die Arbeit, wenn Sie sich nach einem bestimmten Waschrhythmus richten; dies gilt insbesondere, wenn Sie viele Windeln auf einmal waschen wollen. Dazu brauchen Sie natürlich zunächst einmal einen Windelvorrat – mindestens 24 Stück. Zum Desinfizieren brauchen Sie zwei Plastikeimer mit Deckel und stabilen Griffen: einen für die verschmutzten und einen für die nassen Windeln. Sie sollten groß genug sein, um neben der Desinfektionslösung mindestens sechs Windeln aufzunehmen. Sie müssen den vollen Eimer aber noch tragen können. Es gibt spezielle Windeleimer, aber im Prinzip erfüllt jeder größere Plastikeimer mit Deckel diesen Zweck; ideal sind kleine Bierfässer.

Füllen Sie den Eimer jeden Morgen mit Desinfektionslösung. Spülen Sie jede Windel aus, bevor Sie sie in den Eimer legen. Nasse Windeln werden in kaltem Wasser ausgespült, ausgewrungen und in die Flüssigkeit gegeben. Bei schmutzigen Windeln entfernen Sie soviel Kot wie möglich in die Toilette. Spülen Sie die Windel aus. Drücken Sie das Spülwasser aus, und legen Sie die Windel in den Eimer für „schmutzige“ Windeln. Die Windeln, die lediglich durch Urin verschmutzt waren, müssen nur noch in heißem Wasser gespült und getrocknet werden. Die schmutzigen Windeln müssen bei mindestens 60 °C in der Waschmaschine oder in heißem Wasser in einer Wanne gewaschen, gespült und getrocknet werden. Plastikhöschen werden hart und unbrauchbar, wenn sie in zu heißem oder zu kaltem Wasser gewaschen werden. Waschen Sie sie in warmem Wasser mit ein wenig Spülmittel. Drücken Sie die Höschen nach dem Waschen in einem Handtuch aus und lassen Sie sie trocknen. Windelhöschen werden wieder weich, wenn sie zusammen mit Handtüchern in einem Wäschetrockner getrocknet werden.

Windelausschlag

Bleibt der Urin zu lange in der Windel bzw. auf der Haut, wird er durch die Bakterien aus dem Stuhl des Babys in Ammoniak aufgespalten. Ammoniak reizt und verbrennt die Haut; dies ist die häufigste Ursache für Windelausschlag. Ein leichter Windelausschlag äußert sich in kleinen roten Pusteln auf dem Po Ihres Babys; in schlimmeren Fällen entzündet sich der Windelbereich, die Haut ist wund und offen, eventuell bilden sich eitergefüllte Pickel. Das Bakterium, das Windelausschlag verursacht, gedeiht in einem alkalischen Klima. Gestillte Babys sind weniger anfällig dafür wie Flaschenbabys. Wenn Sie die Richtlinien (rechts) befolgen, halten Sie das Risiko eines Windelausschlags gering.

Wenn Ihr Baby trotz Ihrer Vorsichtsmaßnahmen wund wird, lesen Sie in der Tabelle unten nach, ob eine Behandlung notwendig ist. Wenn nicht, versuchen Sie folgendes (verwenden Sie aber keine Schutzcreme):

- Wickeln Sie das Baby öfter.
- Legen Sie in die Stoffwindel eine zusätzliche wegwerfbare Einlage, die nachts Urin aufnimmt. Dies ist besonders wichtig, wenn Ihr Baby nachts durchschläft.
- Hat das Baby Windelausschlag, wäre es gut, die Haut beim Wickeln immer wieder 15 - 20 Minuten der Luft auszusetzen.

Nicht alle Hauterscheinungen im Windelbereich sind ein echter Windelausschlag (siehe Tabelle unten). Es ist wichtig, daß Sie einen Ausschlag richtig diagnostizieren, um geeignete Maßnahmen zu ergreifen.

Hauterscheinung	Ursache und Behandlung
Flächige Rötung, die eher um die Genitalien als am After beginnt. Sie bemerken einen strengen Ammoniakgeruch. In ernsten Fällen kann der Ausschlag auf Gesäß, Leiste und Oberschenkel übergreifen. Wird er nicht behandelt, kann sich Eiter bilden.	Ammoniakdermatitis, verursacht durch eine Reizung der Haut durch Ammoniak. Wenn die oben angeführten Maßnahmen ohne Erfolg bleiben, gehen Sie zum Arzt.
Kleine Bläschen im Windelbereich; außerdem besteht an anderen Körperteilen ein Ausschlag.	Hitzeausschlag. Verwenden Sie keine Plastikhöschen mehr. Lassen Sie das Baby bei jeder Gelegenheit ohne Windel. Ziehen Sie Ihr Baby nicht so warm an, und decken Sie es weniger zu.
Rötung und Wundsein an den Hautfalten am Bein.	Mangelhaftes Abtrocknen. Trocknen Sie Ihr Baby gründlichst ab, und verwenden Sie keinen Puder.
Bräunlichroter, schuppiger Ausschlag auf den Genitalien und in den Hautfalten, in den Leisten und überall dort, wo die Haut fettig ist – z. B. der Kopfhaut. Ist bei Babys sehr selten.	Seborrhoische Dermatitis. Ihr Arzt wird eine Salbe gegen den Ausschlag verschreiben. Ist die Kopfhaut betroffen, bekommt das Baby eine spezielle Lotion.
Pickeliger Ausschlag, der am After beginnt und sich zum Gesäß und der Innerseite der Oberschenkel hin ausbreitet. Sie entdecken vielleicht auch weiße Flecken im Mund Ihres Babys.	Durch eine Hefepilzinfektion verursachter Ausschlag. Gehen Sie zum Arzt. Er wird wahrscheinlich eine Pilzbehandlung durchführen.

Windelausschlag vorbeugen

Entscheidend ist, daß die Haut des Babys trocken bleibt und immer wieder der Luft ausgesetzt wird. Die Windeln müssen immer gründlich gewaschen und gespült werden.

- Tragen Sie bei den ersten Anzeichen einer Rötung eine Salbe gegen Windelausschlag auf. Besonders wirksam sind Zinksalben. Benutzen Sie keine Plastikhöschen mehr, da sie die Verdampfung des Urins verhindern.
- Waschen Sie den Po Ihres Babys nicht mit Wasser und Seife; sie entfetten die Haut.
- Verwenden Sie wegwerfbare, saugfähige Windeleinlagen, um die Haut trocken zu halten.
- Tragen Sie Wundschutzcreme auf.
- Waschen und spülen Sie die Windeln gründlich, damit alle Ammoniakreste entfernt werden.
- Lassen Sie Ihr Baby niemals in einer nassen Windel liegen.
- Lassen Sie das Baby möglichst oft ohne Windel, damit frische Luft an die Haut gelangt.

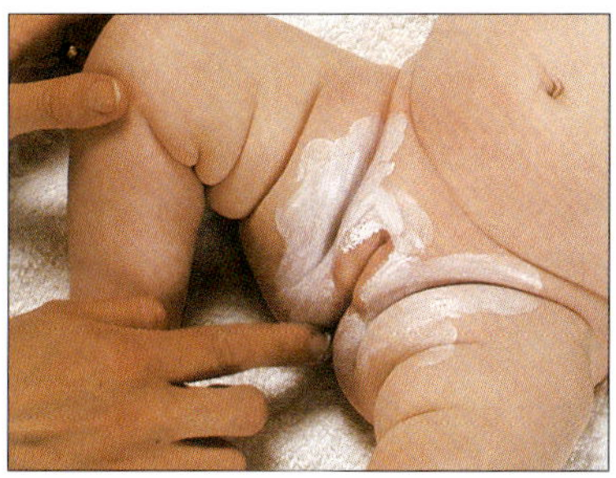

Schutzcreme
Sie schützt die Haut vor einer Reizung durch Ammoniak. Sie sollte aber nicht aufgetragen werden, wenn bereits ein Windelausschlag besteht.

Älteres Baby

Entwicklung bei Mädchen

Mädchen beherrschen Darm und Blase gewöhnlich früher als Jungen. Die Altersangaben sind Näherungswerte.

Frühes Stadium: 1 – 1½ Jahre

- Ihre Tochter gibt zu erkennen, daß sie weiß, wann sie uriniert. Dies ist das erste Anzeichen für die Reifung der Blase.
- Gewöhnlich gibt es in diesem Alter kein Anzeichen für eine Darmkontrolle.

Mittleres Stadium: 1½ – 2½ Jahre

- Eines Tages, zwischen 15 und 18 Monaten, wird Ihnen Ihre Tochter das Töpfchen bringen. Wenn Sie schnell reagieren, wird es klappen.
- Ungefähr zwischen 18 Monaten und 2 Jahren finden Sie nach einer Mahlzeit Stuhlgang im Töpfchen. Das Kind kommt zu Ihnen und sagt, wenn es das Töpfchen braucht. Es kann auch schon kurze Zeit warten. Sobald es ungefähr 5 Minuten warten kann, ziehen Sie ihm tagsüber Trainerhöschen an.

Spätes Stadium: 2½ – 3½ Jahre

- Mädchen erreichen die Darmkontrolle sehr schnell. Ihre Tochter ist nun Tag und Nacht sauber; es gibt nur selten ein Malheur.
- Ihr Kind ist den ganzen Tag trocken. Versuchen Sie es beim Mittagsschläfchen mit Trainerwindeln; bleibt es während des Mittagsschläfchens trocken, können Sie die Trainerwindeln auch nachts versuchen.
- Es ist nachts meistens trocken. Die Darmkontrolle ist praktisch perfekt. Es gibt nur sehr selten Unfälle.

Darm und Blase

Sobald Ihr Kind Beikost bekommt, hat es seltener volle Windeln. Mit zunehmender Reife des Verdauungssystems verändert sich sein Stuhlgang bis zum Alter von fünf, sechs Jahren immer wieder. Nach einigen Monaten Beikost wollen Sie es vielleicht ans Töpfchen gewöhnen; doch Sie sollten nichts überstürzen (siehe gegenüber).

Veränderungen im Stuhlgang

Ganz allgemein können Sie erwarten, daß die Stühle Ihres Babys mit zunehmendem Alter fester und seltener werden. In jeder Altersstufe tritt eine Veränderung ein; folgende Ausführungen dienen nur zu Ihrer Beruhigung; Sie sollen nun keineswegs zwanghaft den Stuhl Ihres Kindes untersuchen. Alle Angaben sind Näherungswerte.

0 – 6 Monate Das Baby kann bei jeder Mahlzeit weichen Stuhlgang haben. Er verändert sich in der Farbe und ist erst grünlich-schwarz (Mekonium, s. S. 104), dann gelblich, schließlich hellbraun.

6 – 12 Monate Seit Ihr Baby Beikost bekommt, ist der Stuhlgang trockener und dunkler und seltener. Es hat ungefähr dreimal täglich Stuhlgang. Bekommt es zwischendurch etwas zu trinken, wird der Stuhl weicher.

1 – 3 Jahre Sobald Ihr Kind bei den „Großen" mitißt, hat es wahrscheinlich nur noch zweimal am Tag Stuhlgang.

3 – 5 Jahre Der Stuhlgang ist wie beim Erwachsenen. Ihr Kind hat selten mehr als einmal am Tag Stuhlgang.

Schlechte Nahrungsverwertung und Zöliakie

Eine unzureichende Verwertung der Nahrungsmittel kann Folge einer Allergie (s. S. 292), eines Enzymmangels oder einer Zöliakie (eine Entzündung des Dünndarms aufgrund einer Glutenunverträglichkeit) sein. Der entzündete Darm ist dabei nicht in der Lage, Nahrungsmittel zu absorbieren. Als Folge kann es zu einer Unterernährung kommen. Glücklicherweise ist diese Krankheit selten.

Frühe Anzeichen einer Zöliakie sind voluminöse Stühle – d.h. das Baby scheint mehr auszuscheiden, als es ißt. Dieser Eindruck entsteht, weil der Stuhlgang sehr fetthaltig ist. Er ist cremefarbig und erinnert an Kitt. Wegen des Fettgehaltes schwimmt der Stuhl in Wasser. Man sagt auch, daß er faul riecht, aber das habe ich nie gefunden. Wird die Zöliakie nicht erkannt, gedeiht das Baby nicht. Sein Po bleibt klein und schlaff – ein eindeutiges Symptom.

Es ist äußerst wichtig, daß diese Krankheit richtig diagnostiziert wird; bleibt sie unerkannt, wird die gesamte Entwicklung verzögert. Außerdem entsteht ein Nährstoffmangel und die Widerstandskraft wird geschwächt. Vermuten Sie eine Zöliakie, sprechen Sie unverzüglich mit dem Arzt.

Eine Zöliakie kann sehr leicht behandelt werden; Ihr Baby muß glutenfreie Nahrungsmittel bekommen. Es gibt eine Menge glutenfreier Produkte, sogar im Supermarkt. Aus glutenfreiem Getreide zubereitete Speisen sind köstlich – ich war mal auf der Geburtstagsfeier eines an Zöliakie leidenden Kindes und schmeckte keinen Unterschied zu normalen Leckereien.

Argumente gegen das „Sauberkeitstraining"

Kinder, die die Darm- und Blasenkontrolle gemäß ihrer eigenen Geschwindigkeit erlangen dürfen, lernen schneller, aufs Töpfchen zu gehen und haben weniger „Unfälle". Die Sache läuft nur schief, wenn die Eltern in den kontinuierlichen Lernprozeß ihres Kindes eingreifen, indem sie Zeitpläne aufstellen oder zu früh zu viel erwarten. Babys werden mit dem Wunsch, sauber und trocken zu werden, geboren; unsere Aufgabe besteht lediglich darin, sie beim Erwerb dieses Meilensteins zu unterstützen.

Übermäßig autoritäre Eltern können schon im frühen Alter unglaublichen Schaden anrichten und für Probleme im späteren Leben verantwortlich sein. Stellen Sie sich das Szenario vor: Eine dominante, unnachgiebige Mutter beugt sich über ihr Baby. Sie sagt ihm, daß es erst vom Töpfchen aufstehen darf, wenn das Geschäft erledigt ist. Doch das Baby kann nicht verstehen, was sie eigentlich will, denn es ist sich seiner Ausscheidungen noch nicht bewußt – Blase und Nervensystem sind noch nicht ausreichend entwickelt. Selbst wenn es versteht, was die Mutter meint, beherrscht es dennoch nicht seine Schließmuskeln. Das Kind kann sich nicht vorstellen, wie etwas, das ihm so natürlich erscheint, für die Mutter so wichtig sein kann. Und so hat es keine Ahnung, wie es seine normalerweise sehr liebevolle Mutter zufriedenstellen kann. Steht es vom Töpfchen auf, wird die Mutter ungehalten. Das Kind ist verwirrt und beginnt zu weinen. Und wenn die Mutter weiterhin darauf besteht, wird es die Sauberkeitserziehung bald als Waffe gegen die Mutter benutzen.

Wenn Ihr Kind erkennt, daß Ihnen sein Stuhlgang wichtig ist, wird es ihn zurückhalten, um seinen Willen gegen Ihren durchzusetzen. Die Lösung heißt, flexibel zu sein.

Zu keinem Zeitpunkt Druck oder Schelte. Loben Sie jeden Erfolg. Lassen Sie kleine Jungen zusehen, wie der Vater uriniert. Kinder, die zu frühem Sauberkeitstraining gezwungen werden, neigen öfter zum Bettnässen und Einkoten als die Kinder, die sich gemäß ihrer eigenen Geschwindigkeit entwickeln durften.

Ans Töpfchen gewöhnen

Auf folgende Weise können Sie Ihrem Kind beim Sauberwerden helfen; beginnen Sie aber erst, nachdem es Ihnen deutlich gemacht hat, daß es weiß, wann es Urin oder Stuhl ausscheidet. Lassen Sie es sein eigenes Tempo bestimmen, ohne elterlichen Druck.

1. Schritt Geben Sie ihm ein eigenes Töpfchen. Lassen Sie es zuschauen, wie Sie oder sein Vater auf die Toilette gehen, und lassen Sie es auch das Resultat sehen, wenn es danach fragt.

2. Schritt Bitten Sie es, sich angezogen aufs Töpfchen zu setzen, während Sie ihm eine Geschichte vorlesen.

3. Schritt Gewöhnen Sie es allmählich daran, ohne Windel aufs Töpfchen zu sitzen.

4. Schritt Wenn es seine Windel voll oder naß gemacht hat, setzen Sie es sachte aufs Töpfchen, nachdem Sie es saubergemacht haben. In der Zwischenzeit können Sie ihm eine frische Windel holen.

5. Schritt Sobald es Interesse zeigt, lassen Sie es zwei- oder dreimal am Tag aufs Töpfchen sitzen.

Entwicklung bei Jungen

Jungen erlangen gewöhnlich später als Mädchen die Kontrolle über Blase und Darm. Bettnässen ist bei Jungen häufiger. Die Altersangaben sind nur grobe Näherungswerte.

Frühes Stadium: 1½ – 2½ Jahre

- In dieser Phase hat Ihr kleiner Junge keine „Kontrolle".
- Er macht Ihnen klar, daß er Wasser lassen muß, kann aber immer noch nicht warten, bis Sie das Töpfchen geholt haben.

Mittleres Stadium: 2½ – 3½ Jahre

- Ihr kleiner Junge kann Ihnen das Töpfchen erst bringen, wenn er den Urin ein oder zwei Minuten anhalten kann.
- Er kommt und sagt, daß er aufs Töpfchen muß; es geht aber noch oft mal was in die Hose.
- Wenn er mit dem Urinieren einige Minuten warten kann, können Sie ihm tagsüber Trainerwindeln anziehen – aber nicht vorher.

Spätes Stadium: 3½ – 6 Jahre

- Er ist tagsüber sauber, auch wenn es Unfälle gibt; nachts näßt er noch ein.
- Er ist Tag und Nacht sauber; es gibt aber noch Unfälle. Wenn er den ganzen Tag über sauber ist, versuchen Sie Trainerwindeln während des Mittagsschläfchens.
- Er ist den ganzen Tag trocken, braucht aber nachts noch eine Windel.
- Er bleibt nachts trocken; Mißgeschicke sind sehr selten.

Kleinkind

Darm und Blase

Sobald Ihr Kind die Bereitschaft zeigt, aufs Töpfchen zu gehen, sollten Sie darauf eingehen und es unterstützen. Mit Ihrer Hilfe wird es die Kontrolle über seine Ausscheidungen bestimmt bald und ohne große Aufregung erlangen. Geschieht dies ohne Streß, wird es dabei ein glückliches und optimistisches Kind bleiben. Bestehen Sie nicht darauf, daß es das Töpfchen benutzt, noch bevor es dazu bereit ist. Denn sonst ist es unglücklich darüber, daß es Sie nicht zufriedenstellen kann. Mit der Zeit bekommt es Schuldgefühle und entwickelt einen Widerwillen. Die Beziehung zu Ihrem Kind würde darunter leiden; die Sauberkeitserziehung wird dann zu einem Nervenkrieg, den Sie niemals gewinnen können.

Darmkontrolle

Das Kind wird sich zwar als erstes der Entleerung der Blase bewußt, doch erlangt es zuerst die Kontrolle über den Darm. Es ist viel einfacher, einen vollen Darm als eine volle Blase „anzuhalten". Lassen Sie es deshalb zunächst den Stuhlgang in das Töpfchen machen; dies ist in jedem Fall leichter, weil der Stuhlgang vorhersehbarer ist und länger dauert als das Wasserlassen. Wenn Ihr Kind signalisiert, daß es ein Häufchen machen will, schlagen Sie ihm vor, aufs Töpfchen zu gehen.

Wenn es fertig ist, wischen Sie ihm den Po (bei Mädchen von vorne nach hinten); dann spülen Sie Toilettenpapier und den Inhalt des Töpfchens in die Toilette. Reinigen Sie das Töpfchen, und spülen Sie es mit Desinfektionsmittel aus. Waschen Sie sich danach die Hände, und leiten Sie Ihr Kind auch dazu an. Will es noch nicht aufs Töpfchen gehen, verzichten Sie darauf; versuchen Sie es einige Tage später nochmals.

Einem Mädchen helfen

Hygiene muß von klein auf erlernt werden. Gewöhnen Sie Ihr kleines Mädchen daran, die Hände zu waschen und das Badezimmer ordentlich zu hinterlassen. Bestimmt macht es gerne mit.

Mädchen sind im allgemeinen ordentlicher als Jungen. Sie machen aus dem Saubermachen und Waschen gerne ein Spiel:
„Nun spülen wir das Klo … nun schrubben wir den Topf – nun waschen wir die Hände."

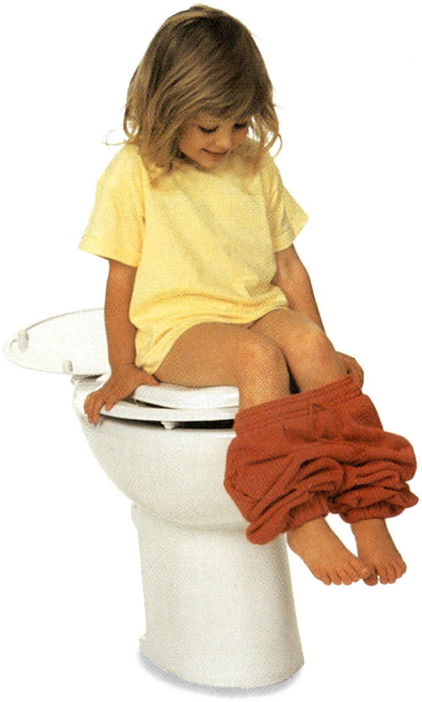

Hygiene
Mädchen sind meist reinlicher als Jungen.

Tips

Das sollten Sie tun

- Loben Sie Ihr Kind. Spornen Sie es an, die Beherrschung von Blase und Darm als eine Leistung zu betrachten.
- Lassen Sie Ihr Kind das Tempo bestimmen. Sie können Ihr Kind unterstützen, aber Sie können den Prozeß nicht beschleunigen.
- Schlagen Sie Ihrem Kind vor, das Töpfchen zu benutzen. Die Entscheidung sollten Sie aber dem Kind überlassen.
- Lassen Sie es unabhängig bestimmen, ob es auf die Toilette oder aufs Töpfchen gehen will. Loben Sie es für diese Selbständigkeit.
- Benutzen Sie Trainerhöschen, um Ihrem Kind ein Gefühl der Unabhängigkeit zu geben.

Das sollten Sie nicht tun

- Darauf bestehen, daß Ihr Kind aufs Töpfchen sitzt.
- Ekel vor den Fäkalien des Kindes zeigen. Es betrachtet die Benutzung des Töpfchens als Leistung und ist stolz darauf.
- Das Kind warten lassen, nachdem es selbst nach dem Töpfchen gefragt hat. Lassen Sie es nicht einmal einen Moment warten – es kann Stuhlgang und Urin nur sehr kurze Zeit „anhalten".
- Über Fehler und Mißgeschicke schelten.

Blasenkontrolle

Sobald sich das Kind bewußt wird, daß es Wasser läßt, entwickelt es die Kontrolle über seine Blase. Vielleicht macht es Sie darauf aufmerksam und zeigt auf seine Windel. In dem Maße, wie die Blase reift und Urin längere Zeit halten kann, wird die Windel auch nach dem Mittagsschläfchen öfter trocken sein. Bleibt die Windel öfter trocken, kann es mittags ohne Windel schlafen. Bitten Sie es vorher, zur Toilette oder aufs Töpfchen zu gehen. Wenn es mit dem Töpfchen klappt und es Ihnen auch mitteilen kann, wann es aufs Töpfchen will, können Sie die Windeln tagsüber ganz weglassen. Ihr Kind muß aber bereits einige Minuten abwarten können, bis Sie die Hosen heruntergezogen und es aufs Töpfchen gesetzt haben. Sind Sie unterwegs, finden Sie es vielleicht praktisch, ein Töpfchen mitzunehmen.

In diesem Stadium kann Ihr Kind eine volle Blase noch nicht längere Zeit anhalten; Mißgeschicke sind unvermeidlich. Versuchen Sie also, diese Unfälle auf Ihre Kappe zu nehmen, und schelten Sie Ihr Kleinkind deswegen niemals. Putzen Sie das Malheur auf, wechseln Sie seine Kleidung, und versichern Sie ihm „Macht nichts. Das nächste Mal klappt's."

Nachts trocken bleiben

Die Blasenkontrolle während der Nacht erfolgt als letztes, denn ein Kind von zwei oder drei Jahren kann den Urin nicht viel länger als vier bis fünf Stunden halten. Sobald Ihr Kind regelmäßig mit einer trockenen Windel aufwacht, können Sie nachts auf die Windel verzichten.

Vor dem Schlafengehen schicken Sie das Kind aber noch aufs Töpfchen. Nachts stellen Sie für den Notfall ein Töpfchen neben das Bett. Achten Sie auch darauf, daß es seinen Schlafanzug leicht herunterziehen kann. Lassen Sie ein Nachtlicht brennen, damit es sich orientieren kann. Haben Sie Geduld, wenn es kommt und um Hilfe bittet; es ist für das Kind nicht einfach, selbst die Verantwortung für das Töpfchengehen zu übernehmen. Versuchen Sie es eine Woche lang; wenn Ihr Kind mehrere Male einnäßt, bieten Sie ihm wieder eine Windel an – andernfalls wird es durch den unterbrochenen Schlaf sehr übernächtigt. Zeigt es Anzeichen, daß es selbstsicherer wird, ermutigen Sie es und fördern sein Selbstvertrauen. Es wird aber immer noch gelegentlich ein Malheur geben. Schützen Sie daher die Matratze durch eine Gummieinlage, die unter das Laken gelegt wird. Sie können auch eine kleine Auflage auf das Bettuch legen und darüber ein eingeschlagenes Leintuch. Wenn das Kind nachts ins Bett macht, müssen nur diese beiden oberen Lagen entfernt werden.

Die Toilette benutzen

Geht Ihr Kind tagsüber regelmäßig aufs Töpfchen, spornen Sie es an, sich auch auf die Toilette zu setzen; dann brauchen Sie unterwegs kein Töpfchen mehr mitzunehmen. Viele Kinder haben Angst, sich auf die Toilettenbrille zu setzen, weil sie meinen, herunter- oder sogar hineinzufallen. Um Ihrem Kind mehr Sicherheit zu verschaffen, können Sie einen speziellen Kindersitz für die Toilette verwenden. Das Kind soll sich seitlich abstützen, um das Gleichgewicht zu halten. Bleiben Sie bci ihm, bis Sie sicher sind, daß es bequem sitzt. Damit es auf die Toilette kommt, stellen Sie einen kleinen Schemel vor die Toilette; den kann es auch benutzen, um ans Waschbecken zu gelangen.

Einem Jungen helfen

Jungen sind beim Benutzen von Töpfchen oder Toilette oft nachlässiger als Mädchen; aber es gibt verschiedene Möglichkeiten, Abhilfe zu schaffen.

Jungen spielen eher mit ihren Fäkalien als Mädchen. In einem solchen Fall sollten Sie keinen Ekel zeigen; waschen Sie ohne Aufregung die Hände Ihres Kindes, so als ob sie voller Schlamm oder Farbe wären.

Zeigen Sie Ihrem kleinen Jungen, wie man vor die Toilette steht und vor dem Wasserlassen auf die Toilettenschüssel zielt. Sie können ein Stück Toilettenpapier in die Schüssel legen, auf das er zielen soll. Lassen Sie ihn seinem Vater beim Urinieren zusehen, so daß er ihn imitieren kann.

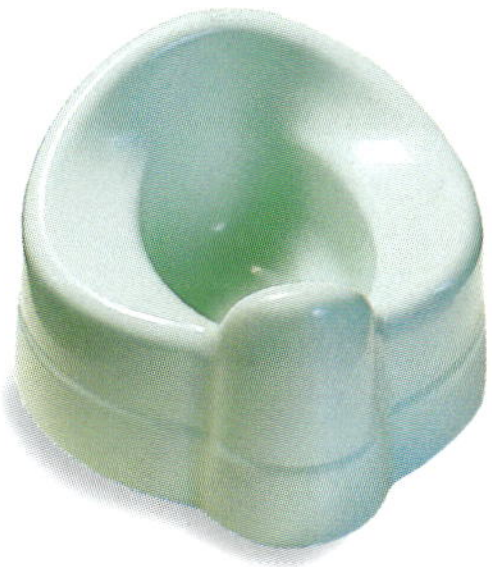

Töpfchen
Speziell geformte Töpfchen bieten Halt und sind für Jungen und Mädchen geeignet.

Kindergartenalter

Darm und Blase

Mit drei Jahren verfügen die meisten Kinder über eine einigermaßen verläßliche Blasen- und Darmkontrolle; es passiert aber immer noch gelegentlich ein Malheur. Tagsüber macht das Kind in die Hose, wenn es, in ein Spiel vertieft, die Signale einer vollen Blase ignoriert. Oder auch, weil es in einer fremden Umgebung nicht auf die Toilette gehen will. Erinnern Sie Ihr Kind in regelmäßigen Abständen daran, auf die Toilette zu gehen. Wenn Sie in einer fremden Umgebung sind, begleiten Sie das Kind auf die Toilette. Reden Sie Ihrem Kind zu, an vertrauten Orten so bald wie möglich selbständig auf die Toilette zu gehen. Bestehen Sie aber niemals darauf, daß es alleine auf eine fremde Toilette gehen muß.

Spätentwickler

Manche Kinder gewinnen die Kontrolle über Darm und Blase später, weil sich die Verbindungen zwischen Gehirn und Blase langsamer entwickeln. Es ist falsch und grausam, das Kind dafür auszuschimpfen. Oft ist diese langsame Entwicklung erblich bedingt; befragen Sie Ihre Eltern und Schwiegereltern darüber. Die meisten Ärzte sehen bis zum vierten Lebensjahr keinen Grund, etwas zu unternehmen. Falls ein Kind nur nachts einnäßt, warten viele Ärzte sogar bis zum 5. Lebensjahr ab – beides liegt innerhalb der normalen Entwicklungsspanne.

Nasse Hosen und Bettnässen

Ihnen ist es bestimmt lästig, wenn Ihr Kind in die Hose macht. Doch denken Sie daran, daß es Ihrem Kind auch peinlich ist. Versichern Sie ihm, daß Ihnen klar ist, daß es nur ein Malheur war. Sagen Sie ihm, daß Sie deswegen nicht enttäuscht sind. Wenn Sie auf ein gelegentliches Mißgeschick vorbereitet sind, ärgern Sie sich beide weniger. Nehmen Sie auf Ausflüge immer Reserveunterwäsche und Hosen mit.

In jedem Alter kann ein Kind nachts ins Bett machen (s. S. 115). Besonders häufig passiert es Jungen bis fünf Jahren. Die meisten Kinder wachsen aus dieser Phase ohne spezielle Hilfe heraus.

Ziehen Sie dem Kind nachts Windeln an, bis Sie glauben, daß es die ganze Nacht trocken bleiben kann. Sobald es ohne Windeln schläft, sollten Sie mit gelegentlichen Unfällen rechnen. Sprechen Sie nicht vor dem Kind darüber, wenn Sie sich wegen des Bettnässens sorgen; es erhöht nur seine Anspannung. Spornen Sie es statt dessen an, indem Sie es besonders loben, wenn es eine Nacht lang trocken geblieben ist.

Verstopfung

Hat Ihr Kind sehr selten Stuhlgang – d. h. weniger als einmal alle drei oder vier Tage – und ist der Stuhl so hart, daß es ihm Unbehagen oder Schmerzen verursacht, dann hat es Verstopfung. Treten keine weiteren Krankheitssymptome auf, ist Verstopfung nichts Besorgniserregendes. Bereitet sie Ihrem Kind allerdings Unwohlsein, sollten Sie zum Arzt gehen. Die meisten Ärzte verschreiben für Kleinkinder keine Abführmittel. (Verstopfung ist bei kleinen Babys sehr selten und kann praktisch immer durch zusätzliche

Trainerhöschen

Bis Ihr Kind seine Blase zuverlässig beherrscht, können Sie Trainerhöschen benutzen.

- Wegwerfbare Trainerhöschen sind wie ein Höschen geschnitten und können heruntergezogen werden.
- Wiederverwendbare Trainerhöschen sind saugfähiger und können auch nachts angelassen werden. Sie tragen allerdings auch mehr auf, und manche Kinder finden sie daher unbequem.

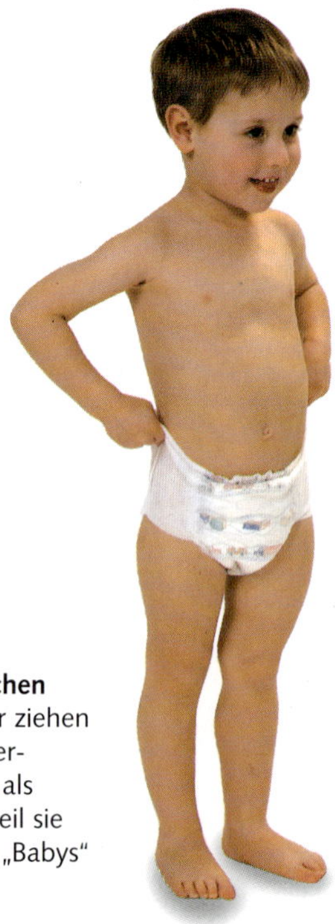

Trainerhöschen
Viele Kinder ziehen lieber Trainerwindeln an als Windeln, weil sie dann keine „Babys" mehr sind.

Tips

Das sollten Sie tun

- Erinnern Sie Ihr Kind in regelmäßigen Abständen daran, zur Toilette zu gehen.
- Nehmen Sie auf Ausflüge immer Ersatzkleidung mit.
- Begleiten Sie Ihr Kind an unbekannten Orten auf die Toilette.
- Seien Sie einfühlend; machen Sie wegen einer nassen Hose kein Aufhebens.
- Loben Sie Ihr Kind nach einer trockenen Nacht.
- Macht das Kind nach einer langen Periode zuverlässiger Blasen- oder Darmbeherrschung wieder in die Hose, suchen Sie zuerst innerhalb der Familie nach der Ursache. Dauert es an, gehen Sie zum Arzt.

Das sollten Sie nicht tun

- Schelten oder viel Aufhebens um mögliche Mißgeschicke machen.
- Dem Kind abends nichts zu trinken geben.
- Das Kind mit Gleichaltrigen vergleichen, die schon trocken sind.
- Vor seinen Freunden ein Malheur an die große Glocke hängen.
- Unwirsch reagieren, wenn Ihr Kind zu einem unpassenden Augenblick zur Toilette muß.

Getränke behoben werden). Sie sollten niemals versuchen, Verstopfung auf eigene Faust mit Abführmitteln, Zäpfchen oder Einläufen zu behandeln.
Sobald Ihr Kind genug frisches Obst, Gemüse und Vollkornbrot ißt, sollte es keine Verstopfung mehr haben; ist es weiterhin verstopft, geben Sie einfach noch mehr davon. Die komplexen Kohlenhydrate in Wurzel- und grünem Gemüse enthalten Zellulose, die Wasser im Stuhlgang bindet und ihn voluminöser und weicher macht. Auch Hafergetreide, z. B. als Müsli, ist empfehlenswert. Auch einige gedämpfte Pflaumen oder getrocknete Feigen wirken abführend; sie führen oft innerhalb von 24 Sunden zu einem weichen Stuhl. Eine gesunde, ballaststoffreiche Ernährung kann einer Verstopfung in jedem Fall vorbeugen.

Ein Kind kann aus verschiedenen Gründen eine chronische Verstopfung bekommen: Wenn die Eltern zu viel Aufhebens über die Häufigkeit der Darmbewegungen machen, beginnt das Kind den Stuhl zurückzuhalten, um Aufmerksamkeit zu gewinnen. Oder es hatte einmal Schmerzen und Unbehagen beim Stuhlgang und hält nun den Stuhl an, um diese Schmerzen zu vermeiden. Oder es will in der Schule oder an anderen fremden Orten nicht zur Toilette gehen.

Chronische Verstopfung kann eine Enkopresis verursachen. Der harte Stuhl wird im Darm zusammengepreßt; lockerer, weicher Stuhlgang überwindet die Blockade, „das Kind läuft über". Fälschlicherweise vermutet man Durchfall.

Auf Krankheiten mit hohem Fieber kann Verstopfung folgen, zum einen, weil das Kind sehr wenig gegessen hat, so daß kaum Abfallprodukte auszuscheiden sind und zum anderen, weil es während des Fiebers Wasser ausgeschwitzt hat. Diese Verstopfung gibt sich von selbst, sobald das Kind wieder normal ißt.

Regression

Wenn ein Kind, das schon einige Zeit verläßlich trocken war, wieder einnäßt, bezeichnet man dies als Regression. Ursache ist meist eine emotionale Verstörung.

Die Ankunft eines neuen Babys ist ein typischer Grund für die Regression. Sie ist ein Weg, die Aufmerksamkeit zurückzugewinnen. Aber auch andere Ausnahmesituationen wie ein Umzug oder die Einschulung können Ursache sein. Gelegentlich kann eine Regression durch eine Infektion des Harntrakts verursacht werden. Sie sollten daher mit dem Kind zum Arzt gehen, um mögliche Blasenprobleme auszuschließen. Am besten nehmen Sie eine Urinprobe mit.

Die Darmbeherrschung ist in der Regel viel zuverlässiger als die Blasenkontrolle. Ein Malheur passiert nur selten. Kotet das Kind jedoch plötzlich häufiger wieder ein, kann ein tieferliegendes Problem bestehen. Auch hier kann die Ursache eine emotionale Anspannung sein. Suchen Sie den Rat des Arztes.

Fallstudie

Regression

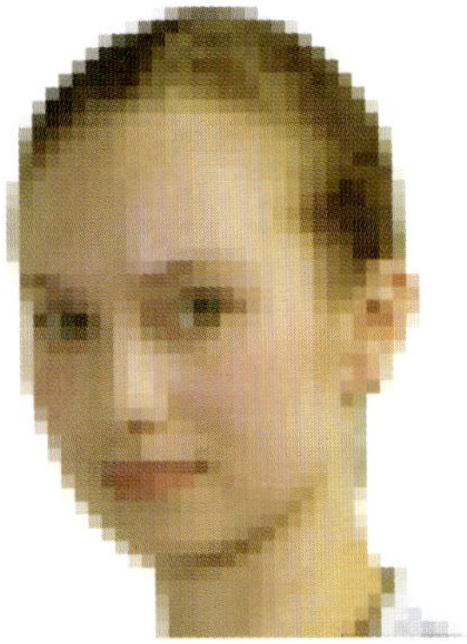

Name:	Claudia Beyer
Alter:	32 Jahre
Geburtshilflicher Hintergrund:	Sohn Alexander, Alter $4\frac{1}{2}$ Jahre; normale Entbindung, Tochter Amanda, Alter 7 Monate; normale Entbindung.
Medizinische Vorgeschichte:	Übliche Kinderkrankheiten.
Familiäre Vorgeschichte:	Ehemann Christoph, Alter 35 Jahre, erlangte erst spät die Kontrolle über die Blase und war bis zum Alter von sechs Jahren Bettnässer.

Claudia hatte erwartet, daß Alexander erst etwas später Blase und Darm beherrschen würde. Sie wußte, daß es bei Jungen oft länger dauerte als bei Mädchen. Sie hatte auch gelesen, daß die Väter von Spätentwicklern auch oft erst spät trocken geworden waren.
Es stellte sich heraus, daß dies bei Christoph der Fall gewesen war. Sie blieb daher während der Sauberkeitserziehung von Alexander sehr gelassen und drängte ihn nie. Alexander seinerseits war sehr kooperativ und wollte ihr Freude machen. Er war mit $3\frac{1}{2}$ Jahren trocken und sauber.

Als Claudia mit Amanda schwanger war, verstand Alexander überhaupt nicht, was los war. Er wollte von Anfang an nichts von seinem Schwesterchen wissen. Claudia versuchte alles, um ihn zu beruhigen. Sie zeigte ihm Bilder von Babys im Mutterleib, ließ ihn fühlen, wie das Baby boxte und bezog ihn in alle Vorbereitungen ein. Einen Monat vor dem Geburtstermin begann Alexander, nachts schlecht zu schlafen. Er sprach im Schlaf über das Baby, konnte sich morgens aber an nichts erinnern. Amanda wurde zu Hause geboren. Alexander saß vor dem Schlafzimmer der Mutter, gelähmt von all der Geschäftigkeit. Er weigerte sich, hineinzugehen und seine kleine Schwester anzuschauen. In dieser Nacht näßte er ein, nachdem er schon ein ganzes Jahr lang trocken gewesen war.

Sich zurückgesetzt fühlen

Christoph ärgerte sich über Alexander, weil er kein Interesse an Amanda zeigte. Er schimpfte ihn aus und schickte ihn geradewegs ins Bett. An diesem Abend bekam Alexander wegen all der Aufregung im Haus keine Gutenachtgeschichte vorgelesen, und morgens war sein Bett wieder naß. Christoph war vollauf damit beschäftigt, das Frühstück zu machen und sich um Claudia zu kümmern. Als Alexander in der Küche stand und nochmals in die Hose machte, verlor er die Geduld. „Ich weiß nicht, was wir mit dir machen werden", sagte er zu Alexander, bevor er zur Arbeit ging.
Claudia erkannte, daß Alexander niemals einnässen würde, wenn er nicht so aufgewühlt wäre. Als die Hebamme bei ihrer Ankunft Alexander in der Küche vorfand, erkannte sie sofort das Problem. Sie erklärte Claudia, daß Alexander unter der Entthronung litt. Nachdem er 4 Jahre lang Claudias ein und alles gewesen war, fühlte er sich nun von Amanda von diesem Thron gestoßen. Claudia müßte ihm das Gefühl geben, immer noch geliebt und beschützt zu werden. Aber der Arzt solle sicherheitshalber eine Urinprobe von Alexander untersuchen, um eine Infektion als Ursache des Bettnässens auszuschließen – das Testergebnis war negativ.

Rat suchen

Claudia vertraute sich ihrer Mutter an. Sie erinnerte Claudia an eine alte Regel in ihrer Familie – der Vater hatte immer das neue Baby im Arm, damit die Mutter die Hände für die anderen Kinder frei hatte. Sie erklärte ihr, daß Alexander sich nicht ausgeschlossen gefühlt hätte, wenn Christoph das Baby getragen und Claudia ihre Arme für ihn offen gehabt hätte. Dann wäre ihm bewußt geworden, daß Claudia immer noch Zeit für ihn hatte und ihn liebte. Sie erinnerte Claudia an eine alte Tradition in ihrer Familie; dort hatten die jüngeren Kinder immer ein Geschenk vom neugeborenen Baby bekommen. Sie meinte, daß Alexander in der ersten Nacht auf der Couch in Claudias Zimmer hätte schlafen sollen. Dann hätte er sich als etwas Besonderes gefühlt und wäre in das Geschehen einbezogen gewesen.

Jetzt hatte Claudia große Schuldgefühle, weil sie keinen dieser Schritte unternommen hatte, um Alexander seine Wichtigkeit zu beweisen und ihm Sicherheit zu vermitteln. Sie fragte die Hebamme, wie sie ihrem Sohn sein Selbstvertrauen zurückgeben könnte. Die Hebamme erklärte ihr, daß sich ein Kind aufgrund einer emotionalen Verstörung zu einer früheren, primitiveren Phase der Entwicklung zurückbilden kann, so wie es bei Alexander geschehen war. Sie erklärte, daß Alexander dies keineswegs absichtlich machte. Man dürfe ihn dafür nicht bestrafen. Die ganze Familie müsse vielmehr sehr entspannt reagieren und das Ganze herunterspielen. Claudia solle zum Beispiel sagen: „Macht nichts, Alexander. Laß es uns saubermachen, und dann können wir zusammen ein Spiel spielen." Aber Alexander war viel zu stark verunsichert, um sich schnell wieder zu fangen. Am nächsten Morgen entwickelte er sich sogar noch weiter zurück und weigerte sich, selbst zu essen: Er wollte gefüttert werden.

Ein Aktionsplan

Claudia und Christoph beschlossen, sofort zu handeln. Sie entwickelten auf Rat ihrer Hebamme ein Programm, um Alexanders Vertrauen wiederaufzubauen.

- Sie erzählten Alexanders Erzieherin im Kindergarten von den Schwierigkeiten zu Hause. Sie baten die Erzieherinnen, einfühlsam zu sein und Alexanders Leistungen bei jeder Gelegenheit zu loben.
- Christoph wollte jeden Abend eine halbe Stunde mit Alexander verbringen und ihm seine volle Aufmerksamkeit widmen. Dabei wollte er zärtlich zu ihm sein und ihm immer wieder sagen, daß er ihn liebte.
- Auch Claudia wollte ihm nach dem Kindergarten eine halbe Stunde widmen. Sie würde mit ihm schmusen, ihm ihre Liebe zeigen und sich für seine Erlebnisse im Kindergarten interessieren.
- Claudia wollte regelmäßig mit Alexander frühstücken. Dabei sollte Amanda nicht im Zimmer sein, sondern am besten in ihrer Wiege liegen. Zu diesen besonderen Zeiten wollte sie Amanda nicht mit ins Zimmer bringen, außer auf Alexanders Wunsch.
- Claudia wollte Alexander erklären, wieviel er schon konnte. Sie wollte ihm vorschlagen, Amanda etwas beizubringen. Er könnte sie ja vielleicht sogar beschützen.
- Alexander sollte seine eigene Badezeit haben. Abends wollten Claudia und Christoph ihm abwechselnd eine Gutenachtgeschichte vorlesen.
- Claudia und Christoph wollten abwechselnd jede Woche einmal etwas Besonderes mit Alexander unternehmen.

Claudia und Christoph setzten diesen Plan sofort in die Praxis um. Nach drei Tagen aß Alexander wieder selber. Nach zwei Wochen wollte er Amanda seinen Teddybären zeigen; allerdings durfte sie ihn noch nicht berühren. Nach weiteren zwei Wochen passierten tagsüber keine „Unfälle" mehr und vier Wochen später blieb er auch nachts trocken. In der Gewißheit der liebenden, fürsorglichen Zuwendung seiner Eltern akzeptierte Alexander seine Schwester allmählich – und drei Monate später erklärte er, daß er später einmal Amanda heiraten würde – wenn er schon Claudia nicht heiraten könne.

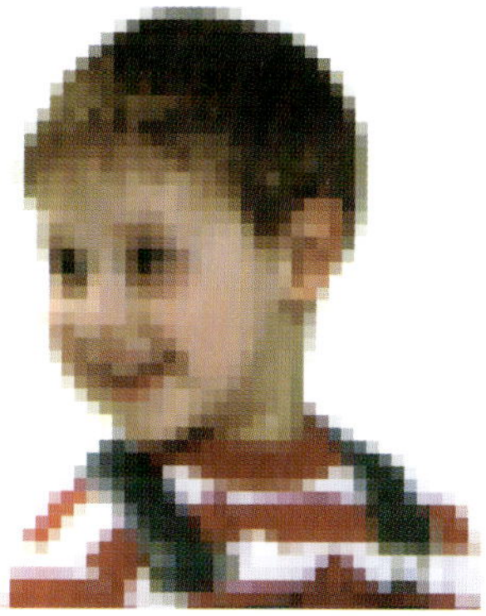

Name:	Alexander Beyer
Alter:	$4^1/_2$ Jahre
Geburtshilflicher Hintergrund:	Normale Geburt, keine Komplikationen.
Medizinische Vorgeschichte:	Mittelohrentzündung im 3. Lebensjahr, heilte nach Behandlung ab.

Jüngeres Baby

Abends ausgehen

Da kleine Babys leicht zu tragen sind und viel schlafen, sind sie gut transportfähig. Genießen Sie also noch die Freiheit, abends ausgehen und Ihr Baby mitnehmen zu können.

Frischgebackenen Eltern, und insbesondere den Müttern, tut es gut, mal rauszukommen und sich mit Freunden zu entspannen. Solange Ihr Baby noch klein ist und überall schläft, ist das kein Problem. Ein Autokindersitz, der auch als Wippe einsetzbar ist, ist ideal; das Baby kann im Auto sicher angegurtet werden und dann schlafend im Sitz mitgenommen werden.

Nutzen Sie diese Chance, solange Sie können; sobald Ihr Kind nachts durchschläft, müssen Sie sich an ein regelmäßiges Einschlafritual halten.

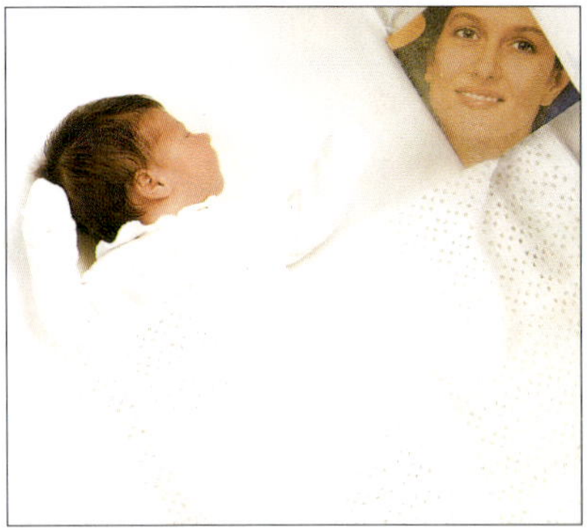

Schlafen
Ihr Kind muß warm zugedeckt sein, darf aber nicht schwitzen (s. S. 125). Die Abbildung eines Gesichts fesselt seine Aufmerksamkeit, wenn es wach ist.

Schlaf und Schlaflosigkeit

Ein Neugeborenes braucht sehr viel Schlaf. Sofern es keinen Hunger hat, nicht friert oder sonstiges Unbehagen verspürt, schläft es mindestens 60 Prozent des Tages.
Manche Babys schlafen sofort nach einer Mahlzeit ein – manchmal sogar während des Trinkens. Gegen Lärm, z. B. zufallende Türen oder Radiogedudel, ist Ihr Baby wahrscheinlich unempfindlich – vielleicht wirken eintönige oder brummende Geräusche sogar einschläfernd. Der Schlafrhythmus verschiebt sich immer wieder; wenn es nach einer Mahlzeit wach ist, sollten Sie nicht darauf bestehen, daß es in seinem Bettchen bleibt.
Es ist wichtig, daß Ihr Baby zwischen Tag und Nacht unterscheiden lernt. Wenn es draußen dunkel wird, schließen Sie die Vorhänge und beleuchten den Raum nur schwach. Betten Sie Ihr Baby bequem und warm; wenn es nachts aufwacht, füttern Sie es schnell und ruhig, ohne das Licht heller zu drehen. Spielen Sie nachts nicht mit ihm. Mit der Zeit lernt es zwischen den Mahlzeiten am Tag und in der Nacht zu unterscheiden.

Wo soll Ihr Baby schlafen?

Für die Eltern ist es am einfachsten, wenn das Baby eine transportable Schlafstatt hat. Tagsüber ist ein Autokindersitz mit Tragegriffen ideal. Auch die Tragetasche eines Kinderwagens eignet sich für Tag und Nacht. Sie ist gut tragbar und kann zum Ausgehen auf das Wagengestell angebracht werden. Wenn das Baby aus dieser Tragetasche herausgewachsen ist, braucht es ein richtiges Bettchen.

Bei den Eltern schlafen Manche Eltern lassen ihr Neugeborenes bei sich schlafen, weil dadurch die nächtlichen Mahlzeiten einfacher werden. Diese Gewohnheit sollte nach einigen Wochen aufgegeben werden, sonst bekommt man das Kind gar nicht mehr aus dem Elternbett. Legen Sie das Baby zwischen sich und Ihren Partner, so daß es nicht aus dem Bett fallen kann. Sie brauchen keine Angst zu haben, auf Ihr Baby zu rollen.

Das Kinderzimmer Achten Sie sorgsam auf die Temperatur im Kinderzimmer. Ein Baby kann seine Körpertemperatur nicht so gut regulieren wie ein Erwachsener. Um die Körperwärme aufrechtzuerhalten, ist eine gleichbleibende Temperatur erforderlich. Außerdem muß es gut zugedeckt werden – darf aber auch nicht zu sehr eingepackt werden (s. S. 123). Brennt ein Nachtlicht oder eine Dimmerlampe, können Sie nachts nach Ihrem Baby schauen, ohne es aufzuwecken.

Draußen schlafen Ein gesundes Baby schläft sehr gerne im Freien; es muß aber gut eingepackt sein. Sie müssen es jederzeit sehen können und dürfen es nie in die pralle Sonne stellen. Wählen Sie eine schattige Stelle, oder schützen Sie es mit einem Schirm. Ist es windig, schieben Sie als Windschutz das Verdeck der Tragetasche hoch. Legen Sie ein Moskitonetz über die Tragetasche. Schauen Sie regelmäßig nach ihm, und kontrollieren Sie, ob es ihm nicht zu heiß oder kalt ist.

Kleidung Ihr Neugeborenes muß oft gewickelt werden. Beim Schlafen sollte es etwas tragen, das Ihnen leichten Zugang zu der Windel ermöglicht. Praktisch sind ein Overall, Strampler oder ein Schlafsack, der sich unten öffnen läßt.
Es ist wichtig, daß es Ihrem Baby weder zu heiß noch zu kalt wird. Ist es warm, genügen eine Windel und ein Hemdchen. Im Winter können Sie am Nacken des Babys kontrollieren, ob es ihm warm genug ist. Seine Haut sollte so warm sein wie Ihre Hand. Fühlt sie sich heiß und feucht an, nehmen Sie eine Decke weg.

Probleme
Viele Mütter leiden an chronischem Schlafmangel, weil ihr Baby nachts oft schreit. Doch es ist unerläßlich, daß Sie genügend Ruhe bekommen. Teilen Sie sich die Verantwortung für die nächtlichen Mahlzeiten mit Ihrem Partner – wenn Sie stillen, kann Ihr Partner alle paar Tage nachts ausgedrückte Milch aus der Flasche füttern. Oder Ihr Partner kann Ihnen das Baby zum Stillen bringen und es danach wickeln. Sind Sie erschöpft, bitten Sie eine Freundin oder Verwandte um Hilfe; treten Sie kürzer, durchbrechen Sie Ihre Routine, stehen Sie später auf, und schlafen Sie tagsüber.
Bieten Sie Ihrem Kind tagsüber viele Anregungen; dann wird es abends müde sein und nachts besser schlafen. Sprechen Sie mit ihm, tragen Sie es umher, und geben Sie ihm viele verschiedene Dinge zum Betrachten. Wacht es nachts oft auf, weil es naß ist, wickeln Sie es mit zwei Windeln oder zusätzlichen Windeleinlagen. Schreit es, sobald Sie das Zimmer verlassen, drehen Sie nicht sofort wieder um. Nehmen Sie es nicht hoch. Oft genügt es schon, die Tragetasche zu schaukeln, die Decke aufzuschütteln oder seine Lage zu verändern.
Das Baby findet vielleicht leichter in den Schlaf, wenn es eingewickelt wird. Das Gefühl, fest umschlossen zu sein, verschafft einem Baby ein tiefes Gefühl der Sicherheit. Das Einwickeln beruhigt auch ein quengeliges Baby.

Wie Ihr Baby zur Ruhe kommt

Folgende Dinge können Sie tun, damit Ihr Baby vor dem Schlafen zur Ruhe kommt.

- Im ersten Lebensmonat können Sie Ihr Baby vor dem Hinlegen einwickeln (siehe unten).
- Geben Sie dem Kind als Trostobjekt unmittelbar vor dem Einschlafen die Brust oder die Flasche.
- Verdunkeln Sie nachts das Zimmer.
- Im Winter wärmen Sie das Bettchen mit einer Wärmeflasche vor – aber lassen Sie sie niemals im Bettchen, wenn das Baby drin liegt.
- Hängen Sie ein Musikmobile über das Bettchen; die Bewegung und der Klang wirken beruhigend.
- Kommt es nicht zur Ruhe, wiegen Sie es sanft und streicheln seinen Rücken oder die Gliedmaßen.
- Tragen Sie es in einem Tragetuch umher, und wippen Sie es auf und ab: Ihre Nähe und Ihr Herzschlag lassen es Ruhe finden.

Einwickeln

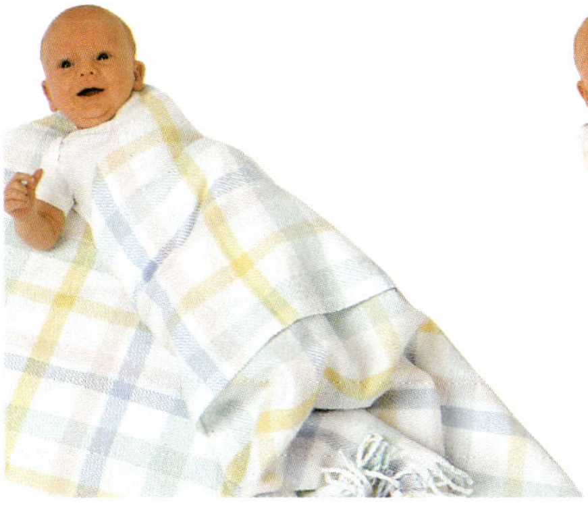

Das Baby auf die Decke legen
Falten Sie eine kleine Decke zu einem Dreieck. Legen Sie das Baby darauf, mit dem Kopf an den langen Rand.

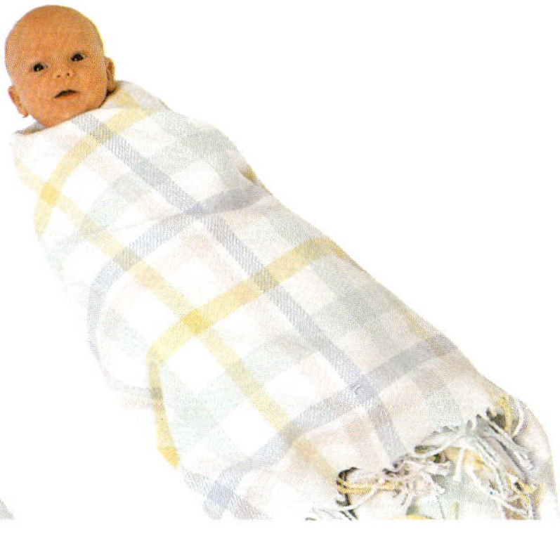

Das Baby einschlagen
Legen Sie eine Ecke der Decke über Ihr Baby, und schieben Sie sie fest unter seinen Rücken. Verfahren Sie ebenso mit der anderen Ecke.

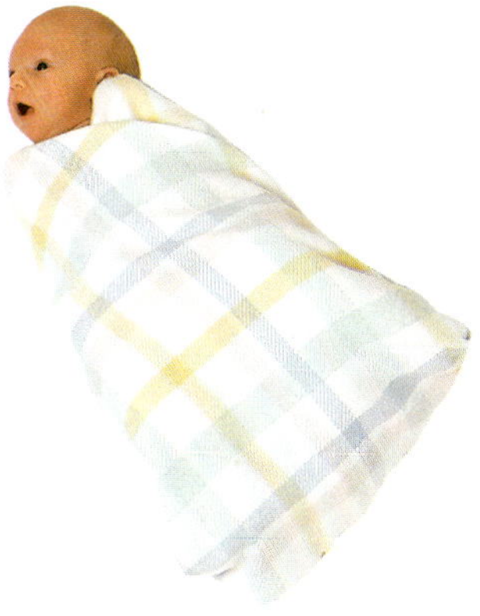

Die Füße zudecken
Falten Sie das untere Ende der Decke unter die Füße Ihres Babys.

Wie Sie das Risiko geringhalten

Durch die Beachtung folgender Richtlinien können Sie das Risiko des plötzlichen Säuglingstods bedeutend reduzieren:

- Legen Sie Ihr Baby zum Schlafen immer auf den Rücken.
- Rauchen Sie nicht. Bitten Sie auch Besucher, nicht zu rauchen. Meiden Sie verrauchte Orte.
- Passen Sie auf, daß es Ihrem Baby nicht zu heiß wird.
- Richten Sie sich beim Zudecken Ihres Babys nach der Zimmertemperatur – je wärmer es ist, um so dünnere Schlafbekleidung braucht es.
- Wickeln Sie das Baby nicht zu fest ein; wenn ihm zu heiß wird, muß es sich selbst aufstrampeln können.
- Wenn Sie das Gefühl haben, daß mit Ihrem Baby etwas nicht in Ordnung ist, gehen Sie zum Arzt.
- Wenn Ihr Baby Fieber hat, decken Sie es nicht noch mehr zu – decken Sie es nur leicht zu, damit es Körperwärme abgeben kann.

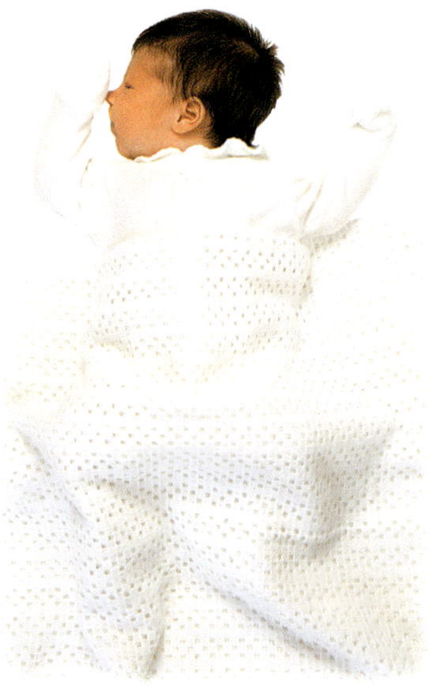

So schützen Sie Ihr Baby
Die wichtigste Maßnahme ist, das Baby zum Schlafen auf den Rücken zu legen. Achten Sie auch darauf, daß ihm nicht zu heiß ist.

Plötzlicher Säuglingstod

Stirbt ein Baby plötzlich, unerwartet und aus unerklärlicher Ursache, spricht man vom plötzlichen Säuglingstod. Statistisch gesehen kommt auf 1000 Lebendgeburten 1 Fall des plötzlichen Säuglingstods. Die Ursachen des plötzlichen Säuglingstods sind unbekannt. Daher gibt es keine hundertprozentige Vorbeugungsmaßnahme. Es gibt jedoch viele Möglichkeiten, das Risiko stark zu reduzieren.

Schlafposition

Ein wesentlicher Risikofaktor ist die Position, in der das Baby schläft. In vielen Ländern war es früher üblich, daß Babys auf dem Rücken schliefen. Auch in Deutschland war dies bis in die sechziger Jahre die Regel; damals gab es nur wenige Fälle von plötzlichem Säuglingstod. In den siebziger Jahren führte man jedoch auf Säuglingsstationen für Frühgeborene die Bauchlage ein; diese Lage verbesserte die Atmung und die Babys erbrachen sich seltener. Im Laufe der Zeit wurde diese Lage für termingerecht geborene Babys übernommen.

Die Bedeutung der Schlafposition für den plötzlichen Säuglingstod wurde 1965 untersucht, allerdings mit unklaren Ergebnissen. Erst 1986, als man die Häufigkeit des plötzlichen Säuglingstods in verschiedenen Regionen verglich, wurde deutlich, daß der plötzliche Säuglingstod dort seltener war, wo die Babys auf dem Rücken schliefen. Zu dieser Zeit wurden Babys zum Schlafen üblicherweise auf den Bauch gelegt.

Es war reines Glück, daß ich nach der Geburt meines Sohnes im Jahre 1972 dieses Risiko nicht einging. Ich legte ihn auf die Seite, weil ich dachte, er könne so leichter am Daumen lutschen; an Bauch und Rücken mit weichen Kissen abgestützt, blieb er in dieser Stellung liegen. Forschungen in Neuseeland haben unterdessen ergeben, daß der plötzliche Säuglingstod in der Seitenlage seltener ist; man muß das Baby allerdings abstützen, sonst rollt es wieder auf den Bauch. Immer wieder hört man, daß ein Baby in dieser Lage an Erbrochenem ersticken kann, aber diese Behauptung ist nicht erwiesen.

Rauchen

Raucht die Mutter während der Schwangerschaft, steigt das Risiko des plötzlichen Säuglingstods (ebenso wie das Risiko einer Frühgeburt oder einer Mangelgeburt). Mehr noch, das Risiko steigt mit der Anzahl der gerauchten Zigaretten. Das Risiko, am plötzlichen Säuglingstod zu sterben, ist für Babys von Raucherinnen doppelt so groß; bei jeweils zehn Zigaretten täglich verdreifacht sich das Risiko. Studien aus den USA zeigen, daß eine verrauchte Umgebung das Risiko des plötzlichen Säuglingstods um 200 Prozent erhöht. Rauchen beide Eltern, steigt das Risiko noch weiter.

Temperatur

Ein weiterer Risikofaktor ist ein Wärmestau durch zu warme Kleidung, zu viele Decken und zu hohe Zimmertemperatur. Plötzlicher Säuglingstod tritt bei überhitzten Babys viel häufiger auf. Zwei Drittel der Fälle von plötzlichem Säuglingstod erfolgen im Winter, wenn Babys zu warm eingepackt werden.

Viele Eltern decken ein krankes Kind noch fester zu. Das ist falsch. Bei Babys, die älter als zehn Wochen sind, vergrößert eine hohe Körpertemperatur in Verbindung mit einer Infektion das Risiko stark. Wird die Wärmeabgabe verhindert, steigt die Körpertemperatur eines unruhigen, an einer Infektion leidenden Babys um mindestens 1 °C je Stunde. Babys geben Körperwärme vor allem über das Gesicht, die Brust und den Bauch ab. Die Körpertemperatur kann daher besser reguliert werden, wenn das Baby auf dem Rücken liegt.
Babynestchen, Lammfelle, Federbetten sind Wärmeisolatoren. Sie sollten bei kleinen Babys nicht verwendet werden, da sie die Wärmeabgabe verhindern. Bei normalen Temperaturen muß das Kinderzimmer nicht die ganze Nacht beheizt werden; achten Sie nur darauf, daß Ihr Baby gut zugedeckt ist. Haben Sie einen elektrischen Heizlüfter im Kinderzimmer, sollte er einen Thermostat haben und sich je nach Zimmertemperatur automatisch an- und abschalten.

Weiterführende Forschungen

Zwar sind Risikofaktoren bestimmt worden, doch die letztlichen Ursachen des plötzlichen Säuglingstods sind noch unbekannt. Laufende Forschungen untersuchen die sich in den ersten sechs Lebensmonaten vollziehende Entwicklung eines Kontrollmechanismus der Körpertemperatur und des Atemsystems. Außerdem wurde kürzlich entdeckt, daß ein vererbter Enzymmangel für eine kleine Anzahl - ungefähr 1 Prozent - der Fälle von plötzlichem Säuglingstod verantwortlich sein kann. Eine neue Untersuchung in Großbritannien brachte den plötzlichen Säuglingstod in Verbindung mit Flammschutzmittel in Kinderbettmatratzen; dieser Zusammenhang ist aber noch nicht bewiesen.
Am plausibelsten scheint bisher immer noch die Theorie zu sein, daß eine Störung in der Regulation der Tätigkeit von Atmung, Herz und Kreislauf zum Tode führt. Dabei kommt es zum nächtlichen Auftreten verlängerter Atemstillstandsphasen. Während es völlig normal ist, daß Säuglinge während des Schlafs kurze Atenpausen von bis zu 20 Sekunden machen, findet das Baby beim plötzlichen Säuglingstod aufgrund seiner besonders unreifen Hirnstrukturen nicht mehr in den normalen Zustand zurück. Als weitere mögliche Ursache wird ferner der Zusammenhang mit einem Versagen der Nebennierenrinde bei vielfältigem Streß diskutiert.

Heimmonitore

Bei einem gefährdeten Baby kann der Arzt einen Monitor verordnen, der verschiedene lebenswichtige Funktionen des Kindes während des Schlafs überwacht. Doch dieses Gerät kann Funktionsstörungen nur anzeigen, nicht aber verhindern. Die Eltern müssen daher gut geschult sein, um die Angaben des Monitors richtig interpretieren und angemessen handeln zu können. So müssen sie zum Beispiel bei einem Atemstillstand bei ihrem Kind eine Atemspende und Herzmassage professionell durchführen können. Und schließlich arbeiten solche Geräte keineswegs immer zuverlässig. Fehlalarme strapazieren die angespannten Eltern noch zusätzlich. Daher sollte ein solches Gerät nur mit ärztlicher Unterstützung angeschafft und eingesetzt werden.

Hilfe bekommen

Der unerwartete Tod eines Säuglings bedeutet einen besonders schmerzlichen Verlust; es gibt aber Selbsthilfegruppen, mit deren Hilfe die Eltern den Kummer, die Bestürzung und die Schuldgefühle besser bewältigen können (siehe hilfreiche Adressen, S. 344).

- Viele Eltern brauchen unmittelbar nach dem Todesfall Hilfe – manchmal schon innerhalb von Stunden; bei der Telefonseelsorge erhält man Adressen und Zuspruch.
- Manche Eltern brauchen auf lange Sicht professionelle Unterstützung. Die kontinuierliche Begleitung durch eine Beratungsstelle, Selbsthilfegruppe oder kirchliche Organisation kann sehr wertvoll sein. Zögern Sie also nicht, diese Hilfe in Anspruch zu nehmen.
- Vielen Eltern hilft es, wenn sie mit jemandem sprechen können, der ein ähnliches Schicksal erlitten hat; dies kann in Selbsthilfegruppen oder in Gesprächen unter vier Augen geschehen.
- In manchen Gegenden gibt es Freundschaftsdienste, die die Eltern über lange Zeit begleiten. Besonders wertvoll sind sie in Phasen besonderen Schmerzes, z. B. am Geburts- und Todestag des Kindes.
- Eltern, die ein Kind durch den plötzlichen Säuglingstod verloren haben, haben bei der Geburt eines weiteren Kindes sehr große Angst. Hebamme und Kinderarzt werden ihr möglichstes tun, das Kind optimal zu schützen.
- Ist ein Baby am plötzlichen Säuglingstod gestorben, ist es unter Umständen auch ratsam, spätere Geschwisterkinder unter einem Jahr per Monitor zu überwachen.

Älteres Baby

Schlaf und Schlaflosigkeit

Meist findet ein Baby im Laufe der ersten Lebensmonate seinen individuellen Schlafrhythmus. Wenn Ihr Kind im ersten Jahr viel schläft, wird dies wahrscheinlich auch noch im zweiten Lebensjahr der Fall sein. Irgendwann in den ersten zwölf Monaten schläft es nachts durch (Ausnahmen bestätigen die Regel!). Wenn es erst einmal krabbelt, verbraucht es tagsüber so viel Energie, daß es zehn oder elf Stunden ohne Unterbrechung durchschlafen kann. Doch selbst ein müdes Baby hält sich manchmal wach, um sich nicht von den Eltern trennen zu müssen. Vielleicht wimmert und schreit es, läuft rot an, wird heiß und gerät völlig außer sich. Dann ist es so angespannt und unglücklich, daß schlafen unmöglich wird. Will das Kind nicht schlafen, sondern ist anhänglich und verstört, ist körperliche Nähe die beste Therapie. Bleiben Sie bei ihm; halten Sie es an Ihren Körper; wiegen Sie es; singen Sie ihm vor; beruhigen Sie es; gehen Sie mit ihm auf und ab. So lange, bis es durch Ihre Nähe Sicherheit gefunden hat und fühlt, daß Sie es nicht verlassen werden. Dies kann eine halbe Stunde dauern, aber gewöhnlich wird es in Ihren Armen innerhalb von fünf oder zehn Minuten einschlafen. Dann können Sie es in sein Bettchen legen.

Schlaflose Babys

Es steht außer Frage, daß manche Babys sehr wenig Schlaf brauchen. Solch wache Babys sind gewöhnlich helle, neugierig, intelligent und sehr liebevoll. Sie haben sehr schnell heraus, daß die Eltern die ganze Nacht über da sind und sie durch Schreien ihre Aufmerksamkeit erlangen können. Ich bin der festen Überzeugung, daß das Schreien eines Babys niemals ignoriert werden sollte. Läßt man das Baby schreien, lernt es, daß Erwachsene auf sein Bedürfnis nach Hilfe und Liebe nicht reagieren. Mit der Zeit sucht es die Aufmerksamkeit nicht mehr, zieht sich zurück und kann zum Einzelgänger werden. Regen Sie sich nicht darüber auf, daß Sie ein waches Baby haben; es lernt ständig Neues und beweist seine Geselligkeit und Intelligenz. Wenn es heranwächst, wird es ihnen ein sehr dankbarer Freund werden. Ist Ihr Baby abends noch lange wach, tragen Sie es in einem Tragetuch umher, oder setzen Sie es in eine Wippe, damit es müde wird.

Was man tun kann Ein waches Baby braucht Ablenkung; sobald es sitzen kann, legen Sie ihm weiche Spielsachen oder Plastikbücher in das Bettchen. Bringen Sie am Bettrand einen Spiegel an, damit es sich betrachten und mit sich plappern kann. Auch ein Musikmobile über dem Bett fesselt lange Zeit sein Interesse.

Ich hatte zwei solch wache Babys und mußte auf extreme Maßnahmen zurückgreifen, um selbst ein wenig schlafen zu können. Ich richtete mir neben dem Bettchen ein Schlaflager ein; wenn mein Baby mitten in der Nacht aufwachte, konnte ich es gleich beruhigen. Dann schlief es wieder ein, bevor es ganz munter war. Dadurch konnte ich einen Schreianfall verhindern.

Wenn Ihr Baby nur wimmert, stehen Sie nicht sofort auf. Vielleicht schläft es von selbst wieder ein. Geht das Wimmern jedoch in Weinen oder Schreien

Ursachen der Schlaflosigkeit

Folgende Dinge können Sie tun, wenn Ihr Baby die ganze Nacht wach ist.

- Stellen Sie sicher, daß es weder friert noch schwitzt.
- Überprüfen Sie, ob es kein Unbehagen empfindet, z.B. wegen einer vollen Windel oder eines Windelausschlags.
- Schauen Sie nicht ständig ins Kinderzimmer, ob es schläft.
- Schläft Ihr Kind plötzlich schlecht, suchen Sie nach möglichen Ursachen, zum Beispiel eine Veränderung der täglichen Gewohnheiten, neue Menschen in seinem Leben oder Ihre Berufstätigkeit. Was auch immer die Ursache sein mag, es wird viel Zuwendung brauchen.

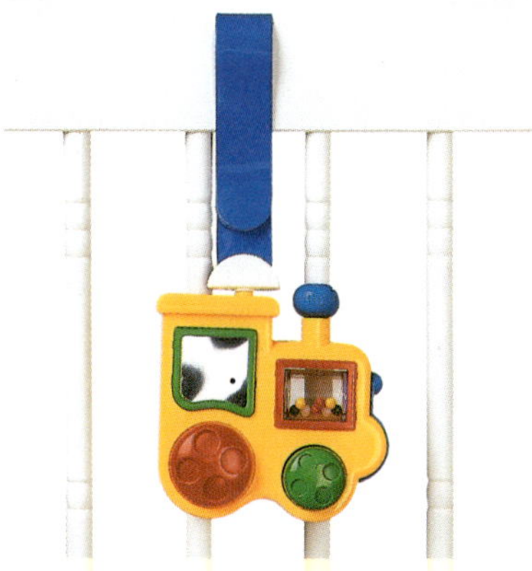

Ruhelosigkeit
Bringen Sie am Bettrand einen Spiegel und Spielsachen an. So hat Ihr unruhiges Baby seinen Spaß.

über, müssen Sie nach ihm sehen. Reden Sie zunächst nur beruhigend mit ihm, und streicheln Sie seinen Rücken. Reicht das nicht aus, nehmen Sie es hoch. Wenn es sich beruhigt hat, legen Sie es wieder in sein Bettchen und verlassen den Raum. Schreit es weiter, gehen Sie alle fünf Minuten in sein Zimmer. Beruhigen Sie das Baby nach Möglichkeit, ohne es hochzunehmen; rütteln Sie leicht am Bettchen, oder reden Sie mit ihm.

Einschlafrituale
Mit zunehmendem Alter fordert Ihr Kleinkind beim Zubettgehen mehr Aufmerksamkeit. Wahrscheinlich hat es ein Ritual entwickelt, ohne das es nicht einschlafen kann, zum Beispiel eine Geschichte, ein Lied oder ein ruhiges Spiel. Tun Sie alles, damit Ihr Kind vor dem Einschlafen zur Ruhe kommt und zufrieden ist. Wenn nötig, lassen Sie auch ein unbedeutendes Vergehen ohne Schelte durchgehen; Sie wollen ja nicht, daß Ihr Kind weinend und unglücklich ins Bett gehen muß.
Wer sagt, daß ein Kind unbedingt in seinem Bettchen einschlafen muß? Sie sind der liebste Kamerad Ihres Kindes; am zufriedensten schläft es in Ihrer Gesellschaft ein. Wenn Sie die Kraft haben, lassen Sie es umherspringen, bis es tatsächlich zu Ihren Füßen in den Schlaf sinkt oder sich im Sessel neben Ihnen verkriecht. Oder legen Sie ein Kissen auf Ihr Knie und lassen es auf dem Sofa mit dem Kopf in Ihrem Schoß einschlafen. Sobald es fest schläft, können Sie es in sein Bettchen legen. Ihr Kind fühlt sich dabei ruhig und geborgen und wird aller Wahrscheinlichkeit nach die ganze Nacht durchschlafen. Dies ist doch besser, als einsam und unglücklich im Bettchen zu liegen und immer wieder nach der Mutter zu rufen.

Übergangsobjekte (Trostspender) Vielleicht gewöhnt sich Ihr Kind an ein bestimmtes Kuschelobjekt: eine Puppe, ein kleines Taschentuch, einen Bettzipfel. Nehmen Sie Ihrem Kind diesen Trostspender nicht weg; tauschen Sie ihn auch nicht aus. Auch Gewohnheiten wie Hinundherschaukeln, Daumenlutschen, Haaredrehen oder das Reiben der Lippen können Teil des Einschlafrituals werden. Dagegen ist nichts einzuwenden. Wenn das Kind ein Trostobjekt findet, das ihm in den Schlaf hilft, greift es auf seine inneren Kräfte zurück. Das verschafft Selbstsicherheit. Irgendwann wird es diese Gewohnheit von selbst wieder aufgeben.

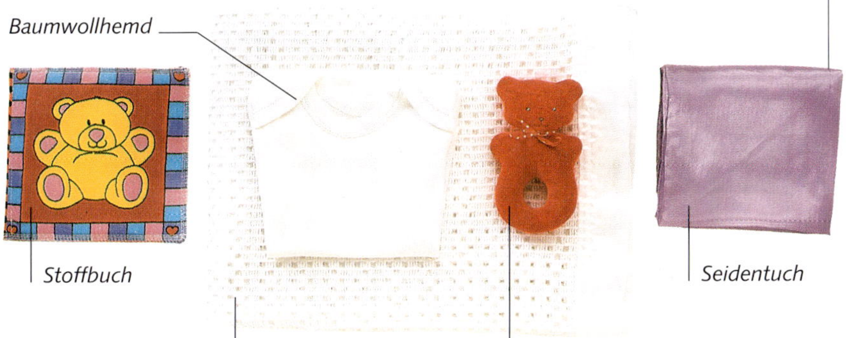

Veränderungen des Schlafverhaltens am Tag

Manche Babys schlafen von klein auf nachts durch, andere nicht. Als Regel gilt, daß Ihr Baby um so fester schläft, je mobiler es ist und je mehr Energie es verbraucht. Dieser Schlaf verteilt sich auf Tag und Nacht.

Wird das Baby größer, schläft es nachts durch; tagsüber schläft es zu regelmäßigen Zeiten – einmal morgens und einmal nachmittags.

Später verändern sich die Schlafgewohnheiten Ihres Babys: Es verschiebt sein Morgenschläfchen bis nach dem Mittagessen und macht dann um 15.30 oder 16 Uhr noch ein Nickerchen. Abends geht es ungefähr um 19 Uhr ins Bett. Doch es kann jeden Tag anders sein.

Lassen Sie Ihr Baby immer dann schlafen, wenn es müde ist; versuchen Sie nicht, feste Schlafenszeiten durchzusetzen. Und richten Sie es so ein, daß Sie gleichzeitig mit dem Baby ein Nickerchen machen können; nach dem Aufwachen haben Sie beide neue Kräfte gesammelt.

Übergangsobjekte
Ihr Kind benutzt vielleicht einen Trostspender, zum Beispiel ein weiches Spielzeug oder ein Tuch als Einschlafhilfe. Dies ist ganz normal; nehmen Sie es ihm nicht weg.

Kleinkind

Schlaf und Schlaflosigkeit

Viele Zweijährige wachen zeitweilig nachts auf. Das ist zwar für die Eltern stressig, aber durchaus nicht ungewöhnlich. Verweigern Sie Ihrem Kind niemals Liebe, Trost und Zuwendung. Manchmal liegt dem nächtlichen Aufwachen ein offensichtliches Problem zugrunde, aber oft läßt sich kein Grund erkennen. Vielleicht fürchtet sich das Kind einfach ein wenig vor der Dunkelheit, kann sein Unbehagen aber nicht erklären. Und Sie werden es auch nicht durch Worte beruhigen können. Sie müssen es mit Taten trösten. Küssen und drücken Sie es, um ihm Ihre Liebe zu zeigen. Setzen Sie sich zu ihm ans Bett, bis es wieder eingeschlafen ist.

Schlafen während des Tages Irgendwann wird Ihr Kind tagsüber nicht mehr schlafen wollen; doch es braucht eine Ruhephase. Gewöhnen Sie es auf jeden Fall an eine Mittagsruhe, auch wenn es in dieser Zeit nicht schläft. Es kann Musik hören oder Bücher anschauen. Vielleicht macht Ihr Kind auch ein Mittagsschläfchen, wenn es in Ihrem Bett schlafen darf. Vermitteln Sie ihm eine Vorstellung davon, wie lange die Mittagspause dauert; sie können z. B. seine Lieblingskassette einlegen und ihm sagen, daß die Ruhezeit so lange dauert, wie die Kassette läuft.

Vom Gitterbett ins richtige Bett
Besitzt Ihr Kind die Kraft und das Koordinationsvermögen, um aus dem Kinderbettchen herauszuklettern, wird es Zeit für ein richtiges Bett. Die meisten Kinder freuen sich und sind aufgeregt, wenn sie ein neues Bett bekommen. Aber falls die Aussicht auf ein neues Bett Ihr Kind in Unruhe versetzt, können Sie auf vielfältige Weise Abhilfe schaffen (s. S. 128 – 129). Lassen Sie es beim Kauf des neuen Bettes mitentscheiden. Am einfachsten ist es, das Kind anfangs nur zum Mittagsschläfchen darin schlafen zu lassen. Haben Sie Angst, daß es herausfallen könnte, bringen Sie ein Bettgitter an einer oder beiden Seiten an.

In fremder Umgebung

Es ist völlig einsichtig, wenn Ihr Kind Angst hat oder sich weigert, in einem fremden Bett zu schlafen – zum Beispiel bei Freunden, der Omi oder im Urlaub.

- Verwandeln Sie das neue Bett in einen Spielplatz: Legen Sie Spielsachen hinein, oder lassen Sie Ihr Kind darin picknicken. Dann verbindet es das Bett mit angenehmen Erlebnissen.
- Zeigen Sie Ihrem Kind, daß Sie in der Nähe sind. Wenn Sie auf sein Rufen sofort antworten, weiß es, daß Sie gleich nebenan sind.
- Machen Sie sich nicht über das Kind lustig, wenn es Angst hat oder sich weigert, in dieses Bett zu gehen. Zwingen Sie es nicht, und lassen Sie es nicht allein. Schließen Sie niemals die Tür. Das macht alles nur noch schlimmer. Lassen Sie Ihr Kind erst einmal zur Ruhe kommen.
- Stellen Sie ihm eine Belohnung in Aussicht, weil es nun ja so groß ist und in einem neuen Bett schlafen kann; dies kann eine besondere Gutenachtgeschichte sein oder zehn Minuten fernsehen auf Ihrem Schoß.

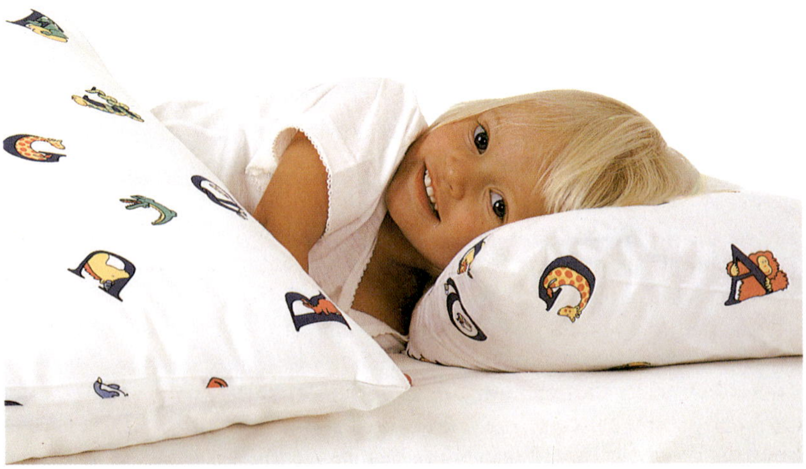

Schlafen am Tag
Ist das Kind tagsüber quengelig oder hat Wutanfälle, sollte es sich ausruhen oder ein ruhiges Spiel machen.

Vergnügliche Schlafenszeit

Dreijährige erfinden raffinierte Verzögerungstaktiken, um noch aufbleiben zu dürfen. Ihre Reaktion hängt davon ab, wieviel Kraft Sie abends noch haben und wie das Einschlafritual bisher abgelaufen ist.

Wenn Sie sich den ganzen Tag um das Kind gekümmert und den Haushalt erledigt haben, brauchen Sie abends Zeit für sich selbst. Wahrscheinlich bestehen Sie dann darauf, daß es ins Bett geht. Waren Sie aber tagsüber außer Haus berufstätig, freuen Sie sich auf Ihr Kind. Dann gehen Sie auf seine Versuche, Ihre Aufmerksamkeit zu gewinnen, vielleicht gerne ein und genießen seine Gesellschaft.

Weicht Ihr Kind plötzlich von einem bisher strikt befolgten Einschlafritual ab, sollten Sie liebevoll, aber bestimmt am Gewohnten festhalten. Wurde das Zubettgehen dagegen flexibel gehandhabt, belassen Sie es dabei. Machen Sie es sich gemeinsam gemütlich. Dann ist Ihr Kind zufrieden, und Sie haben Ihre Ruhe. Fühlt es sich in Ihrer Anwesenheit sicher und geborgen, wird es in ein paar Minuten einschlafen, und Sie können es in sein Bett tragen.

Friedliche Schlafenszeit

Ich bin davon überzeugt, daß das Zubettgehen in einer glücklichen Atmosphäre erfolgen sollte. Dies war immer mein oberstes Prinzip. Ich war bei meinen Kindern immer bereit, dafür Zugeständnisse zu machen. Ich würde alles tun, damit meine Kinder nicht unglücklich und weinend ins Bett gehen müssen. Harmonie steht abends an erster Stelle. Wenn ich tagsüber ein kleines Vergehen bestrafen mußte, ließ ich es abends unbeachtet durchgehen. Ich wollte nie, daß mein Kind mit dem Klang schimpfender Eltern ins Bett gehen mußte.

Haben Sie mehrere Kinder, lassen Sie sie die Schlafenszeit im gemeinsamen Schlafzimmer genießen. Gesellschaft gibt Sicherheit. Wenn Bruder und Schwester gleichzeitig den Schlafanzug anziehen, weiß das Kind, daß die Schlafenszeit fair und gerecht ist, auch wenn das ältere Kind noch ein klein wenig länger aufbleiben darf. Bis die Kinder in ein Alter kommen, in dem sie ihre Privatsphäre brauchen, ist ein gemeinsames Schlafzimmer eine gute Sache.

Angst vor der Dunkelheit

Mit zunehmendem Alter entwickelt das Kind eine blühende Phantasie; aus einem Schatten wird dann sehr schnell ein furchterregendes Ungeheuer. Angst vor der Dunkelheit ist ganz normal – selbst Erwachsene sind nicht frei davon. Lassen Sie ein Nachtlicht brennen, oder bauen Sie einen Dimmerschalter ein. So kann Ihr Kind den Weg zur Toilette oder zu Ihrem Schlafzimmer finden. (Bei einem Nachtlicht müssen Sie darauf achten, daß es keine beängstigenden Schatten wirft.) Bestehen Sie nie darauf, daß das Schlafzimmer ganz dunkel ist. Ziehen Sie die Ängste Ihres Kindes niemals ins Lächerliche; sie sind ein Zeichen dafür, daß Ihr Kind sich entwickelt und etwas über seine Umwelt lernt. Achten Sie darauf, daß Ihr Kind abends keine furchterregenden Filme sieht. Versichern Sie ihm, daß es immer zu Ihnen kommen darf, wenn es nachts aufwacht und Angst hat.

Kindergartenalter

Privatsphäre

Sie können Ihrem Kind schon mit zwei Jahren beibringen, daß es sich in seinem Zimmer auch mal allein beschäftigen soll; mit drei Jahren versteht und begreift es Argumente. Es wird lernen, daß es Sie nicht gedankenlos stören kann, nur weil ihm gerade danach ist.

Es ist bei weitem besser, ein Kind an die Respektierung der elterlichen Privatsphäre zu gewöhnen, als es aus dem Zimmer auszuschließen. Das sollten Sie niemals tun. Fördern Sie das Verständnis des Kindes, indem Sie ihm seine eigene Privatsphäre zugestehen. Dies ist sein Reich, dort werden seine Habseligkeiten aufbewahrt und dort kann es seine Lieblingssachen horten. Kinder sind sehr angetan von der Vorstellung einer Privatsphäre; schaffen Sie ihm sein eigenes Reich, das es sauberhalten kann, auf das es stolz ist und in dem es Zuflucht finden kann.

Sie können den Sinn für Eigentum kräftigen, indem Sie Ihr Kind immer wieder darauf hinweisen, daß bestimmte Dinge ihm gehören: Dies ist sein Buch, sein Spielzeug, seine Kleidung, und jedes Ding hat seinen bestimmten Platz. Auf diese Weise wird es mit seinem Eigentum vertraut und weiß, wo es seine Sachen finden kann. Ungefähr mit vier Jahren begreift es, daß jeder seine eigenen Dinge hat. Und es versteht auch, daß niemand es mag, wenn andere in seinen Sachen herumstöbern.

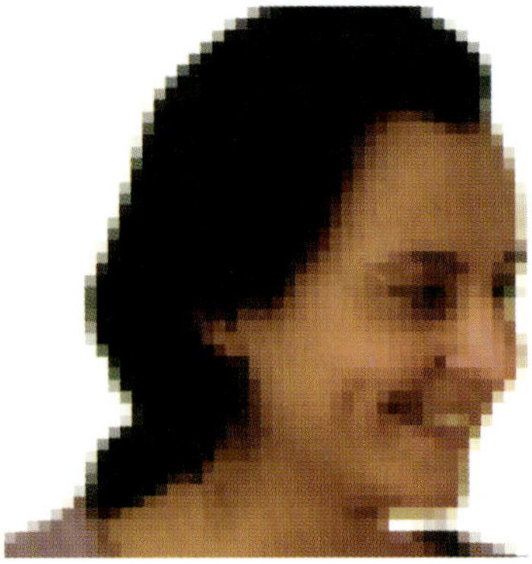

Name: Regina Frei

Alter: 28 Jahre

Medizinische Vorgeschichte: Nichts Ungewöhnliches

Geburtshilflicher Hintergrund: Ein Kind, Samantha, drei Jahre alt. Im dritten Monat schwanger mit dem zweiten Kind.

Es gibt verschiedene Möglichkeiten, dem Kind den Umzug in ein großes Bett schmackhaft zu machen. Aber auch die sanftesten Methoden erfordern Vorbereitung. Planen Sie daher einige Monate Vorlaufszeit ein. Regina und ihr Ehemann Hans beschlossen, die dreijährige Samantha in ein großes Bett umzuquartieren, als Regina mit dem zweiten Kind im dritten Monat schwanger war. Regina und Hans waren nicht nur der Meinung, daß Samantha nun alt genug war für ein großes Bett, sondern sie brauchten auch zusätzlichen Platz für das neue Baby.

Fallstudie

Vom Kinderbett ins „große" Bett

Regina und Hans fanden es unpraktisch, wenn Samantha mit dem neugeborenen Baby in dem kleinen Kinderzimmer schlafen sollte. Andererseits wollten sie auch nicht, daß Samantha sich zurückgestoßen fühlte, weil sie ausquartiert wurde, um Platz für den Neuankömmling zu machen. Sie beschlossen, einen doppelten Tausch vorzunehmen – ein neues Kinderzimmer und ein neues Bett – und zwar bevor das Baby zur Welt kam. So war der Zusammenhang für Samantha nicht erkennbar. „Aus dem Rückblick gesehen", meint Regina, „war es wohl zuviel Neues auf einmal. Samantha war zwar aufgeregt wegen ihres neuen Zimmers, aber es war eben doch noch eine ungewohnte Umgebung und deshalb war sie nachts unruhiger."

Regina und Hans bezogen Samantha in die Vorbereitungen ein; sie durfte die Farben für das neue Zimmer und neue Bettbezüge mit Mickymaus-Motiven aussuchen. Eine kluge Methode, sie für ihr neues Bett zu begeistern. Brauchen Sie keine neuen Bettbezüge, so können Sie Ihrem Kind auch ein neues Spielzeug schenken – ein Teddybär oder eine Puppe, die in dem neuen Bett „lebt". Das gibt dem Kind Sicherheit.

Langsame Gewöhnung

Regina und Hans erlaubten Samantha einige „Probeläufe" in ihrem Bett. „Als Belohnung versteckten wir unter der Bettdecke ein kleines Spielzeug. Zwei Wochen, bevor wir sie in das Bett umquartieren wollten, machte sie zum ersten Mal ihren Mittagsschlaf darin". So gewöhnte sie sich an das Bett, ohne daß die nächtlichen Ängste diesen Prozeß komplizierten.
„Ich denke, diese allmähliche Gewöhnung war eine gute Idee, denn Kinder haben manchmal Ängste, die sich Erwachsene niemals vorstellen können. Wir kauften für Samanthas Zimmer zum Beispiel einen Mickymaus-Wecker, der zum Bettüberzug paßte. Als sie die zweite Nacht in ihrem Bett schlief, hörten wir sie weinen und liefen in ihr Zimmer. Sie war verschreckt und sagte, da sei ein Mann. Wir versicherten ihr, daß niemand da sei. Aber sie behauptete immer wieder, daß sie ganz deutlich Schritte gehört hätte. Glücklicherweise nahm Regina das ernst und fand heraus, daß es das laute Ticken des Weckers gewesen war!"
Obwohl sie den Wecker wegstellten, weigerte sich Samantha, in ihrem Bett zu bleiben. Die nächste Nacht verlief besser. Allerdings näßte sie während der folgenden 14 Tage immer wieder ins Bett. Dies war wohl Teil des Anpassungsprozeßes, denn seitdem hat sie es nicht mehr getan.
„Es ist schwierig, die Sache aus der Sicht des Kindes zu sehen", erklärt Hans, „aber es muß wohl sehr furchterregend sein, in einem neuen Zimmer in ein großes Bett gelegt zu werden. Zuerst hielt ich Reginas Verhalten für übertrieben, weil sie Samantha auf den Umzug vorbereiten wollte; aber angesichts dieser Erfahrung ist mir klargeworden, daß sie ganz recht hatte."

Wann ist der richtige Zeitpunkt?

Für die Entscheidung, wann ein Kind in ein großes Bett gelegt werden sollte, gibt es keine festen Richtlinien. In der Regel geschieht es zwischen zweieinhalb und dreieinhalb Jahren. Dies hängt aber weitgehend vom Temperament des Kindes und den persönlichen Umständen ab. Vielleicht ist Ihr Kind aus seinem Kinderbett herausgewachsen und will nicht mehr darin schlafen. Klettert das Kind im Gitterbett herum, ist ein großes Bett sicherer. Denken Sie daran, daß Ihr Kind jeden Winkel seines Zimmers untersuchen wird, wenn es morgens aufwacht und sein Bett verlassen kann. Überprüfen Sie daher die Sicherheitsvorrichtungen, damit sich Ihr unbeaufsichtigtes Kind keinen Schaden zufügen kann.

Wenn Sie wie Regina und Hans ein weiteres Baby erwarten, quartieren Sie Ihr erstes Kind nicht erst nach der Geburt in ein neues Zimmer oder Bett um. Dies würde die Eifersucht zweifellos nähren. Lassen Sie dem Kind Zeit. So kann es sich an die Vorstellung des Umzugs gewöhnen. Beziehen Sie es soweit wie möglich in die Vorbereitungen mit ein.

Wenn kein zwingender Grund für eine Umquartierung besteht, macht es wenig Sinn, diese Frage zu forcieren. Während manche Kinder so schnell wie möglich aus ihrem Kinderbett herauswollen, brauchen andere etwas mehr Zeit und Überzeugungskraft. Versagen alle Ihre Bemühungen, legen Sie sich selbst in das neue Bett – Kinder sind immer neugierig, was ihre Eltern machen und wollen es ihnen gleichtun.

Einen sanften Übergang schaffen

Erleichtern Sie Ihrem Kind den Umzug in ein großes Bett, indem Sie eine geborgene Atmosphäre schaffen wie im Kinderbett. Hat Ihr Kind Angst oder ist unruhig, wird es nicht schlafen. Das bedeutet, daß auch Sie nicht schlafen werden. Daher lohnt es sich, das Kind auf den Umzug vorzubereiten. Beginnen Sie wie Regina und Hans, indem Sie daraus ein positives und aufregendes Erlebnis machen.

Sagen Sie Ihrem Kind, daß es nun ein großes Mädchen (Junge) ist und wohl sehr glücklich darüber, in einem richtigen Bett schlafen zu dürfen „wie Mami und Papi". Legen Sie seine bevorzugten Spielsachen hinein; installieren Sie ein Nachtlicht, oder lassen Sie die Tür auf. Läßt sich das Kind durch Musik beruhigen, lassen Sie während des Einschlafens leise Musik spielen. Liegt das Kind im Bett, machen Sie nicht den Fehler, sofort zu verschwinden; dann wird das Kind unruhig, und Sie werden wohl gleich wieder zurückkommen müssen. Vergewissern Sie sich besser, ob es bequem liegt; singen oder lesen Sie ihm etwas vor; stellen Sie ein Getränk neben das Bett und eventuell das Töpfchen. Sagen Sie Ihrem Kind mehrmals gute Nacht. Verlassen Sie dann das Zimmer, ohne die Tür zu schließen. Nun weiß Ihr Kind, daß Sie immer noch da sind.

Bleibt Ihr Kind im gleichen Zimmer, stellen Sie das neue Bett schon einige Monate, bevor es darin schlafen soll, in das Kinderzimmer. Dann hat es Zeit, damit vertraut zu werden. Manche Kinder haben Angst, daß sie aus ihrem neuen Bett herausfallen. In diesem Fall können Sie zeitweilig einen Schutz bilden, indem Sie einige Stühle vor das Bett stellen oder eine Reihe Kissen zwischen das Kind und die Bettkante legen.

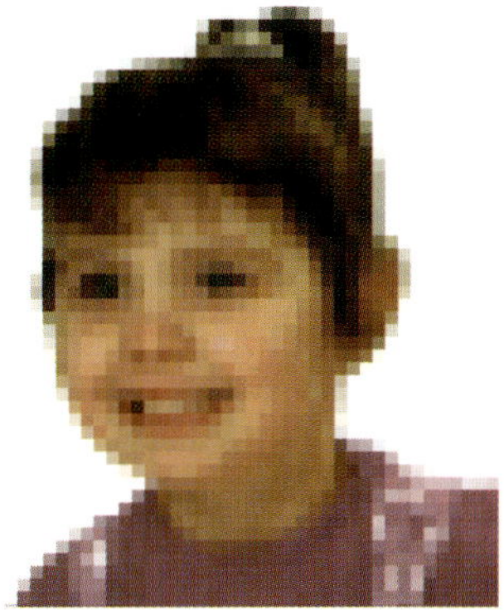

Name:	Samantha Frei
Alter:	3 Jahre
Medizinische Vorgeschichte:	Übliche Erkrankungen im Kindesalter. Darm- und Blasenbeherrschung ist beinahe perfekt.

Jüngeres Baby

Weinen und Trösten

Alle Babys schreien ziemlich viel. Auch Ihr Baby wird immer wieder schreien; seien Sie also darauf vorbereitet. Manchmal ist der Grund leicht ersichtlich: es hat Hunger, es schwitzt, friert, ihm ist langweilig, es hat eine nasse oder schmutzige Windel oder sucht einfach Ihre Zuwendung und Nähe. Ein weiterer Grund, den Eltern oft nicht erkennen, ist der Wunsch zu schlafen. Ich erinnere mich gut daran, wie ich meinen neugeborenen Sohn auf alle erdenkliche Weise zu trösten versuchte; schließlich kam mir in den Sinn, daß er einfach seine Ruhe haben und schlafen wollte.

Sehr kleine Babys schreien, wenn sie erschreckt werden oder man sie heftig bewegt, zum Beispiel beim Baden. Sie weinen, wenn sie ein lautes Geräusch oder ein helles Licht erschreckt oder einen Schock bekommen, zum Beispiel weil sie das Gefühl haben zu fallen. Ein zwei Wochen altes Baby läßt sich beruhigen, indem man es fest einwickelt oder fest im Arm hält. Kennen Sie erst einmal die Gründe, aus denen Ihr Baby schreit, brauchen Sie sich deswegen nicht mehr allzuviele Sorgen zu machen – das Schreien ist praktisch sein einziges Kommunikationsmittel.

Verschiedene Arten des Schreiens Innerhalb weniger Wochen werden Sie zwischen den verschiedenen Arten des Babygeschreis unterscheiden können. Das Baby schreit unterschiedlich, je nachdem ob es Hunger hat, quengelig ist, Langeweile hat, schlafen oder schmusen will. Natürlich lernt Ihr Baby auch etwas über Sie und seine Verständigungsmöglichkeiten. Es schreit aus einem natürlichen Bedürfnis heraus, und Sie geben ihm, was es braucht.

Auf das Baby reagieren

Ich glaube, Sie sollten recht schnell auf das Schreien Ihres Babys reagieren. Stellen Sie sich vor, Sie würden in einer Unterhaltung ständig übergangen – so fühlt sich Ihr Baby, wenn Sie nicht reagieren. Viele Studien zeigen, wie die Art der Reaktion das Baby beeinflußt. So verfügen die Kinder, deren Mütter unverzüglich auf das Schreien reagieren, öfter über fortgeschrittene kommunikative Fähigkeiten. Diese Kinder sprechen später besser und können leichter auf andere zugehen. Babys, deren Schreien unbeantwortet bleibt, schreien im ersten Jahr öfter und länger als Babys, auf die man schnell reagiert. Es scheint so, als ob die Mütter bei ihren Babys häufige und andauernde Schreiphasen erst auslösten, indem sie nicht adäquat reagieren. Dann entsteht ein Kreislauf: das Baby schreit, die Mutter reagiert nicht, das Baby schreit noch mehr und die Mutter ist noch weniger geneigt zu handeln. Eine sensible Reaktion Ihrerseits fördert Selbstvertrauen und Selbstwertgefühl im späteren Leben.

Schreiende Mädchen

Mädchen und Jungen schreien unterschiedlich viel und aus unterschiedlichen Gründen.

- Weibliche Babys reagieren weniger empfindlich auf den Geburtsstreß als männliche Babys. Sie schreien tendenziell weniger.
- Eine amerikanische Untersuchung ergab, daß Mädchen im Alter von drei Wochen weniger erregbar sind und daher auch weniger schreien.
- Mädchen schreien in neuen Situationen seltener als Jungen.
- Mütter schenken Mädchen, die viel weinen, zusätzliche Aufmerksamkeit.

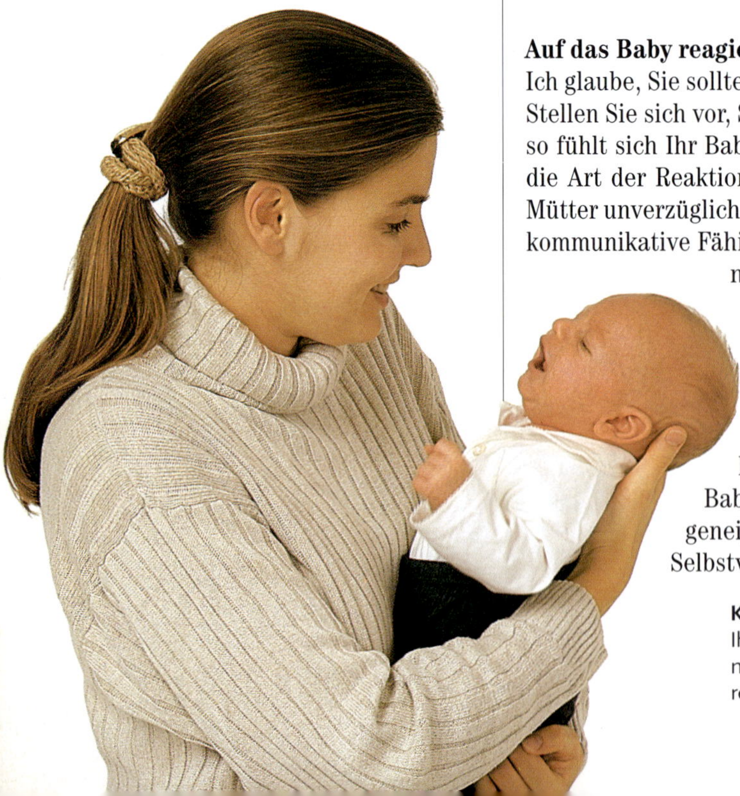

Kommunikation
Ihr Baby kann seine Bedürfnisse nur durch Schreien mitteilen; reagieren Sie also immer darauf.

Manche Mütter glauben, daß sie ihre Babys durch promptes Reagieren verwöhnen würden. Ein kleines Baby hat eine unbegrenzte Aufnahmekapazität für Liebe; Sie verwöhnen ein Baby im ersten Lebensjahr keineswegs, wenn Sie ihm Ihre volle Aufmerksamkeit schenken.

Schreiphasen

Die meisten Babys haben bestimmte Schreiphasen. Viele Babys schreien vor allem am späten Nachmittag oder frühen Abend eine halbe Stunde lang. Hat Ihr Baby Koliken (s. S. 133), können diese Schreiphasen bis zu zwei Stunden andauern. Früher hieß es, das Baby würde dadurch seine Lungen kräftigen, und man solle es ruhig schreien lassen. Das ist Unsinn; Sie sollten immer versuchen, das schreiende Baby zu trösten.

Hat Ihr Kind erst einmal bestimmte Schreiphasen entwickelt, bleibt dieser Rhythmus oft über mehrere Wochen konstant. Im Grunde ist das Schreien verständlich – es ist Ausdruck der Anpassung an die neue Welt des Babys, die sich so sehr von dem Leben in der Gebärmutter unterscheidet.

Je einfühlsamer Sie reagieren, und je mehr Sie sich von Ihrem Baby führen lassen, um so schneller wird es sich an seinen neuen Lebensstil gewöhnen. Je früher Sie sich auf seine Vorlieben und Abneigungen einstellen, um so schneller werden die Schreiphasen aufhören.

Nächtliches Schreien

Es steht außer Zweifel, daß alle Eltern Probleme mit den Schreiphasen ihres Babys haben. Ganz besonders gilt dies, wenn das Baby nachts längere Zeit schreit. Seien Sie nicht frustiert, wenn Ihr Kind auf Ihre Beruhigungsversuche nicht reagiert. Wenn auf- und abgehen, vorsingen, einwickeln nicht funktionieren, machen Sie mit ihm eine kurze Autofahrt; bei der leichten, vibrierenden Bewegung schläft es bestimmt ein.

Nachts wird das Schreien besonders an Ihren Nerven zerren; im schlimmsten Fall würden Sie alles tun, um das Schreien zu stoppen. Diese Gefühle sind normal; seien Sie also nicht wütend und angespannt, sonst schreit Ihr Baby nur noch mehr. Als mein fünf Tage altes Baby die ganze Nacht durchschrie, wollte ich es an die Wand werfen. Ich tat es natürlich nicht, aber solche Gedanken sind ganz normal.

Warum schreit mein Baby so viel?

Verschiedene Forschungen belegen, daß manche Kinder einfach schreien, egal ob man sie tröstet, egal ob sie Unbehagen verspüren oder nicht. Babys, die unter Vollnarkose oder mit Zangen entbunden wurden, schreien in den ersten Lebenswochen oft mehr als andere. Auch Babys, die nach langen Wehen geboren wurden, schlafen oft nur kurze Zeit und schreien dazwischen häufig. Es steht außer Frage, daß die Mutter ihre Stimmung auf das Baby überträgt; ist sie also angespannt, gereizt und ungeduldig, fühlt es das Baby. Es reagiert mit Schreien. Es gibt auch Unterschiede, die auf die Individualität und die ethnische Zugehörigkeit zurückzuführen sind. Manche Babys schreien einfach mehr, selbst wenn sie die gleiche Fürsorge und Aufmerksamkeit genießen wie andere. Fachleute haben zum Beispiel beobachtet, daß Babys chinesisch-amerikanischer Abstammung weniger schreien als Babys europäisch-amerikanischer Abstammung.

Schreiende Jungen

Jungen schreien aus anderen Gründen als Mädchen, und sie reagieren anders auf Beruhigungsversuche.

- Männlichen Babys bekommt von klein auf eine regelmäßige Routine am besten; wird diese Routine gestört, fangen sie an zu schreien.
- Jungen brauchen länger, um sich an neue Situationen anzupassen; werden sie gedrängt, schreien sie.
- Jungen werden öfter als schwierig bezeichnet als Mädchen; Studien haben aber gezeigt, daß Kinder, die als Babys „schwierig" waren, mit zwei Jahren keineswegs schwieriger waren als andere Kinder. Dies gilt insbesondere, wenn die Eltern sich angestrengt hatten, sie zu trösten und glücklich zu machen.
- Jungen brauchen die elterliche Reaktion in größerem Maße als Mädchen; sie schreien sofort, wenn sie keine elterliche Aufmerksamkeit und Liebe bekommen.
- Ein häufig schreiender Junge bekommt seltener mehr Aufmerksamkeit als ein weinendes Mädchen. Viele Mütter meinen, ihren Jungen zur Härte erziehen zu müssen.

Das Schreien des Neugeborenen
Viele Neugeborene schreien häufig, finden aber nach einigen Wochen zur Ruhe.

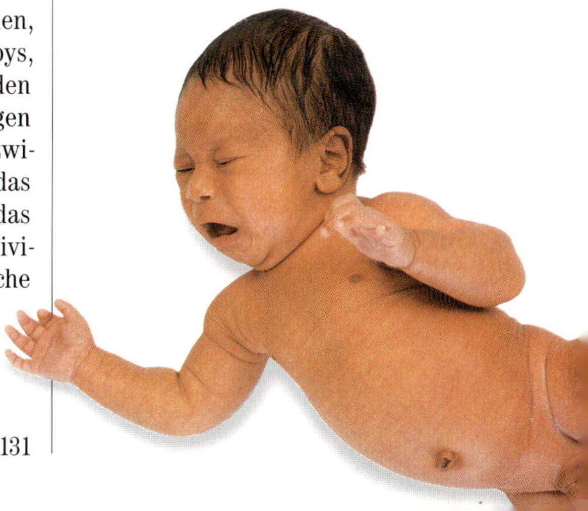

Schnuller

Babys werden mit einem Saugreflex geboren. Ohne ihn würden sie nicht saugen und keine Nahrung zu sich nehmen. Ich halte es für wichtig, daß Babys ihr Saugbedürfnis stillen dürfen.

Manche Babys sind „saugfreudiger" als andere. Einer meiner Söhne wollte die ganze Zeit saugen, ob er hungrig war oder nicht. Allen meinen vier Söhnen schob ich vorsichtig ihren Daumen in den Mund, so daß sie saugen und sich dadurch selbst beruhigen konnten. Aber ich sehe nichts Verkehrtes darin, als Trostobjekt einen Schnuller zu geben. Sehr kleine Babys lehnen ihn aber manchmal ab.

Für kleine Babys müssen Schnuller genauso desinfiziert werden wie Flaschen und Sauger. Wenn das Kind abgestillt ist und selbst mit den Fingern ißt, brauchen Sie den Schnuller nicht mehr sterilisieren. Dann muß er nur noch sorgfältig gewaschen und ausgespült werden.

Halten Sie mehrere Schnuller vorrätig, so daß Sie schmutzige oder beschädigte austauschen können. Außerdem haben Schnuller die Eigenschaft, ständig verlorenzugehen.

Wie Sie Ihr Baby beruhigen können

Sie können verschiedene Methoden ausprobieren, um Ihr schreiendes Baby zu beruhigen und zu trösten. Als generelle Regel gilt, daß die meisten Babys auf Bewegung und Geräusche reagieren: Dies erklärt den Erfolg einer Spazierfahrt mit dem Auto; das beständige Brummen des Motors und die Bewegung des Fahrzeugs beruhigen das Kind. Eine der folgenden Bewegungen oder Geräusche hat auf Ihr Baby bestimmt eine beruhigende Wirkung:

- schaukeln; dabei spielt es keine Rolle, ob Sie das Kind schaukeln oder es in einem Tragetuch, einer Wiege oder einem Schaukelstuhl wiegen.
- gehen oder tanzen mit einem ausgeprägten Rhythmus. Das Baby wird dabei an die Bewegungen in der Gebärmutter erinnert.
- es in den Armen oder in der Wiege schaukeln.
- es in ein Tragetuch legen.
- jede Form der Musik, solange sie nicht zu laut, aber rhythmisch betont ist – es gibt spezielle Einschlafkassetten.
- ein Spielzeug, das Geräusche macht und das Ihr Baby schütteln kann.
- ein gleichmäßiges Haushaltsgeräusch, zum Beispiel die Waschmaschine.
- vorsingen, vor allem Schlaflieder.

Die Ursache verstehen

Sie müssen lernen, die Signale Ihres Babys zu interpretieren und einen Einblick in seine Bedürfnisse und Wünsche gewinnen. Reagieren Sie, sobald Sie das Baby schreien hören. Andernfalls wird es nur noch lauter schreien. Achten Sie feinfühlig auf die Bedürfnisse Ihres Babys. Schauen und hören Sie zu. Versuchen Sie zu interpretieren, was es Ihnen durch sein Verhalten mitteilen will. In dem Maße, wie Sie Ihr Baby kennenlernen, werden Sie seine Wünsche verstehen lernen. Wenn Sie zum Beispiel wissen, daß es Hunger hat, verzögern Sie seine Mahlzeit nicht. Auch dann nicht, wenn es normalerweise erst gebadet würde. Gelegentlich müssen Sie von der Routine abweichen, um adäquat auf das Schreien Ihres Babys zu reagieren.

Nach einem anstrengenden Tag mit viel Besuch oder in ungewohnter Umgebung schreit das Baby vielleicht einfach, weil es endlich seine Ruhe braucht. Alle Bewegungen regen es nur noch weiter auf.

Es gibt vielerlei Anzeichen für kleinere Beschwerden; achten Sie sensibel darauf. Bei einer Erkältung hat das Baby zum Beispiel eine verstopfte Nase und kann unmöglich gleichzeitig atmen und trinken; es wird zornig und frustriert und schreit garantiert.

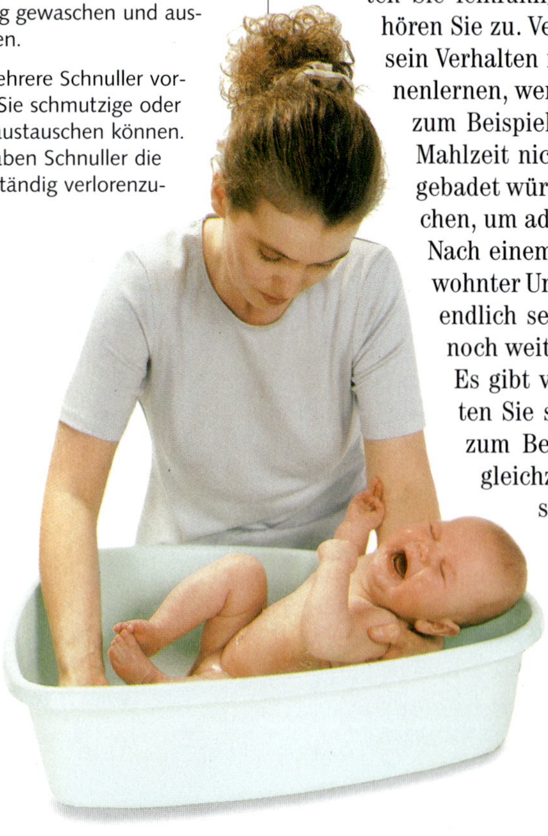

Ausziehen
Viele kleine Babys schreien beim Baden. Sie hassen es, wenn ihre Haut der Luft ausgesetzt wird.

Ursache des Schreiens	Was Sie tun können
Hunger Das Hungergeschrei erkennen die Eltern meist als erstes. Bei kleinen Babys ist Hunger die häufigste Ursache des Schreiens. Nach einer Mahlzeit schreit ein Baby selten. Babys lieben das Gefühl eines vollen Magens noch mehr als das Getragenwerden oder das Saugen.	Füttern Sie nach Bedarf. Will Ihr Baby nur nuckeln, brauchen Sie es nicht zu füttern. Geben Sie ihm nur etwas abgekochtes Wasser zu trinken. Geben Sie ihm eventuell einen Schnuller zum Nuckeln.
Müdigkeit In den ersten Lebenswochen weint das Baby, sobald es müde ist. Aufmerksame Eltern müssen dies erkennen und das Baby zum Schlafen hinlegen.	Legen Sie Ihr Baby an einen ruhigen, warmen Ort. Sie können es auch vor dem Hinlegen einwickeln.
Kontaktmangel Manche Babys hören auf zu schreien, sobald man sie hochnimmt. Sie suchen die Nähe anderer Menschen. Babys, die in Kulturen aufwachsen, wo sie ständig im Tragetuch liegen, schreien selten.	Nehmen Sie Ihr schreiendes Baby immer so schnell wie möglich hoch. Tragen Sie es in einem Tragetuch umher. Legen Sie Ihr Baby quer über Ihren Schoß, und massieren Sie sanft seinen Rücken.
Erschrecken Eine ruckartige Bewegung, ein plötzliches Geräusch oder ein helles Licht können Ihr Baby erschrecken. Bei ruppigen Action-Spielen beginnt es zu weinen.	Schmiegen Sie Ihr Baby eng an Ihren Körper; wiegen Sie es sachte, und singen Sie ihm etwas vor. Vermeiden Sie ruckartige Bewegungen, Lärm und helles Licht.
Ausziehen Die meisten Babys mögen das Ausziehen nicht, weil ihr Körper unbekannten und unangenehmen Bewegungen ausgesetzt wird. Sie hassen auch das Gefühl der Luft auf ihrer Haut. Werden sie ruckartig bewegt, bekommen sie Angst.	Ziehen Sie Ihr Baby in den ersten Wochen so selten wie möglich aus. Halten Sie es beim Entkleiden mit einem Handtuch bedeckt oder eingewickelt. Reden Sie dabei unentwegt beruhigend auf es ein.
Temperatur Ein Baby weint, wenn ihm zu heiß oder zu kalt ist. Es schreit, wenn eine nasse oder schmutzige Windel es auskühlt oder es an Windelausschlag leidet.	Halten Sie die Zimmertemperatur bei 20-22 °C. Decken Sie es weniger zu, oder ziehen Sie es leichter an, wenn es ihm zu heiß ist. Friert es, legen Sie eine zusätzliche Decke auf. Wechseln Sie wenn nötig die Windel.
Schmerzen Vielleicht weint das Baby wegen einer Ohrentzündung, einer Kolik oder anderen Schmerzen. Schmerzt sein Ohr, reibt es vielleicht mit der Faust daran; bei Koliken zieht es die Beine an den Bauch.	Halten Sie Ihr Baby eng am Körper, schmusen Sie mit ihm, und trösten Sie es. Kennen Sie die Ursache seiner Schmerzen, wie z. B. eine stechende Sicherheitsnadel an der Windel, schaffen Sie sofort Abhilfe. Scheint Ihr Baby krank zu sein, gehen Sie zum Arzt.

Koliken

Man erkennt leicht, wenn ein Baby wegen Koliken schreit. Das Schreien ist höher und schriller, das Baby zieht die Beine zum Bauch, und sein Gesicht läuft rot an.

Das Weinen beginnt meist am frühen Abend zwischen 17 und 18 Uhr. Durch die üblichen Methoden kann man keine Abhilfe schaffen. Koliken vergehen in der Regel nach drei oder vier Monaten ohne elterliches Zutun. Sie sind selten ernst und erfordern keine Behandlung. Für die Eltern ist diese Zeit dennoch sehr stressig. Die Ursachen der Koliken sind noch immer unbekannt; Koliken beginnen gewöhnlich in den ersten drei Lebenswochen. Babys, die an Koliken leiden, sind aber in der Regel gesund und gedeihen gut.

Alle möglichen Ursachen wurden schon angeführt, zum Beispiel Verstopfung, Durchfall, Überfütterung, Unterernährung, Blähungen, zu häufiges oder zu seltenes Tragen, Verdauungsstörungen und Anspannung.

Ich halte Anspannung für die wahrscheinlichste Ursache. Am Abend ist die Mutter mit dem Baden und dem Schlafenbringen des Babys sowie mit der Zubereitung des Abendessens beschäftigt. Es ist wahrscheinlich, daß das Baby diese Spannung aufnimmt und ganz normal, wenn es mit einer Schreiphase reagiert.

Da das Baby voraussichtlich zwölf Wochen lang jeden Abend schreien wird, bin ich gegen eine medikamentöse „Ruhigstellung". Natürlich sollten Sie versuchen, Ihr Baby zu beruhigen. Erwarten Sie aber nicht, daß es sofort darauf anspricht. Versuchen Sie sich damit zu trösten, daß diese Schreiphasen nur abends auftreten und nur drei Monate andauern.

Älteres Baby

Weinen und Trösten

Wenn das Baby älter wird und seine Welt vielschichtiger erlebt, verändern sich die Ursachen des Schreiens. Bei einem älteren Baby liegt die Ursache beinahe immer in einer emotionalen Verstörung: die Mutter ist nicht da, und es fehlt ihm ihre Liebe, es hat Angst, Kummer oder erlebt eine Trennung.

Langeweile

Je älter das Baby wird, um so länger ist es wach, und um so eher hat es Langeweile. Viele Kinder schreien aus purer Langeweile, insbesondere wenn sie alleine sind und keine Ablenkung, d. h. nichts zum Betrachten und nichts zum Spielen haben. Ihr einjähriges Kind genießt nichts so sehr wie Ihre Gesellschaft. Es interessiert sich ständig für das, was Sie tun.

Was können Sie tun? Lassen Sie immer Spielsachen im Bettchen, vor allem alte farbige Zeitschriften oder Bilderbücher aus Plastik. Mobile, Babytrainer oder eine über das Bettchen gespannte Schnur mit interessanten Gegenständen vergnügen Ihr Baby und lenken es ab. Und wenn Sie Ihr Baby so oft wie möglich bei sich haben, wird es viel seltener aus Langeweile schreien.

Trennungsangst

Mit sechs bis acht Monaten bedeuten Trennungen von den Eltern den größten Streß für das Baby. Es wird dabei beinahe immer weinen. Gewöhnen Sie Ihr Baby langsam im Laufe der Monate an Trennungen. Gehen Sie anfangs nur zwanzig Minuten weg, dann eine Stunde, dann drei Stunden. Wenn Sie wieder arbeiten gehen, wird Ihr Baby vor Furcht völlig außer sich sein. Diese Phase geht vorüber. Es gewöhnt sich daran, daß Sie zwar gehen, aber immer wieder zurückkehren. Überlegen Sie sich gut, wie Sie von Ihrem Baby Abschied nehmen. Lassen Sie es in einer bekannten Umgebung von vertrauten Menschen betreuen. Empfindet es die Trennung beim ersten Mal als unangenehm, wird es beim nächsten Mal wahrscheinlich weinen. Es liegt an Ihnen, die Trennung so erträglich wie möglich zu gestalten.

Was Sie tun können Seien Sie einfühlsam. Fangen Sie das Kind seelisch auf. Machen Sie sich nie über die Ängste Ihres Kindes lustig. Ihr Kind wird besser auf Taten als auf Worte ansprechen; wenn Sie ihm also versprechen, daß Sie zurückkommen, so müssen Sie sich immer daran halten. Wenn Sie angeben, daß Sie nur fünf Minuten weggehen, verlassen Sie den Raum, erledigen eine Kleinigkeit und kommen genau nach fünf Minuten zurück.

Unsicherheit und Ängstlichkeit

Das ältere Baby wird sich fremder Menschen immer stärker bewußt. Am meisten Furcht empfindet es, wenn Sie mit ihm einen unbekannten Ort aufsuchen oder zu fremden Menschen gehen. Solange Sie dabei sind, kommt es mit der Situation zurecht; wird es aber an einem unbekannten Ort mit fremden Menschen allein gelassen, verliert es völlig die Fassung. Tun Sie dies

Ängste abbauen
Fremde Menschen und Orte versetzen Ihr Baby in Angst; vermitteln Sie ihm durch liebevolle Zuwendung Sicherheit.

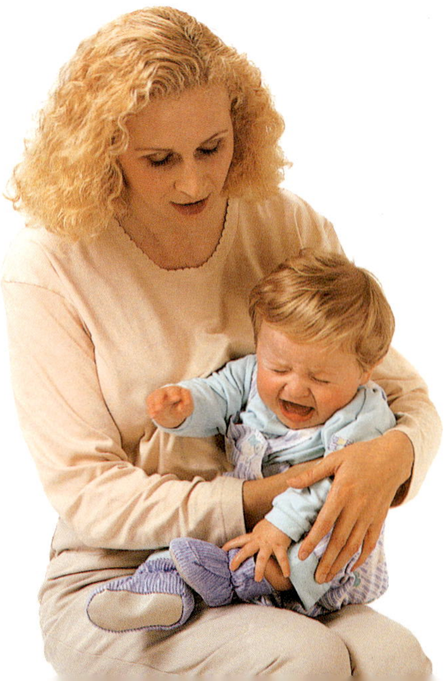

niemals. Hat Ihr Kind Angst, wird es anhänglich. Es sucht bei Ihnen Trost. Es verweigert vielleicht sogar die Nahrung. Wenn Sie bemerken, daß Ihr Kind Angst hat, sollten Sie sofort reagieren.
Wenn Sie nicht bei ihm sind, kann sich das Kind in seinem Bedürfnis nach Trost an einen Gegenstand, zum Beispiel eine Decke binden oder als Beruhigung am Daumen lutschen. Beinahe alle Kinder brauchen einen Trostspender, über den sie die Kontrolle haben. In Augenblicken der Angst oder bei Streß saugen oder streicheln sie diesen Gegenstand als Ersatz dafür, selbst gestreichelt oder beruhigt zu werden.

Was Sie tun können Am besten ist eine zusätzliche Portion Trost, Körperkontakt, Liebkosungen, Liebe und ruhiges Zureden. Ihr Kind wird aus dieser Fremdelphase herauswachsen. Zwingen Sie es nie, zu einem Fremden zu gehen. Erklären Sie Fremden, daß Ihr Kind schüchtern ist und Zeit braucht, sich an sie zu gewöhnen. In Ihrer Gegenwart wird es mit neuen Situationen und Erfahrungen zurechtkommen, auch wenn es sich zunächst ängstlich und unwohl fühlt. Lassen Sie Ihrem Baby immer sein Trostobjekt; liebkosen Sie es viel, um es zu beruhigen.
Dies heißt nicht, daß Sie Ihr Kind nicht behutsam ermutigen können, Neugierde und Abenteuerlust zu entwickeln. Um Selbstvertrauen zu gewinnen, braucht Ihr Kind Wertschätzung, Liebe und Lob. Zeigen Sie ihm diese Anerkennung jedes Mal, wenn es sich unabhängig zeigt.

Frustration

Der Wunsch des Kindes, bestimmte Dinge zu tun, übertrifft bei weitem seine Fähigkeiten. Das führt zu Frustrationen und diese wiederum zu Geschrei. Wenn es anfängt zu krabbeln, sich dann an den Möbeln entlanghangelt und schließlich läuft, müssen Sie ihm zwangsläufig Beschränkungen auferlegen. Auch das ist frustrierend, und es schreit. Mit ungefähr 18 Monaten ist seine Abenteuerlust viel weiter entwickelt als sein Gleichgewichtsgefühl, seine Mobilität und die Koordination. Es wagt sich an Aufgaben, die seine Fähigkeiten überfordern und wird dabei sehr frustriert. Auch wenn Sie wissen, daß Ihr Kind zornig wird, müssen Sie es zu seinem eigenen Schutz von bestimmten Dingen abhalten.

Was Sie tun können Machen Sie Ihre Wohnung so kindersicher wie möglich (s. S. 306–311): Stellen Sie kostbare Gegenstände außer Reichweite. Bringen Sie überall Sicherheitsriegel und Gitter an, damit es sich nirgends verletzen kann. Manchen Frustrationen kann man durch Ablenkung vorbeugen; halten Sie daher immer ein Lieblingsspielzeug griffbereit.

Abendliches Weinen

Viele Babys schreien abends, weil sie müde und überreizt sind und sich nicht von der Mutter trennen wollen. Ein Ritual schöner Erlebnisse beruhigt das Baby vor dem Schlafengehen (s. S. 125).

Gestalten Sie die Stunde vor dem Schlafengehen besonders schön. Setzen Sie das Kind auf Ihren Schoß, lesen Sie ihm eine Geschichte vor, spielen Sie ein ruhiges Spiel, oder singen Sie ihm etwas vor.

- Ein ruhiges Bad macht Ihr Baby schläfrig; auch ein warmes Getränk vor dem Schlafengehen macht müde.
- Ihr Baby hat bestimmt ein Lieblingsspiel, ein Lieblingslied oder eine bevorzugte Geschichte, die es immer wieder spielen oder hören will. Für ein Baby bedeutet Wiederholung Glück und Sicherheit. Daher sollten Sie diesem Wunsch nachkommen.

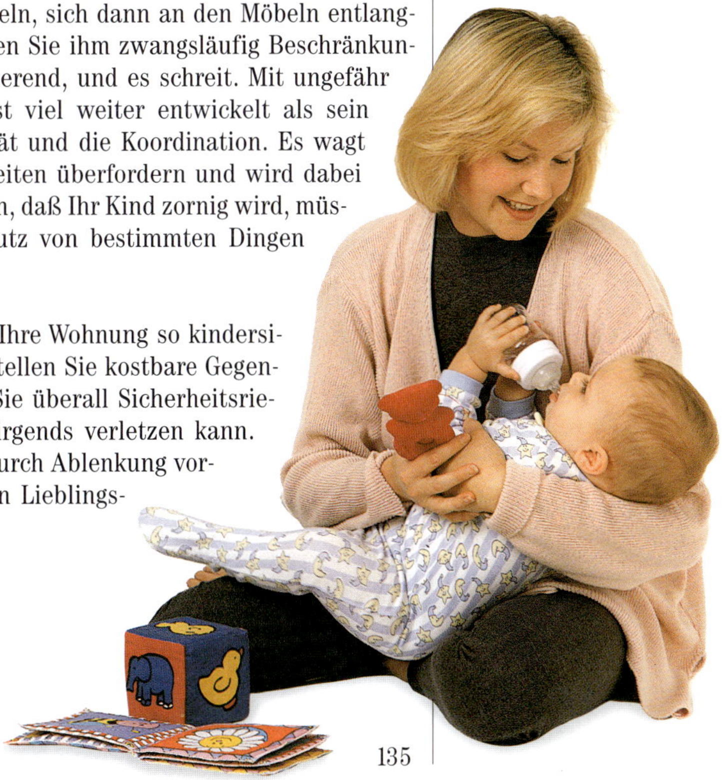

Entspannte Schlafenszeiten
Machen Sie vor dem Zubettgehen mit Ihrem Kind ein entspannendes Spiel. Dabei kommt es zur Ruhe.

Kleinkind

Weinen und Trösten

Mit zunehmendem Alter entwickelt Ihr Kind eine differenziertere Denkweise und gewinnt dadurch ein breiteres Verständnis für die Geschehnisse in seiner Umgebung. Daher wird es auch schwieriger, die Ursache des Schreiens zu bestimmen. Allmählich versteht es nicht nur durch Ihre Handlungen, sondern auch über die Sprache, was Sie meinen. Es beginnt, seinen eigenen Verstand zu benutzen und auf vernünftige Argumente einzugehen. Es ist sich durchaus bewußt, daß seiner Person andere Menschen gegenüberstehen und seinem Willen der Willen anderer Menschen. Seine Ängste stehen in Zusammenhang mit seinen täglichen Aktivitäten. Auch emotional entwickelt es sich nun sehr schnell. Es kann Schuld, Scham, Eifersucht und Abneigung empfinden und aus diesen Gefühlen heraus weinen.

Ängste

In dieser Altersgruppe dominiert die Angst vor dem Dunkeln und vor Gewittern. Die Angst vor dem Dunkeln ist so verbreitet, daß man beinahe schon von einer universellen Furcht sprechen kann. Es gibt keine Erklärung, und vernünftige Überlegungen helfen Ihrem Kind nicht. Es ist grausam, sich über diese Angst lustig zu machen; tun Sie dies niemals. Bringen Sie im Kinderzimmer ein hübsches Nachtlicht an – vielleicht mit einer farbigen Glühbirne. Verbreitet ist auch die Angst vor Donner und Blitz; am besten lenkt man das Kind ab, solange der Donner zu hören ist. Sie können Musik spielen, den Fernseher anschalten oder dem Kind eine Geschichte vorlesen. Sie können ihm aber auch das spezielle Spielzeug geben, das Sie für Regentage beiseite gelegt haben.

Ängste bewältigen

Ängste lassen sich am besten bannen, indem man über sie spricht. Ihr Kind soll Ihnen deshalb offen und frei erzählen, was ihm angst macht. Hören Sie ihm dabei aufmerksam zu, und stellen Sie Fragen. Dann weiß es, daß Sie es ernst nehmen. Sehr oft sind Ängste nur schwer in Worte zu fassen, aber lassen Sie Ihr Kind immer ausreden. Helfen Sie ihm bei seinen Erklärungsversuchen, indem Sie Beispiele liefern und ihm eingestehen, daß auch Sie ähnliche Ängste haben. Schimpfen Sie Ihr Kind niemals wegen seiner Ängste. Machen Sie sich auch nicht darüber lustig. Überzeugen Sie es durch Taten, zum Beispiel indem Sie ihm im Schwimmbad demonstrieren, daß Wasser Spaß macht und nichts Furchterregendes ist. Ihr Kind wird Ihnen vertrauen und seine Ängste allmählich abbauen. Wenn es alt genug ist, erklären Sie ihm, wie die Dinge funktionieren: zum Beispiel daß ein Blitz einfach ein gigantischer Funken ist.

Hat Ihr Kind Angst davor, einen Freund zu besuchen, sprechen Sie den Ablauf Schritt für Schritt durch: „Zuerst fahre ich dich zu Michaels Haus, dann gibst du Michael das Geschenk, und er wird dich fragen, ob du mit ihm spielst . . .“ Die meisten Kinder haben irgendwelche irrationalen Ängste, zum Beispiel Angst vor Monstern, Geistern oder Drachen. Denken Sie daran, daß diese Angst für Ihr Kind sehr ernst ist. Versuchen Sie ihm nicht weiszumachen, daß seine Ängste unbegründet sind.

Verletzungen

Kleinkinder brüllen oft schon beim kleinsten Wehwehchen los, zum Beispiel bei einem kleinen Kratzer, einer Abschürfung oder einem winzigen Schnitt.

Ich hatte zu Hause immer eine „Zaubersalbe“ (eine Wundsalbe) griffbereit. Meine Kinder waren von der Zuwendung, den tröstenden Worten und dem Geruch der Zaubersalbe meist sofort geheilt. Manchmal mußte ich mich hinsetzen, das Kind in den Arm nehmen, es an mich drücken und mitfühlende Laute von mir geben. So zeigte ich dem Kind, daß ich wußte, wie schmerzhaft seine Verletzung war bzw. wie verängstigt es war – kleine Kinder versetzt der Anblick von Blut oft in Schrecken. Tröstende Worte und die Zaubersalbe zeigten beinahe immer eine heilsame Wirkung.

Zeigen Sie immer Mitgefühl, wenn Ihr Kind weinend und mit einer Schramme zu Ihnen kommt. Tun Sie seinen Kummer nicht als Lappalie ab. Reden Sie ihm nicht zu, tapfer zu sein. Wenn ein Kuß, eine Umarmung oder ein Lieblingsgetränk den Kummer gelindert hat, wird es in wenigen Augenblicken von Ihrem Schoß herunterspringen und zu seinem Spiel zurückkehren.

Sie können Ihr Kind auch mit einem interessanten Vorschlag ablenken, zum Beispiel ein ausgefallener Leckerbissen zum Tee, ein besonderes Spiel mit Papi, ein Picknick oder ein Ausflug zu seinem Lieblingsplätzchen.

Trennungsangst

Auch mit drei Jahren hat das Kind noch die Angst, die Eltern zu verlieren. Früher hatte es schon Angst, wenn es die Mutter nicht mehr sehen konnte; jetzt hat es Angst, daß die Mutter nicht mehr zurückkommen, daß sie sterben, und es die Mutter für immer verlieren wird. Auch in dieser Situation können Sie Ihrem Kind Sicherheit verschaffen, wenn Sie Ihre Abwesenheit Schritt für Schritt durchsprechen. Je mehr Details Sie anführen können, um so besser. Ein Beispiel: „Wenn Papi nach Hause kommt, machen wir uns beide fertig, um Tante Sarah zu besuchen. Ich nehme ein Bad, Papi rasiert sich, und wir ziehen uns um. Dann bringen wir dich ins Bett und singen unser Lied, lesen unsere Geschichte, machen unser Spiel. Dann legt sich Mami zu dir ins Bett und nimmt dich in den Arm. Wir reden über den Tag und machen Pläne für morgen. Mami geht erst fort, wenn du fest schläfst. Und wenn du morgen aufwachst, ist die Mami wieder da. Und solange wir weg sind, sitzt die Omi / der Babysitter im Wohnzimmer und liest."

Entthronung

Ihrem Kind wird ziemlich mulmig sein, wenn es an den neuen Bruder oder die neue Schwester denkt. Es fühlt instinktiv, daß es „entthront" wird. Tun Sie Ihr möglichstes, damit es ein gutes Gefühl für das Baby entwickelt. Lassen Sie es an Ihrem Bauch fühlen, wie das Baby wächst und boxt. Zeigen Sie ihm, wo das Baby schlafen wird; bringen Sie ihm bei, wie es sich später um das Baby kümmern kann. Während Ihres Krankenhausaufenthalts muß das Kind liebevoll betreut werden. Bei Ihrer Heimkehr sollten Sie das Baby nicht auf dem Arm haben; halten Sie die Arme frei, um Ihr Kind aufzufangen und es an sich zu drücken. Bringen Sie das Baby nicht ins Spiel, bevor Ihr Kind nach ihm fragt. Überreichen Sie ihm ein Geschenk vom Baby. Sind Sie längere Zeit im Krankenhaus, sollte Ihr Kind Sie oft besuchen. Bei diesen Besuchen sollten Sie das Baby nicht im Arm haben; lassen Sie es in seinem Bettchen liegen, damit Sie Ihr großes Kind in den Arm nehmen können.

Übermüdung

In diesem Alter ist das Kind am späten Nachmittag häufig überreizt und übermüdet. Es versucht, das Zubettgehen möglichst lange hinauszuzögern und wird dabei immer noch unzufriedener. Dann genügt schon das kleinste Unbehagen oder eine geringe Frustration, und es weint untröstlich.

Bleibt Ihr Kind abends voraussichtlich lange auf, sollte es ein Mittagsschläfchen machen. Ist es überdreht und übermüdet, müssen Sie unbedingt ruhig bleiben. Sprechen Sie leise mit ihm. Nehmen Sie es in den Arm, zeigen Sie eine Engelsgeduld, und bringen Sie es behutsam in sein Schlafzimmer. Singen oder lesen Sie ihm etwas vor, bis es zur Ruhe gefunden hat. Hat es erst einmal den Widerstand, ins Bett gehen zu müsen, aufgegeben, wird es sobald es im Bett liegt, bestimmt schnell einschlafen.

Wutanfälle

Kleine Kinder bekommen häufig Wutanfälle, entweder aus Frustration oder weil sie ihren Willen durchsetzen wollen.

Ältere Kinder bekommen Wutanfälle, weil sie nicht wissen, wie sie sonst ihre Entschlossenheit demonstrieren können. Zu Hause ignoriert man einen Wutanfall am besten und verläßt das Zimmer.

In der Öffentlichkeit ist es allerdings etwas schwieriger. Es gibt verschiedene Reaktionsmöglichkeiten. Regen Sie sich nicht auf, schreien Sie nicht, und werden Sie nicht nervös. Nehmen Sie Ihr Kind ohne Aufregung beiseite, und versuchen Sie es zu beruhigen. Sind Sie in einem Geschäft, nehmen Sie es hinaus auf die Straße oder in Ihr Auto. Im Restaurant können Sie mit ihm auf die Toilette ausweichen.

Verängstigtes Kleinkind

Nehmen Sie die Ängste Ihres Kindes immer ernst. Wenn es kann, soll es sie Ihnen beschreiben.

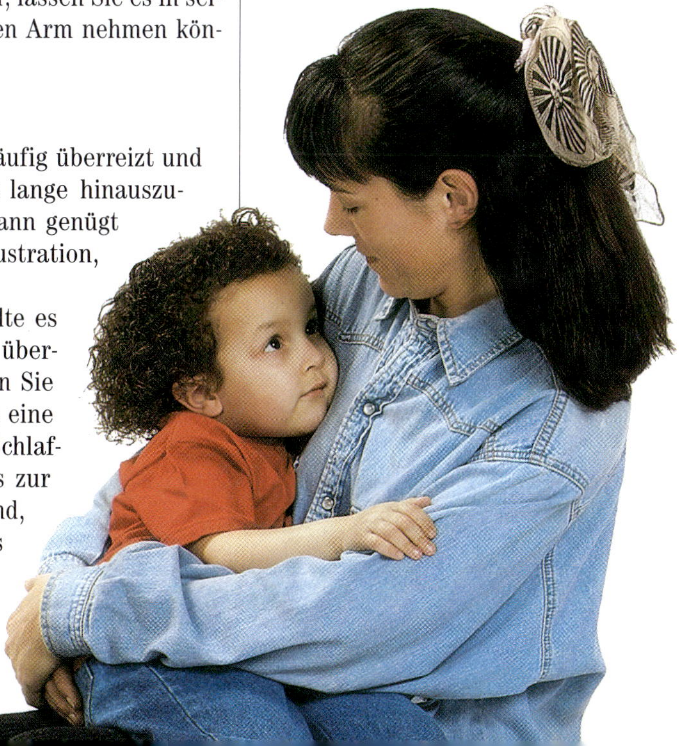

Kindergartenalter

Ängste

Mit drei Jahren hat ein Kind höchst diffuse Ängste; mit vier Jahren lassen sich seine Ängste schon viel eindeutiger bestimmen.

Es erschrickt zum Beispiel bei unbekannten Geräuschen, vor allem wenn es sich um lauten Lärm, der von draußen hereindringt, zum Beispiel Motorengeräusch, handelt. Es fürchtet sich vor Menschen, die einer anderen Kultur angehören oder fremdartig aussehen, vor alten Menschen, dem „Schwarzen Mann", der Dunkelheit, Tieren. Und es hat Angst, allein gelassen zu werden – besonders nachts. Ein Kind in diesem Alter genießt es, im Spiel einen leichten Schauer zu verspüren – aber nur, solange die Furcht eindeutig vorgetäuscht ist.

Mit fünf Jahren hat Ihr Kind konkretere Ängste, zum Beispiel vor körperlichen Verletzungen, vor dem Hinfallen, vor Hunden, Geräuschen, Donner und Blitz, vor Regen und Stürmen (besonders nachts). Und es hat Angst, daß die Mutter nicht nach Hause kommt oder nicht da ist, wenn es heimkommt.

Abneigungen gegen bestimmte Nahrungsmittel werden vermutlich oft durch unbedachte Bemerkungen von Erwachsenen verursacht. Das gleiche gilt wohl auch für die Angst vor Tieren, Autos und Donner. Grausame Märchen und Geschichten über Geister, Teufel und ähnliches können ein kleines Kind in Schrecken versetzen und zu ernsten Schlafstörungen führen. Aus diesem Grund sollten Sie Gutenachtgeschichten sorgfältig auswählen. Lassen Sie das Kind vor dem Schlafengehen keine schaurigen Fernsehfilme anschauen. Setzen Sie den „Schwarzen Mann" niemals als Erziehungsmittel ein.

Weinen und Trösten

Ein vierjähriges Kind brüllt ziemlich viel. Es kann jämmerlich weinen, wenn seine Wünsche nicht erfüllt werden und es nichts Interessantes zum Spielen hat. Mit fünf Jahren weint das Kind seltener; aber wenn es zornig oder müde ist oder seinen Willen nicht bekommt, reagiert es immer noch mit Getobe. Es schreit nur noch kurz und ist in der Lage, seine Schreianfälle zu kontrollieren und die Tränen zurückzuhalten. Es ist nicht nachtragend und nach dem Wutanfall gleich wieder vergnügt. Gelegentlich jammert es noch, aber viel seltener als mit vier Jahren. Diese Phase geht jedoch vorbei, und es kommen neue Wutanfälle mit lautem Zorngebrüll. Dabei schlägt das Kind auch um sich. Schließlich kann es noch einen Rückfall in launenhaftes Verhalten mit Jammern und Widersetzen geben. Doch Sie können Ihr Kind aus dem Schreien heraus oft zum Lachen bringen, wenn Sie mit ihm albern. Ihr Kind ist bei ernsthafteren Verletzungen oft erstaunlich tapfer, weint aber bei kleinen Wehwehchen.

Schlechte Träume und Alpträume

Zwischen drei und fünf Jahren haben Kinder oft schlechte Träume. Manche Kinder gehen oder sprechen im Schlaf oder wachen verschreckt auf. Dies ist eine normale Entwicklungsphase. Das Kind verfügt über ein zunehmendes Verständnis der Welt, kann aber in vielen Dingen noch keinen Sinn sehen. Deshalb geht es mit ungelösten Fragen schlafen. Es reagiert auch bewußter auf seine Gefühle. Es weiß, was es bedeutet, Angst zu haben und kennt das Gefühl, daß etwas nicht in Ordnung ist. Das alles wird nachts aufgearbeitet.

Oft kann ein Kind seine Träume nicht erklären und hat Schwierigkeiten, wieder in den Schlaf zu finden. Tiere, insbesondere Wölfe und Bären, verfolgen es in seinem Alptraum, oder es träumt von fremden, schlechten oder häßlichen Menschen, von Feuer oder tiefem Wasser. Nur wenn Ihr Kind aufwacht, sollten Sie es trösten und in den Arm nehmen. Schläft es weiter, wecken Sie es nicht auf; bleiben Sie nur bei ihm. Wenn Sie feststellen, daß es zeitweise schlafwandelt, müssen Sie Treppen durch ein Gitter versperren.

Nächtliche Schrecken Vielleicht finden Sie Ihr Kind scheinbar wach, aber erschreckt, weinend und um sich schlagend im Bett. Es kann zornig oder zutiefst aufgewühlt sein. Dabei handelt es sich um keinen Alptraum, sondern um Schockerlebnisse. Dieser Zustand ist sehr alarmierend. Bestimmt empfinden Sie angesichts der Angst und der Qualen Ihres Kindes großen Schmerz, aber Sie können nur abwarten, bis dieser Zustand vorübergeht. Es hat keinen Sinn, das Kind zu beruhigen, weil es praktisch von Sinnen ist. Bleiben Sie bei ihm, und schimpfen Sie nicht; dies würde den Schock nur noch verschlimmern.

Kindergartenängste

Es ist ungewöhnlich, wenn ein Kind ohne einen Blick zurück schnurstracks in den Kindergarten geht, der Mutter auf Wiedersehen sagt und sich dann sofort zum Spielen in den Sandkasten setzt. Viele Kinder verbergen ihre

Ängste vor einem fremden Ort, vor fremden Menschen und der Trennung von der Mutter. Geben Sie Ihrem Kind Zeit und Gelegenheit, sich an diese beängstigende Veränderung in seinem Leben zu gewöhnen.
Sie können viel tun, um die Ängste des Kindes zu mildern. Machen Sie es mit dem Tagesablauf und den Räumlichkeiten im Kindergarten vertraut. Vielleicht können Sie es schon mit einigen Kindern, die in der gleichen Gruppe sein werden, bekannt machen. Stellen Sie ihm die Erzieherin vor; zeigen Sie ihm die Spiele, die es im Kindergarten gibt. In den meisten Kindergärten gibt es für die angemeldeten Kinder einen „Schnuppertag“, wo sie sich in der neuen Umgebung umschauen können. Machen Sie aus diesem Schnupperbesuch aber keine zu große Aktion. Drängen Sie Ihr Kind nicht, sich von Ihnen zu trennen und mitzuspielen. Es soll sich in Ihrem Beisein alles anschauen können. Wenn es genug hat, gehen Sie wieder.

Die Trennung erleichtern Der erste Kindergartentag ist für das Kind und für die Mutter schwer. Vielleicht müssen Sie den ganzen Vormittag dableiben – sofern die Erzieherin nichts dagegen hat; aber dies sollte nur am ersten Tag gewährt werden. Denken Sie daran, daß der Kindergartenbesuch für Ihr Kind einen großen Schritt bedeutet. Haben Sie Geduld. In vielen Kindergärten sind Mütter willkommen, um dem Kind Sicherheit zu geben. Wenn Ihr Kind merkt, daß Sie nicht gleich gehen werden, wird es sich bestimmt in ein Spiel vertiefen.
Vielleicht schon am ersten, bestimmt aber am zweiten Tag, erklären Sie Ihrem Kind, daß Sie nun mal schnell einkaufen gehen, nachher aber zurückkommen werden. Gerät Ihr Kind in Panik, gehen Sie nicht. Spielt es zufrieden, kündigen Sie Ihren Abschied nochmals an. Nun sollten Sie allerdings konsequent sein, auch wenn das Kind weint und sich an Sie klammert. Geben Sie es der Erzieherin auf den Arm, sagen Sie ihm auf Wiedersehen, und gehen Sie. In der Regel hört das Kind nach einigen Minuten auf zu weinen und spielt mit den anderen Kindern. Gibt es beim Abschied aber über Tage hinweg Tränen, besprechen Sie mit der Erzieherin das weitere Vorgehen. Manchmal ist es hilfreich, wenn ein kleines Kind während der Eingewöhnungsphase nur am Nachmittag in den Kindergarten geht. Meistens sind nachmittags weniger Kinder da; dann hat die Erzieherin mehr Zeit für das Kind und das Kind selber muß sich nicht mit so vielen fremden Kindern auseinandersetzen.

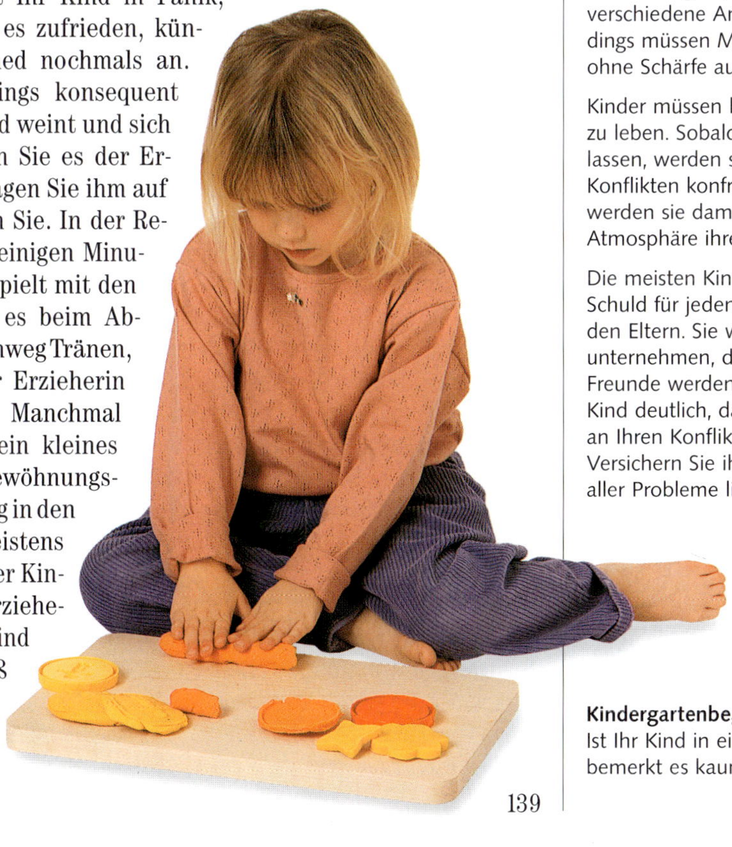

Kindergartenbeginn
Ist Ihr Kind in ein Spiel vertieft, bemerkt es kaum, wenn Sie gehen.

Familiäre Konflikte

Ihr Kind leidet großen Kummer, wenn es glaubt, daß die beiden Menschen, die ihm auf der Welt am liebsten sind – Mutter und Vater – sich nicht mehr lieben. Vor allem, wenn die Gefahr besteht, daß sie sich trennen und ein Elternteil das Kind verläßt.

Kinder sind extrem feinfühlig für die Atmosphäre, die zu Hause herrscht. Durchleben Sie in Ihrer Partnerschaft eine Krise, so gehen Sie vor dem Kind dennoch respektvoll und liebevoll miteinander um. Zeigen Sie, daß Sie füreinander Interesse haben. Zeuge eines Streits zu werden, ist eine der schädlichsten Erfahrungen für das Kind; diese Überlegung sollte den Eltern als Abschreckungsmittel dienen.

Andererseits glaube ich nicht an eine gemeinsame Linie der Eltern in jeder Frage. Ihr Kind sollte verstehen, daß es in Ordnung ist, wenn Vater und Mutter verschiedene Ansichten haben. Allerdings müssen Meinungsunterschiede ohne Schärfe ausgedrückt werden.

Kinder müssen lernen, mit Konflikten zu leben. Sobald sie das Elternhaus verlassen, werden sie in jedem Fall mit Konflikten konfrontiert. Am besten werden sie damit in der sicheren Atmosphäre ihres Elternhauses vertraut.

Die meisten Kinder geben sich die Schuld für jeden Konflikt zwischen den Eltern. Sie werden alles mögliche unternehmen, damit die Eltern wieder Freunde werden. Machen Sie Ihrem Kind deutlich, daß es keine Schuld hat an Ihren Konflikten mit dem Partner. Versichern Sie ihm, daß Sie es trotz aller Probleme lieben.

Reisen und Ausflüge

Was Sie mitnehmen sollten: Jüngeres Baby

Sie brauchen eine Wickeltasche, das Zubehör für die Mahlzeiten sowie Spielzeug für Ihr Baby.

- Wickeltasche oder Wickelauflage
- Stoff- oder Wegwerfwindeln
- Wischtücher
- Wundschutzcreme
- Verschließbaren Behälter oder Plastiktüten für schmutzige Windeln
- Ein volles Fläschchen, wenn Sie die Flasche geben
- Frische Stilleinlagen, wenn Sie die Brust geben
- Hütchen oder Mütze
- Strickjacke
- Zwei oder drei Spielsachen

Es zahlt sich aus, wenn Sie Ausflüge und Reisen sorgfältig planen. Je jünger Ihr Baby ist, um so genauer müssen Sie vorausdenken. In den ersten Monaten lassen sich die Fütterungszeiten des Babys noch nicht genau vorhersagen, so daß Sie für Ihr Flaschenbaby mindestens eine Reserveflasche brauchen. Natürlich müssen Sie die Wickelutensilien mitnehmen. Leichte Wickeltaschen, in denen man alles Zubehör einschließlich der Wickelauflage unterbringen kann, sind in Fachgeschäften erhältlich. Planen Sie Ihre Fahrt so, daß Sie wissen, wo Sie anhalten, wo Sie Ihr Baby wickeln und wo Sie es ohne Probleme füttern können. Vor einem Einkaufsbummel informieren Sie sich, in welchen Läden es einen Mutter-Kind-Raum gibt.

Mit einem kleinen Baby ist ein sehr ereignisreicher Ausflug, bei dem Sie viel laufen, schwere Lasten tragen oder oftmals das Transportmittel wechseln müssen, nicht empfehlenswert. Machen Sie es sich leicht. Nehmen Sie zur Unterstützung eine Freundin oder Ihren Partner mit. Sie können Ihr Baby überallhin mitnehmen, solange Sie gut vorbereitet sind und eine Transportmöglichkeit für das Baby haben; geeignet sind ein Tragesitz, ein Kinderwagen oder ein Autokindersitz. Auch wenn Sie gut vorausplanen und einiges mitnehmen müssen, ist ein Ausflug mit einem jungen Baby oft einfacher als mit einem größeren Baby oder einem Kleinkind, das ständig die Umgebung erforschen will.

Einen Buggy benutzen

Wenn Sie keinen Tragesitz verwenden, ist ein Liegebuggy für ein kleines Baby ideal. Es kann sich bequem und gemütlich hineinkuscheln und seine Umgebung betrachten. Sobald Ihr Baby sitzen kann, bringen Sie den Buggy in Sitzposition, damit es alles sehen kann.

Sie müssen Übung darin haben, den Buggy in wenigen Sekunden problemlos zusammenzulegen und aufzustellen. Probieren Sie es vor dem ersten Ausflug zu Hause aus. Denn wenn Sie Probleme mit dem Auf- und Zusammenklappen haben, werden Sie unterwegs nervös und frustriert. Zumindest sollten Sie in der Lage sein, den Buggy mit einer Hand zu öffnen, die Sperre mit dem Fuß zu bedienen und wissen, wie man die Bremsen bedient – denken Sie daran, daß Sie dabei immer das Baby auf dem Arm haben.

Hier einige Tips zur Sicherheit:

- Beim Aufstellen achten Sie darauf, daß der Buggy ganz aufgeklappt ist und die Bremsen blockiert sind.
- Setzen Sie Ihr Baby niemals unangeschnallt in den Buggy.
- Lassen Sie Ihr Baby niemals unbeaufsichtigt im Buggy.
- Schläft Ihr Baby im Buggy ein, stellen Sie ihn in Liegeposition; dann kann es bequem schlafen.
- Stellen Sie Einkäufe nicht auf die Schiebestange des Buggys. Er kann aus dem Gleichgewicht geraten und umkippen.
- Wenn Sie anhalten, stellen Sie immer die Bremsen fest. Sie könnten unbewußt die Hände vom Buggy nehmen, und der Wagen rollt weg.
- Überprüfen Sie regelmäßig die Bremsen und Sperrhaken sowie die Reifen des Buggys.

Öffentliche Verkehrsmittel

Die Benutzung öffentlicher Verkehrsmittel kann ein echtes Abenteuer sein. Weder Busse noch Züge sind auf Mütter mit kleinen Kindern eingerichtet. Stellen Sie sich das Szenario vor: ein Buggy, ein schreiendes, zappelndes Baby, die Babytasche, die Handtasche, ein Mantel und eventuell noch ein Kleinkind im Schlepptau – dann können Sie auf dieses Erlebnis garantiert verzichten.

Natürlich können Sie die Sache vereinfachen, wenn Sie außerhalb der Hauptverkehrszeit reisen oder ein kleines Baby in einem Tragesitz transportieren. Bei einem älteren Baby gibt Ihnen eine Rückentrage größere Unabhängigkeit. Wenn Sie beide Hände frei haben, können Sie alles leichter bewältigen. Kalkulieren Sie immer reichlich Zeit ein. Verlassen Sie das Haus nicht ohne einige Spielsachen, ein Bilderbuch und einen Snack. Legen Sie alles, was Sie mitnehmen wollen, beizeiten bereit. Dann haben Sie genug Zeit, nochmals zu überprüfen, ob Sie nichts vergessen haben. Das gleiche gilt, wenn Sie aus dem Bus oder Zug aussteigen. Machen Sie sich schon einige Zeit vor dem Aussteigen fertig. Bitten Sie Mitreisende um Hilfe; unaufgefordert helfen leider die wenigsten Mitmenschen.

Besondere Ausflüge

Für einen Ausflug ist Ihr Baby nie zu klein. Im Gegenteil, mit einem kleinen Baby können Sie noch überall hingehen. Es wird den Szenenwechsel genießen, auch wenn es das Geschehen nicht recht versteht.

Wenn Sie einen Ausflug mit einem älteren Kind planen, richten Sie sich nach der Persönlichkeit Ihres Kindes. Mit einem ruhigen, konzentrierten Kind können Sie auf eine Blumenschau oder einen Antiquitätenmarkt gehen und ihm alles zeigen. Ein sehr aktives Kind aber muß herumrennen können. Dann ist ein Ausflug in den Zoo, auf einen Abenteuerspielplatz oder einen Jahrmarkt sinnvoller. In jedem Fall sollten Sie sich auf unzählige Pausen gefaßt machen. Es gibt so vieles, das die Aufmerksamkeit Ihres Kindes fesselt. Schenken Sie Ihrem Kind diese Zeit. Nehmen Sie sich selbst kein zu großes Programm vor, dann werden Sie nicht so schnell ungeduldig.

Nehmen Sie immer genug zu essen und trinken mit, damit das Kind während des Ausflugs zufrieden bleibt. Unternehmen Sie keinen Ausflug, wenn Sie oder Ihr Kind nicht ganz auf der Höhe sind; der Tag gerät gewiß zur Katastrophe. Sie brauchen keine Schuldgefühle haben, wenn Sie den Ausflug verschieben.

Was Sie mitnehmen sollten: Älteres Baby

Für ein größeres Baby brauchen Sie Beikost (praktisch ist Gläschenkost) sowie das Zubehör für die Mahlzeiten und die Wickelutensilien.

- Wickelauflage
- Stoff- oder Wegwerfwindeln
- Wischtücher
- Wundschutzcreme
- Plastiktüten oder verschließbare Behälter für schmutzige Windeln
- Babynahrung, Geschirr und Löffel
- Lätzchen zum Füttern
- Zwischenmahlzeit, z. B. Obst
- Verdünnter Fruchtsaft
- Sonnenhütchen oder Wollmütze
- Strickjacke oder Anorak
- Schnuller
- Lieblingsbuch
- Lieblingsspielzeug

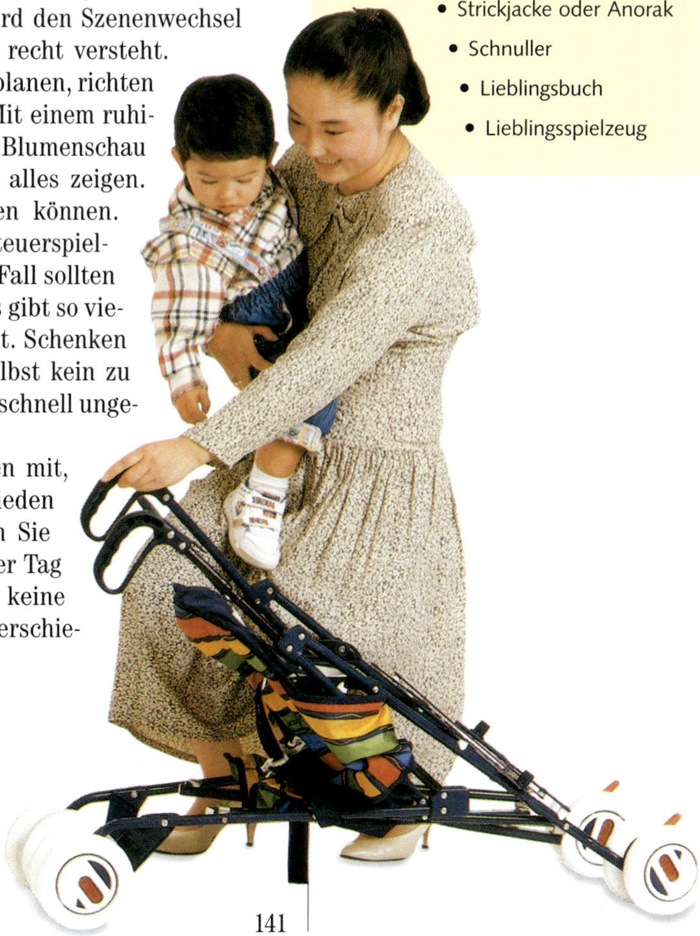

Handhabung des Buggys
Sie sollten den Buggy mit dem Fuß zusammenklappen können, ihn mit einer Hand aufstellen und die Bremsen bedienen können.

Einkaufsbummel

Mit einem jüngeren Baby einkaufen gehen

Planen Sie vor einem Ausflug alle Ihre Vorhaben und Aufenthalte im Detail, damit Sie Ihre Zeit effektiv nutzen können.

- Legen Sie den Einkauf zwischen zwei Mahlzeiten; reicht diese Zeit nicht aus, nehmen Sie einen Snack mit.
- Nehmen Sie immer etwas zum Wickeln mit, falls Ihr Kind eine saubere Windel braucht. In vielen Geschäften gibt es heutzutage einen Wickelraum.
- Wenn Sie mit dem Auto unterwegs sind, stellen Sie den Kindersitz in Liegeposition; dann kann das Baby schlafen.

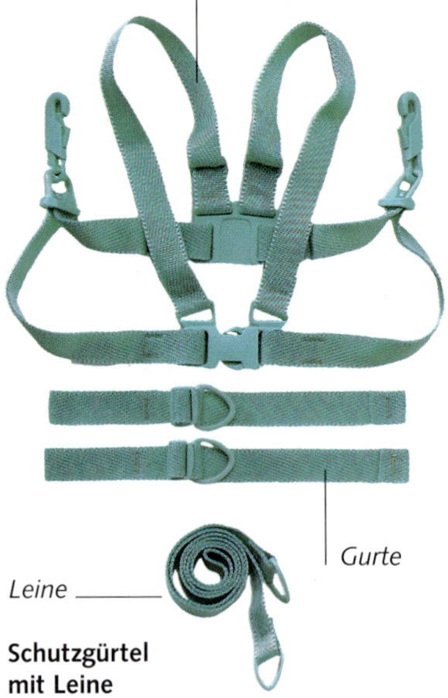

Schutzgürtel mit Leine
Ausgestattet mit Schutzgürtel und Leine, ist Ihr Kind auf einer belebten Straße sicher. Der Schutzgürtel kann auch am Hochstuhl befestigt werden und schützt vor einem Sturz.

Wer mit einem Baby einkaufen geht, muß mit Problemen rechnen. Ein Baby bekommt schnell Langeweile oder Hunger, es wird quengelig und schwierig. Durch kluges Vorausplanen können Sie dem Streß vorbeugen. Sind Sie mit dem Auto unterwegs, wird es bedeutend einfacher: Sie können das Baby im Auto füttern und wickeln; Sie können Ihre Einkäufe darin verstauen, und Sie müssen sich nicht darum kümmern, rechtzeitig den Bus oder Zug zu erreichen. Besitzen Sie selber kein Auto, leiht Ihnen vielleicht ein Freund oder Verwandter sein Auto gelegentlich aus. Gehen Sie möglichst früh einkaufen, wenn Straßen und Geschäfte noch wenig belebt sind. Dann wird Ihr Baby auch weniger abgelenkt. Geben Sie Ihrem Baby immer eine reichhaltige Mahlzeit, bevor Sie von zu Hause aufbrechen. Auf diese Weise haben Sie für Ihre Einkäufe zwei oder drei Stunden Zeit, bevor es wieder Hunger bekommt.
Nehmen Sie alles mit, was Sie zu jedem anderen Ausflug auch mitnehmen würden. Spielsachen erscheinen zwar als unnötige Last, machen sich aber mehr als bezahlt. Sie können sie an der Rückentrage, dem Buggy oder dem Einkaufswagen befestigen. Dann kann Ihr Kind damit spielen, ohne sie hinunterzuwerfen. Nehmen Sie auch einen kleinen Imbiß mit. Einkaufen macht Kinder entweder hungrig oder quengelig – ein Snack hilft immer.

Das Baby tragen

Beim Einkaufen müssen Sie Ihre Hände frei haben. Also müssen Sie überlegen, wie Sie Ihr Baby transportieren wollen. Sobald Ihr Kind über eine gute Kontrolle der Kopf- und Rückenmuskulatur verfügt und sitzen kann, können Sie es in den Einkaufswagen setzen. Am besten wäre es, wenn Sie es dabei festschnallen. Eine Rückentrage ist ideal bei Einkaufstrips; das Kind kann alles betrachten, fühlt sich durch den engen Körperkontakt sicher, benimmt sich wahrscheinlich gut und schreit wenig. Und Sie haben Ihre Hände frei. Am besten gehen Sie zusammen mit Ihrem Partner einkaufen; er kann das Baby auf dem Rücken tragen, und Sie können unbehindert die Einkäufe erledigen. Ein Schutzgürtel mit Laufleine ist bei einem älteren Kind sehr praktisch. Das Kind hat dabei ein Gefühl der Freiheit und Unabhängigkeit, kann sich aber doch nie zu weit von der Mutter entfernen. Auch mit einem sogenannten Bleib-hier-Band, das am Handgelenk von Mutter und Kind angebracht wird, kann das Kind nicht verlorengehen.

Das Kind unter Kontrolle halten

Babys grapschen nach allen interessanten Gegenständen. Gehen Sie deshalb am besten in der Mitte zwischen den Regalen. Dann kommt Ihr Kind nicht in Versuchung, Dosen und Packungen herunterzureißen. Das Kind läßt sich gut unter Kontrolle halten, wenn Sie sein Interesse durch ständige Kommentare, Beobachtungen oder Fragen fesseln. Ihr kleines Kind wird gern in Einkaufsentscheidungen einbezogen; es fühlt sich wichtig und unentbehrlich, wenn Sie auf seine Wünsche eingehen. Bei Waren, deren Marke Ihnen nicht wichtig ist, lassen Sie Ihr Kind das Produkt auswählen. Es soll Ihnen zeigen, welches es kaufen würde. Als meine Kinder älter wurden und den Einkaufswagen schieben konnten, ließ ich sie ihren Wagen vollpacken. So waren sie ständig damit beschäftigt, nach ihren Lieblingsprodukten Ausschau zu halten und sehr stolz, wenn sie sie schließlich fanden. Außerdem hatten sie ein Erfolgserlebnis, wenn sich der Wagen füllte. Sie können ja dann, ohne daß es Ihr Kind sieht, Überflüssiges wieder aussortieren.

Um meine Kinder beim Einkaufen abzulenken, fragte ich sie gleich beim Betreten des Supermarktes, ob sie Hunger oder Durst hatten. Dann kaufte ich ihnen ein Getränk oder eine gesunde Knabberei. So hatten sie was zu essen und trinken und waren die ganze Zeit über zufrieden und beschäftigt. Ein eigensinniges Kind, das ständig Ärger macht, muß man an einen Schutzgürtel oder ein „Bleib-hier-Band" nehmen, damit es nicht umherstreunt oder verlorengeht. Bei Wutanfällen sollte man standhaft bleiben und sich nicht unter Druck setzen lassen.

Lernen

Nutzen Sie das Einkaufen als Gelegenheit, Ihrem Kind alle möglichen Dinge beizubringen – zum Beispiel Farben: „Diese Dose ist rot, die Packung ist blau; dieses Glas hat ein gelbes Etikett." Ihr Kind wird die Cornflakes-Packung, die es jeden Morgen auf dem Frühstückstisch sieht, wiedererkennen und bald verstehen, was das Wort bedeutet. Schon recht bald, mit ungefähr 18 Monaten können Sie es dann fragen „Hast du die Cornflakes gesehen? Wo ist denn nur die Marmelade?"

Im Supermarkt erfährt Ihr Kind auch, wie man einkauft, wie man Produkte auswählt und seine Wahl trifft. Erklären Sie Ihrem Kind, welche Lebensmittel gesund sind und welche weniger. Wenn es immer magisch vom Süßwarenregal angezogen wird, versuchen Sie ihm beizubringen, warum es sich nicht nur von Schokolade und Keksen ernähren kann. Lenken Sie seine Aufmerksamkeit stattdessen auf die attraktiven Auslagen von Obst und Gemüse. Lassen Sie es Käse und Milchprodukte auswählen. Erklären Sie ihm, daß Vollkornbrot gesünder ist als Weißbrot, frisches Obst nährstoffreicher als Dosenobst usw. Sie können es mit dem Wert des Geldes vertraut machen. Sie können es auch schon Manieren und Höflichkeit lehren. Es lernt sehr schnell, daß es freundlich ist, andere Leute an die Regale zu lassen. Schließlich hat es selbst ein großes Interesse daran.

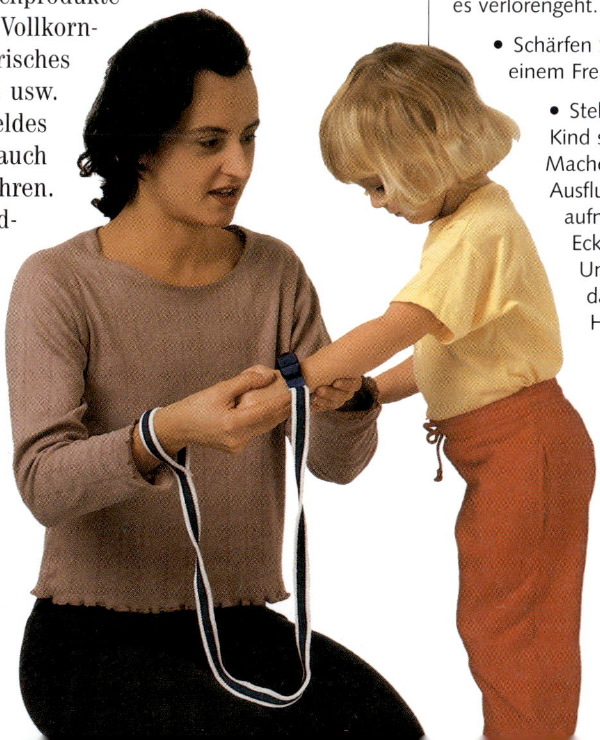

„Bleib-hier-Band"
Ein verstellbares Band verbindet Sie mit Ihrem Kind; es wird am Handgelenk befestigt.

Mit dem Kleinkind einkaufen

Wenn Ihr Kind laufen kann, können Sie es in der Menschenmenge verlieren. Treffen Sie Vorsichtsmaßnahmen.

- Verwenden Sie an belebten Orten einen Schutzgürtel oder ein Bleib-hier-Band, so daß es nicht umherwandern kann.
- Kleiden Sie Ihr Kind in auffällige Farben, so daß Sie es auch aus der Entfernung erkennen können.
- Vereinbaren Sie ein Signal, auf das hin Ihre Kinder zu Ihnen zurückkommen. Ich hatte eine kleine Pfeife um den Hals hängen.
- Alle Einkaufstouren können lehrreich sein, selbst wenn Sie Ihrem Kind nur etwas über gesundes Essen beibringen (frisches Gemüse ist besser als Dosengemüse).
- Ihr Kind sollte so früh wie möglich seinen Namen, die Adresse und die Telefonnummer wissen. Es sollte darüber Auskunft erteilen können, wenn es verlorengeht.
- Schärfen Sie ihm ein, niemals mit einem Fremden mitzugehen.
- Stellen Sie sicher, daß Ihr Kind seine Umgebung kennt. Machen Sie es bei jedem Ausflug auf Besonderheiten aufmerksam: „Hier an der Ecke ist der Briefkasten. Und da das blaue Tor und danach kommt unser Haus."

Autofahrten

Kinder können bei Autofahrten sehr lebhaft sein. Sie durchlaufen einen Lernprozeß und sind stolz auf neu erworbene körperliche Fähigkeiten wie hüpfen, springen, hopsen, klettern und rennen. Daher ist es sehr hart für sie, an einen Sitz gefesselt zu sein. Ist es heiß, wird es noch problematischer. Dann wird das Kind noch schneller müde, reizbar und weinerlich als bei normalen Temperaturen. Lassen Sie Ihr Kind bei Hitze niemals alleine im Auto, denn ein Auto heizt sich schnell auf. Das Kind wird überhitzt, und es kann zur Austrocknung kommen. Schützen Sie Ihr Kind immer vor direktem Sonnenlicht, indem Sie das Fenster verhängen. Sie können am Kindersitz auch ein Sonnendach anbringen.

Unter den erschwerten Umständen einer langen Reise können Sie nicht erwarten, daß sich Ihr Kind gut benimmt. Sie müssen dafür sorgen, daß ihm nicht zu heiß wird, es genug zu trinken bekommt und beschäftigt und abgelenkt wird. Es muß auch ohne Hetze zur Toilette können; ein eventuelles Malheur muß mit stoischer Ruhe hingenommen werden.

Sicherheit

Auf jeden Fall muß Ihr Baby im Auto sicher transportiert werden. Ein kleines Baby sollte entgegen der Fahrtrichtung in einem Autokindersitz sitzen, der auf dem Beifahrer- oder dem Rücksitz angeschnallt wird. Es kann auch in einer Tragetasche liegen, die mit speziellen Gurten auf dem Rücksitz befestigt wird. Muß das Baby tatsächlich einmal ohne Sitz reisen, nehmen Sie es auf dem Rücksitz auf Ihren Schoß. Setzen Sie sich mit einem ungesicherten Baby niemals nach vorne, denn bei einer plötzlichen Bremsung rutscht es aus Ihren Armen und wird verletzt.

Ein größeres Baby (ab 9 Monaten) bekommt einen Kindersitz, der in Fahrtrichtung angebracht wird. Nach einem Unfall müssen Sie die Sicherheitsgurte und den Kindersitz austauschen, da sie sehr belastet und möglicherweise beschädigt worden sind. Aus demselben Grund sollten Sie Autokindersitze oder Anschnallgurte niemals gebraucht kaufen.

Schlechtes Benehmen wie Schreien oder Treten darf nicht geduldet werden. Sie werden dadurch beim Fahren abgelenkt, und das kann gefährlich werden. Benimmt sich Ihr Kind schlecht, fahren Sie rechts raus, halten an und klären das Problem. Sagen Sie Ihrem Kind, daß Sie erst weiterfahren, wenn es sich besser benimmt.

Längere Reisen

Die meisten Kinder werden nach spätestens eineinhalb Stunden Fahrt unruhig. Ein Kind hat keine Zeitvorstellung und wird daher andauernd fragen, wann man endlich da ist. Unruhe kann gemildert werden, wenn man jede Stunde fünf Minuten Pause macht. Lassen Sie das Kind herumrennen und die Gegend erforschen, so daß es seine Energie abbaut. Kündigen Sie eine Pause rechtzeitig an, so daß es sich schon bereit machen kann.

Füttern Wenn Sie stillen, sind Autoreisen kein Problem, denn Sie müssen nichts zubereiten. Sie dürfen aber nicht während der Fahrt stillen, weil Ihr Kind dabei zu gefährdet wäre. Wenn Sie die Flasche geben, nehmen Sie vor-

Baby an Bord

Folgende Dinge sollten Sie im Auto deponieren:

- Einen genau passenden Autokindersitz mit Sicherheitsgurten (s. S. 312)
- Eine Sonnenblende
- Eine Tasche mit Zubehör zum Wikkeln und Füttern; ergänzen Sie den Inhalt regelmäßig
- Spielsachen für die Reise
- Eine Decke
- Einige bevorzugte Kassetten
- Papiertücher

Checkliste: Reisen

Wie bei jedem Ausflug mit dem Kind ist es das wichtigste, im voraus zu planen und alles gut vorzubereiten. Wenn Sie die folgenden Tips befolgen, verläuft die Reise reibungsloser.

- Beginnen Sie die Reise frühmorgens oder nachts, wenn die Straßen frei sind.
- Packen Sie für jedes Kind eine Tasche mit Ersatzkleidung ins Auto; nehmen Sie es gelassen, wenn das Kind mal in die Hose macht, und ziehen Sie ihm schnell trockene Sachen an.
- Aus Sicherheitsgründen kleben Sie Messer in Vesperdosen fest.
- Haben Sie immer ein weiches Kleidungsstück, zum Beispiel einen Pulli, griffbereit, das das Kind als Kissen benutzen kann.
- Halten Sie Plastiktüten als Abfallbeutel bereit.
- Mit Feuchttüchern kann man schmutzige Hände und Gesichter leicht sauberwischen.

bereitete Fläschchen in einer Kühltasche mit. Oder Sie mischen das Milchpulver bei Bedarf in einem sterilisierten Fläschchen mit abgekochtem Wasser aus der Thermoskanne. Halten Sie niemals fertig zubereitete Fläschchen warm, weil sich dabei die Keime vermehren. Ist Ihr Baby abgestillt, nehmen Sie Gläschen, Teller, Plastiklöffel, Schnabeltasse, Getränke und Knabbereien, zum Beispiel trockenen Toast oder Zwieback mit. Sie können Ihr Baby auch direkt aus dem Gläschen füttern. Reste müssen allerdings weggeworfen werden, weil sie durch den Speichel verunreinigt sind, so daß darin Bakterien gedeihen. Größere Babys, die auf der Fahrt unruhig werden, können häufig durch einen Keks, auf dem sie herumkauen, einige Zeit abgelenkt und zufriedengestellt werden. Geben Sie ihm aber auch immer wieder etwas zu trinken.

Wickeln Auf Reisen sind Wegwerfwindeln praktisch – auch wenn man normalerweise mit Stoffwindeln wickelt. Sie können Ihr Baby auf dem Rücksitz wickeln oder im Kofferraum auf einer Decke oder einem Handtuch. Während der Fahrt genügt eine Katzenwäsche. Den Windelbereich sollten Sie aber gründlich saubermachen. Nehmen Sie immer genug Wundschutzcreme mit, um einem Windelausschlag vorzubeugen. Wischtücher sind unentbehrlich, ebenso ein verschließbarer Behälter für schmutzige Windeln. Halten Sie auch immer Ersatzkleidung zum Wechseln griffbereit, falls die Windel mal „ausläuft", sich das Kind vollkleckert oder vollsabbert. Auch ein Jäckchen zum Drüberziehen sollte immer in Reichweite liegen.

Das ältere Kind Ihr Kind wird bei der Fahrt Hunger und Langeweile haben. Halten Sie immer einige nahrhafte Snacks wie Rosinen, Cornflakes oder Käsestückchen in einem Plastikbeutel vorrätig. Knabbereien stillen den Hunger und helfen gegen die Langeweile. Nehmen Sie reichlich zu trinken mit – Ihr Kind hat auf Reisen einen enormen Durst. Kernlose Weintrauben sind eine ideale Leckerei, weil sie Durst wie Hunger stillen. Mit Spielsachen können Sie das Kind während der Reise beschäftigen (leidet es an Reisekrankheit, sind Bücher ungeeignet). Bringen Sie Spielsachen so unter, daß Ihr Kind ungefährdet und bequem damit spielen kann. Spezielle Halterungen für Getränke und andere Kleinigkeiten lassen sich an der Tür in Reichweite des Kindes befestigen. Sie können auch an der Rückseite des Vordersitzes einen speziellen Überzug mit Taschen anbringen. Magnetspiele sind im Auto besonders praktisch, weil nichts verlorengehen kann. An manchen Spielsachen kann man Klettverschlüsse anbringen, so daß sie am Sitz festhaften. Meine Kinder durften immer einige Spielsachen in ihren eigenen Koffer oder ihre Tasche packen. Musik- oder Erzählkassetten garantieren Ihnen zumindest eine halbe Stunde Frieden, daher sollten Sie immer eine griffbereit haben. Sie werden sich aber auch immer wieder selber mit dem Kind abgeben müssen. Seien Sie geduldig, auch wenn es nervt. Überlegen Sie schon zu Hause, wie Sie es durch neue Spiele ablenken können. Vielleicht können Sie sich zu dem Kind auf den Rücksitz setzen und ein einfaches Kartenspiel spielen. Interessant sind auch Konzentrationsspiele. „Ich sehe was, was du nicht siehst" ist ein beliebtes Spiel, mit dem man Kinder lange fesseln kann. Halten Sie im Handschuhfach eine besondere Belohnung bereit, um Spannungen oder Tränen aufzufangen.

Reisekrankheit

Reisekrankheit tritt vor allem bei Kindern auf, in deren Familie es Fälle von Migräne, Ekzemen oder Allergien gibt. Hier einige Möglichkeiten der Vorbeugung:

- Geben Sie Ihrem Kind vor der Reise kein reichhaltiges oder sehr fettes Essen.
- Sie können dem Kind eine Tablette gegen die Beschwerden geben; sie muß mindestens eine halbe Stunde vor der Abreise verabreicht werden.
- Bleiben Sie ruhig. Ihre Besorgnis überträgt sich sonst auf Ihre Kinder. Reisekrankheit kommt durch Unruhe und Aufregung zum Ausbruch; daher tritt sie bei der Hinreise mit größerer Wahrscheinlichkeit auf. Seien Sie also bei der Abreise geduldig und ruhig.
- Lutschen beugt vor. Nehmen Sie Bonbons, Kaugummi oder Traubenzucker mit.
- Zur Vorbeugung beschäftigen Sie Ihr Kind und lenken es ab. Es darf aber nicht lesen, da dies Übelkeit auslöst.
- Wird Ihr Kind blaß oder still, fragen Sie, ob Sie anhalten sollen. Es soll die Augen schließen, bis Sie anhalten können. Lassen Sie es aussteigen. Zeigen Sie Mitgefühl, wenn es ihm wirklich schlechtgeht. Lassen Sie es sich kurze Zeit erholen.
- Mit einem Vorrat an Papiertüchern können Sie Erbrochenes aufwischen.
- Hat es erbrochen, geben Sie ihm etwas zu trinken, damit es den Geschmack los wird.

Was Sie einpacken sollten

Überprüfen Sie anhand der folgenden Liste, ob Sie alles Wichtige für Ihr Kind eingepackt haben.

- Reisepaß und Impfpaß
- Reisebettchen
- Buggy oder Tragesitz
- Eine Babywippe (wenn gewünscht)
- Wickelutensilien oder Töpfchen
- Zubehör für die Mahlzeiten
- Eine Thermosflasche für kühle Getränke
- Spielsachen und Spiele
- Schnuller
- Sonnenhut
- Langärmelige Kleidung, um das Kind vor Hitzschlag und Sonnenbrand zu schützen

Sonnenschutz
Setzen Sie Ihrem Kind einen Sonnenhut auf, und ziehen Sie ihm ein T-Shirt an. Cremen Sie es regelmäßig mit Sonnencreme ein, wenn es draußen in der Sonne spielt.

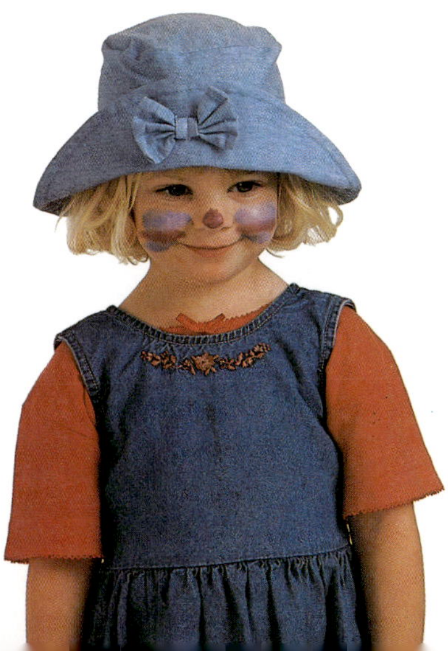

Einen Urlaub planen

Ihr Baby ist nie zu klein für eine Reise. Kinder überraschen uns immer wieder und wachsen bei jeder Gelegenheit über sich hinaus. Ferienreisen mit einem Baby haben in unserer Familie Tradition. Meine Eltern haben mich im Alter von sechs Wochen zum Camping mitgenommen, und wir lebten am Meer zwei Wochen im Zelt! Als mein dritter Sohn gerade zehn Tage alt war, reisten wir mit ihm nach Italien. Als wir in Rom unser verlorenes Gepäck suchten, benahm er sich von uns allen bei weitem am besten. Mit stoischer Ruhe nahm er meine Versuche hin, für ihn die richtige Milchnahrung zu finden, das dauerte drei Tage.

Vor der Abreise
Als goldene Regel bei einer Reise gilt: Vergewissern Sie sich, daß das Hotel auf Kinder eingerichtet ist. Es sollte ein Kindermenü geben, einen Hochstuhl und ein Kinderbett, ein Spielzimmer und einen Spielplatz. Optimal wäre eine hoteleigene Kinderbetreuung. Besonders empfehlenswert sind spezielle Familienhotels. Es ist wichtig, auf diese Punkte zu achten. Denn wenn Ihre Kinder nicht zufrieden sind, werden Sie den Urlaub auch nicht genießen können. Bei einer Reise ans Meer erkundigen Sie sich vorab, ob der Strand für Kinder geeignet ist. Viele Reiseveranstalter haben inzwischen die Familie „entdeckt“ und haben attraktive Angebote.

Impfungen Sie müssen sich beizeiten – mindestens sechs Monate vor der Reise – erkundigen, welche Impfungen erforderlich sind. Die weltweiten Bestimmungen ändern sich sehr schnell. Manche Impfungen bieten erst nach einiger Zeit einen Schutz; bei anderen, zum Beispiel Hepatitis, müssen zwischen den Injektionen sechs Wochen liegen. Oft kann man zwei Impfungen auch nicht unmittelbar nacheinander durchführen. Informationen erhalten Sie bei Ihrem Arzt oder auch im Reisebüro.

Ernährung Als weitere wichtige Regel gilt, das Kind bereits zu Hause an exotische Speisen zu gewöhnen. So wissen Sie schon im voraus über Vorlieben und Abneigungen Bescheid. Probieren Ihre Kinder gerne neue Speisen aus, können sie durchaus die einheimische Küche essen. Allerdings müssen die Speisen gut durchgegart und sauber zubereitet worden sein.

Flugreisen
Die meisten Linien stellen auf Anfrage spezielle Annehmlichkeiten für Kinder zur Verfügung. Versuchen Sie einen Flug zu buchen, der nicht voll belegt ist. Bitten Sie bei der Buchung um einen Sitz mit mehr Beinfreiheit. Fragen Sie, ob Kinderbetten zur Verfügung stehen. Das Flugpersonal wird Ihnen die Fläschchen aufwärmen. Auf manchen Flügen ist Babykost erhältlich. Die meisten Reiseveranstalter klären diese Fragen für Sie ab. Da Kinder unberechenbar sind, sollten Sie sorgfältig planen und nach Möglichkeit nicht alleine reisen. Folgende Punkte sollten Sie vor der Reise bedenken:
- Nehmen Sie sich vor, frühzeitig am Flughafen zu sein. Dann müssen Sie beim Einchecken nicht in einer langen Warteschlange stehen. Planen Sie für den Weg zum Flughafen genügend Zeit ein.

- Bewahren Sie alle Reisedokumente in einer leichten, geräumigen Umhängetasche auf. Wenn möglich, bringen Sie darin auch die Wickeltasche mit Windeln, Ersatzkleidung und einigen Snacks unter.
- Beschriften Sie alle Teile, die Sie an Bord mitnehmen, deutlich; auch die Wickeltasche.
- Nehmen Sie einige Spielsachen mit. Lesen Sie bei den für die Autoreise vorgeschlagenen Spielen nach (s. S. 145); einiges davon eignet sich auch für die Flugreise.
- Tragen Sie Ihr Baby in einem Tragesitz, damit Sie die Hände frei haben.
- Wickeln Sie das Baby vor dem Einstieg ins Flugzeug nochmals.
- Nehmen Sie ins Flugzeug einen zusammengeklappten Buggy mit; die Crew wird ihn Ihnen beim Einstieg abnehmen und beim Verlassen der Maschine wieder aushändigen.
- Babys und Kinder verspüren beim Starten und Landen leichte Schmerzen; halten Sie deshalb einige Bonbons oder den Schnuller bereit. Beim Lutschen oder Saugen wird der Druck in den Ohren ausgeglichen.

Sicheres Sonnenbaden

Kinder bekommen sehr schnell einen Hitzschlag (s. S. 340) - eine ernste Sache. Ein Hitzschlag tritt vor allem dann ein, wenn der Nacken der heißen Sonne ausgesetzt ist. Dabei wird die Temperaturregulierung im Gehirn gestört.

Ist Ihr Baby jünger als sechs Monate, setzen Sie seine Haut niemals direkter, starker Sonneneinstrahlung aus. Die Richtzeiten (siehe rechts unten) gelten für Kinder über sechs Monate. Obwohl die Zeiten für die Sonnenexposition kurz erscheinen, halten Sie sich daran. Die übrige Zeit muß Ihr Kind T-Shirt und Sonnenhut tragen. Tragen Sie im Freien immer eine Sonnenschutzcreme auf (siehe rechts). Selbst beim Schwimmen oder bei bewölktem Himmel kann man einen Sonnenbrand bekommen.

Sind nach den ersten sechs Tagen keine ungünstigen Wirkungen aufgetreten, können Sie die Dauer des Sonnenbads ausdehnen. Vorausgesetzt natürlich, Ihrem Kind geht es gut und die Haut rötet sich nicht.

Sie können einem Sonnenbrand vorbeugen, wenn Sie Ihr Kind mit einer Sonnencreme mit Lichtschutzfaktor 15 oder mehr eincremen. Wenn nötig, cremen Sie es mehrmals ein.

Man kann nicht genug betonen, wie wichtig es ist, das Kind vor einem Sonnenbrand zu schützen. Man weiß heute, daß Sonnenbrände in der Kindheit für späteren Hautkrebs beim Erwachsenen verantwortlich sein können. Gerade bei Reisen in südliche Gefilden kann man sich bei nicht vorgebräunter, ungeschützter Haut in kürzester Zeit einen Sonnenbrand holen. Besonders gefährdet sind neben dem Gesicht auch der Nacken und der Fußrükken.

Ein Baby muß kühl gehalten werden; d.h. es trägt leichte Baumwollkleidung. Sofern es nicht ständig unter dem Sonnenschirm bleibt und niemals der direkten Sonne ausgesetzt wird, muß die Kleidung den ganzen Körper bedecken. Stellen Sie den Wagen so, daß ein leichter Windhauch die Haut des Babys kühlt. Kinder schwitzen in der Hitze viel mehr als Erwachsene; Sie sollten immer Mineralwasser dabei haben und dem Kind häufig zu trinken geben.

Sonnencreme

Auf dem Markt ist eine Vielzahl verschiedener Sonnencremes, Sonnenlotionen und Gels erhältlich. Verwenden Sie ein Produkt, das vor UVA- und UVB-Strahlen schützt, mit einem Lichtschutzfaktor von mindestens 15.

Für ein Baby sollten Sie einen sehr hohen Lichtschutzfaktor verwenden – erhältlich sind Produkte bis Lichtschutzfaktor 26.

Der Lichtschutzfaktor gibt die Zeitspanne an, um die man länger in der Sonne bleiben kann als ungeschützt, ohne einen Sonnenbrand zu bekommen; würde Ihr Kind normalerweise nach 10 Minuten einen Sonnenbrand bekommen, könnte es mit einer Creme mit Lichtschutzfaktor 10 also 100 Minuten in der Sonne bleiben.

Viele Sonnencremes werden als wasserfest deklariert. Wenn Ihr Kind allerdings immer wieder ins Wasser rennt, sollten Sie die Creme halbstündlich neu auftragen.

Unter normalen Umständen cremen Sie Ihr Kind ungefähr alle zwei Stunden neu ein.

Expositionszeiten

In die pralle Sonne sollten Sie Ihr Kind nie lassen. Die folgenden Angaben sind nur Hinweise darauf, wie schnell ein Sonnenbrand in der prallen Sonne entstehen würde.

1. Tag	5 Minuten
2. Tag	10 Minuten
3. Tag	15–20 Minuten
4. Tag	20–30 Minuten
5. Tag	45 Minuten
6. Tag	60 Minuten

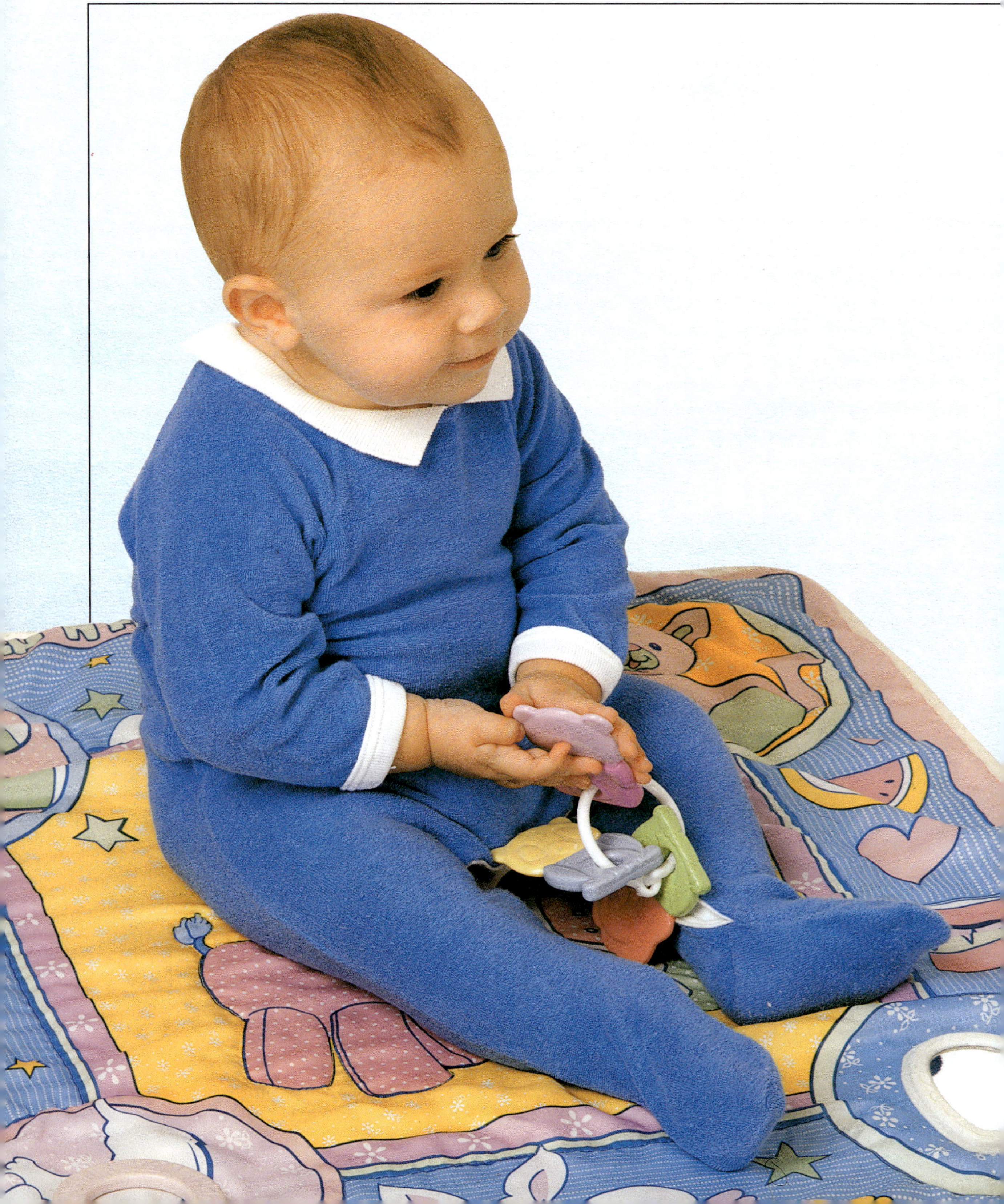

Kapitel 3

Spiel und Entwicklung

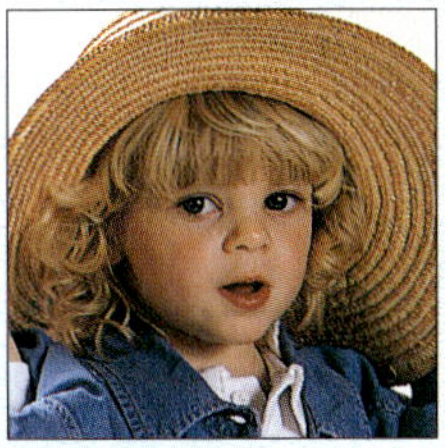

Nach der Geburt findet sich Ihr Baby in einer verwirrenden Welt voller optischer Eindrücke und Geräusche wieder. Es kann darin keinerlei Sinn erkennen. Der Lernprozeß, durch den es die Dinge in seiner Umwelt identifizieren und erinnern lernt, beginnt bereits in diesem Moment. Als Eltern können Sie ihm helfen, seine Umgebung zu verstehen.

Ausgangspunkt der sozialen Entwicklung Ihres Babys ist Ihre körperliche Anwesenheit. Sobald Ihr Baby geboren ist, wird es mit Ihrem Geruch und Ihrer Stimme vertraut. Es erkennt Ihren Blick und verbindet Ihre Person allmählich mit Trost und Liebe. Durch sprechen, berühren, Augenkontakt und Spiel fördern Sie seinen instinktiven Wunsch nach Kommunikation.

Während des ersten Lebensjahres verdoppelt das Gehirn Ihres Babys sein Gewicht. Und zwar nicht deshalb, weil es mehr Gehirnzellen erwirbt, sondern weil zwischen den existierenden Gehirnzellen immer mehr Verbindungen geschaffen werden. „Denken lernen" ist ein komplexer Prozeß, bei dem Assoziationen aufgebaut werden. Diese Fähigkeit entwickelt sich durch das Beobachten und die wechselseitigen Beziehungen zu der Welt.

Ihr Kind wird nicht nur sozial und geistig reifer, sondern auch körperlich geschickter. Es wird sitzen lernen, dann krabbeln und später laufen und rennen. Es wird eine feine manuelle Geschicklichkeit entwickeln. Alle diese Fähigkeiten werden ihm neue Erfahrungsbereiche eröffnen.

Alles über die Entwicklung

Die Entwicklung verläuft kontinuierlich, auch wenn das Kind zeitweilig keine Fortschritte zu machen scheint. Die Geschwindigkeit und Geschicklichkeit, mit der Fähigkeiten erworben werden, ist individuell vorgegeben. Machen Sie sich daher keine Sorgen, wenn sich Ihr Kind in manchen Bereichen langsamer entwickelt als gleichaltrige Kinder.
Sie können die Entwicklungsgeschwindigkeit in gewissem Maße beeinflussen, indem Sie zur richtigen Zeit die richtigen Anregungen bieten. Die Entwicklungsstadien an sich vollziehen sich jedoch in einer völlig unveränderlichen Abfolge.

Körperliche Entwicklung
Es gibt einige allgemeine Prinzipien, die für die körperliche Entwicklung aller Babys gilt. Der Erwerb der „Meilensteine" erfolgt immer in der gleichen Reihenfolge, da jede neue Fähigkeit von dem vorherigen Stadium abhängt. Ein Beispiel: Ihr Kind kann nicht laufen lernen, bevor es stehen kann.
Oft scheint eine bereits erlernte Fähigkeit vergessen, während sich das Baby auf das Erlernen einer neuen konzentriert. Doch sobald es das Neue erfolgreich gemeistert hat, erinnert es sich auch an das früher Erlernte. Manchmal tritt an die Stelle einer unbestimmten Aktivität eine speziellere: Mit sechs Monaten vollführt das Baby eher zufällige Beinbewegungen, die dem Gehen ähneln; aber sie sind ganz anders als die Bewegungen, die es mit ungefähr einem Jahr beherrscht, wenn es laufen lernt.
Ein wichtiger körperlicher Meilenstein ist erreicht, wenn die Zähne durchbrechen. Auf den ersten Blick mag das unbedeutend für die Entwicklung scheinen; doch kann das Baby ohne Zähne keine Beikost essen und nicht sprechen lernen.

Fortbewegung
Es mag überraschend klingen, daß jegliche Fortbewegung – d. h. gehen und laufen – mit dem Erwerb der Kopfkontrolle beginnt. Ihr Kind kann weder sitzen, stehen noch krabbeln, solange es die Position seines Kopfes nicht kontrollieren kann. Jede Entwicklung schreitet vom Kopf zu den Zehen hin fort.
Zunächst erschienen die Bewegungen des Babys ziellos; ein neugeborener Säugling bewegt Arme, Beine, Kopf, Hände und Füße, auch wenn er eigentlich nur lächeln will. Im Laufe der nächsten drei Jahre werden seine Bewegungen allmählich feiner und ausgefeilter. Dann kann er spezielle Aufgaben meistern.
Krabbeln ist zwar praktisch, aber doch eine uneffektive und plumpe Art der Fortbewegung. Bevor Ihr Kind sich aufrecht in den freien Raum wagen kann, muß es aber Gleichgewicht und Koordinationsvermögen schulen und Selbstvertrauen gewinnen.

Greifen Erst wenn das Baby den angeborenen Greifreflex (s. S. 20) verloren hat, kann es einen Gegenstand willentlich greifen. Anfangs benutzt es seinen Mund als wichtigstes Tastorgan; die Fingerspitzen übernehmen

Entwicklung bei Mädchen

Das Geschlecht des Kindes ist ein wichtiger Faktor für die Entwicklung. Jungen und Mädchen haben unterschiedliche Stärken. Sie entwickeln sich in körperlicher, geistiger und sozialer Hinsicht unterschiedlich. Im allgemeinen sind Mädchen:

- Im Sprachlichen besser als Jungen, zum Beispiel beim Sprechen, Lesen und Schreiben
- Stärker sozial eingestellt als Jungen; sie interessieren sich stärker für Menschen als für Dinge
- Sie laufen gewöhnlich früher als Jungen
- Sie wachsen schneller; ihr Wachstumsschema verläuft berechenbarer und gleichmäßiger als bei Jungen
- Im Vorschulalter besser im Springen, Hopsen und Balancieren als Jungen
- Man kommt mit ihnen leichter klar als mit Jungen
- Sie verkraften Streß besser als Jungen

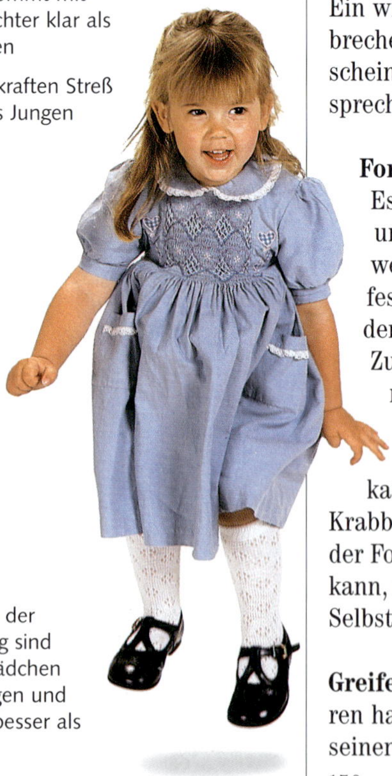

Springen
Entgegen der Erwartung sind kleine Mädchen im Springen und Hopsen besser als Jungen.

diese Funktion erst, wenn es lernt, die Hände zu gebrauchen. Es verfeinert seine Fähigkeit, Dinge zu greifen, zunehmend: zuerst greift es mit der ganzen Handfläche; dann lernt es den Pinzettengriff mit Fingern und Daumen. Ebenso wie das Festhalten wird es auch das Loslassen lernen.

Hören und sehen Das Gehör ist für die Sprachentwicklung unerläßlich. Von klein auf können Sie anhand vieler Anhaltspunkte beobachten, ob Ihr Kind richtig hört: Dreht es sich in die Richtung, aus der ein Geräusch kommt, reagiert es auf Ihre Stimme, indem es sich zu Ihnen wendet?
Das Sehvermögen Ihres Babys verbessert sich in den ersten Lebenswochen rapide. Es kann zwar nicht in die Ferne sehen, erkennt aber schon bei der Geburt Ihr Gesicht in einem Abstand von 20 – 25 cm.

Geistige Entwicklung
Das Gehirn Ihres Babys verdoppelt im ersten Lebensjahr sein Gewicht; dies wird nicht durch eine Zunahme der Gehirnzellen, sondern der Verbindungen zwischen ihnen verursacht. Diese Verbindungen bilden sich erst, wenn Ihr Baby über etwas nachdenken muß. Der Kontakt mit optischen Eindrükken, mit Geräuschen, Gerüchen, Geschmacksrichtungen und Berührungen regt Ihr Baby zum Denken an.
Um das Geschehen in seiner Umgebung zu verstehen, muß Ihr Baby seine Sinne, seinen Verstand und seinen Körper einsetzen. Es muß Zusammenhänge herstellen, um Ursache und Wirkung zu verstehen. Um ein Spielzeug aufzuheben, braucht es folgende Fähigkeiten: es muß das Spielzeug sehen können, es muß sich erinnern, daß es dieses Spielzeug mag, es dann erreichen und schließlich aufheben können. Die geistigen Fähigkeiten Ihres Babys entwickeln sich durch Anregung und Unterricht; aus diesem Grund ist Ihr Engagement unerläßlich. Dies gilt insbesondere während der Wachstumsschübe des Gehirns im ersten und dritten Lebensjahr. Sie sind der erste und wichtigste Lehrer Ihres Kindes.

Sozialverhalten
Es liegt in Ihrer Verantwortung, Ihrem Kind den Wunsch und die Fähigkeit zu vermitteln, liebevolle, offene Beziehungen zu anderen Menschen einzugehen. Babys werden mit dem Bedürfnis nach Liebe, aber auch mit der Fähigkeit, Liebe zu schenken, geboren.
Babys werden soziale Wesen, indem sie uns imitieren. Sie reagieren von Geburt an auf die menschliche Stimme; daher sollten Sie vom ersten Tag an mit Ihrem Baby sprechen. Die Persönlichkeit Ihres Kindes und seine sozialen Fähigkeiten können den Erwerb der Meilensteine der Entwicklung beeinflussen. Ein unabhängiges und entschlossenes Kind probiert neue Bewegungen früher als ein schüchternes Kind. Ein geselliges Kind sucht soziale Kontakte und die Kommunikation mit anderen Menschen früher als andere Kinder; und es spricht auch früher. Die Persönlichkeit Ihres Kindes umfaßt drei hauptsächliche Komponenten: das soziale Verhalten, die Aktivität und die Gefühle.
Ist eines dieser Merkmale bei Ihrem Kind besonders ausgeprägt, sollten Sie sich darauf einstellen und gleichzeitig die Entwicklung der beiden anderen Bereiche fördern.

Entwicklung bei Jungen

Das Entwicklungstempo wird von vielen Dingen beeinflußt, eines davon ist das Geschlecht; Jungen und Mädchen entwickeln sich nach unterschiedlichen „Zeitplänen". Im allgemeinen gilt für Jungen:

- Sie beginnen später zu sprechen als Mädchen und haben häufiger Sprachstörungen
- Sie sind weniger sozial eingestellt als Mädchen und mehr an Dingen als an Menschen interessiert
- Sie laufen gewöhnlich später als Mädchen
- Ihr Wachstum verläuft eher schubweise
- Im Schulalter werden sie im Springen, Rennen und Werfen besser als Mädchen.
- Sie sind aggressiver, ehrgeiziger und rebellischer als Mädchen
- Sie sind anfälliger für Streß als Mädchen und entwickeln häufiger Verhaltensauffälligkeiten

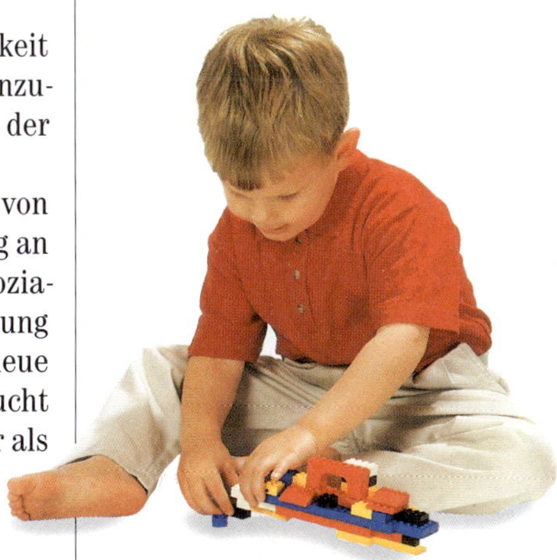

Aktives Spiel
Spielsachen, mit denen man bauen kann, verbessern die Handgeschicklichkeit Ihres Kindes.

Spielsachen auswählen

In den ersten drei Jahren wächst und lernt Ihr Kind sehr schnell; daher sollten Sie bei der Auswahl der Spielsachen diese sich verändernden Bedürfnisse berücksichtigen.

- Einfache Spielsachen sind wandelbarer, so daß sie länger interessant sind und phantasievolle Spiele fördern.
- Ein Baby braucht Spielsachen, die alle fünf Sinne anregen. Machen Sie Ihr Baby mit verschiedenen Farben, Texturen, Formen und Geräuschen bekannt.
- Ältere Babys lieben Spiele, bei denen man etwas bauen oder bewegen muß, zum Beispiel hineinstecken – herausholen. Bauklötze verschiedener Größe sind ideal.
- Sobald sich die manuelle Geschicklichkeit Ihres Babys entwickelt, mag es Steckspiele und die ersten Puzzles.
- Kindergartenkinder malen und zeichnen, lieben Phantasiespiele sowie einfache Spiele wie Bilderdominos oder Schnipp-schnapp, die die Konzentration fördern.

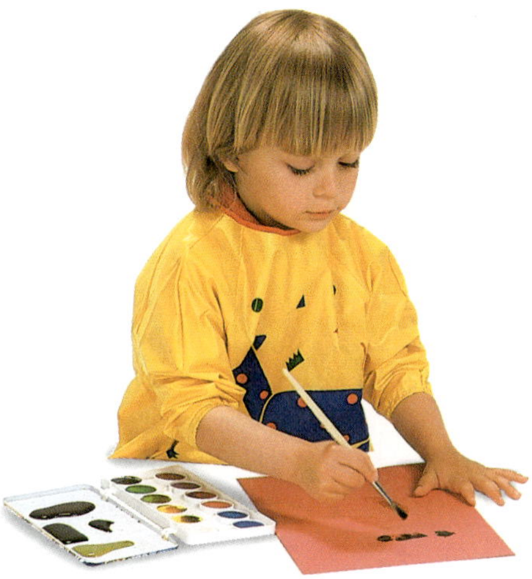

Malen
Geben Sie Ihrem Kind Materialien zum Malen und Zeichnen, und lassen Sie es seine Kreativität entfalten.

Die Entwicklung fördern

Die ersten sechs Lebenwochen stellen eine entscheidende Lernphase für Ihr Baby dar. In dieser Zeit sollten Sie sich aktiv engagieren. Ihre Rolle als Lehrer beginnt bei der Geburt des Babys und dauert viele Jahre. Es ist Ihre Aufgabe, seine Welt interessant und aufregend zu gestalten, so daß es sich darin körperlich und geistig entwickeln kann.

Ich bin der Überzeugung, daß die nächste Bezugsperson der wichtigste Lehrer im Leben eines Babys ist – d. h. meistens die Mutter. Schon sehr bald erkennt das Baby seine Mutter, zuerst am Geruch und am Klang ihrer Stimme. Es entsteht ein einzigartiges Band zwischen Mutter und Kind. Damit verfügt die Mutter über die besten Voraussetzungen, ihrem Kind die Welt zu lehren. Schließlich lernen wir auch noch als Erwachsene am leichtesten von den Menschen, bei denen wir uns wohl fühlen oder zu denen wir eine Beziehung haben. Auch dem Vater kommt eine wichtige Rolle zu. Er sollte zu dem Baby so früh wie möglich eine enge, liebevolle Beziehung aufbauen. Dann wird auch er ein guter Lehrer sein. Nutzen Sie jede Gelegenheit, an den Fortschritten Ihres Babys Anteil zu haben; seine frühe Entwicklung ist zum großen Teil abhängig von einer sicheren und fürsorglichen Umgebung. Schenken Sie ihm daher viel Aufmerksamkeit.

Die richtige Umgebung schaffen

Ihr Baby fordert und verdient eine reiche, anregende Umgebung. Es muß möglichst viele Empfindungen erfahren können, denn es ist beim Lernen immer noch auf seine Sinne angewiesen. Machen Sie Ihr Baby in den ersten sechs Monaten mit vielerlei Geräuschen, Gerüchen, Eindrücken und Texturen vertraut. In den ersten Monaten kann sich Ihr Baby seine Umgebung noch nicht aktiv aneignen. Das geschieht erst später, wenn es sich fortbewegen und sprechen kann. Seine intellektuelle und emotionale Entwicklung wird daher nur durch die verschiedenen Erfahrungen, die Sie ihm verschaffen, verbessert.

Wenn Ihr Kind anfängt zu laufen und zu spielen, achten Sie darauf, wie es seine Spielsachen benutzt. Machen Sie seine Spielsachen attraktiv, indem Sie sie phantasievoll anordnen. Anstatt Ihrem Kind ständig etwas Neues zum Spielen zu kaufen, spornen Sie es an, seine Spielsachen immer wieder anders zu verwenden – zeigen Sie ihm zum Beispiel, wie man eine Pappschachtel als Auto oder Schiff verwenden kann. Ein Kind braucht zum Spielen keineswegs ständig neues, gekauftes Spielzeug. Oft bieten improvisierte Dinge viel mehr Anregungen: zum Beispiel ein Zelt aus Bettlaken, ein Balancierbrett, ein kleiner Berg aus Torf, oder ein Tunnel aus Decken und Stühlen bieten einen interessanten Hintergrund für phantasievolle Spiele. Oft ist es sinnvoll, bestimmte Spielsachen eine Zeitlang wegzupakken; später sind sie dann wieder interessant.

Der Spielbereich muß sicher sein, mögliche Gefahrenquellen beiseite geräumt, so daß sich das Kind nicht verletzen oder etwas zerbrechen oder kaputtmachen kann. Ein Sandkasten im Garten ist ideal (muß aber zum Schutz vor Tieren abgedeckt werden). Auch eine Ecke in einem Zimmer kann speziell als Spielbereich reserviert werden.

Sich mit dem Kind beschäftigen

Damit Ihr Kind sein Potential voll entfalten kann, sollten Sie sich immer wieder intensiv mit ihm beschäftigen. Dabei passen Sie die jeweilige Beschäftigung seinem Entwicklungsstand an. Verantwortungsbewußte Eltern finden sich mühelos und ganz natürlich in die Rolle des Lehrers. Ihr Kind ist immer begierig, Neues zu lernen. Wenn Sie diese Zeit lustig und fröhlich gestalten, haben Sie beide etwas davon. Ergreifen Sie jede sich bietende Gelegenheit - beim Spiel oder Erzählen -, um zum Beispiel die Farben zu lehren, auf verschiedene Beschaffenheiten oder auf Gegensätze usw. hinzuweisen.

Dieser „Unterricht" hat nichts Formelles, bei dem bestimmte Regeln und Ziele eingehalten werden müßten. Diese Lehrstunden werden immer spielerisch gestaltet. Nähren Sie die wachsende Neugier Ihres Kindes und sein Bedürfnis nach neuen Erfahrungen. Loben Sie es immer wieder, so daß der Lernprozeß unbewußt abläuft. Dann wird daraus eine angenehme Erfahrung, die Ihr Kind immer wieder erleben will.

Hören Sie aber auf, sobald Ihr Kind Anzeichen der Langeweile zeigt. Setzen Sie es nicht unter Druck. Wenn es schon früh erfährt, daß Lernen Spaß macht, wird es auch später gerne lernen und wißbegierig sein.

Die Bedeutung des Spiels

Die Entwicklung Ihres Kindes zentriert sich um das Spiel. Das Spiel ist die natürlichste Art des Lernens. Erst in den letzten zwanzig Jahren wurde der volle Wert des Spiels für die Entwicklung erkannt; zuvor wurde das Spiel als nichtige Beschäftigung betrachtet, als Zeitvertreib, wenn die Kinder nicht sinnvoll beschäftigt werden konnten. Heute erkennen wir, daß Kinder im Spiel die Fähigkeiten Erwachsener erwerben, insbesondere im sozialen Bereich. Ihr Kind lernt im Spiel, Beziehungen einzugehen und mit gleichaltrigen Kindern zusammenzuarbeiten. Spielsachen spielen eine wichtige erzieherische Rolle bei allen Meilensteinen der Entwicklung.

Wählen Sie Spielsachen nach ihrem erzieherischen Wert aus. Lesen, Schreiben und Zählen erfordern gewisse grundlegende Fertigkeiten, die Ihr Kind durch Konstruktionsspiele und Baukästen, durch Puzzles und Geduldsspiele erwirbt. Wichtig sind auch Spiele, bei denen man Farben, Formen und Texturen zuordnen muß. Am besten sind Spielsachen, denen sich Kinder immer wieder zuwenden, weil sie in ihrer Anwendung unbegrenzt sind. Diese Spielsachen fördern den Erfindergeist. Aus diesem Grund kann ein Haushaltsgegenstand wie ein Schneebesen oder ein Sieb dauerhafteres Vergnügen bieten als viele teure und komplizierte Spielsachen. Indem Sie am Spiel Ihres Kindes teilhaben und es fördern, stärken Sie die Beziehung zwischen Ihnen. Ihr Kind betrachtet Sie als Vermittler von Wissen und Spaß.

Spielbereiche Es ist schön, wenn man einen speziellen Tätigkeitsbereich für das Kind reservieren kann - zum Beispiel einen Sandkasten oder einen Ort, wo es mit Farben oder Wasser experimentieren kann. Ihr Kind kann aber überall spielen, solange die Sicherheitsmaßnahmen eingehalten werden (s. S. 306 – 313). Die Küche ist ein idealer Ort, vorausgesetzt, Sie behalten Ihr Kind im Auge. Sie können eine Puppenecke einrichten, wo die Puppen jeden Abend zu Bett gebracht werden und morgens wieder aufstehen.

Fernsehen

Das durchschnittliche westliche Kind sieht täglich je nach Alter 3 – 5 Stunden fern. Eine Stunde am Tag ist für ein kleines Kind mehr als genug.

Verbringt ein Kind längere Zeit vor dem Bildschirm, kann es Fähigkeiten wie Kommunikation, Phantasie und Koordination nicht schulen; diese Fertigkeiten werden durch Spiele, Geschichtenerzählen und aktives Tun besser entwickelt. Schreiben Sie auf, wie lange Ihr Kind fernsieht. Hüten Sie sich davor, den Fernseher als bequemen Babysitter zu mißbrauchen. Wird das Fernsehen mit Bedacht eingesetzt, kann es aber durchaus eine Hilfe sein, um dem Kind neue Welten zu vermitteln.

Forschungen zeigen, daß ein Kind nach einer Sendung noch lange in der Phantasiewelt des Fernsehens weiterlebt. Dies kann zu Alpträumen führen, wenn es etwas Erschreckendes oder Brutales gesehen hat.

Schwedische Wissenschaftler haben gezeigt, daß die negativen Auswirkungen des Fernsehens abgebaut werden können, wenn man das Kind behutsam in die reale Welt zurückführt – mit einer Geschichte, dem Zähneputzen oder dem Herrichten der Kleidung für den nächsten Tag.

Jüngeres Baby

Kopfkontrolle

Die wichtigste körperliche Veränderung in den ersten Lebenswochen besteht in der Entwicklung der Nackenmuskulatur und der Kontrolle über die Kopfbewegungen.

Der Kopf eines Neugeborenen ist im Verhältnis zu seinem Körper sehr groß und schwer; das bedeutet, daß das Baby erst die Kontrolle über seinen Kopf gewinnen muß, bevor es den übrigen Körper beherrschen lernt.

Mit dem ersten Anheben des Kopfes entwickelt das Baby die Kraft, die es zur weiteren Fortbewegung anspornt. Wenn Sie Ihr Baby in der Luft mit dem Gesicht nach unten halten, will es seinen Kopf anheben. In der Bauchlage versucht es dies auch alleine.

Wenn das Baby an Kraft gewinnt, wird auch die Kopfkontrolle zuverlässiger. Das Rückgrat trägt allmählich einen größeren Teil des Gewichts vom Rumpf. Dies ist das erste Stadium des Sitzen-, Krabbeln- und Laufenlernens.

Fortbewegung

Die ersten Monate in der Entwicklung des Babys sind für die Eltern eine sehr aufregende Zeit. Sie können beobachten, wie ihr Baby die Welt entdeckt und sich dann bemüht, am Geschehen teilzuhaben. Wenn sich Koordinationsvermögen und Muskelkraft entwickeln, verfügt es bald über eine bessere Kontrolle seines Körpers. Die zunehmende Genauigkeit seiner Bewegungen und seine wachsende Neugier sind ein hervorragender Anreiz für alle Aspekte seiner Entwicklung. Jedes Kind entwickelt sich jedoch gemäß seinem eigenen Tempo. Die unten angeführten Altersangaben, in der die verschiedenen Stadien der Koordination und Körperbeherrschung erreicht werden, sind nur Näherungswerte.

Das Neugeborene
Das Baby biegt seine Gliedmaßen zum Körper, der noch einige Wochen gekrümmt bleibt. Dann wächst es allmählich aus der fötalen Haltung heraus. Sein Kopf ist anfangs sehr schlaff, aber es wird ihn beim Liegen auf seine bevorzugte Seite drehen. Stützen Sie Ihr Baby beim Hochnehmen immer an Kopf und Hals ab.

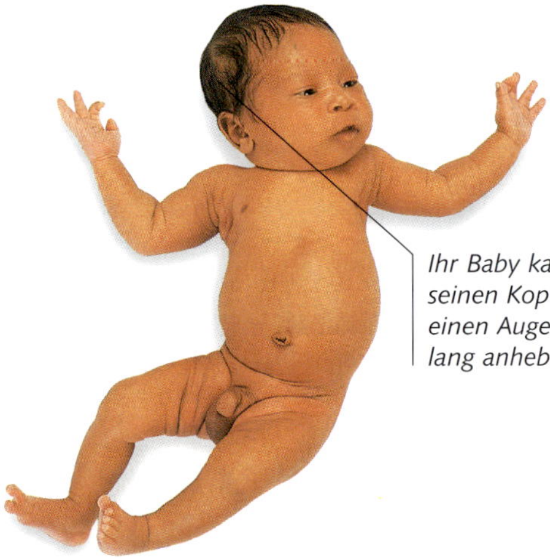

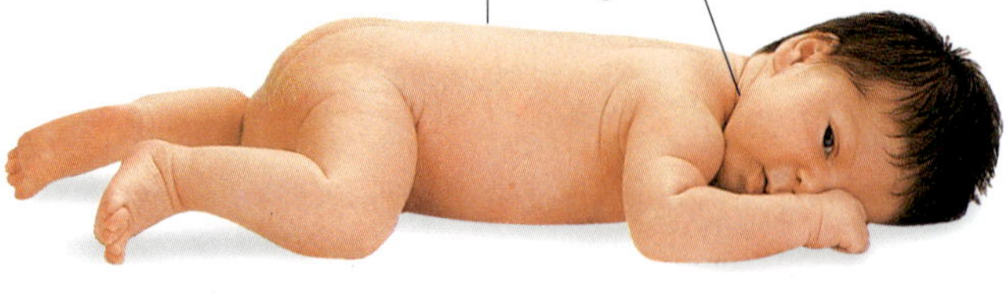

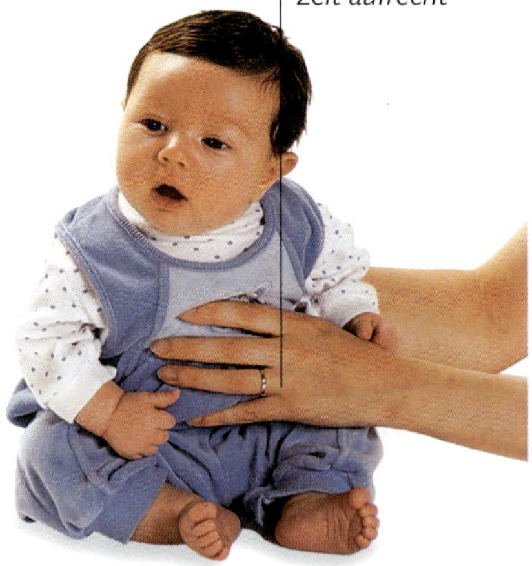

1 Monat
Ihr Baby ist in der Lage, seinen Kopf einige Sekunden lang leicht anzuheben. Es sieht nicht mehr aus wie ein Neugeborenes. Wenn Sie das Baby aus dem Bett nehmen, kann es den Kopf für ein, zwei Sekunden auf einer Höhe mit dem Körper halten. Knie und Hüfte werden zunehmend kräftiger.

2 Monate
Ihr Baby kann seinen Kopf nun länger halten. In der Bauchlage hält es seinen Kopf in einer Linie mit dem Körper. Bald lernt es, den Kopf in der Bauchlage in einem Winkel von 45 Grad anzuheben.

3 Monate
Ihr Baby liegt nun flach und kann das Gewicht von Schultern und Kopf auf den ausgestreckten Armen aufstützen. Bringt man es in eine sitzende oder stehende Position, folgt der Kopf mit nur geringer Verzögerung der Bewegung.

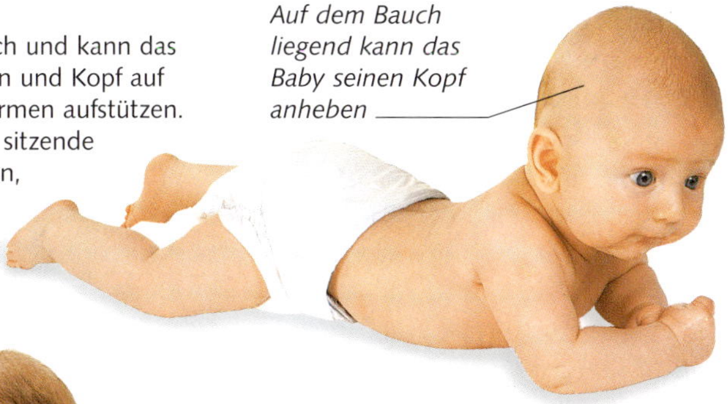

Auf dem Bauch liegend kann das Baby seinen Kopf anheben

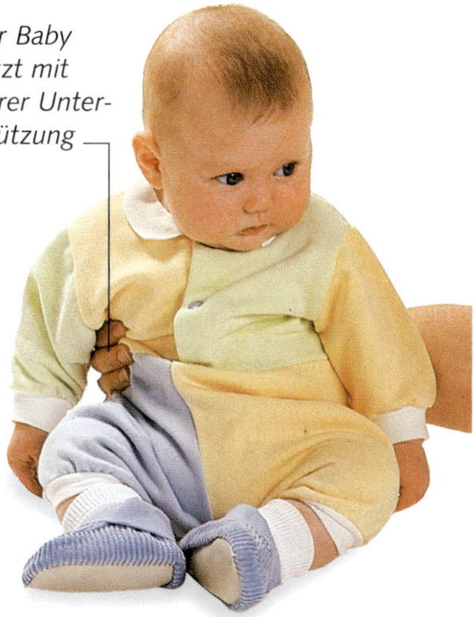

Ihr Baby sitzt mit Ihrer Unterstützung

4 Monate
Ihr Baby will nun frei sitzen. Seine Kopfkontrolle wird immer besser. Es dreht sich nach links oder rechts, wenn seine Aufmerksamkeit dorthin gelenkt wird. In der Bauchlage kann es das Gewicht von Brust oder Kopf mit den Unterarmen abstützen, beide Beine anheben und von Seite zu Seite schaukeln. Es lernt, sich zu rollen.

Die Haltung Ihres Babys

Die Haltung Ihres Babys entwickelt sich parallel zur Kräftigung seiner Muskeln. Zur Unterstützung können Sie mit ihm sanfte Beuge- und Streckübungen durchführen.

Das Wickeln bietet eine gute Gelegenheit dazu; Ihr Baby verbindet das wohlige Gefühl, sauber und trocken zu sein, mit den Bewegungen. Fassen Sie die Füße Ihres Babys vorsichtig an den Knöcheln; beugen und strecken Sie seine Beine einige Male. Führen Sie die Bewegungen langsam aus. Hören Sie auf, wenn Ihr Baby Unwillen zeigt.

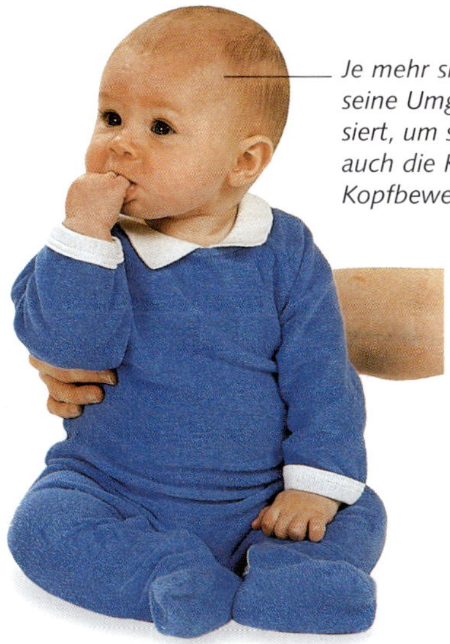

Je mehr sich Ihr Baby für seine Umgebung interessiert, um so besser wird auch die Kontrolle der Kopfbewegungen

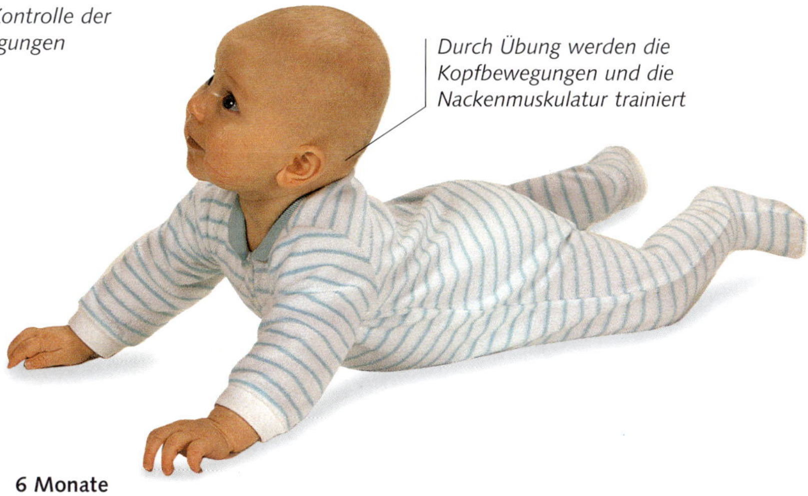

Durch Übung werden die Kopfbewegungen und die Nackenmuskulatur trainiert

5 Monate
Ihr Kind beherrscht seine Kopfbewegungen in vollem Umfang, sogar im Sitzen. Es kann das gesamte Gewicht von Kopf, Schultern und Brust auf den ausgestreckten Händen abstützen. Seine Schaukelbewegungen werden kräftiger.

6 Monate
Sobald die Gliedmaßen kräftiger werden, kann es einen Großteil seines Gewichts mit den Armen abstützen. Es sitzt, wenn es sich mit den Händen nach vorne abstützt. Es streckt die Hände aus, wenn es hochgenommen werden will. Es kann vielleicht schon einige Sekunden frei sitzen. Wenn Sie Ihr Baby aufrecht auf Ihrem Schoß nach oben und unten wippen, fängt es einen Teil seines Gewichts mit der Beinmuskulatur ab.

Robben

Manche Babys entwickeln vor dem Krabbeln entsprechend dem bereits erworbenen Koordinationsvermögen eine individuelle Art der Fortbewegung.

Manche Babys schieben sich auf dem Po vorwärts, andere bewegen sich seitlich wie ein Krebs und wieder andere entwickeln ihre eigene einzigartige Methode. Es ist nicht wichtig, wie sich Ihr Baby bewegt. Es hat eine große Leistung erbracht, wenn es sich selbständig fortbewegen kann, und nur das zählt. Sie sollten Ihr Baby bei seinen ersten Fortbewegungsversuchen niemals einschränken. Dabei erlernt es die Beherrschung seines Körpers. Es muß die Möglichkeit haben, die Grenzen seiner Fähigkeiten auszuloten. Lassen Sie seiner Neugier und seiner Abenteuerlust freien Lauf.

Die Beweglichkeit fördern

Die scheinbaren Krabbelbewegungen der ersten Lebenswochen (s. S. 21) verlieren sich, sobald der Körper des Babys die fötale Haltung überwindet und sich streckt. Bevor das Baby richtig krabbeln kann, muß es seinen Körper strecken, die Kopfbewegungen beherrschen, den Oberkörper deutlich in der Bauchlage anheben können und in Armen und Beinen Kraft entwikkeln.

Dank Ihrer Förderung und Ihres Lobes wird dieser Entwicklungsprozeß für Eltern und Kind zu einer aufregenden und schönen Zeit. Das Training der Kopfkontrolle fördern Sie zum Beispiel, indem Sie ein leuchtendes Spielzeug über das Baby halten. Um die Kräftigung der Rücken- und Schultermuskulatur zu unterstützen, ziehen Sie das auf dem Rücken liegende Baby gelegentlich in die Sitzposition. Sobald es sitzen kann, können Sie Spiele machen, bei denen es sich im Sitzen drehen muß; rufen Sie von einer Seite „Guckguck". Dann muß es sich drehen, um Sie zu sehen. Wenn das Baby mit ungefähr fünf Monaten über die volle Kopfkontrolle verfügt, lernt es beim Schaukeln, den Kopf stabil zu halten.

Abstützen

Integrieren Sie Ihr sechs Monate altes Baby in das tägliche Leben, indem Sie es in einer aufrechten Position mit Kissen abstützen, allerdings nicht länger als eine halbe Stunde. Es sieht nun besser und kann in dieser Stellung das Geschehen verfolgen. Sehr bald wird es sich am Familienleben auch beteiligen wollen.

Zum Krabbeln anspornen

Ihr Baby kann erst krabbeln lernen, wenn es stark genug ist, um Kopf und Brust in der Bauchlage anzuheben. Mit ungefähr sechs Monaten kann es den Oberkörper deutlich vom Boden hochdrücken und in dieser Stellung auf den Knien verharren. Doch erst mit ca. acht Monaten wird es sich auch nach vorne schieben können.

Man kann unmöglich genau vorhersagen, wann ein Baby krabbeln wird – wenn es überhaupt krabbelt. Manche Babys sind intensiv damit beschäftigt, im Sitzen ihre Umgebung zu beobachten. Sie hassen die Bauchlage und krabbeln deshalb auch später. Andere Babys überspringen das Krabbelstadium und lernen gleich laufen.

Sie können Ihr Baby auf verschiedene Weise zum Krabbeln anspornen. Wichtig ist Ihre positive Unterstützung. Loben Sie jede Anstrengung; dann ist Ihr Baby bei fehlgeschlagenen Versuchen nicht entmutigt oder frustriert. Ihre Ermutigung ist viel hilfreicher als mögliche Versuche, ihm das Krabbeln „beizubringen", indem Sie seine Arme und Beine wie beim Krabbeln bewegen.

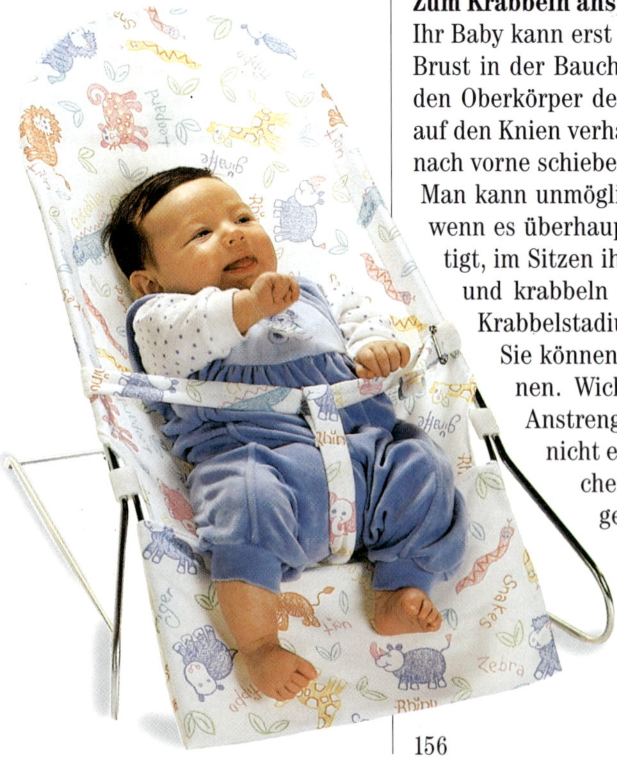

Eine Wippe
Das Federn der Wippe als Reaktion auf die Bewegungen des Babys weckt seine Bewegungslust. Stellen Sie die Wippe immer auf den Boden, niemals auf einen Tisch.

Wie das Baby stehen lernt

Um stehen zu können, braucht das Baby Kraft und Gleichgewichtsgefühl. In der Regel verfügt ein Baby erst mit 10, 11 Monaten über genügend Kraft sowie eine hinlängliche Beherrschung der Beinmuskulatur. Doch schon in den Monaten zuvor macht es ihm riesigen Spaß, auf dem Schoß eines Erwachsenen auf und ab zu hüpfen. Stellen Sie Ihr Baby mit dem Gesicht zu Ihnen auf Ihre Knie; heben Sie es nach oben und stellen es wieder auf Ihre Knie, wobei Sie seinen Kopf abstützen. Ihr Baby genießt das Gefühl, sein eigenes Gewicht zu halten. Dieses Spiel stärkt die Beinmuskulatur als Vorbereitung auf das Gehen. Mit ungefähr sechs Monaten wird es in einer stehenden Position immer versuchen, seine Beine wie beim Hüpfen zu beugen und strecken. Diese Bewegungen sind die ersten Gehversuche.

Übungen

Fördern Sie die körperliche Entwicklung Ihres Babys von klein auf durch einfache, vergnügliche Spiele. Ziehen Sie dem Baby etwas Bequemes an; sind Sie in einem warmen, zugfreien Raum, braucht es nur seine Windel.

Übungen zur Kräftigung

Flugzeug

Legen Sie sich auf den Rücken. Ziehen Sie Ihre Knie an, und balancieren Sie Ihr auf dem Bauch liegendes Baby auf Ihren Knien. Strecken Sie seine Arme seitlich aus – dabei sollte es den Kopf heben; bringen Sie dann seine Arme wieder in die Ausgangsstellung, und wiederholen Sie die Übung.

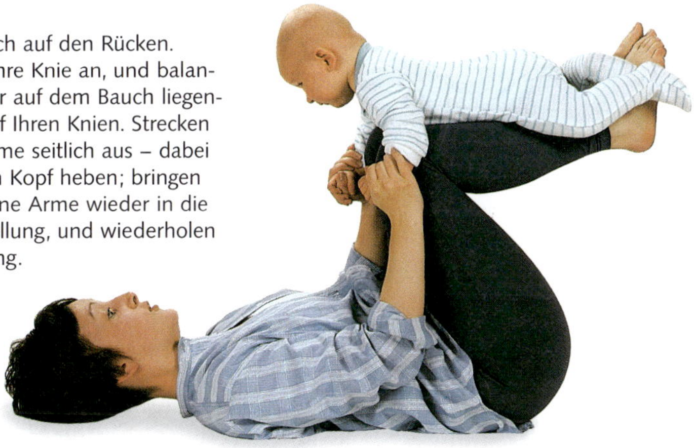

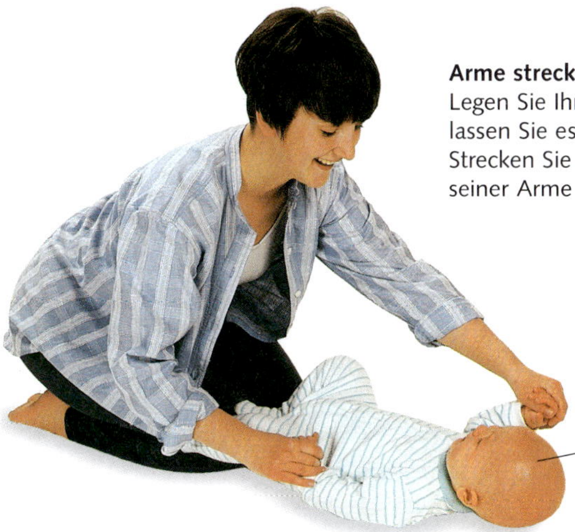

Arme strecken

Legen Sie Ihr Baby auf den Rücken, und lassen Sie es Ihre Daumen umfassen. Strecken Sie abwechselnd jeweils einen seiner Arme über seinen Kopf.

Ihr Baby wird zufriedener sein, wenn es Sie sehen und Ihre Bewegungen verfolgen kann.

Sicherheit

Sobald Ihr Baby mobil wird, muß Ihre Wohnung „kindersicher" sein (s. S. 306–311). Nur so können Sie Unfällen vorbeugen.

- Lassen Sie Ihr Baby niemals unbeaufsichtigt. Schon bevor es mobil wird, sollte es zu seiner Zufriedenheit und Sicherheit immer bei Ihnen sein.
- Sobald Ihr Baby sich drehen und damit auch rollen kann, dürfen Sie es nur noch auf den Boden legen, außer Reichweite von scharfen oder harten Gegenständen.
- Auch wenn es seinen Kopf halten kann, stützen Sie Po und Rückgrat weiterhin mit Kissen ab.
- Stellen Sie alle giftigen Substanzen außer Reichweite des Babys.
- Sichern Sie zuverlässig alle Feuerstellen, Herd, Schränke, Geländer und Treppen.

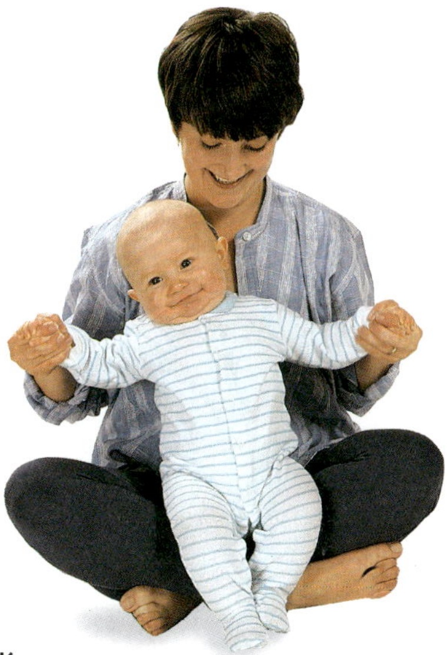

Kreuzen

Nehmen Sie die Hände Ihres Babys, strecken Sie seine Arme seitlich aus und kreuzen Sie sie dann über seine Brust. Wiederholen Sie die Übung.

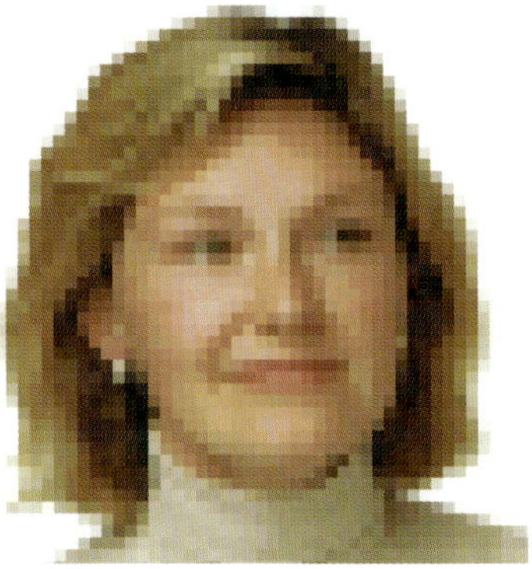

Name:	Karin Schneider
Alter:	31 Jahre
Geburtshilflicher Hintergrund:	Erstes Baby, normale Entbindung, keine Komplikationen.

Vom 4. Lebensmonat an hatte Karin den Eindruck, daß sich Christian zu langsam entwickelte. Er konnte seine Kopfbewegungen noch nicht kontrollieren. Sein Kopf baumelte hin und her, und er machte keine Sitzversuche. Wollte Karin ihn in einer sitzenden Position abstützen, rollte er zur Seite. Wenn sie Christian anzog, bemerkte sie, daß seine Arme und Beine zum Körper zurückflutschten, sobald sie sie in den Ärmel oder das Hosenbein gesteckt hatte.

Fallstudie

Muskelhypotonie

Da Christian ihr erstes Kind war, war sich Karin nicht sicher, ob er nun in seiner Entwicklung zu langsam war oder nicht. Schließlich ging sie doch mit ihm zum Arzt. Auf Befragen des Arztes erinnerte sich Karin an einige Anzeichen dafür, daß mit Christian nicht alles in Ordnung war. Nach der Geburt hatte sie bemerkt, daß seine Augen flackerten. Damals wußte sie nicht, daß dies bei Neugeborenen ungewöhnlich ist. Christian trank schwach und immer wieder floß Milch aus seinem Mund. Dies deutete auf Schwierigkeiten beim Schlucken hin – aber man sagte ihr, daß viele Neugeborene dieses Problem hätten.

Der Arzt untersuchte Christian sorgfältig und stellte Karin einige Fragen. Er überwies Christian zu einer gründlichen Untersuchung zum Kinderneurologen. Er benutzte die Ausdrücke „floppy infant syndrome“ und „Muskelhypotonie“ und sagte, dafür gäbe es viele Ursachen. Deshalb wäre während der nächsten Monate etwas Detektivarbeit erforderlich.
Nach diesem Arztbesuch war Karin voller Angst und Sorge. Sie suchte verzweifelt nach Antworten auf ihre vielen Fragen. Was ist Muskelhypotonie? Wodurch wird sie verursacht? Welche Aussichten hatte Christian? Würde ein weiteres Baby von ihr auch betroffen sein? War diese Krankheit vererbt? Würde Christian jemals normal sein? Wie konnte sie ihm helfen?

Mögliche Ursachen
Ich empfahl Karin, einen Schritt nach dem anderen zu tun. Verschiedene Tests würden alle ihre Fragen beantworten. Die Liste möglicher Ursachen für eine Muskelhypotonie ist riesig, weil der Begriff einfach den Zustand eines Babys beschreibt, nicht die Ursache. Hunderte verschiedener, seltener Krankheiten können die Ursache dieser „Schlaffheit“ sein; keine dieser Krankheiten kann ohne weitreichende hochtechnische Untersuchungen diagnostiziert werden. Jedoch kann die familiäre Vorgeschichte und die sorgfältige klinische Untersuchung die Liste auf eine der drei wichtigsten Kategorien reduzieren.

Genetisch Die Krankheit ist genetisch bedingt, wenn schon andere Familienmitglieder erkrankt waren. Sicherheit kann aber nur eine Genanalyse geben. Dabei wird eine DNA-Probe auf Genabweichungen hin untersucht.

Muskulär Krankheiten wie die Muskulardystrophie können mit einem EMG (Elektromyographie) aufgespürt werden. Außerdem kann man das Blut auf Muskelenzyme, die gewöhnlich nur in den Muskeln vorkommen, untersuchen. Sind sie auch im Blut nachweisbar, deutet dies auf eine Muskelauflösung hin. Auch eine Muskelbiopsie kann durchgeführt werden; dabei wird ein winziges Stück Muskelgewebe unter einem Mikroskop auf Anomalitäten untersucht.

Gehirn Das Kleinhirn ist für die Aufrechterhaltung des Muskeltonus verantwortlich. Es liegt im hinteren Bereich des Kopfes. Möglicherweise hat es sich während der Schwangerschaft nicht normal entwickelt. Bei einer Computertomographie und einer Kernspintomographie werden Bilder vom Gehirn geliefert, die im winzigsten Detail ausgewertet werden können. Sehr selten einmal wird das Gehirn bei der Geburt geschädigt; dies geschieht gewöhnlich nur während einer langwierigen, schwierigen Geburt.

Anhaltspunkte für die Diagnose

Christians Apgar-Test (s. S. 24) hatte bei der Muskelspannung einen niedrigen Wert ergeben, ein früher Anhaltspunkt für die spätere Entwicklung. Ein weiteres Indiz war das Augenflackern, das Karin nach der Geburt bei Christian beobachtet hatte. Es hat seinen Ursprung oft in einer Schädigung oder der unzureichenden Entwicklung des Kleinhirns. Dadurch hatten wir den Hinweis, daß wir zuerst diesen Bereich untersuchen mußten.
Alle Anzeichen, die Karin bemerkt, aber als unbedeutend abgetan hatte – schwaches Saugen, Sabbern, mangelhafter Schluckreflex, Augenflackern und schwacher Muskeltonus – sind frühe Symptome der Muskelhypotonie. Allerdings wird ihre Bedeutung erst offensichtlich, wenn sie alle zusammen auftreten. Karin brauchte keine Schuldgefühle zu haben, weil sie diese ersten Anzeichen übersehen hatte. Dieses Versäumnis war für Christians Zukunft oder seine Behandlung unerheblich.

Mit der Krankheit leben

Noch vor Beginn der Tests nahmen Karin und Stefan psychologische Hilfe in Anspruch. Es ist eine enorme Hilfe, konstruktiv mit einem Therapeuten zu reden. Er zeigt Einfühlungsvermögen und kann den Eltern helfen, die Situation zu bewältigen und in die Zukunft zu planen. Karin und Stefan trafen ihren psychologischen Berater mehrere Monate lang regelmäßig.

Christians Diagnose

Als die Tests durchgeführt worden waren, gab es neben den schlechten auch eine gute Nachricht: Die genetischen Tests waren negativ. Dies bedeutete, daß Christians Krankheit spontan aufgetreten war und weitere Kinder der Eltern mit größter Wahrscheinlichkeit normal sein würden. So weit die Ärzte beurteilen konnten, war seine Intelligenz nicht betroffen. Die Muskelbiopsie zeigte keine Dystrophie. Es sah aus, als ob die Verletzung im Gehirn lag. Eine Kernspintomographie bestätigte dies mit Bildern, die ein etwas kleineres, unterentwickeltes Kleinhirn zeigten.
Mit 16 Monaten war Christian in der Entwicklung zurück. Vermutlich wurde dies aber eher durch seine schwachen Muskeln als durch eine geistige Behinderung verursacht. Er war ein süßes, geselliges Kerlchen und sehr liebevoll. Er machte Karin und Stefan viel Freude. Seine Sprachentwicklung war langsam. Doch da er Laute bildete, wußten die Eltern, daß er die Kommunikation suchte – ein gutes Zeichen. Er verfügte nun über eine viel bessere Körperbeherrschung und wurde langsam kräftiger. Er würde allerdings erst mit vier oder fünf Jahren gehen können und Probleme mit dem Stehen haben. Sehvermögen und Gehör waren normal.

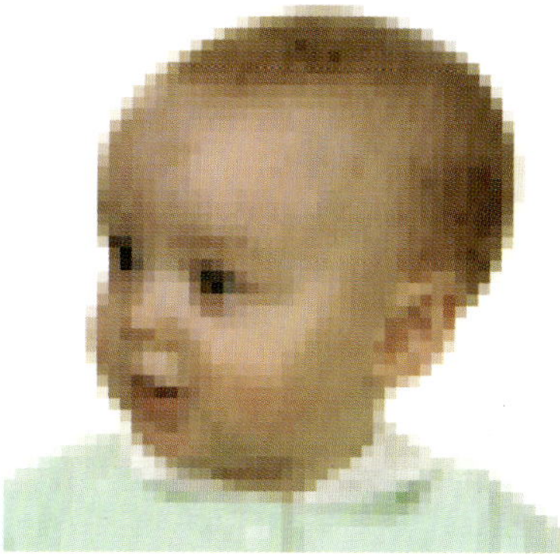

Name:	Christian Schneider
Alter:	18 Monate
Medizinische Vorgeschichte:	Normale Entbindung. Augenflackern bei der Geburt und ein niedriger Muskeltonus beim Apgar-Index (Hypotonie). Langsame motorische Entwicklung.

Karin erfuhr von ihrem Arzt, daß es für Christian verschiedene Hilfsangebote gibt (siehe Nützliche Adressen S. 344). Sie weiß, daß Christian eines Tages in einer speziellen Einrichtung leben muß. Unterdessen geht sie mit Christian zur Krankengymnastik, um seine Muskeln zu kräftigen und seine körperliche Koordination zu verbessern. Der Krankengymnast ist sehr zufrieden mit Christians Fortschritten und freut sich auch, welch gute Lehrerin Karin geworden ist. Seit Karin erkannt hat, daß sie Christian auf vielfältige Weise helfen kann, hat sie größeres Vertrauen in ihre eigene Stärke.

Älteres Baby

Die Phasen des Stehenlernens

Wenn Ihr Baby längere Zeit frei sitzen kann, verbessert sich sein Gleichgewichtsgefühl. Nun wächst der Wille, gehen zu lernen.

- Mit ungefähr sechs oder sieben Monaten trägt Ihr Baby sein ganzes Gewicht mit den Knien und Hüften. Sie müssen ihm aber noch als Balancierhilfe zur Seite stehen. Es testet seine Kraft in den Beinen durch tänzelnde Bewegungen; es hüpft schnell von einem Fuß auf den anderen. Wenn es mehr Selbstvertrauen gewinnt, wird es die Beine beugen und strecken.
- Mit neun Monaten kann es sein Gewicht bedeutend besser ausbalancieren. Vielleicht kann es schon sein ganzes Gewicht mit den Beinen tragen, muß sich aber immer noch an etwas festhalten. Jedes stabile Möbelstück bietet eine Stütze. Lassen Sie es in dieser Phase niemals alleine; es hat noch Probleme damit, sich aus dem Stehen wieder hinzusetzen. Ein Sturz könnte sein Selbstvertrauen und seine Freude am Stehen ernsthaft beeinträchtigen.
- Mit ungefähr zehn Monaten kann Ihr Baby beim Stehen einen Fuß anheben – vorausgesetzt es wird gehalten. Es kann sich selbst zum Stehen hochziehen, hat aber immer noch Schwierigkeiten mit dem Hinsetzen.

Fortbewegung

Während der ersten Lebensmonate erwarb das Kind die Kontrolle über seine Kopfbewegungen. Als seine Muskeln kräftiger und sein Gleichgewichtsgefühl besser wurden, lernte es, seine Bewegungen in leicht erkennbaren Phasen zu koordinieren. Jetzt verfügt es über die Voraussetzungen der Fortbewegung. Das kommende Jahr wird für Eltern und Kind aufregend: Das Baby lernt krabbeln und laufen.

Denken Sie aber daran, daß sich jedes Baby gemäß seines eigenen Tempos entwickelt. Die hier angeführten Altersangaben sind Richtwerte, d. h. die meisten Babys erwerben bestimmte Fähigkeiten in diesem Zeitraum. Einige wenige Babys laufen mit acht Monaten; andere zeigen überhaupt kein Interesse am Laufen, können es später aber gleich perfekt. Machen Sie sich also keine Sorgen, wenn die Entwicklung Ihres Babys nicht genau diesen Angaben entspricht. Manche Babys überspringen das Krabbelstadium und gehen vom Robben (s. S. 156) gleich zum Laufen über. Andere krabbeln wie Bären auf Händen und Füßen, statt auf Händen und Knien. Beides ist normal.

Ihr Baby kann sein Gewicht auf drei Gliedmaßen ausbalancieren, während es nach einem Gegenstand greift.

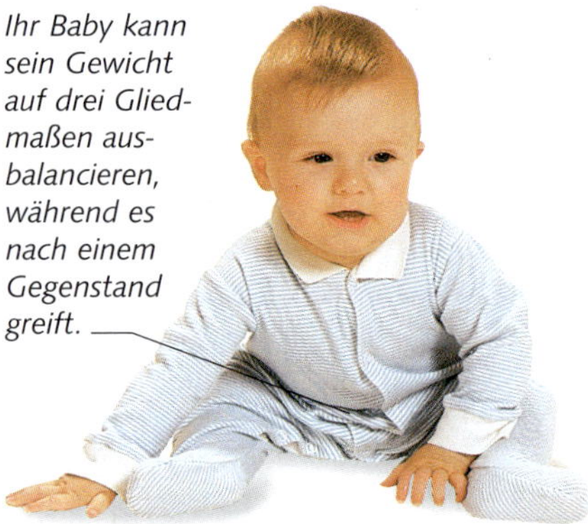

8 Monate
Ihr Baby wird sich nach Dingen strekken, die außerhalb seiner Reichweite sind. Es sitzt frei, anfangs nur kurz, aber allmählich immer längere Zeit. Es kann sich nach vorne und zur Seite beugen. Es testet beim Sitzen sein eigenes Gleichgewichtsgefühl durch Schaukelbewegungen nach vorne und hinten aus. Es versucht, sich im Sitzen zu drehen, kippt dabei aber wohl um.

10 Monate
Ihr Baby kann ungefähr zehn Minuten frei sitzen. Wahrscheinlich kann es robben. Es zieht sich zum Stehen hoch. Beim Stehen müssen Sie es aber immer noch halten und ihm helfen, sich wieder hinzusetzen.

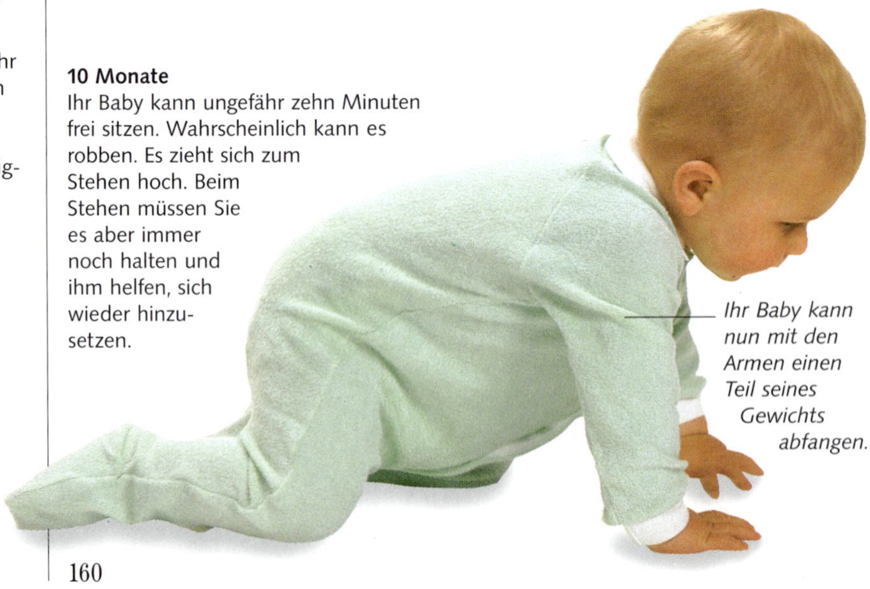

Ihr Baby kann nun mit den Armen einen Teil seines Gewichts abfangen.

1 Jahr
Ihr Baby kann robben oder krabbeln. Wird es in einer aufrechten Position gehalten, versucht es Schritte zu machen. Es hangelt sich an Gegenständen entlang – es geht seitwärts, während es sich vorne irgendwo festhält.

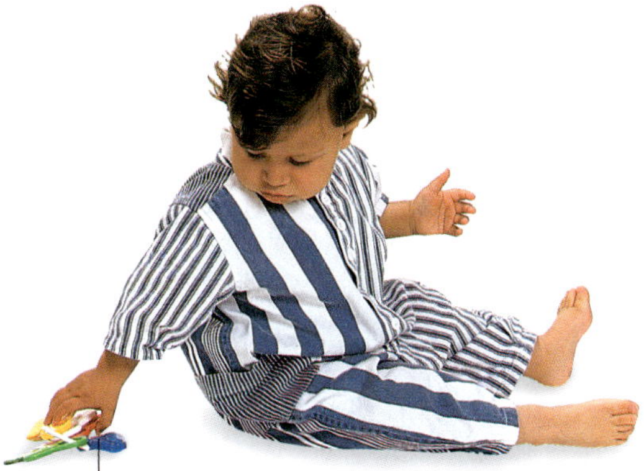

Ihr Baby kann sich im Sitzen drehen und einen hinter ihm liegenden Gegenstand aufheben.

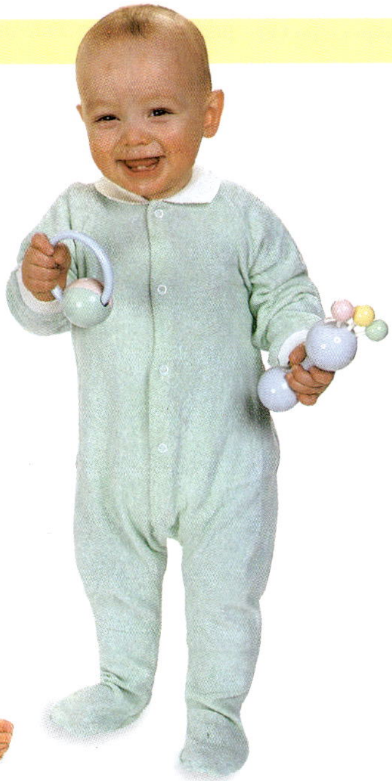

14 Monate
Nun kann Ihr Baby sicher stehen und macht vielleicht sogar seine ersten freien Schritte. Bald macht es einige Schritte nacheinander, um von einem festen Halt zum anderen zu gelangen. Will es sich aus dem Stehen hinsetzen, braucht es noch Unterstützung.

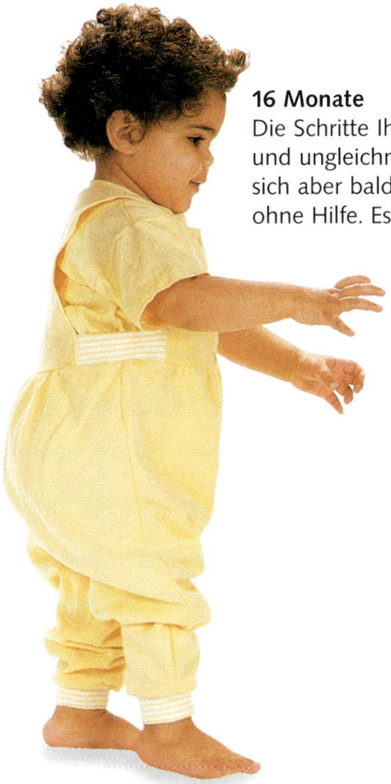

16 Monate
Die Schritte Ihres Babys sind storchenartig und ungleichmäßig. Sein Gehstil verfeinert sich aber bald. Es steht auf und setzt sich ohne Hilfe. Es kann Treppen hochkriechen. Achten Sie gewissenhaft auf die Sicherheit; jetzt, da es mobil ist, untersucht es alles, was ihm in den Blick kommt.

18 Monate
Ihr Kleinkind kann ohne Hilfe Treppen hochsteigen; allerdings braucht es noch einen Halt, um das Gleichgewicht zu halten. Seine Schritte sind flacher und gleichmäßiger. Es verliert selten das Gleichgewicht. Wenn sich Gleichgewichtsgefühl und Koordination noch weiter verbessern, lernt es rennen und rückwärts gehen.

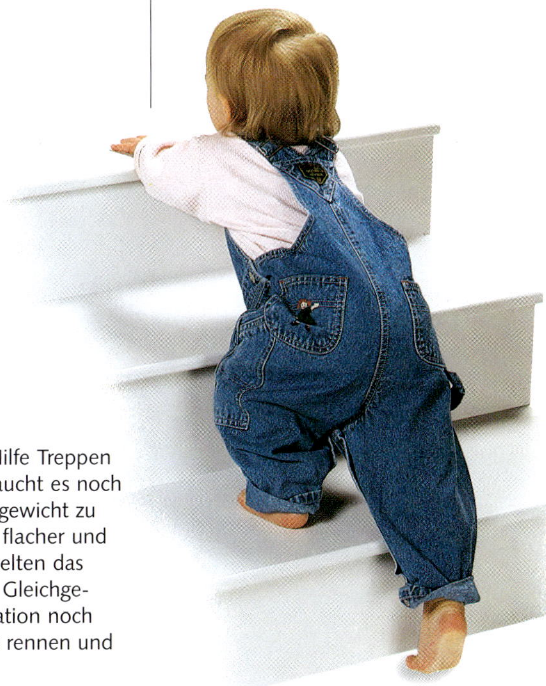

Gleichgewicht

Zwischen dem siebten Lebensmonat und dem ersten Geburtstag entwickelt das Kind Gleichgewichtsstellreflexe, die seine grundlegenden Körperbewegungen kontrollieren.

Diese Reflexe helfen ihm, von der Bauchlage zum Stehen zu kommen und umgekehrt, auf die Hände und Knie zu gelangen und sich hinzusetzen. Sie kontrollieren Haltung und Bewegung seines Kopfes und sind verantwortlich für die Entwicklung der Balance.

- Mit acht Monaten beugt sich Ihr Kind nach vorne und nach hinten, um sein Gleichgewichtsgefühl zu testen.
- Mit neun Monaten beugt es sich nach vorne und zur Seite, ohne das Gleichgewicht zu verlieren. Es kann seitlich rollen und versucht zu krabbeln.
- Mit zehn Monaten kann es den Oberkörper beim Sitzen drehen. Dies kräftigt die seitliche Rumpfmuskulatur und verbessert das Gleichgewichtsvermögen bei Bewegungen.

Die Phasen des Laufenlernens

Die ersten Gehversuche Ihres Babys sind unbeholfen, und es hält sich dabei an Gegenständen fest; doch in zwei Monaten wird es frei laufen können.

- Bevor es frei läuft, hangelt sich Ihr Baby erst einmal seitwärts an Möbelstücken entlang. Stellen Sie sicher, daß wackelige oder leichte Möbelstücke gesichert sind oder weggestellt werden.
- Als nächstes kreuzt es beim Hangeln eine Hand über die andere, anstatt sie wie bisher zusammenzuschieben und dann Hände und Füße gleichzeitig zu bewegen. In dieser wichtigen Phase erwirbt Ihr Kind das Selbstvertrauen und Gleichgewichtsgefühl, um sein Gewicht kurzzeitig auf einen Fuß zu verlagern.
- Sein nächstes Ziel ist es, Abstände zwischen zwei Haltepunkten zu bewältigen. Es hält sich an beiden Gegenständen fest und läßt den einen Halt erst los, wenn es den anderen fest im Griff hat.
- Nun kann es schon größere Lücken überwinden. Während es sich mit einer Hand an dem einen Halt festhält, bewegt es sich in die Mitte der Lücke und läßt, sobald es das Gleichgewicht gefunden hat, diesen Halt los, macht einen Schritt zum nächsten und umfaßt ihn mit beiden Händen.
- Schließlich „zockelt" Ihr Kind wankend die ersten freien Schritte bis zum nächsten Halt. Es lanciert sich selbst in den freien Raum und macht zuversichtlich einige freie Schritte. Natürlich verliert es bald sein Gleichgewicht und plumpst auf den Po; aber es nimmt sein Ziel gleich wieder neu in Angriff und wackelt mit gekrümmten Beinen und weit ausgestreckten Armen darauf zu.

Wie Sie das Stehen und Gehen fördern können

Wenn aus dem hilflosen Baby ein unabhängiges Kleinkind wird, ist ein wesentlicher Wendepunkt in der Entwicklung des Kindes vollzogen. Helfen Sie Ihrem Kind bei diesem Prozeß, indem Sie es zum Stehen ermutigen und seine ersten Gehversuche mit Bedacht fördern.
Damit Ihr Kind seine neu erworbene Freiheit voll genießen kann, braucht es viel Bewegungsfreiheit und einen weichen Fußbodenbelag. Loben Sie es bei allen seinen Versuchen, aber drängen Sie es nicht. Ihr Kind weiß selbst, wieviel es sich zutrauen kann – um gehen zu können, muß man über trickreiche Balancierkünste und ein gutes Koordinationsvermögen verfügen. Laufenlernen ist eine der schwierigsten Fertigkeiten, die Ihr Kind jemals erlernen wird.

So helfen Sie Ihrem Kind beim Stehenlernen

Sobald Ihr Baby über die Kontrolle der Kopfbewegungen verfügt, lassen Sie es immer mehr von seinem eigenen Standgewicht übernehmen. Beinmuskulatur, Hüften und Knie werden allmählich kräftiger. Es wird Geschmack daran finden, sein eigenes Gewicht zu tragen. Wenn Sie es an den Händen halten, wird es herumhüpfen. Das Stehen und Hüpfen wird ein lustiges Spiel. Lassen Sie es an Ihren Händen auf Ihrem Schoß, auf Kissen, auf einem Bett oder in der Badewanne stehen. Fördern Sie diese aktiven Spiele. Mit ungefähr neun Monaten kann Ihr Baby beinahe sein ganzes Gewicht auf seinen Beinen abfangen. Es braucht aber weiterhin eine hilfreiche Hand, weil seine Muskulatur besser entwickelt ist als sein Gleichgewichtssinn. Lassen Sie es sich zum Ausbalancieren an stabilen Möbelstücken festhalten. Bleiben Sie aber immer bei ihm. Um sicher stehen zu können, muß es sein Gleichgewichtsgefühl entwikkeln; veranlassen Sie es daher beim Sitzen, sich nach vorne und zu den Seiten zu neigen. Am besten legen Sie dazu Spielsachen in einem weiten Bogen um das Kind. Diese Übungen kräftigen die Rumpfmuskulatur. Probleme bereitet es dem Kind, wenn es sich aus dem Stand hinsetzen will. Helfen Sie in den Hüften und an den Knien vorsichtig nach. Mit zehn Monaten ist Ihr Baby auf allen vieren schon sehr mobil. Seine Rumpfmuskulatur wird mit jeder Drehbewegung kräftiger. Reichen Sie ihm Ihre Finger, damit es sich selbst zum Sitzen oder Stehen hochziehen kann. Es wird über diese Leistung entzückt sein, daher sollten Sie es immer ausgiebig loben.

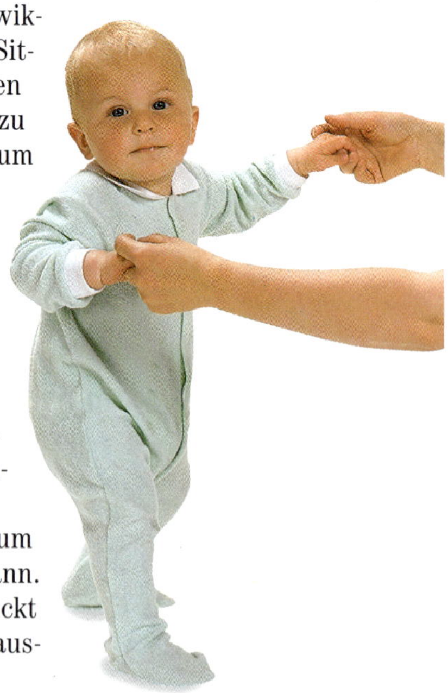

So helfen Sie Ihrem Kind beim Laufenlernen

Natürlich lernt Ihr Baby auch ohne spezielle Förderung laufen. Doch wenn man die Zeit dazu hat, macht es Spaß, ihm dabei zu helfen. Lassen Sie Ihr Baby den Vierfüßlerstand einnehmen, und setzen Sie sich wenige Meter entfernt hin. Es wird den Wunsch haben, sich zu Ihnen zu bewegen. Es kommt noch eifriger, wenn Sie Ihre Arme offenhalten, seinen Namen rufen oder ein buntes Spielzeug anbieten. Damit Ihr Baby die Drehbewegung übt, legen Sie ein Spielzeug hinter seinen Rücken. Halten Sie es, wenn es sich dreht. Mit zehn Monaten kann Ihr Baby aufstehen, wenn es sich an einem Möbelstück hält. Stellen Sie Ihr Kind aufrecht hin, und stützen Sie es gut ab; dann beugen Sie eines seiner Knie und heben seinen Fuß hoch. Dadurch lernt es, wie man Schritte macht und das Gewicht für einen Augenblick auf einen Fuß verlagert.

Mit elf Monaten können Sie das Laufen üben, indem Sie Ihr Kind an den Händen halten und führen. Stellen Sie in einem Zimmer stabile Möbelstücke eng nebeneinander; dann kann sich Ihr Kind leicht daran entlanghangeln. Räumen Sie aber alle Gegenstände, die leicht herunterfallen könnten, beiseite.

Rufen Sie Ihr Kind, während es im Zimmer umherhangelt. Machen Sie ihm Mut, frei zu gehen, indem Sie die Möbelstücke ein wenig auseinanderrükken. Setzen Sie sich zwei, drei Meter vor dem Kind auf den Boden. Öffnen Sie Ihre Arme, und rufen Sie es zu sich, während es sich noch am Möbelstück hält – Sie müssen aber immer nah genug sein, um es bei einem Sturz aufzufangen.

Mit ungefähr 13 Monaten kann Ihr Baby alleine stehen und macht vielleicht seinen ersten freien Schritt. Ein stabiles großes bewegbares Spielzeug, zum Beispiel eine kleine Schiebekarre, spornt es zum Laufen an. Mit 15 Monaten kann Ihr Baby knien, seinen Körper ohne Hilfe senken und ohne Hilfe aufstehen. Es setzt sich in einen Stuhl mit Armlehnen, ohne herunterzufallen. Dabei übt es auch das Beugen von Hüften und Knie.

Beim Spiel mit einem großen, weichen Ball können Sie die Beinbewegungen mit Ihrem Baby üben. Es kann versuchen, den Ball zu Ihnen zu kicken. Dies fördert auch das Gleichgewichtsgefühl. Zeigen Sie ihm die Hockstellung. Machen Sie ihm vor, wie man Hüfte und Knie beugt. Besonderen Spaß macht es mit Musik. Machen Sie Spiele, bei denen man rückwärts oder seitwärts gehen muß; dabei wird das Geh- und Balanciervermögen besonders trainiert. Beim „Ringelreihen" halten Sie die Hände Ihres Babys beim Gehen, Hinsetzen und Stehen. Ihr Baby hat dabei viel Spaß und kann Ihre Bewegungen imitieren.

Es gibt kein „richtiges" Alter, in dem ein Baby laufen lernen „muß"; wahrscheinlich ist allerdings, daß es seine ersten freien Schritte im Alter von 9 bis 15 Monaten macht.

Sicherheit

Sobald das Baby mobil wird, ist eine sichere Umgebung von höchster Bedeutung.

- Bleiben Sie dabei, wenn Ihr Baby seine ersten wackeligen Schritte macht. Seien Sie besonders achtsam, wenn es Treppen hochsteigt oder -kriecht. Der Fußboden darf nicht rutschig sein. Ziehen Sie dem Kind erst Schuhe an, wenn es draußen läuft.
- Verschaffen Sie Ihrem Baby für seine ersten Gehversuche viel freien Raum. Kabel oder kleine Möbelstücke sind Stolperfallen.
- Für Möbel und Tische gibt es speziellen Kantenschutz zu kaufen.
- Gegenstände mit gläsernen Oberflächen sollten weggestellt oder mit Schutzfolie überzogen werden.
- Bringen Sie an Treppen oben und unten Sicherheitsgitter an. Oben an der Treppe sollte sich das Gitter zum Treppenabsatz hin öffnen lassen; es darf keine horizontalen Streben haben, sonst klettert das Kind darüber.
- Bewahren Sie alle giftigen Substanzen außer Reichweite und außer Sichtweite in einem verschließbaren Schrank auf. Selbst Vitamintabletten sind gefährlich.
- Lassen Sie keine scharfen oder heißen Gegenstände in Reichweite des Babys.

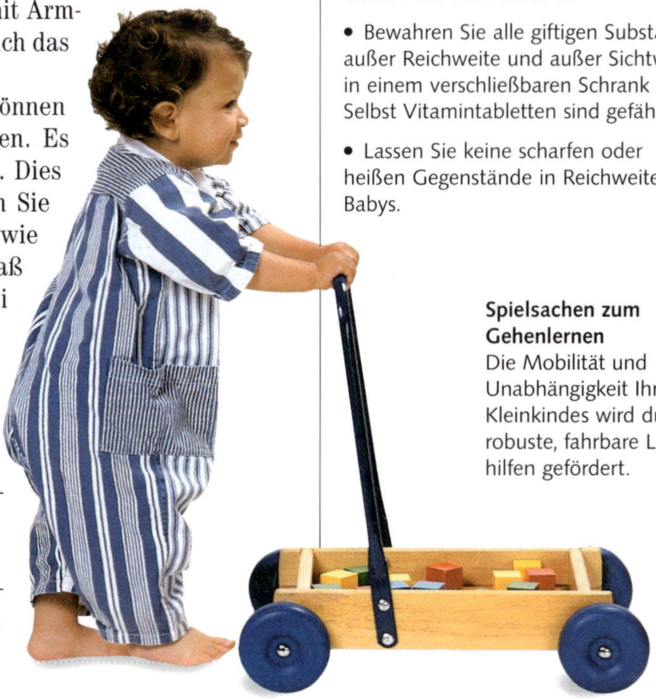

Spielsachen zum Gehenlernen
Die Mobilität und Unabhängigkeit Ihres Kleinkindes wird durch robuste, fahrbare Laufhilfen gefördert.

Kleinkind

Fortbewegung bei Mädchen

Es scheint, als ob sich Mädchen in der gesamten Kindheit schneller entwikkeln als Jungen; ihr Wachstum verläuft regelmäßiger und vorhersehbarer.

Im Kindergartenalter sind Mädchen im Springen, Hüpfen, bei rhythmischer Bewegung und im Balancieren besser als Jungen; daher lieben sie Spiele, in denen diese Bewegungen vorkommen. Bei Himmel und Hölle, Seilhüpfen und Tanzspielen kann Ihr kleines Mädchen diese Fertigkeiten entwickeln.

Fortbewegung

Zwischen 18 Monaten und drei Jahren macht Ihr Kind körperlich enorme Fortschritte. Es ist viel auf den Beinen und perfektioniert sein Geh- und Balanciervermögen. Sie können seine Entwicklung fördern, indem Sie es in Ihre täglichen Aktivitäten einbeziehen. Es liebt Ballspiele, fahrbare Spielsachen und Spiele, bei denen man hüpft, springt oder klettert. Verbringen Sie viel Zeit mit Ihrem Kind; fördern Sie es in seinen neuen Fertigkeiten, und bauen Sie sein Selbstvertrauen auf: Dies ist entscheidend für seine weitere körperliche wie seelische Entwicklung.

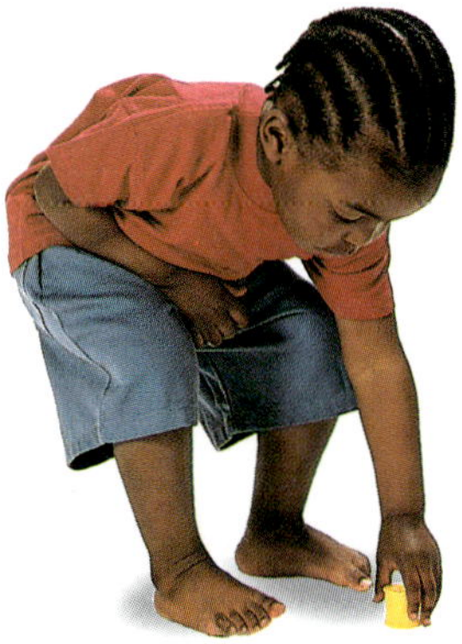

21 Monate
Beim Bücken kippt Ihr Kind nun nicht mehr vornüber. Das Gehen wird gleichmäßiger. Es muß die Arme beim Gehen nicht mehr ausstrecken, sondern hält sie seitlich am Körper. Es kann gut rennen, hat aber Schwierigkeiten, um Ecken zu laufen. Wenn es plötzlich anhält, kippt es manchmal vornüber. Vielleicht kann es schon einen Ball kicken; es ist dabei aber noch unbeholfen, weil es auf einem Bein noch nicht gut balancieren kann.

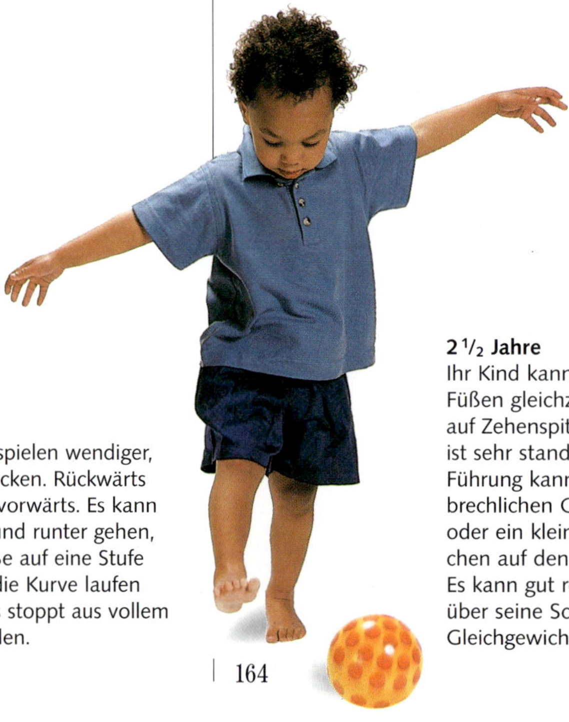

2 Jahre
Ihr Kind ist bei Ballspielen wendiger, kann fangen und kicken. Rückwärts läuft es so gut wie vorwärts. Es kann Treppen frei hoch und runter gehen, wobei es beide Füße auf eine Stufe stellt. Es kann um die Kurve laufen und ausweichen. Es stoppt aus vollem Lauf, ohne umzufallen.

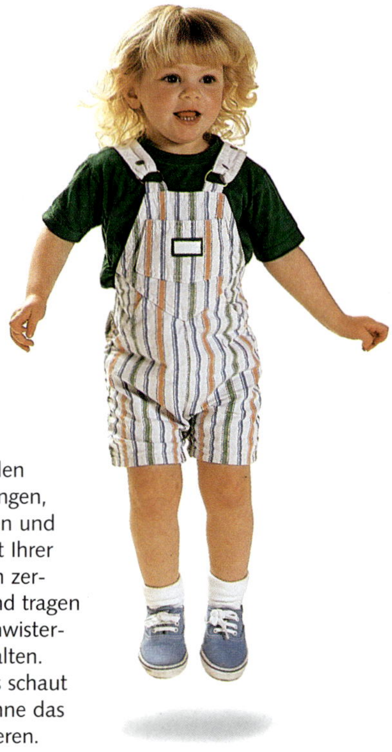

2 1/2 Jahre
Ihr Kind kann mit beiden Füßen gleichzeitig springen, auf Zehenspitzen gehen und ist sehr standfest – mit Ihrer Führung kann es einen zerbrechlichen Gegenstand tragen oder ein kleines Geschwisterchen auf den Knien halten. Es kann gut rennen. Es schaut über seine Schulter, ohne das Gleichgewicht zu verlieren.

Wie Sie Ihrem Kind helfen können

Die Kleinkindjahre sind eine Zeit großer Aktivität für Eltern und Kind. Das Kind ist an allem, was es sieht, interessiert. Es entwickelt Fähigkeiten, dank derer es an vielen Aktivitäten teilhaben kann: Nutzen Sie diese Gelegenheit, und beteiligen Sie es an den täglichen Aufgaben. Dies macht ihm Spaß und fördert seine Entwicklung.

Verschaffen Sie Ihrem Kind viele Gelegenheiten, das Gehen zu üben. Steigen Sie mit ihm Treppen hoch und runter, und lassen Sie den Buggy bei kleinen Unternehmungen zu Hause. Nehmen Sie das Kind an die Hand, wenn Sie einkaufen gehen. Als Alternative bietet ein Schutzgürtel noch mehr Sicherheit und läßt Ihrem Kind mehr Freiheit; besonders geeignet ist er im Park oder auf dem Spielplatz. Stellen Sie an das Gehvermögen Ihres Kindes in dieser Phase aber noch nicht zu viele Ansprüche – es kann höchstens ein paar hundert Meter laufen. Der Entwicklungsprozeß wird nicht immer gradlinig verlaufen; machen Sie sich also keine Sorgen, wenn es beim Gehen Rückschläge gibt und das Kind zum Beispiel wieder öfter stolpert oder fällt. Es wird sein Selbstvertrauen bald wiedergewinnen.

Die Behendigkeit beim Gehen und Laufen kann durch Spiele, bei denen man auf Zehenspitzen hüpfen und laufen muß, weiter entwickelt werden. Tanzen Sie mit Ihrem Kind zu Musik. Balancieren braucht viel Übung; dazu sind Ballspiele und andere geeignete Spiele empfehlenswert. Spielen Sie anfangs mit einem großen, weichen Ball. Geben Sie Ihrem Kind die Hand, und lassen Sie es auf einer kleinen Mauer balancieren. Für ein Fahrrad ist Ihr Kind noch zu klein, aber ein Dreirad oder ein Rutschfahrzeug fördert seine Liebe zur Bewegung und kräftigt die Muskeln.

Im Haus eignen sich weiche Sportgeräte wie auch eine Schaumgummimatratze, auf der es springen und Purzelbäume machen kann. Schaukeln macht Spaß und schult das Koordinationsvermögen. Achten Sie bei Gartenspielgeräten auf die Sicherheit (s. S. 311).

Je mehr Sie Ihr Kind an den täglichen Aktivitäten wie Putzen, Waschen und Treppensteigen beteiligen, um so mehr Förderung und Übung bekommt es. Treffen Sie vernünftige Vorsichtsmaßnahmen gegen Stürze und andere Gefahren im Haushalt. Sorgen Sie sich aber nicht übermäßig. Kleinkinder sind erstaunlich robust; die meisten blauen Flecken, die sie in diesen aktiven und unternehmungslustigen Jahren unvermeidlich abbekommen, werden sie gar nicht beachten.

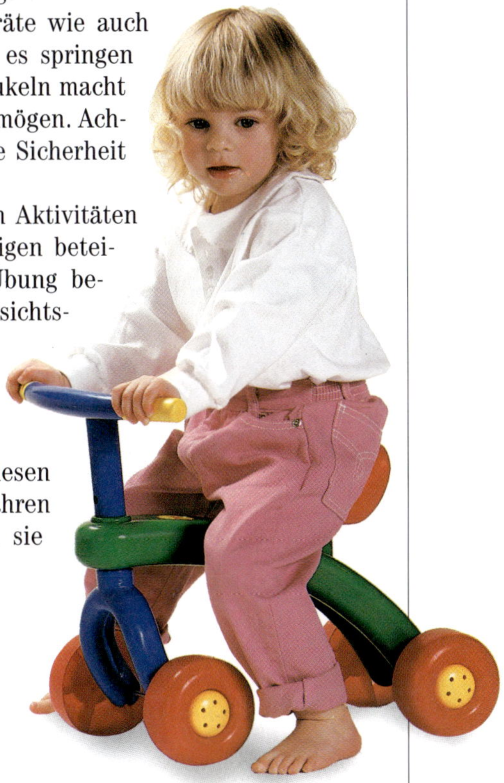

Fahrzeuge
Ein Rutschfahrzeug kann drinnen ebensogut zum Einsatz kommen wie draußen. Ihr Kind entwickelt sein Koordinationsvermögen und seine Muskulatur.

Fortbewegung bei Jungen

Im Kindergartenalter unterscheiden sich Jungen und Mädchen kaum in ihrer Kraft und Schnelligkeit.

Kleine Jungen lernen langsamer hüpfen, springen, rhythmische Bewegungen und Balance als Mädchen; daher erreichen sie bestimmte Meilensteine, wie zum Beispiel ein Spielzeug aus dem Stand vom Boden aufheben, später als Mädchen. Sie erleichtern Ihrem kleinen Jungen den Erwerb dieser Fertigkeiten, indem Sie ihm viel Bewegungsfreiheit geben. Fußball oder Tanz- und Hüpfspiele verbessern diese Fertigkeiten.

Kindergartenalter

Wie man Mädchen fördert

Mädchen hält man oft für zurückhaltender und weniger abenteuerlustig als Jungen. Aber es ist wichtig, sie dazu zu ermutigen, aktiv und neugierig zu sein. Durch körperliche Aktivitäten können sie ebenso „Dampf ablassen“ wie Jungen.

- Sorgen Sie sich nicht zu sehr, daß Ihr kleines Mädchen sich verletzen oder schmutzig machen könnte. Mit dieser Einstellung hemmen Sie Ihr Kind, und es kann sein körperliches Potential nicht entdecken.
- Mädchen sind von Natur aus geselliger. Regen Sie es daher zu Mannschaftsspielen oder kooperativen Spielen wie Himmel und Hölle oder Ballspielen an.
- Nehmen Sie sich im Umgang mit Ihrem Kind mehr Zeit für aktive, körperbetonte Spiele.
- Mädchen sind für phantasievolle Rollenspiele stärker begabt; liefern Sie Ihrem Kind Ideen, wie es in seinen Phantasiespielen auch körperliche Kreativität ausleben und konstruktive und räumliche Fähigkeiten einbauen kann.
- Bremsen Sie niemals den Abenteuersinn und die Neugierde Ihrer Tochter. Spornen Sie sie ebenso wie einen Jungen zum Klettern und Toben an.

Fortbewegung

Während der Kindergartenjahre perfektioniert Ihr Kind seine körperlichen Fertigkeiten. Es ist stolz auf den Erwerb jeder neuen Fähigkeit. Mit drei Jahren ist es viel behender geworden und steigt voller Selbstvertrauen Treppen hoch. Es kann aus der Hocke hochspringen und eine Sekunde lang auf einem Bein stehen. Beim Gehen kann es die Arme schlenkern. Es kann Dreirad fahren. Mit vier ist Ihr Kind sehr aktiv und verfügt über eine gute Koordination. Es rast davon, hüpft, springt und klettert. Es steigt Treppen wie ein Erwachsener hoch und runter. Es kann sogar ein Getränk tragen, ohne es zu verschütten. Mit fünf ist die Koordination Ihres Kindes auch in Feinheiten entwickelt. Es kann auf einer geraden Linie laufen und sicher klettern. Es liebt Spielsachen und Spiele, die schnelle Bewegung erfordern.

So fördern Sie seine Fertigkeiten

Sie können das Springvermögen Ihres Dreijährigen fördern, indem Sie Himmel und Hölle spielen oder sich an den Händen halten und auf einem Fuß hüpfen. Dies baut überschüssige Energie ab. Marschieren Sie im Takt auf Musik, und schlenkern Sie dabei die Arme. Dreiradfahren stärkt die Wadenmuskulatur und fördert die Biegsamkeit des Fußes; Gartenspielgeräte wie eine Schaukel, eine Wippe oder eine Rutsche stärken das Vertrauen in die körperlichen Fähigkeiten.

Mit vier sollte Ihr Kind Zugang zu weiteren Spielgeräten im Freien haben, zum Beispiel einem Kletterturm, an dem es seine Muskeln trainieren kann. Lehren Sie es seilhüpfen, und probieren Sie möglichst viele andere Aktivitäten aus. Fünfjährige können seilhüpfen und lieben Spielgeräte wie Stelzen, ein Skateboard oder andere Herausforderungen.

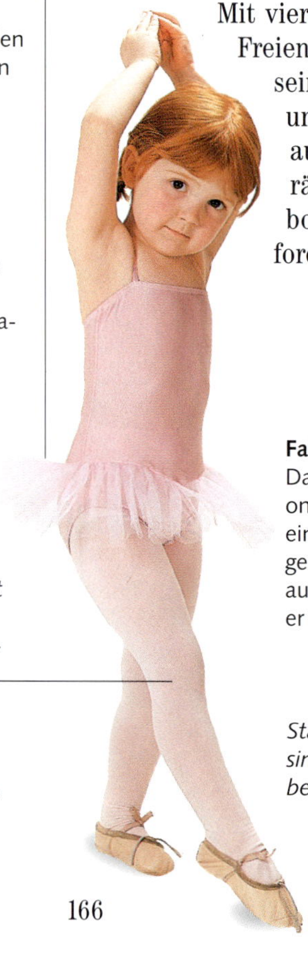

Tanzen verbessert die Haltung und schult das Gleichgewichtsgefühl

Tanz
Viele kleine Mädchen träumen davon, Tänzerin zu werden. Ballettunterricht kann Spaß machen und fördert die körperliche Gewandtheit.

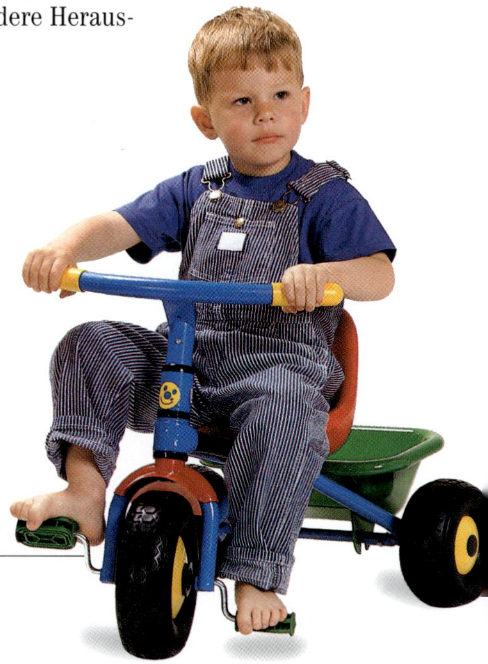

Fahrzeuge
Das Koordinationsvermögen eines Dreijährigen ist soweit ausgebildet, daß er treten kann.

Stabile Pedale sind leicht zu bedienen

Abenteuerspiele

Fördert man den Abenteuersinn eines Kindes, kann es seine Grenzen ausloten und sein volles Potential entwickeln. Ein Kind von drei oder vier Jahren verfügt über ein klares Gespür für sein Selbst und seine Fähigkeiten. Es entdeckt die Grenzen dessen, was sicher und durchführbar ist. Sind Sie überbehütend und erlauben Ihrem Kind nicht, seine Fähigkeiten auszuprobieren, eine neue Fertigkeit zu erlernen und auf seinem Weg fortzuschreiten, halten Sie es in seiner Entwicklung zurück. Letztendlich werden ihm dann Koordinationsvermögen und Selbstvertrauen fehlen. Sie müssen seine Ängste von Ihren Befürchtungen trennen; seine Ängste garantieren, daß es sich umsichtig und vernünftig verhält. Ihre Ängste aber bremsen sowohl seine Neugierde wie seinen Geist.

Mit drei Jahren kann Ihr Kind sicher gehen und rennen. Es hat eine unbändige Energie und sucht nach neuen Herausforderungen. Gewähren Sie ihm viel Bewegungsfreiheit: Rennen, klettern und Dreirad fahren schulen seine Fähigkeiten. Außerdem baut es dabei seine überschüssige Energie ab. Stellen Sie, wenn möglich, im Garten einen Kletterturm oder eine Schaukel auf, oder bringen Sie eine Strickleiter an. Je nach seinen Fertigkeiten und seinem Selbstvertrauen kann es vielleicht schon Rollschuh laufen oder radfahren lernen. Wenn Sie Ihr Kind an eine Sportart oder eine andere Aktivität heranführen, kann dies das Fundament bilden für eine lebenslange, befriedigende Betätigung. Geben Sie ihm daher die Möglichkeit, verschiedene Dinge auszuprobieren: schwimmen, tanzen, Fußball oder reiten. Stellen Sie zumindest sicher, daß es irgendwo rennen, klettern oder mit einem Ball spielen kann.

Helfen Sie Ihrem Kind anfangs bei neuen und schwierigen Aufgaben. Halten Sie es an der Hand, während es die neue Kunst ausprobiert. Dann haben auch Sie die Gewißheit, daß es die Aktivität beherrscht und daher nichts passieren sollte. Dehnen Sie den Erkundungsdrang und die Neugierde Ihres Kindes auch auf andere, nichtsportliche Aktivitäten aus.

Wie man Jungen fördert

Bei Jungen geht man davon aus, daß sie wild und abenteuerlich spielen. Sie werden dazu auch ermutigt. Doch sind keineswegs alle Jungen draufgängerisch und aktiv. Manche haben eine offensichtliche Vorliebe für wilde Spiele, während andere das ruhige, kontemplative Spiel bevorzugen.

- Spiele auf großen, weichen Kissen und Schaumstoffmatratzen sind ein toller Spaß und fördern Gleichgewichtssinn und Koordination.
- Von Jungen erwartet man ein gutes räumliches Vorstellungsvermögen. Sie sollen zum Beispiel wissen, wie man Gegenstände zusammenfügt. Fördern Sie diese Fähigkeit durch Konstruktionskästen.
- Bieten Sie Ihrem kleinen Jungen viele Gelegenheiten, kreativ zu sein; Klopapierrollen, alte Eierschachteln Joghurtbecher usw. können sich in seiner Phantasie in die tollsten Dinge verwandeln.

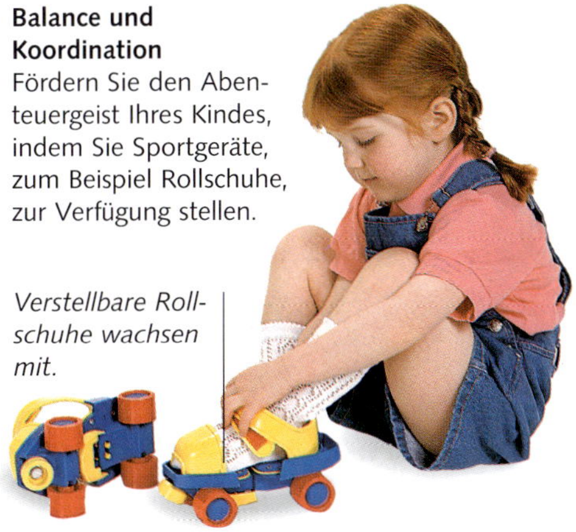

Balance und Koordination
Fördern Sie den Abenteuergeist Ihres Kindes, indem Sie Sportgeräte, zum Beispiel Rollschuhe, zur Verfügung stellen.

Verstellbare Rollschuhe wachsen mit.

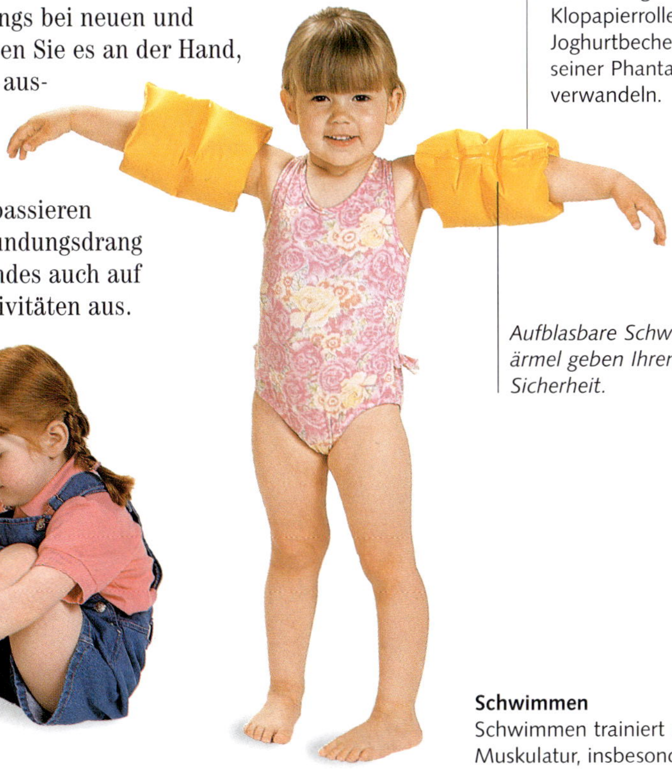

Aufblasbare Schwimmärmel geben Ihrem Kind Sicherheit.

Schwimmen
Schwimmen trainiert und kräftigt die Muskulatur, insbesondere in den Armen.

Jüngeres Baby

Die Hände Ihres Babys

Anfangs zeigt Ihr Baby kaum Interesse an seinen Händen, doch sobald es sich seines Körpers bewußt wird, ist es von seinen Händen fasziniert.

Wenn es die Arme ausbreitet, wird seine Hand zufällg sein Gesicht streifen. Es wird sie in den Mund nehmen, um daran zu saugen. Mit zwei oder drei Monaten findet es die Bewegungen seiner Finger faszinierend und kann ihnen stundenlang zuschauen. Mit ungefähr vier Monaten „probiert" es die Dinge mit dem Mund aus. Mit sechs Monaten verfeinert es seine manuelle Geschicklichkeit und fühlt mit den Fingern ebensogut wie mit dem Mund.

Handgeschicklichkeit (Greifen)

Bei der Geburt verfügt Ihr Baby über einen Greifreflex. Es umklammert alles, was in seine Hand gelegt wird – zum Beispiel einen Finger – und läßt es nicht los. Sein Griff ist so fest, daß es sein eigenes Gewicht hochziehen kann (was Sie aber nie ausprobieren sollten). Wenn es nichts umklammert, sind seine Hände anfangs immer fest zu einer Faust geschlossen. Beim Schreien öffnen sich die Fäuste meist, ebenso wenn es erschrickt (s. S. 20). Dieser frühe Greifreflex muß erst verlorengehen, bevor es das bewußte Greifen erlernen kann. Denn dann nimmt es einen Gegenstand bewußt ins Visier, faßt nach ihm und hebt ihn mit Daumen und Zeigefinger auf. Die meisten Babys entwickeln den „Pinzettengriff" mit ungefähr einem Jahr.

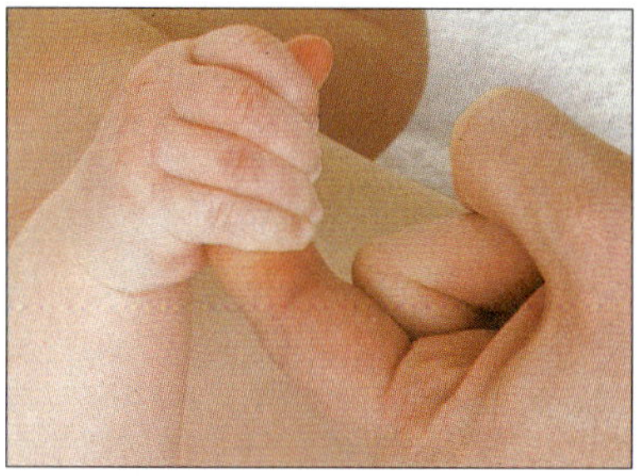

Das Neugeborene
Von Geburt an verfügt Ihr Baby über die Fähigkeit, einen Gegenstand zu greifen und festzuhalten. Dieser Greifreflex ist so stark, daß es sein eigenes Gewicht hochziehen kann.

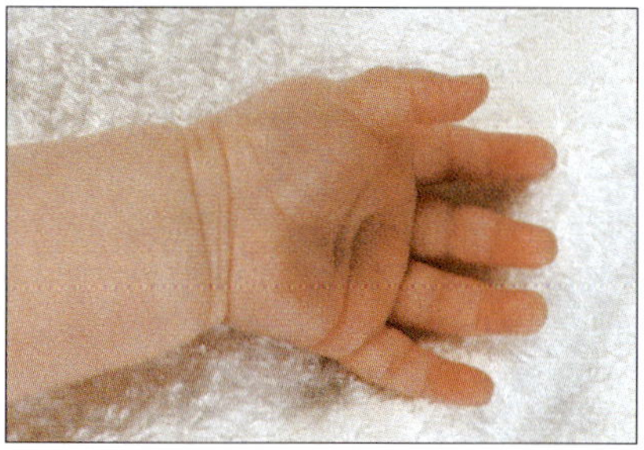

2 Monate
Ihr Baby wird sich seiner Hände bewußt. Der Greifreflex ist kaum noch vorhanden. Die Hände sind nun öfter geöffnet.

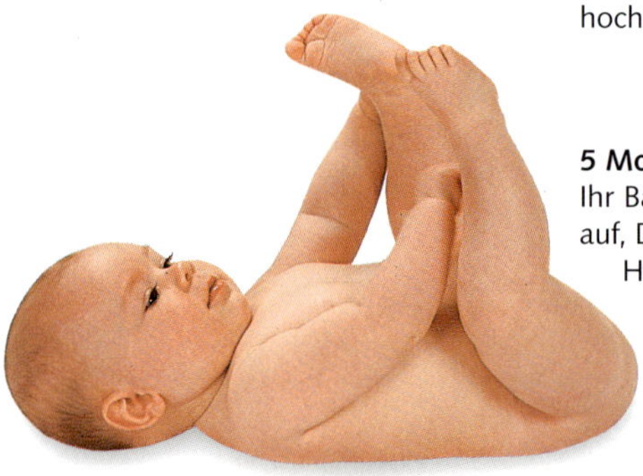

5 Monate
Ihr Baby ist ganz wild darauf, Dinge mit der ganzen Hand zu fassen. Es nimmt seinen Fuß oder ein weiches Spielzeug und führt es zum Mund, um daran zu saugen.

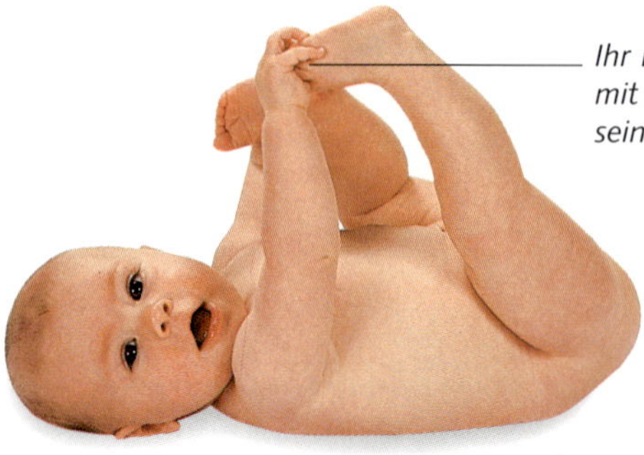

Ihr Baby lutscht mit Hingabe an seinen Zehen

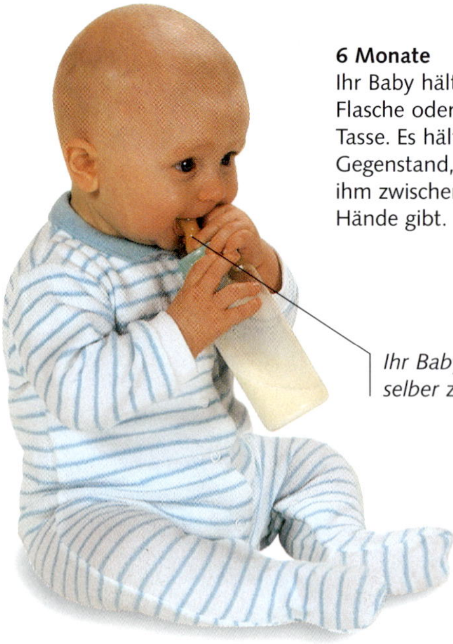

6 Monate
Ihr Baby hält seine Flasche oder eine Tasse. Es hält einen Gegenstand, den man ihm zwischen beide Hände gibt.

Ihr Baby lernt, selber zu trinken

Die Fertigkeiten fördern
Selbst die einfachsten Aktivitäten vermitteln Ihrem Baby Selbstsicherheit und Stolz auf eigene Leistungen. Es muß spüren, daß seine harte Arbeit beachtet und gewürdigt wird und Sie sich über seine Klugkeit und seine wachsende Unabhängigkeit ebenso freuen wie es selbst.

0 – 6 Wochen Ihr Baby muß den Greifreflex verlieren, bevor es mit den Dingen hantieren kann. Sie können die Ausprägung des Greifreflexes testen, wenn Sie das Baby Ihre Finger fassen lassen und prüfen, wie weit Sie es vom Bett hochziehen können. Öffnen Sie seine Hände, indem Sie sie vorsichtig einzeln anheben und dabei ein kleines Fingerspiel machen.

6 Wochen Die Hände Ihres Babys öffnen sich. Es wird sich seiner Hände bewußt. Entwickeln Sie sein Interesse an den Händen, indem Sie Handflächen und Fingerspitzen mit verschiedenen Materialien streifen: weich, pelzig, glatt oder rauh – Kord zum Beispiel. Eine sanfte Massage der Hand oder das Reiben der Handflächen regen es an, die Hände zu öffnen.

2 Monate Die Hände Ihres Babys sind nun häufiger geöffnet. Lassen Sie es Gegenstände verschiedener Beschaffenheit halten. Legen Sie jedes Ding auf seine Handfläche, streichen Sie damit über die Handfläche, und lassen Sie es den Gegenstand abtasten.

3 Monate Ihr Baby greift mit der flachen Hand und faßt ungenau nach den Dingen. Fördern Sie das Greifen, indem Sie ihm Dinge zu halten geben. Legen Sie ihm eine Rassel in die Hand, und schütteln Sie sie einige Male – es wird sowohl vom Gefühl wie vom Klang fasziniert sein. Bringen Sie über dem Bett ein Mobile an, so daß es etwas zu betrachten hat. Befestigen Sie quer über dem Kinderwagen eine Schnur mit Spielsachen, nach denen es tatschen kann (achten Sie dabei auf die Sicherheit, s. S. 310).

4 Monate Es lernt, seine Hand- und Armbewegungen unter Kontrolle zu bringen. Es greift zielgerichteter nach den Dingen. Spornen Sie es an, indem Sie ihm interessante Dinge präsentieren. Es wird meist noch über den Gegenstand hinauslangen; helfen Sie nach, damit es sein Ziel erreicht.

5 Monate Ihr Baby stöbert in allem herum, was in Reichweite liegt. Besonders liebt es raschelndes Papier. Geben Sie ihm Seidenpapier zum Spielen. Es spielt gerne mit seinen Füßen; machen Sie „Fingerspiele" mit seinen Zehen. Spielen Sie geben und nehmen, so daß es die Finger öffnet und losläßt. Es wird nach der Flasche greifen und selber trinken wollen.

6 Monate Die Fingerbewegungen werden immer präziser. Lassen Sie es sein eigenes Fläschchen mit zwei Händen halten. Geben Sie ihm verschiedene Knabbereien in die Hand (s. S. 61). Sie können ihm beibringen, wie man selber vom Löffel ißt und wie man einen Gegenstand von der einen in die andere Hand nimmt. Sobald es das Loslassen beherrscht, wird es dies voller Vergnügen üben und alles auf den Boden werfen.

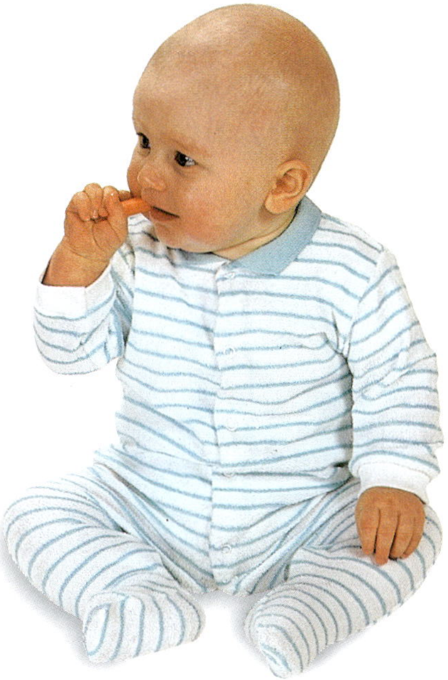

Selber essen
Mit sechs Monaten ist die Koordination zwischen den Händen und den Augen so gut, daß es Knabbereien halten und selber essen kann. Allerdings gelangt noch nicht allzuviel in den Mund.

Älteres Baby

Rechts- oder Linkshänder

Die Rechts- oder Linkshändigkeit entwickelt sich in den ersten Monaten, wenn die eine oder andere Seite des Gehirns dominant wird: dominiert die rechte Seite, wird es Linkshänder und umgekehrt.

Schon als Neugeborenes hat Ihr Baby seinen Kopf vielleicht lieber nach rechts als nach links gedreht. Nun beginnt es, eine Hand zu bevorzugen. Versuchen Sie niemals, es vom Gebrauch der linken Hand abzubringen – das könnte psychologische Auswirkungen haben und Lese- und Schreibprobleme verursachen.

Handgeschicklichkeit

Mit sechs Monaten hat das Baby gelernt, Gegenstände willentlich zu greifen. Wenn es nun lernt, seine Hände bei den verschiedensten Tätigkeiten zu gebrauchen, beim Essen, Anziehen, Waschen usw., verbessert es seine manuelle Geschicklichkeit. Für die Eltern ist diese Zeit spannend, aber auch stressig. Das Baby will immer mehr selber tun, wird sich anfangs aber nicht sehr geschickt anstellen. Da ist Geduld gefordert.

Mit 12 Monaten beherrscht das Baby den Pinzettengriff ebenso wie ein Erwachsener. Bei dieser feinen Bewegung werden Daumen und Zeigefinger zusammengeführt (gegenüber). Ihr Kind kann Ihnen etwas reichen, indem es den Griff lockert. Es kann Ihnen nun auch einen Ball zurollen.

Ihr Baby greift mit der ganzen Hand

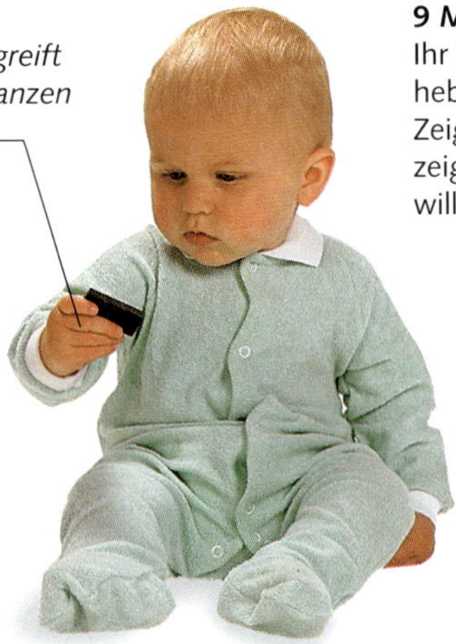

9 Monate
Ihr Baby kann kleine Dinge aufheben, indem es Daumen und Zeigefinger zusammenführt. Es zeigt mit dem Zeigefinger, was es will. Es will selber essen.

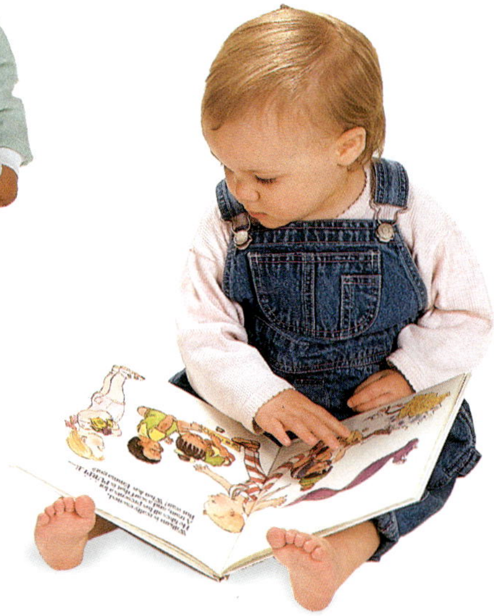

18 Monate
Nun kann Ihr Kleinkind zwei oder drei Buchseiten auf einmal umblättern und einen Turm aus drei Bauklötzen bauen. Es kann ganz alleine mit dem Löffel essen und aus einer Tasse trinken, ohne zu kleckern. Es zieht einige Kleidungsstücke an und ist fasziniert von Reißverschlüssen. Es liebt Fingerfarben und kritzelt gern.

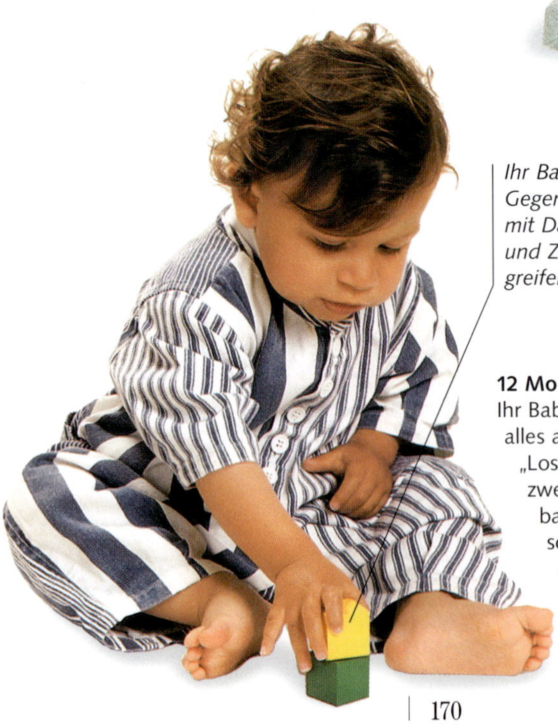

Ihr Baby kann Gegenstände mit Daumen und Zeigefinger greifen

12 Monate
Ihr Baby wirft immer noch gern alles auf den Boden, da es das „Loslassen" übt. Es kann aus zwei Bauklötzen einen Turm bauen und mit einem Kugelschreiber Linien ziehen. Seine Koordination wird besser, so daß es beim Essen weniger kleckert.

Wie Sie Ihrem Kind helfen können

Wie bisher können Sie die neuen Fähigkeiten Ihres Babys durch eine Vielzahl von gemeinsamen Spielen fördern. Jetzt, da es älter ist, kann es bestimmte Aktivitäten auch schon allein ausführen; und es kann bei den täglichen Pflichten mithelfen.

Tägliche Aktivitäten Beim Essen ist Ihr Kind hervorragend motiviert, die Koordination zwischen Hand und Augen zu verbessern. Sobald es dazu in der Lage ist – ungefähr mit sechs Monaten – lassen Sie es das Fläschchen beim Trinken selber halten. Geben Sie ihm Knabbereien in die Hand, damit es feine Fingerbewegungen übt. Nicht lange, dann wird es mit dem Löffel essen können; geben Sie ihm halbfeste Speisen, die auf dem Löffel bleiben.
Das Anziehen ist eine weitere alltägliche Pflicht, die Ihr Baby in zunehmenden Maße alleine bewältigen will. Vielleicht kann es einige Kleidungsstücke an- und ausziehen. Mit den Verschlüssen kommt es allerdings noch nicht zurecht.

Bauklötze Sobald Ihr Baby in der Lage ist, einen Baustein zu greifen, zeigen Sie ihm, wie man einen auf den anderen legt. Mit sechs oder sieben Monaten gelingt es ihm. Zeigen Sie ihm höhere Türme oder andere Konstruktionen – damit es angeregt wird und weiter übt. Wenn es das Greifen beherrscht (siehe rechts), übt es als neue Fertigkeit, die Dinge loszulassen und fallenzulassen. Es wirft mit Bauklötzen. Mit einem Jahr errichtet es einen Turm aus zwei Bauklötzen und mit 15 Monaten schafft es einen Turm aus drei Klötzen.

Spiele Sie können die Fähigkeiten Ihres Babys durch viele einfache Spiele entwickeln. Es macht gern Krach mit einem Kochlöffel und einigen Töpfen und Pfannen. Sobald es das Loslassen beherrscht, wirft es alles aus dem Kinderwagen oder vom Hochstuhl. Machen Sie daraus ein Spiel, indem Sie ihm zeigen, wie man Sachen in einen Behälter wirft und dann wieder herausholt.

Zeichnen Erst mit ungefähr einem Jahr wird Ihr Baby mit einem Kugelschreiber oder Bleistift umgehen können. Aber dann kritzelt es mit Begeisterung. Geben Sie ihm viel Papier – große Tapetenstücke haben sich bewährt – und hängen Sie seine Bilder dort auf, wo es sie betrachten kann.

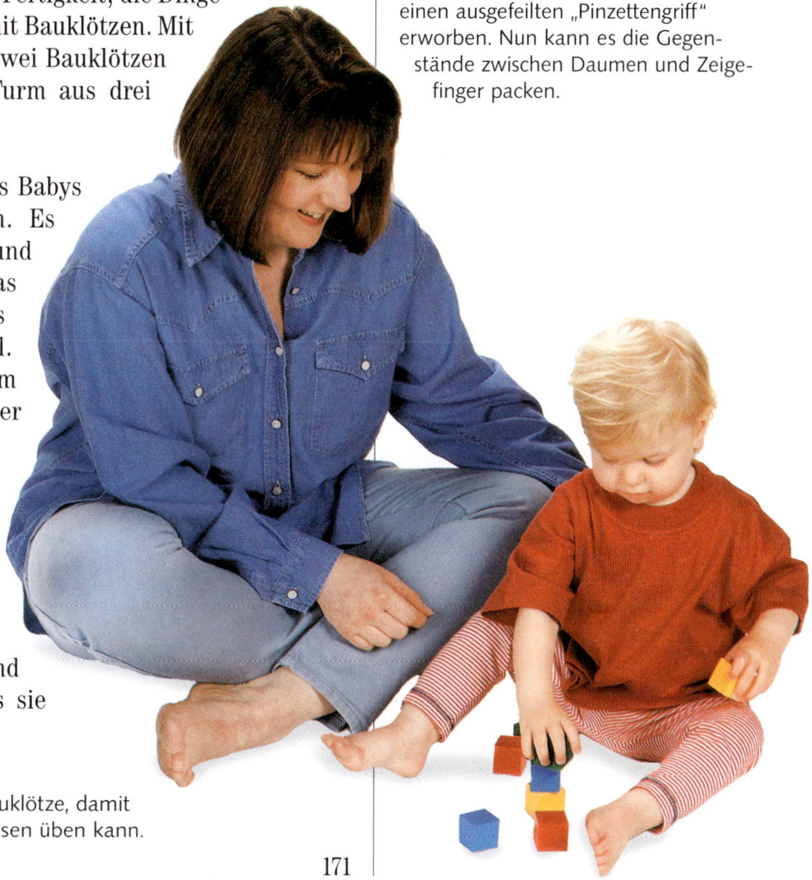

Bauklötze
Geben Sie Ihrem Kind Bauklötze, damit es das Greifen und Loslassen üben kann.

Der Griff des Babys

Die Fähigkeit, kleine Dinge exakt mit Daumen und Finger – gegenüber – zu packen, ist eine der großen Leistungen des ersten Lebensjahrs.

- Mit ungefähr fünf Monaten faßt Ihr Baby Gegenstände mit der ganzen Hand.
- Mit acht Monaten ist es in der Lage, einen Gegenstand zwischen den Fingern zu halten.
- Als nächstes lernt es das Loslassen. Es übt diese Fertigkeit, indem es wirft und alles fallenläßt.
- Mit ungefähr neun Monaten benutzt es zum Zeigen seinen Zeigefinger – ein weiterer Schritt auf dem Weg zum Pinzettengriff.
- Wenn es erst ein Jahr alt ist, hat es einen ausgefeilten „Pinzettengriff" erworben. Nun kann es die Gegenstände zwischen Daumen und Zeigefinger packen.

Kleinkind

Handgeschicklichkeit

In der allgemeinen Entwicklung markiert das Kleinkindalter eine dramatische Veränderung auf dem Weg vom Babyalter zur Kindheit. Insbesondere bei der Geschicklichkeit der Hände werden Sie diesen Fortschritt mit 18 Monaten deutlich feststellen. Während der folgenden 18 Monate wird Ihr Baby unabhängiger; es lernt, sich selber anzuziehen und immer exaktere Bewegungen auszuführen. Seine kreativen Fähigkeiten kommen in dieser Phase ebenfalls zum Vorschein, wenn seine Häuser aus Bauklötzen komplizierter werden und seine Zeichnungen erkennbarer.

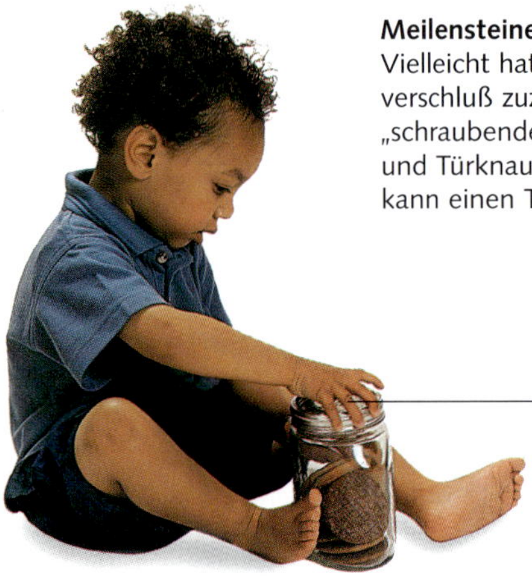

Meilensteine
Vielleicht hat Ihr Kind gerade gelernt, einen Reißverschluß zuzuziehen. Mit zwei Jahren versucht es „schraubende" Bewegungen an Marmeladengläsern und Türknaufen. Es malt mit mehr Überlegung und kann einen Turm aus vier Bauklötzen errichten.

Ihr Kind hat ein exakteres Greifvermögen; es kann Gegenstände umfassen und drehen.

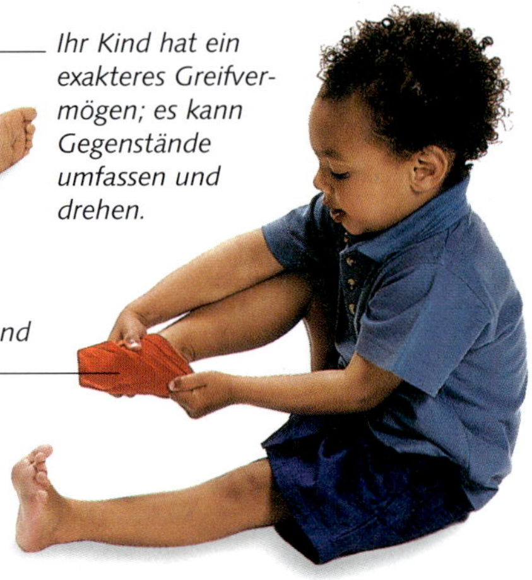

Ihr Kind kann feine Materialien fassen und damit umgehen.

Anziehen
Mit zweieinhalb fällt das An- und Ausziehen leichter; Ihr Kind wird es gerne selber machen.

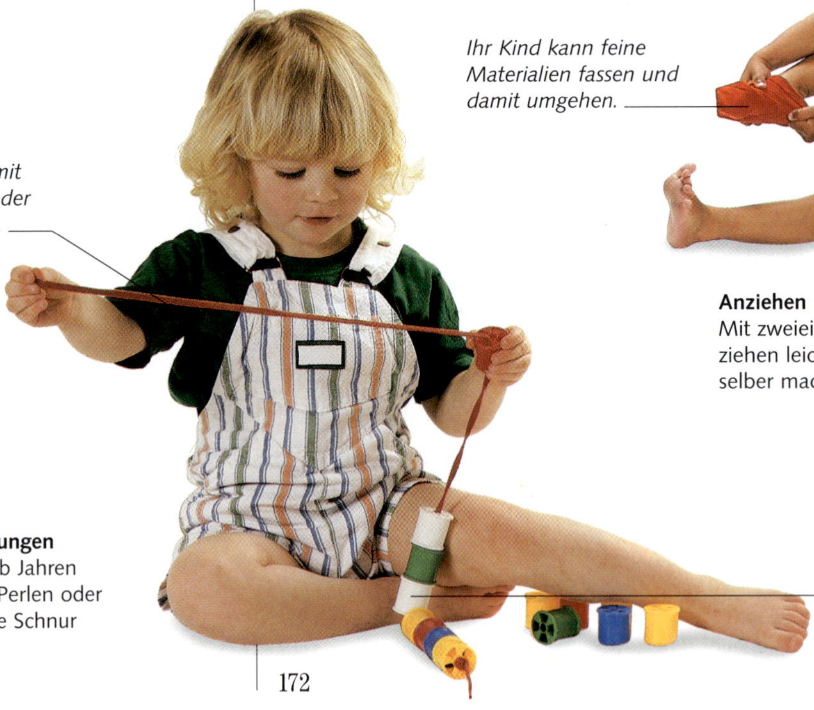

Es spielt gern mit dickem Garn oder Schnürsenkeln.

Exakte Bewegungen
Mit zweieinhalb Jahren kann Ihr Kind Perlen oder Spulen auf eine Schnur auffädeln.

Haushaltsgegenstände wie Garnrollen können auf einen Faden aufgezogen werden.

Wie Sie seine Fertigkeiten fördern können
Alle alltäglichen Aufgaben kann Ihr Kind nun selbst bewältigen. Geben Sie ihm daher jede Gelegenheit, etwas ohne Hilfe fertigzubringen. An komplizierten Spielsachen, insbesondere Konstruktions- oder Bastelarbeiten kann es seine Fertigkeiten üben und entwickeln.

Anziehen Mit zwei Jahren kann sich Ihr Kind teilweise schon selber anziehen; Strümpfe, Schuhe und Handschuhe sind aber noch zu kniffelig. Lassen Sie es selber bestimmen, was es anziehen will. Geben Sie ihm die Möglichkeit, das Anziehen zu üben. Kleidung mit Druckknöpfen oder großen Knöpfen und großen Knopflöchern spornen es an, seine Fingerfertigkeit zu üben. Bald wird es auch seine Unterwäsche und T-Shirts alleine an- und ausziehen können. Sobald es auch mit kleinen Knöpfen zurechtkommt, kann es sich ganz an- und ausziehen.

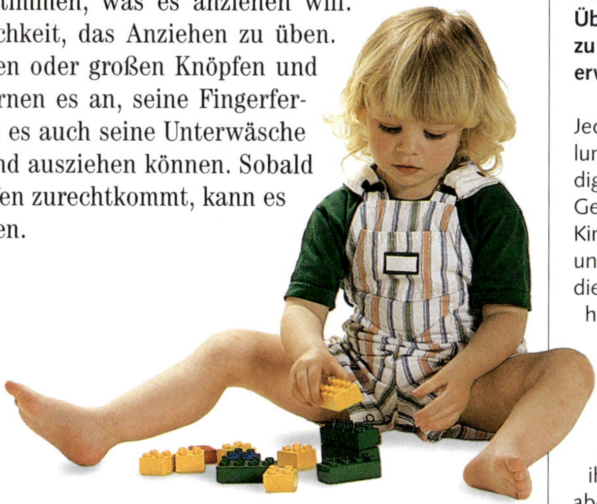

Duplos
Duplo-Bausteine sind bei allen Kindern beliebt. Sie sind ideal, um die Handbewegungen zu trainieren.

Die Handgeschicklichkeit verbessern Sobald Ihr Kind mit zwei Händen einen Türknauf drehen und ein locker aufgeschraubtes Marmeladenglas öffnen kann, geben Sie ihm Spielsachen, die man zusammenstecken oder -schrauben muß. Auch das Waschen und Abtrocknen der Hände ist ein beliebter Zeitvertreib und fördert die Beweglichkeit der Hände. Ihr Zweijähriges sollte viele bunte Bilderbücher zur Verfügung haben, da es nun die Seiten einzeln umblättern kann. Ihr Kind kann einen Turm aus vier Bauklötzen errichten. Mit etwas Ansporn schafft es auch kompliziertere Konstruktionen. Bausteine, die man ineinanderstecken und zusammendrücken muß, trainieren die feinen Handbewegungen. Kniffelige Aufgaben wie das Auffädeln von großen Perlen auf eine Kette oder das Zusammensetzen von Puzzleteilen fördern die manuellen Fertigkeiten.

Künstlerische Tätigkeiten und Basteln In diesem Alter malen Kinder mit Begeisterung. Stellen Sie Ihrem Kind daher viel Zeichenmaterial, auch verschiedene Stifte, zur Verfügung. Zeigen Sie ihm die Wirkung all der verschiedenen Farben. Es wird auch gern Wasser- oder Fingerfarben benutzen, insbesondere wenn es damit auch experimentieren und mit den Fingern malen darf. Setzen Sie seine Zeichnungen zu der Umgebung in Beziehung. Benennen Sie die Farben der Stifte, und deuten Sie dann auf Gebrauchsgegenstände in denselben Farben. Mit zweieinhalb Jahren kann man auf seinen Zeichnungen schon einiges erkennen; bald wird es auch Menschen und Häuser malen.

Unabhängigkeit unterstützen

In dieser Phase muß Ihr Kind eine Menge neuer Fertigkeiten erwerben. Überfordern Sie es nicht, indem Sie ein zu schnelles Entwicklungstempo erwarten.

Jedes Kind hat sein eigenes Entwicklungstempo; es wird von der Geschwindigkeit bestimmt, mit der sich sein Gehirn und die Nerven entwickeln. Ihr Kind wird Ihnen Freude machen wollen und versucht sich vielleicht an Dingen, die es von seinem Entwicklungsstand her noch nicht beherrschen kann. Versagt es, so ist es demoralisiert, weil es fühlt, daß es Sie enttäuscht. Geben Sie ihm besser jede Hilfe und Ermutigung, die es braucht. Zeigen Sie ihm Ihre Freude, wenn ihm etwas gelingt; setzen Sie ihm aber keine Ziele, die außerhalb seiner Fähigkeiten liegen.

Kleidung auswählen
Wecken Sie das Interesse Ihres Kindes am Anziehen, indem Sie es selber bestimmen lassen, was es anziehen will.

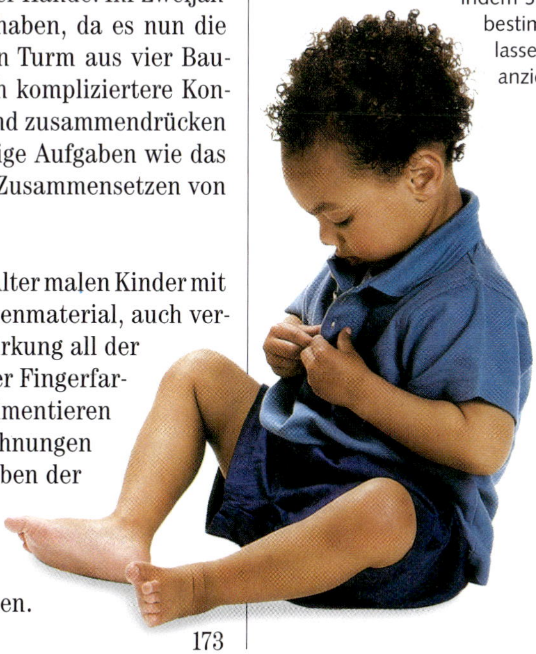

Kindergartenalter

Malen

Die sich entwickelnde Handgeschicklichkeit zeigt sich deutlich beim Malen eines Kreises.

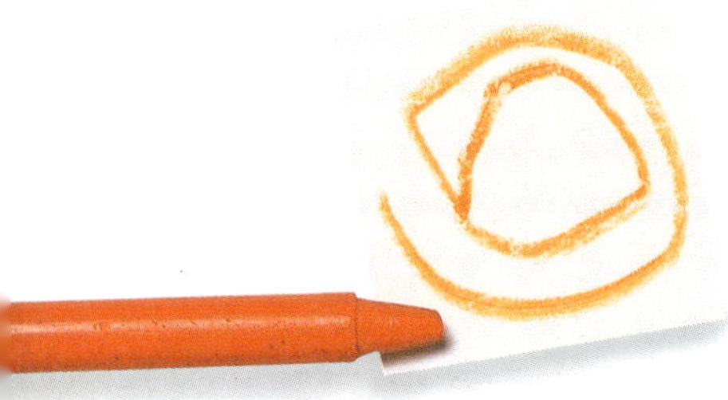

$2\frac{1}{2}$ Jahre
Bei den ersten Versuchen, einen Kreis zu zeichnen, entsteht eine fortlaufende runde Gestalt, ähnlich einer Spirale.

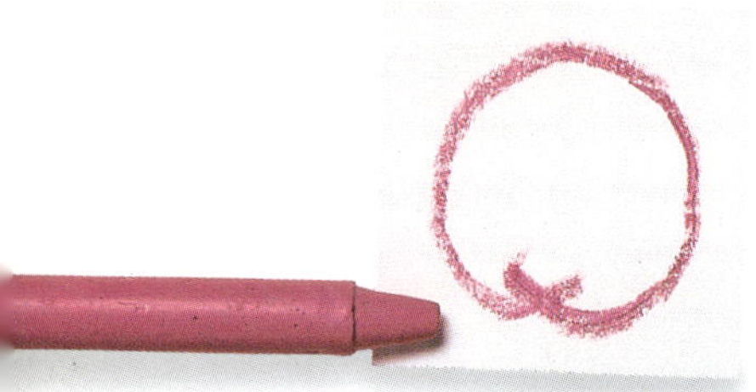

3 Jahre
Die Versuche werden kontrollierter, aber der Kreis ist noch nicht vollständig geschlossen oder die Enden überlappen sich.

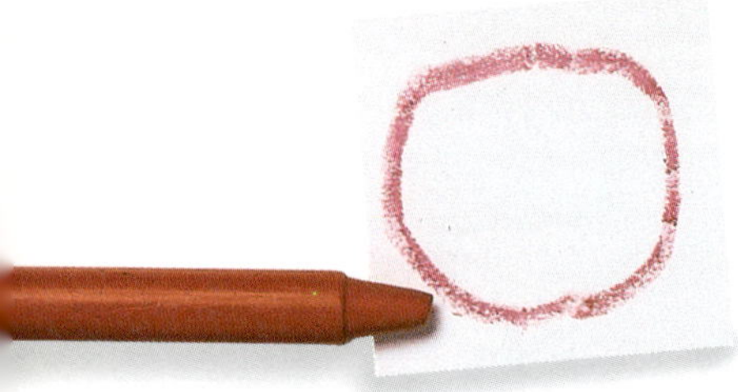

$3\frac{1}{2}$ Jahre
Ihr Kind sollte in der Lage sein, eine geschlossene Figur zu zeichnen, entweder einen Kreis oder eine ovale Form.

Handgeschicklichkeit

Das dreijährige Kind macht enorme Fortschritte. Es kann sich nun wahrscheinlich vollständig an- und ausziehen, solange die Verschlüsse leicht erreichbar sind. Es zeichnet und malt, und seine Zeichnungen werden realistischer. Mit vier Jahren kann es mit der Schere umgehen. Bauklötze sind nicht mehr interessant, daher steigt es auf kompliziertere Konstruktionskästen um. Es erledigt im Haushalt bereits einfachere Aufgaben. Mit vier Jahren hilft es beim Tischdecken, wäscht sich Gesicht und Hände, kann sein Bett machen und seine Kleidung ordentlich aufräumen.

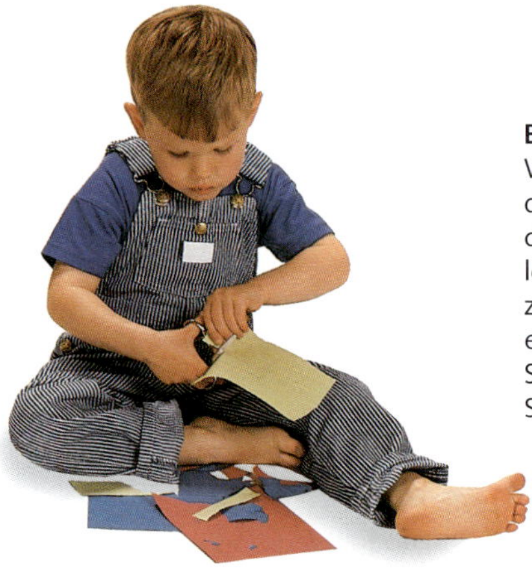

Basteln
Wenn Ihr vier- oder fünfjähriges Kind mit der Schere schneiden kann, so bedeutet dies einen riesigen Sprung in der manuellen Geschicklichkeit und der Koordination zwischen Gehirn und Muskeln. Lassen Sie es einfache Formen ausschneiden. Seine Scheren sollten stumpfe Kanten und Spitzen haben.

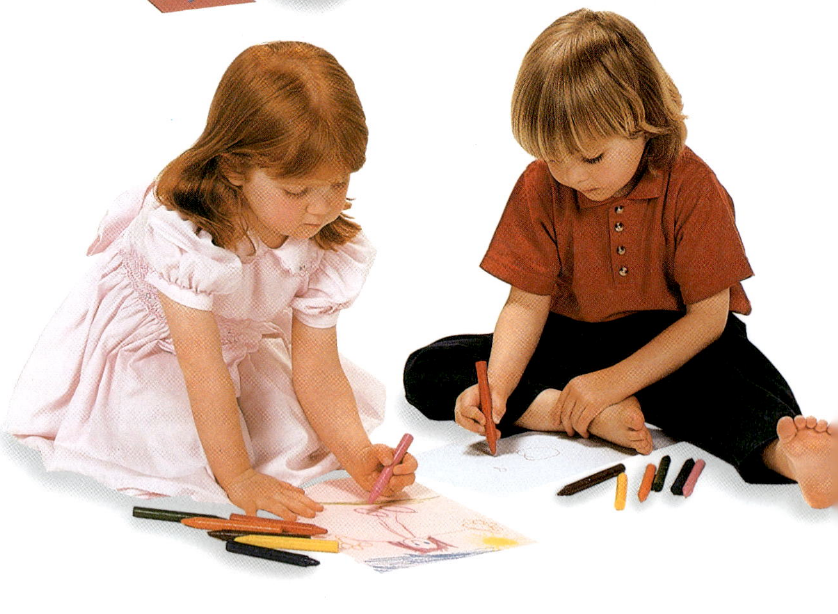

Zeichnen
Mit drei Jahren ist Ihr Kind beim Zeichnen geschickter. Es kann nun zwei im rechten Winkel gezeichnete gerade Linien kopieren.

Mit vier Jahren fügt es in seine Zeichnungen Details ein. Malen Sie z. B. einen unvollständigen Menschen und bitten es, das Bild zu ergänzen.

Zähne

Früher hielt man die Milchzähne für nicht so wichtig, weil die zweiten Zähne beizeiten folgen würden. Heute wissen wir, daß sie unentbehrlich sind; sie führen den zweiten Zahn, so daß er in der richtigen Position wächst. Geht der erste Zahn durch Zahnverfall verloren, kann sich dies auf den darunterliegenden Zahnknochen auswirken und schon dort eine Zahnschädigung verursachen.

Zahndurchbruch Es gibt keinen bestimmten Zeitpunkt, zu dem die ersten Zähne durchbrechen müssen. Manche Babys haben schon bei der Geburt einen Zahn, während andere mit zwölf Monaten noch zahnlos sind. (Bei der Geburt vorhandene Zähne werden manchmal entfernt, wenn sie krummgewachsen, schief oder locker sind. Sonst besteht das Risiko, daß sie ausfallen und das Baby daran ersticken könnte.) Als allgemeine Regel gilt allerdings, daß das Zahnen ungefähr im Alter von sechs Monaten beginnt. Denn in dieser Zeit braucht das Baby die erste Beikost, d. h. seine Ernährung verändert sich. Bis zum Ende des ersten Lebensjahres sind meist einige Zähne gekommen. Wenn Sie darauf achten, bemerken Sie zunächst eine kleine, helle Beule im Zahnfleisch, dort wo sich der Zahn seinen Weg bahnt. Im zweiten Lebensjahr zahnt Ihr Baby beinahe ständig. Stellen Sie sich darauf ein, daß der Durchbruch der Backenzähne, die zum Schluß erscheinen, etwas aufregend wird.

Anzeichen fürs Zahnen Zahnende Babys sind meist quengelig. Das Zahnfleisch ist rot und geschwollen. Vielleicht können Sie den Zahn durch das Zahnfleisch hindurch fühlen. Die Wangen Ihres Babys können gerötet sein, und es wird wahrscheinlich sabbern. Oft hilft es, wenn das Baby auf einem Beißring herumkauen kann. Symptome wie hohes Fieber, Erbrechen oder Durchfall werden niemals vom Zahnen ausgelöst; in diesem Fall sollten Sie den Arzt informieren.

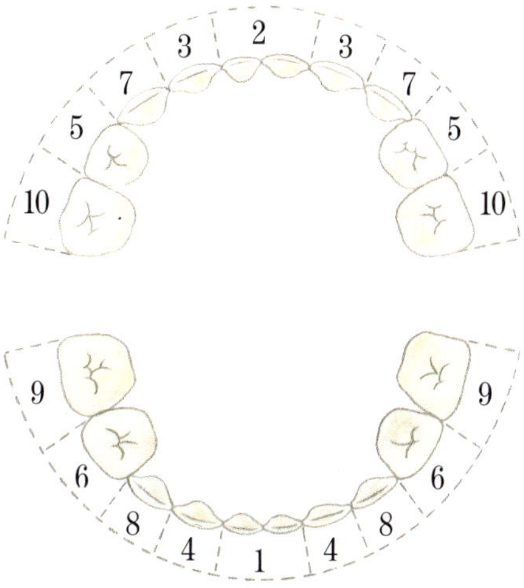

Wie die Zähne durchbrechen
Die Zahlen bezeichnen die Reihenfolge, in der die Zähne durchkommen. Als erstes kommen normalerweise die unteren beiden Schneidezähne, dann die oberen Schneidezähne. Die oberen Eckzähne brechen als nächstes durch, dann die unteren Eckzähne. Danach erscheinen die ersten oberen Backenzähne und dann die ersten unteren Backenzähne. Die äußeren oberen Eckzähne kommen als nächstes, danach die unteren Eckzähne. Die zweiten Backenzähne brechen erst unten und dann oben durch. Es kommt aber auch vor, daß die Zähne in anderer Reihenfolge erscheinen.

Älteres Baby

Die Zähne schärfen

Ihr Kind wird gerne auf etwas Festem herumknabbern; gut geeignet ist ein Zwieback oder eine rohe Karotte. Knabbereien sind auch noch beliebt, wenn das Kind alle Zähne hat.

Gesunde Knabbereien, insbesondere frisches Obst und rohes Gemüse, fördern die Entwicklung einer kräftigen Kaumuskulatur. Sie schärfen die Zähne und haben eine reinigende Wirkung, da die darin enthaltenen Ballaststoffe wie ein Schrubber wirken. Die Ernährung Ihres Babys sollte viel Kalzium und Vitamin D enthalten (aus Milchprodukten und fettreichem Fisch wie Hering), um ein gesundes Wachstum der bleibenden Zähne, die sich bereits ihm Kieferknochen bilden, zu gewährleisten.

Jüngeres Baby

So helfen Sie Ihrem Baby

Damit sich ein normales Sehvermögen ausbilden kann, müssen die Augen in Ordnung sein und visuelle Stimulation geboten werden. Fördern Sie mit folgenden Maßnahmen das Sehvermögen Ihres Babys:

- Vom Tag der Geburt an stellen Sie ein Foto von einem Gesicht an die Seitenwand seines Bettchens. Babys sind vom menschlichen Gesicht fasziniert.
- Ein einfaches Mobile über dem Bettchen oder an ein Elastikband aufgereihte Gegenstände in leuchtenden Farben sind für Ihr Baby ein interessanter Anblick.
- Ihr Baby ist nie zu klein für Besichtigungen. Im Buggy sitzend kann es sich alles anschauen.

Gesichter wiedererkennen
Geben Sie Ihrem Baby einen unzerbrechlichen Spiegel, so daß es sein eigenes Spiegelbild betrachten kann.

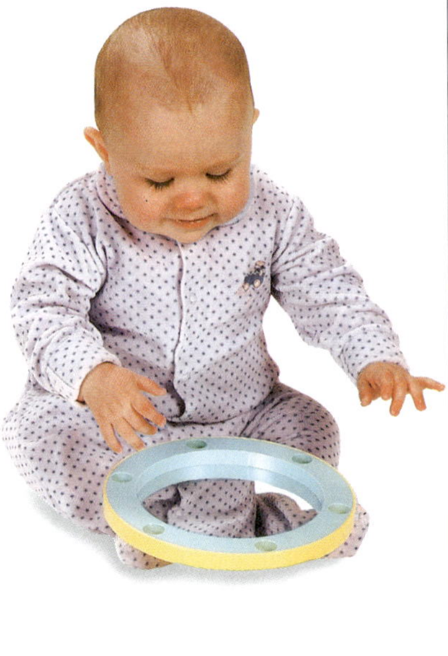

Sehvermögen

Ein Neugeborenes kann den Blickwinkel nicht verändern, ist deshalb aber keineswegs blind. Auf eine Entfernung von 20 – 25 cm kann es alles erkennen. Früher meinte man, die Umgebung eines Babys müßte keine optischen Anreize bieten, weil es nichts sehen könnte. Heute wissen wir, daß ein Baby von Geburt an vielfältige visuelle Stimulation braucht, damit sich sein Augenlicht voll entwickelt. Allerdings ist das Sehvermögen eines Neugeborenen geringer als das des älteren Kindes. Passen Sie seine visuelle Welt deshalb in einen Rahmen ein, den es wahrnehmen kann. Die farbempfindlichen Zellen in den Augen eines Neugeborenen sind noch nicht vollständig entwickelt; daher sieht es die Welt nur in gedämpften Schatten.

Ihr Neugeborenes Obwohl das Sehvermögen Ihres Babys eingeschränkt ist, reagieren seine Augen sehr sensibel auf das menschliche Gesicht und auf bewegliche Gegenstände. Anfangs kann es den Blick nur auf Dinge richten, die nicht weiter als 25 cm entfernt sind; doch wenn Sie Ihr Baby aus 25 cm Entfernung anschauen, werden Sie feststellen, daß seine Augen sich beim Wiedererkennen bewegen und sich sein Ausdruck verändert.

Wachsendes Wahrnehmungsvermögen Wenn Sie angeregt mit Ihrem Neugeborenen sprechen, Ihre Augen bewegen und Ihren Mund öffnen und schließen, reagiert Ihr Baby bereits innerhalb einiger Minuten nach der Geburt mit Mund- und Zungenbewegungen. Ein nur wenige Stunden altes Baby kann seine Augen auf einen Gegenstand richten. Wenn er sich bewegt, verfolgt es ihn mit den Augen. Mit zwei Wochen hebt ein Baby zum Schutz automatisch die Hand, wenn sich etwas schnell auf es zubewegt. Mit drei Wochen reagiert sein ganzer Körper bei Ihrem Anblick mit aufgeregten Bewegungen. „Scharf einstellen“ kann Ihr Baby seinen Blick mit acht Wochen. Dann erkennt es Ihr Gesicht wieder und reagiert darauf mit Lächeln und Armbewegungen. Weil es nur nahe Gegenstände klar sehen kann, erscheint ihm die Welt ziemlich flach. Entfernte Details nimmt es nicht wahr.

Sehschärfe Mit drei bis vier Monaten kann Ihr Baby Details wahrnehmen. Es ist in der Lage, ein dreidimensionales Bild der Welt aufzubauen – unerläßlich für die Mobilität. Es wird erst krabbeln, wenn sein Sehvermögen die Tiefe ebenso wahrnehmen kann wie die Höhe und die Breite. Es erkennt, worin sich Bilder mit zwei oder drei verschiedenen Details unterscheiden. Auch Muster erkennt es wieder. Mit fünf bis sechs Monaten kann es zwischen verschiedenen Gesichtsausdrücken wie Traurigkeit, Angst und Freude unterscheiden; es reagiert darauf mit eigener Mimik. Es wird aufgeregt, wenn seine Mahlzeit zubereitet wird.

Wahrnehmen nach Interesse Ab dem sechsten Lebensmonat kann das Baby Gegenstände identifizieren. Es verändert seine Position, um das zu sehen, was es am meisten interessiert. Der Schwerpunkt der visuellen Entwicklung liegt von nun an in der Art und Weise, wie das Gehirn die von den Augen aufgenommenen Informationen interpretiert.

Das Sehvermögen testen

Als ersten Sehtest können Sie nach der Geburt die Reaktion Ihres Babys auf Ihr Gesicht (in 25 cm Entfernung) beachten. Wenn es Ihr Gesicht erblickt, sollte sich sein Gesichtsausdruck verändern; seine Augen starren Ihr Gesicht an, und es öffnet und schließt vielleicht den Mund. Es gibt viele Anhaltspunkte für einen möglichen Sehfehler. Wenn Sie hinsichtlich des Sehvermögens Ihres Babys im Zweifel sind, oder wenn seine Augen viel Wasser absondern und helles Licht ihm Unbehagen verursacht, konsultieren Sie den Arzt. Die im folgenden aufgeführten Augenkrankheiten können sich schon bei einem sehr kleinen Baby manifestieren. Wenn Sie folgende Auffälligkeiten beobachten, gehen Sie mit Ihrem Kind zum Arzt.

Sich langsam bewegendes Auge Ein Kind mit einer schwachen Augenmuskulatur dreht vielleicht den Kopf, um mit dem besser sehenden Auge das Geschehen zu verfolgen. Überprüfen Sie, ob beide Augenlider auf gleicher Höhe sind, wenn sich Ihr Baby auf einen sich bewegenden Gegenstand konzentriert. Bevorzugt es eindeutig ein Auge, konsultieren Sie den Arzt.

Schielen (Strabismus) Richtet das Baby nur ein Auge auf den Gegenstand seines Interesses, wobei das andere zu weit nach innen oder außen zeigt, kann Ihr Baby schielen. Vielleicht neigt es seinen Kopf oder hält ihn in einer ungewöhnlichen Haltung, um seinen Blick in die richtige Stellung zu bringen. Nehmen Sie einen interessanten Gegenstand und halten Sie den Kopf Ihres Babys ruhig; beschreiben Sie mit dem Spielzeug den Buchstaben H in der Luft. Achten Sie darauf, ob beide Augen dem Spielzeug übereinstimmend folgen. (Siehe auch Schielen S. 287.)

Farbenblindheit Meistens handelt es sich dabei um die Unfähigkeit, zwischen grün und rot zu unterscheiden (meist sind Jungen betroffen). Nehmen Sie bunte Süßigkeiten und bitten Sie Ihr Kind, bestimmte Farben herauszusuchen. Kennt es die Namen der Farben noch nicht, soll es die gleichen Farben heraussuchen wie Sie.

Peripheres Sehen Mit seinem Lieblingsspielzeug können Sie testen, ob Ihr Kind über ein normales seitliches Sehfeld verfügt. Ihr Kind schaut geradeaus, und Sie bewegen das Spielzeug von weit außen zum Gesicht hin, bis es das Spielzeug sieht. Sein Sehfeld sollte sich bis 45 Grad auf jeder Seite ausdehnen.

Sehschärfe Prüfen Sie die Sehschärfe mit folgenden Spielen. Stellen Sie sich in 6 m Entfernung vor Ihr Kind, und halten Sie einige Finger hoch. Fragen Sie es, wieviele Finger Sie hochhalten, oder bitten Sie es, gleichviel Finger hochzustrecken. Gelingt es ihm nicht, sollten Sie den Arzt konsultieren.

Älteres Baby

Das sehbehinderte Baby

Ist das Sehvermögen Ihres Babys schlecht, müssen Sie sensibel auf seine Bedürfnisse achten. Kümmern Sie sich um qualifizierte ärztliche Betreuung und regelmäßige Kontrolluntersuchungen.

- Bei weitsichtigen Kindern werden halbjährliche Kontrolluntersuchungen durchgeführt; dabei wird überprüft, ob die Brillengläser korrigiert werden müssen. Ein weitsichtiges Kind muß vielleicht nur zwei oder drei Jahre lang eine Brille tragen. Oft entwickeln sich die Augen danach normal.
- Je früher ein Kind eine Brille bekommt, um so eher wird es sie akzeptieren. Anfangs nimmt es sie vielleicht ab und spielt mit ihr; bald wird es aber erkennen, daß es damit die Welt klarer sieht.
- Ein visuell beeinträchtigtes Kind braucht Stimulationen durch Berührung, Geräusche und Gerüche; stellen Sie Spielsachen zur Verfügung, die interessante Oberflächen haben und verschiedene Geräusche machen. Puzzles sind besonders wichtig; am besten sind Puzzles mit großen, bunten Teilen.

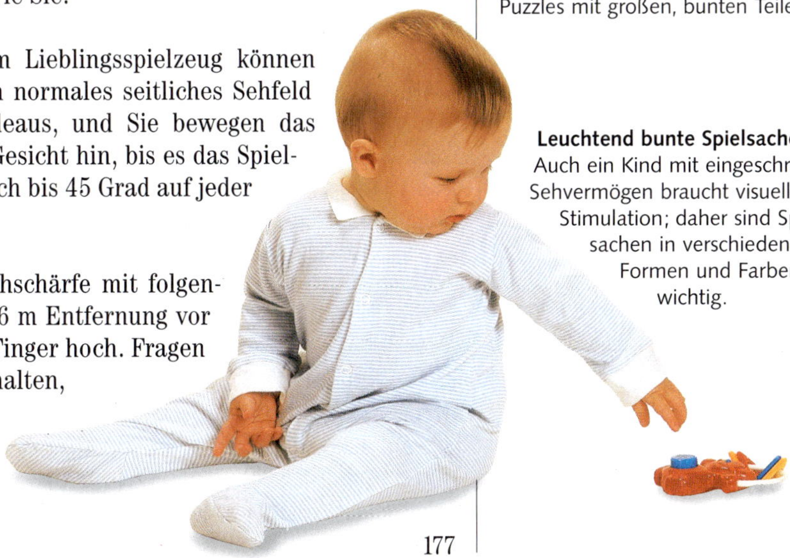

Leuchtend bunte Spielsachen Auch ein Kind mit eingeschränktem Sehvermögen braucht visuelle Stimulation; daher sind Spielsachen in verschiedenen Formen und Farben wichtig.

Jüngeres Baby

So helfen Sie Ihrem Baby

Erklären Sie Ihrem Kind die verschiedenen Geräusche. Machen Sie geeignete Spiele mit ihm. Dadurch schult es sein Gehör und lernt die verschiedenen Geräusche unterscheiden.

- Erklären Sie ihm die Geräusche mit schauspielerischen Gebärden. Legen Sie zum Beispiel Ihren Finger auf die Lippen und sagen „Psst, jetzt sind wir leise wie die Mäuse", um die Vorstellung von Ruhe zu erklären.
- Beschreiben Sie Musik und Geräusche mit passenden Adjektiven wie „laut" oder „weich".
- Bringen Sie ihm den Unterschied von hohen und tiefen Tönen mit Hilfe von Liedern bei.
- Lehren Sie es Rhythmus durch Reime und Klatschen zu Liedern – dies nützt auch der Sprachentwicklung des Kindes.
- Benennen Sie jedes neue Geräusch, wie zum Beispiel das Schnurren der Katze, und imitieren Sie es.

Gehör

Um sprechen zu lernen, muß das Baby die ganze Vielfalt an Lauten hören können, die man zum Sprechen braucht. Nur wenn das Kind zeigt, daß es hören, Laute imitieren und eventuell verschiedene Laute korrekt verwenden kann, kann man sicher sein, daß es zwischen den verschiedenen Lauten des normalen Hörvermögens unterscheiden kann.

Es gibt vielfältige Anhaltspunkte für die Hörfähigkeit des Kindes. Mit Hilfe verschiedener Tests kann man die Fortschritte beurteilen. Beobachten Sie seine Reaktionen auf verschiedene Geräusche sorgfältig. Machen Sie sich Notizen. Finden Sie die Reaktion Ihres Babys auf Geräusche in irgendeiner Weise seltsam, sagen Sie es Ihrem Arzt. Er kann bei Ihrem Baby einen gründlicheren Hörtest durchführen.

Ihr Neugeborenes reagiert auf Geräusche, ohne sie wirklich zu verstehen. Wird es durch ein plötzliches, lautes Geräusch erschreckt, zum Beispiel Händeklatschen oder Türknallen, wirft es in einer reflexartigen Reaktion Arme und Beine nach außen. Ein wenig später blinzelt es oder öffnet die Augen bei lauten Geräuschen. Mit vier Wochen beginnt es, dauerhaftere Geräusche wahrzunehmen, zum Beispiel das Geräusch Ihres Staubsaugers. Mit vier Monaten sollte das Baby zwischen bestimmten Geräuschen unterscheiden können. Wenn es zum Beispiel Ihre Stimme hört, wird es ruhig oder lächelt. Selbst wenn es Sie nicht sehen kann, wendet es seinen Kopf und die Augen in die Richtung, aus der es Sie gehört hat.

Mit sechs Monaten sollte sich Ihr Baby sofort umdrehen, wenn es neben sich leise Geräusche hört oder eine Stimme quer durch den Raum schallt. Ein neun Monate altes Baby plappert, um seine eigene Stimme zu hören. Es lauscht aufmerksam auf vertraute Geräusche; es horcht auf leise Geräusche, deren Ursprung es nicht ausmachen kann. Manche Geräusche wirken beruhigend, andere nerven das Baby.

Frühe Tests

Der erste Test, bei dem man die Reaktion auf Geräusche mißt, erfolgt kurz nach der Geburt auf der Entbindungsstation. Mit Hilfe sanfter Geräusche (klatschen, singen, klingeln) bestimmt man die Reaktion des Babys auf Lärm. Die Reaktionen können von einer leichten Kopfbewegung bis zu einer Veränderung der Atemfrequenz reichen. Formalere Tests werden während der Vorsorgeuntersuchungen durchgeführt.

Das Problem der frühen Tests besteht darin, daß Babys bis zum siebten Monat ungleichmäßig auf Geräusche reagieren; um verläßliche Ergebnisse zu bekommen, muß man die Reaktionen mit empfindlichen Maschinen genaustens aufzeichnen.

Ist ein Kind taub, bemerken die Eltern dieses Problem recht bald. Ein teilweiser Gehörverlust ist schwieriger auszumachen. Entsprechende Symptome werden oft fälschlicherweise als Unaufmerksamkeit, langsames Lernen oder Schüchternheit gedeutet. Wenn Sie sich wegen des Hörvermögens Ihres Kindes Sorgen machen, lassen Sie es sobald wie möglich vom Kinderarzt untersuchen. So ist frühzeitige Hilfe gewährleistet, und das Sprechenlernen wird nicht verzögert.

Das Gehör testen

Mit Hilfe einfacher Tests kann man schon mit sechs Monaten das Gehör überprüfen. Um zuverlässige Ergebnisse zu erzielen, sollten die Tests in einem ruhigen Raum, frei von Ablenkungen durchgeführt werden.
Sie brauchen eine schrille Rassel, festes Seidenpapier, eine Chinaschale, einen Löffel und eine Glocke. Setzen Sie das Baby auf Ihren Schoß; halten Sie zu jeder Wand einen Abstand von 120 cm ein. Bitten Sie einen anderen Erwachsenen, sich so neben das Baby zu stellen, daß es ihn nicht sehen kann.
Der Testausführende sollte vom sechs Monate alten Kind 45 cm Abstand halten und bei einem neun Monate alten Kind 1 m. In der Ohrhöhe des Kindes erzeugt er Geräusche in folgender Abfolge:

- Mit der Stimme hohe und tiefe Töne erzeugen.
- Die Rassel schütteln.
- Mit dem Löffel gegen das Schälchen klopfen.
- Das Seidenpapier zerknüllen.
- Das Glöckchen läuten.

Reagiert das Kind auf ein Geräusch nicht, warten Sie zwei Sekunden, und wiederholen Sie es. Reagiert es nach drei Versuchen immer noch nicht, probieren Sie das nächste Geräusch.
Kinder über neun Monate sollten sich auf ein Geräusch hin zumindest wenden. Oft lächeln sie dabei. Kleinere Babys können langsamer reagieren. Eine deutliche Reaktion auf drei dieser Geräusche zeigt, daß das Hörvermögen des Babys zum Sprechenlernen ausreicht. Reagiert es auf weniger Geräusche, wiederholen Sie den Test innerhalb der nächsten drei Monate und gehen dann gegebenenfalls zum Arzt.

18 Monate – 2 Jahre Bei einem älteren Baby oder einem Kleinkind testen Sie die Reaktion auf gesprochene Anweisungen. Setzen Sie sich dem Kind gegenüber an einen niedrigen Tisch; neben Ihnen sitzt ein weiteres Familienmitglied (zum Beispiel der Vater). Fordern Sie Ihr Kind auf, dem Vater verschiedene Dinge zu geben, einen Ball, eine Tasse und einen Löffel, eine Puppe, ein Spielzeugauto oder Bauklötze. Beobachten Sie seine Reaktion. Wiederholen Sie die Aufforderungen aus verschiedenen Positionen bis zu drei Metern Entfernung. Bei Kindern über drei Jahren können Sie den gleichen Test durchführen; dabei decken Sie Ihren Mund zum Teil mit einem Stück Karton ab, um den Klang zu verfremden.
Es ist wichtig, daß Sie diese Hörtests nicht zu oft durchführen. Denn schon ein kleines Kind weiß schnell, was Sie erwarten. Dann dreht es sich zu dem Testdurchführenden hin, egal ob es das Geräusch hören kann oder nicht.

Älteres Baby

Das hörgeschädigte Kind

Kinder müssen hören können, um sprechen zu lernen. Sie müssen sprechen können, um lesen und schreiben zu lernen. Aus diesem Grund ist es äußerst wichtig, eine Hörschädigung früh zu entdecken und sogleich einen Facharzt einzuschalten.

Kinder mit einem unheilbaren Hörschaden kommen mit einem Hörgerät gut zurecht. Viele Ärzte setzen dieses Gerät heute schon im Babyalter ein und nicht erst mit vier oder fünf Jahren. Bei stark schwerhörigen Kindern ist das Verständnis der Geräusche und der Sprache allerdings bedeutend beeinträchtigt.

Es gibt viele Möglichkeiten, schwer hörbehinderten Kindern die Kommunikation zu ermöglichen. Die verschiedenen Methoden werden oft miteinander kombiniert. Hierzu zählen: ein Implantat in der Ohrmuschel, Zeichensprache, Lesen von den Lippen und Erlernen der Sprache.

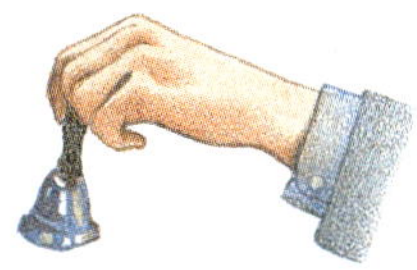

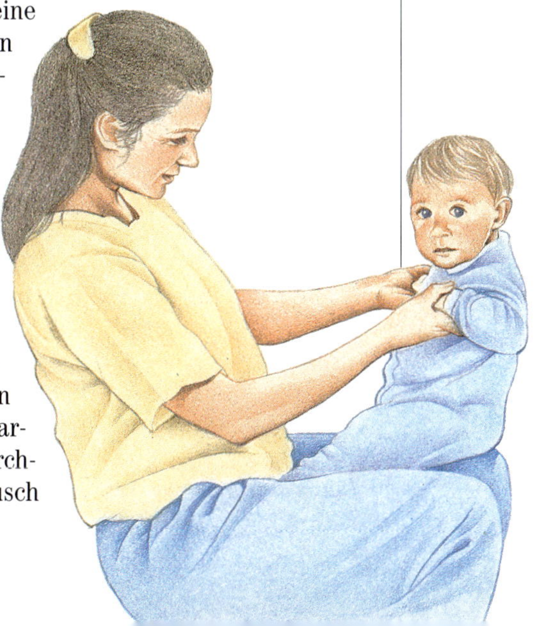

Einfacher Hörtest
Ein sechsmonatiges Baby mit normalem Hörvermögen wendet seinen Kopf, wenn außerhalb seines Gesichtsfeldes ein Glöckchen geläutet wird.

Geistige Entwicklung

Das weibliche Gehirn

Wenn ein kleines Mädchen geboren wird, ist sein Gehirn bereits geschlechtlich bestimmt – d.h. auf Weiblichkeit programmiert. Die Gehirnstruktur ist verantwortlich für viele entwicklungsbedingte Unterschiede zwischen Jungen und Mädchen.

- Bereits im Mutterleib entwickelt sich bei Mädchen die Großhirnrinde, die den Intellekt bestimmt, früher als bei Jungen.
- Die linke Hälfte der Großhirnrinde, die das Denken kontrolliert, entwickelt sich bei Mädchen früher als bei Jungen.
- Das Corpus callosum, das die rechte Hirnhälfte mit der linken verbindet, ist bei Mädchen besser entwickelt.
- Die frühere Entwicklung der linken Gehirnhälfte entspricht der stärkeren Sprachbegabung der Mädchen.
- Die rechte und linke Hälfte „verständigen" sich bei Mädchen früher und besser miteinander; dadurch haben sie bei der Lesefertigkeit, bei der beide Hälften gefordert sind, einen Vorteil.
- Mädchen zeigen frühere und größere Trennungsangst als Jungen, weil ihre Nervenverbindungen besser ausgereift sind. Dies führt zu einer schnelleren Informationsübertragung; daher erkennen Mädchen früher, was um sie herum vor sich geht.

Das Baby wird mit einer bestimmten Anzahl an Gehirnzellen geboren; doch das Gehirn verdoppelt sein Gewicht zwischen der Geburt und dem ersten Lebensjahr. Die Gewichtszunahme kommt durch das Wachstum der Verbindungen zwischen den verschiedenen Zellen, die für das Denken erforderlich sind, zustande. Wenn das Baby ein Stück Brot sieht, darauf zeigt, danach greift, es nimmt, es in den Mund schiebt, es kaut, es schmeckt und schluckt, baut es acht Gedankenverbindungen auf. Es prägt sie alle in sein Gedächtnis ein.

Die Intelligenz vorhersagen

Natürlich läßt sich nur schwer festlegen, was man unter „normaler" Intelligenz versteht. Doch Entwicklungspsychologen können bei der Abfolge und Qualität der geistigen Entwicklung einen Durchschnittswert bestimmen; ausgehend von diesem Mittelwert kann man Voraussagen über die Intelligenz machen. Denken Sie daran, daß der Durchschnitt eine theoretische Größe ist. Übertragen Sie diesen Wert daher niemals einfach auf Ihr Kind; vergleichen Sie es auch nicht mit anderen Kindern im gleichen Alter.

Kinder unterscheiden sich stark in ihrem Entwicklungstempo. Es gibt kein „richtiges" Alter, in dem ein Meilenstein erreicht sein muß. Die meisten Kinder erleben Wachstumsschübe und Phasen der Stagnation. Manche bleiben eine Zeitlang auf ihrem Entwicklungsstand und entwickeln sich dann normal weiter; andere sind im Kleinkindalter voraus, liegen in späteren Jahren aber im Durchschnitt. Dann gibt es den wohlbekannten „Spätentwickler"; das Kind, das im Kleinkindalter leicht zurück ist, sich später aber sehr gut entwickelt. Einige wenige Kinder weisen eine zunehmende Verlangsamung der Entwicklung auf. Bei manchen Kindern ist es so schwierig, den Entwicklungsverlauf vorherzusagen, daß selbst nach wiederholten Untersuchungen eine Prognose nur mit Vorbehalt gestellt werden kann. Aufgrund dieser Unwägbarkeiten sollten Sie nicht versuchen, jetzt schon Rückschlüsse auf die spätere Intelligenz Ihres Kindes zu ziehen.

Aus den allermeisten Babys werden völlig normale Kinder. Leider gibt es eine sehr kleine Anzahl von Kindern, die in allen Entwicklungsbereichen stark zurückbleiben. Sofern diese Verzögerung nicht durch eine ernste körperliche Behinderung verursacht wird, bleiben diese Kinder bildungsmäßig unter dem Durchschnitt. Die ersten drei Lebensjahre hindurch zeigt das geistig behinderte Kind eine unterdurchschnittliche Konzentration und wenig Interesse an seiner Umgebung. Es erlangt erst spät bestimmte Entwicklungsschritte, z. B. die Kontrolle des Kopfes, das Sitzen und das Greifen der Zehen. Die angeborenen Reflexe bestehen oft bedeutend länger.

Schwieriger sind die Kinder auszumachen, die über überdurchschnittliche Fähigkeiten verfügen. Ein besonders intelligentes Baby kann die Meilensteine der Entwicklung früher erreichen als der Durchschnitt. Die wirklichen Indikatoren seiner größeren Intelligenz sind aber subtiler: Es legt eine größere Vielfalt an Verhaltensweisen an den Tag, zeigt größeres Interesse an seiner Umgebung und interagiert mehr mit seiner Umgebung als das durchschnittliche Baby.

Die Rolle der Eltern

Sehr wenige Kinder sind zurückgeblieben und ebensowenige sind hochbegabt; daher ist es wahrscheinlich, daß Ihr Kind im Bereich der normalen Intelligenz liegt. Ihre Aufgabe als Eltern besteht darin, seine Fähigkeiten zu akzeptieren und ihm zu helfen, seine Stärken zu entwickeln. Denken Sie daran, daß es viele Begabungen gibt: Wir verstehen Intelligenz meist nur im engen Sinn als verbale und mathematische Fähigkeiten. Doch Ihr Kind kann über eine kreative und künstlerische Begabung verfügen. Sie ist ebenso wertvoll und muß genauso gepflegt werden. Drängen Sie Ihr Kind niemals. Akzeptieren Sie es so, wie es ist. Geben Sie ihm jede Gelegenheit, seine Talente zu entfalten. Zeigen und sagen Sie ihm, daß Sie es so lieben und schätzen, wie es ist.

Intelligenztest

Moderne Intelligenztests wurden 1905 von zwei Franzosen entwickelt. Ursprünglich wollte man dadurch vorhersagen, ob ein Kind in der Schule erfolgreich sein würde. Die Tests konzentrierten sich auf das Urteilsvermögen, die Verständnisfähigkeit und das Denkvermögen. Moderne Tests betrachten Intelligenz als die Fähigkeit, Information zu verarbeiten. Sie machen Aussagen darüber, wie erfolgreich ein Kind Denkfähigkeit erwirbt und sie im täglichen Leben anwenden kann. Sie beschränken sich auf Fähigkeiten, die in der Schule wichtig sind. Kreativität oder künstlerische Begabung werden nicht berücksichtigt. Man kann mit Hilfe des IQ nicht vorhersagen, wie erfolgreich das Kind im späteren Leben sein wird. Denn das Denkvermögen entfaltet sich im Laufe der Zeit.

Kreativität

Alle Kinder verfügen über eine gewisse kreative Begabung. Diese sollte genauso entwickelt werden wie die Fähigkeit, mit Zahlen und Buchstaben umzugehen. Sie können bei Ihrem Kind eine ganze Reihe von Fertigkeiten und geistigen Prozessen fördern, um seine kreativen Begabungen anzuregen: Weisen Sie es auf das alltägliche Geschehen hin; machen Sie es auf Muster, Farben, Blumen, Tiere, Gerüche aufmerksam. Zeigen Sie Mitgefühl für andere Menschen; sprechen Sie über Gefühle; erfinden Sie Geschichten. Stellen Sie sich vor „Was würde geschehen, wenn ... ?“. Durch praktische Aktivitäten wie Verkleiden, Malen und Zeichnen oder Basteln kann Ihr Kind seine Kreativität und Phantasie entfalten.

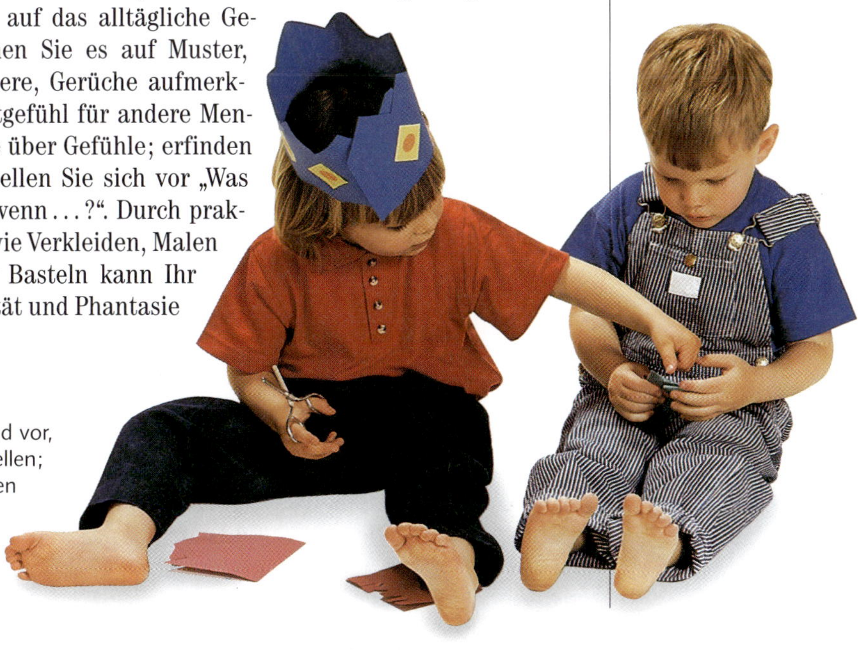

Kostüme herstellen
Schlagen Sie Ihrem Kind vor, selbst Masken herzustellen; dazu braucht es farbigen Karton, Buntstifte, Schere und Klebeband.

Das männliche Gehirn

Sogar schon in der Gebärmutter ist das Gehirn Ihres Sohnes auf Männlichkeit programmiert. Unterschiede in der Gehirnstruktur und der Gehirnfunktion beeinflussen die Art und Weise, wie sich Jungen und Mädchen beim Heranwachsen entwickeln.

- Bei einem Jungen hat das Gehirn ein um 10 – 15 Prozent größeres Gewicht und Volumen.
- Wenn die rechte Gehirnhälfte bereits Verbindungen mit der linken herstellen könnte, existieren bei Jungen die passenden Zellen noch nicht. Deshalb wandern diese Bausteine zurück zur rechten Seite. Dies bereichert die Verbindungen in der rechten Gehirnhälfte und könnte erklären, warum Jungen ein besseres räumliches Vorstellungsvermögen haben als Mädchen.
- Jungen zeigen weniger Trennungsangst als Mädchen, weil sie anfangs eine langsamere Informationsübertragung haben. Schon mit neun oder zehn Monaten lenken Sie sich durch Aktivitäten wie Spielen, Herumkrabbeln oder das Untersuchen eines Gegenstandes von der Angst ab. Diese Verhaltensweise hält sich bis ins Erwachsenenalter.

Jüngeres Baby

Geistige Entwicklung

Ihr Baby nimmt seine Welt anfangs als einen verwirrenden Schleier aus optischen Eindrücken und Geräuschen wahr; in den ersten Wochen ist es voll damit beschäftigt, aus diesem Wirrwarr die Dinge auszusondern, die Bedeutung haben: Ihr Gesicht und Ihre Stimme sind eines der ersten Dinge, die es wiedererkennt. Es drückt dieses Erkennen durch Reaktionen wie Lächeln, strampelnde Arm- oder Beinbewegungen oder Gurgeln und Plappern aus. Es demonstriert sein gutes Gedächtnis und sein Gehör dadurch, daß es ruhig wird, wenn man ihm eine Aufzeichnung des menschlichen Herzschlags vorspielt – dieses Geräusch hat es neun Monate lang besänftigt.

Das Lächeln Ihres Babys

Wenn Ihr Baby Sie das erste Mal anlächelt, bedeutet dies einen aufregenden Meilenstein in Ihrer Beziehung. Dieses Lächeln ist auch ein wichtiges Zeichen dafür, daß sich Ihr Kind geistig entwickelt.

Durch sein Lächeln beweist das Baby, daß es Sie wiedererkennt und daß es eine wechselseitige Kommunikation beginnen will – es zeigt bereits soziale Wesenszüge. Es beantwortet Ihre Worte durch sein Lächeln, weil es gelernt hat, daß es Ihnen dadurch Freude macht. Es weiß, daß Sie daraufhin noch mehr mit ihm sprechen – seine ersten Versuche einer „Unterhaltung" (s. S. 198).

Lächeln ist ein wichtiger Indikator für die Reife eines Babys. Es beweist seinen Wunsch nach Kommunikation mit anderen Menschen. Fachleute betrachten ein sehr frühes, bewußtes Lächeln als Anzeichen einer überdurchschnittlichen Intelligenz.

Neugeborenes Innerhalb der ersten halben Stunde nach der Geburt zwinkert das Baby mit den Augen, wenn es angesprochen wird. Nach einer Woche kennt es Ihre Stimme, und nach zwei Wochen zeigt es, daß es Sie wiedererkennt. Spricht man aus 20–25 cm Entfernung mit ihm, reagiert es mit Mundbewegungen.

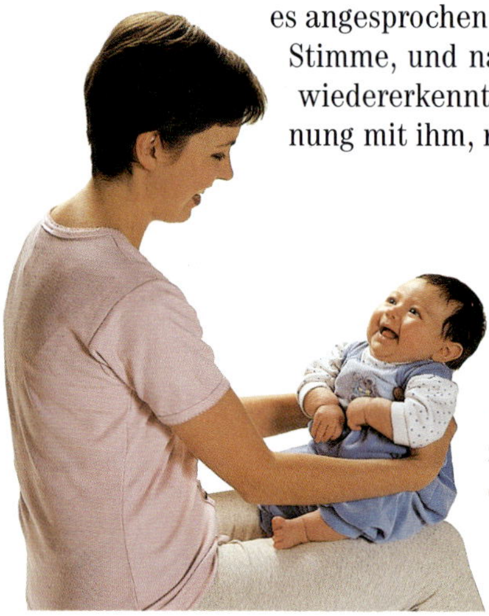

Die Mutter wiedererkennen
Ihr Baby zeigt schon sehr früh, daß es Ihre Stimme und Ihr Gesicht wiedererkennt.

1 Monat Es reagiert auf den Ton Ihrer Stimme, wird ruhig, wenn Sie besänftigend auf es einsprechen und unglücklich, wenn Sie ruppig sind. Beim Versuch zu „sprechen" wird es ganz aufgeregt, und sein ganzer Körper windet sich. Es verfolgt ein sich bewegendes Objekt mit den Augen.

2 Monate Wenn es Ihr Gesicht erblickt oder Ihre Stimme hört, lächelt es sofort. Hört es ein Geräusch, schaut es sich um. Es betrachtet Gegenstände mit wachsendem Interesse.

3 Monate Ihr Baby wird sich seines Körpers bewußt. Es betrachtet seine Hände und bewegt sie. Es reagiert auf eine Unterhaltung mit Lächeln, Gurgeln und Körperbewegungen.

Eine bunte Rassel erregt die Aufmerksamkeit Ihres Babys

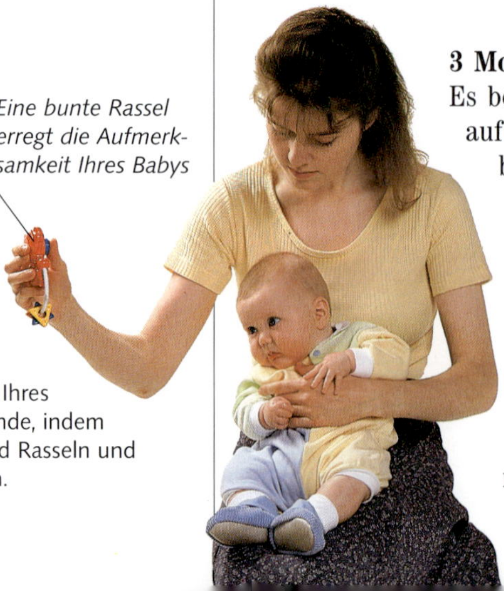

Das Baby anregen
Lenken Sie den Blick Ihres Kindes auf Gegenstände, indem Sie in seinem Blickfeld Rasseln und Spielsachen schütteln.

4 Monate Ihr Baby nimmt voller Neugierde alle optischen Eindrücke, Geräusche und Menschen wahr. Es sitzt gern abgestützt mit Kissen, so daß es sich umschauen kann. Es erkennt nun vertraute Gegenstände wieder und erinnert sich an Gewohntes. Es wird aufgeregt, wenn es die Brust oder die Flasche sieht. In der Rückenlage spielt es mit seinen Füßen.

5 Monate Ihr Baby untersucht nun längere Zeit die Gegenstände und beweist damit, daß sich sein Konzentrationsvermögen entwickelt. Es wendet sich zu Geräuschen hin, deren Ursprung es nicht sieht. Es bewegt Arme und Beine, um Aufmerksamkeit zu erlangen.

6 Monate Ihr Baby macht Geräusche, um Ihre Aufmerksamkeit auf sich zu ziehen. Es streckt seine Arme aus, um hochgenommen zu werden. Es „spricht" und lächelt seinem Spiegelbild zu. Es beginnt zu fremdeln.

Wie Sie Ihr Baby unterstützen können

Von den ersten Lebenstagen an sollten Sie mit Ihrem Baby sprechen und ihm vorsingen. Seine Bewegungen und Lautäußerungen sind die ersten Sprechversuche; durch Ihre Antworten ermutigen Sie Ihr Kind. Achten Sie darauf, daß es Ihr Gesicht deutlich sehen kann. Halten Sie Blickkontakt.

Stillen Sie seine Neugierde Für Ihr Baby ist alles neu und interessant. Zeigen Sie ihm daher die verschiedensten Dinge, und geben Sie sie ihm in die Hand. Mit zwei Monaten sitzt es gerne abgestützt, so daß es umherschauen kann. Legen Sie viele kleine, weiche Spielsachen in seine Reichweite, die es anschauen und berühren kann. Sprechen Sie immer mit ihm.

Fördern Sie das Bewußtsein der eigenen Person Die Entdeckung des eigenen Körpers ist ein allmählicher Prozeß. Mit acht Wochen können Sie ihm seine Hände zeigen. Spielen Sie mit ihm einfache Spiele, die den Körper einbeziehen. Mit sechs Monaten lächelt es sich selbst im Spiegel zu.

Wahrnehmung

Ihr Baby erfährt die Welt ebenso über seine Sinne wie Erwachsene. Es muß aber noch zwischen Wichtigem und Unwichtigem unterscheiden lernen. Helfen Sie ihm, die von den verschiedenen Sinnen gelieferten Informationen zu verbinden: Zeigen Sie ihm eine Rassel. Dann lassen Sie es die Rassel berühren und schütteln. Lenken Sie seine Aufmerksamkeit auf das Geräusch.

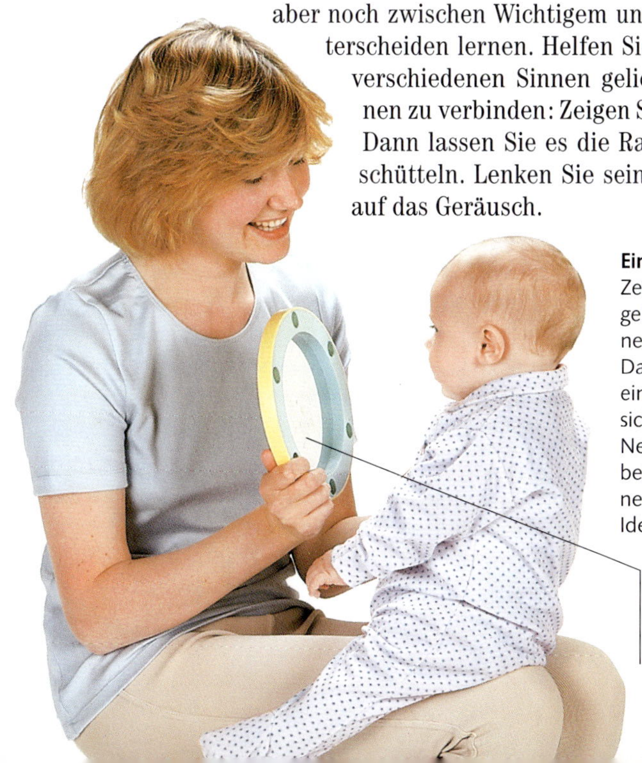

Einen Spiegel benutzen
Zeigen Sie auf das Spiegelbild Ihres Babys und nennen seinen Namen. Dadurch beginnt es, eine Vorstellung von sich selbst zu gewinnen. Nennen Sie Ihr Kind oft beim Namen, um seinen Sinn für die eigene Identität zu fördern.

Achten Sie darauf, daß Ihr Kind sich im Spiegel deutlich sehen kann.

Die Wahrnehmung testen

Schon sehr früh kann Ihr Baby eine grundlegende Unterscheidung zwischen groß und klein treffen. Es zeigt auch Interesse an neuen optischen Eindrücken und Geräuschen. Dies demonstriert der folgende Test, der ab dem vierten Lebensmonat durchgeführt werden kann.

- Zeigen Sie Ihrem Baby eine Karte, auf der ein kleiner Kreis über einem großen Kreis abgebildet ist.
- Zeigen Sie ihm als nächstes eine Karte mit einem kleinen Dreieck über einem großen Dreieck. Es beginnt bereits, die Verwandtschaft zwischen den kleinen und großen Formen zu sehen.
- Nun zeigen Sie ihm eine Karte mit einer kleinen Raute über einer großen. Weil dies dem Muster der ersten beiden Karten entspricht, wird es wahrscheinlich kein Interesse mehr daran zeigen.
- Wenn Sie ihm eine Karte mit einem großen Dreieck über einem kleinen zeigen, wird es wieder neues Interesse haben, weil das Muster „klein über groß" durchbrochen wurde.

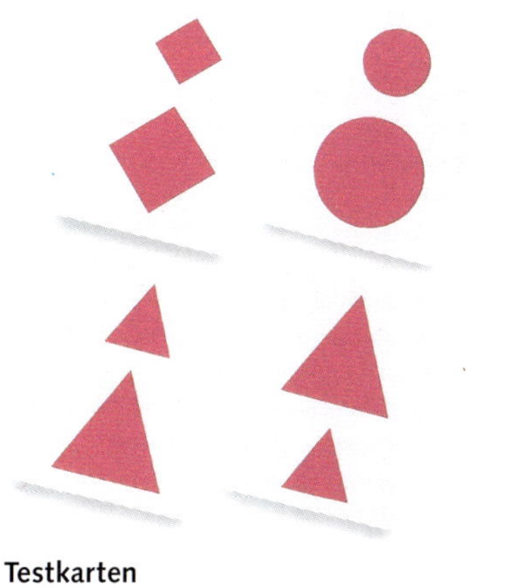

Testkarten
Ihr Baby ist in der Lage, bei Mustern und Formen auch feine Unterschiede auszumachen.

Lernen durch Spielen

Babys und Kinder lernen durch das Spiel, und Spielen ist eine sehr ernsthafte Angelegenheit! Alles ist eine Lernerfahrung für Ihr Baby, und alles Neue bedeutet Spaß; daher kann man Lernen und Spielen nicht trennen. Wenn Sie wissen, welche Fähigkeiten es in den ersten sechs Monaten entwickelt, können Sie Spiele und Spielsachen auswählen, die es am meisten interessieren und seine Fähigkeiten am besten fördern. In diesem Alter sind Spielsachen, die die Sinne anregen, am interessantesten. Und am schönsten ist es für das Baby natürlich, wenn Mutter oder Vater mit ihm spielen und es mit all dem Neuen vertraut machen.

Einfache Spiele Ihr Baby ist von Ihrem Gesicht fasziniert; deshalb ist „Guckguck" eines der erfolgreichsten und beliebtesten Spiele. Verbergen Sie Ihr Gesicht in Ihren Händen oder mit einem Schal oder Handtuch; lassen Sie sich dann kurz sehen, und rufen Sie „Guckguck". Babys entwickeln sehr früh einen Sinn für Humor und dieses Spiel amüsiert sie ohne Ende. Wenn Ihr Baby frei sitzen kann, rollen Sie ihm vorsichtig einen großen, weichen Ball zu; mit der Zeit versucht es, ihn mit beiden Händen zurückzuschubsen. Damit spielen Sie bereits ein richtiges Spiel, und Ihr Baby entwickelt dabei schon früh ein Gefühl für den Ball.

Reime und Lieder Schon das kleine Baby hört sehr gerne Reime. Es mag, wenn man mit ihm spricht und rhythmische Laute gehen leichter in sein Ohr als normale Sprache. Es liebt es, wenn Sie es auf Ihren Knien schaukeln und ihm dabei ein beruhigendes Wiegenlied oder eine lebhaftere Melodie vorsingen. Reime, rhythmische Lieder und Spiele fördern eine frühe Sprachentwicklung.

Körperliche Aktivitäten Schon einem kleinen Baby kommen Spiele wie Wiegen, Schwingen und Schaukeln zugute. Es wird sich dabei seines eigenen Körpers bewußt. Diese Aktivitäten verbessern die Fortbewegung wie Krabbeln und Gehen ebenso wie Gleichgewicht und Koordination.

Geben Sie seinen Sinnen Nahrung Ihr Baby erforscht die Welt über seine Sinne. Alles Neue ist interessant (siehe „Die Wahrnehmung testen", S. 183). Setzen Sie es möglichst oft in die Wippe oder mit Kissen abgestützt auf die Couch, so daß es das Geschehen in seiner Umgebung verfolgen kann. Legen Sie kleine Spielsachen in seine Reichweite, mit denen es hantieren kann – am besten Spielsachen, die Geräusche machen oder aus verschiedenen Materialien bestehen. Fesseln Sie sein Interesse, indem Sie ihm die Spielsachen aus der Nähe zeigen und ihm das Geräusch, das man mit ihnen erzeugen kann, demonstrieren – schon ein mit Linsen gefüllter Becher ist ein interessantes Spielzeug. Wenn es älter ist und Gegenstände greifen kann, können Sie ihm Stapelbecher oder zusammenfügbare Ringe geben – aus großen Teilen, da sein Griff noch nicht sehr entwickelt ist. Die Küche bietet interessante Spielsachen; Kochlöffel, Spatel, kleine Pfannen und Deckel, Sieb, Trichter, ein Set Meßlöffel, Plastikbecher, Eiswürfelbehälter oder Eierschachteln. Lassen Sie Ihr Baby seine eigene Verwendung dafür finden.

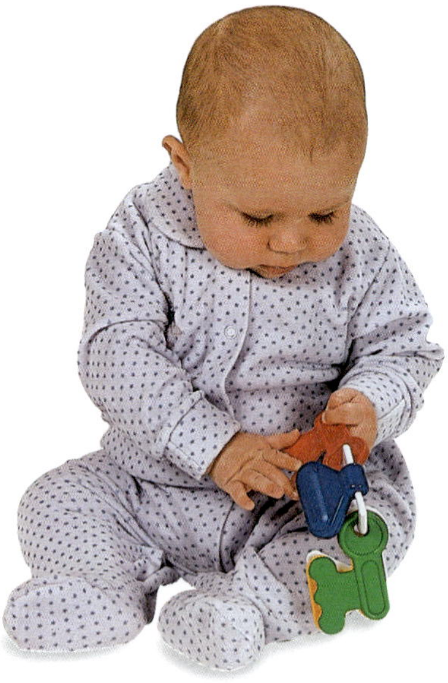

Schauen und lernen
Farbe, Form und Geräusch sind für Ihr Baby allesamt interessant; wählen Sie daher Spielsachen, die verschiedene Erfahrungen ermöglichen.

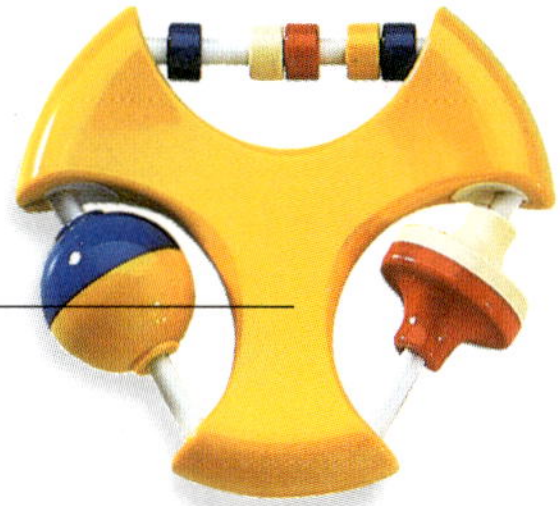

Mit einer Rassel läßt sich das Greifen üben

Mit ungefähr vier Monaten erforscht Ihr Baby die Welt mit dem Mund; Spielsachen müssen speichelfest und ungiftig sein.

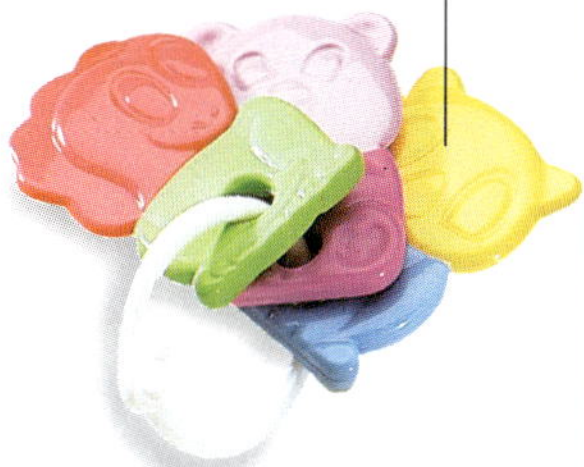

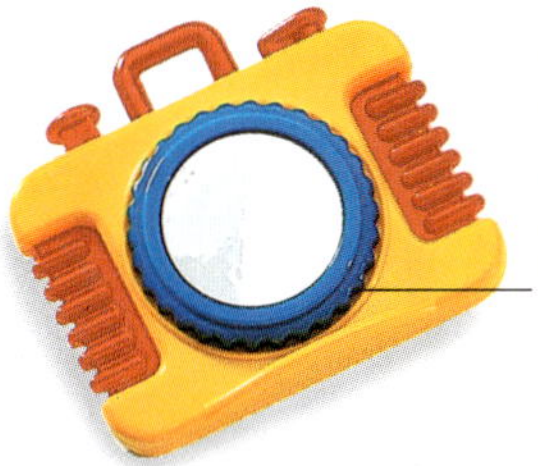

Ein guter Kauf sind Spielsachen mit verschiedenen Funktionen: Diese Kamera hat einen Spiegel, macht „klick“ und ist weich, so daß das Baby auch darauf herumbeißen kann.

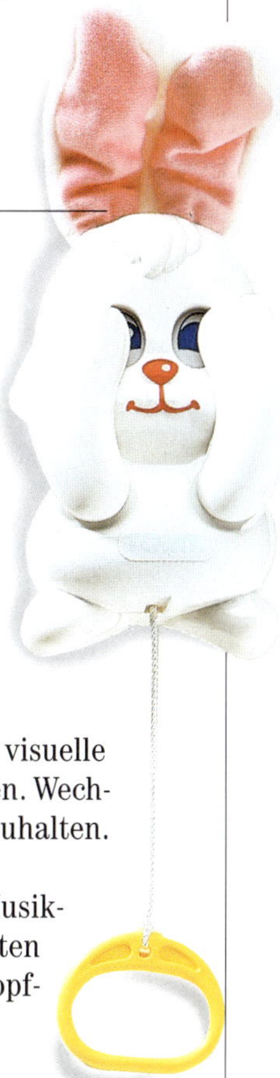

Ihr Baby liebt Spielsachen, die Geräusche von sich geben. Hängen Sie eine leicht zu bedienende Spieluhr über sein Bettchen oder den Wagen.

Spielwaren auswählen
Viele Eltern wissen nicht, welche Spielsachen sie ihrem neugeborenen Baby kaufen sollen – Verwandte erst recht nicht. Ein kleines Baby kann mit seinen Spielsachen anfangs nicht viel anfangen. Auf jeden Fall sollten sie weich, einfach, robust, attraktiv sein und sich angenehm anfühlen.

Kuscheltiere und Stoffspielsachen Ihr Baby mag weiche Spielsachen, die es drücken kann. Sie müssen waschbar und farbecht sein, weil Ihr Baby sie in den Mund nehmen wird.

Mobiles Einem Neugeborenen bietet ein Mobile, das 25 cm über dem Bettchen oder dem Wagen aufgehängt wird, visuelle Reize. Das Baby darf das Mobile aber nicht erreichen können. Wechseln Sie die Teile alle paar Tage aus, um sein Interesse wachzuhalten.

Geräuschvolle Spielsachen Rasseln, Quietschtiere und Musikspielzeug sind für ein kleines Baby geeignet. Mit sechs Monaten spielt es gern mit einer Spieluhr, die es vielleicht durch Knopfdruck oder Ziehen an einer Schnur bedienen kann.

Bücher Ihr Baby ist nie zu klein zum Vorlesen. Anfangs wählen Sie Bücher mit großen, leuchtendbunten Bildern. Nehmen Sie Ihr Baby auf den Schoß, und zeigen und benennen Sie allgemein bekannte Gegenstände. Von Gesichtern ist es immer fasziniert; zeigen Sie ihm daher Bilder in Zeitschriften. Benennen Sie die Teile Ihres Gesichts, dann sein Gesicht und dann die gleichen Teile auf den Bildern.

Sicherheit

Sicherheit ist das wichtigste Kriterium bei der Auswahl von Spielsachen. Bei einem kleinen Baby sollten Sie daran denken, daß es wahrscheinlich alles in den Mund steckt.

- Spielsachen wie zum Beispiel Rasseln müssen leicht sein, falls Ihr Baby damit auf sich selbst einschlägt.
- Vermeiden Sie Spielwaren mit kleinen Löchern, in denen sich die Finger des Babys verfangen könnten.
- Lange Schnüre können verschluckt werden oder sich um den Hals des Babys wickeln.
- Plüschwaren sollten aus feuerresistentem Material bestehen und farbecht sein; sonst kann das Baby die Farbe ablutschen und seine Gesundheit gefährden.
- Kleine Teile, die das Baby verschlucken könnte, zum Beispiel die Augen von Stofftieren, müssen sicher befestigt sein.

Lernschübe

Die geistige Entwicklung Ihres Baby vollzieht sich schubweise und nicht gleichmäßig.

Während eines Lernschubs nimmt Ihr Kind neue Ideen und Fertigkeiten sehr schnell auf und setzt sie sofort in die Praxis um.

Während dieser rapiden Lernphasen können Fertigkeiten, die es bereits erworben hat, scheinbar in Vergessenheit geraten. Die Konzentration des Babys wird völlig von dem Erlernen des Neuen beansprucht. Sobald die neue Fähigkeit beherrscht wird, greift es auch die „verlorenen" Fertigkeiten wieder auf.

Wiederholen Sie Aktivitäten, an denen Ihr Baby eindeutig Gefallen findet. Zögern Sie jedoch nicht, Ihr Baby auch an neue Ideen heranzuführen. Es kann Informationen sehr schnell aufnehmen und entwickelt neue Fertigkeiten in einem erstaunlichen Tempo. Ihr Ziel sollte es sein, das Baby durch möglichst breite und interessante Angebote zu unterhalten. Ihr Baby nimmt auf, was es interessiert und ignoriert den Rest.

Auf einen Lernschub folgt in der Regel eine Phase, in der sich die Entwicklung zu verlangsamen scheint. In dieser Zeit festigt Ihr Baby seine neu erlernten Fertigkeiten und bereitet sich auf den nächsten Spurt vor. In dieser Phase sollten Sie mit ihm die erworbenen Fähigkeiten trainieren, bis sie völlig in sein Repertoire übergegangen sind.

Geistige Entwicklung

Ihr Baby entwickelt erstaunlich schnell neue geistige Fähigkeiten; die meisten erwirbt es beim Spielen. Unterstützen Sie es, indem Sie ihm viele interessante neue Erfahrungen bieten. Zerstreuen Sie mögliche Sorgen darüber, was Ihr Kind im jeweiligen Alter lernen sollte. Lassen Sie sich von ihm leiten, und reagieren Sie auf seine Bedürfnisse. Es wird sich schneller entwikkeln, wenn es das lernen darf, was es will, statt das, was Sie für das beste halten.

7 Monate Ihr Baby lernt allmählich die Bedeutung von Wörtern. Es versteht „nein". Es zeigt Anzeichen der Willenskraft, indem es auf Spielsachen zusteuert, die außer Reichweite liegen. Ihr Baby ist eifrig an Spielen interessiert und vertieft sich in seine Spielsachen. Es schaut sich suchend um, wenn ein Spielzeug hinuntergefallen ist und demonstriert damit sein sich entwickelndes Gedächtnis.

8 Monate Das Gedächtnis Ihres Babys entwickelt sich rapide; es erkennt bekannte Spiele und Reime wieder; es dreht seinen Kopf, wenn es seinen Namen hört. Es kann Bewegungen antizipieren. Es streckt seine Hände aus, damit sie gewaschen werden, aber wendet das Gesicht vom Handtuch weg.

9 Monate Ihr Baby wird mit den alltäglichen Gepflogenheiten vertraut – zum Beispiel zum Abschied winken. Oder es streckt die Füße aus, damit Sie seine Strümpfe anziehen können. Es kennt auch das Lied „Backe, backe Kuchen", wenn Sie es mit ihm gesungen haben. Ihr Baby weiß, was eine Puppe oder ein Teddy ist. Es sucht ein Spielzeug auch um die Ecke oder sucht den Vater, wenn Sie fragen „Wo ist Papa?". Dies ist ein sehr wichtiger Schritt in der Auffassungskraft: es hat erkannt, daß die Dinge auch noch da sind, wenn es sie nicht sehen kann.

10 Monate Mit 10 Monaten deutet das Baby in einem Buch vielleicht schon auf manche Dinge; es kann sich aber noch nicht lange konzentrieren. Es hat das „Loslassen" gelernt und wirft andauernd Sachen aus seinem Wagen. Dabei erwartet es, daß sie wieder aufgehoben werden. Vielleicht sagt es schon ein Wort mit Bedeutung. Es beginnt auch eine Vorstellung von „hier" und „dort", „in" und „aus" und „hoch" und „unter" zu entwickeln.

11 Monate Sein Sinn für Humor tritt nun wirklich zutage. Es liebt Späße und wiederholt alles, was Sie zum Lachen bringt. Das Interesse an Büchern entwickelt sich. Deuten Sie im Buch auf bestimmte Dinge, und bitten Sie dann Ihr Kind, auf denselben Gegenstand zu zeigen. Es wiederholt seinen Namen und schüttelt den Kopf, wenn es „nein" sagen will.

1 Jahr Wenn Ihr Baby ein Jahr alt ist, kann es küssen und zwei oder drei Wörter mit Bedeutung sagen. Es hebt ein Spielzeug auf und gibt es Ihnen. Es deutet auf einen Gegenstand, den es in einem Bild spontan wiedererkennt. Es beginnt, einfache Fragen zu verstehen.

Formen der Wahrnehmung

Mit ungefähr sechs Monaten entwickelt ein Kind seinen eigenen „Wahrnehmungsstil". Damit ist die Auffassungsgabe gemeint, d.h. die Zeit und Sorgfalt, mit der es eine Situation betrachtet, bevor es eine Entscheidung trifft. Die meisten Menschen lassen sich in zwei Typen einteilen: nachdenklich oder impulsiv. Ein nachdenkliches Baby schaut einen Gegenstand mit fixierter Konzentration an und bleibt sehr still, während ein impulsives Baby aufgeregt wird und nach einer kurzen Musterung wieder wegschaut.

Wenn Ihr Baby 18 Monate alt ist, können Sie durch einen einfachen Test feststellen, welcher Stil Ihr Baby am ehesten beschreibt: Zeigen Sie Ihrem Baby eine Karte mit einem Bild und darunter Variationen dieses Bildes. Bitten Sie es, das Bild herauszusuchen, das genau dem oberen Bild entspricht. Ein nachdenkliches Kind prüft alle Möglichkeiten, bevor es eine Wahl trifft, und liegt gewöhnlich richtig. Ein impulsives Kind schaut mal kurz auf alle Bilder und trifft schnell eine Entscheidung, die oftmals falsch ist.

Nachdenkliche Kinder sind in der Schule oft besser, insbesondere beim Lesenlernen. Ein impulsives Kind braucht in der Schule mehr Hilfe. Nachdenklichkeit hat jedoch nicht nur Vorteile. Es gibt Situationen, in denen ein Kind schnell denken muß, z.B. bei Spielen. Ein impulsives Kind trifft manchmal die besseren Entscheidungen, wenn Schnelligkeit gefragt ist.

So unterstützen Sie die geistige Entwicklung Ihres Kindes

Sie können das Gedächtnis Ihres Kindes trainieren, wenn Sie mit einem Spielzeug Verstecken spielen. Legen Sie das Spielzeug vor Ihr Kind, und lassen Sie es einige Male danach greifen. Dann legen Sie ein Stück Papier darüber, um es zu verstecken. Ihr Baby wird das Papier wegnehmen und das Spielzeug finden. Stellen Sie ihm einfache Aufgaben, wie zum Beispiel Sachen in einen Behälter packen und wieder herausholen.

Kaufen Sie Plastikbilderbücher mit großen bunten Illustrationen, und reservieren Sie jeden Tag eine ruhige Zeit zum Vorlesen. Kinder lieben besonders Geschichten über Tiermütter und Tierkinder. Durch solche Geschichten lernen sie die Laute, die Tiere von sich geben. Sie können Ihrem Baby auch andere reich illustrierte Bücher und Zeitschriften vorlesen. Benennen Sie verschiedene Dinge auf einer Seite, und zeigen Sie dann mit der Hand des Babys darauf. Benennen Sie die Dinge nochmals.

Mit einem Jahr beginnt Ihr Baby, Ursache und Wirkung zu verstehen. Sie müssen allerdings jeweils beschreiben, was Sie tun, zum Beispiel dem Kind den Mantel an- und ausziehen. Beschreiben Sie, was beim Spielen passiert. Wenn es zum Beispiel seinen Turm aus Bauklötzen umwirft, sagen Sie „alles umgefallen". Machen Sie viele Wasserspiele mit ihm; geben Sie ihm Töpfe, Becher und Kannen, mit denen es gießen, ausschütten und füllen kann. Legen Sie seine Spielsachen außer Reichweite. Holen Sie sie wieder, wenn es danach fragt. Fördern Sie die Selbständigkeit beim Selberessen.

Einem älteren Kind von ungefähr 15 Monaten können einfache Aufgaben übertragen werden, zum Beispiel aufräumen, Dinge an den richtigen Platz stellen oder etwas holen. Dadurch entwickeln Sie seinen Sinn für Leistungen und fördern seinen Stolz. Helfen Sie ihm, drei oder vier Wörter zu einfachen Sätzen zusammenzufügen. Führen Sie anhand seiner eigenen Habseligkeiten den Begriff des Eigentums ein: „Das ist Michaels Ball, dein Ball."

Gedächtnis

Jetzt, da Ihr Baby älter ist, fällt sein sich entwickelndes Gedächtnis stärker auf. Sie können es durch viele Aktivitäten fördern.

- Sprechen Sie Ihrem Kind einen kurzen Reim immer wieder vor, bis es lernt, ihn selber aufzusagen.
- Singen Sie Ihrem Baby ein kurzes Lied vor, wobei Sie den Rhythmus durch Händeklatschen, Kopfnicken und Körperbewegungen unterstreichen.
- Vorlesen ist die bei weitem beste Methode, das Gedächtnis zu entwikkeln. Wenn eine Geschichte mehrere Male wiederholt wird, nimmt es die Ereignisse vorweg und erzählt sie, bevor Sie an die Stelle kommen. Wenn Sie voller Spannung mitten im Satz eine Pause machen, wird es das fehlende Wort liefern, wie Ente, Baum, Baby oder Kätzchen.
- Das Aufsagen von Zahlenreihen oder dem Alphabet trainiert sein Gedächtnis, insbesondere, wenn Sie einen bestimmten Rhythmus einhalten.

Lernen durch Spielen

Selbstgefertigte Spielsachen

Ein Baby unter einem Jahr braucht keine gekauften Spielsachen. Geben Sie ihm bunte Haushaltsgegenstände, mit denen es Geräusche erzeugen kann. Sie sind anregend und faszinierend.

- Alles, was rollt: Nähgarnrollen oder Toilettenpapierrollen
- Interessante Texturen: Filzstücke, eine Perlenkette, dicke Wollknäuel, oder mit dicken Bohnen gefüllte Säckchen
- Interessante Formen: Eiswürfelbehälter aus Plastik, Siebe, Eierschachteln, Rührbesen, Plastikflaschen jeder Größe
- Alles, was Krach macht: Kochlöffel und Spatel, kleine Töpfe mit Deckel, Kuchenformen oder Plastikbecher
- Alles, was rasselt: Plastikbecher, gefüllt mit Samen, Perlen oder Büroklammern (achten Sie darauf, daß der Deckel fest zugeschraubt ist)

Spielen ist die „Arbeit" des Kindes; um sich ganz entfalten zu können, müssen alle seine Sinne gefordert sein: sehen, hören, riechen, tasten und schmecken. Um die notwendige Anregung zu liefern, sollten seine Spielsachen abwechslungsreich sein und alle diese Sinne ansprechen. Natürlich sollten Sie so viel wie möglich mit Ihrem Baby spielen; aber es ist auch wichtig, daß es lernt, alleine zu spielen. Dabei wird seinem Forscherdrang und seiner Phantasie freier Lauf gelassen.

Mit sieben Monaten ist der Mund immer noch ein wichtiges Sinnesorgan. Ihr Baby wünscht sich interessante Objekte, die es ungefährdet untersuchen kann. Seine Spielsachen sollten leuchtend bunt sein und eine interessante Form haben, um seine Wahrnehmung von Form und Raum ebenso anzuregen wie seinen Sinn für Farben. Primärfarben sind in diesem Alter am besten. Benennen Sie immer die Farbe des Gegenstandes, mit dem es spielt.

Regen Sie das Gehör Ihres Kindes durch Spielsachen an, die beim Schütteln klingeln oder rasseln. Spieluhren sind für das kleine Kind immer wieder faszinierend, insbesondere wenn es sie an einer Schnur selber aufziehen kann. Wenn sich die Handgeschicklichkeit des Babys verbessert, wird es vom Berühren ebenso beansprucht wie vom Hören. Es liebt Spielsachen, die beim Drücken ein Geräusch erzeugen. Activity-Center, bei denen man durch die Betätigung verschiedener Hebel und Drehknöpfe Geräusche erzeugen kann, können an das Bettchen oder die Badewanne angebracht werden. Sie regen nicht nur das Gehör und den Tastsinn an, sondern machen dem Baby auch die Verbindung zwischen Ursache und Wirkung deutlich. Gummibälle jeder Größe sind ein bevorzugtes Spielzeug.

Ideal ist jeder kleinere Gegenstand, der interessant zu berühren ist oder Löcher oder Henkel hat, in die das Baby seine Finger bohren oder die es umklammern kann. Halten Sie nach Gegenständen Ausschau, die leuchtend bunt sind und auch ein Geräusch erzeugen, wie zum Beispiel Ringe, an denen Glöckchen befestigt sind. Ihr Kind betrachtet sich gern in einem großen speziellen Babyspiegel, der in seinem Bettchen angebracht wird. Stellen Sie niemals einen normalen Spiegel ins Kinderbett, da er leicht zerbrechen kann.

Wenn es zehn Monate bis ein Jahr alt ist, hebt Ihr Baby kleine Dinge wie Kulis, Stifte und Farbpinsel auf. Es ist jetzt mobiler und schiebt oder zieht gerne Züge, Autos oder Laufhilfen umher.

Zwischen einem Jahr und 18 Monaten hat es eine gewisse Handgeschicklichkeit erworben und liebt Spielsachen, die seine manuellen Fertigkeiten herausfordern, zum Beispiel Puzzles. Steck- oder Setzspiele fördern die Handgeschicklichkeit und die räumliche Vorstellungskraft. Jetzt, da es einige Worte spricht und versteht, liebt es Geschichten und Bücher. Am besten sind Bücher aus verschiedenen Materialien und mit bunten, einfachen Illustrationen.

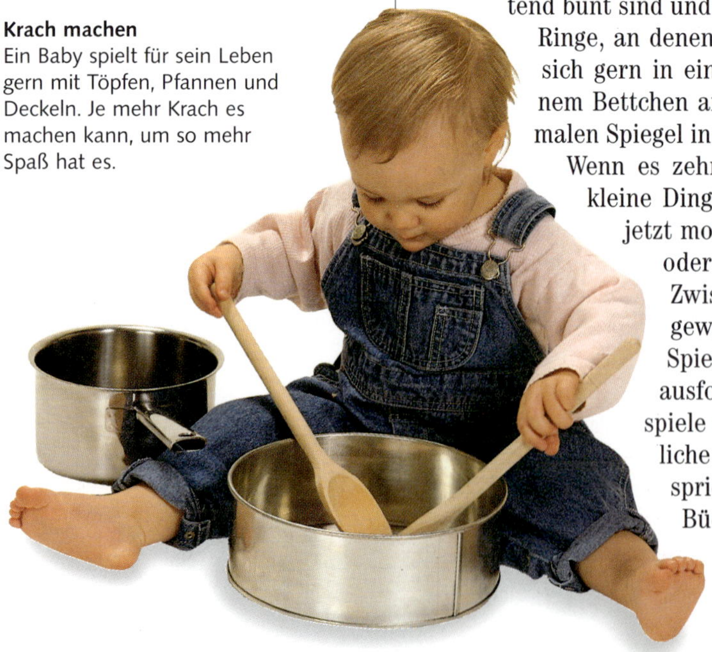

Krach machen
Ein Baby spielt für sein Leben gern mit Töpfen, Pfannen und Deckeln. Je mehr Krach es machen kann, um so mehr Spaß hat es.

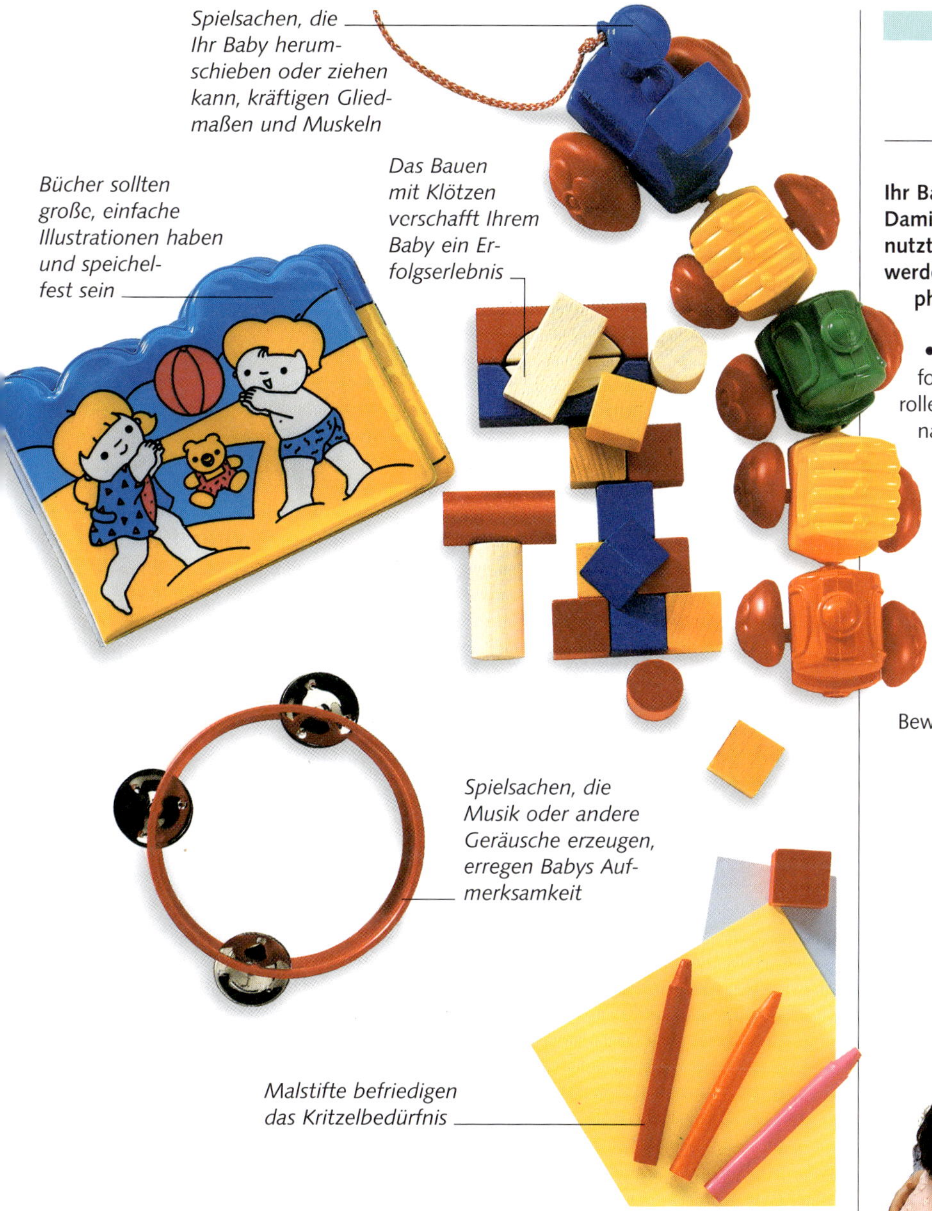
Spielsachen, die Ihr Baby herumschieben oder ziehen kann, kräftigen Gliedmaßen und Muskeln
Bücher sollten große, einfache Illustrationen haben und speichelfest sein
Das Bauen mit Klötzen verschafft Ihrem Baby ein Erfolgserlebnis
Spielsachen, die Musik oder andere Geräusche erzeugen, erregen Babys Aufmerksamkeit
Malstifte befriedigen das Kritzelbedürfnis

Spielsachen und Spiele

Entsprechend der sich entwickelnden Fertigkeiten und geistigen Fähigkeiten verändern sich die Spielsachen, die das Interesse des Kindes finden. Anfangs amüsieren es auf einem Saugnapf stehende Rasseln, die es beim Füttern hin und her schleudern kann. Große, weiche Klötze sind für ein sechsmonatiges Baby ideal, weil sie zum Bauen wie zum Werfen benutzt werden können. Ein älteres Baby bevorzugt harte Klötze aus Holz oder Plastik, die stabil genug sind für komplizierte Strukturen. Puzzles und Steck- oder Bauspiele sind wichtig für seine Entwicklung. Puzzleteile sollten Knöpfe haben, damit es die Stücke leichter herausnehmen kann oder aus sehr großen Teilen bestehen, die einfach zusammenzustellen sind.

Gemeinsam spielen

Ihr Baby spielt am liebsten mit Ihnen. Damit es neue Spielsachen optimal nutzt, zeigen Sie ihm, wie sie benutzt werden können. Leiten Sie es an, phantasievoll damit zu spielen.

- Rollen Sie ihm einen Ball zu, und fordern Sie es auf, ihn zurückzurollen; Ballspielen fördert die Koordination zwischen Hand und Augen.
- Zeigen Sie ihm, wie man aus Bauklötzen eine kompliziertere Struktur errichtet, zum Beispiel eine Brücke; es verbessert die Feinmotorik.
- Füllen Sie einen Behälter mit Wasser oder Sand. Zeigen Sie ihm, wie man Meßbecher und Behälter füllt; es erfährt dabei die Bewegung verschiedener Substanzen.

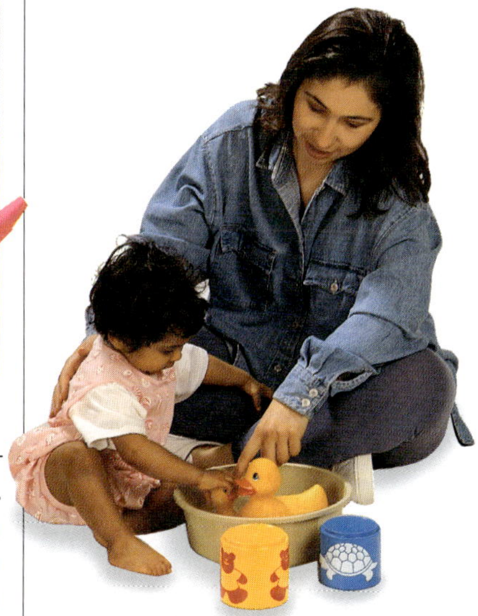

Wasserspiele
Alle Babys genießen das Plantschen im Wasser oder lassen gern ein Boot in einer Schüssel schwimmen. Stellen Sie zum Gießen und Füllen unzerbrechliche Behälter zur Verfügung.

Kleinkind

Geistige Entwicklung

Im Kleinkindalter beginnt Ihr Kind, ein unabhängiger Mensch zu werden. Seine Sprache entwickelt sich in dieser Phase. Es wird in der Lage sein, seine Wünsche auszudrücken und Anweisungen auszuführen – wenn es will. Es hat eine unersättliche Neugierde und will über alles in der Welt Bescheid wissen. Es ist in der Lage, immer komplexere Vorstellungen nachzuvollziehen. Begierig will es alles Erlernte auch in die Tat umsetzen.

Vorstellungskraft

Die meisten Kinder über 15 Monate beginnen eine lebhafte Einbildungskraft zu entwickeln. Dabei gibt es beträchtliche individuelle Unterschiede. Allgemein gilt, je höher die Intelligenz, um so größer die Einbildungskraft.

Zwischen 15 und 18 Monaten zeigt sich die Phantasie erstmals beim Spiel mit Puppen. Mit drei Jahren hat Ihr Kind imaginäre Spielgefährten. Es erzählt prahlerische Geschichten und spielt mit Freunden höchst phantasievolle Spiele. Seine Einbildungskraft kann zur Ausbildung von Ängsten führen: zum Beispiel vor dem Dunklen, vor Geräuschen oder vor Tieren.

Meilensteine

18 Monate Ihr Kind kann nach Speisen, Getränken und Spielsachen fragen. Es sagt Ihnen wahrscheinlich, wann es aufs Töpfchen gehen muß, kann aber Urin oder Stuhl noch nicht anhalten. Daher gibt es öfter ein Malheur. Es führt verschiedene einfache Aufträge aus und versteht allmählich auch kompliziertere Anweisungen, zum Beispiel die Aufforderung „bitte hole deine Haarbürste aus dem Bad". Es zupft die Eltern am Ärmel oder versucht durch andere Gesten, deren Aufmerksamkeit zu erlangen.

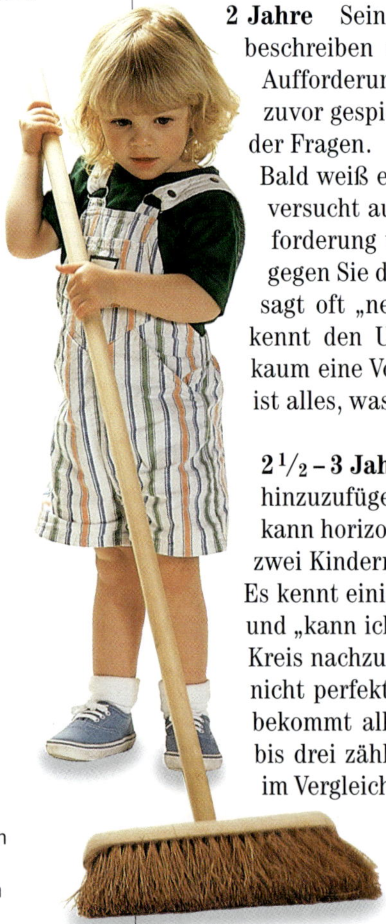

Pflichten
Ihr Kleinkind hilft Ihnen gern bei einfachen Aufgaben im Haushalt, zum Beispiel beim Zusammenkehren.

2 Jahre Sein Vokabular wächst rapide. Es kann vertraute Dinge beschreiben und identifizieren. Es gehorcht auf kompliziertere Aufforderungen und findet ein Spielzeug wieder, mit dem es zuvor gespielt hat. Es redet ohne Unterlaß und stellt immer wieder Fragen.

Bald weiß es auch, wer es ist und kann seinen Namen sagen. Es versucht aus Bauklötzen Häuser und Burgen zu bauen. Auf Aufforderung wiederholt es neue Worte. Es beginnt, seinen Willen gegen Sie durchzusetzen und ist ziemlich negativ eingestellt – es sagt oft „nein" und fügt sich nicht immer Ihren Wünschen. Es kennt den Unterschied zwischen eins und mehreren, hat aber kaum eine Vorstellung von der Größenordnung der Zahlen. Daher ist alles, was mehr als eins ist, „viel".

2 $^1/_2$ – 3 Jahre Ihr Kind beginnt zu groben Begriffen Details hinzuzufügen, zum Beispiel bei Beschreibungen von Tieren. Es kann horizontale und vertikale Linien zeichnen. Es kann ein oder zwei Kinderreime aufsagen und sie in seinem Buch wiederfinden. Es kennt einige Farben. Es fragt „warum" und sagt „ich will nicht" und „kann ich nicht". Vielleicht versucht es einen vorgezeichneten Kreis nachzumalen (s. S. 174), kann ihn aber wahrscheinlich noch nicht perfekt ausführen. Ihr Kind hilft nun gern im Haushalt. Es bekommt allmählich eine Vorstellung von den Zahlen und kann bis drei zählen. Ein Junge stellt fest, daß sein Geschlechtsorgan im Vergleich zu kleinen Mädchen hervorsteht.

Ihr Kind versteht Präpositionen wie „in", „auf", „unter", „hinter", „nach". Mit ungefähr drei Jahren ist es in der Lage, komplexere Sätze zu bilden. Sein Vokabular umfaßt 200 – 300 Worte. Dies führt in

Verbindung mit seiner stetig wachsenden Neugierde dazu, daß es unablässig Fragen stellt. Es kann zwischen „nun“ und „dann“ unterscheiden und sich auf die Vergangenheit beziehen. Es kennt sein eigenes Geschlecht. Es wird geselliger und spielt gern mit anderen.

Nachdenken

Als Kleinkind hat Ihr Kind seine Neugierde gestillt und dabei eine Menge neuer Informationen aufgenommen. Es hat dabei aber kaum eine Beziehung zu anderen Dingen in seinem Leben hergestellt. Im dritten Lebensjahr beginnt es jedoch über seine Erfahrungen nachzudenken und aus ihnen zu lernen. Information wird gesichtet und mit anderen Erfahrungen verglichen. Das Kind erkennt, ob diese Erfahrungen zusammenpassen oder ob sie sich stark unterscheiden. Entsprechend werden sie in gleiche oder verschiedene „Schubladen“ abgelegt. Ihr Kind lernt nachdenken und überlegen.

Es beginnt vorauszuplanen und wird kreativer und phantasievoller. Allmählich werden alle Informationen, die es bisher aufgenommen hat, verfügbar und können auf eine gegebene Situation angewandt werden. Diese neue Fähigkeit zu denken und sich etwas vorzustellen verändert die Wahrnehmung der Welt beträchtlich.

Viele vertraute Dinge in Haus und Garten werden uninteressant. Das Kind braucht einen weiteren Horizont; es muß erforschen und die Grenzen seiner Erfahrungen und seines Wissens immer weiter stecken. Ihr Kind interessiert sich sehr dafür, wie die Dinge funktionieren. Es ist gierig nach Informationen und fragt andauernd „warum?“.

Ein riesiger Schritt bedeutet die Entdeckung, daß Zeit nicht nur Gegenwart bedeutet: es gibt heute, gestern und morgen. In die Zukunft planen ist einer der entscheidensten Aspekte unseres Intellekts. In diesem dritten Lebensjahr wird Ihr Kind zum ersten Mal sagen: „Ich esse das später“, oder „wir können morgen dahin gehen.“

Vorstellungen bilden

Diese Fähigkeit bedeutet für das Kind einen gewaltigen Fortschritt. Offensichtlich wird sie, wenn das Kind zwischen 18 Monaten und zwei Jahren beginnt, spielerisch Gegenstände zu sortieren: Es sortiert vielleicht seine Bauklötze vom anderen Spielzeug aus oder es sortiert die verschiedenen Tiere seines Bauernhofs. Allmählich versteht es auch, wie Dinge gruppiert sind: Es weiß zum Beispiel, daß sein Ball und ein Apfel eine ähnliche Form haben und rollen können; daß Spatzen und Krähen ähnlich sind, weil sie Federn haben und fliegen können; daß Tiere, die bellen und vier Beine haben, Hunde sind.

Einige Zeit vor seinem dritten Geburtstag beginnt Ihr Kleinkind, diesen Vorstellungen Namen zu geben – rund, Vogel, Hund. Es wird diese Namen in allen Fällen verwenden, wo sie passend scheinen – ob der in Frage stehende Hund ein Haustier ist, ein Hund, den es im Fernsehen oder im Bilderbuch sieht oder ein Spielzeughund. Mit drei Jahren zeigen seine Beschreibungen, daß es auch die Unterschiede der Dinge verstanden hat: „unser Hund“, „Stoffhund“.

Farben

Ihr Kind gewinnt eine Vorstellung von den Farben, wenn Sie immer die Farbe dessen, was Sie gerade benutzen oder holen, benennen.

- Haushaltsgegenstände: „Ich suche die grüne Packung.“ „Wo ist die rote Dose hingeraten?“ „Oh, ich habe das Glas mit dem blauen Etikett gefunden.“
- Die Kleidung Ihres Kindes: „Das ist ein hübsches rosa Kleid.“ „Was für ein netter roter Jogginganzug.“
- Blumen, Tiere und vor allem Vögel: „Hast du die rote Brust vom Rotkehlchen gesehen?“
- Zeigen Sie Ihrem Kind, wie Farben gemacht werden: „Schau, wenn wir ein bißchen Rot mit diesem Weiß mischen, bekommen wir Rosa; Gelb, gemischt mit Blau ergibt Grün.“
- Bringen Sie Ihrem Kind die Regenbogenfarben bei. Wenn Sie einen echten Regenbogen sehen, lassen Sie es die Farben bestimmen.

Die Vorstellung von rund

Ein Kleinkind kann allmählich auch subtilere Ideen begreifen. Es wird verstehen, daß zum Beispiel rund eine Eigenschaft verschiedener Gegenstände ist.

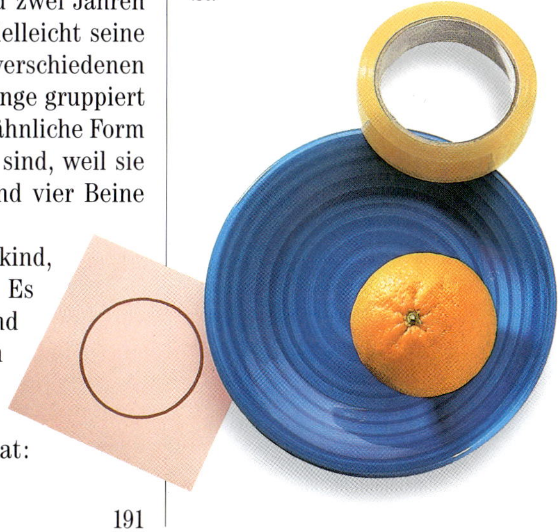

Lernen durch Spielen

Das Spiel fördert das Lernen in vielfältiger Weise. Es verbessert die manuelle Geschicklichkeit – beim Spiel mit Bauklötzen oder Steckpuzzles lernt Ihr Kind seine Hände als Werkzeug zu benutzen. Sehr förderlich ist auch das Kneten oder Tonen. Das Spiel mit anderen Kindern zeigt ihm, wie wichtig es ist, mit anderen auszukommen. Es entdeckt die Bedeutung von Freundschaft und lernt, freundlich zu sein und Respekt vor anderen Menschen zu zeigen.

Soziale Spiele entwickeln das Sprachvermögen; denn je phantasievoller das Spiel ist, um so komplexer sind die Ideen, die in Wörter umgesetzt werden müssen. Das Spiel nützt der körperlichen Entwicklung; schaukeln, klettern, wippen, rennen und springen perfektionieren die Muskelkoordination und die körperlichen Fähigkeiten. Das Spiel verbessert auch beträchtlich das Gehör und das Sehvermögen.

Spielformen

Mädchen und Jungen lieben Puppen. Puppen sind die Familie der Kinder; sie helfen ihnen, eine Phantasiewelt zu schaffen, in die sie fliehen können. Im Spiel mit Puppen vollzieht Ihr Kind die menschlichen Emotionen nach. Es will die Puppe bemuttern, ihr Anweisungen geben, sie anziehen, ins Bett bringen und ihr einen Gutenachtkuß geben. Auf diese Weise inszeniert es die Erfahrungen, die es selber macht, neu und lernt, sie zu anderen Menschen in Beziehung zu setzen. Ein Kind kann die Puppe auch benutzen, um seine Aggressionen abzubauen, die sich sonst gegen andere Kinder richten könnten. Viele Jungen, aber auch manche Mädchen, die nicht mit Puppen spielen wollen, kümmern sich hingebungsvoll um ihre Stofftiere und leben dabei ihre Gefühle aus.

Eine wichtige Vorstellung, die das Kind entwickeln muß, ist die Klassifikation – ob Dinge gleich oder verschieden sind. Hilfreich ist dazu ein Spielzeugbauernhof; aus Schafen, Pferden und Hühnern kann das Kind die Tiere zusammenstellen, die gleich aussehen. Sie können ihm dabei helfen, indem Sie ihm die Unterschiede zeigen und die Tiere benennen.

Kinder lieben das Spiel mit Wasser, insbesondere in der Badewanne. Geben Sie Ihrem Kind viele leere Plastikflaschen und Behälter, so daß es mit Wasser verschiedene Effekte erzeugen kann. Alle Kinder stellen gern Seifenblasen her; geben Sie etwas Waschpulver in einen Becher, und biegen Sie einen Pfeifenputzer mit einem runden Griff zurecht. Aufblasbare Plantschbecken sind im Sommer ideal. Ein anderes Sommervergnügen besteht darin, auf einer nassen Plane zu schlittern.

Malen fördert den Schaffensdrang Ihres Kindes. Es malt gerne mit Fingerfarben und stellt mit Schwämmen, Nägeln, Kämmen, Garnrollen oder Pappschachteln interessante Muster und Drucke her. Schneiden Sie aus Kartoffeln Sterne und andere Muster aus, so daß es ungewöhnliche Designs fabrizieren kann. Eierschachteln aus Plastik oder Backförmchen dienen als Paletten für den strebsamen Maler. Geben Sie Ihrem Kind dicke Pinsel, so daß es sofort deutliche Ergebnisse sieht. Stellen Sie zur Abwechslung Backpinsel, Wattebällchen, Korken, Strohhalme und Pfeifenputzer zur Verfügung.

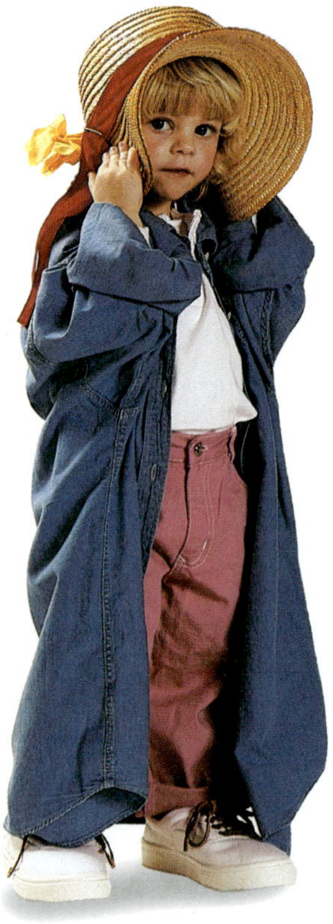

Kostüme
Kinder lieben das Verkleiden. Stellen Sie eine Kiste mit alten Schuhen, Hemden, Röcken, Kleidern, Hüten und Schals und etwas billigem Schmuck zur Verfügung.

Spielsachen und Spiele

Ein älteres Kind spielt ausdauernder mit Spielsachen, die es selbständig verwenden kann, insbesondere wenn sie die Welt der Erwachsenen imitieren. Puppen, kleine Häuser und Autos zum Beispiel ermöglichen ihm, Szenen aus dem realen Leben nachzustellen. Später wird es neue Fertigkeiten erwerben und liebt Spiele, die diese neuen Fähigkeiten testen – bauen und umwerfen oder konstruieren und auseinandernehmen. Haushaltsgegenstände wie Plastikbehälter und Schachteln regen die Kreativität und Phantasie an. Zeichnen, Malen, Formen mit Ton oder Plastillin sowie Puzzles legen fördern die Kreativität. Lange bevor es richtig schreiben oder rechnen kann, will Ihr Kind kritzeln und Farben ausprobieren; geben Sie ihm daher Stifte und viel Papier. Eine Schachtel bunter Kreiden und eine Tafel mit Staffelei, auf seine Größe eingestellt, sind praktisch, weil es dort seine Gemälde immer wieder auswischen und korrigieren kann.

Kinder beteiligen sich gerne an den täglichen Routineaufgaben. Beim Bakken geben Sie Ihrem Kind eine kleine Schüssel mit etwas Teig. Es kann auch beim Tragen helfen und mit Schaufel und Besen beim Saubermachen.

Mit einem Spielzeugtelefon kann Ihr Kind die Erwachsenen imitieren und sein Bedürfnis nach Unterhaltung und Sprachspielen befriedigen

Ihr Kleinkind schafft mit seinen Bauklötzen zunehmend kompliziertere Konstruktionen

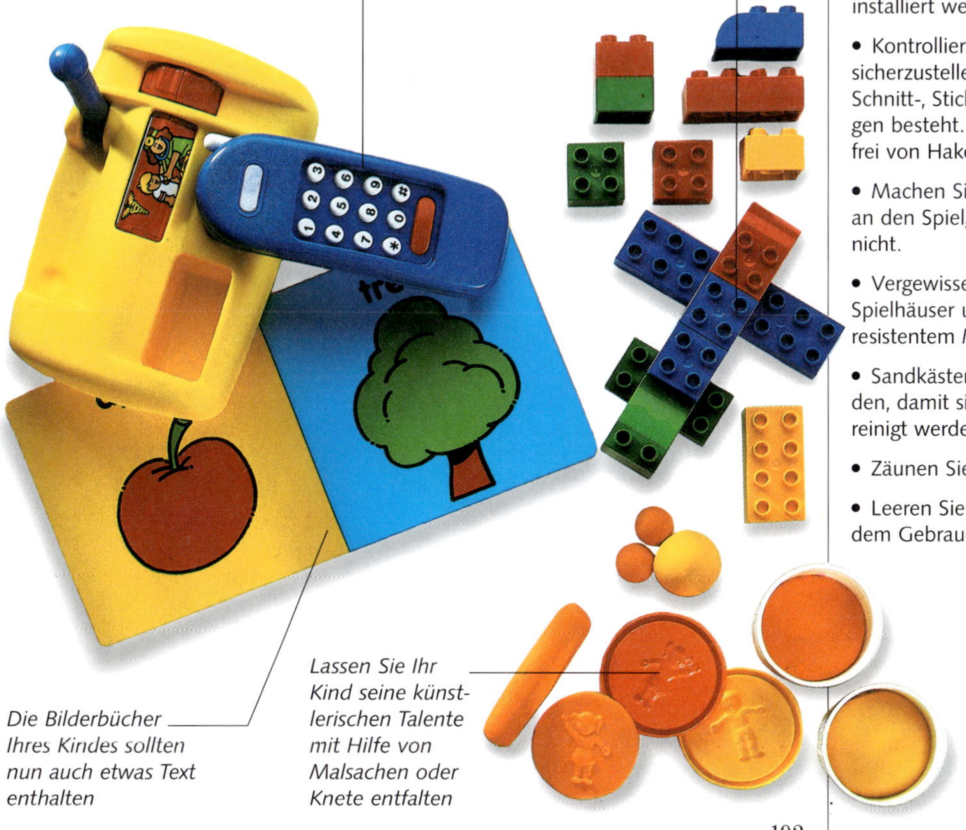

Die Bilderbücher Ihres Kindes sollten nun auch etwas Text enthalten

Lassen Sie Ihr Kind seine künstlerischen Talente mit Hilfe von Malsachen oder Knete entfalten

Sicherheit im Freien

Sobald das Kind im Garten spielen kann, können ganz neue Gefahren auftreten.

Es ist unmöglich, eine hundertprozentig sichere Umgebung zu schaffen. Doch das Risiko ernster Unfälle kann durch Vorsichtsmaßnahmen stark reduziert werden. Sorgen Sie zum Beispiel dafür, daß die Spielgeräte draußen sicher installiert sind und regelmäßig überprüft werden.

- Kleine Kinder müssen immer sorgfältig beaufsichtigt werden; sie sollten niemals alleine draußen spielen, vor allem nicht am Plantschbecken.
- Spielgeräte wie Rutschen und Schaukeln müssen regelmäßig auf ihre Stabilität und auf Rostschäden überprüft werden. Sie sollten auf einem weichen, ebenen Untergrund wie Gras oder Sand installiert werden, niemals auf Beton.
- Kontrollieren Sie alle Spielgeräte, um sicherzustellen, daß keine Gefahr von Schnitt-, Stich- oder Quetschverletzungen besteht. Die Oberflächen müssen frei von Haken und Splittern sein.
- Machen Sie Ihrem Kind klar, was es an den Spielgeräten tun darf und was nicht.
- Vergewissern Sie sich, daß Zelte, Spielhäuser und Tunnels aus feuerresistentem Material bestehen.
- Sandkästen müssen abgedeckt werden, damit sie nicht durch Tiere verunreinigt werden.
- Zäunen Sie Teiche ein.
- Leeren Sie das Planschbecken nach dem Gebrauch immer.

Kindergartenalter

Geistige Entwicklung

Die Entwicklung Ihres Kindes zu einem unabhängigen und nachdenklichen Individuum erblüht in den Kindergartenjahren geradezu. Der Sprachgebrauch wird flüssiger; das Kind beginnt, Sprache und geschriebenes Wort in Verbindung zu bringen. Sein sich ständig verbesserndes Verständnis von Formen und Folgen führt dazu, daß es schwierigere Puzzles legen kann, Bilder in die richtige Reihenfolge bringen oder ein Muster abzeichnen kann. Sein Spiel wird viel phantasievoller, so daß es sich auch längere Zeit alleine vergnügen kann, ohne zu erwarten, daß Sie mitmachen.
Ein dreijähriges Kind will bei einfachen Tätigkeiten helfen, zum Beispiel kehren oder Tisch decken. Seine Rollenspiele werden lebhafter, wenn es Menschen und Dinge erfindet und sie in komplexere Situationen bringt; aus diesem Grunde mögen Mädchen Puppenhäuser und Jungen bauen Lager. Das Kind spielt gerne längere Zeit auf dem Boden, alleine oder mit Geschwistern. Und es versteht allmählich, daß manche angenehmen Dinge bis später aufgeschoben werden müssen, zum Beispiel der Besuch bei einem lieben Verwandten oder Eis kaufen.
Mit vier Jahren ist es unabhängiger und selbstbezogener. Es mag frech sein und streitlustig, um seinen Willen zu bekommen. Es verfügt über die Begriffe Vergangenheit, Gegenwart und Zukunft. Es versteht Spiele mit komplizierteren Regeln. Es kann die Tageszeit einschätzen und dadurch eine Beziehung zu den täglichen Gepflogenheiten entwickeln. Sein Sinn für Humor ist weiter entwickelt; es erzählt einfache Witze und spielt komische Situationen vor – alles, was andere zum Lachen bringt.

Wahrnehmung

Der Wahrnehmungsstil – die Art und Weise wie ein Kind eine Situation aufnimmt – hängt von der Fähigkeit ab, das Hintergrundgeschehen auszublenden. Gelingt dies gut, spricht man von „Umfeldunabhängigkeit“. Läßt sich das Kind aber leicht vom Hintergrundgeschehen ablenken, nennt man dies „Umfeldabhängigkeit“.

Begabung

Viele Eltern halten das eigene Kind für besonders begabt, weil es auf ein oder zwei Gebieten seinen Altersgenossen voraus ist.

Wirklich hochbegabte Kinder sind jedoch in den meisten Leistungsbereichen voraus und erwerben Fertigkeiten insgesamt schneller. Sie lieben alle Formen des Gehirntrainings; vieles finden sie sogar sehr einfach. Ein höherbegabtes Kind lernt gleichbleibend schnell und ist in der Lage, das Gelernte breit und flexibel anzuwenden. Trifft dies auf Ihr Kind zu, müssen Sie ihm viele Anregungen, neue Spiele, neue Spielideen und ausreichend Gelegenheit zu kreativem Schaffen bieten. Denn wenn es durch sein Spiel nicht gefordert wird, ist es leicht gelangweilt und frustriert (s. S. 252).

Puzzles
Sie können die geistige Entwicklung Ihres Kindergartenkindes durch einfache Denkaufgaben fördern.

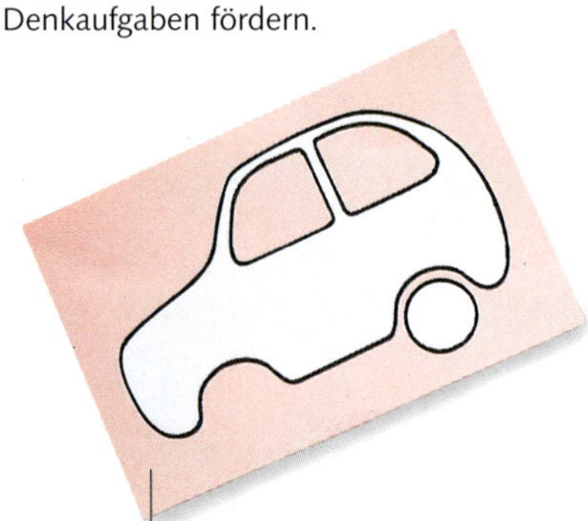

Fragen Sie Ihr Kind, welches Teil auf diesem Bild fehlt

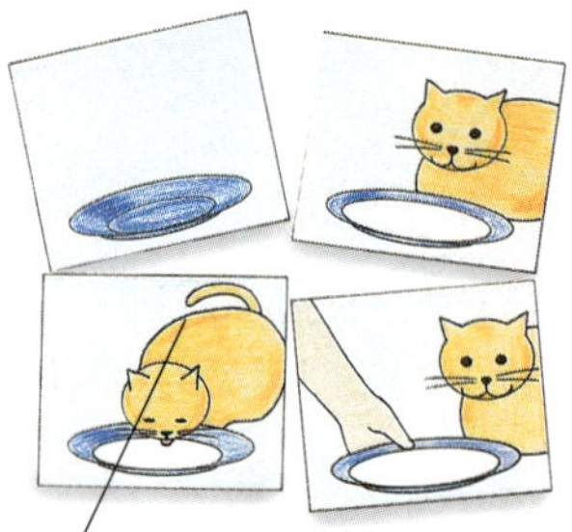

Bitten Sie Ihr Kind, die Bilder in die richtige Reihenfolge zu bringen

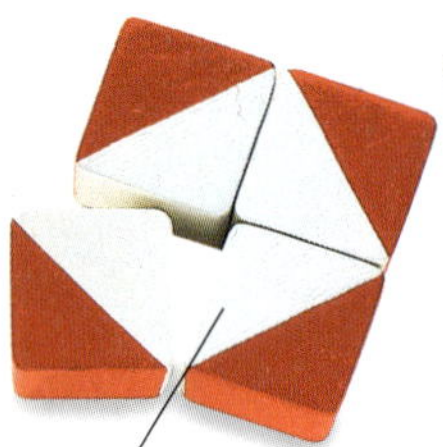

Gestalten Sie Muster mit ausgemalten Flächen, die Ihr Kind nachzeichnen soll

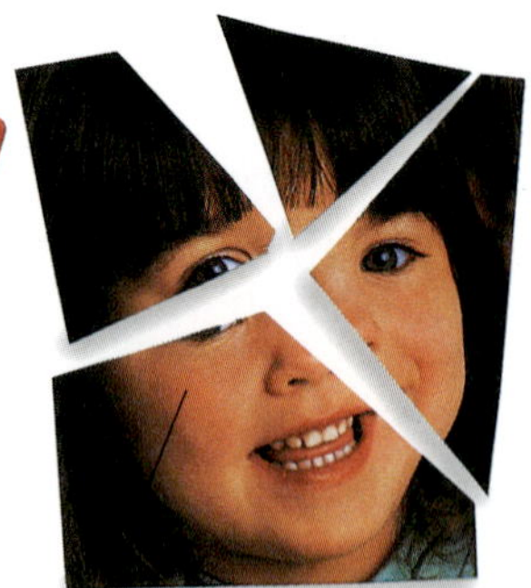

Fertigen Sie ein Puzzle, indem Sie eine Postkarte oder ein altes Foto zerschneiden

Messungen über die Abhängigkeit oder Unabhängigkeit vom Umfeld zeigen einen großen Unterschied zwischen Mädchen und Jungen. Jungen sind gewöhnlich stärker umfeldunabhängig. Sie nehmen daher eine Form aus einem komplizierteren Hintergrund leichter wahr als Mädchen. Der Grund könnte darin bestehen, daß die räumliche Vorstellungskraft bei Jungen viel besser ist und das schon in einem viel früheren Alter.
Wenn das Kind in seinen Interessen und seiner Wahrnehmung umfeldunabhängig ist, ist es fähig, sich auf Gegenstände oder Aufgaben zu konzentrieren. Umfeldabhängige Kinder dagegen konzentrieren sich stärker auf Menschen. Vielleicht sind deshalb weibliche Babys (die umfeldabhängiger sind) von Anfang an viel geselliger als Jungen.

Die Wahrnehmung testen

Sie können die Umfeldabhängigkeit oder Umfeldunabhängigkeit Ihres Kindes selbst einschätzen: Überprüfen Sie, ob es in der Lage ist, aus einer komplizierten Zeichnung eine geometrische Form herauszufinden. Zeigen Sie Ihrem Kind eine einfache Form, zum Beispiel einen Kreis, ein Rechteck oder Dreieck. Bitten Sie es dann, eine exakt gleiche Figur in einer komplexeren Zeichnung zu finden.
Um die Figur herauszufinden, muß Ihr Kind den detailreichen Hintergrund ignorieren (das Umfeld) und sich nur auf die Formen konzentrieren. Insgesamt werden Kinder mit zunehmendem Alter umfeldunabhängiger. Mit der Zeit werden Sie kompliziertere Formen – zum Beispiel ein verstecktes Tier – in immer komplexere Hintergründe einfügen können.
Wenn Ihr Kind umfeldabhängig ist, braucht es stärkere äußere Anhaltspunkte und damit Ihr Feedback und Ihren Ansporn. Ein umfeldunabhängiges Kind dagegen ist wegen seiner besseren Fähigkeit, Teile aus dem Ganzen auszufiltern, bei bestimmten kognitiven Aufgaben besser.
Dazu gehören Aufgaben, die ein gutes räumliches Gespür erfordern – zum Beispiel Schachspielen. Sie dürfen die Bedeutung solcher Eigenschaften der Wahrnehmung aber auch nicht überbewerten. Jedes Kind hat seinen eigenen Lernstil, der nicht völlig verändert werden kann.

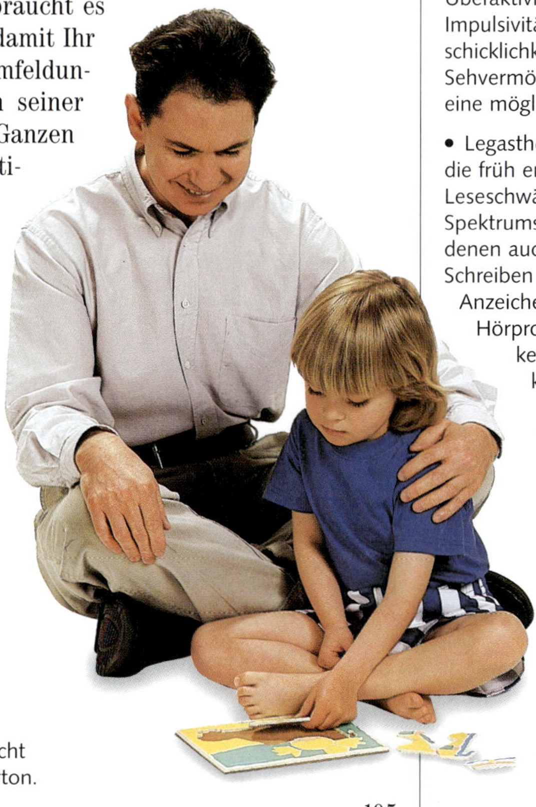

Puzzles
Holzpuzzles sind leichter zu bedienen und biegen sich nicht so durch wie Puzzles aus Karton.

Lernschwächen

Jedes Kind hat sein eigenes Lerntempo; scheinbare Probleme, zum Beispiel eine Verzögerung beim Lesenlernen, können daher einfach eine normale Abweichung von der Norm sein. Sie müssen nicht Ausdruck einer Lernschwäche sein. Es gibt aber andere Anzeichen, die eine Lernschwäche anzeigen können; diese sollten Sie kennen.

- Lernschwächen treten selten alleine auf. Sie sind gewöhnlich Teil mehrerer Auffälligkeiten, zu denen zum Beispiel eine schlechte Koordination, ein schlechtes Gedächtnis, Probleme beim Malen sowie die Unfähigkeit, verschieden geformte Blöcke in entsprechende Löcher zu stecken, gehören.
- Häufige Charakteristika, die mit Lernschwierigkeiten einhergehen, sind eine kurze Aufmerksamkeitsspanne, ziellose Überaktivität, schlechte Konzentration, Impulsivität, Aggressivität und Ungeschicklichkeit. In diesem Fall sollte man Sehvermögen und Gehör testen, um eine mögliche Schwäche aufzudecken.
- Legasthenie ist eine Lernschwäche, die früh erkannt werden sollte. Diese Leseschwäche ist Teil eines breiteren Spektrums an Lernschwierigkeiten, zu denen auch das Buchstabieren und Schreiben gehören. Zu den frühen Anzeichen gehören offensichtliche Hörprobleme und Ungeschicklichkeit. Eine genaue Diagnose kann nur von einem Kinderpsychologen erstellt werden (s. S. 253).

Ausflüge

Die unersättliche Neugierde Ihres Kindes kann zu Hause nicht befriedigt werden; gehen Sie deshalb regelmäßig in den Park, und planen Sie Ausflüge aufs Land oder in einen Wildpark.

- Sprechen Sie mit Ihrem Kind schon vorher darüber, was es erwarten wird. Lesen Sie mit ihm ein Buch zum Thema, so daß es möglichst viel von dem Ausflug hat.
- Sprechen Sie über interessante Dinge. Nehmen Sie Stifte und Papier mit, damit das Kind seine Eindrücke festhalten kann.
- Ein Strand bietet tausend neue Eindrücke, Geräusche und Gerüche. Vergessen Sie Eimer und Schaufel nicht. Sandburgen begeistern immer wieder aufs neue.
- Halten Sie den Ausflug auf Fotos fest, und kleben Sie sie in ein Album.

Lernen durch Spielen

Spielen trägt weiterhin positiv zur Entwicklung des Kindergartenkindes bei. Sobald es seine kreativen Interessen im Spiel geübt hat, kann es sie auf die wirkliche Welt anwenden. Manchmal ist das Kind völlig in seiner eigenen Phantasiewelt gefangen und braucht die Beteiligung der Eltern nicht; dann wieder können Sie ihm durch die Anregung zu neuen Spielen oder neuen Verwendungsmöglichkeiten seiner Spielsachen Freude machen.

Phantasiespiele Ihr Kind schafft sich seine eigene kleine Welt als Imitation der Erwachsenen. Ein Zelt oder ein Spielhaus kann man aus einigen Stühlen oder einem kleinen Tisch und einer Decke bauen. Kinder spielen besonders gerne mit Pappkartons, vor allem wenn diese so groß sind, daß sie hineinklettern können. Kleine Schachteln werden zu Booten und Autos; Türme aus Kartons sind Burgen und Häuser. Umgedrehte Schachteln sind Tunnels und zusammengestellte Schachteln werden zu Zügen.
Verkleiden ist ein anderes Lieblingsspiel in diesem Alter: Einige einfache Utensilien verwandeln Ihr Kind in einen Arzt oder Feuerwehrmann; in seiner Phantasiewelt ist das Kind der Erwachsene und ein Teddybär oder eine Puppe spielt das Kind. Ich war oft überrascht, wen meine Söhne alles zu ihrer Familie machten.

Matscherei Jedes Spiel mit Wasser, Sand, Schlamm oder Knete beansprucht den Verstand Ihres Kindes. Ihr Kind baut im Sandkasten vielleicht eine Wand, die dann zu einem Schloß wird. Oder es spielt einfach genüßlich mit einem Eimer Wasser und läßt Dinge schwimmen, die immer wieder hoch kommen, egal wie oft es sie untertaucht. Um die Beaufsichtigung zu erleichtern, setzen Sie eine Zeit und einen Ort fest, wo diese Matschereien erlaubt sind. Dann wird sich Ihr Kind auf diese Gelegenheit freuen.

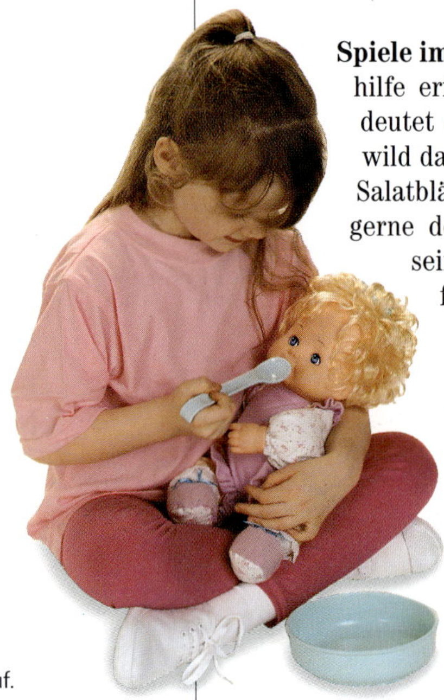

Phantasiespiele
Ihr kleines Mädchen übernimmt bald die Mutterrolle gegenüber ihrer Puppe und baut auf dieser Beziehung eine imaginäre Welt auf.

Spiele im Haushalt Jetzt verfügt Ihr Kind über das für die Mithilfe erforderliche Koordinationsvermögen. Für das Kind bedeutet dieses Tun Spiel, nicht Arbeit; schließlich ist es ganz wild darauf, es Ihnen gleichzutun. Es hilft in der Küche, zupft Salatblätter oder richtet Brot auf einem Teller an. Es deckt gerne den Tisch. Bei diesen Aufgaben verbessert es sowohl seine manuelle Geschicklichkeit wie auch sein Verständnis für Zahlen. Außerdem erfährt es Selbständigkeit und Selbstwertgefühl.

Musikalische Spiele Ein Kind mit normalem Gehör hört und genießt Musik. Es kann wahrscheinlich noch keine Melodien spielen, aber es kann sie summen und schlägt gern einen Rhythmus. Rasseln, Klappern, Trompeten und Trommeln sind für diesen Zweck sehr geeignet, ebenso wie alte Töpfe oder Backformen und Kochlöffel. Mit Hilfe eines Xylophons lernt es musikalische Töne identifizieren und mit hohen und tiefen Noten experimentieren.

Ein Xylophon oder ein anderes Instrument kauft man besser erst, wenn das Kind über längere Zeit Interesse zeigt; dann lohnt sich die Anschaffung eines guten Instruments aus dem Musikgeschäft.

Spielsachen teilen

Ihr Kind will sich sozial verhalten, und muß die schwierige Eigenschaft des Teilens lernen. Am einfachsten ist es, wenn es zuerst mit den Eltern teilt. Geben Sie ihm ein gutes Vorbild: „Hier hast du etwas von Mamis Eis." „Du kannst die Hälfte von meinem Apfel bekommen." Führen Sie dann das Konzept „eines für dich, eines für mich" ein. Erst dann fragen Sie das Kind: „Kann ich deinen Stift haben?"

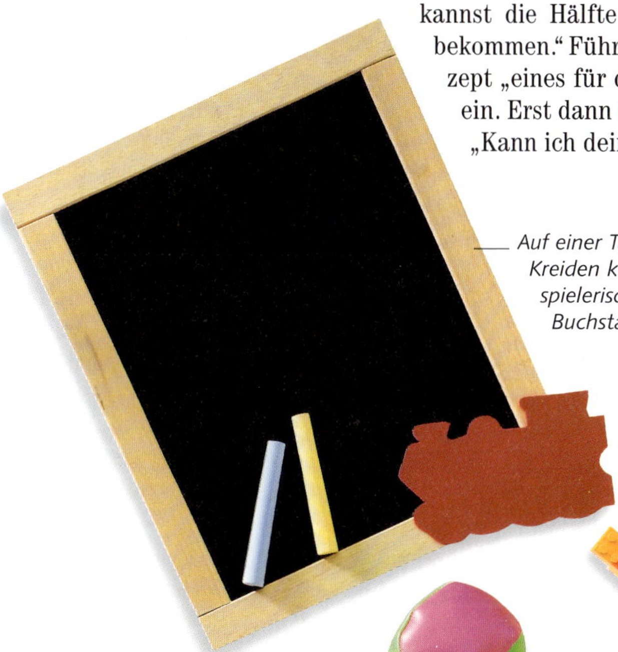

Auf einer Tafel mit bunten Kreiden können Sie Ihr Kind spielerisch mit Zahlen und Buchstaben vertraut machen

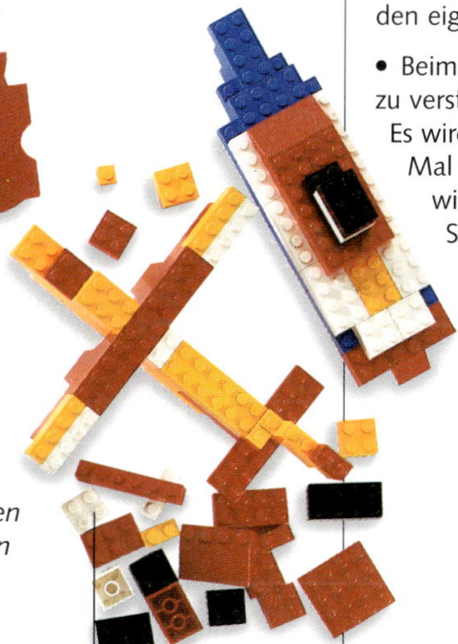

Machen Sie Ihr Kind mit komplizierten Baukästen vertraut

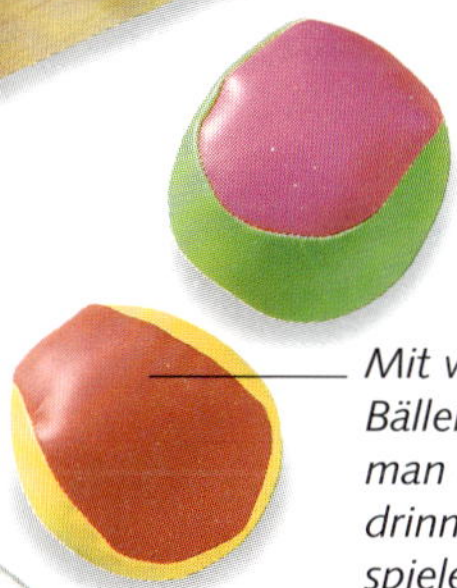

Mit weichen Bällen kann man auch drinnen spielen

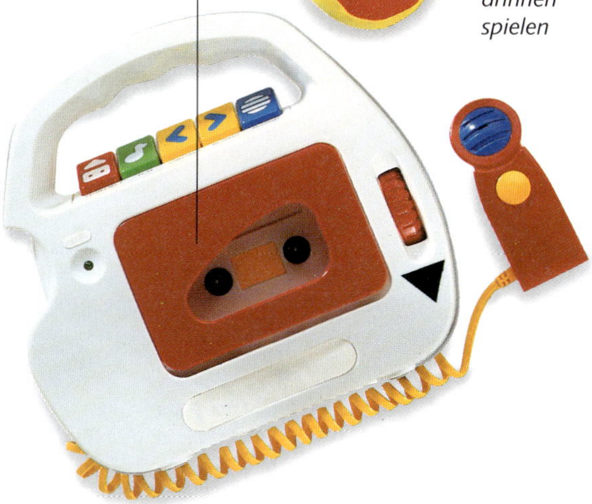

Mit einem stabilen Kassettenrecorder kann Ihr Kind seine Lieblingslieder und -geschichten hören

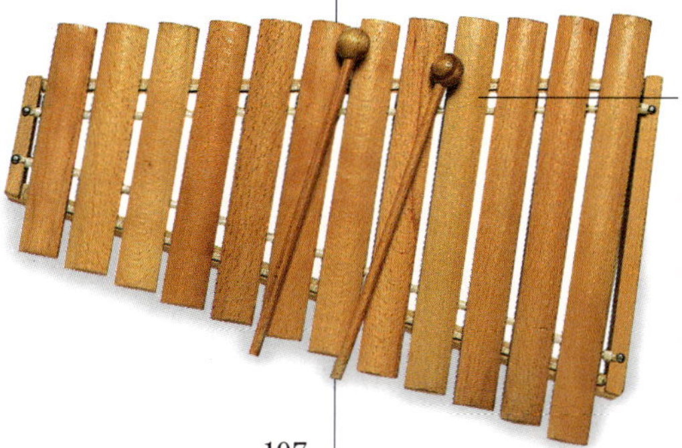

Auf einem Instrument, zum Beispiel einem Xylophon, kann Ihr Kind mit Tönen experimentieren

Einfache Spiele

Mit vier oder fünf Jahren begreift Ihr Kind einfache Tischspiele. Es liebt unkomplizierte Brett- und Würfelspiele und Kartenspiele wie Schnipp-Schnapp, Schwarzer Peter, Lotto oder Domino.

- Viele Spiele fördern das Zählen und die Konzentrationsfähigkeit. Spiele, bei denen Regeln eingehalten werden müssen, lehren das Kind allgemein gültige Beschränkungen zu akzeptieren.
- Es muß lernen zu warten, bis es an der Reihe ist. Dabei erkennt es, daß auch andere Menschen Rechte und Bedürfnisse haben, die manchmal vor den eigenen kommen.
- Beim Verlieren lernt es, Enttäuschung zu verstehen und damit umzugehen. Es wird angespornt, es beim nächsten Mal besser zu machen. Beim Gewinnen genießt es den Erfolg. Streichen Sie das Gewinnen nicht zu stark heraus; sonst wird das Kind übermäßig aggressiv und ehrgeizig.

Jüngeres Baby

Sprechen und Sprache

Babys brauchen und suchen von den ersten Lebenstagen an die Kommunikation. Noch bevor sie mit der Lautbildung beginnen, hören sie auf Laute und versuchen, sie zu imitieren. Die Grundvoraussetzungen der Sprache sind im Gehirn des Babys eingebaut. Ein tauber Säugling fängt zur gleichen Zeit an zu plappern wie ein Kind mit normalem Gehör; daher wissen wir, daß Stimulation für die Sprachentwicklung nicht nötig ist. Manche Theoretiker behaupten sogar, daß wir irgendwo im Gehirn über ein Spracherwerbsmuster verfügen, und daher zwangsläufig sprechen lernen.
Noch bevor Ihr Baby sechs Wochen alt ist, hat es gelernt, daß Sie auf sein Lächeln und Gurgeln reagieren werden. Bemerkenswert ist, daß es schon in dieser frühen Phase erkennt, wie es Aufmerksamkeit erregen kann: Es lächelt, Sie freuen sich und sprechen noch mehr mit ihm. Das Baby ist imstande, eine gegenseitige Kommunikation aufrechtzuerhalten. Sie lächeln Ihr Baby an, reden mit ihm und zeigen ihm Ihre Freude über seine Reaktion – dies ist bereits seine erste Lektion in Sachen Kommunikation.

Das Neugeborene Ihr Baby reagiert vom Augenblick der Geburt an auf menschliche Stimmen. Es versucht, Gesten und Gesichtsausdrücke zu imitieren. Es spürt, wenn Sie mit ihm sprechen und reagiert mit Plappern und Körperbewegungen.

4 – 6 Wochen Es erkennt bereits Ihre Stimme. Es reagiert mit Gurgellauten auf Ihr Lächeln und Sprechen und wartet auf Ihre Antwort. Sprechen Sie aus geringer Entfernung mit ihm, so daß es Sie sehen kann. Belohnen Sie seine Laute mit zusätzlichem Lächeln und Reden.

4 Monate Ihr Baby verfügt nun über ein Repertoire verschiedener Laute; es quiekt und bläst durch die Lippen. Es kommuniziert mit Ihnen durch Lachen; lachen und kichern Sie deshalb viel, wenn Sie mit ihm sprechen.

6 Monate Es gibt viele Anzeichen dafür, daß Ihr Baby allmählich Ihre Worte versteht. Es babbelt und fügt Laute aneinander. Vorsingen, Reime wiederholen und rhythmisches Sprechen unterstützen sein Sprachverständnis und fördern frühes Sprechen.

Erste Laute

Ihr Baby beginnt bei der Geburt mit Ihnen zu kommunizieren, allerdings ohne Worte.

Innerhalb der ersten halben Stunde nach der Geburt wendet Ihr Baby seine Augen Ihrer Stimme zu. Wenn Sie 25 cm von seinem Gesicht entfernt sind, lächelt es und bewegt den Mund als Imitation und Zeichen des Wiedererkennens der Stimme. Es ist zum Sprechen geboren!

Das Schreien ist Babys wichtigste Möglichkeit, seine Unzufriedenheit auszudrücken; nach weiteren sechs Wochen beginnt es, vor Zufriedenheit zu plappern.

Im Alter von sechs Wochen markiert das Lächeln den Wunsch nach Unterhaltung. Einige Wochen später beginnt es, Vokale zu bilden wie „eh", „ah", „uh", „oh". Wenn es drei oder vier Monate alt ist, verfügt es über eine ganze Palette an Äußerungen: Lautbildungen, lachen, quietschen und prusten. Mit fünf bis sechs Monaten bildet es die ersten Konsonanten – „m", „p" und „b". Deshalb kann es schon sehr früh „ma" oder „pa" sagen, auch wenn es mit diesen Lauten noch keine Bedeutung verbindet.

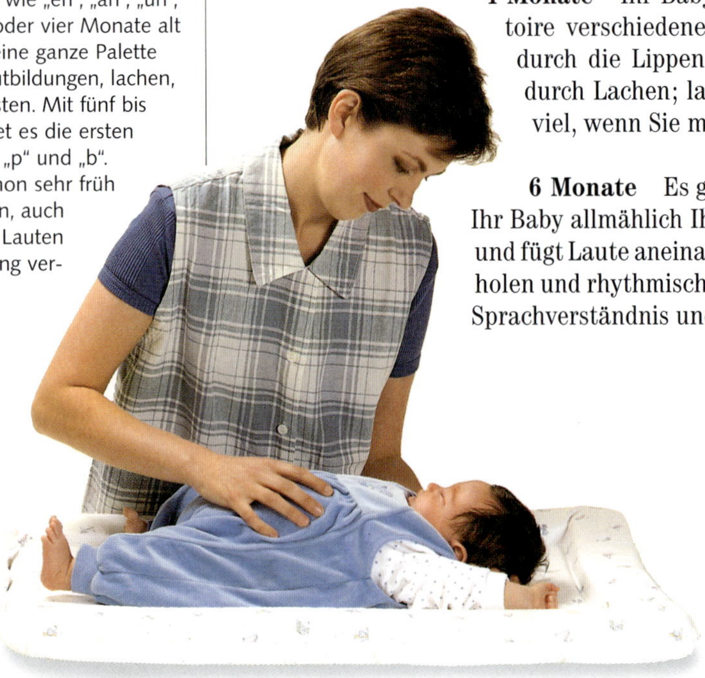

Mit dem Baby sprechen
Bei Ihren ersten Unterhaltungen ist lächeln noch wichtiger als sprechen.

Die ersten Worte

Um sprechen zu lernen, muß das Baby die Sprache erst verstehen. Sein Sprachverständnis wächst gegen Ende des ersten Lebensjahrs rapide. Mit sechs Monaten versteht es, wenn Sie bestimmt „nein" sagen; mit neun Monaten kann es einfache Befehle befolgen, zum Beispiel zum Abschied winken. Vereinfachen Sie ihm das Verständnis, indem Sie die Bedeutungen durch theatralische Betonungen und Gesten unterstreichen. Lesen Sie ihm vor, zeigen Sie ihm Bilder, und wiederholen Sie die Namen der Dinge, die es sehen kann. Kommentieren Sie Ihre Tätigkeiten immer klar und langsam. Kinder, denen man vorsingt und Kinderreime vorsagt, mit denen man rhythmisch betont spricht und die man zum Singen, Reimen und Klatschen anleitet, sprechen früher und besser als andere Kinder. Beginnen Sie daher von den ersten Tagen an damit. Sobald Ihr Kind sein erstes Wort spricht, wiederholen Sie es. Sagen Sie ihm, daß es ein kluges Kind ist; zeigen Sie ihm Ihre Freude über seine Leistung.

7 Monate Jetzt können Sie in den Lauten Ihres Kindes klare Silben ausmachen wie „ba" oder „ga". Es wird wahrscheinlich einen besonderen Ruf verwenden, um Ihre Aufmerksamkeit auf sich zu lenken. Es beginnt mit Zunge und Lippen zu spielen.

8 – 9 Monate Das Spektrum an Lauten wird breiter; das Baby hat nun auch noch die Konsonanten „t", „d" und „w" in sein Repertoire aufgenommen. Es ahmt die Melodie gesprochener Sprache nach und verwendet vielleicht schon ein Wort richtig. Es verfolgt aufmerksam die Unterhaltung Erwachsener.

11 Monate Jetzt äußert Ihr Kind bestimmt schon ein richtiges Wort; es versteht einige einfache Worte wie baden, trinken, essen. Loben Sie es für jedes neue Wort, und wiederholen Sie es. Wenn es Ihre Freude über seine Leistung sieht, wird es das Wort immer wieder sagen. Sie sind das erste Vorbild Ihres Kindes in Sachen gute Sprache; sprechen Sie daher deutlich und langsam mit ihm.

15 Monate Nun bricht Ihr Kind allmählich in ein Kauderwelsch aus – d. h. es bildet Lautfolgen um das bekannte Wort. Dabei paraphrasiert und intoniert es wie Erwachsene. Dies ist ein Zeichen dafür, daß es bald sprechen wird. Es wiederholt vielleicht in passenden Situationen einige Ihrer bevorzugten Redewendungen, zum Beispiel „oh Schatz".

18 Monate Ihr Baby wendet ungefähr zehn Worte richtig an. Sein Verständnis wächst ständig. Es zeigt auf viele Gegenstände in seinen Bilderbüchern oder seiner Umgebung, wenn Sie es danach fragen.

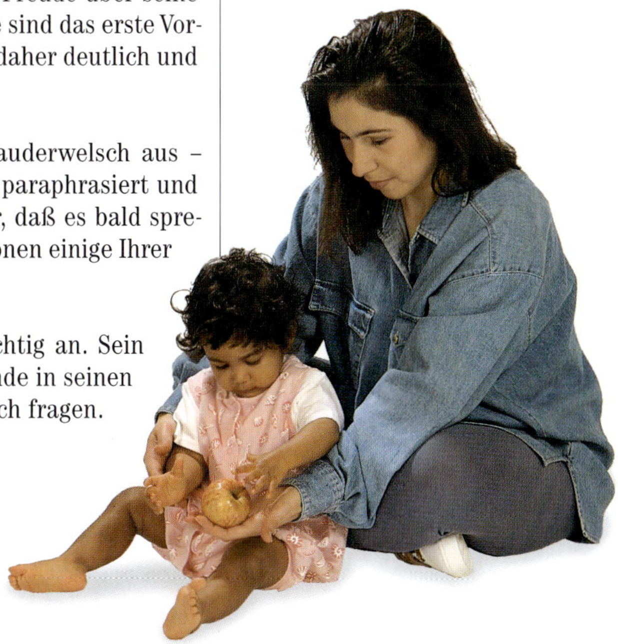

Worte lehren
Lehren Sie Ihr Kind spielerisch die ersten Worte. Geben Sie ihm verschiedene Gegenstände, und wiederholen Sie deren Namen.

Älteres Baby

Erste Worte

Der Spracherwerb ist ein komplexer Prozeß. Es gibt einige typische Formen, wie Kinder die Aussprache vereinfachen.

Ihr Kind vereinfacht anfangs oft ein Wort: Milch ist erst „Mi", dann „Mil", schließlich „Milch". Schwierigkeiten mit Konsonanten können bis zu vier oder fünf Jahren bestehen.

Doppelkonsonanten sind besonders schwierig; aus „Stuhl" wird anfangs „tuhl". Das Kind vereinfacht auch Worte, die Laute enthalten, die in verschiedenen Bereichen des Mundes gebildet werden: aus „ball" wird „baf". Betonen Sie jeweils den letzten Buchstaben des Wortes.

Unternehmen Sie jede Anstrengung, um die Kommunikationsversuche Ihres Kindes zu fördern und zu verstehen.

Kleinkind

Sprechen und Sprache

Ihr Baby lernt jetzt ständig neue Worte; es beginnt, sie auch aneinanderzufügen. Seine Aussprache ist undeutlich, aber dies ist kein Anlaß zur Besorgnis. Sobald es richtige Worte verwendet und sie aneinanderreiht, entwikkelt sich seine Sprache. Leichte Sprachfehler, zum Beispiel Lispeln, sind bei Kindern weit verbreitet. Meist geben sie sich auch ohne Behandlung. Es gibt große Unterschiede darin, wie schnell Kinder sprechen lernen. Vergleichen Sie Ihr Kind daher nicht mit Gleichaltrigen. Machen Sie sich keine Sorgen, wenn seine Entwicklung nicht dem unten aufgeführten Zeitplan entspricht. Ich gebe diese Daten nur als rein durchschnittliche Richtlinien an; kein Kind entspricht genau dem Durchschnitt.

18 Monate – 2 Jahre In dieser Zeit wird die Sprache Ihres Kindes komplexer. Es verfügt wahrscheinlich über ein Vokabular von ungefähr 30 Wörtern, einschließlich der Possessivpronomen („mein"). Es verwendet auch Verneinungen, statt eines einfachen „nein" („will nicht"). Es beginnt, Worte zu einfachen Feststellungen oder Fragen zu kombinieren, wie „Ball weg" oder „wo Papa?". Es versteht, daß eine Unterhaltung eine zweiseitige Angelegenheit ist und kann warten, bis es dran ist zu sprechen. Es verwendet Sprache, um Informationen zu geben, nach Dingen zu fragen, seine Gefühle auszudrücken oder sich zu anderen Menschen in Beziehung zu setzen.
Denken Sie daran, daß das Kind viel mehr Worte versteht, als es anwenden kann; bringen Sie ihm weiterhin neue Worte bei. Verwenden Sie bei jeder Gelegenheit Adjektive, die Sie mit Substantiven kombinieren: „lieber Junge", „heißes Wasser", „großer Hund". Führen Sie auch Adverbien ein: „Lauf schnell", „streichle den Hund vorsichtig". Wenn Sie Präpositionen verwenden – „auf", „unter", „hinter" – zeigen Sie ihm immer, was Sie damit meinen.

2 – 3 Jahre Ihr Kleinkind verfügt jetzt wahrscheinlich über einen Wortschatz von 200 – 300 Worten und spricht zusammenhängend. Es interessiert sich für neue Worte. Seine Aufmerksamkeitsspanne ist länger. Es hört Ihnen zu, wenn Sie Dinge erklären oder begründen. Es spricht manche Worte immer noch falsch aus und lispelt vielleicht; es spricht aber flüssiger und gewinnt ständig größeres Selbstvertrauen beim Sprechen. Es kann zwei Ideen in einem einzigen Satz verbinden: „Ich nehme meinen Teddy und spiele im Garten." Es verwendet Pronomen wie „ich", „mir" und „du" richtig.
Bereichern Sie den Wortschatz Ihres Kindes, indem Sie unbekannte Worte in Ihrer Rede verwenden und zwar auf solche Weise, daß es deren Bedeutung erraten kann. Wiederholen Sie diese Worte oft, damit es deren Verwendung lernt. Lesen Sie ihm oft vor, und erklären Sie unbekannte Worte sofort. Das Kind liebt es, wenn ihm die gleichen Geschichten immer wieder vorgelesen werden. Es kann auch zunehmend komplizierte Erzählungen verstehen.
Das Kind setzt die Sprache nun auch für soziale Belange ein; es spricht mehr mit anderen Kindern als mit Erwachsenen. Im Kontakt mit Kindern kann es daher seine Fähigkeiten am besten entwickeln.

Sprache bei Mädchen

Vom Augenblick der Geburt an reagieren Mädchen stärker auf die menschliche Stimme als Jungen. Während der gesamten Kindheit verfügen sie über bessere verbale Fähigkeiten.

Mädchen sprechen früher als Jungen und kombinieren früher Wörter zu Sätzen. Sie haben eine bessere Artikulation, Aussprache und Grammatik und können besser verbal argumentieren. Sie lernen auch früher lesen als Jungen.

Man nimmt an, daß die Ursache dieser stärkeren verbalen Fähigkeiten in der Struktur des weiblichen Gehirns liegt (s. S. 180): Die Sprachzentren sind im weiblichen Gehirn enger organisiert als im männlichen und verfügen über mehr und bessere Verbindungen zu anderen Gehirnfunktionen.

Mit dem Kind sprechen

Es ist wichtig, daß Sie weiterhin viel mit Ihrem Kleinkind sprechen. Führen Sie neue Worte ein, und machen Sie deren Bedeutung durch Gesten und Gesichtsausdruck deutlich. Es ist jedoch ebenso wichtig, daß Sie Ihr Kind antworten lassen. Nur so lernt es, daß Konversation ein gegenseitiger Austausch ist. Wenden Sie sich Ihrem Kind immer zu, wenn es eine Unterhaltung beginnt. Wenn Sie ungeduldig sind oder einfach beiläufig mit „ja, schön“ reagieren, wird es entmutigt. Dann wird es bald keine Versuche mehr unternehmen, mit Ihnen zu reden.

Sprechen Sie ausführlich über alles, was Sie tun. Wenn Sie das Kind anziehen, kommentieren Sie Ihre Handlungen fortlaufend: „Nun machen wir die Knöpfe zu – eins, zwei drei…“ Beschreiben Sie die Gegenstände, die Sie benutzen: „Jetzt legen wir die Äpfel in die Glasschale.“ „Willst du ein gelbes Bonbon oder ein rotes Bonbon?“

Keinesfalls sollten Sie mit Ihrem Kind in der Babysprache sprechen. Macht das Kind einen Grammatik- oder Aussprachefehler – „Oma gangt“ – wiederholen Sie den Satz in der korrekten Form: „Ja, Oma ist nach Hause gegangen“, ohne das Kind auf den Fehler hinzuweisen.

Sprache und Verständnis

Sie werden beobachten, wie Ihr Kleinkind allmählich eine Vorstellung von dem Gebrauch der Sprache gewinnt. Es benutzt oft ein bestimmtes Wort, um ähnliche Dinge zu beschreiben; zum Beispiel sind Äpfel, Orangen und Pfirsiche allesamt „Äpfel“, weil sie rund sind und zur Kategorie Obst gehören. Pferde, Kühe und Schafe sind allesamt „Pferde“, weil es große Tiere mit vier Beinen sind. Das bedeutet nicht notwendigerweise, daß das Kind den Unterschied nicht benennen kann; sondern nur, daß es nicht über die richtigen Namenswörter verfügt. Also verwendet es das Wort, das ihnen am nächsten kommt.

Aus dem gleichen Grund stellt Ihr Kind sehr einfache Fragen. Es kann nicht genau ausdrücken, was es wissen will. Wenn es also fragt „Was ist das?“, meint es damit vielleicht „Was ist das? Wie heißt es? Was macht es? Wie funktioniert es?“ Geben Sie ihm alle Informationen, die es Ihrer Meinung nach verstehen kann: „Das ist Waschpulver. Es ist wie Seife. Ich gebe es in die Waschmaschine, damit es unsere Kleidung sauber wäscht.“ Versuchen Sie immer genau die Fragen zu beantworten, die das Kind stellt.

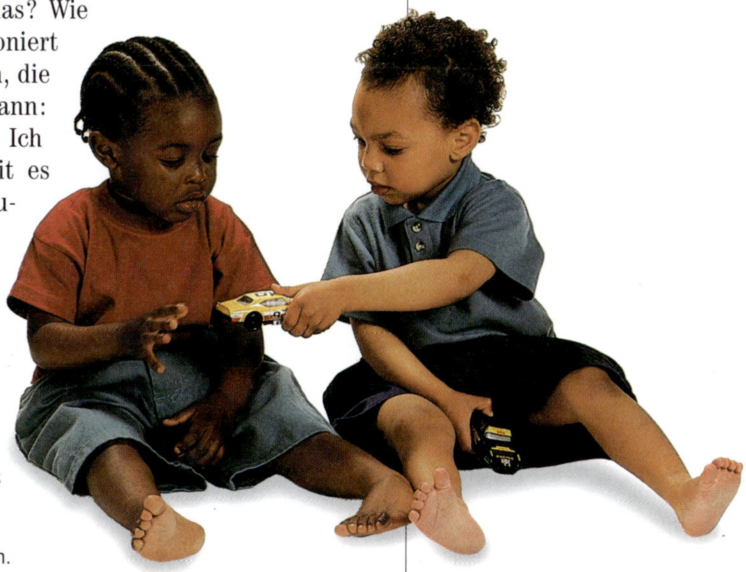

Geselligkeit
Während des dritten Lebensjahres verbessern sich die verbalen Fähigkeiten Ihres Kindes durch das Gespräch mit anderen Kindern.

Sprache bei Jungen

Jungen sind in der Sprachentwicklung beinahe immer langsamer als Mädchen. Diese Diskrepanz bleibt während der Kindheit bestehen.

Jungen sprechen später als Mädchen, fügen später Worte zu Sätzen zusammen und brauchen länger zum Lesenlernen. Sprachstörungen wie Stottern sind bei Jungen viel häufiger als bei Mädchen. In Lesestützkursen beträgt das Verhältnis Jungen zu Mädchen vier zu eins.

Dieser Unterschied in den linguistischen Fähigkeiten gleicht sich irgendwann im Teenageralter aus. Während der Kindergartenjahre können Sie die Sprechfähigkeit Ihres Sohnes durch Vorlesen und Sprachspiele fördern.

Kindergartenalter

Wie Mädchen sprechen

Untersuchungen über den Sprachgebrauch von Kindern zeigen eindeutige Unterschiede in der Art und Weise wie Jungen und Mädchen untereinander sprechen. Diese Unterschiede bestehen auch im Kindergartenalter.

Der Grund für diese Unterschiede hat mit dem Gruppenverhalten der Geschlechter zu tun. Mädchen möchten Teil der Gruppe sein, daher zielt ihre Sprache darauf, Einheit zu fördern und Kompromisse zu erreichen.

- Mädchen verwenden Sprache als Mittel, enge, intime Freundschaften zu bilden.
- Sie machen Vorschläge, wenn sie in der Gruppe spielen: „Laßt uns Eltern spielen."
- Sie begründen ihre Vorschläge: „Wir wollen im Garten spielen, weil da mehr Platz ist."

Sprechen und Sprache

Wenn die Welt des Kindes größer wird, muß auch seine Sprache mit den neuen Erfahrungen und Vorstellungen Schritt halten. Seine Wahrnehmung der Welt wird komplexer und ebenso sein Vokabular; es erkennt zum Beispiel, daß sich malvenfarbig von purpurfarben unterscheidet und sucht nach den Worten, um diesen Unterschied auszudrücken.

3 Jahre Das Kind lernt gerne neue Wörter; daher hört es der Unterhaltung Erwachsener aufmerksam zu. Sein Konzentrationsvermögen wird größer. Es versteht Wörter, die Empfindungen beschreiben, zum Beispiel „kalt", „müde" und „hungrig". Es versteht allmählich auch Wörter wie „auf", „unter" und „hinter". Es sollte seinen Vor- und Nachnamen nennen können. Weil es in dieser Phase schneller denken als Wörter bilden kann, beginnt es vielleicht zu stottern. Wahrscheinlich ist dies nur eine vorübergehende Erscheinung. Stottert es mit viereinhalb Jahren immer noch oder wird die Sprachstörung ernster, sollte man mit einem Sprachtherapeuten reden.

4 Jahre In diesem Alter sprechen Kinder sehr viel: sie prahlen, übertreiben, erzählen die tollsten Geschichten und unterhalten sich mit imaginären Freunden. Ihr Kind wird Ihnen eine Menge Fragen stellen. Und zwar sowohl, weil es die Unterhaltung sucht wie auch aus echter Neugierde. Es erfindet gerne dumme Wörter und spricht genüßlich obszöne Wörter aus, insbesondere solche, die mit den Körperausscheidungen zu tun haben. Es verwendet Umgangssprache. Es kann die Eltern beschimpfen und bedrohen.

5 Jahre Das Fünfjährige fragt endlos und sucht nun wirklich neue Informationen. Es liebt das Vorlesen. Es weiß, daß es auch „falsche" Antworten gibt und man mit Sprache manipulieren kann; deshalb fragt es Sie oft, ob etwas „echt" stimmt. Es versteht, was das Gegenteil von Dingen ist. Machen Sie daraus ein Spiel, wobei Sie ein Wort wie „weich", „auf", „kalt" vorgeben und das Kind das Gegenteil nennen soll. Es kann auch Wörter definieren, wenn Sie es danach fragen. Durch solche Definitionen kann es seine Fähigkeiten der Klassifikation ebenso gut üben wie die verbalen Fähigkeiten. In der Tat sind alle Wortspiele ein hervorragendes geistiges Training, weil deutliches Sprechen Hand in Hand geht mit klarem Denken.

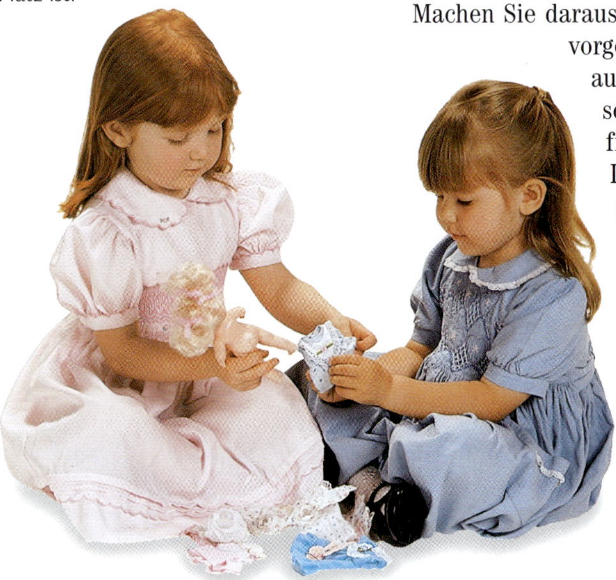

Mädchen beim Spiel
Enge Freundschaften bilden die Basis der sozialen Welt eines Mädchens. Dies spiegelt sich auch in seinem Sprachgebrauch wider.

Bücher und Lesen

Das Interesse an Büchern fördern ist als einzelne Maßnahme wohl das Beste, was Sie für Ihr Kind tun können. Lesen Sie ihm oft vor; seine Aufmerksamkeitsspanne wächst nun, und es ist in der Lage, Geschichten mit anhaltendem Interesse zuzuhören. Worte sind entscheidend für die Funktionsweise des Gehirns; Worte sind unser wichtigstes Kommunikationsmittel und bilden die Basis für alles, was das Kind in der Schule lernen wird. Bücher versorgen das Kind mit neuen Wörtern und neuen Ideen. Sie erklären ihm, wie die Welt funktioniert.

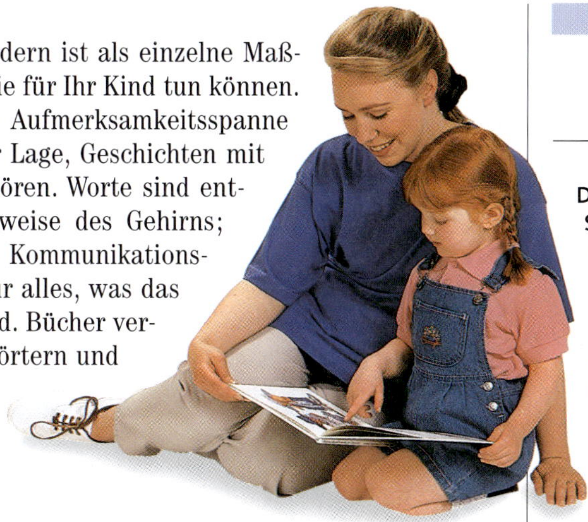

Dem Kind vorlesen
Auch wenn Ihr Kind schon lesen kann, bleibt das Vorlesen eine kostbare Zeit des Zusammenseins und Lernens.

Zeigen Sie Ihrem Kind, daß Ihnen Lesen Vergnügen bereitet. Stellen Sie zu Hause eine kleine Bibliothek zusammen, die auch Ihrem Kind zur Verfügung steht. Bewahren Sie seine Bücher auf niedrigen Regalen auf, wo es sie leicht durchstöbern kann.
Wählen Sie für Ihr Kind optisch attraktive Bücher; Erst-Lese-Bücher sollten kurze Geschichten und große Illustrationen, eine große Schrift und ein einfaches Vokabular haben. Seien Sie bereit, die Lieblingsbücher Ihres Kindes immer wieder vorzulesen; allmählich wird es sich an die Worte erinnern. Wenn es selbst lesen lernt, kann es die vertrauten Wörter einfacher wiedererkennen.

Buchstaben und Zahlen lehren

Vielleicht wollen Sie Ihr Kind schon jetzt mit Buchstaben oder Zahlen vertraut machen. Zeigen Sie Ihrem Kind, wie sein eigener Name buchstabiert wird. Beim Vorlesen picken Sie ein einfaches Wort wie „Hund“ heraus und zeigen jedesmal darauf, wenn es im Text wieder auftaucht. Zeigen Sie Ihrem Kind, wie das Wort aussieht; fragen Sie es dann, ob es dieses Wort auf der Seite wiederfinden kann. Wenn Sie Routineaufgaben erledigen, zählen Sie dabei laut: zum Beispiel wenn Sie die Knöpfe an der Jacke Ihres Kindes zuknöpfen oder den Tisch decken.

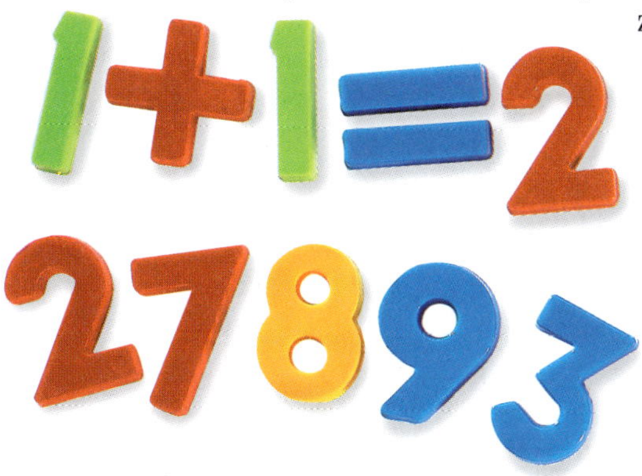

Lernhilfen
Geben Sie Ihrem Kind Zahlen und Buchstaben aus Plastik oder Karton zum Spielen. Magnetische Zahlen können vielerorts befestigt werden.

Wie Jungen sprechen

Die Art und Weise, wie Jungen im Spiel miteinander sprechen, unterscheidet sich deutlich von der Kommunikationsweise von Mädchen. Diese Verständigungsform spiegelt die Haltungen und Einstellungen wider, die auch im Leben des späteren Erwachsenen vorherrschen werden.

In jeder Gruppensituation wollen sich Jungen normalerweise vor den anderen hervortun; ihre Äußerungen zielen darauf ab, ihren Status in den Augen der Spielgefährten zu steigern.

- Jungen erzählen viel mehr Witze und Geschichten als Mädchen; dabei stehen sie im Zentrum der Aufmerksamkeit. Sie unterbrechen oft einen Kameraden, wenn dieser etwas erzählt.
- Sie erteilen Befehle und versuchen bevorzugte Positionen für sich herauszuschlagen: „Okay, wir spielen Arzt. Ich bin der Arzt und du der Patient.“
- Sie verleihen ihren Vorschlägen größeres Gewicht, indem sie darauf beharren, sich auf die Regeln berufen oder gar drohen: „Du mußt der Patient sein, weil du dran bist. Sonst spiele ich nicht mit.“

Das Verhalten von Mädchen

Mädchen entwickeln viel früher soziale Fähigkeiten als Jungen und genießen die Gesellschaft anderer Menschen. Natürlich entsprechen nicht alle Menschen einem Stereotyp, doch grundsätzlich gilt:

- Mädchen sind geselliger als Jungen; sie schließen schon in jüngerem Alter engere Freundschaften.
- In der frühen Kindheit sind sie Erwachsenen gegenüber nachgiebiger als Jungen.
- Sie sind weniger ehrgeizig und sozial weniger aggressiv und dominant als Jungen.
- Sie kommen mit körperlichem, emotionalem und intellektuellem Streß viel leichter zurecht als Jungen.

Soziales Verhalten

Viele Eigenschaften der Persönlichkeit Ihres Kindes stehen in einer grundlegenden Beziehung zu seiner Entwicklung wie auch zu seinen zukünftigen Lebensaussichten. Zu den hilfreichen Wesenszügen gehören die Fähigkeit, gut mit Menschen auszukommen, sich konzentrieren zu können, aus Fehlern zu lernen, die Bereitschaft hart zu arbeiten, ein gutes Beobachtungsvermögen, Gründlichkeit, Kreativität, ein wacher Geist und Entscheidungsfreudigkeit. Weniger hilfreiche Eigenschaften sind langsames Denken, Schwierigkeiten, sich auszudrücken, Überaktivität und verminderte Konzentrationsfähigkeit, die sogar bei einem höchst intelligenten Kind vorkommen kann.

Das neugeborene Baby muß mit den Menschen in Kontakt treten können, insbesondere mit den Eltern. Es lernt Sozialverhalten, indem es die Eltern imitiert, zunächst in der Mimik, dann durch Gesten und Bewegungen und schließlich mit Verhaltensmustern. Auf diese Weise bildet die Beziehung zwischen Eltern und Kind das Grundmuster für alle folgenden Beziehungen; daher liegt es in Ihrer Verantwortung, sich Ihrer eigenen Verhaltensweisen und Reaktionen bewußter zu sein als jemals zuvor. Sobald Sie mit dem Baby sprechen, beginnt es, sich zu einem sozialen Wesen zu entwikkeln. Denn es verlangt danach, sich mit Ihnen zu unterhalten.

Wie jede andere Entwicklung verfügt auch die soziale Entwicklung über gut definierte Phasen. Jeder hat schon von den „fürchterlichen Zweijährigen" gehört, die einfach nicht mehr gehorchen. In dieser Phase proklamiert das Kind seine Unabhängigkeit. Diese Phase ist ein Lernprozeß, in dem der Umgang mit anderen Menschen ausgetestet wird. Sie geht vorüber, auch wenn Sie manchmal beinahe verzweifeln.

Die Persönlichkeit vorhersagen

Es wäre fabelhaft, wenn wir die spätere Persönlichkeit eines Kindes schon im Säuglingsalter vorhersagen könnten. Bei der Intelligenz ist dies in gewisser Weise möglich. Persönlichkeit und Charakter hängen jedoch teilweise von der Vererbung und teilweise von der Umgebung ab. Daher besteht immer die Gefahr, daß ein Kind aufgrund einer schädlichen Umgebung oder aus Mangel an sicheren, liebevollen Beziehungen nie die Chance bekommt, zu einem liebevollen und liebenswerten Erwachsenen heranzuwachsen.

Wegen der tiefgreifenden Auswirkung des Milieus und der Familie auf den Charakter, sind Voraussagen während des Kleinkindalters zum Scheitern verurteilt. Jedoch können aufmerksame Eltern mehrerer Kinder von deren Geburt an Unterschiede in ihrer Persönlichkeit aufspüren. Für Adoptionen wäre es nachteilig, wenn solche Voraussagen möglich wären. Adoptiveltern haben ein Recht, etwas über die Intelligenz des Adoptivkindes zu wissen. Doch sie müssen keinesfalls wissen, welche Persönlichkeit es entwickeln wird. Alle Eltern nehmen ein großes Risiko auf sich, wenn sie Kinder bekommen; denn sie wissen nicht einmal, ob ihre Kinder nicht behindert sein werden. Wenn sie nicht bereit sind, dieses Risiko einzugehen, sollten sie keine Kinder bekommen.

Individualität

Die Individualität Ihres Babys tritt nun, da es wächst und lernt, immer deutlicher hervor. Achten und schätzen Sie die Individualität Ihres Babys, und fördern Sie ihr Wachstum und ihre Stärke.

Die zunehmende Einsicht, die Sie in die Persönlichkeit Ihres Babys gewinnen, läßt sich mit dem Betrachten eines spannenden Films in Zeitlupe vergleichen. Alle seine Vorlieben, die Dinge, die es zum Lachen und Weinen bringen, die Speisen, die es mag, seine Lieblingsspielsachen und vieles mehr, bilden in ihrer Gesamtheit seine einzigartige Persönlichkeit.

Babytypen Es ist heutzutage weitgehend erwiesen, daß Säuglinge innerhalb der ersten Woche nach der Geburt eine rudimentäre Form aller ihrer späteren Wesensmerkmale zeigen. Unbestreitbar hat das Milieu eine tiefgehende Wirkung auf die Charakterbildung; viele der grundlegenden Charakterzüge sind aber von den Eltern ererbt. Daher kann man sagen, daß jedes Baby bereits grundlegende Eigenschaften seines Charakters zeigt, die sich beim Heranwachsen kaum noch verändern werden.

Bestimmte Charakterzüge werden von den Eltern leicht erkannt: wieviel Energie das Kind hat, wie gut es seinen Körper beherrscht, Selbstvertrauen, soziale Reaktionen, Familienbindung, Kommunikationsfreude, Anpassungsfähigkeit an unterschiedliche Situationen, Erkundung der Umwelt, Sinn für Humor, emotionale Ausdrucksfähigkeit, Reaktion auf Erfolg, Reaktion auf Beschränkung, Bereitschaft zu lächeln und Bereitschaft zu weinen. Zwischen sechs Wochen und drei Monaten wird sich Ihr Baby wahrscheinlich zu einer der folgenden Persönlichkeitstypen entwickeln:

Es kann recht „lieb“ oder „einfach“ sein. Es trinkt oder schläft, und wenn es wach ist, paßt es sich seiner Umgebung an. Seine Reaktionen sind selten heftig.

Es kann ein höchst anstrengendes, munteres Wesen werden, dessen Ansprüche an Unterhaltung und Gesellschaft ebenso fordernd sind wie es anfangs nach Nahrung und Trost verlangte. Seine Lebensgier entwickelt sich beim Spielen weiter.

Es kann „schwierig“ sein; ein Kind, das stunden- oder tagelange Hochs oder Tiefs hat und verlangt, daß Sie auf seine jeweiligen Launen reagieren.

Persönlichkeitsunterschiede können sehr früh deutlich werden. Bereits in den ersten Monaten beginnt das Baby, sich zu einem unverkennbaren Individuum zu entwickeln. Hier einige Wesenszüge, die Sie allmählich erkennen:

- Pflegeleicht, ruhig, tagträumerisch.
- Widerspruchsgeist, reizbar, dominant.
- Sozial, ein Kamerad.
- Ernst, bestimmt.
- Unabhängig, oft launisch.
- Phantasiereich, manchmal schwierig.

Das Verhalten von Jungen

Jungen entwickeln soziale Fähigkeiten eher langsamer als Mädchen. Zwar zeigen nicht alle Jungen folgende Eigenschaften in ausgeprägter Form, doch verallgemeinernd gilt:

- Jungen entwickeln soziale Fähigkeiten langsamer als Mädchen.
- Sie sind sozial weit aggressiver als Mädchen.
- Sie haben mehr Freundschaften als Mädchen, doch diese sind eher oberflächlich und kurzlebig.
- Sind emotional verletzlicher als Mädchen.
- Sie neigen eher zu Verhaltensauffälligkeiten, besonders im Beisein von Autoritätspersonen.

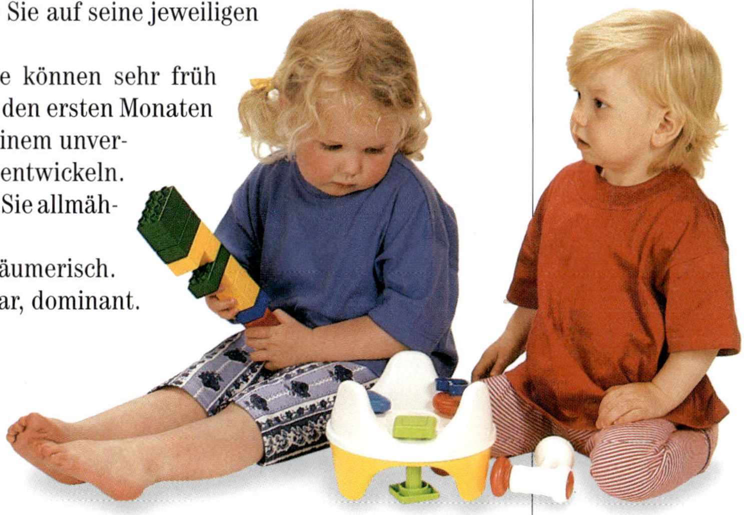

Soziale Fähigkeiten Kleine Kinder spielen eher nebeneinander als miteinander, genießen aber trotzdem das Beisammensein.

Jüngeres Baby

Bindung

Die Beziehung zwischen Ihnen und Ihrem Baby beginnt im Augenblick der Geburt. Jeder Aspekt Ihres Seins bedeutet für Ihr Baby Trost und Freude.

Es reagiert auf Ihren Geruch, den Klang Ihrer Stimme, die Berührung Ihrer Haut und den Anblick Ihres Gesichtes. Dieses Band ist so umfassend, daß Ihr Baby Sie in erstaunlich kurzer Zeit unter anderen Menschen herausfinden kann. Dies gilt auch für Ihren Partner, vorausgesetzt, er widmet sich intensiv seinem Kind.

Versuchen Sie immer, die Beziehung zu Ihrem Baby angenehm, ruhig und liebevoll zu gestalten – auch wenn es manchmal schwerfällt.

Von Anfang an
Wenn Sie von Geburt an eine enge, liebevolle Beziehung zu Ihrem Baby entwickeln, legen Sie das Fundament für eine gute Beziehung in späteren Jahren.

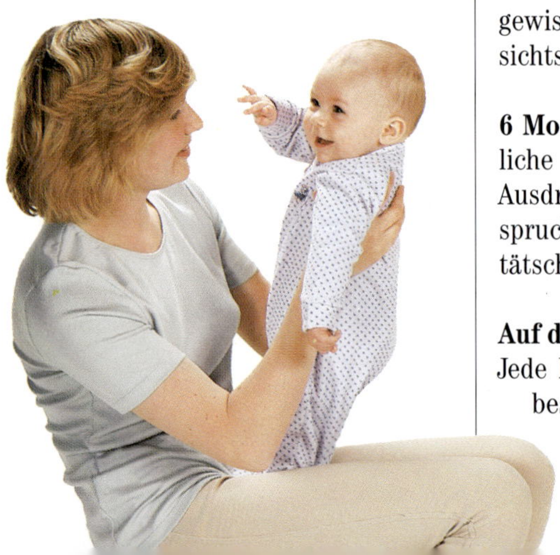

Soziales Verhalten

Überraschenderweise sind die ersten sechs Lebensmonate von entscheidender Bedeutung für die soziale Entwicklung. In diesen ersten Wochen geht es darum, daß das Baby Freude an der sozialen Interaktion findet und die Bedeutung der Kommunikation erkennt. Wenn es beginnt, die sozialen Aspekte des Lebens zu genießen, entwickelt es sich über die Primärbedürfnisse Wärme und Nahrung hinaus. Da die Eltern für das Baby Trost, Freude und Sicherheit verkörpern, sind sie von Natur aus am besten geeignet, dem Kind die Bedeutung liebevoller Beziehungen zu lehren. Die grundlegenden Strukturen dieser Beziehung erfährt das Baby während der ersten Lebenswochen durch den intensiven Körperkontakt.

Das Neugeborene Von Anfang an wünscht sich das Baby einen engen Kontakt zu den Eltern. Es ruft durch Kopfnicken, Bewegungen von Mund und Zunge sowie Körperbewegungen nach Aufmerksamkeit. Dies sind seine frühesten „Gespräche“: Das Baby verwickelt die Eltern in einen Dialog. Antworten Sie mit Lautäußerungen, Lachen und zustimmenden Kopfbewegungen. Ihr Kind lernt schnell, daß es Sie dazu bringen kann zu antworten.

3 Monate Die kommunikativen Gesten Ihres Babys sind kontrollierter. Es dreht sich zum Klang Ihrer Stimme hin und windet sich vor Vergnügen, wenn es sie sieht. Es weiß, daß ein Lächeln ein froher Gruß ist, sein erstes „Hallo“.

4 Monate Jetzt liebt Ihr Baby die Gesellschaft anderer Menschen so sehr, daß es bald weint, wenn man es alleine läßt. Es reagiert freudig, wenn sich Menschen ihm zuwenden; doch auf die Eltern und andere Familienmitglieder reagiert es in besonderer Weise.

5 Monate In diesem Alter verfügt Ihr Baby im wesentlichen über vier Kommunikationsmethoden: Laute, Gesten, Mimik und Schreien. Wenn es nicht gerade schläft, wird es alle vier Formen ausgiebig einsetzen. Es erkennt den Unterschied zwischen einer ärgerlichen und freundlichen Stimme und reagiert jeweils anders. Es zeigt Fremden gegenüber eine gewisse Schüchternheit, lächelt aber beim Anblick eines vertrauten Gesichts.

6 Monate Die soziale Kontaktaufnahme Ihres Babys erfolgt über körperliche Annäherungen, die sogar aggressiver Natur sein können. Dies kann Ausdruck der wachsenden Furcht vor Fremden sein und des Besitzanspruchs, den das Kind auf die Eltern erhebt. Es erforscht mit den Händen, tätschelt und berührt Ihr Gesicht und Ihre Hände.

Auf das Baby reagieren
Jede Ihrer Reaktionen auf die Kommunikationsversuche Ihres Babys verbessert sein Verständnis der Kommunikation. Zeigen Sie immer Ihre Zustimmung. Bleibt das Gurgeln eines Babys ständig unbeachtet,

wird es bald entmutigt sein. Dann beschränkt es sich auf die grundlegendsten Kommunikationsformen. Fördern Sie immer eine gegenseitige Unterhaltung, entweder durch die Imitation der Gesten und Geräusche Ihres Babys oder indem Sie mit ihm plaudern und es zum Antworten animieren. Verstärken Sie Stimme und Gestik auf theatralische Weise. Je ausgeprägter Ihre Gestik ist, um so mehr versteht das Baby und um so mehr Spaß hat es dabei. Dies fördert auch seine Bindung an die Eltern.
Ein kleines Baby reagiert sensibel auf plötzliche Geräusche. Es gibt zwar viele Geräusche, die auf das Baby beruhigend wirken; durch mißtönende oder sehr laute Geräusche wird es aber erschreckt.
Gewöhnen Sie Ihr Baby langsam an unbekannte Gesichter, indem Sie es Bekannten vorstellen. Dadurch kann es sich innerhalb seines sicheren Zuhauses an fremde Menschen gewöhnen. Je mehr Gefallen Ihr Baby an sozialen Kontakten findet, um so mehr wird es sie später aktiv suchen.

Das Baby als Teil der Familie

Das Baby sehnt sich danach, ein vollwertiges Familienmitglied zu sein. Es will an allen Gewohnheiten, Regeln und Gebräuchen teilhaben. Zunächst einmal muß es lernen, sich einzufügen. Aus diesem Grund sollten Sie es in die familiären Aktivitäten, die Ausflüge, das Einkaufen, die täglichen Pflichten und den Besuch bei Freunden so früh wie möglich einbeziehen.
Auf der Basis des Familienlebens lernt Ihr Baby, wie Gruppen im allgemeinen funktionieren. Der Umgang mit den Familienmitgliedern lehrt es, wie man sich auch Fremden gegenüber verhält und eröffnet ihm die sozialen Gepflogenheiten der Gesellschaft.
Ihr Baby lernt hauptsächlich durch Imitation; indem es Ihr Verhalten imitiert, bildet es seine eigenen Standards sozialer Interaktion.

Schwierige Babys

Ein anspruchsvolles Baby, das andauernd schreit und nicht zu beruhigen ist, kann die Eltern zur Verzweiflung bringen. Es ist unerläßlich, daß Sie die Verantwortung mit Ihrem Partner teilen und unbedingt versuchen, Ihr Temperament zu beherrschen. Es gibt viele Ursachen für das Schreien eines Babys und viele Lösungswege. Andauerndes Weinen ist eine Phase, die glücklicherweise von kurzer Dauer ist. Zunächst einmal müssen Sie verstehen, warum Ihr Baby schreit, Sie wach hält oder Sie absichtlich ignoriert. Was auch immer das spezielle Problem ist, ein ruhiges, liebevolles und verständnisvolles Verhalten wird eine weitaus positivere Auswirkung auf Ihr Baby haben als Strafen oder Ignorieren. Ihr Arzt kann Ihnen Rat und Unterstützung bieten.
Verhält sich Ihr Baby sehr unsozial, d. h. es genießt weder das Füttern noch das Tragen oder andere Zuwendung, fühlen Sie sich vielleicht zurückgestoßen oder verantwortlich für sein Unglück. Versuchen Sie diese negativen Gedanken fernzuhalten. Versuchen Sie weiterhin, sein Interesse zu gewinnen.
Es gibt allerdings tatsächlich Babys, die von Geburt an einzelgängerisch sind und Liebkosungen zurückweisen. Sind alle Ihre Versuche wirkungslos, geben Sie sich nicht selbst die Schuld dafür.

Ein neues Familienmitglied
Versuchen Sie Ihr Baby in alle Ihre Aktivitäten einzubeziehen, selbst wenn sie nicht direkt mit dem Baby zu tun haben.

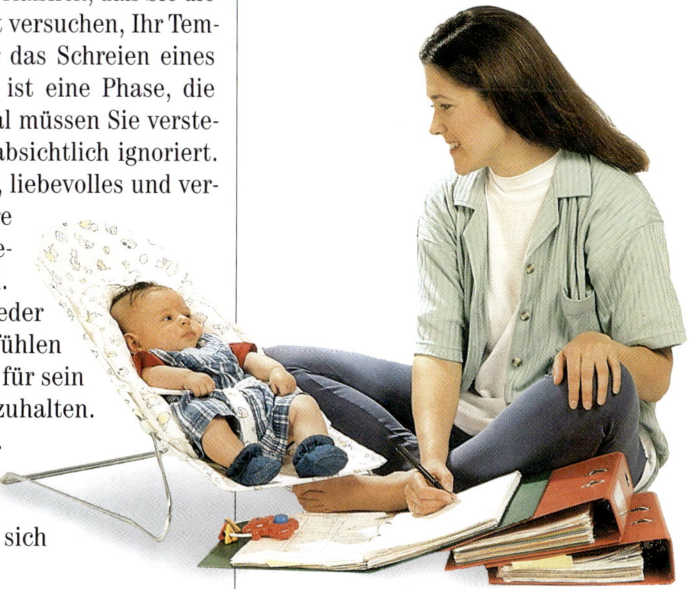

Älteres Baby

Ein eigener Wille

Mit sechs Monaten will Ihr Baby seine Forderungen und Vorlieben klar durchsetzen. Ihr größeres Baby:

- ist sehr erpicht darauf zu zeigen, wie erwachsen es geworden ist.
- ist fest entschlossen, unabhängig zu sein und ohne Hilfe zurechtzukommen.
- demonstriert Vorlieben und Abneigungen mit Bestimmtheit und Nachdruck und bleibt beharrlich.
- ist nicht in der Lage, Konsequenzen in Betracht zu ziehen. Es wird sehr zornig, wenn es warten muß. Diesen Ärger äußert es heftig und lautstark.
- ist sich bewußt, daß es ein von Ihnen getrenntes Wesen ist. Als solches ist es entschlossen, seinen eigenen Willen zu haben.
- ist oft verwirrt und unglücklich durch den Konflikt, der zwischen seinem Unabhängigkeitsbedürfnis und seinem Wunsch, Sie zu lieben und Ihnen Freude zu machen, entsteht.
- ist willensbestimmter als es seine intellektuelle Reife erlaubt.
- ist extrem in seinen Gefühlen – sie reichen von großem Glück bis zu heftigen Wutanfällen.
- ist fasziniert von dem Wort „nein".

Soziales Verhalten

Das Baby ist nun sozial erfahrener und hat viel Vergnügen an der Gesellschaft anderer Menschen. Seine Verständigung mit den Eltern wird zunehmend klarer. Es beginnt, bestimmte Wörter und Sätze zu verstehen und benutzt die erlernten Kommunikationsmethoden, um mit den Menschen in seiner Umwelt in Kontakt zu treten.
Berührungen, Lächeln und gesellschaftliche Kontakte sind in dieser Phase unverzichtbar für die Zufriedenheit des Babys. Es lernt nun, seine Gesten und Lautäußerungen in wiedererkennbare Symbole der Kommunikation zu bringen.

6–8 Monate Die Gegenwart eines anderen Babys ruft Entzücken hervor. Es berührt neue Freunde und liebt gesellige Spiele wie „Guckguck". Es versucht durch schrille Schreie, Grunzlaute, Räuspern und Hüsteln zu kommunizieren. Es imitiert Mimik und Gestik. „Antworten" Sie Ihrem Baby, um diese „Gespräche" anzuregen. Sie verstärken dadurch seinen Eindruck, daß die zwischenmenschliche Verständigung eine gegenseitige Aktivität ist.

8–12 Monate Das Baby reagiert auf seinen eigenen Namen. Es versteht, daß ein bestimmtes „Nein" bedeutet, daß es mit seinem Tun aufhören soll. Es ist zuwendungsbedürftig und sucht die Nähe der Eltern. Es liebt dicke Küsse und ein intimes Lächeln. Bestimmte soziale Rituale sind ihm bekannt und werden imitiert – zum Beispiel „Auf Wiedersehen" sagen. Es nimmt nicht länger ruhig hin, daß ihm ein Spielzeug weggenommen wird, sondern äußert seinen Ärger lauthals.

12–15 Monate Seine Geselligkeit entwickelt sich ständig weiter. Es ist gern in Gruppen, insbesondere wenn es Unterhaltungen verfolgen kann. Es mischt sich ein, sobald eine Gesprächspause entsteht. Trotz seiner extrovertierten Haltung braucht es zur Sicherheit immer noch die Nähe der Eltern. Begegnet es unbekannten Menschen, schaut es Sie oft an – oftmals hat es bereits genug Rückhalt, wenn es nur Ihre Hand hält. Es spricht einige Worte, fragt nach Dingen und zeigt Dank. Es möchte hilfsbereit sein und erledigt gerne gemeinsam mit einem Erwachsenen bestimmte Aufgaben.

15–18 Monate Jetzt ist Ihr Baby noch hilfsbereiter bei den täglichen Pflichten. Es liebt die Unabhängigkeit, sich selber an- und auszuziehen. Es ist sehr anhänglich und zeigt die Liebe für seine Familie, für Haustiere und Lieblingsspielsachen. Es imitiert das Verhalten Erwachsener und ist fasziniert von deren Verständigung und Gesprächen. Obwohl es Gesellschaft liebt, spielt es doch eher alleine. Es ist zwar gerne in der Nähe anderer Kinder, spielt aber kaum mit ihnen.

Wie Sie Ihrem Kind helfen können
Die Vorstellung vom Teilen ist für ein Baby besonders schwer begreiflich. Es ist unrealistisch zu erwarten, daß Ihr Baby einem anderen Kind ein Spielzeug gibt, mit dem es noch spielt. Es versteht ebenso wenig, daß es

einem anderen Kind das Spielzeug nicht einfach wegnehmen kann, nur weil es damit spielen will. In einer solchen Situation können Sie die Prinzipien des Gebens und Nehmens demonstrieren. Ihr 18 Monate altes Kind ist grundsätzlich in der Lage, die Vorstellung von Gegenseitigkeit zu verstehen. Sie müssen dieses Prinzip aber so demonstrieren, daß es ihm einleuchtend ist; wenn es das Spielzeug eines anderen Kindes nimmt, muß es ihm ein Spielzeug von sich geben, damit beide spielen können. Ihr Baby kann durchaus selbstlos und großzügig handeln, aber jede solche Tat muß beiden Seiten Freude machen. Ist Ihr Baby bereit, seine Süßigkeiten mit anderen Familienmitgliedern zu teilen, fördern Sie diese kleinen Akte der Großzügigkeit, und bauen Sie darauf auf.
Sie sollten Ihr Baby an gesellschaftlichen Anlässen immer beteiligen. Bringen Sie ihm wichtige Ereignisse so früh wie möglich nahe. Machen Sie es mit vielen neuen Gesichtern bekannt; dann ist seine soziale Integration nicht nur von Ihnen und anderen Familienmitgliedern abhängig. Ist es an andere Menschen gewöhnt, fühlt es sich nicht gleich verloren, wenn Sie einmal nicht da sind - was allerdings nicht zu oft und nicht zu lange der Fall sein sollte.

Disziplin einführen
Disziplin sollte zunächst durch den Ton der Stimme auferlegt werden, später durch das Wort „nein“, dann durch Ablenkung und erst ganz zum Schluß durch leichte Bestrafung. Prügel, Drohungen und Fernhalten von Freuden sind bei kleinen Kindern fehl am Platz. Sind Sie zu streng oder zu liberal, wird Ihr Baby verunsichert. Bis zum Alter von drei Jahren kann ein Kind nicht auf eine Begründung reagieren. Es begreift die Verbindung zwischen Ursache und Wirkung noch nicht. Es versteht, daß es etwas Verkehrtes gemacht hat oder daß Sie ärgerlich sind; es dauert aber einige Zeit, bis es eine besondere Aktion mit einem bestimmten Ergebnis in Verbindung bringen kann. Aus diesem Grund müssen Sie Ihr Kind sofort auf einen Fehler hinweisen; nur dann kann es die Tat mit der Bestrafung in Verbindung bringen. Denken Sie auch daran, daß das Gedächtnis Ihres Kindes noch sehr kurz ist; wenn Sie erst über Ihren Ärger brüten und später strafen, versteht das Kind den Grund nicht und der Tadel bleibt wirkungslos. Im ersten Lebensjahr eines Babys gibt es sehr wenig Gründe für ein „Nein“. Ich begrenzte die Regeln für meine Kinder auf ein Minimum. Im ersten Jahr gab es nur eine unumstößliche Regel: Wenn sie etwas taten, das sie selbst oder andere in Gefahr brachte, sagte ich bestimmt „nein“. Dabei räumte ich den Gegenstand weg oder brachte mein Kind von der gefährlichen Aktivität ab. Ich wartete nicht, bis mein Kind aufhörte. Ich versuchte zu erklären, warum etwas gefährlich war: Ich gab immer eine Erklärung dafür, warum ich sie von der Sache abhielt.
Ihr Baby reagiert sehr sensibel auf Gerechtigkeit, Fairneß und Ungerechtigkeit. Es erkennt Inkonsequenz sofort; durch eine behutsame und konsequente Disziplin helfen Sie Ihrem Kind, Selbstkontrolle und ein moralisches Bewußtsein zu entwickeln. Dies wird ihm wiederum im späteren Leben helfen, Entscheidungen zu treffen. Dadurch erwirbt es auch einen Sinn für die Verantwortung für andere Menschen. Und nicht zuletzt wird das Zusammenleben für alle Familienmitglieder angenehmer.

Fremdeln

Es ist nicht ungewöhnlich, daß sich ein durchaus gesprächiges und geselliges Kind zurückzieht und erschrickt, wenn es Fremden vorgestellt oder an einen unbekannten Ort mitgenommen wird. Diese Furcht ist ganz normal und sollte niemals lächerlich gemacht werden. Machen Sie auch nicht viel Aufhebens um diese Fremdelphase.

Bestehen Sie nicht darauf, daß sich Ihr Kind sogleich der Gruppe anschließt. Eine behutsame Hinführung durch die Eltern funktioniert bei weitem am besten. Dann wird Ihr Baby seine Scheu bald vergessen und seinen Platz in der geselligen Runde finden.

Sogar ein sehr schüchternes Kind schließt sich neuen Freunden nach ungefähr einer Stunde an. Man muß es allerdings umsichtig ermutigen. Wird es gedrängt, wird es noch unsicherer.
Ein vertrautes Kuscheltier stärkt das Selbstvertrauen; nehmen Sie ihm diese Sicherheit also nicht weg. Ist die Anspannung erst einmal gewichen, wird es glücklich mit seinen neuen Spielkameraden spielen.

Kleinkind

Identifikation mit anderen

Mit drei Jahren beginnt der Prozeß der Identifikation. Das Kind identifiziert sich sowohl mit sich selber wie auch mit anderen Menschen aus seiner Umgebung.

Sie entdecken sein aufkeimendes Selbstbewußtsein, wenn es anfängt, über sich selbst zu bestimmen und sich zu kontrollieren. Es zeigt damit, daß es sich in die Lage anderer Menschen versetzen kann. Sie können belauschen, wie es sich selbst ausschimpft, wenn es glaubt, etwas Verkehrtes getan zu haben. Es ahmt Besonderheiten der ihm bekannten Erwachsenen nach und übernimmt Redeweisen, die sie regelmäßig benutzen.

Mit Hilfe dieser Verhaltensweisen will das Kind in Erfahrung bekommen, wie die Welt funktioniert und welche Rolle es darin spielt. Nun ist es an der Zeit, das Kind mit vielen Menschen bekannt zu machen. Sie müssen es lehren, sie zu respektieren und zu ihnen freundlich zu sein. Machen Sie das Kind nicht nur mit Ihren Freunden bekannt, sondern auch mit dem Briefträger, dem Bäcker usw. Kontakte zu anderen Menschen sollten Teil seiner alltäglichen Gepflogenheiten werden.

Soziales Verhalten

Von Anbeginn an betrachtet das Baby die Eltern als Mittelpunkt seiner Welt – sie garantieren ihm Liebe und Fürsorge. Doch wenn es älter wird und sich sein Selbstbewußtsein und seine Lebenserfahrungen bilden, nimmt es die Eltern allmählich als von ihm getrennte Personen wahr. Nun dehnt es sein Interesse auch auf andere Menschen aus. Fördern Sie schon jetzt Freundschaften, indem Sie das Baby mit einigen ersten Spielgefährten vertraut machen. Es lernt schnell, sich darauf einzustellen und wird die sozialen Verhaltensweisen älterer Jungen und Mädchen entwickeln.

18 Monate – 2 Jahre In diesem Alter sollten Sie den Kontakt zu anderen Kindern fördern. Laden Sie Kinder zu sich nach Hause ein; stellen Sie Spiele und Spielmaterialien zur Verfügung, die das gemeinsame Spiel erleichtern. Seien Sie geduldig: Ihr Kind wird sein anfangs selbstbezogenes Verhalten verändern, wenn dieses nicht sanktioniert, sondern Erfolge gelobt werden.

2 – 2 1/2 Jahre Um Kinder teilen zu lehren, regen Sie die Kinder zu Spielen an, bei denen man geben und andere Wünsche respektieren muß. Vielleicht entsteht Rivalität oder das Kind versucht, seinen Willen bei anderen durchzusetzen. Sie werden gerecht durchgreifen und gleichzeitig alle Bemühungen und Leistungen des Kindes ermutigen und unterstützen müssen. Lob ist in dieser Phase sehr wichtig.

2 1/2 – 3 Jahre Das Kind wird im Umgang mit anderen unabhängiger von den Eltern; es geht stärker auf andere Kinder zu. Es verhält sich beim Spielen großzügiger und selbstloser. Es schließt engere Freundschaften mit Erwachsenen und Kindern; dabei zeigt es Mitgefühl, wenn andere leiden. Fördern Sie Vertrauenswürdigkeit und Ehrlichkeit in den Beziehungen zu anderen Menschen.

Richtig und falsch

Ihr Kind wird die Unterschiede zwischen richtig und falsch nur lernen, wenn sie deutlich klargemacht werden. Im ersten Jahr können Sie durch Äußerungen und Demonstration darstellen, warum heiße oder scharfe Gegenstände gefährlich sind. Wenn Ihr Kind versteht, warum es sich auf bestimmte Weise verhalten soll, folgt es viel eher. Versuchen Sie ihm alles zu erklären, und fragen Sie es dann nach seiner Meinung. Es gibt Situationen, über die nicht verhandelt wird: wenn die Sicherheit des Kindes in Gefahr gerät; wenn die Gedanken und Gefühle anderer berücksichtigt werden müssen und wenn das Kind in Versuchung gerät, es mit der Wahrheit nicht so genau zu nehmen. In diesen Punkten sollten Sie fest sein; dann wird es sich mit zunehmendem Alter allmählich selbst disziplinieren. Frechheit wird oft mit Unverschämtheit gleichgesetzt; doch solange Ihr Kind nicht die Gefühle anderer verletzt, äußert sich darin vielleicht nur eine gesunde Resistenz gegen Autorität. Solange diese vernünftig geleitet wird, kann sie nützlich sein.

Ein verwöhntes oder allzu nachsichtig erzogenes Kind verhält sich gern egoistisch. Ursache hierfür sind Überbehütung, Bevorzugung oder zu hohe Erwartungen der Eltern. Am besten läßt man dieses Kind an einer Spielgruppe teilhaben oder schickt es früh in den Kindergarten, damit es sich an das Zusammenleben mit anderen Kindern gewöhnt.

Teilen

Kleine Kinder sind von Natur aus egoistisch; sie müssen erst lernen, auch an andere zu denken. Das Kind muß verstehen, daß andere Kinder ebenso Gefühle haben wie es selbst. Erst dann kann es erfassen, was es heißt, an andere Menschen zu denken. Machen Sie sich keine Sorgen, wenn Ihr Kind nur langsam teilen lernt. Teilen ist eine sehr schwierige Eigenschaft, die es mit Ihrer Geduld aber bestimmt erwerben wird.

Andere Kinder treffen

Alles braucht seine Zeit – auch die Fähigkeit, Freundschaften zu schließen, muß das Kind erst allmählich entwickeln. Gewöhnen Sie es daher langsam an Freunde. Laden Sie Kinder aus der Umgebung, zunächst einzeln, zu sich nach Hause ein. So beginnt es, einen kleinen Freundeskreis aufzubauen. Durch den Platz, den es in diesem Kreis einnimmt, gewinnt es Selbstvertrauen – und lernt die Grundregeln für spätere Freundschaften.

Viele Kinder sind schüchtern. Zu Schüchternheit gehört die Abneigung gegen neue Erfahrungen, gegen gesellige Zusammenkünfte, das Unbehagen, mit unbekannten Menschen zu sprechen, und Schwierigkeiten, Freunde zu finden.

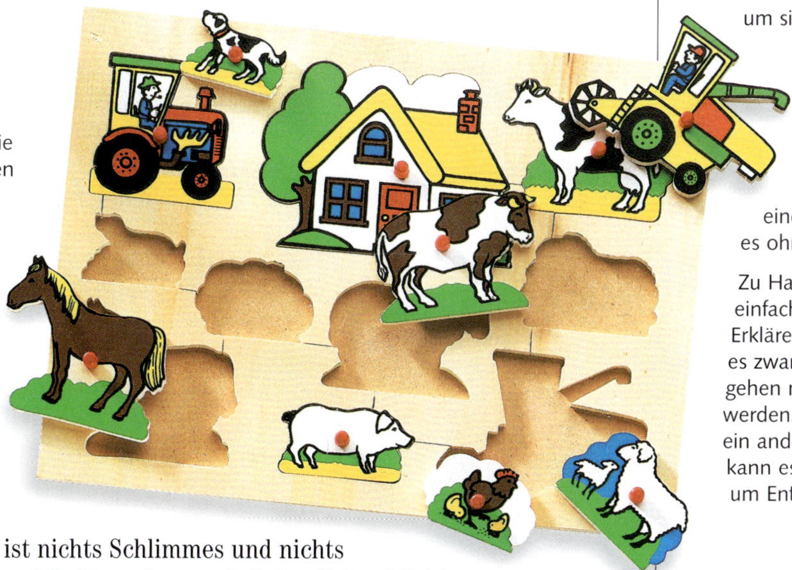

Spielsachen zum Teilen
Fördern Sie die Kooperation mit anderen, indem Sie Ihr Kind zusammen mit einem Freund ein Puzzle legen lassen.

Schüchternheit ist nichts Schlimmes und nichts Ungewöhnliches; viele Erwachsene sind ziemlich schüchtern. Kritisieren Sie Ihr Kind deswegen nicht. Zwingen Sie es nicht zu Kontakten. Bereiten Sie das Kind auf problematische Situationen vor.

Große Schüchternheit hat nichts mit Zurückgebliebenheit zu tun. Verhalten Sie sich nicht überbehütend oder überängstlich. In den meisten Fällen wird die Schüchternheit im Laufe der Zeit mit etwas Geduld überwunden.

Wutanfälle

Kleinkinder zwischen zwei und drei Jahren haben oft Wutanfälle. Sie sind ein Ventil für ihre Frustrationen, wenn sie ihren Willen nicht bekommen.

Dieses Verhalten ist normal. Das Kind verfügt weder über ein ausreichendes Urteilsvermögen, um seine Willenskräfte zu kontrollieren, noch über genug Sprachvermögen, um sich klar auszudrücken. Doch wenn sein Wissen um die Welt größer und seine Erfahrungen vielfältiger werden, gerät es seltener in Situationen, in denen sich sein Wille direkt gegen den Ihrigen richtet.

Ein Wutanfall kann durch Gefühle wie Frustration, Ärger, Eifersucht und Abneigung ausgelöst werden. Ärger entsteht, wenn das Kind seinen Willen nicht bekommt; Frustrationen dadurch, daß es nicht über genug Kraft oder Koordinationsvermögen verfügt, um seine Vorhaben auszuführen. In der Regel wirft es sich auf den Boden, schlägt um sich und tobt.

Am besten bleiben Sie ruhig. Jede Aufmerksamkeit Ihrerseits führt zu einer Verlängerung des Anfalls. Bekommt das Kind in der Öffentlichkeit einen Wutanfall, nehmen Sie es ohne viel Aufhebens beiseite.

Zu Hause ist es am wirksamsten, einfach das Zimmer zu verlassen. Erklären Sie Ihrem Kind, daß Sie es zwar noch lieben, aber hinausgehen müssen, weil Sie wütend werden. Sperren Sie es niemals in ein anderes Zimmer, denn dann kann es nicht herauskommen und um Entschuldigung bitten.

Kindergartenalter

Soziales Verhalten

Im Kindergartenalter verändert das Kind seine Selbstwahrnehmung in dem Maße, wie es unabhängiger wird und seine Persönlichkeit ausbildet. Dabei kann es zu heftigen Stimmungsschwankungen kommen, wenn es versucht, seine sich verändernde Identität mit dem Familienleben und den gleichbleibenden Normen des Zusammenlebens in Einklang zu bringen. Haben Sie Geduld. Erlauben Sie dem Kind, seine Persönlichkeit gemäß dem ihm eigenen Tempo zu entwickeln. Die schönen Zeiten dieser Entwicklung wiegen die schwierigen Phasen bei weitem auf. Ihr Kind muß beide Erfahrungen machen, um ein umgängliches Mitglied seiner Gemeinschaft zu werden.

3 Jahre Ist Ihr Kind von klein auf gewohnt, schnell neue Freunde zu gewinnen, kann es sich im Alter von dreieinhalb Jahren problemlos von Ihnen trennen. Nun lernt es interaktive und gemeinschaftliche Spiele wie Fangen.
Es ist großzügig und zeigt Mitleid, wenn es anderen schlechtgeht.

4 Jahre Im vierten Lebensjahr entfaltet sich die Selbstwahrnehmung; dies äußert sich in Prahlerei, Angeberei und unbändigem Benehmen. Das Kind erkennt, daß andere Kinder selbständige Wesen sind. Ihr Vierjähriges will erwachsen sein. Es ist streitlustig und kann egoistisch, grob oder ungeduldig sein, insbesondere gegenüber jüngeren Freunden oder Geschwistern. Es zeigt beim Schlafengehen seine Liebe, kann aber auf Sie und Ihren Partner eifersüchtig sein. Vierjährige Jungen schlagen oftmals über die Stränge.

5 Jahre In diesem Lebensjahr verhält sich das Kind ernsthaft, sachlich und realistisch. Es freut sich auf Zukünftiges. Ein kleines Mädchen ist einfühlsam, anhänglich und hilfsbereit. Es hat einen ausgeprägten Familiensinn; sein Aussehen ist ihm sehr wichtig. Es hat keine Angst, anderen Menschen Ausdrücke nachzurufen. Für einen kleinen Jungen ist die Mutter das Zentrum seines Universums. Er nimmt seine Existenz und die anderer Menschen als selbstverständlich hin. Er ist an allen unmittelbaren Erfahrungen interessiert. Das Kind ist nun ein Vorschulkind und nimmt im Kindergarten eine besondere Stellung ein. Es ist in den alltäglichen Verrichtungen selbständig und kann jüngeren Kindern helfen; mit Gleichaltrigen sollte es konstruktiv zusammenarbeiten.

Wie Mami werden

Mit drei Jahren ist sich Ihr kleines Mädchen seines Geschlechts bewußt; es weiß, daß es zu einer Frau heranwachsen wird.

Dadurch steht die Mutter nun im Zentrum seiner Aufmerksamkeit. Seine Sicht der Geschlechterrollen wird durch ihre Einstellung beeinflußt. Wenn die Mutter:

- sich gegenüber ihrem Partner als ebenbürtig ansieht, wird ihre Tochter diese Gleichstellung als normal betrachten.
- andere Frauen als enge Freundinnen und Vertraute behandelt, wird ihre Tochter das Verhältnis zu erwachsenen Frauen als positiv erleben.
- ihre Berufstätigkeit als Bestandteil des Familienlebens wertet, wird ihre Tochter die eigene Karriere als mit der Familie vereinbar betrachten.

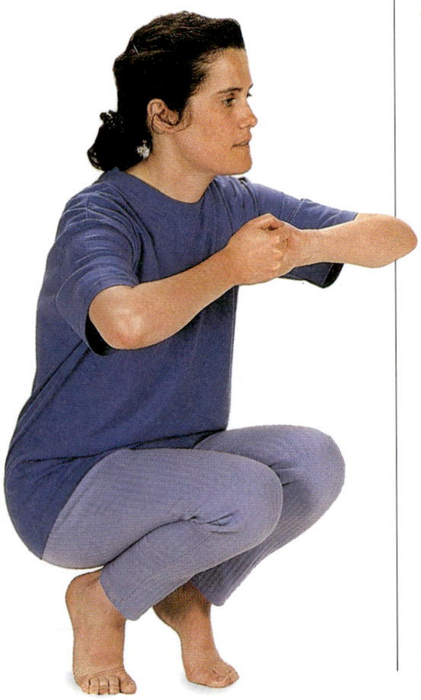

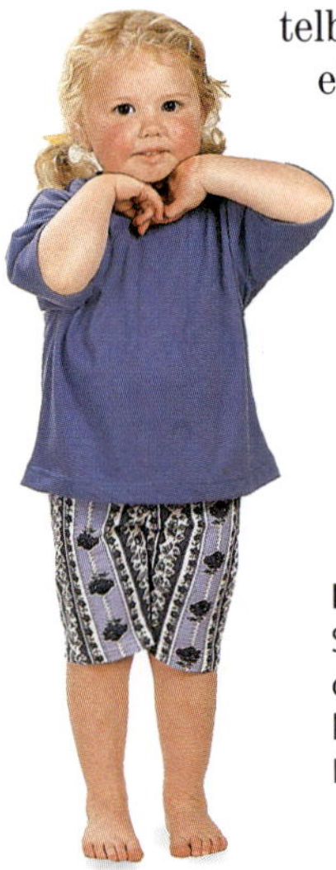

Rollenmodell
Sobald ein kleines Mädchen erkennt, daß es zu einer Frau wie seine Mutter heranwachsen wird, zeigt es besonderes Interesse an ihren Aktivitäten.

Sexualität und Geschlecht

3 Jahre Schon mit drei Jahren zeigt das Kind Interesse an seinem eigenen Geschlecht. Es interessiert sich für den Unterschied von Jungen und Mädchen. Mit ungefähr dreieinhalb sagt es „ich mag" und etwas später „ich liebe". Bald weiß es, daß es ein Mädchen bzw. ein Junge ist. Es äußert sein Interesse an den physiologischen Unterschieden zwischen den Geschlechtern; es stellt fest, daß Jungen und Mädchen in unterschiedlicher Stellung urinieren.
Beim Spiel macht es keinen Unterschied zwischen Jungen und Mädchen. Es erkennt, daß sich Menschen ebenso aus Freundschaft wie aus Liebe berühren. Es interessiert sich für Babys und möchte, daß seine Familie eines bekommt. Es stellt Fragen wie „Was kann das Baby, wenn es auf die Welt kommt?" oder „Wo kommt es her?". Die meisten Dreijährigen können mit der Antwort, daß das Baby im Bauch der Mutter wächst, wenig anfangen. Es ist jedoch sehr wichtig, daß Sie die Fragen Ihres Kindes so offen und ehrlich wie möglich beantworten, damit sein Vertrauen nicht erschüttert wird.

4 Jahre Mit vier Jahren interessieren sich Kinder besonders für ihren Bauchnabel; stehen sie unter sozialem Streß, spielen viele mit den Genitalien oder müssen zur Toilette. Sie produzieren sich gerne, benutzen Ausdrücke und machen Witze über das Wasserlassen oder den Stuhlgang. Sie schauen anderen Menschen gerne im Badezimmer zu, fordern für sich selbst aber Intimität. Es beginnen sich reine Mädchen- oder Jungencliquen zu bilden. Nun kommen die ersten Fragen zum Thema Sexualität. Streichen Sie in Ihren Antworten immer die Aspekte der Liebe, der Fürsorge und der Verantwortung in einer intimen Beziehung heraus. Ihr Kind fragt auch, wie das Baby aus dem Bauch der Mutter herauskommt; viele meinen, daß das Baby durch den Nabel geboren wird. In dieser Zeit wird das geschlechtstypische Verhalten eher von Kameraden als von den Eltern vermittelt.

5 Jahre Mit fünf Jahren kennt das Kind die körperlichen Unterschiede zwischen den Geschlechtern, hat aber kaum noch Interesse an diesem Thema. Viele Kinder sind in diesem Alter bescheidener und weniger auf Selbstdarstellung erpicht. Auch das Badezimmer ist nicht mehr von Interesse. Sieht es unbekleidete Erwachsene, fragt es, warum der Vater keine Brüste und die Mutter keinen Penis hat. Die meisten fünfjährigen Kinder nehmen das andere Geschlecht als selbstverständlich hin. Im Spiel spielt der Geschlechtsunterschied kaum eine Rolle. Es gibt viele Jungen-Mädchen-Paare. Mädchen interessieren sich weiterhin für Babys; manche Mädchen fragen, ob sie kein Baby bekommen können und setzen dies in ihren Spielen um. Fünfjährige fragen immer wieder, wo die Babys herkommen; sie akzeptieren zwar die Antwort „aus Mamas Bauch", haben aber irgendwie die fixe Idee, daß das Baby im Krankenhaus gekauft wird. Das Kind bringt den Leibesumfang einer schwangeren Frau kaum in Verbindung mit dem darin wachsenden Baby.

Wie Papa werden

Mit drei Jahren hat ein kleiner Junge erkannt, daß er zu einem Mann heranwachsen wird. Nun wird er sich besonders für seinen Vater interessieren.

Ein kleiner Junge wird seinen Vater beobachten. Von ihm lernt er, was es bedeutet, ein Mann zu sein. Wenn der Vater:

- Frauen, insbesondere seine Partnerin oder seine Töchter, fürsorglich und aufmerksam behandelt, übernimmt sein Sohn diese Einstellung zu Frauen.
- andere Männer als Freunde betrachtet, wird auch sein Sohn Zugang zu erwachsenen Männern finden.
- das Familienleben genießt und daran teilnimmt, wird sein Sohn seinem Beispiel folgen.
- bei Streitigkeiten mit Grobheit und Gewalt reagiert, wird dies auch sein Sohn tun.

Ein Gefühl für die Identität
Ihr kleiner Junge entwickelt sein Männerbild durch die Beobachtung des väterlichen Verhaltens.

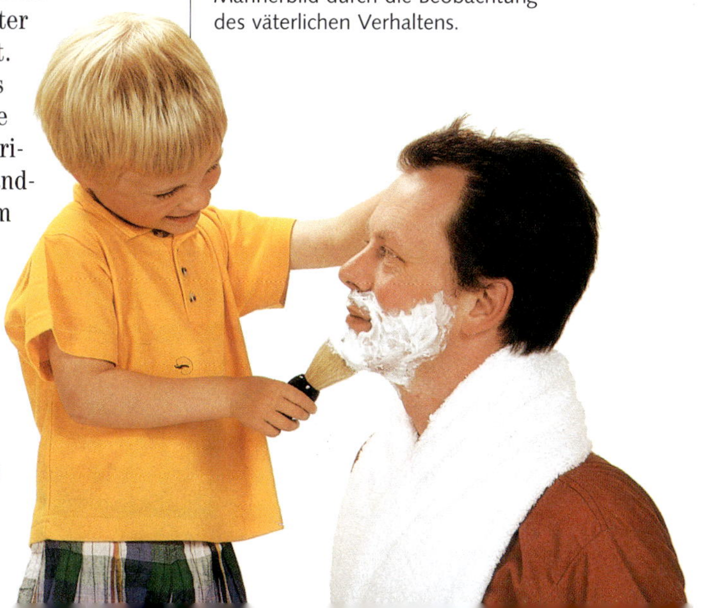

Bevorzugung

Es ist nur allzuleicht, ein Kind dem anderen vorzuziehen oder sich ihm gegenüber so zu verhalten, daß es wie Bevorzugung aussieht.

Oftmals wird ein ersehntes Nachzüglerkind bevorzugt behandelt. Manchmal wird der Junge von der Mutter bevorzugt, das kleine Töchterchen ist Vaters Liebling und ein drittes Kind erfährt von keinem besondere Zuwendung.

Bevorzugung äußert sich auf vielerlei Art, manchmal scheinbar unbewußt, aber für das Kind doch sehr bedeutsam. Ein bevorzugtes Kind:

- wird weniger getadelt.
- darf mehr Aktivitäten unternehmen.
- erfährt mehr Vergünstigungen, darf zum Beispiel öfter auf dem Rücken des Vaters reiten oder bekommt mehr Süßigkeiten.
- wird verteidigt, wenn es wegen Ungezogenheit Schwierigkeiten bekommt.
- erhält mehr Zeit und Aufmerksamkeit.

Natürlich hat jedes Kind andere Bedürfnisse, und es ist unmöglich, alle Kinder absolut gleich zu behandeln. Doch Sie sollten sich davor hüten, ein Kind zu bevorzugen oder auch nur den Anschein zu erwecken. Kinder nehmen solches Verhalten sehr schnell wahr; fühlt sich das Kind ausgeschlossen, erleidet es einen schlimmen Verlust an Selbstvertrauen.

Beziehungen

Kinder, die in einer stabilen, sicheren Umgebung aufwachsen und sich von ihren Eltern geliebt wissen, wachsen mit großer Wahrscheinlichkeit zu ausgeglichenen Erwachsenen heran. Im Idealfall erfüllen beide Partner gleichberechtigte, aber sich ergänzende Rollen: Die Mutter hat das Sagen in bestimmten Bereichen, der Vater in anderen; dann kann das Kind nicht den einen gegen den anderen ausspielen. Die Art und Weise, wie sich Kind und Eltern bzw. Geschwister gegenseitig beeinflussen, entwickelt sich zwischen dem dritten und fünften Lebensjahr.

Mutter und Kind

3 Jahre Mit drei Jahren haben Kinder in der Regel eine gute Beziehung zu ihrer Mutter. Oft ist die Mutter der bevorzugte Elternteil; mit ihr diskutieren die Kinder und besprechen vergangene Ereignisse. Mit dreieinhalb wird die Mutter-Kind-Beziehung manchmal etwas schwieriger. Das Kind kann gleichzeitig fordernd und widerspenstig sein. Bei der Mutter weigert es sich zu essen, sich anzuziehen, ist aber bei anderen Menschen ganz folgsam.

4 Jahre Mit vier Jahren ist das Kind stolz auf die Eltern. Es zitiert, was sie sagen und gibt bei seinen Freunden mit ihnen an. Dabei kann es sich aber zu Hause durchaus gegen die elterliche Autorität auflehnen.

5 Jahre Die Mutter-Kind-Beziehung funktioniert in der Regel reibungslos: Das Kind macht gern, was die Mutter fordert. Es spielt gern in ihrer Nähe. Es muß wissen, daß die Mutter da ist, braucht aber nicht ihre ständige Aufmerksamkeit. Es drückt seine Zuneigung oft aus wie „Ich hab dich lieb, Mami". Strafen werden zwar hingenommen, machen aber keinen großen Eindruck auf das Kind. Jungen sprechen davon, ihre Mutter zu heiraten.

Vater und Kind

3 Jahre Mit drei Jahren ist meist die Mutter der bevorzugte Elternteil, doch der Vater kann das Kind bei vielen Gelegenheiten übernehmen. Vielleicht klammert das Kind zum Beispiel beim Schlafengehen weniger und macht weniger Theater, wenn der Vater es ins Bett bringt. Mit dreieinhalb Jahren haben viele Mädchen ihre „Papa-Phase".

4 Jahre Vor anderen prahlen viele Kinder mit ihrem Vater und berufen sich auf seine Autorität. Manche Kinder sind eifersüchtig, weil der Vater viel Zeit mit der Mutter verbringt. Sie meinen, daß er ihnen die mütterliche Zuwendung entzieht. Ist diesem Fall kann das Kind seine Abneigung gegen den Vater verbal ausdrücken.

5 Jahre Mit fünf Jahren akzeptieren Kinder, daß der Vater sie versorgt, wenn die Mutter beschäftigt, krank oder außer Haus ist. Die Beziehung zum Vater gestaltet sich in der Regel reibungslos, angenehm und ohne Probleme. Besonders beliebt sind Ausflüge mit dem Vater.

Geschwisterbeziehung
Ihr Kind spielt gern mit Bruder oder Schwester; Streitigkeiten sind allerdings normal.

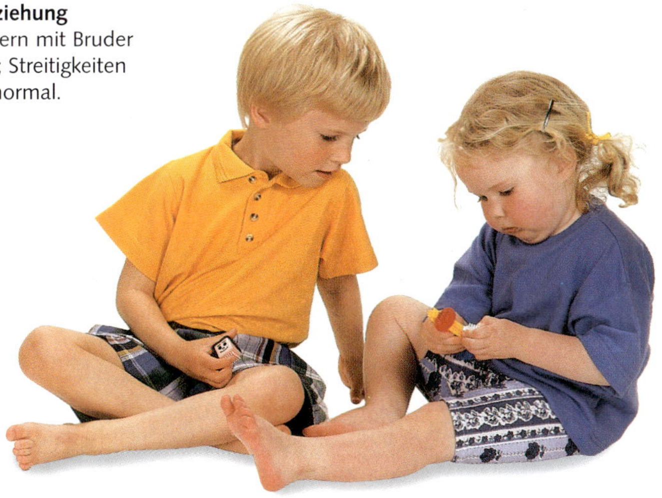

Geschwister
Mit vier Jahren gestalten sich die Beziehungen zu den Geschwistern oftmals turbulent. Das Kind ist alt genug, um für ältere Geschwister ein Störenfried zu sein; zu kleineren Geschwistern kann es egoistisch, grob und ungeduldig sein. Häufig kommt es wegen Spielsachen und Besitztümern zu Streitereien und körperlichen Übergriffen. Das Kind fühlt sich auch oft ungerecht behandelt: „Der hat mehr gekriegt als ich!"
Ein fünfjähriges Kind kommt mit kleineren Geschwistern meist gut aus. Vor allem Mädchen verhalten sich jüngeren Familienmitgliedern gegenüber oft fürsorglich und freundlich; sie sind eher hilfsbereit als dominant. Doch ein Fünfjähriges ist immer noch zu klein, um für jüngere Geschwister verantwortlich zu sein. Auch wenn es sich im Beisein Erwachsener um das Geschwisterchen kümmert, so kann es das Kleine doch auch necken und ärgern, wenn es mit ihm allein gelassen wird. Mit älteren Geschwistern kommen Fünfjährige gewöhnlich gut aus; manchmal übernehmen sie im Spiel die Rolle des Babys.

Das Einzelkind
Natürlich genießt ein Einzelkind bestimmte Vorteile. Doch es gibt auch Nachteile. Ein Einzelkind fühlt sich manchmal einsam; oftmals verhält es sich in Gruppen sehr zurückhaltend. Solange Sie sich dies bewußtmachen, können Sie diesen Nachteilen durch bestimmte Maßnahmen gegenwirken. Bringen Sie das Kind von klein auf mit anderen Kindern zusammen. Ermutigen Sie es, Freunde nach Hause einzuladen und andere Kinder zu besuchen. Arrangieren Sie Ausflüge mit anderen kleinen Kindern.
Ein anderes Problem besteht darin, daß die Eltern besitzergreifend und überbehütend sein können. Wenn die Eltern den Abenteuergeist und die Experimentierfreude ihres Kindes zu stark einschränken, kann es schüchtern werden und neue Menschen und Erfahrungen meiden. Die Eltern werden starke Verlustgefühle erfahren, wenn das Kind später unabhängig wird.
Ein Einzelkind braucht die gleichen Grenzen wie Geschwisterkinder. Seien Sie nicht übermäßig nachsichtig; machen Sie Ihrem Kind klar, daß es nicht erwarten kann, immer Ihre ungeteilte Aufmerksamkeit zu haben.

Zurückweisung

Gelegentlich kommt es sogar vor, daß Eltern ihr Kind emotional ablehnen. Dies kann sich in Kritik und unvorteilhaften Vergleichen mit den Geschwistern äußern.

Elterliche Zurückweisung kann bei einem Kind schwere Schäden hinterlassen. Die Anzeichen tiefer Unsicherheit bei einem abgelehnten Kind können sich folgendermaßen äußern:

- Übermäßige Angst oder Schüchternheit
- Häufiges Weinen
- Aggressivität und Wutanfälle
- Eifersucht und der ständige Versuch, Aufmerksamkeit zu erregen
- Übermäßiges Klammern an die Mutter, Daumenlutschen oder Masturbation
- Bettnässen oder Einkoten
- Körperliche Ticks
- Kopfschlagen
- Schikanieren anderer Kinder, stehlen oder lügen
- Grausamkeit gegenüber Tieren

Freundschaften schließen

Mit vier Jahren kann das Kind mit anderen Kindern gemeinsam phantasievoll und ausdauernd spielen. Es gibt aber noch keine feste Gruppe von Kindern, die immer miteinander spielen, und meist auch noch keinen festen Freund. Bei Mädchen ist es allerdings wahrscheinlicher, daß sie schon eine „feste" Freundin haben. Zwar werden Vertreter des jeweils anderen Geschlechts immer mal wieder geneckt oder ausgelacht, doch ist das Geschlecht gewöhnlich kein Kriterium für die Auswahl von Freunden.

Mit fünf Jahren neigen Kinder dazu, sich einen speziellen Spielkameraden auszuwählen; doch sie spielen nicht notwendigerweise interaktiv: Kinder spielen oft „parallel", d. h. sie sitzen am selben Tisch, machen aber etwas Verschiedenes. Die häufigste Gruppierung besteht aus zwei Kindern desselben Geschlechts. Aber auch in diesem Alter spielt das Geschlecht noch keine wesentliche Rolle bei Freundschaften.

Auch wenn das Gruppenspiel den Kindern eine gewisse Kooperation abverlangt, bleibt diese noch ziemlich oberflächlich. Kinder spielen oft nach ihren eigenen Vorstellungen und haben wenig Interesse an der Gruppe.

Soziale Gruppen

Auch wenn Kinder keinen Stereotypen entsprechen, findet man doch in vielen Kindergartengruppen bestimmte Klassifizierungen. Der „Star" ist das Kind, das bei allen beliebt ist; das „abgelehnte" Kind ist am wenigsten populär; der „Außenseiter" weckt bei anderen Kindern keine starken Gefühle, er hat weder Feinde noch Freunde. Die „Clique" wird von einer kleinen Gruppe von Kindern gebildet, die immer wieder die Gesellschaft untereinander suchen. Die Probleme, die das „abgelehnte" Kind hat, sind offenkundig und werden gewöhnlich von den Erzieherinnen schnell erkannt. Die Außenseiter leiden unter einer Form sozialer Isolation, die nicht so offensichtlich, aber ebenso schädlich ist. Der typische Außenseiter ist ruhig, zurückhaltend und verschwindet im Hintergrund.

Der Einzelgänger

Isolation in den frühen Kindheitsjahren kann langfristig verschiedene negative Auswirkungen haben. Studien haben gezeigt, daß Schulkinder, die Probleme im Umgang mit ihren Kameraden haben, nicht nur in den Kindergartenjahren Schwierigkeiten hatten, sondern meist auch im späteren Leben häufiger emotionale Störungen aufweisen als gut sozialisierte Kinder. Bei Jugendlichen und Erwachsenen besteht ein erhöhtes Selbstmordrisiko. Einzelgänger schwänzen häufiger die Schule und beteiligen sich eher an kleineren Delikten. Aus diesem Grund sollte man immer versuchen, einem unbeliebten Kind zu helfen. Erfreulich ist, daß Kindergartenkinder besser in der Lage sind, neue soziale Fähigkeiten zu entwickeln als ältere Kinder oder Erwachsene.

Zusammen spielen
Kinder spielen oft eng beieinander, auch wenn sie nicht das gleiche Spiel machen.

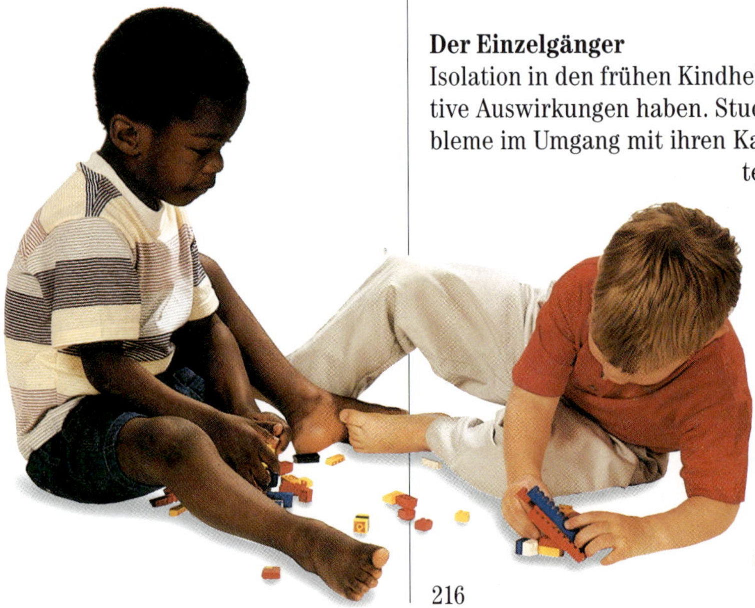

Die ersten Anzeichen, daß sich ein Kind zum Einzelgänger entwickelt, werden deutlich, wenn es in den Kindergarten kommt. Während andere Kinder aufeinanderzugehen oder Gruppen bilden, bleibt dieses Kind allein. Sollen sich die Kinder einen Partner suchen, steht der Einzelgänger als letztes Kind ohne Partner da. Stehen die Kinder in einer Reihe, bildet er den Schluß. Wenn Sie glauben, daß Ihr Kind ausgeschlossen wird, müssen Sie Schritte unternehmen, um seine soziale Entwicklung zu fördern. Glücklicherweise erwerben Kindergartenkinder neue soziale Fähigkeiten schnell, wenn sie von einfühlsamen Erzieherinnen und den Eltern angeleitet werden.

Wie Sie helfen können
Die Eltern oder Erzieherinnen können die sozialen Fähigkeiten eines Kindes auf verschiedene Weise fördern. Entweder wird das Kind einer Person oder einer Sache zugesellt, die sein Ansehen erhöht, oder ihm wird eine Verantwortung übertragen, die sein Selbstvertrauen stärkt.

Gegensätzliche Partner Das bedeutet, daß ein isoliertes oder eigenbrötlerisches Kind mit einem extrovertierten und umgänglichen Kind zusammengebracht wird. Wird es als Freund eines beliebten Kindes betrachtet, steigt das bisher isolierte Kind in kurzer Zeit in der sozialen Akzeptanz.

Jüngere Partner Ansehen gewinnt ein Kind auch, wenn man ihm ein jüngeres Kind an die Seite stellt. Eine in den achtziger Jahren durchgeführte Studie zeigte, daß die Popularität unbeliebter Kinder zwischen vier und fünf Jahren um mindestens 50 Prozent stieg, wenn sie mit jüngeren Kindern spielten. Jüngere Spielgefährten verschaffen Außenseitern und abgelehnten Kindern positive soziale Erfahrungen; dadurch wird ihr Selbstwertgefühl und Durchsetzungsvermögen gestärkt.

Aktivitäten in der Clique Auf den ersten Blick mag es nachteilig erscheinen, wenn Kinder innerhalb einer großen Gruppe kleine, exklusive Gruppen bilden; die Erfahrung zeigt jedoch, daß die Kinder, die sich in ihrer besonderen Clique zusammentun dürfen, motiviert sind, auch mit den Kameraden außerhalb der Gruppe klarzukommen. Die Aktivitäten in der Clique geben den Kindern Sicherheit und Selbstvertrauen für alle sozialen Beziehungen.

Kleine Gruppen Manchmal wird angenommen, daß ein eigenbrötlerisches Kind in einer großen Gruppe umgänglicher wird. Doch in der Praxis erleichtern nur kleine Gruppen Freundschaften, weil das zurückhaltende Kind in einer großen Gruppe sehr stark im Hintergrund bleibt. In einer kleinen Gruppe kann es nicht ignoriert werden. Die Erzieherin kann versuchen, das Kind in eine kleine Gruppe einzubinden - von sagen wir drei oder vier Kindern - und dann allmählich die Größe der Gruppe erweitern.

Die Verantwortung des Stars Die Festlegung bestimmter Rollen scheint eine ausgleichende Wirkung auf alle Kinder im Kindergartenalter zu haben. Zu den Aufgaben kann das Ausgeben der Tassen gehören oder die Organisation des Aufräumens. Isolierte Kinder scheinen von dieser Strategie ebenso zu profitieren wie andere Kinder.

Die neue Welt Ihres Kindes

Jetzt, da Ihr Kind einen großen Teil seiner Zeit mit Gleichaltrigen verbringt, werden Sie feststellen, daß es neue Sorgen hat.

- Die Kleidung ist eine der ersten Möglichkeiten, Individualität auszudrücken. Kinder können sich durch ihre Kleidung mit einer bestimmten Gruppe identifizieren. Wenn Ihr Kind das Kindergartenalter erreicht, will es wahrscheinlich jeden Tag selber aussuchen, was es anzieht. Fördern Sie seinen Sinn für Identität und Unabhängigkeit, indem Sie ihm beim Anziehen Freiheiten lassen.
- Spielsachen, Sportausrüstung, Sammlungen, zum Beispiel von Briefmarken oder Stickern, Büchern und Comics sind bei Kindern ein machtvolles Statussymbol. Sogar Geldverdienen durch lästige Jobs beweist Tüchtigkeit und hebt das Ansehen.
- Schulische oder sportliche Leistungen oder Popularität garantieren ebenfalls Auszeichnung. Einige Kinder leiten ihren Status von den Eltern ab – eine angesehene Karriere, Reichtum oder weite Reisen sind Dinge, die Prestige transportieren.
- Wenn Sie das Gefühl haben, daß Ihr Kind bestimmten Dingen oder Nichtigkeiten zuviel Wert beimißt, helfen Sie ihm, die Prioritäten wieder zurechtzurücken. Belohnen Sie es für eine Leistung, die Sie als wertvoll betrachten.

Lügen

Damit ein Kind eine Lüge erfinden kann, muß seine psychische Entwicklung so weit fortgeschritten sein, daß es zwischen Phantasie und Wirklichkeit unterscheiden kann. Wenn zum Beispiel ein 15 Monate altes Baby von der Mutter gestraft wird, weil es Farbe an die Wand geschmiert hat, mag es die Tat durch energisches Kopfschütteln abstreiten. Es ist keineswegs so, daß es dabei lügt – es kann sein, daß es die Aktion tatsächlich vergessen hat, sich wünscht, es nicht getan zu haben oder einfach den Unterschied zwischen Phantasie und Wirklichkeit nicht erkennen kann. Erst mit drei oder vier Jahren kann ein Kind bewußt lügen. Die meisten Kinder lügen, wenn sie eine Situation als bedrohlich empfinden.

Wie ernst ist das Lügen?

Kinder lügen aus vielen verschiedenen Gründen, manche davon sind schwerwiegender als andere. Verstellt sich das Kind zum Beispiel, so mag das ein natürlicher Bestandteil der Phantasiewelt des Kindes sein. Versucht es hingegen, etwas zu vertuschen, so ist dies ein bewußter Versuch, der Strafe zu entgehen.

Provokationslügen Dabei soll lediglich die elterliche Reaktion getestet werden. Ein vierjähriges Kind behauptet zum Beispiel, das Essen habe ihm nicht geschmeckt, obwohl es alles aufgegessen hat. Es will nur sehen, wie die Mutter reagiert. In den meisten Fällen genügt die elterliche Reaktion, um das Kind von weiteren Lügen abzuhalten. Manche Kinder erkennen jedoch, daß sie dadurch Aufmerksamkeit gewinnen und werden dieses Mittel immer wieder einsetzen. Aus diesem Grund ist dieses Lügen ernstzunehmen und muß unterbunden werden.

Darüber sprechen
Wenn Sie entdecken, daß Ihr Kind gelogen hat, erklären Sie ihm, warum dies falsch ist. Sprechen Sie geduldig aber bestimmt mit ihm. Werden Sie nicht ärgerlich.

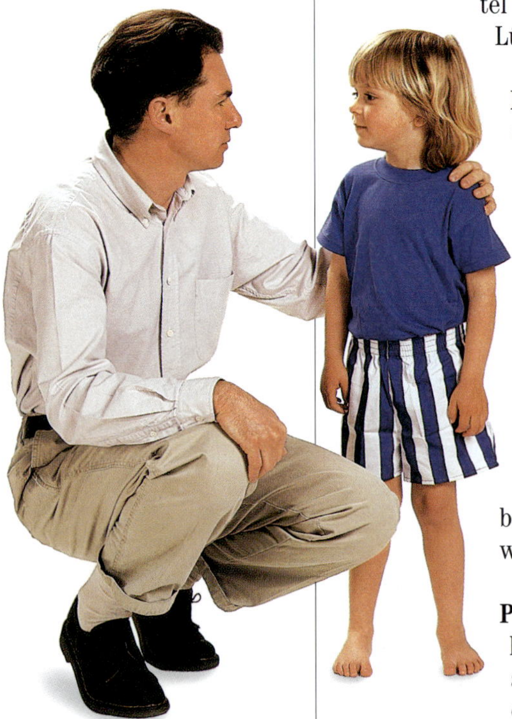

Prahlerei Dabei handelt es sich gewöhnlich um stark übertriebene Geschichten, die das Selbstvertrauen des Kindes stärken sollen. Ein Fünfjähriger behauptet kühn, daß er viele teure Geburtstagsgeschenke bekommen hat oder in einem riesigen Haus wohnt, weil er damit seinen Freunden imponieren will. Diese Prahlerei ist in der Regel harmlos. Sie können Ihr Kind davon abbringen, indem Sie seine wirklichen Leistungen bestärken.

Bei einigen wenigen Kindern wird die Prahlerei zu einer dauerhaften Angewohnheit. Geben Kinder häufig an, so ist dies ein verzweifelter Versuch, Freunde und Eltern zu beeindrucken. Im Grunde rufen sie nach Liebe. Bald werden die anderen alles, was das Kind sagt, mit Skepsis betrachten. Die Angeberei kann zum Kainsmal eines Kindes werden und letztlich wenden sich viele seiner Freunde ab.

Phantasterei In diesen Lügen vermischen sich Wirklichkeit und Phantasie; sie sollen die alltäglichen Erfahrungen aufregender machen. Zum Beispiel kann ein Vierjähriger in einer lebhaften, imaginären Welt voller Feen, Monstern und unsichtbaren Freunden leben, die er alle in farbenprächtigen Details beschreiben kann. Diese Phantastereien sind keine echten Lügen. Man sollte sie als normale Phase der kindlichen Entwicklung betrachten.

Bewußte Lügen Am meisten Sorgen machen sich die Eltern, wenn ein Kind andere durch seine Lügen bewußt in die Irre führen will. Kinder tischen diese Lügen auf, um einer Bestrafung zu entgehen; diese Taktik lernen sie schon früh. In einer Umfrage sollten Mütter die häufigsten Gründe für das Lügen ihrer Vierjährigen angeben. Beinahe die Hälfte der Mütter sagte, daß ihre Kinder lügen, um einem Tadel zu entgehen. Wenn das Kind älter wird, werden diese Vertuschungslügen subtiler und plausibler.

Lügen, die eine Bestrafung verhindern sollen, können die Eltern in eine schwierige Position bringen. Wenn Sie Ihr Kind jedes Mal bestrafen, wenn es etwas Verkehrtes getan hat, beginnt es vielleicht zu lügen. Wenn Sie andererseits keine Sanktionen erteilen, wird das Kind sein Verhalten nicht ändern. Es muß ein Mittelweg gefunden werden zwischen zu großer Liberalität und zu häufiger Bestrafung. Ich versuchte meine Kinder zur Wahrheitstreue zu erziehen, indem ich versicherte, daß ein Kind, das die Wahrheit sagt, niemals bestraft würde. Sie erkannten, daß ich wußte, welche Überwindung Ehrlichkeit kostete.

Wie man sich am besten verhält

Eine Studie untersuchte den Einfluß unterschiedlicher elterlicher Reaktionsweisen auf das Lügen. Es zeigte sich, daß Kinder, deren Eltern das Fehlverhalten des Lügens durch moralische Kategorien erklärten, in der Folge seltener logen. Strafen hingegen führten zu noch häufigerem Lügen.

Kinder wollen manchmal etwas vertuschen, nicht aus Angst vor Strafe, sondern weil sie fürchten, daß sie wegen ihres schlechten Benehmens nicht mehr geliebt würden. Daher sollte man bei jeder Bestrafung deutlich machen, daß man das Kind dennoch liebt. Ein Kind muß verstehen, daß sich Strafe und elterliche Liebe nicht gegenseitig ausschließen. Viele Untersuchungen zeigen, daß die Kinder, deren Eltern ihnen gegenüber aufrichtig sind, auch ehrlich sind. Machen Sie es Ihrem Kind leicht, seine Missetaten einzugestehen. Sprechen Sie ruhig mit ihm, anstatt wütend zu werden.

Kinder sagen oft Dinge, die nicht genau stimmen oder unwahr sind. Schließlich hören sie ja, daß dies auch ihre Eltern so machen. Erwachsene benutzen oft „Ausreden“, Notlügen, um die Gefühle anderer Menschen nicht unnötigerweise zu verletzen. Vielleicht hört Ihr Kind eine solche Äußerung. Wird ihm der Grund für solch taktvolles Verhalten nicht erklärt, versteht es nicht, warum dieses Verhalten bei ihm falsch sein soll.

Die Folgen erklären Wenn es Ihr Kind weiterhin mit der Wahrheit nicht so genau nimmt, müssen Sie ihm deutlich machen, warum das Lügen eine so schlechte Sache ist. Wenn es alt genug ist, können Sie es ihm anhand einer Geschichte verdeutlichen. Oder sprechen Sie mit ihm über das Sprichwort „Wer einmal lügt, dem glaubt man nicht, und wenn er auch die Wahrheit spricht“. Es muß verstehen, daß Sie ihm vielleicht einmal, wenn es wirklich in Gefahr ist, nicht helfen werden, nur weil Sie glauben, daß es ja doch wieder lügt.

Wie man dem Kind helfen kann

Weil Kinder aus verschiedenen Gründen lügen, muß jedes Kind individuell betrachtet werden. Es gibt jedoch einige Vorgehensweisen, die man befolgen, bzw. lassen sollte, die für alle Kinder Gültigkeit haben.

- Handeln Sie besonnen – das Kind verwechselt vielleicht tatsächlich Wirklichkeit und Phantasie.
- Versuchen Sie das Motiv für die Lüge zu verstehen. Ihr Kind lügt nicht, weil es bösartig sein will, sondern weil es Angst vor Strafe hat.
- Erklären Sie Ihrem Kind, warum es falsch ist zu lügen. Führen Sie Beispiele an, die es verstehen kann.
- Strafen Sie in vernünftigem Maße. Wenn Sie Ihr Kind zu hart bestrafen, wird es entschlossen sein, in Zukunft wieder zu lügen.
- Machen Sie Ihrem Kind bewußt, daß Sie zwar wütend auf es sind, aber es trotzdem noch liebhaben.
- Machen Sie ein Kind, das immer wieder prahlt, nicht lächerlich. Angeberei ist Ausdruck eines niedrigen Selbstwertgefühls. Stärken Sie das Selbstvertrauen Ihres Kindes durch Lob und Zuwendung.
- Strafen Sie ein Kind nicht körperlich. Untersuchungen zeigen, daß ein Kind, das wegen seiner Lügerei ständig Ohrfeigen bekommt, nur noch mehr lügt, weil es vor weiteren Ohrfeigen Angst hat.

Wenn etwas schiefläuft

Es gibt zwei große Kategorien abweichender sozialer Entwicklung: körperliche Störungen und Verhaltensauffälligkeiten. Die Tabelle unten führt einige der häufigsten Störungen sowie einige der verursachenden Faktoren auf. Dies sind jedoch niemals die einzigen Ursachen, sondern beschreiben nur typische Merkmale der von den Eltern geschaffenen Umgebung. Viele andere Faktoren können hineinspielen. Natürlich reagieren keineswegs alle Kinder auf solche Gegebenheiten mit einer Störung. Die Tabelle dient nur als Anhaltspunkt für die Eltern.

Faktor	Körperliche Störung	Verhaltensauffälligkeit	Maßnahmen
Übermäßige Strenge	Bettnässen	Andere Kinder schikanieren, schlagen, beißen	Lockern Sie übermäßig autoritäre Einstellungen zur Sauberkeitserziehung. Schimpfen Sie nicht. Lassen Sie dem Kind Zeit. Zeigen Sie mehr Zuwendung, und loben Sie öfter.
	Einkoten (siehe auch unten)	Lügen, anderen die Schuld geben, stehlen, Weigerung zu teilen	Eine entspanntere Haltung zur Darmkontrolle. Keine Sauberkeitserziehung.
		Destruktivität	Das Kind braucht ein Ventil für aggressives Verhalten. Erlauben Sie ihm, viel herumzutoben.
Überbehütung	Zuwenig essen (verursacht durch Überfütterung)	Antisoziales Benehmen, Weigerung, sich einzufügen	Seien Sie flexibler, und machen Sie sich weniger Gedanken wegen des Essens.
	Negativismus, „Heulsuse"	Wird ein Einzelgänger	Ermutigen Sie das Kind, unabhängig zu sein. Entwickeln Sie seine Selbstachtung und sein Selbstwertgefühl.
Mangel an Zuwendung	Zu viel essen als Kompensation	Stehlen, lügen, Strafdelikte	Achten Sie darauf, daß das Kind genug Zuwendung und Lob erfährt.
Vernachlässigung oder zerrüttetes Elternhaus	Pikazismus (s. S. 222)	Lügen, stehlen	Schenken Sie ihm jeden Tag einmal besondere Aufmerksamkeit.
	Einkoten (siehe auch oben)	Destruktivität, schikanieren	Widmen Sie ihm jeden Tag mehr Aufmerksamkeit.
Prüdes Elternhaus, Hemmungen gegenüber Nacktheit, übermäßige Strenge	Möglicherweise obsessives Masturbieren	Gesteigertes Interesse am Sex, sehr früher sexueller Verkehr	Seien Sie offen. Mißbilligen Sie direkte Fragen nicht. Wenn Sie können, sehen Sie Nacktheit locker.

Zu den körperlichen Störungen zählen Probleme mit dem Essen, dem Stuhlgang, dem Schlafen, Sprechen; zu den Verhaltensauffälligkeiten gehören Probleme im sozialen Betragen, wie Stehlen, Schuleschwänzen oder Vandalismus. Eltern haben manchmal das Gefühl, daß das Kind durch das Verhaltensproblem die anderen manipuliert oder nachtragend ist. Kindergartenkinder sind in der Regel jedoch zu jung für berechnendes Verhalten.

Körperliche Störungen

Probleme wie Bettnässen, Einkoten, zu viel oder zu wenig essen kommen bei den meisten Kindern vor; solange dies gelegentlich passiert, sollte es nicht als Störung gewertet werden. Wenn ein Kind jedoch wiederholt einnäßt oder sich regelmäßig überißt und dick wird, muß Hilfe in Anspruch genommen werden. Körperliche Störungen werden meist von familiären Faktoren, einem emotionalen Trauma oder Konflikt (wie die Ankunft eines neuen Babys in der Familie, ein Umzug oder ein Kindergartenwechsel) oder durch eine verzögerte Entwicklung verursacht. Gelegentlich besteht eine physiologische Ursache für das Bettnässen; diese Möglichkeit sollten Sie zuerst ausschließen.

Bettnässen Enuresis ist die häufigste körperliche Störung; das Kind hat daran keine „Schuld". Die Ursache des meist nächtlichen Einnässens ist eine verzögerte Entwicklung. Die meisten Kinder sind im Alter von fünf Jahren tagsüber und nachts trocken. Macht ein sechsjähriges Kind immer wieder ins Bett, ist dies nicht normal; Ursache ist wahrscheinlich Streß. Oft wird das Einnässen seltener, wenn der Streß beseitigt wird. Gelegentliches Bettnässen kommt häufig vor und ist unbedeutend; Ursache ist oft Aufregung, Angst, Krankheit oder ein Gefühl der Bedrohung.

In manchen Familien gibt es eine Geschichte des Bettnässens; daher sollte ein Kind nie für seine langsame Entwicklung getadelt werden. Nur bei einem von zehn Kindern ist das Einnässen Folge einer körperlichen oder emotionalen Störung; diese Kinder leiden gewöhnlich Tag und Nacht an Enuresis. Zu den körperlichen Ursachen gehören eine physiologische oder anatomische Störung der Blasenfunktion, Blasenentzündung, nächtliche Epilepsie und angeborene Abnormitäten der Blase.

Bettnässen ist manchmal eine Reaktion auf übermäßigen elterlichen Druck in der Sauberkeitserziehung. Ungenügende Ermutigung oder unrealistisch hohe Erwartungen, die ein Kind entwicklungsbedingt noch nicht erfüllen kann, sind häufige Ursachen. Bettnässen verschlimmert sich durch elterliche Mißbilligung oder Neckereien durch die Geschwister. Schimpfen Sie niemals, machen Sie das Kind nicht lächerlich, und loben Sie Erfolge immer.

Die abendliche Reduzierung der Flüssigkeitsaufnahme nutzt nur selten. Manchmal hilft es, das Kind nachts auf die Toilette zu setzen. Auch ein Trainingsapparat, der klingelt, sobald der Schlafanzug naß wird, bringt manchmal Erfolg. Bei Kindern unter sechs Jahren sollte er nicht angewandt werden. Am besten betrachtet man das Bettnässen als Entwicklungsverzögerung und nicht als Krankheit, und schenkt ihm weiter keine Beachtung. Manche kleinen Kinder nässen nicht mehr ein, wenn sie bei den Eltern schlafen dürfen. Die Eltern sollten diesen Versuch machen, da dabei die zugrundeliegende Unsicherheit des Kindes überwunden wird.

Einkoten

Im Gegensatz zum Bettnässen ist das Einkoten bei „sauberen" Kindern ungewöhnlich; es weist praktisch immer auf Streß oder emotionale Störungen hin.

Trotzdem sollte eine körperliche Ursache zunächst ausgeschlossen werden. Es gibt drei Arten des Einkotens: Einkoten vom Babyalter an; regressives Einkoten – dabei fällt ein Kind, das bereits sauber war, wieder in eine frühere Entwicklungsphase zurück; und aggressives Einkoten, das eine emotionale Antwort auf übermäßig strenge Eltern oder zu strikte Sauberkeitserziehung ist (s. S. 113).

Aggressives Einkoten erfolgt gewöhnlich bei Kindern, die eine zu frühe Sauberkeitserziehung erfahren haben. Die Eltern legen übertriebenen Wert auf das Saubersein. Wenn sich das Kind völlig eingeengt fühlt und nicht spielen und sich schmutzig machen darf, kann es seine Frustration und seinen Ärger durch Einkoten ausdrücken.

Am wichtigsten ist, die Angst des Kindes zu reduzieren. Zu strenge Eltern sollten entspannter werden; streßreiche oder traumatische Ereignisse sollten mit Einfühlungsvermögen bewältigt werden.

Depression

Stehen Kinder unter unbewältigtem Streß, können Depressionen ausgelöst werden. Beispiele sind ein Umzug, ein Kindergartenwechsel und der Verlust der Freunde, die Trennung oder Scheidung der Eltern oder Mißbrauch.

Man geht heute davon aus, daß man ein Kind bei Verdacht auf Lernstörungen auch auf Depressionen hin untersuchen sollte. Beides geht oft Hand in Hand.

Ein deprimiertes Kind weint meist noch mehr als normal, ihm fehlt das Interesse am Spiel und an Freunden. Es reagiert gereizt, wenn man es aus seiner Apathie reißen will. Depression tritt bei Kindern nur selten allein auf; gewöhnlich in Verbindung mit Phobien, Obsessionen und zwanghaftem Verhalten. Schlafstörungen, Magersucht, Konzentrationsmangel, die wiederum Schwierigkeiten in der Schule und angespanntes, ruheloses Verhalten verursachen, sind verbreitete Kennzeichen. Chronische Depressionen beeinträchtigen die Persönlichkeitsentwicklung des Kindes – ein depressives Kind, das feindselig und rebellisch ist, wird im Laufe der Jahre leicht unsozial und sogar straffällig.

Es gibt viele Möglichkeiten, einem depressiven Kind zu helfen. Lebt es in unsicheren Verhältnissen, kann eine Pflegefamilie sinnvoll sein. Aber auch die Familie muß Unterstützung erhalten. Eine Psychotherapie kann helfen, unbewußte Konflikte im Kind zu lösen. Solche Probleme liegen im Entwicklungsprozeß oder auch in der übermäßigen Abhängigkeit von den Eltern. Auch die Eltern brauchen oft Hilfe und Therapie – wenn sie zum Beispiel überbehütend sind. Man sollte jeden Versuch unternehmen, um die Streßfaktoren zu erkennen und zu reduzieren.

Eßstörungen Nahrungsverweigerung, Überessen, übermäßig heikel oder wählerisch sein und Pikazismus (s. unten) können, wenn sie häufig auftreten, unter dem Begriff Eßstörungen zusammengefaßt werden.

Im Kindergartenalter verweigern Kinder öfter mal das Essen oder stochern nur darin herum. Appetitlosigkeit kann durch Ängste verursacht werden oder auf ein Problem zwischen Eltern und Kind hinweisen. Die Eltern sind vielleicht übermäßig ängstlich, haben überzogene Vorstellungen von den Nährstoffbedürfnissen. Oder das Essen wird zum Symbol der Zuneigung. Wird das Kind andauernd zum Essen angehalten, kann es als Reaktion darauf die Nahrung ganz verweigern. Glücklicherweise führt die Nahrungsverweigerung bei kleinen Kindern selten zu Unterernährung – die beste Behandlung liegt darin, das Essen locker zu handhaben und eine breite Auswahl an Nahrungsmitteln anzubieten.

Viele gesunde Kinder sind beim Essen heikel oder haben ihre Schrullen; solche Phasen gehen wieder vorüber. Heikle Esser sind kein echtes Problem – solange die Marotte nicht exzessiv betrieben wird. Kinder wählen auf diese Weise oft auf natürliche Art eine ausgewogene Diät aus.

Zu viel essen ist ein ernsteres Problem, weil es zu Übergewicht führen kann. Übergewicht ist nicht nur schlecht für die Gesundheit des Kindes, sondern bedeutet auch, daß es von den Kameraden gehänselt wird und unter einem niedrigen Selbstwertgefühl leidet.

Kinder essen aus verschiedenen Gründen zuviel; manche Kinder kompensieren durch das Essen das Gefühl, ungeliebt und unsicher zu sein. Manchmal ersetzen Eltern Liebe und Zuwendung durch Nahrungsmittel. In jedem Fall muß man die zugrundeliegende Ursache erkennen, sei es die Unsicherheit beim Kind oder ein bewußtes oder unbewußtes Überfüttern durch die Eltern. Ein Arzt kann eine geeignete Reduktionsdiät empfehlen.

Unter Pikazismus versteht man den Verzehr von Substanzen ohne jeglichen Nährwert, wie Dreck, Sand, Farbe, Kreide, Kleidung oder sogar Kot. Am häufigsten betroffen sind Kinder aus vernachlässigten, armen oder zerrütteten Elternhäusern. Kinder mit Pikazismus zeigen oft noch andere Anzeichen auffälligen Verhaltens.

Verhaltensauffälligkeiten

Unsoziales Verhalten rührt gewöhnlich von einem familiären Problem her. Manchmal hat die ganze Familie Probleme, sich in die Gesellschaft einzugliedern. Oder es gelingt einem Kind nicht, sich als Teil der Familie zu identifizieren und elterliche Einstellungen und Verhaltensnormen zu übernehmen. Am häufigsten passiert dies in kaputten Familien, wo die Erwachsenen keine verläßlichen Rollenmodelle vorleben oder wo ein Kind ständig abgeschoben, geschimpft, bestraft oder mißbraucht wird. Häufige Symptome für Verhaltensauffälligkeiten sind schlechte Sprache, Wutanfälle, Ungehorsam, Aggression, Stehlen und Lügen. Ein älteres Kind kommt spät nach Hause, schwänzt die Schule oder nimmt Drogen.

Psychologen, Kinderpsychiater und Sozialarbeiter können eine Diagnose der Verhaltensstörung stellen. In manchen Fällen wird eine Psychotherapie für das Kind empfohlen. Da die Verhaltensstörung oft auf ein zugrundeliegendes Problem in der Familie hinweist, sollte die ganze Familie psychologische Beratung und Unterstützung erhalten.

Andere Verhaltensprobleme
In irgendeiner Phase legen die meisten Kinder Verhaltensweisen an den Tag, die die Eltern besorgniserregend, inakzeptabel oder einfach nervig finden. Meistens sind die Gründe ziemlich harmlos und die Phase geht bald vorbei.

Negativität Eigensinn, Egoismus und Ungehorsam sind Charakteristika der Widerspenstigkeit. Zu einem gewissen Grad sind alle Kindergartenkinder Negativisten. Voller Entzücken tun sie das Gegenteil von dem, was sie sollen: Will die Mutter, daß ihr Kind nach draußen geht, bleibt es drinnen; will sie, daß es ißt, weigert es sich.
Es gibt viele Gründe, warum sich Kinder der elterlichen Autorität widersetzen. Oft werden diese Gründe falsch interpretiert. Manchmal sagt das Kind „nein“, nicht weil es gegen die Autorität revoltieren will, sondern weil es einfach weiterspielen will. Es hat keine Zeitvorstellung und sieht keinen Grund, warum es sein interessantes Spiel unterbrechen sollte. Begründungen wie Essenszeit oder Schlafenszeit sind für das Kind, das weder Hunger hat noch müde ist, ziemlich irrelevant.
Eine andere Erklärung für den Widerwillen ist die Unfähigkeit, zwischen zwei Gegensätzen zu unterscheiden. Es ist unerfahren, sein Leben ist voller Alternativen; oft ist es ihm unmöglich, zwischen ja und nein, geben und nehmen oder schieben und ziehen zu unterscheiden. Es interessiert sich für beide Alternativen, so daß es von einem Extrem ins andere gerät.
Krasser Widerwillen kann das Ergebnis unzureichender elterlicher Ermutigung sein. Selbst wenn Ihr Kind eine Aufgabe langsam ausführt oder dabei Unordnung anrichtet, müssen Sie es von klein auf zu seinem Tun ermutigen.

Stehlen Im Alter von zwei bis fünf oder sechs Jahren kann ein Kind von einem Gegenstand so angezogen werden – einem Spielzeug, einigen herumliegenden Münzen oder einer Süßigkeit – daß es ihn in einem unbeobachteten Augenblick nimmt. Manchmal wird sein Diebstahl entdeckt. In einem solchen Fall sollte man kein tiefliegendes Problem vermuten. Der Wunsch war einfach überwältigend und konnte durch das Wissen um ein Verbot nicht kontrolliert werden. Bestrafen Sie diese Tat nicht, sehen Sie aber auch nicht darüber hinweg. Erklären Sie Ihrem Kind ruhig und verständlich, daß dieses Verhalten nicht akzeptabel ist. Bestehen Sie darauf, daß der Gegenstand zurückgegeben wird. Aller Wahrscheinlichkeit nach genügen einige Male Tauschhandel, um dieses Verhalten zu beenden.

Widerwillen gegen den Kindergarten Ein Kind, das nicht in den Kindergarten will, oder häufiger noch, morgens über Bauch- oder Kopfschmerzen klagt, hat vielleicht Probleme dort. Oder es will sich nicht von der Mutter trennen, weil es schüchtern ist oder es sich über Vorkommnisse zu Hause Sorgen macht. Am besten zwingt man das Kind anfangs nicht, in den Kindergarten zu gehen. Allerdings darf es nicht die Regel werden. Sind die Bauchschmerzen verflogen, sobald die Bedrohung des Kindergartens gebannt ist, sollten Sie mit der Erzieherin sprechen. Will das Kind einfach nicht von zu Hause fort, obwohl im Kindergarten alles in Ordnung ist, sollten Sie sich liebevoll, aber bestimmt von ihm verabschieden. Widersetzt sich das Kind über längere Zeit, fragen Sie den Arzt.

Sexuelles Fehlverhalten

Erwachsene neigen dazu, einige Aspekte der normalen Entwicklung (zum Beispiel „Doktorspiele“) als unzüchtig zu klassifizieren. Sie sind jedoch eine ganz normale Entwicklungsphase; nur durch die Einmischung der Erwachsenen kommt es zu Übertreibungen dieser sexuellen Spiele.

Echtes sexuelles Fehlverhalten kann allein oder zusammen mit anderen Formen antisozialen Verhaltens auftreten, zum Beispiel Schuleschwänzen. Sexuelle Neugier und Masturbation sind verbreitet und gehören zur Kindheit; abnormal werden sie nur, wenn sie zur Dauerbeschäftigung werden oder unter besonderen Umständen auftreten. Solange Sie das sexuelle Verhalten des Kindes nicht absolut unakzeptabel finden, sollten Sie eine sensible Einstellung zu diesem Aspekt der Kindheit einnehmen. Selbst wenn Sie ein bestimmtes Benehmen fragwürdig finden, fragen Sie den Arzt, bevor Sie das Verhalten Ihres Kindes als abnormal abstempeln.

Kindergartenalter

Einen Kindergarten auswählen

Mit drei Jahren hat Ihr Kind Anspruch auf einen Kindergartenplatz. Ob Sie den Zeitpunkt dann schon für geeignet halten, hängt weitgehend vom Wesen des Kindes ab. Ist es zum Beispiel noch schüchtern und anhänglich, oder geht es leicht auf andere zu?
Nur Sie können wissen, ob es für den Kindergartenbesuch reif ist.

Bevor Sie einen Entschluß fassen, besuchen Sie verschiedene Kindergärten in Ihrem Wohngebiet. Bereiten Sie eine Checkliste wichtiger Punkte vor, so daß Sie keinen vergessen. Zum Beispiel: Sind die Erzieherinnen entspannt oder steif? Herrscht eine freudvolle Umgebung? Wie sehen die Sanitäreinrichtungen aus? Wie viele Kinder sind in der Gruppe, und werden sie gut betreut? Was macht man mit ihnen? Fühlen sie sich wohl?

Am besten wäre es, wenn Sie einen Vormittag in dem Kindergarten der engeren Wahl verbringen könnten. Sprechen Sie auch mit anderen Müttern, deren Kinder in den betreffenden Kindergarten gehen. Dann haben Sie alle Informationen, die Sie für Ihre Entscheidung brauchen.

Erziehung im Vorschulalter

Die Entscheidung für einen bestimmten Kindergarten – einen kirchlichen, städtischen oder privaten wie Waldorf oder Montessori – hängt zum einen von Ihrer Einstellung, aber auch von dem örtlichen Angebot ab. Dies gilt auch für den Besuch einer Vorschule. Besuchen Sie verschiedene Kindergärten, und sprechen Sie mit den Erzieherinnen. Dann können Sie sich ein Bild davon machen, was Ihrem Kind dort geboten wird.

Einen Kindergarten auswählen

Es gibt keinen bestimmten Kindergarten, der für jedes Kind der beste wäre. Jedes Kind hat besondere Bedürfnisse. Alle Bewertungen der vorschulischen Erziehung zeigen mehrdeutige Ergebnisse. Eine langfristige Auswertung zeigte zum Beispiel, daß Jungen aus Montessori-Kindergärten während ihrer Schulzeit einen Vorsprung im Lesen und in Mathematik erzielten. Andere Untersuchungen zeigten, daß selbst schlechte pädagogische Konzepte noch einen intellektuellen Vorsprung ermöglichten. Doch man kann schwer einschätzen, wie lange diese Vorteile anhalten. Die Auswertungen einer amerikanischen Vorschulorganisation zeigten zum Beispiel, daß eindeutige Unterschiede im IQ, die zwischen Kindern aus ihrer Vorschule und anderen Kindern bestanden, im Laufe der Zeit geringer wurden. Was auch immer die Vorzüge einer vorschulischen Erziehung sein mögen, sie ist kein Ersatz für eine liebevolle und fürsorgliche Umgebung zu Hause.
Spielgruppen nehmen Kinder oft schon mit zweieinhalb Jahren auf. Sie bieten Gelegenheit zum Kontakt zu anderen gleichaltrigen Kindern und helfen, frühe soziale Fähigkeiten entwickeln. Die Atmosphäre ist meist noch lockerer als im Kindergarten.
Der Besuch eines Kindergartens ist für jedes Kind von Vorteil. Es kann Selbstvertrauen und damit auch Selbstkontrolle entwickeln; es lernt zu teilen, sich um die Bedürfnisse der anderen zu kümmern und abzuwechseln. Die Fähigkeit, vorauszuplanen und mit anderen zu kooperieren, verbessert sich durch Phantasie- und Gruppenspiele.
Ob der Besuch einer Vorschule Vorteile bringt, ist in Deutschland umstritten. Hier unterbrechen Übungseinheiten immer wieder das Freispiel der Kinder. Dabei werden die verschiedenen Denkweisen – d. h. phantasievoll, spekulativ und erfinderisch – erweitert. Dies sind Wesenszüge, die man bei intellektuellen und kreativen Kindern findet. In manchen Vorschulen kümmert man sich speziell um benachteiligte Kinder, indem man ihr Selbstvertrauen aufbaut. Untersuchungen in Großbritannien zeigen, daß Kinder, die eine Vorschule besucht haben, später seltener ein Schuljahr wiederholen müssen, weniger Nachhilfe brauchen und in der Pubertät seltener straffällig werden.
Der Besuch eines Kindergartens, zumindest für zwei Jahre, ist für jedes Kind sinnvoll. Gewiß wird es öfter mal krank, wenn es mit vielen anderen Kindern zusammen ist oder übernimmt zeitweilig schlechte Verhaltensweisen. Doch für seine Entwicklung ist dies besser, als wenn es erst in der Schule mit der Welt „draußen“ konfrontiert wird. Und oft schließt es jetzt bereits Freundschaften, die noch in der Schule Bestand haben.

Sich eingewöhnen

In den meisten Kindergärten gibt es sogenannte „Schnuppertage“ für die Kinder, die demnächst eintreten werden. Besuchen Sie mit Ihrem Kind den Kindergarten, ermutigen Sie es, mit anderen Kindern zu spielen, sich an die Tischchen zu setzen und mit den Spielsachen zu spielen. Versuchen Sie aber nicht, es zum Spiel mit anderen Kindern zu drängen, wenn es anfangs noch zurückhaltend ist. Manche Kinder sind von Natur aus geselliger als andere; Ihr Kind wird sich mit der Zeit schon eingewöhnen. Das Ziel besteht darin, ihm den Besuch so angenehm wie möglich zu gestalten. Wenn Sie herausstreichen, was es dort alles Tolles machen kann, wird seine Vorfreude auf den Kindergarten größer sein als seine Angst, Sie zu verlassen. Bei Eingewöhnungsschwierigkeiten dürfen die Mütter in vielen Kindergärten anfangs noch einige Zeit bleiben. Holen Sie Ihr Kind in den ersten Wochen, wenn es sich noch unsicher fühlt, selber vom Kindergarten ab; später können Sie mit anderen Müttern Fahrgemeinschaften bilden.
Die Persönlichkeit Ihres Kindes, sein Platz in der Familie, die Bereitschaft, das Zuhause zu verlassen, beeinflussen die Eingewöhnung in den Kindergarten. Im allgemeinen weinen Jungen eher wie Mädchen, wenn die Mutter sie das erste Mal im Kindergarten läßt. Sie weinen auch schneller, wenn sie wegen einer Erzieherin frustriert sind. Andererseits wird Ihr Kind das Zusammensein mit anderen Kindern genauso genießen wie die anderen Aktivitäten im Kindergarten. Es ist nicht ungewöhnlich, daß zwei kleine Jungen oder Mädchen voller Ungeduld aufeinanderzustürmen, wenn sie sich im Kindergarten treffen.
Auch wenn Ihr Kind nun in den Kindergarten geht, heißt dies keineswegs, daß Ihr Anteil an seiner Erziehung beendet ist. Fragen Sie es, was es im Kindergarten erlebt und mit wem es gespielt hat. Indem Sie mit ihm über seine Erfahrungen im Kindergarten sprechen, festigen Sie die neuen Worte und Fertigkeiten, die es dort lernt. Verbessern Sie seine Sprache, indem Sie seine Sätze korrekt wiederholen. Sie sollten es aber nicht ausdrücklich korrigieren. Ihr Kind sucht ständig neue Informationen; versuchen Sie immer, seine Fragen wirklichkeitsgerecht zu beantworten. Wissen Sie die Antwort nicht, schlagen Sie vor, in einem Buch nachzuschauen oder Papa zu fragen. Erzählen Sie dem Kind nicht einfach irgend etwas.

Wie Kinder sich im Kindergarten benehmen

Im allgemeinen verhalten sich Jungen im Kindergartenspiel stärker aufgabenorientiert; Mädchen sprechen mehr darüber, Freunde zu sein, sie erkennen Ähnlichkeiten aneinander, bewundern gegenseitig die Kleidung und diskutieren, wer mit wem befreundet ist usw.
Dominantes und aggressives Verhalten bei kleinen Jungen tritt in einer Vorschulszene sehr stark in Erscheinung. In der Vorschule sind Intelligenz und die Fähigkeit, mit anderen auszukommen, ebenso wichtig für die Beliebtheit wie die Größe oder die körperliche Tapferkeit eines Jungen. Die Popularität verlagert sich von Tag zu Tag. Schlagen ist eine verbreitete Form der Aggression. Einige wenige Mädchen hauen nach anderen Mädchen, aber es bleibt meist eine Geste. Jungen brauchen länger, bis sie lernen, andere nicht zu schlagen. Sie attackieren Mädchen grundlos, wenn auch nicht heftig. Sie stoßen sie beispielsweise oder machen Drohgebärden.

Vorschule

In manchen Bundesländern müssen Kinder, die ein Jahr von der Schule zurückgestellt worden sind, eine Vorschule besuchen. In anderen Bundesländern ist der Besuch freiwillig. Allerdings gibt es nicht an jedem Ort eine Vorschule, und wo es sie gibt, sind die Plätze oft begrenzt.

Man unterscheidet in Deutschland zwischen Vorschule, speziellem Schulkindergarten und Förderklassen. Das Angebot ist von Ort zu Ort verschieden.

Strukturierte Klassen sind für die Bedürfnisse kleiner Kinder besser geeignet. Eine unruhige Umgebung führt dazu, daß sich manche Kinder, vor allem Jungen, in einer Weise aufführen, die Lehrer als hyperaktiv bezeichnen könnten. Der Unterricht ist in jeder Vorschule anders. In manchen Vorschulen wird ein Stundenplan für bestimmte Aktivitäten verfolgt.

Mädchen in der Schule

Mädchen haben im allgemeinen eine größere Begabung für sprachlich ausgerichtete Fächer wie Lesen. Sie bevorzugen eher Spiele, zu denen die soziale Interaktion mit anderen Mädchen gehört.

Diese angeborene Tendenz kann durch Eltern und Lehrer verstärkt werden. So werden Mädchen oft auf bestimmte Aktivitäten gelenkt, bei denen man „ruhig spielt". Man hält sie fern von Aktivitäten, die eher Jungen zugeschrieben werden. Was auch immer die Gründe sein mögen, im allgemeinen entsprechen Mädchen in der Schule bestimmten Verhaltensmustern.

- Sie machen lieber mit anderen Mädchen Spiele, bei denen viel Kooperation gefragt ist. Sie halten sich oft von Jungen fern, insbesondere von Jungen, die in rauhe oder aggressive Spiele verwickelt sind.
- Sie beschäftigen sich gerne mit Büchern (Bilder- oder Lesebüchern). Sie sind zögerlicher, wenn es um Mathematik und andere zahlenorientierte Aktivitäten geht.
- Sie sind im allgemeinen gut motiviert und bereit, sich anzupassen. Deshalb gehen die Lehrer aber oft davon aus, daß sie gut mitkommen und weniger Unterstützung brauchen. Manche Lehrer geben sich deshalb mit den Mädchen weniger ab als mit den Jungen.

Die Einschulung

Die Einschulung bedeutet für das Kind wie für die Eltern einen großen Einschnitt: Das Kind entdeckt eine neue und aufregende Welt, und die Eltern müssen sich auf seine neuerworbene Unabhängigkeit einstellen.

Ist das Kind schulreif?

Das Einschulungsalter liegt in Deutschland bei sechs Jahren. Immer wieder werden Kinder aber um ein Jahr vom Schulbesuch zurückgestellt und kommen erst mit sieben Jahren in die Schule. Damit gehen die Kinder bei uns im Vergleich zu anderen Ländern spät zur Schule. Entscheidend für den Schuleintritt ist der Entwicklungsstand des Kindes und nicht der „Stichtag". Bestimmte Fähigkeiten gelten gewöhnlich als Gradmesser dafür, ob ein Kind geistig so weit entwickelt ist, um in der Schule erfolgreich lernen zu können. Das Kind muß zum Beispiel Formen nachzeichnen oder bestimmte Einheiten optisch erfassen können. Manchmal müssen Kinder Zahlenreihen oder Aufzählungen nachsprechen. Außerdem stellt man fest, ob das Kind ähnlich klingende Buchstaben differenzieren kann. Desweiteren testet man seine Fähigkeit, eigenständig und konzentriert zu arbeiten. Darüber hinaus muß es in der Lage sein, seine körperlichen Bedürfnisse selbst zu verrichten, d. h. auf die Toilette gehen, Schuhe binden und sich anziehen. Es muß seinen Namen kennen und klare und präzise Fragen stellen können. Es sollte auch schon zählen können und über eine gewisse Selbstbeherrschung verfügen.
Sind Sie unsicher, ob Sie Ihr Kind noch ein Jahr zurückstellen lassen sollten, sprechen Sie beim Schultest darüber mit dem Lehrer. Er kann beurteilen, ob das Kind aus seiner Sicht für den Schulbesuch fähig ist. Auch die Erzieherin im Kindergarten kann zu Rate gezogen werden.

Checkliste: Schulreife

Ihr Kind muß noch nicht über jede aufgeführte Fertigkeit verfügen. Benutzen Sie diese Tabelle als Anhaltspunkt, und sprechen Sie mit dem Beratungslehrer. Es ist schulreif, wenn es:

- an gemeinsamen Gruppenaktivitäten teilnehmen kann.
- eine Geschichte anhören und die Ereignisse in richtiger Abfolge wiedergeben kann.
- Anweisungen für Spiele oder neue Aktivitäten befolgen kann.
- anderen gegenüber Ideen und Vorstellungen klar ausdrücken kann.
- hüpfen, wippen und springen kann.
- Aufgaben im Haushalt erledigen kann.
- Farben und Formen erkennen kann.
- bei Lauten Ähnlichkeiten und Unterschiede erkennen kann.
- bei Liedern mitsingen und einige einfache auswendig kann.
- mit Knöpfen, Reißverschlüssen und Schnürsenkeln zurechtkommen und mit der Schere schneiden kann.
- einfache Figuren kopieren kann, einschließlich Kreis, Rechteck und Dreieck.
- allein zur Toilette gehen kann.

Freude an der Schule wecken

Ihr Kind wird in der Schule erfolgreicher sein, wenn es von Anfang an die richtige Einstellung hat. Bereiten Sie es auf die Einschulung vor, damit es körperlich und geistig reif ist für die schulischen Anforderungen. Spornen Sie es an, kleine Aufgaben zu erledigen, damit es den Begriff der Verantwortung verstehen lernt. Leiten Sie es an, phantasievoll und kreativ zu spielen. Es sollte auch Gelegenheit zum Lernen und zur Entwicklung seines Gedächtnisses haben. Wichtig ist auch, daß die Schule eine anregende Umgebung für die Erziehung Ihres Kindes schafft; dazu gehören motivierte Lehrer, die eine gute Beziehung zu ihren Schülern haben.

Ihr Kind profitiert zweifellos davon, wenn Sie Interesse an seinen Schularbeiten zeigen. Schaffen Sie auch zu Hause eine lehrreiche Atmosphäre. Allerdings sollten Sie dem Schulstoff nie vorausgreifen; Lehrmethoden verändern sich im Laufe der Jahre, so daß heute wahrscheinlich anders unterrichtet wird als zu Ihrer Schulzeit. Wollen Sie Ihrem Kind helfen, dann sollten Sie zunächst mit dem Lehrer sprechen. Er kann Ihnen sagen, wie Sie Ihr Kind am besten unterstützen können. An manchen Schulen kann man auch als Beobachter am Unterricht teilnehmen. Aber nehmen Sie die Schule auch nicht zu wichtig. Das Zuhause sollte auch ein Ort des Trostes und der Zuflucht sein. Daher müssen Sie das richtige Gleichgewicht zwischen schulischer Förderung und Entspannung und Spiel finden.

Eine sich verändernde Beziehung

Die ersten Schultage des Kindes markieren eine Veränderung in der Beziehung zu den Eltern. Bisher war es in allen Dingen von den Eltern abhängig; nun muß es Unabhängigkeit lernen und Verantwortung für seine eigenen Entscheidungen und sein Handeln übernehmen. Dieser Übergang vollzieht sich nicht über Nacht; leiten Sie diesen Prozeß ein, indem Sie Ihr Kind ermutigen, immer mehr Verantwortung zu übernehmen. Von jetzt an sollte es sich selber waschen und anziehen; es sollte sich um seinen Schulranzen kümmern und seine Bücher, Hefte sowie seine Kleidung am Abend für den nächsten Morgen bereitlegen. Es kann nun auch Aufträge ausführen oder auch mal einkaufen gehen.

Das Kind kommt sich nun sehr erwachsen vor. Es will nicht mehr bemuttert werden; aber Sie sollten es immer in den Arm nehmen, wenn es den Kopf hängen läßt. Es ist hart für Ihr Kind zu akzeptieren, daß es noch nicht völlig erwachsen ist. Gelegentlich wird die emotionale Belastung der täglichen Anforderungen für das Kind zu viel sein. Wie bei den meisten Kümmernissen ist ein Kuß die beste Medizin und bringt es für den nächsten Tag wieder ins Gleichgewicht.

Sie stellen vielleicht fest, daß Ihrem Kind öffentliche Liebesbezeugungen unangenehm sind, vor allem im Beisein seiner neuen Freunde. Fühlen Sie sich nicht zurückgestoßen. Es behauptet nur seine Unabhängigkeit – es ist groß und braucht keinen Kuß mehr; zumindest nicht vor seinen Freunden und Schulkameraden.

Vor allem darf man das Kind nicht zu sehr drängen – auch nicht, wenn man es fragt, was es am Tag erlebt hat. Meist müssen Sie nur ein kluges Stichwort geben und erfahren dann, was in der Schule los war. Wollen Sie das Kind aber aushorchen, verschließt es sich noch mehr.

Jungen in der Schule

Jungen haben im allgemeinen eine größere Begabung für Tätigkeiten, die räumliche Fähigkeiten erfordern, zum Beispiel Konstruktionsspiele. Sie bevorzugen wettbewerbsorientierte, körperliche Aktivitäten.

Wie bei Mädchen kann diese angeborene Tendenz durch die Erwachsenen verstärkt werden. Jungen werden angespornt, „männliche" Aktivitäten aufzunehmen, bei denen sie „Dampf ablassen" oder konstruieren können; andererseits werden sie unbewußt von kontemplativem Zeitvertreib wie Lesen abgehalten. Infolgedessen neigen sie in der Schule zu folgenden Verhaltensweisen:

- Sie spielen lieber mit anderen Jungen, bevorzugen lebhafte Spiele mit körperlicher Aktivität wie Klettern oder Schaukämpfe.
- Sie konzentrieren sich auf Spielsachen, die mathematische und räumliche Fähigkeiten erfordern. Sie bleiben an einer schwierigen mathematischen Aufgabe, bis sie sie gelöst haben.
- Sie werden destruktiv, wenn sie keine Aufmerksamkeit bekommen oder bei einer Sache Schwierigkeiten haben. Dies kann dazu führen, daß der Lehrer den Jungen mehr Zeit widmet als Mädchen.

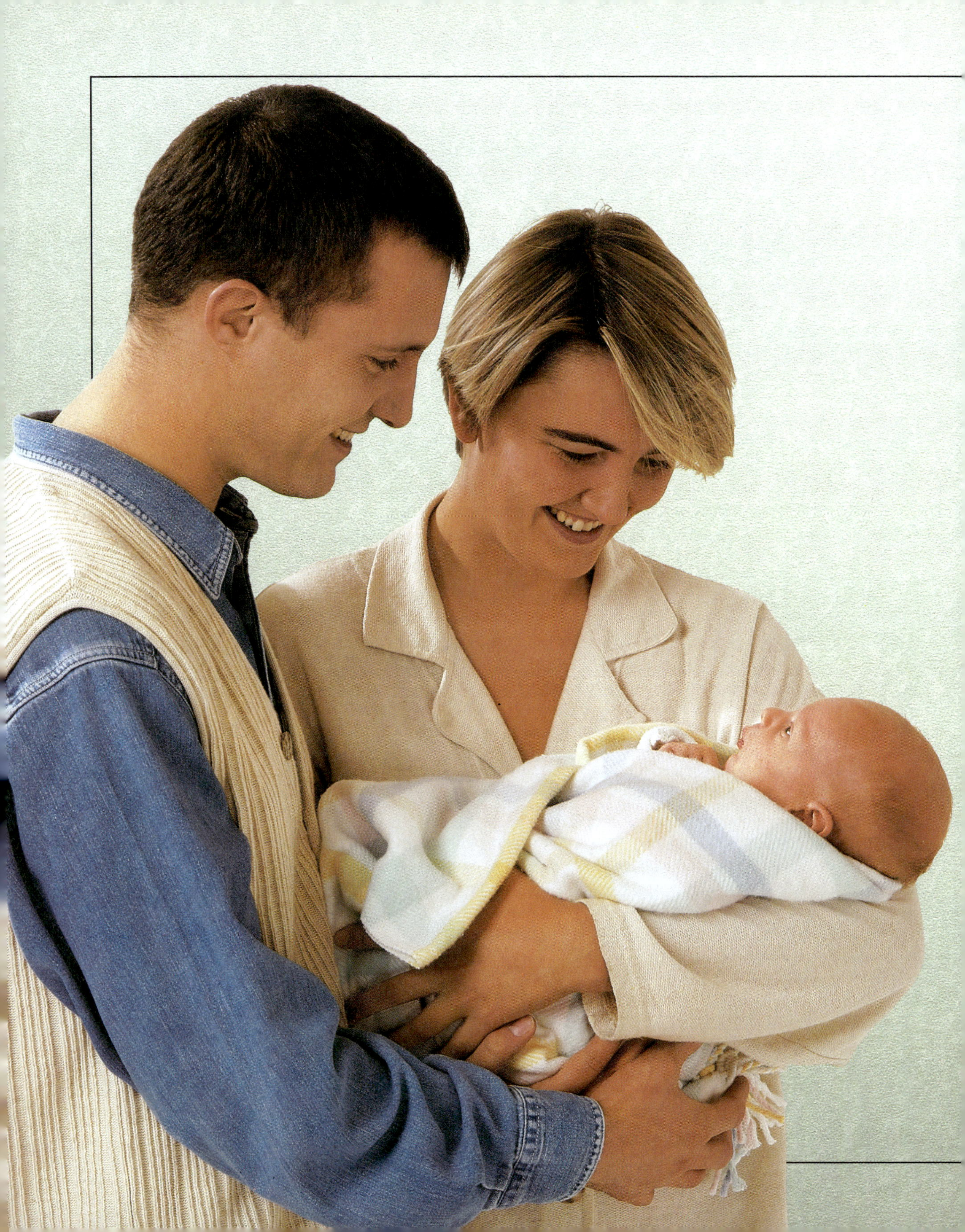

Kapitel 4

Familienleben

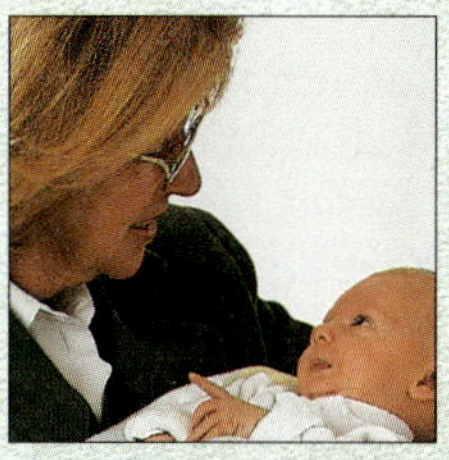

Wer noch kein Kind hat, geht meist davon aus, ein Baby weitgehend problemlos in sein Leben integrieren zu können. Doch das ist nur selten der Fall. Ein neugeborenes Baby erfordert ein vierundzwanzigstündiges Engagement; Sie werden feststellen, daß sich Ihr gewohnter Lebensstil zumindest für einige Monate stark verändern muß. Dies gilt um so mehr, wenn Sie Zwillinge oder gar Drillinge bekommen haben.

Auch die Beziehung zu Ihrem Partner wird sich verändern. Es bleibt weniger Zeit für Intimität und die Partnerschaft. Plötzlich wird Ihnen bewußt, daß Sie innehalten und sich über Ihre gemeinsame Verantwortung klarwerden müssen. Die Versorgung des Babys wird oft als die Aufgabe der Frau angesehen; doch es gibt keinen biologischen Grund, weshalb dies so sein müßte. Wenn Sie die elterlichen Aufgaben mit dem Partner teilen, profitieren alle, auch das Kind davon.

Vielleicht wollen Sie noch andere Familienmitglieder an der Betreuung des Babys beteiligen; vor allem dann, wenn Sie alleinerziehend oder beide berufstätig sind. Als Alternative dazu können Sie eine Kinderfrau, ein Au-pair-Mädchen oder eine Tagesmutter beschäftigen oder Ihr Kind in eine Krippe geben. In jedem Fall ist es von entscheidender Bedeutung, daß Sie vorausplanen und Ihren Alltag organisieren.

Eine Familie werden

Sie haben eine Menge Babybücher gelesen und sich optimal auf Ihr Baby vorbereitet – und doch kann das neugeborene Baby Ihr Leben gewaltig aus dem Gleichgewicht bringen. Zum einen stellt die Versorgung eines Babys enorme körperliche Anforderungen und zum anderen wird sich die normale Hausarbeit mindestens vervierfachen. Anstatt einmal in der Woche müssen Sie vielleicht täglich waschen. Diese sich wiederholenden Tätigkeiten bedeuten eine beträchtliche, ermüdende Arbeitslast.

Nach den ersten paar Wochen, wenn Verwandte und Nachbarn nicht mehr ständig zum Gratulieren hereinschneien, verliert das Vergnügen, allein mit dem Baby zu Hause zu sein, schnell seinen Reiz. Mütter, die ihren Beruf aufgegeben haben, stellen vielleicht fest, daß sie zwar nicht ihre Arbeit, aber den sozialen Kontakt zu Freunden und Kollegen vermissen. Vor allem fehlt ihnen die Differenzierung zwischen Arbeit und Zuhause. Mit einem kleinen Baby kann man sich den Luxus, die Arbeit liegenzulassen, nicht leisten.

Viele Eltern stellen auch fest, daß sich der Übergang von einer Paarbeziehung zu einer Familie problematischer gestaltet als gedacht. Die Dynamik in der Beziehung muß sich auf den Zuwachs einstellen. Probleme entstehen, wenn das Paar Schwierigkeiten hat, diesen neuen Menschen in die komplexe Gefühlswelt dieses Beziehungsgeflechts einzubinden.

Eine neue Verantwortung

Mit der Ankunft eines Kindes werden die Wahlmöglichkeiten stark eingeschränkt. Die Bedürfnisse des Babys haben Priorität, und einer muß die sofortige Verantwortung für deren Befriedigung übernehmen. Zeit, die früher mit anderen Dingen verbracht wurde, muß nun dem Baby gewidmet werden.

Im Idealfall tragen beide Partner diese Veränderungen in gleicher Weise; doch in der Praxis sieht es sehr oft so aus, daß die Frauen die meiste Last tragen. Dies kann zu einer tiefen Verstimmung in der Partnerschaft oder sogar zu einer Trennung führen. Untersuchungen in den USA zeigten, daß dort jede zweite Ehe nach der Geburt des ersten Kindes in die Brüche geht. Bei allen in dieser Studie erfaßten Paaren erhöhte sich die Zahl der Ehekonflikte im ersten Jahr der Elternschaft im Durchschnitt um 20 Prozent. Auch wenn Konflikte durchaus gesund sein können, rechnen frischgebackene Eltern doch kaum mit solchen Problemen.

Um den Streß für die Partnerschaft zu reduzieren, muß jeder Partner unbedingt zumindest eine gewisse Vorstellung davon haben, was auf ihn zukommt, und muß in der Lage sein, Kompromisse zu schließen. Wer ein Baby bekommt, muß sein Leben neu arrangieren.

Wissen es Mütter am besten?

Das Argument, daß Mütter auf die Elternschaft besser vorbereitet sind als Männer, hat keine Gültigkeit mehr.

Vor sechzig Jahren war es nicht unüblich, daß eine Mutter zehn oder mehr Kinder hatte; damals mußten sich die jungen Mädchen mit um den Nachwuchs kümmern. Heutzutage haben viele Frauen bis zur Geburt ihres eigenen Kindes noch nie ein Neugeborenes gesehen.

Hat die Frau mehr Erfahrung im Umgang mit einem Baby als ihr Partner, darf sie seine Bemühungen nicht abschätzig beurteilen. Denn dann kann er sich ganz zurückziehen. In diesem Fall wird die Rolle jedes Elternteils polarisiert; dabei vergrößert sich der Druck auf die Mutter, und der Vater wird aus der Mutter-Kind-Beziehung ausgeschlossen.

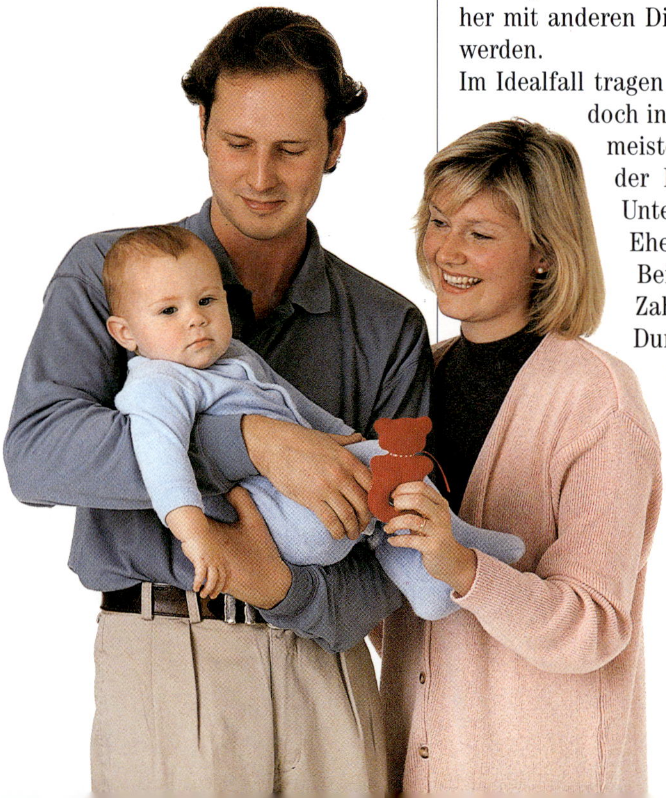

Geteilte Elternschaft
Widmen Sie sich gemeinsam mit dem Partner Ihrem Kind; lernen Sie gemeinsam, was es bedeutet, Eltern zu sein.

Gleichberechtigte Elternschaft

Zwar hat sich die Rolle des Vaters in den letzten Jahrzehnten verändert, doch besteht nach wie vor die Einstellung, daß Kinder hauptsächlich in den Verantwortungsbereich der Frau fallen. Idealerweise sollten Sie und Ihr Partner schon vor der Geburt über Ihre zukünftigen Rollen diskutieren. Die Frau sollte Ihrem Partner klarmachen, daß es nicht ausreicht, bei der Babypflege zu helfen. Um ein guter Vater zu sein, muß er das Kind „bevatern".

In einer neuen Umfrage gaben 74 Prozent der Väter an, daß die Kinderpflege gleichmäßig aufgeteilt werden sollte. Aber als sie gefragt wurden: „Teilen Sie sich die Kinderpflege gleichwertig mit Ihrer Partnerin?" antworteten 87 Prozent mit nein. Mit anderen Worten, beinahe neun von zehn Frauen bekommen von ihrem Partner keine gleichwertige Hilfe.

Dies ist nicht nur nachteilig für die Frauen, sondern auf zweifache Weise auch für die Männer. Erstens kann die Beziehung des Vaters zu seiner Partnerin leiden, wenn sie wegen seiner mangelnden Hilfe und Unterstützung Unmut empfindet. Zum zweiten verliert der Vater sehr schnell die Chance, eine enge Beziehung zu seiner Tochter oder seinem Sohn aufzubauen. Er sollte unbedingt in den ersten Monaten und Jahren eine aktive Rolle im Leben seines Babys übernehmen. Ein uninteressierter Vater wirkt auf sein Kind sehr negativ. Als Folge können Mädchen später Schwierigkeiten im Umgang mit Männern haben, und den Jungen fehlt das männliche Rollenmodell.

„Bevatern"

Viele von uns haben ihren Vater als distanzierter und unnahbarer in Erinnerung als die Mutter; doch es gibt keinen Grund, warum ein Kind nicht eine enge Beziehung zu beiden Elternteilen genießen sollte. Die Beziehungen eines Babys funktionieren nicht auf einer „Entweder-oder-Basis". Glauben Sie nicht, daß das Baby die Mutter weniger liebt, wenn es auch viel Zeit mit dem Vater zubringt. Kleine Kinder brauchen alle Liebe, die sie bekommen können; beide Elternteile sollten ihr möglichstes tun, um diese Liebe zu schenken.

Damit der Vater eine gleichberechtigte Rolle übernehmen kann, muß er gesellschaftlichen Druck überwinden und vielleicht auch seine eigenen Einstellungen ändern. Er muß seine Rolle als Behüter und nicht nur als Ernährer annehmen. Manche Väter verwechseln Vaterschaft mit der Begleichung von Rechnungen, so wie es ihre eigenen Väter taten.

Heute können wirtschaftliche Gründe den Ausschlag dafür geben, wer sich um das Baby kümmert. Wenn die Frau mehr verdient als der Partner oder der Vater arbeitslos ist, können sich viele Paare nicht leisten, wegen verletztem Mannesstolz ihr monatliches Einkommen zu verringern. Zwar ist der Begriff des Hausmanns inzwischen bekannt; doch in der Praxis sind Hausmänner immer noch seltene Exemplare. Und man muß auch daran denken, daß der Mann, der sich zu Hause alleine um sein Kind kümmert, mit den gleichen Problemen zu kämpfen hat wie eine Hausfrau und Mutter: Isolation und Langeweile.

Elterliche Bindung
Ihr Kind kann nicht zu viel Liebe und Aufmerksamkeit bekommen, daher sollten Sie ihm alle Ihre Liebe schenken.

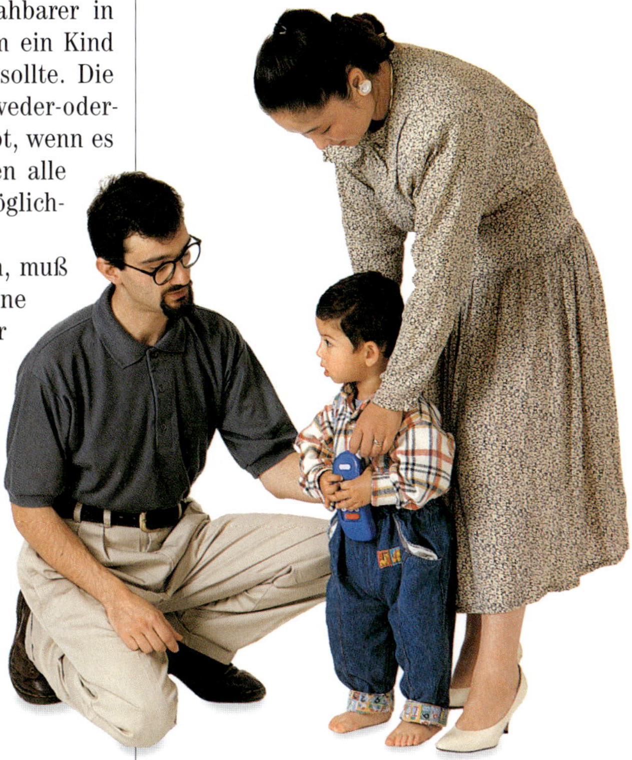

Die Geschichte eines Vaters

Anna und Rainer Ewers erlebten nach der Geburt ihres Sohnes Alexander einige schwierige Monate. Anna war erschöpft, deprimiert und überlastet, und Rainer empfand kaum väterliche Gefühle.

Rainer schrieb dies der Tatsache zu, daß er die Vaterschaft in Taten maß und Anna sogleich alle Verantwortung für das Baby übernahm.

Rainers Frustrationen intensivierten Annas Schwierigkeiten. Während der ersten drei Monate litt sie an der Wochenbettdepression. Ihr Sexualleben verschlechterte sich; Rainer fühlte sich von Anna sowohl körperlich wie emotional zurückgewiesen. Nach wenigen Monaten erkannten sie, daß sie entweder einen Neuanfang machen oder sich trennen mußten.

„Als wir feststellten, daß Anna nur zehn Monate nach der Geburt von Alex mit Lenora schwanger war, entschieden wir uns für einen Neuanfang. Mir wurde klar, daß Anna Respekt dafür verdiente, wie sie mit allem klarkam. Irgendwie erwartete ich, daß sie zusammenklappen würde, aber statt dessen wurde sie stärker. Vielleicht, weil sie keine andere Wahl hatte."

Während des dritten Schwangerschaftsmonats drohte eine Fehlgeburt. Anna mußte im Bett bleiben. Rainer nahm unbezahlten Urlaub, damit er sich um sie kümmern konnte.

„Zum ersten Mal seit der Geburt Alexanders hatte Anna das Gefühl, daß ich meiner Pflicht nachkam. Ich hatte zum ersten Mal das Gefühl, der Angelpunkt unseres Familienlebens zu sein. Trotz der emotionalen Belastung war ich glücklich, daß wir diese Schwierigkeiten durchmachten. Dadurch bin ich zu einem gleichwertigen Elternteil geworden, während ich mich vorher nur als Beobachter gefühlt hatte."

Großeltern

Nach der Ankunft des ersten Kindes können Großeltern eine große Hilfe sein oder ständiger Anlaß zusätzlicher Spannung, insbesondere wenn die familiären Beziehungen bereits belastet sind. Wahrscheinlich sehen Sie nach der Geburt des Babys Ihre Schwiegereltern häufiger; was hoffentlich zu einem glücklicheren Familienleben beiträgt.

Aufgrund der Intimität und gegenseitigen Abhängigkeit der familiären Beziehungen besteht oftmals ein dünner Grat zwischen Hilfsbereitschaft und Einmischung. Sprechen Sie mit Ihrem Partner schon vor der Geburt darüber, welche Rolle die Großeltern spielen sollen und wieviel Hilfe Sie in Anspruch nehmen wollen. Dann fällt es Ihnen leichter, Ihre Autorität zu behaupten und die Regeln im voraus festzulegen.

Es ist verständlich, daß Großmütter zeigen wollen, wie gut sie mit einem schreienden Baby oder ungehorsamen Kleinkind zurechtkommen. Diese Ratschläge sind gewöhnlich gut gemeint und oft auch willkommen. Andernfalls sollten Sie klar sagen, daß Sie solche Ratschläge nicht wünschen. Machen Sie deutlich, daß es Ihr Baby ist und seine Erziehung Ihre Sache ist. Wenn Sie gelegentlich Fehler machen, so ist das Ihr Problem.

Es lohnt sich sicherlich, Probleme mit den eigenen Eltern zu überwinden. Dann hat Ihr Kind das Glück, in einer sicheren und liebevollen Beziehung zu seinen Großeltern aufzuwachsen.

Eine besondere Beziehung

Eine gute Beziehung zwischen Großeltern und Enkel zahlt sich für die ganze Familie aus. Großeltern haben eine entspanntere Einstellung zu den Kindern. Die Eltern haben die Gewißheit, daß das Kind in der Obhut der Großeltern gut aufgehoben ist. Das Baby lernt, neben der Beziehung zu Vater und Mutter ein weiteres enges Band aufzubauen.

Aus verschiedenen Gründen kann die Beziehung der Großeltern zum Enkel eine ganz besondere Qualität haben. Erstens sehen sie es seltener als die Eltern und haben dadurch nicht den Streß der alltäglichen Betreuung. Zum zweiten verbleibt die letztliche Verantwortung bei den Eltern. Dies gibt den

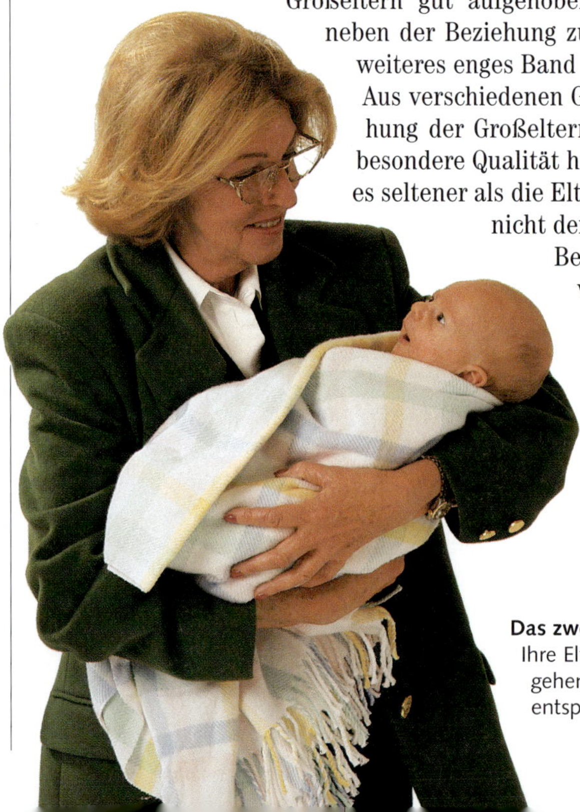

Das zweite Mal
Ihre Eltern und Schwiegereltern gehen mit dem Kind bestimmt entspannter um.

Großeltern die Freiheit, die schönen Seiten der Elternschaft zu genießen, ohne die dazugehörenden Sorgen und den Streß. Drittens haben Großeltern bereits mindestens ein Kind großgezogen, und Probleme sind beim zweiten Mal immer leichter zu bewältigen. Die Zeit, die Großeltern mit dem Enkel verbringen, wird meist auch intensiv gestaltet und erlebt.

Wenn aus Kindern junge Erwachsene mit eigenen Problemen werden, vermitteln Großeltern eine weitere Perspektive auf die in der Pubertät auftretenden Schwierigkeiten. Großmutter und Großvater sind wahrscheinlich die ältesten Freunde Ihres Kindes. Sie können Ihrem Kind eine ganz persönliche Sichtweise von vergangenen Ereignissen eröffnen und sie interessanter und emotionaler vermitteln als Geschichtsbücher.

Doch nicht alle Familien können die Vorteile einer Großfamilie genießen. Heutzutage muß man dorthin ziehen, wo man eine Arbeit findet. Auch eine Scheidung kann den Umgang mit den Großeltern einschränken. Dies ist oftmals für Großeltern wie für Enkel gleichermaßen schlimm; es hilft dem Kind nach der Scheidung sehr, wenn es seine Großeltern weiterhin regelmäßig sehen kann.

Liebe und Sicherheit

Die grundlegendsten Bedürfnisse eines kleinen Kindes sind körperliche Pflege, emotionale Zuwendung und Sicherheit. Fühlt sich das Kind umsorgt, wird es sich zu einem offenen und entspannten Menschen entwikkeln. Das Kind, das im frühen Alter genug Liebe und Sicherheit bekommt, ist später wahrscheinlich weniger fordernd. Umgekehrt kann ein emotional vernachlässigtes Kind unsicher, klammernd und furchtsam werden.

Die Eltern sollten nicht befürchten, ihr Kind zu verwöhnen, wenn sie ihm alle Liebe und Sicherheit schenken. Natürlich darf das Kind nicht glauben, es bekäme alles, was es will; doch noch wichtiger ist, daß es weiß, geliebt zu werden.

Denken Sie daran, daß die Art und Weise, wie Ihr Kind die Dinge sieht, sich völlig von Ihrer Sichtweise unterscheidet. Kleine und scheinbar unbedeutende Zeichen der Zuwendung (ein Kuß, ein Streicheln, eine Umarmung) formen die Persönlichkeit Ihres kleinen Kindes viel stärker als alles andere. Es ist nicht gut, dem Kind die elterliche Liebe nicht zu zeigen, in der falschen Annahme, daß es dadurch „härter" würde. Das Gegenteil ist wahr.

Zuneigung zeitigt emotionale und körperliche Folgen. Wenn kleine Babys zum Beispiel im Arm der Mutter gehalten werden, atmen sie langsamer und gleichmäßiger, schreien weniger und schlafen mehr. Das ist nicht allzu überraschend, da die Liebkosung in dem Kind das trostreiche Gefühl des warmen Geborgenseins in der Gebärmutter wieder hervorruft. Liebkosungen sind das beste Kommunikationsmittel. Wenn das Kind sieht, wie sich seine Eltern umarmen, weiß es, daß sie sich trotz möglicher Streitigkeiten lieben.

Durch die körperliche Zuwendung fühlt Ihr Kind, daß Sie es lieben. Doch Sie müssen ihm auch sagen, daß Sie es lieben. Insbesondere Kleinkinder wollen immer wieder hören, daß man sie liebt. Sie können nun selber sagen, daß sie die Eltern liebhaben und müssen wissen, daß diese Zuwendung gegenseitig ist. Scheuen Sie sich niemals, Ihre Liebe zu zeigen – sie ist das Wichtigste, das Sie Ihrem Kind jemals geben werden.

Zuneigung schenken

Liebevolle Berührungen sind wesentlich für unser Wohlbefinden; bei Babys fördern sie sogar die körperliche Entwicklung.

Körperliche Zuwendung können Sie Ihrem Kind bei jeder Gelegenheit schenken. Folgende Vorschläge zeigen Möglichkeiten, wie Sie Ihrem Kind auf vielseitige Weise körperliche Zuwendung, Liebe und Kameradschaft geben können.

- Tragen Sie ein kleines Baby in einem Tragesitz; beinahe alle Neugeborenen lieben das Gefühl, eng an Mutter oder Vater geschnallt zu sein.
- Reiben Sie Ihr Baby regelmäßig mit Babylotion ein, oder massieren Sie es (s. S. 76/77).
- Nehmen Sie ein gemeinsames Bad; oder gehen Sie mit Ihrem Baby ins Schwimmbad. Halten Sie es im Wasser fest, so daß es die Wärme und Sicherheit genießen kann.
- Wenn es älter wird, turnen Sie zusammen – legen Sie einfach eine Schallplatte auf, und tanzen Sie zusammen im Zimmer herum.
- Toben Sie immer mal wieder mit Ihrem Kind herum. Viele Mütter überlassen solche ausgelassenen Spiele den Vätern und vernachlässigen diese insbesondere bei Mädchen.
- Kuscheln Sie sich zusammen mit Ihrem Kind ins Bett. Legen Sie sich auch morgens kurz zu Ihrem Kind ins Bett; dann beginnt es den Tag in der Gewißheit, geliebt zu werden.

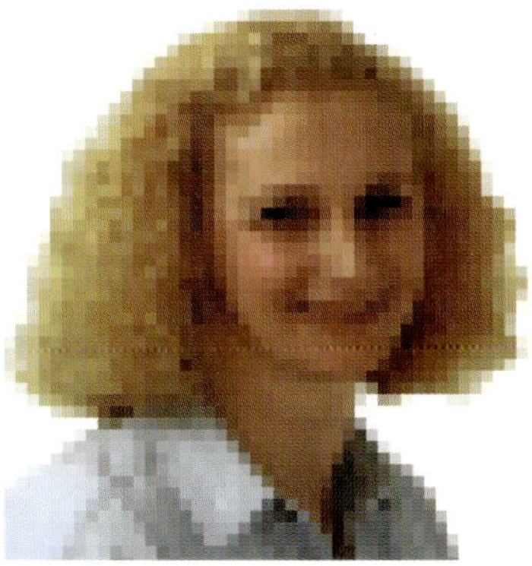

Name:	Nicole Kramer
Alter:	34 Jahre
Beruf:	Konzessionsmanagerin in der Modebranche
Geburtshilflicher Hintergrund:	Normale Schwangerschaft. Mathias wurde zwei Tage nach dem errechneten Geburtstermin geboren.

Nicole war überzeugt, daß sie eines Tages einen wunderbaren Mann kennenlernen würde, der sie inniglich liebte und mit dem sie eine fürsorgliche Beziehung in einem liebevollen Zuhause aufbauen würde. Aber das traf nicht ein.

„Ob es die Umstände waren oder Zufall, weiß ich nicht. Aber die Schwangerschaft kam mir vor wie eine Chance, mein Leben aktiv in die Hand zu nehmen. Bisher hatte ich immer auf meinen Märchenprinzen gewartet – der wohl nie kommen würde."

Fallstudie

Alleinerziehende

Als Nicole vor drei Jahren mit Mathias schwanger wurde, geriet sie in eine schwierige und unerwartete Situation. Zu dieser Zeit hatte sie eine heimliche Affäre mit einem Arbeitskollegen.
„Ich war in einer verzwickten Lage. Nie im Leben hatte ich mich bisher als alleinerziehende Mutter gesehen. Ich war mit der Überzeugung aufgewachsen, daß ein Kind aus einer liebevollen, festen Beziehung hervorgehen sollte. Aber mir war klar, daß diese Beziehung keine Zukunft hatte."

Erste Reaktionen

„Ich brauchte viel Zeit, um mich an den Gedanken, eine ledige, alleinerziehende Mutter zu werden, zu gewöhnen. Meine eigene Mutter, die sehr konservativ ist, reagierte anfangs sehr negativ. Dadurch machte sie die Sache nur noch schwerer. Inzwischen hat sie sich an die Situation gewöhnt, vor allem deshalb, weil Mathias ein herziges Kind ist. Sie betet ihn regelrecht an."
Nach der Geburt von Mathias nahm Nicole drei Monate Erziehungsurlaub; dann wurden ihr weitere drei Monate als Halbtagesstelle angeboten. Die ersten drei Monate verliefen ziemlich glatt. Mathias war ein recht zufriedenes Baby und nach acht Wochen schlief er nachts meist schon fünf Stunden durch. „Ich war zwar erschöpft, doch machte mir Mathias so viel Freude, daß ich unerwarteterweise sogar glücklich war, ihn ganz für mich zu haben."

Unerwartete Probleme

Nach drei Monaten war Nicole hin- und hergerissen, ob sie wieder arbeiten gehen oder zu Hause bleiben sollte. Am Ende entschied sie sich trotz des finanziellen Drucks dafür, zu Hause zu bleiben. „Ich hatte das Gefühl, daß Mathias einfach noch zu jung war, um ihn bei einer unbekannten Tagesmutter zu lassen. Erst gegen Ende des fünften Monats tauchten für mich die Probleme auf."
„Am schlimmsten war, daß ich abends mit niemandem über meine Probleme reden konnte. Einem sechs Monate alten Baby kann man nichts vorjammern. Kleine Probleme und nagende Sorgen entwickelten sich bald zu übergroßen Krisen, die mich nachts stundenlang wach hielten. In der Woche vor Ablauf des Erziehungsurlaubs wurden die Sorgen so übermächtig, daß ich ernste Schlafstörungen entwickelte und Beruhigungsmittel verschrieben bekam.
Mathias bekam eine Atemwegsinfektion, die drei Wochen dauerte. Der Arzt diagnostizierte Asthma. Nicole war sofort davon überzeugt, daß Mathias ein „krankes" Baby war, das den Rest seines Lebens krank sein würde. „Wäre jemand dagewesen, mit dem ich die Sorgen hätte teilen können, hätte ich sicher nicht so heftig reagiert", erinnert sie sich.

Wieder arbeiten

„Glücklicherweise konnte ich meine Berufstätigkeit nochmals um einen Monat aufschieben. Als dann schließlich der Tag kam, war ich überrascht von meiner eigenen Ängstlichkeit – nicht so sehr, weil ich Mathias zurücklassen mußte (er schlief gerade und meine Mutter war bei ihm), sondern weil ich mich plötzlich fragte, ob ich meinen Job noch machen könnte. In meinem Job stehe ich stark unter Druck – ein Teil meines Gehalts erfolgt auf Provisionsbasis – und ich arbeite von 9 – 18.30 Uhr voll durch. Ich arbeitete vier Tage in der Woche. Es war nicht leicht, sich den ganzen Tag im Job zu plagen und dann auch noch die ganze Nacht zu Hause."

In dieser Situation zog ihre Mutter fünf Wochen zu ihr. Nun hatte sie etwas Zeit, sich an ihr Dasein als alleinerziehende Mutter zu gewöhnen. Und Nicole erkannte, daß sie trotz der finanziellen Belastung eine Vollzeitkraft brauchte, zumindest bis zum Ende des ersten Jahres. Von der örtlichen Elterngruppe bekam sie Informationen, wie man eine Kinderfrau oder ein Au-pair-Mädchen anwirbt.

Eine Kinderfrau beschäftigen

Als Mathias acht Monate alt war, stellte Nicole ihre erste Vollzeitkinderfrau an. Die Kosten waren, für jemanden mit ihrem Gehalt, horrend. Zwar bekam sie etwas mehr Schlaf, doch wenn Mathias schrie, konnte sie einfach nicht im Bett bleiben. „Es mag sein, daß ich wegen dieses Asthmas überängstlich war oder daß ich mein Zuhause einfach nicht mit einem relativ fremden Menschen teilen wollte – auf jeden Fall kündigte ich der Kinderfrau nach zwei Monaten und kümmerte mich wieder selbst um Mathias."

Dadurch entspannte sich die finanzielle Situation, die zu diesem Zeitpunkt ziemlich kritisch geworden war. Abends ausgehen war für Nicole immer noch unmöglich; sie hatte kein Geld für einen Babysitter und abendliche Vergnügungen. Nach beinahe einem Jahr wurde ihr klar, daß sie seit der Geburt des Babys keinen Abend mehr ausgegangen war.

Ein eigenes Leben

„Damals hatte ich die Idee, meine erste Mathias-Dinner-Party zu geben. Acht Freunde kamen, jeder mit einem selbstgemachten Gericht. Wir hatten einen schönen Abend, ohne daß Mathias ein einziges Mal aufwachte. Dieses Abendessen war ein tolles Ereignis für mich. Das erste Mal hatte ich wieder das Gefühl, ein soziales Wesen und nicht bloß alleinerziehende Mutter zu sein. Eine Woche später schaffte ich es, von dem Dauergebrauch der Beruhigungsmittel wegzukommen."

Zwei Monate nach Mathias erstem Geburtstag organisierte Nicole eine Tagespflege. Eine Tagesmutter kümmerte sich dreimal die Woche um ihn und einmal die Woche blieb er bei seiner Großmutter. So war sie auch den Anforderungen in ihrem Beruf wieder gewachsen. „Nun begann sich die Situation zu entspannen, und ich konnte das Muttersein genießen. Ich gewöhnte mich an die Asthmaanfälle und geriet nicht mehr in Panik. Meinen Job hatte ich im Griff, und gelegentlich traf ich sogar Freunde. Ich habe keine Schuldgefühle mehr, weil ich Mathias allein erziehe. Schließlich weiß ich, daß er gut versorgt ist und viel Liebe bekommt."

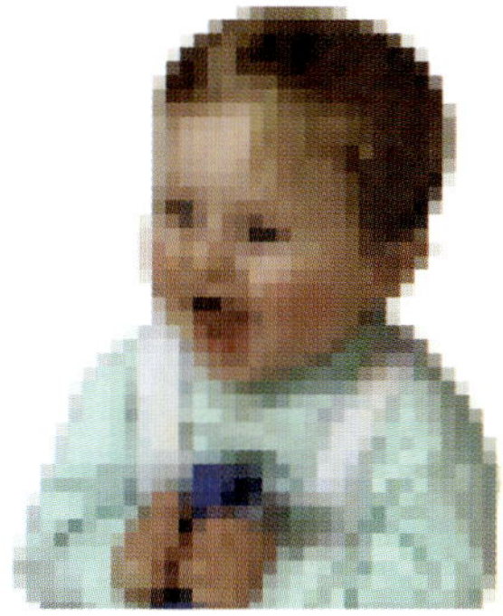

Name:	Mathias Kramer
Alter:	18 Monate
Medizinische Vorgeschichte:	Asthma, diagnostiziert im Alter von sechs Monaten.

Den Alltag organisieren

Seien Sie nett zu sich

Die Versorgung des neugeborenen Babys kann in den ersten Wochen enorm anstrengend sein; um durchzuhalten, sollten Sie auch Ihre eigenen Bedürfnisse nicht vernachlässigen.

- Beteiligen Sie Ihren Partner an der Babypflege, damit Sie etwas Zeit für sich selbst haben.
- Erwarten Sie nicht, von Anfang an eine perfekte Mutter zu sein. Sie müssen eine Menge lernen, und auch Ihr Baby lernt ständig dazu.
- Lassen Sie den Haushalt schleifen. Erledigen Sie nur die notwendigsten Aufgaben. Nehmen Sie Hilfsangebote von Freunden und Verwandten an.
- Ein niedriger Kaliumspiegel kann Erschöpfung begünstigen. Essen Sie viel kaliumreiche Nahrungsmittel wie Bananen, Tomaten, getrocknete Aprikosen und Vollmilchjoghurt.
- Seien Sie nicht überrascht, wenn Sie die Wochenbettdepression bekommen – bis zu 80 Prozent der Mütter sind betroffen. Meist geht sie in ungefähr zehn Tagen vorüber. Dauert die Depression jedoch länger an, sollten Sie sehr schnell Hilfe in Anspruch nehmen.

Jede Mutter weiß, daß sich die körperlichen, emotionalen und sozialen Anforderungen an ihr Leben nach der Geburt eines Kindes ins Unendliche zu multiplizieren scheinen. Unterbrochene Nächte und hektische Tage gepaart mit dem psychologischen Druck, die Verantwortung für einen neuen Menschen zu übernehmen, belasten die neue Mutter mit unerwartetem Streß.

Organisation heißt das Zauberwort zum Überleben. Die Schwangerschaft ist der ideale Zeitpunkt, um eine Bestandsaufnahme der Situation vorzunehmen. Ist das Baby erst da, werden Sie von den Freuden und Leiden der Elternschaft hinweggerissen. Doch es ist niemals zu spät, die Zeit optimal zu organisieren.

Bei der Planung des Alltags teilen Sie die Dinge, an die Sie denken müssen, in drei oder vier Bereiche auf: Tätigkeiten, die sich auf das Baby beziehen, auf die Arbeit (Haus und/oder Büro), auf den Partner und auf Sie. Diese vierte Kategorie wird meist unterbewertet, ist aber in Wirklichkeit eine der wichtigsten. Wenn Sie nicht glücklich sind, wird auch Ihr Baby nicht glücklich sein. Über bestimmte hilfreiche Dinge sollten Sie im voraus nachdenken. Haben Sie mit Ihrem Arbeitgeber über Möglichkeiten alternativer Arbeitsformen gesprochen? Haben Sie eine Teilzeitbeschäftigung in Erwägung gezogen? Gibt es die Möglichkeit eines Job-sharing?

Werden bei einer Teilzeitbeschäftigung Ihre Rechte und Vergünstigungen beeinträchtigt? Das dürfte nicht der Fall sein, Sie sollten sich aber sicherheitshalber vergewissern. Schließlich wollen Sie nicht plötzlich erfahren, daß Sie zurückgestuft werden, wenn Sie schon eine teure Kinderbetreuung arrangiert haben.

Eine Routine entwickeln Die Versorgung eines Babys besteht zum großen Teil aus den immer wieder gleichen Tätigkeiten; diese lassen sich viel leichter bewältigen, wenn Sie einen Zeitplan ausarbeiten. Diese Routine sollte sich an den Bedürfnissen des Babys orientieren, daher wird sie sich erst im Laufe der Zeit einspielen. Es dauert drei bis sechs Wochen oder länger, bis das Baby einen gewissen Rhythmus bei den Schlafenszeiten und den Mahlzeiten einhält.

Verwechseln Sie Organisation aber nicht mit Reglementierung. Ihr Alltag darf nicht unflexibel werden, da sich die Bedürfnisse eines kleinen Kindes stündlich ändern können. Allerdings darf die eingespielte Routine weder langweilig noch ständig durchbrochen werden.

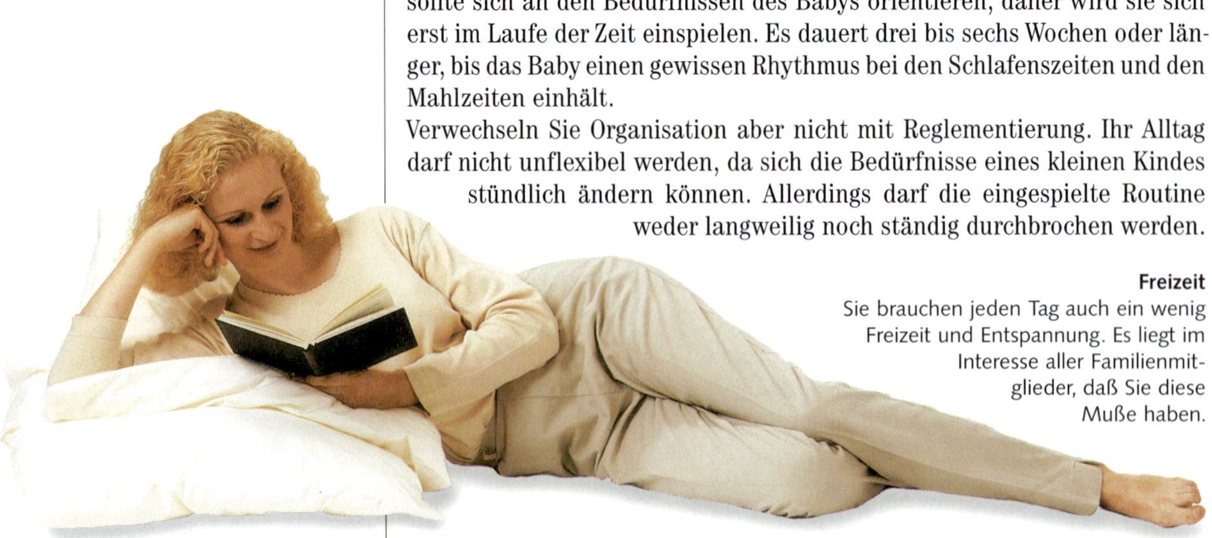

Freizeit
Sie brauchen jeden Tag auch ein wenig Freizeit und Entspannung. Es liegt im Interesse aller Familienmitglieder, daß Sie diese Muße haben.

Zeit für eigene Bedürfnisse

Sie sind das Universum Ihres Kindes; daher ist es für das Kind das beste, wenn Sie nicht gereizt, mürrisch oder erschöpft sind. Natürlich müssen Sie jede Anstrengung unternehmen, die Bedürfnisse Ihres Babys zu stillen. Doch Sie müssen sich ebenso um Ihre eigenen Bedürfnisse kümmern.

Planen Sie jeden Tag mindestens eine halbe Stunde ein, die Sie ganz sich selbst widmen – vielleicht wollen Sie ein Bad nehmen, ein Buch lesen, fernsehen, einen Brief schreiben, meditieren, Sport treiben, Musik hören, Ihre Nägel maniküren oder eine Gesichtsmaske auflegen. Bis zur Geburt des Babys findet man leicht eine halbe Stunde Zeit für sich selbst, doch mit Baby mag dies unmöglich erscheinen.

Um sich etwas Freiraum zu verschaffen, müssen Sie als erstes lernen, Hilfsangebote dankbar anzunehmen. Zu viele Mütter meinen zu versagen, wenn sie sich nicht persönlich um jedes einzelne Bedürfnis ihres Kindes kümmern. Diese Einstellung ist gefährlich. Sie basiert auf unrealistischen Erwartungen und führt schließlich zu nervöser Erschöpfung oder gar einem Zusammenbruch.

Loskommen

Sie haben mit Ihrem Partner schon darüber diskutiert, wie Sie sich die neue Arbeitsbelastung teilen können (s. „Gleichberechtigte Elternschaft“, S. 331). Als nächsten Schritt müssen Sie überlegen, wie Sie sich beide gelegentlich freimachen können. Versuchen Sie es so einzurichten, daß mindestens einmal im Monat ein Babysitter kommt, noch besser einmal die Woche. Dann bestimmt das Elternsein nicht jede einzelne Sekunde Ihres Lebens.

Prüfen Sie, ob es Möglichkeiten gibt, sich mit anderen eine Kinderfrau zu teilen (s. S. 241). Wenn Sie nicht voll berufstätig sind, können Sie mit einer anderen Mutter einen „Babytausch“ organisieren. Stellen Sie fest, ob es Kurse oder Sportgruppen mit Kinderbetreuung gibt. Dies ist eine ideale Möglichkeit, Freunde zu treffen, ein Hobby zu verfolgen oder die beruflichen Qualifikationen zu verbessern, während das Kind versorgt wird und mit Gleichaltrigen Kontakt aufnehmen kann.

Sie sind keine schlechten Eltern, nur weil Sie gelegentlich mal etwas ohne Kind unternehmen – oftmals wird das Eltern-Kind-Verhältnis dadurch verbessert. Wenn Sie Ihre gesamte Zeit mit dem Kind verbringen, entwickelt es unrealistische Erwartungen an zwischenmenschliche Beziehungen im allgemeinen und kann später auch von Freunden und Lehrern zuviel fordern.

Natürlich braucht ein Kind eine enge und liebevolle Beziehung zu den Eltern; doch es ist falsch zu glauben, daß es Ihre Gesellschaft in jeder Sekunde des Tages braucht. Wenn es lernt, mit anderen Erwachsenen und Kindern zurechtzukommen, erwirbt es Vertrauen und wertvolle soziale Fähigkeiten.

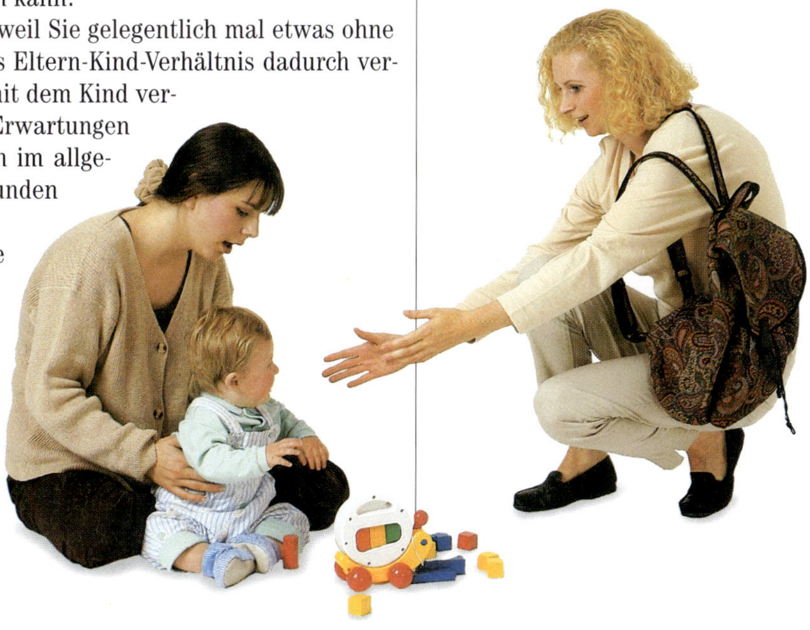

Abgeben
Ihr Baby braucht Sie nicht in jeder Minute des Tages. Lassen Sie es daher immer mal wieder in der Obhut anderer Menschen, und gönnen Sie sich einige freie Stunden.

Die Partnerschaft

Nach der Ankunft eines Babys verändert sich die Beziehung zum Partner schlagartig. All die gemeinsamen Interessen und Erfahrungen, die Sie bisher zusammengehalten haben (das gesellschaftliche Leben, Hobbys, Ferien usw.), sind über Nacht irrelevant. Sie sind wahrscheinlich so erschöpft, daß Sie die Bedürfnisse Ihres Partners kaum noch wahrnehmen.

In einem Alltag, der ganz von den Bedürfnissen eines Neugeborenen bestimmt wird, bedarf es großer Anstrengung, die Erregung und den Glanz einer guten Beziehung am Leben zu erhalten. Aus diesem Grund finden viele Paare, daß Ihr Zusammenleben einfach nicht mehr dasselbe ist – und sie haben recht. Manchmal gestaltet sich das Leben besser als jemals zuvor; doch sobald sich ein Partner, unvermeidlich der Vater, ausgeschlossen fühlt, entstehen Probleme.

Tips für Mütter

Wenn Sie alle Ihre Aufmerksamkeit auf das Baby richten, bekommt Ihr Partner bald das Gefühl, weder erwünscht noch gebraucht zu werden.

- Bitten Sie Ihren Partner immer um Hilfe – Sie müssen ihm sagen, daß Sie ihn brauchen.
- Beteiligen Sie ihn von Anfang an möglichst häufig an der täglichen Pflege des Babys.
- Lehnen Sie seine Hilfsangebote nicht ab, selbst wenn Sie meinen, Sie könnten es alleine besser – es ist auch sein Kind.
- Versuchen Sie, auch Ihrem Partner Aufmerksamkeit und Zuneigung zu schenken.
- Sträubt er sich, trotz all Ihrer Versuche, seine Vaterpflichten wahrzunehmen, übergeben Sie ihm einfach das Baby. Hinterlassen Sie eine Telefonnummer, und gehen Sie einen Abend lang aus – er wird schnell erkennen, welche Aufgabe ein Baby bedeutet!

Die Gefühle Ihres Partners

Daß eine Mutter während und nach der Schwangerschaft gewaltige emotionale Umwälzungen erlebt, ist weithin bekannt. Doch für die Auswirkungen, die ein Baby auf den Vater hat, gibt es weniger Verständnis. Die meisten Väter, die bei der Geburt dabei sind, erleben nach der Geburt einen Schockzustand. Für viele ist es traumatisch, welche Schmerzen und Qualen ihre Partnerin erleben mußte. Untersuchungen haben gezeigt, daß beinahe jeder zehnte Vater an ernsthaften postnatalen Depressionen leidet. Die Ursachen liegen vermutlich in der starken Veränderung der elterlichen Rollen in den letzten 20 oder 30 Jahren; für Väter ist es schwieriger als jemals zuvor, sich in die Elternschaft hineinzufinden.

Wenn Sie sich nicht gemeinsam mit Ihrem Partner dieses Problem bewußtmachen, kann er sich ausgeschlossen und überflüssig fühlen. Eine solche Situation sollte sich nicht entwickeln; schließlich brauchen Sie die Hilfe Ihres Partners. Und das Baby braucht von klein auf den Umgang mit dem Vater. Nur so können Vater und Baby eine enge und liebevolle Beziehung aufbauen, die während der Kindheit Bestand hat.

Gefühle mitteilen
Nehmen Sie sich immer die Zeit, mit Ihrem Partner zu sprechen. Nur so können Sie Mißverständnisse vermeiden.

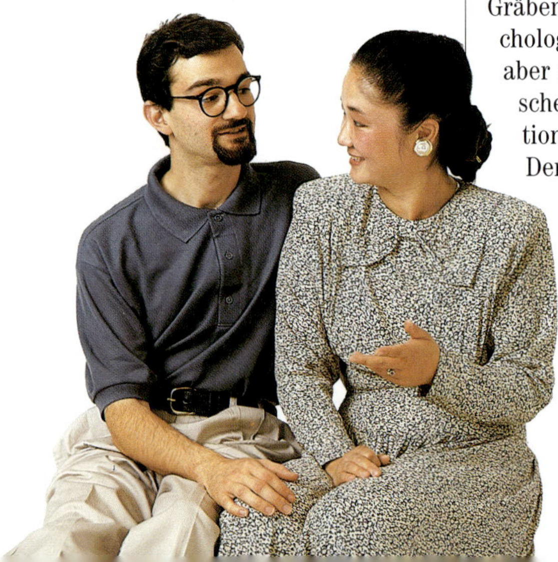

Der „zurückgewiesene" Vater

Gräben zwischen den Partnern entstehen oft dadurch, daß, wie es ein Psychologe formuliert, „Männer und Frauen zwar gleichzeitig Eltern werden, aber nicht auf dieselbe Weise". Für diese Tatsache gibt es viele soziologische, finanzielle und milieubedingte Gründe; letztlich führt diese Situation aber meist zu einem offenen Groll oder zu Eifersucht.

Der Mann fühlt sich innerhalb der familiären Einheit schnell isoliert. Er stellt plötzlich fest, daß der Neuankömmling die ganze Zeit seiner Partnerin beansprucht. Wenn er selbst keine aktive Rolle in der Pflege des Babys übernimmt, findet er keinen Platz in dieser neuen Konstellation. Es kommt recht häufig vor, daß ein Vater auf sein eigenes Kind eifersüchtig ist. Verschlimmert wird diese Situation noch, wenn er im Grunde gar kein Kind wollte (Männer beklagen sich oft darüber, zum Kind gedrängt worden zu sein). Besondere Schwierigkeiten gibt es, wenn sich der Mann auch sexuell zurückgewiesen fühlt. Männer betrachten den geringeren Sexualtrieb frischgebackener Mütter oft als eine persönliche Abfuhr. Am besten diskutieren Sie diese Auswirkungen auf Ihre Partnerschaft schon vor der Ankunft des Babys.

Sex nach der Geburt

Wenn Sie bald nach der Geburt wieder Lust auf Sex haben, ist das wunderbar, und Sie sollten das Beste daraus machen. Wenn Sie sich körperlich fit fühlen, besteht kein Grund, bis zu der Nachsorgeuntersuchung sechs Wochen nach der Geburt zu warten. Für andere Frauen jedoch, insbesondere wenn ein Dammschnitt gemacht wurde, ist Sex kein Thema.

Vielleicht hat auch Ihr Partner nach der Geburt des Babys wenig Interesse an Sex. Wenn doch, können Sie ihm Ihren Widerwillen verständlich machen, wenn Sie ihn Ihre Dammnaht fühlen lassen – die meisten Männer werden sehr mitfühlend sein.

Ein geringer Sexualtrieb nach einer Geburt ist natürlich, denn die Natur versorgt Sie damit mit der verläßlichsten Verhütungsmethode überhaupt – der Enthaltsamkeit. Schließlich will eine frischgebackene Mutter kaum gleich wieder schwanger werden. Stellen Sie sich vor, Sie müßten gleichzeitig mit einem acht Wochen alten Baby und der morgendlichen Übelkeit zu Rande kommen.

Machen Sie Ihrem Partner jedoch klar, daß es neben den physiologischen auch emotionale Gründe dafür gibt, daß Sie keinen Sex wollen. Er sollte diese ebenso respektieren.

Gegenseitiges Verständnis

Während der ersten Wochen der Elternschaft müssen beide Partner sich anstrengen, die gegenseitige Verständigung aufrechtzuerhalten. Auch wenn Sie erschöpft oder labil sind, müssen Sie die Zeit finden, einander Ihre Gefühle mitzuteilen.

Wenn ein Kind da ist, wird alles anders. Wenn Sie die meiste Zeit mit dem Baby verbringen, lenkt Sie das von der Tatsache ab, daß Sie vorläufig Ihren Geliebten verloren haben. Für Ihren Partner gilt das nicht in gleicher Weise – wenn ihn die tagtägliche Pflege des Babys nicht ebenso in Anspruch nimmt, ist es nur natürlich, daß er die Veränderung in der Beziehung schärfer empfindet.

Beteiligen Sie Ihren Partner möglichst stark an der Pflege des Kindes (siehe Tips für Mütter, links). Oftmals übertragen die Frauen ihrem Partner Aufgaben, die nur indirekt mit dem Baby zu tun haben. Wenn die Mutter zum Beispiel sagt: „Ich mache Samantha fertig, und du kannst das Bad vorbereiten." Oder „Wärme ihr Gläschen auf, ich füttere sie dann", delegiert sie die Arbeit, gibt aber nicht das Kind ab. Wechseln Sie sich bei diesen Tätigkeiten ab, damit Ihr Partner genügend Zeit mit dem Baby verbringt. Berücksichtigen Sie beide die Tips, die links und rechts auf der Randspalte angeführt sind.

Tips für Väter

Sobald Ihr Baby geboren ist, müssen Sie sensibel auf die Bedürfnisse Ihrer Partnerin achten. Seien Sie darauf vorbereitet, daß bei ihr nach der Schwangerschaft körperliche und emotionale Probleme auftreten können.

- Überlassen Sie die Pflege des Babys nicht allein Ihrer Partnerin, selbst wenn ihr das nichts auszumachen scheint: erstens kann ein versteckter Groll entstehen und zweitens verspielen Sie die Chance, ein wirklicher Vater zu sein.
- Verbringen Sie zumindest etwas Zeit allein mit dem Baby; dies stärkt Ihr Selbstvertrauen und verschafft Ihrer Partnerin eine Verschnaufpause.
- Sprechen Sie mit Ihrem Arbeitgeber über den Familienzuwachs. Nehmen Sie nach der Geburt wenigstens zwei Wochen Urlaub. Überlegen Sie, ob Sie Ihre Arbeitszeit nicht verändern können.

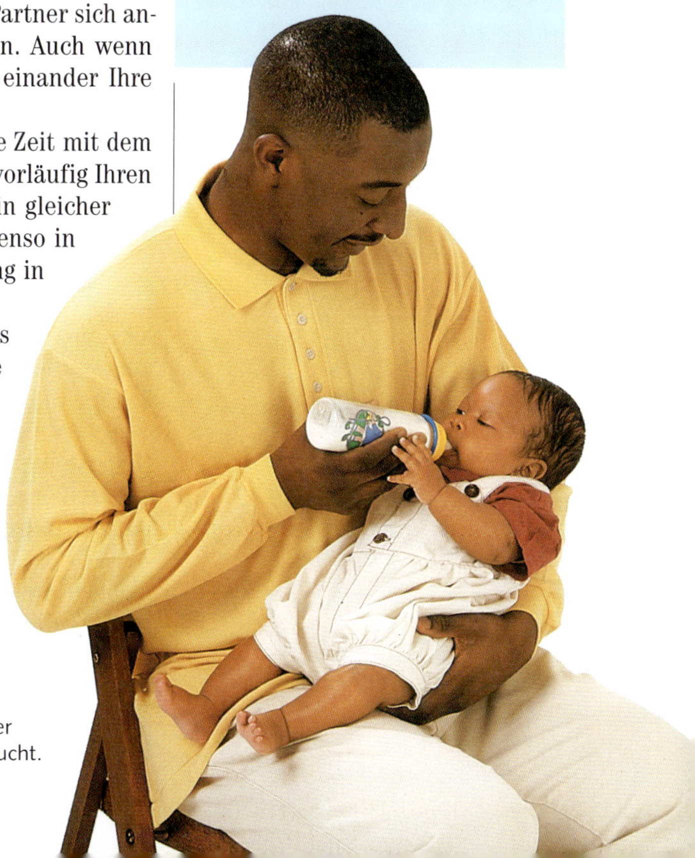

Ein aktiver Vater
Hilft der Vater bei der Betreuung des Kindes, fühlt er sich sowohl von der Partnerin wie vom Baby gebraucht.

Die Rückkehr an den Arbeitsplatz

Ob man den Erziehungsurlaub voll ausnutzt oder schon nach einigen Wochen wieder arbeiten geht, hängt wahrscheinlich in erster Linie von den finanziellen Verhältnissen ab. Bevor Sie Ihre Arbeit wiederaufnehmen, sollten Sie aber genau überlegen, ob Sie auch körperlich wieder in der Lage dazu sind. Lassen Sie sich vom Arzt beraten. Manche Mütter haben das Gefühl, daß sie es nicht über sich bringen, das Baby zurückzulassen. Andere dagegen, die ihr Baby zweifellos genauso lieben, sind glücklich, endlich wieder „rauszukommen".

Auf jeden Fall sollten Sie sicher sein, daß Ihr Kind während Ihrer Arbeitszeit gut versorgt ist (siehe unten). Dann haben Sie auch keine Schuldgefühle. Es besteht keinerlei Gefahr, daß Ihr kleines Baby Sie vergessen oder seine Zuneigung auf die Betreuungsperson verlagern könnte. Wichtig ist nur, daß Sie sich abends einige Zeit intensiv Ihrem Kind zuwenden.

Ich weiß aus eigener Erfahrung als berufstätige Mutter, daß Schuldgefühle unvermeidlich sind. Ich war mir jedoch sicher, daß mein Baby instinktiv wissen würde, daß ich seine Mutter war. Und später stieß ich auf Untersuchungen, die bestätigten, daß kleine Babys sehr gut in der Lage sind, ihre Eltern (ob biologische oder Adoptiveltern) auszumachen. Sie erkennen dies an der liebevollen, interessierten Zuwendung, die nur Eltern geben können. Es hat sich auch gezeigt, daß Frühgeborene im Brutkasten unterscheiden können zwischen der Berührung durch die Hände der Eltern und den sachlicheren Berührungen des Pflegepersonals.

Das Ausschlaggebende dabei ist, daß die Qualität der Zeit, die Sie mit dem Kind verbringen, mehr zählt als die Quantität. Liebe wird nicht in Zeit gemessen: Liebe ist, was Sie aus der Zeit machen, und sei sie noch so kurz.

Kind und Betreuungsperson

Der Job, den Sie zu Hause verrichten, ist doppelt so anstrengend wie der im Beruf, und die Arbeitsbedingungen sind schlechter. Schließlich wird eine Siebentagewoche erwartet, bei 365 Tagen im Jahr. Mindestens 18 Jahre lang wird erwartet, daß Sie voller Hingabe kochen, putzen, bügeln, die Familie unterhalten und immer mit Rat zur Stelle sind sowie Fürsorge und Mitgefühl hegen. Ihre Bemühungen bleiben von der Gesellschaft weitgehend unbeachtet, und Sie bekommen keinen Pfennig dafür. In Wirklichkeit müssen Sie für das Privileg, Eltern zu sein, noch bezahlen – und doch werden die meisten Eltern zustimmen, daß es trotz der Arbeitsplatzbeschreibung den Preis wert ist!

Die ersten Schritte Ihres Kindes, das erste Lächeln, die ersten Worte sind unbezahlbare persönliche Leistungen. Einem Kind dabei zu helfen, sich von einem winzigen Baby zu einem bedachtsamen, zufriedenen Menschen zu entwickeln, ist eine Aufgabe, die Opfer, Verantwortung und vor allem Liebe erfordert. Aber sie wirft auch riesige emotionale Dividenden ab. In meinen Augen macht dies das Elternsein zu einer der wichtigsten und lohnendsten Aufgabe in der Welt.

Angesichts dieser Tatsachen ist der niedrige Status der Elternschaft, insbesondere der Mütter, die die meiste Last tragen, geradezu peinlich. Gute Eltern entwickeln die Persönlichkeit des Kindes in einer positiven Weise

Füttern

Sie müssen sich darüber klarwerden, wie Ihr Baby während Ihrer Abwesenheit gefüttert werden soll.

Am meisten Planung erfordert es, wenn Sie vor dem fünften Lebensmonat des Babys wieder arbeiten gehen – also bevor es Beikost bekommt. Gewöhnen Sie es an einen Rhythmus, so daß die Mahlzeiten vorhersehbar und konstant sind. Wenn Sie Ihr Baby zum Frühstück und gegen 18 Uhr stillen, muß ihm seine Tagesmutter tagsüber bei den anderen beiden Mahlzeiten nur abgenommene Muttermilch oder Säuglingsnahrung geben.

Wenn Sie nicht wollen, daß Ihr Baby Säuglingsmilch bekommt, frieren Sie ausgedrückte oder abgepumpte Muttermilch ein; sie hält sich in der Tiefkühltruhe bis zu sechs Monate. Es dauert ungefähr zwei Wochen, bis Sie sich auf diesen Ablauf eingestellt haben. Bevor Sie wieder arbeiten gehen, müssen Sie die Milchproduktion während des Tages drosseln, andernfalls werden Sie tagsüber Unbehagen empfinden.

und sind ein vorbildliches Rollenmodell. Wer will, daß seine Kinder sich gut entwickeln und erfolgreich lernen, gibt ihnen durch eigenen Fleiß ein hervorragendes Beispiel.
Es ist nicht einfach, Muttersein und Vollzeitjob zu vereinbaren. Doch viele Frauen schaffen dies mit Phantasie und harter Arbeit. Das Ideal der mythischen „Supermutter" hat zu der Erwartung geführt, daß wir all das ohne jegliche Hilfe zustande bringen. Es gibt überall viele „Supermütter": Es sind die, die Tag für Tag im Beruf und zu Hause ihre Aufgaben bewältigen, und ihren Kindern Liebe und Kraft schenken.

Kinderbetreuung

Spätestens sechs Wochen vor der geplanten Rückkehr in den Beruf sollten Sie sich nach einer zuverlässigen Kinderbetreuung umschauen. Leider gibt es von offizieller Seite kaum Einrichtungen für Kleinkinder. Die meisten Mütter müssen eine private Lösung finden, was die Sache noch schwieriger gestaltet.
Langsam setzt jedoch ein Umdenken ein. Es gibt inzwischen vereinzelt schon Unternehmen, die eine Betriebskrippe und einen Betriebskindergarten haben oder die bei der Suche nach einer Tagesmutter oder anderen Betreuung behilflich sind.

Freunde und Verwandte Für viele Mütter ist die Hilfe einer Verwandten die perfekte Lösung. Sie sollten die Situation aber zuvor sorgfältig erwägen. Sie dürfen nicht das Gefühl haben, dann zu stark in der Schuld der Verwandten zu stehen. Und die Verwandte darf sich nicht unterschwellig ausgenutzt fühlen.
Weil keine streng „berufliche" Beziehung besteht, kann es schwierig sein, Regeln und Richtlinien festzusetzen. Dies gilt insbesondere, wenn die Ansichten über Kindererziehung auseinandergehen. Disziplinprobleme können zum Beispiel bald frustrierend werden.
Stellt man sich möglichen Problemen frühzeitig, kann ein solches Arrangement allerdings Sicherheit und Flexibilität bieten und kostet nicht die Welt. Wenn Sie lieber eine Freundin als eine Verwandte fragen, ob sie regelmäßig und gegen Bezahlung aushilft, sollte sie beim Jugendamt als Tagesmutter registriert sein.

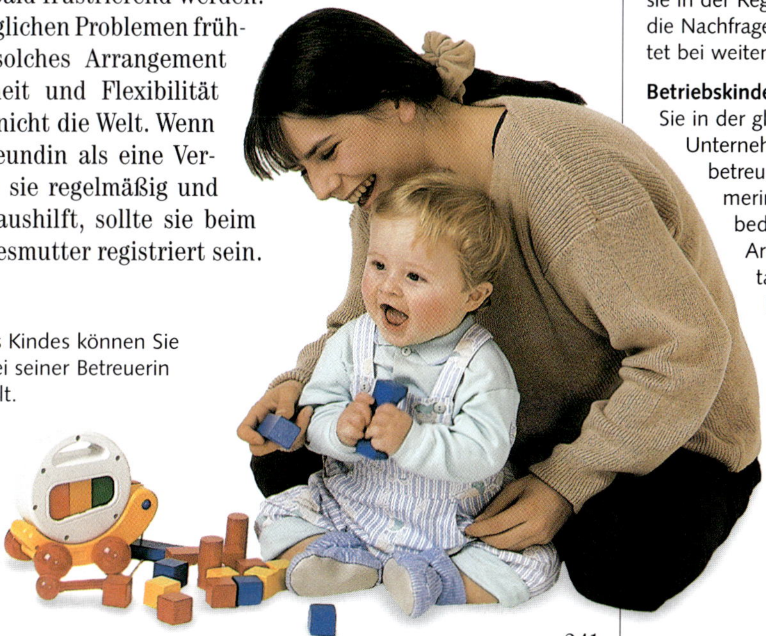

Kinderbetreuung
An der Reaktion Ihres Kindes können Sie ablesen, ob es sich bei seiner Betreuerin geliebt und sicher fühlt.

Die Wahl der Kinderbetreuung

Ihr Baby muß nicht nur gewickelt und gefüttert werden: Es braucht dieselbe liebevolle Zuwendung, die Sie ihm selber geben würden. Nur dann wird es ein aufgeschlossenes und geselliges Kind.

Tagesmütter Dabei handelt es sich in der Regel um Mütter, die selbst Kinder in vergleichbarem Alter haben. Sie sollten beim Jugendamt registriert sein. Oft werden aber private Vereinbarungen zwischen befreundeten Müttern getroffen. Eine Tagesmutter findet man über eine Anzeige oder über das Jugendamt.

Kinderfrau Eine kostspielige Alternative; vielleicht können Sie in Erwägung ziehen, sich eine Kinderfrau mit einer anderen Familie zu teilen. Sie finden sie über eine Anzeige oder eine Agentur. In Eltern- oder Spielgruppen finden Sie vielleicht interessierte Familien, die sich gerne an einer Kinderfrau beteiligen würden.

Krippe Privat oder staatlich betrieben, haben sie oft lange Wartelisten. Es gibt sie in der Regel nur in Großstädten und die Nachfrage nach Plätzen überschreitet bei weitem das Angebot.

Betriebskindergarten Vielleicht sind Sie in der glücklichen Lage, daß Ihr Unternehmen eine eigene Kinderbetreuung für seine Arbeitnehmerinnen eingerichtet hat. Dies bedeutet, daß Sie Ihr Kind zur Arbeit mitnehmen und es tagsüber stillen können. Ihr Baby ist den ganzen Tag in Ihrer Nähe. Gibt es bei Ihrem Arbeitgeber einen Betriebskindergarten, sollten Sie schon vor der Geburt Ihres Kindes einen Platz reservieren lassen.

Trennung und Scheidung

In jeder Beziehung tauchen irgendwann einmal Probleme auf. Nur in seltenen Fällen lebt ein Paar immer glücklich miteinander. Für die überwältigende Mehrheit trifft das nicht zu. Diese Problematik ist nicht notwendigerweise ein Indiz für den Verfall moralischer Werte; sie ist vielmehr ein Indikator für die Komplexität und den Druck des modernen Lebens. Die Erwartungen werden immer höher, und die öffentliche wie private Unterstützung immer geringer.

Statistiken zeigen, daß zwei von drei Scheidungen von Frauen eingereicht werden. Viele Frauen haben das Gefühl, daß von ihnen zu viel erwartet wird und der Partner sie nicht angemessen unterstützt. Eine Ehe hält im Durchschnitt 9,5 Jahre – eine deprimierende Tatsache für eine wachsende Anzahl von Kindern, die nur mit einem Elternteil aufwachsen müssen.

Phasen der Veränderung

Das Problem für beinahe alle Paare besteht darin, daß sich Menschen im Laufe der Zeit verändern. Dies kann zu Schwierigkeiten führen, kann aber auch belebend und konstruktiv sein. Wenn die Partner lernen, sich gemeinsam zu entwickeln, entsteht in ihrer Beziehung keine Langeweile und Stagnation.

Phasen der Veränderung sind oft mit emotionaler Unsicherheit verbunden; am Ende werden Sie entweder zusammenwachsen oder sich auseinanderleben. Was auch geschieht, Ihre Kinder müssen zu jedem Zeitpunkt wissen, daß ihre Zukunft gesichert ist. Auf kleine Kinder wirkt eine familiäre Veränderung (oder die Angst vor einer Veränderung) sehr schädlich. Kinder verfügen nicht über die Schutzmechanismen, sich selbst vor der tiefen emotionalen Unsicherheit, die eine Trennung verursachen kann, zu schützen.

Wie man es den Kindern erklärt

Ein kleines Kind ist wie ein Schwamm, der emotionale Signale aufsaugt. Dabei spielt es keine Rolle, ob diese an das Kind gerichtet sind oder an andere Menschen. Wenn Sie glücklich sind, ist Ihr Kind aller Wahrscheinlichkeit nach auch glücklich; wenn Sie traurig sind, wird es auch traurig sein. Natürlich sollte man sich „wegen der Kinder" zusammenreißen; doch die wissen trotzdem, was vor sich geht. Sie spüren es gewöhnlich, wenn etwas nicht in Ordnung ist. Da nützt es nichts, wenn Sie sich zu einem Lächeln zwingen.

Deswegen ist es immer am besten, den Kindern zumindest teilweise die Situation zu erklären. Andernfalls werden die Kinder ihre eigenen Erklärungen erfinden und sich fälschlicherweise für die Probleme der ganzen Familie die Schuld geben. Denn Kinder unter fünf Jahren nehmen die Welt nur in bezug auf sich selbst wahr. Bekommen sie keine plausible Erklärung dafür, warum sich die Eltern streiten oder trennen, können sie mit Erklärungen daherkommen, die für einen Erwachsenen unfaßbar sind, aber für ein kleines Kind einen perfekten Sinn machen. Zum Beispiel „Papi hat uns verlassen, weil ich mein Zimmer nicht aufgeräumt habe" oder „Mami ist so traurig, weil ich ins Bett gemacht habe/so ungeschickt bin/mein Taschengeld

Die Auswirkungen auf Kinder

Eine neue Untersuchung stützt die Vermutung, daß Kinder mit zwei unglücklichen Eltern besser dran sind als mit geschiedenen Eltern.

Die Studie gibt jedoch keine Anhaltspunkte für die verschiedenen Umstände, unter denen eine Scheidung verläuft. Schließlich ist die spezielle Situation ausschlaggebend für die Auswirkungen auf das Kind. Eine Scheidung in freundschaftlicher Atmosphäre richtet beim Kind weniger Schaden an; sie hat für das Kind völlig andere Auswirkungen als eine bittere, böse Scheidung. Das Schlimmste an einer erbitterten Trennungssituation ist, daß gewöhnlich jeder Elternteil mit allen Mitteln versucht, das Kind gegen den anderen aufzubringen. Dies hat einen sehr negativen und schädlichen Einfluß auf Kinder und sollte um jeden Preis vermieden werden.

verloren habe". Schuldgefühle verursachen ernsten Schaden, insbesondere bei einem Kind, das schon mit dem emotionalen Aufruhr und der Unsicherheit der Situation zu kämpfen hat. Ungewißheit löst bei einem Kind schlimme Ängste aus; lassen Sie Ihr Kind daher nie im Zweifel, daß Sie es lieben und sich auch weiterhin um es kümmern werden.

Scheidung

Vielleicht sind Sie tatsächlich an dem Punkt angelangt, an dem eine Scheidung als einziger Ausweg erscheint. Dennoch muß dies für Ihre Kinder keine Katastrophe bedeuten. Die Folgen für das Kind hängen zum großen Teil vom Alter, der Persönlichkeit, den Umständen der Scheidung und den Reaktionen der Kameraden und Mitmenschen in Schule und Wohnort ab.

Ich weiß von einer Grundschulklasse in London, in der von 35 Kindern nur fünf Eltern haben, die noch beieinander sind. Sie werden von den anderen Kindern aus den „zerbrochenen Elternhäusern" regelmäßig aufgezogen. Sie betrachten diese Kinder als materiell benachteiligt: Die Kinder, deren Eltern noch zusammen sind, bekommen am Geburtstag oder an Weihnachten nur ein Geschenk und haben nur eine Wohnung.

Natürlich sind geschiedene Eltern wohl nicht so toll, daß man damit angeben sollte – und doch tun es viele Kinder. Einige Leute mögen darüber schockiert sein. Aber dies ist nur ein weiteres Symptom für die Zeit, in der unsere Kinder aufwachsen.

Ausziehen

Wenn ein Elternteil auszieht, muß er dem Kind unbedingt verständlich machen, daß er es immer noch liebt und sich weiterhin aktiv um es kümmern wird. Er sollte dem Kind genau sagen, wann er es sehen wird und diese Verabredungen unter allen Umständen einhalten.

Haben Sie das Sorgerecht für das Kind, sollten Sie nicht ständig darüber nachdenken, ob das Kind den anderen Elternteil wohl vermißt. Versuchen Sie nicht, die Existenz des anderen Elternteils vergessen zu machen. Sprechen Sie nicht abfällig von ihm, dies würde das Kind nur noch weiter verwirren. Selbst wenn Ihrem Kind die Trennung nichts auszumachen scheint, sollten Sie es beobachten; fragen Sie seine Lehrer, ob sie irgendeine Veränderung in seinem Verhalten in der Schule feststellen. Manche Kinder hinterfragen die Ereignisse weniger als andere und behalten ihre Unsicherheit für sich. Sie brauchen aber trotzdem zusätzliche Aufmerksamkeit und Liebe. Häufigeres Bettnässen, Daumenlutschen und allgemeine Anhänglichkeit sind Anzeichen, daß Ihr Kind Sicherheit und spezielle Fürsorge braucht.

Großeltern können in Zeiten der Scheidung ein großer Segen sein. Ermöglichen Sie Ihrem Kind, die Großeltern mütterlicher- wie väterlicherseits zu sehen. Negative Gefühle Ihrerseits sollten kein Grund sein, den Kindern den Kontakt vorzuenthalten. Denken Sie zuerst an Ihr Kind – es braucht Kontinuität, Sicherheit und Bestätigung; Großeltern bieten diesen Rückhalt, solange auch sie über keinen Elternteil schlecht reden.

Fragen Sie Ihr Kind nach seinen Sorgen und Ängsten, und lassen Sie es darüber sprechen. Hören Sie zu, nehmen Sie sie ernst und gehen Sie darauf ein. Es handelt sich bestimmt um Dinge, an die Sie nicht gedacht haben oder die Sie als trivial abgetan hätten.

Besuchsrecht

Auch wenn Sie sehr negative Gefühle für Ihren ehemaligen Partner empfinden, sollten Sie im Interesse Ihres Kindes das Besuchsrecht freimütig und großzügig handhaben.

Seien Sie nicht kleinlich, und suchen Sie nicht die Konfrontation – Sie fügen Ihrem Kind sonst große Qual zu. Übergeben Sie Ihr Kind an einem vertrauten Ort, zum Beispiel in Ihrer Wohnung oder der des Partners und nicht in einem Park oder Einkaufszentrum; in diesem Fall fühlt es sich wie eine Ware.

Planen Sie sorgfältig voraus, und durchbrechen Sie Zusagen nicht in der letzten Minute. Wenn Ihr Partner sich verspätet, gehen Sie ohne Kommentar darüber hinweg, sonst fügen Sie Ihrem Kind unnötigen Schmerz zu. Nutzen Sie die Verspätung nicht als Gelegenheit, den Vater oder die Mutter schlechtzumachen; improvisieren Sie, und beruhigen Sie Ihr Kind: „Oh, wahrscheinlich ist wieder so starker Verkehr" oder „Sollen wir noch Schwarzer Peter spielen, bis er kommt?"

Kommt Ihr Partner ständig zu spät oder verhält er sich unvernünftig, vereinbaren Sie mit ihm einen Termin, um das Problem zu besprechen. Diskutieren Sie nicht vor dem Kind darüber. Nur wenn die berechtigte Gefahr einer Kindesentführung besteht oder das Kind anderweitig zu Schaden kommen könnte, ist es gerechtfertigt, das Kind nicht dem Partner zu überlassen. In diesen Fällen sollte man Hilfe in Anspruch nehmen, entweder bei einer Beratungsstelle oder einem Anwalt.

Zwillinge und Mehrlinge

Bei den Mehrlingsgeburten handelt es sich in den meisten Fällen um Zwillinge. Identische (eineiige) Zwillinge entstehen durch die Teilung eines einzigen befruchteten Eis: Die beiden Babys entwickeln sich aus einem Ei und einem Spermium und teilen sich eine Plazenta. Zwillinge, die sich aus der Befruchtung zweier Eier durch zwei Spermien entwickeln und jeweils eine Plazenta haben, nennt man zweieiige Zwillinge. Mehrlingsgeburten können in jeder Kombination von eineiigen und zweieiigen Geschwistern entstehen.

Schwangerschaft und Geburt

Manchmal kommt es bei einer Zwillingsschwangerschaft zu einer frühen rapiden Gewichtszunahme. Die „normalen" Schwangerschaftsbeschwerden sind oft ausgeprägter und unangenehmer; bestimmte Konditionen wie Anämie oder Flüssigkeitsansammlungen treten häufiger auf. Ernähren Sie sich gut, und ruhen Sie viel.
Eine Zwillingsgeburt folgt dem gleichen Ablauf wie eine Einzelgeburt. Zwischen der Geburt des ersten und zweiten Babys gibt es eine Unterbrechung, die von einer Minute bis zu einer halben Stunde dauern kann. Das erste Stadium verläuft wie bei einer Einzelgeburt; je nach der Zeitverschiebung zwischen den beiden Geburten gibt es möglicherweise zwei Austreibungsphasen. Zwillinge werden häufiger vor dem Termin geboren.

Füttern

Einige Erwägungen sollten Sie bei der Frage der Ernährung Ihrer Zwillinge berücksichtigen. Ich empfehle immer das Stillen; wägen Sie jedoch zunächst in der Tabelle unten die Vor- und Nachteile ab. Es gibt verschiedene Möglichkeiten, die Babys allmählich zu einem Rhythmus hinzuführen, so daß mit der Zeit Schlaf- und Fütterungszeiten bei beiden übereinstimmen. Anfangs allerdings wird immer wieder einer früher aufwachen und Hunger haben, während der andere weiterschläft. Bis das andere Baby aufwacht,

Wie man Hilfe bekommt

Frischgebackene Mütter sind oft überrascht, wieviel Arbeit ein Neugeborenes macht; dies gilt in noch viel stärkerem Maße für die Mütter von Mehrlingskindern.

- Viele Mütter von Zwillingen machen sich nicht bewußt, daß sie tatsächlich Hilfe benötigen werden. Mütter, die schon ein Kind haben, sind in dieser Hinsicht realistischer. Unterschätzen Sie die Aufgabe, die auf Sie zukommt, nicht. Verfallen Sie nicht dem Irrglauben, daß Sie eine schlechte Mutter seien, wenn Sie andere um Hilfe bitten.
- Vielleicht wird Ihnen von der Krankenkasse während der ersten Monate eine Haushaltshilfe zur Verfügung gestellt. Erkundigen Sie sich, sobald Sie wissen, daß Sie Mehrlinge erwarten, nach entsprechenden Möglichkeiten.
- Helfer können zusätzliche Arbeit verursachen. Dies trifft insbesondere auf Freunde oder Verwandte zu, die „zur Unterstützung" einige Wochen kommen und dann erwarten, daß Sie jeden Abend warm kochen. Überlegen Sie es sich also gut, bevor Sie solche Hilfsangebote annehmen.
- Sie stellen vielleicht fest, daß jeder bei den Babys helfen will, aber keiner bei der Hausarbeit. Es sind Ihre Zwillinge und Sie müssen lernen, sie selbst zu versorgen. Scheuen Sie sich also nicht, klar festzulegen, wer welche Arbeiten verrichten sollte.

Brust	Flasche
• Sie können beide gleichzeitig stillen. • Sie brauchen Zeit zum Essen und Ausruhen, um genug Milch zu bilden. • Es ist schwierig, in der Öffentlichkeit zwei Babys zu stillen, ohne großes Aufsehen zu erregen. • Es ist körperlich ermüdend; Sie können aber Milch ausdrücken und Ihren Partner damit die Babys füttern lassen. • Gut essen kostet vielleicht etwas mehr als Ihre normale Ernährung. • Es erfordert Planung, wenn Sie, um wieder berufstätig zu sein, die Babys abstillen wollen.	• Es ist schwierig, beide Babys gleichzeitig zu füttern; am besten sitzen sie, mit Kissen abgestützt, im Hochstuhl. • Die Milchversorgung wird nicht beeinträchtigt, wenn Sie müde und gestreßt sind. • Die Babys können überall und von jedem gefüttert werden. • Die Kosten der Säuglingsmilch für zwei Babys können beträchtlich sein. • Weder Sie noch die Babys müssen sich körperlich umstellen, wenn Sie wieder arbeiten gehen.

können Sie das eine schon mal füttern; oder Sie füttern beide gleichzeitig und sprechen und spielen danach mit ihnen.

Sollten sie zusammen schlafen?
Manchmal werden Zwillinge nach der Geburt in denselben Brutkasten gelegt; man geht davon aus, daß sie den anderen sonst vermissen würden, weil sie ja seit der Empfängnis zusammen waren. Sie können Ihre Zwillinge zusammen in ein Bettchen legen, damit sie leichter zur Ruhe kommen und einschlafen. Manche Zwillinge schlafen auf diese Weise besser – vielleicht gibt ihnen die Gegenwart des anderen Sicherheit – aber andere boxen sich nur und halten sich gegenseitig wach. Dann kann man die Zwillinge im gleichen Zimmer oder Bett an Bett schlafen lassen. Dabei wecken und stören sie sich nur selten; es scheint, als ob sie immun seien gegen das Schreien des anderen. Zwillingen, die vor der Geburt eng aneinander gepreßt waren, kann das Einwickeln (s. S. 121) ein größeres Gefühl der Sicherheit geben.

Wickeln
Kleine Zwillinge wirken sehr zerbrechlich. Oft geht man äußerst behutsam und bedächtig mit ihnen um. Wer Zwillinge hat, ist andauernd am Wickeln; Wegwerfwindeln sind empfehlenswert, um die Arbeitsbelastung nicht noch zu erhöhen. Haben Sie von einem älteren Kind noch Stoffwindeln übrig, kann es wirtschaftlich sinnvoll sein, weiterhin Stoffwindeln zu verwenden. Allerdings bedeutet das Waschen und Trocknen einen beträchtlichen Aufwand. Manche Eltern schneiden normale Stoffwindeln einmal durch und benutzen für jedes Baby je eine Hälfte. In diesem Fall werden am besten Plastikhöschen darübergezogen.

Die Bedeutung des Spiels
Da die Versorgung der Zwillinge bereits so viel Zeit erfordert, bekommen sie wahrscheinlich weniger Anregung durch Spiel und Körperkontakt als andere Babys. Eine liebevolle Interaktion mit den Eltern ist jedoch kein Luxus – sie ist unerläßlich für die körperliche, geistige und soziale Entwicklung.
Reservieren Sie jeden Tag eine bestimmte Zeit für das Spiel; oder legen Sie die Schlafenszeiten so, daß die Babys abends wach sind, wenn beide Eltern mit ihnen spielen können. Wenn ein Zwilling schläft, schenken Sie dem anderen Ihre ganze Aufmerksamkeit. Selbst fünf Minuten Spiel sind von großem Wert. Sind ältere Kinder da, haben Sie noch weniger Zeit für Ihre Babys; andererseits werden sich die älteren Kinder gern immer wieder mit den Babys beschäftigen. Damit jedes Baby auf seine Kosten kommt, sollten Sie versuchen, die Hilfe von Freunden, Verwandten usw. zu bekommen. Sie können sich nicht nur um die Babys, sondern auch um Hausarbeit kümmern.

Die Rolle des Vaters

Die meisten Väter wollen an der Versorgung ihrer Babys beteiligt werden. Sie kümmern sich gern um eines oder beide, damit die Mutter einmal Luft holen kann.

Der Vater kann das Füttern, Wickeln, Baden, Spielen, Vorlesen und Spazierenfahren übernehmen. Viele Väter übernehmen die Verantwortung für das Einkaufen und manchmal auch für das Kochen und die Hausarbeit. Sie können sich, wenn nötig, für Arzttermine, Vorsorgeuntersuchungen, Zahnarztbesuche usw. freinehmen. Sie können die Mutter entlasten, damit sie mal ausschlafen kann oder etwas Freizeit hat.

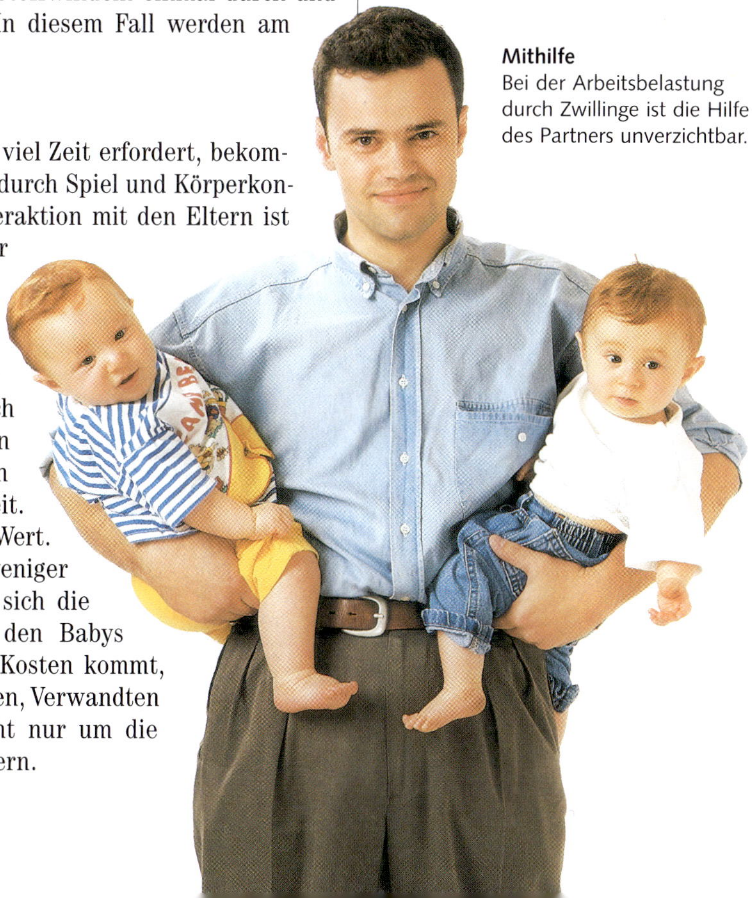

Mithilfe
Bei der Arbeitsbelastung durch Zwillinge ist die Hilfe des Partners unverzichtbar.

Zwillinge kleiden

Viele Eltern möchten ihre Zwillinge gleich anziehen, insbesondere wenn sie gleich aussehen; das sieht immer ganz entzückend aus.

Sie sollten aber von Anfang an daran denken, daß Ihre Zwillinge Individuen sind. Ein Gefühl für die eigene Identität entwickelt jedes Kind, wenn es richtig erkannt und beim eigenen Namen gerufen wird. Wenn Sie Ihre Zwillinge unterschiedlich kleiden, können sie auch von Außenstehenden leichter als Individuen behandelt werden. Verwandten, Freunden und Lehrern kann man mitteilen, wer was trägt.

Wenn Ihre Zwillinge älter werden, sollten sie selbst entscheiden, was sie anziehen wollen. Waren sie immer unterschiedlich gekleidet, werden sie diese Gewohnheit wahrscheinlich beibehalten.

Ein Zwilling sein

Zwillinge haben ein enges und instinktives Verständnis füreinander. Sie genießen die Kameradschaft eines Kindes im gleichen Alter. Wenn sie heranwachsen und neue Erfahrungen machen, verschafft ihnen die Unterstützung und der Zuspruch des anderen Sicherheit.

Körperliche Entwicklung

Wenn Zwillinge zu früh zur Welt kommen, hinkt ihr Wachstum und ihre Entwicklung oftmals etwas hinter termingerecht geborenen Babys her. Sie dürfen nie erwarten, daß sie zu früh zu viel können; vergleichen Sie ihre Entwicklung nicht mit der gleichaltriger Babys.

Es ist unterschiedlich, wie stark sich die Entwicklung verzögert. Es kann sein, daß Zwillinge etwas später sitzen, gehen und sprechen als andere Babys; sie erlangen aber die Meilensteine der Entwicklung in derselben Reihenfolge wie andere Babys (s. S. 150 – 213). Machen Sie sich keine Sorgen, daß Ihre Babys die Verzögerung nie aufholen würden. Eine in den USA durchgeführte, breit angelegte Untersuchung zeigte, daß Zwillingsbabys mit vier Jahren bei der Größe und mit acht Jahren auch beim Gewicht aufgeholt haben.

Andere Faktoren beeinflussen das Tempo, in dem Kinder sich entwickeln. Eineiige Zwillinge werden wahrscheinlich gleich groß und schwer; sind sie zweieiig, kann einer schneller wachsen und sich schneller entwickeln als der andere. Dies trifft insbesondere zu, wenn es sich um einen Jungen und ein Mädchen handelt.

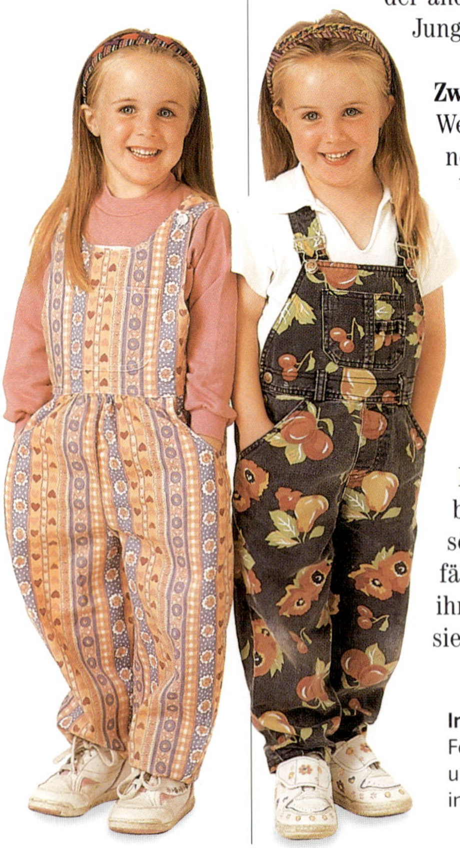

Zwillinge als Individuen

Wenn Zwillinge Hunger haben, ist es oft am einfachsten, sie nebeneinander zu setzen und ihnen das gleiche zu füttern. Wenn sie klein sind, können sie im gleichen Bettchen schlafen (s. S. 245). Vielleicht spielen sie zur gleichen Zeit mit den gleichen Spielsachen. Wenn Zwillinge das gleiche Geschlecht haben, gleich aussehen oder ein ähnliches Temperament haben, behandelt man sie leicht in gleicher Weise. Doch ich glaube, man sollte Zwillinge von Anfang an als Individuen betrachten. Wählen Sie keine ähnlich klingenden Namen. Versuchen Sie, Ihre Babys nach ihren unterschiedlichen Bedürfnissen und Reaktionen zu differenzieren. Außenstehenden fällt es besonders schwer, Zwillinge als Individuen mit eigener Persönlichkeit zu behandeln – und doch ist es sehr wichtig. Es fällt anderen Menschen leichter, wenn die Zwillinge selber ihre unterschiedlichen Persönlichkeiten zeigen. Sie sollten sie dazu immer ermutigen.

Individualität
Fördern Sie den Sinn für Identität und Individualität bei jedem Zwilling, indem Sie sie verschieden anziehen.

Das spezielle Band

Ein eng zusammengeschweißtes Zwillingspaar zu sein hat Vor- und Nachteile. Zwillinge sind einander oft sehr nahe und sind zentrale Figuren im Leben des anderen. Die Beziehung zwischen ihnen kann stärker und gewichtiger scheinen als jede andere. Sie basiert auf vielen gemeinsamen Gefühlen und Erfahrungen und einem tiefen, intimen Wissen voneinander. Ihre Nähe gibt Zwillingen die seltene Chance zu sehen, wie Dinge auf einen anderen Menschen wirken – eine Gelegenheit, die andere Kinder nur selten haben. Diese engen Verbindungen verleihen Zwillingen eine große Sicherheit und sind auf vielerlei Art ein Quell der Stärke. Andererseits kämpfen Zwillinge stark um Abgrenzung und weisen einander auch aktiv zurück, trotz gemeinsamer Fähigkeiten und Einstellungen.

Mit Zwillingen sprechen

Wenn ein Baby anfängt zu sprechen, wird dies von Erwachsenen und älteren Geschwistern bemerkt und gefördert. Bei Zwillingen bekommt das einzelne Kind weniger Aufmerksamkeit; daher sprechen Zwillinge gewöhnlich miteinander, hören sich gegenseitig zu und können sogar eine eigene Sprache erfinden. Obwohl der Spracherwerb von Zwillingen oftmals spät einsetzt und sich langsam entwickelt, verbessert sich mit der Zeit ihre Sprechfertigkeit. Wenn Sie diese Fortschritte beschleunigen wollen, müssen Sie einzeln mit Ihren Babys sprechen. Man vergißt nur allzuleicht, mit einem kleinen Baby zu sprechen, wenn man müde und überarbeitet ist. Doch Kinder erlernen die Sprache und deren Anwendung durch das gemeinsame Spiel und das Gespräch mit Ihnen und Ihrem Partner.

Sich nach außen öffnen

Ein Zwilling hat immer die Gesellschaft des anderen; daher sind sie meist auch ohne andere Freunde ganz zufrieden. Aus dem gleichen Grund haben sie oft auch wenig Probleme, wenn man sie zu anderen Menschen oder in eine Spielgruppe bringt. Je häufiger Zwillinge jedoch ausschließlich miteinander spielen, um so schwieriger wird es für sie, Freunde zu gewinnen und mit anderen Kindern zu spielen. Sie können in einer Gruppe vermessen und grob auftreten, wollen Gruppenführer sein und können das eingespielte Gleichgewicht in der Gruppe durcheinanderbringen. Manche halten sich von Gruppen fern. Schwierigkeiten tauchen manchmal auf, wenn Zwillinge in die Schule kommen und sich an die Klassenkameraden anpassen müssen. Fördern Sie daher schon früh die Kontakte Ihrer Zwillinge zu anderen Menschen, sei es in der Familie, zu Freunden oder Kleinkindern.

Da sie immer zu zweit sind, haben Zwillinge bei einer Trennung von der Mutter gewöhnlich weniger Angst. Sie vermitteln dadurch oft den Eindruck, sehr selbstsichere Kinder zu sein. Doch wenn ein Zwilling ohne den anderen zurückgelassen wird, ist er schnell voller Angst und Kummer. Sie brauchen in ungewohnten Situationen die elterliche Unterstützung und Präsenz genauso wie jedes andere Kind. In einer Spielgruppe können sie ihre getrennten Identitäten entwickeln. Dort können sie auch die Fähigkeit, Freundschaften einzugehen, lernen. Ideal ist es, wenn Zwillinge verschiedene Spielgruppen besuchen oder die gleiche an verschiedenen Tagen. Oder Sie bitten die Betreuerin, darauf zu achten, daß die Zwillinge getrennt spielen.

Geschwister

Ältere Kinder fühlen sich bei der Ankunft von Zwillingen doppelt entthront. Die Bedürfnisse von Zwillingen, insbesondere wenn sie anspruchsvoll sind, belasten die gesamte Familie und verlangen der Mutter alle Zeit und Energie ab.

Wenn Sie bei der Geburt längere Zeit im Krankenhaus bleiben mußten, kann es lange dauern, bis Ihre Kinder wieder Vertrauen und Sicherheit gefaßt haben. Sie sind wütend und aufgewühlt, weil Sie fortgegangen sind und dann mit zwei neuen Babys nach Hause kommen.

Ältere Geschwister werden durch die Ankunft von Zwillingen manchmal „erwachsener". Andere werden selbst wieder ein Baby; vielleicht braucht ein schon sauberes Kind plötzlich wieder Windeln. Das ältere Kind ist völlig durcheinander. Es fühlt sich zurückgestoßen und versteht nicht, warum Sie nun weniger Zeit für es haben als früher. Ist es älter als zwei Jahre, vermißt es Ihre volle Aufmerksamkeit besonders; es ist wütend auf Sie, weil Sie sich hauptsächlich mit den zwei Neuankömmlingen abgeben.

Stellen Sie unter allen Umständen sicher, daß jedes Ihrer Kinder mindestens eine halbe Stunde am Tag Ihre ungeteilte Aufmerksamkeit bekommt. Dann fühlt es sich als geliebtes und geachtetes Familienmitglied. Am besten ist es, wenn der andere Partner in dieser Zeit mit den Zwillingen ausfährt, damit das ältere Kind die Mutter (oder abwechselnd auch den Vater) ganz für sich hat. Dann fühlt es sich ihrer Liebe trotz der zwei neuen Eindringlinge gewiß.

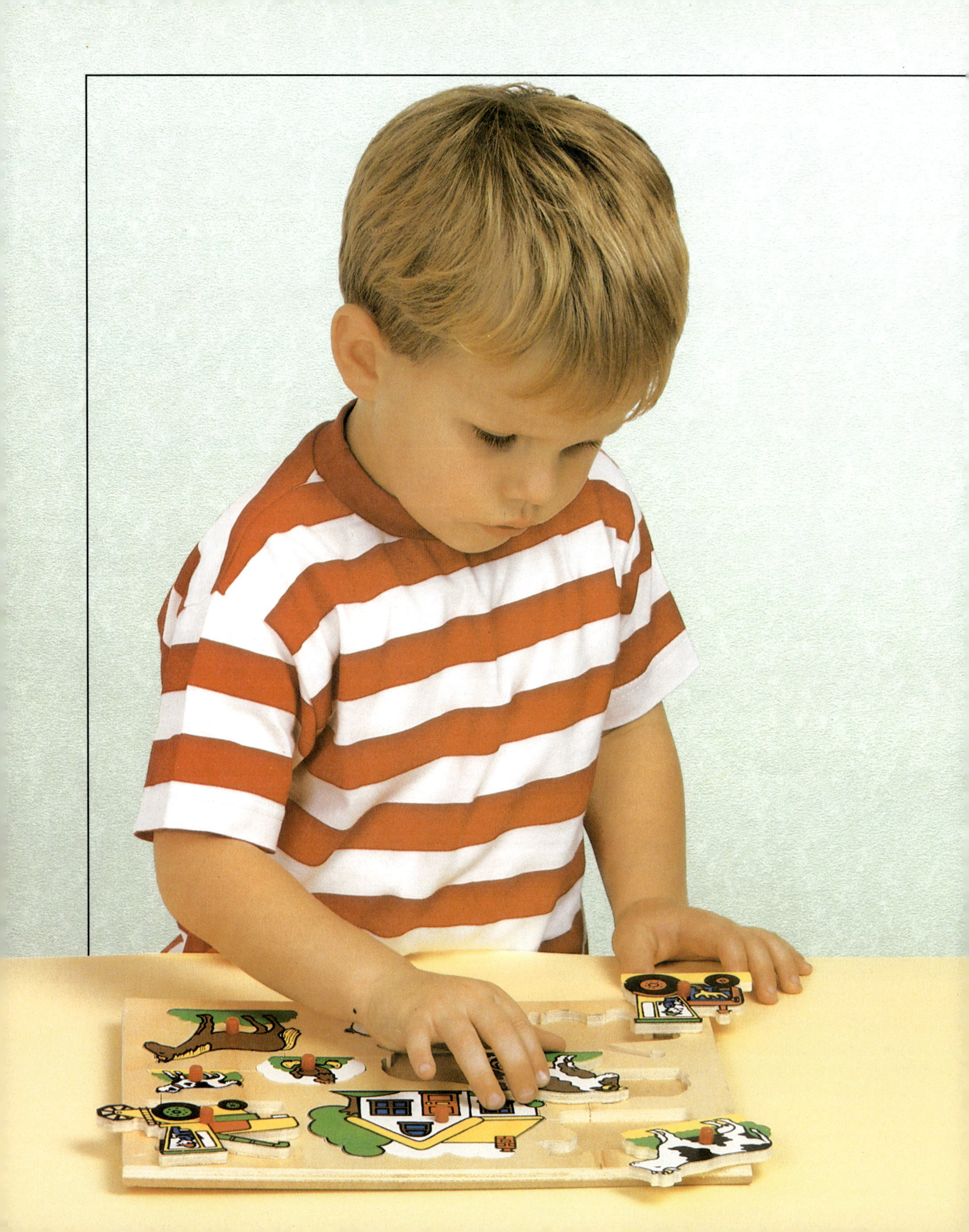

Kapitel 5

Kinder mit Besonderheiten

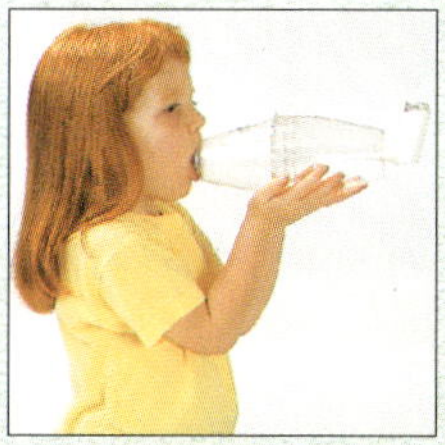

Es gibt vielerlei Gründe dafür, daß ein Kind besondere Fürsorge und Aufmerksamkeit benötigt. Beispiele sind chronische Krankheiten wie Asthma, Lernschwächen wie Legasthenie, Entwicklungsstörungen wie zum Beispiel Autismus – oder es ist seinem Alter einfach weit voraus. In jedem dieser Fälle braucht es zusätzliche Unterstützung. Oder es bedarf besonderer Anleitung, damit es seine Anlagen optimal entfalten kann. Hierzu zählen medizinische Behandlungen, spezielle Therapien oder eine besondere schulische Erziehung. Dasselbe gilt für das außergewöhnlich begabte Kind, das ältere Geschwister und sogar die Eltern überflügeln kann. Dies bringt für die Familie eine außergewöhnliche Belastung mit sich; auch in diesem Fall ist der Kontakt zu Fachleuten unerläßlich. Denn nur dann erhält das Kind die Chance, seine Begabungen zu nutzen.

Es ist sehr wichtig, solche speziellen Erfordernisse früh zu erkennen. Eine ernste Erkrankung, zum Beispiel eine Zerebralparese, wird bald nach der Geburt offenkundig. Andere Beeinträchtigungen jedoch, wie zum Beispiel eine Legasthenie, können jahrelang unentdeckt bleiben. Zögern Sie nie, einem Verdacht nachzugehen. Wenden Sie sich an den Kinderarzt. Die Diagnose einer chronischen Erkrankung oder einer Lernschwäche ist dennoch immer ein Schock. Nutzen Sie jede Hilfe und jeden Rat. Auch wenn Ihr Kind eine besondere Pflege braucht, so bleiben Sie doch seine wichtigste Bezugsperson. Je besser Sie informiert sind, um so mehr können Sie für Ihr Kind tun.

Das besondere Kind

Natürlich entwickelt sich jedes Kind gemäß seinem eigenen Tempo. Der Bereich dessen, was Ärzte und Psychologen als „normal" bezeichnen, ist breit. Aber dennoch findet man an jedem Ende dieser Skala eine kleine Anzahl von Kindern. Am einen Ende des Spektrums stehen die Kinder, die für ihr Alter ungewöhnlich weit sind, sowohl hinsichtlich der motorischen wie der intellektuellen Fähigkeiten; am anderen Ende finden sich Kinder, die die grundlegenden Fertigkeiten, wie zum Beispiel Sprechen, noch nicht erlernt haben sowie Kinder, die sich sehr langsam entwickeln. Dazwischen finden sich auch Kinder mit speziellen Entwicklungs- oder Lernstörungen wie Autismus oder Legasthenie.

Es mag überraschend scheinen, daß sehr kluge Kinder ähnliche Bedürfnisse haben wie Kinder mit einer Lernschwäche – sie brauchen viele Anregungen, Zuwendung und Liebe. Natürlich ist dies für alle Kinder wichtig – doch die Kinder mit besonderen Bedürfnissen verkümmern ohne diese Anleitung noch mehr. Ohne ausreichende Anregungen sind sie eben nicht „einfach durchschnittlich", sondern können ernste Verhaltensauffälligkeiten entwickeln.

Erste Anzeichen erkennen
Wenn Ihr Kind besondere Bedürfnisse hat, ist eine frühe Diagnose sehr wichtig. Nur dann kann es adäquate Hilfe bekommen. Einige Lernschwächen sind schwer zu erkennen, insbesondere wenn sie durch Verhaltensweisen charakterisiert sind, die als positiv betrachtet werden, zum Beispiel, wenn das Kind sehr ruhig ist, kaum schreit oder übermäßig viel schläft. Autistische Kinder beispielsweise werden von ihren Eltern oft als brav beschrieben, bevor andere Krankheitssymptome auftreten. Ein hochbegabtes Kind andererseits kann ein Störenfried sein und in der Schule eher mäßig, so daß die Lehrer kaum seine Fähigkeiten erkennen.
Auf der Liste rechts finden Sie einige Anzeichen, die darauf hinweisen können, daß Ihr Kind besondere Bedürfnisse hat. Denken Sie jedoch daran, daß sich Kinder in ihrem Entwicklungstempo und ihrer Persönlichkeit enorm unterscheiden; was Sie bei Ihrem Kind als eine verzögerte Sprachentwicklung ansehen, kann durchaus noch im Bereich des Normalen liegen.

Das Kind mit einer verzögerten Entwicklung:
- spricht mit zweieinhalb Jahren noch nicht.
- kann keine Kommunikation mit anderen Menschen aufbauen – es mischt sich zum Beispiel nicht in eine Unterhaltung ein.
- wiederholt alles – über das normale Alter hinaus; stellt zum Beispiel immer wieder die gleiche Frage, ohne auf die Antwort zu achten.
- hat Probleme mit dem Lesen und Schreiben, kann links und rechts nicht unterscheiden und hat ein schlechtes Koordinationsvermögen.
- ist überaktiv und hat eine kurze Aufmerksamkeitsspanne.

Das hochbegabte Kind:
- spricht sehr früh und sehr gut.
- zeigt ein sehr unabhängiges Verhalten oder bevorzugt die Gesellschaft Erwachsener.
- braucht ständig neue Aufgaben.
- zeigt eine frühzeitige Entwicklung in Verbindung mit schlechtem Benehmen, wie Wutanfällen.
- verfügt über eine ungewöhnlich große Konzentrationsfähigkeit.

Auch ein Kind mit speziellen Defiziten kann erfolgreich lernen. Ein hochbegabtes Kind muß keineswegs nur abwarten, bis es die anderen Kinder „einholen". Jedes Kind mit besonderen Bedürfnissen braucht vielmehr Lernmethoden, die auf seine individuellen Erfordernisse zugeschnitten sind, egal ob es hochbegabt ist oder sich langsam entwickelt.

IQ-Tabelle
Die wenigen hochbegabten Kinder liegen rechts außen auf der Tabelle. Links finden Sie die kleine Gruppe von Kindern mit unterdurchschnittlichen geistigen Fähigkeiten. Die meisten Kinder liegen zwischen diesen Extremen.

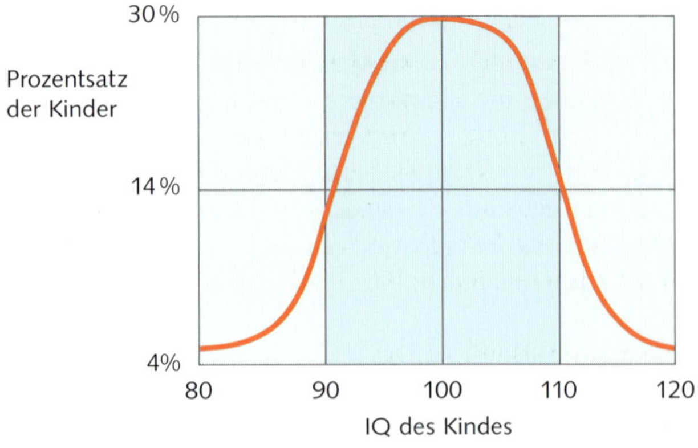

Hochbegabung

Ein hochbegabtes Kind hat für sein Alter fortgeschrittene kognitive (das Verständnis betreffende) und manchmal auch motorische Fähigkeiten. Es läuft oft früher als andere Kinder, spricht früh und handelt schon bald überlegt. In den meisten Bereichen ist es sehr erfolgreich und erreicht einen allgemeinen IQ-Wert von über 130. Nur sehr wenige Eltern haben ein hochbegabtes Kind. Viele Kinder sind irgendwann einmal in einem bestimmten Bereich ihren Altersgenossen voraus; doch nur 2 Prozent der Bevölkerung ist wirklich hochbegabt. Gehört Ihr Kind dazu, so werden Sie es als Eltern wahrscheinlich als erste bemerken.

Diagnose

Je älter ein Kind wird, um so einfacher wird es, eine Hochbegabung zu diagnostizieren. Eines der ersten Anzeichen ist jedoch ein früher Spracherwerb. Oft sprechen diese Kinder schon vor dem zweiten Lebensjahr flüssig. Auch frühes Lesenlernen deutet auf eine Hochbegabung hin: viele begabte Kinder lernen schon mit drei oder vier Jahren lesen, 6 Prozent lernen es schon, bevor sie zwei Jahre alt sind. Weitere mögliche Eigenschaften hochbegabter Kinder sind:

- Gutes Denkvermögen.
- Ein gutes Gedächtnis für Orte und Namen.
- Große Kreativität und großes Vorstellungsvermögen.
- Scharfe Beobachtungsgabe.
- Es ist neugierig und stellt immerzu Fragen.
- Es ist lieber bei den Erwachsenen als bei Kindern.
- Es besitzt die Fähigkeit, abstrakte Ideen zu erfassen.
- Unabhängigkeit.
- Fähigkeit, Probleme oder Puzzles zu lösen.
- Es hat einen großen Wortschatz.
- Es eignet sich Fakten sehr schnell an.
- Lange Konzentrationsspanne.
- Es besitzt die Fähigkeit, Ereignisse, Menschen und Situationen exakt und lebendig zu beschreiben.
- Es verbringt seine Zeit mit Lernen und Lesen.
- Es verfügt über ein besonderes Talent, zum Beispiel künstlerische Fähigkeiten.
- Es hat einen hohen IQ.

Besondere Bedürfnisse

Bestimmt sehen Sie in der Begabung eher einen Vorteil als ein Problem; doch ein hochbegabtes Kind ist in der Schule oft nicht ausgelastet. Außerdem hat es besondere emotionale Bedürfnisse, die sich vom „Durchschnittskind" unterscheiden.

Manchem hochbegabten Kind fällt es schwer, Beziehungen zu Gleichaltrigen einzugehen. Es ist mit anderen ungeduldig, weil sie langsamer sind, und das macht es unbeliebt. Es kann anderen Kindern gegenüber herablassend sein und will doch zu ihnen gehören. Das kann zu Frustration und Isolation führen. Auf der anderen Seite kann ein Kind versuchen, seine Talente zu verbergen, um nicht aufzufallen und von den anderen Kindern akzeptiert zu werden.

Auch der Umgang mit Erwachsenen kann problematisch sein. Manche Lehrer betrachten hochbegabte Kinder als arrogant, als frühreif oder frech. Hochbegabte Kinder sind nie um eine Antwort verlegen, können auf Widersprüche hinweisen und Anweisungen hinterfragen. Das hochbegabte Kind will damit nicht Aufmerksamkeit erheischen oder stören; die negativen Reaktionen der Erwachsenen können dazu führen, daß es sich zurückzieht und isoliert.

Hat das hochbegabte Kind nicht die Möglichkeit, sein Potential zu entfalten, kann es ein eigentümliches Verhalten zwischen intellektuellen Hochleistungen und Unreife zeigen. Es kann trotzen und Wutanfälle haben. Der Unterrichtsstoff langweilt es; fällt es dann durch Unruhe und Unaufmerksamkeit auf, können die Lehrer, statt seine Begabung zu erkennen, es für minderbemittelt halten. In einem Gespräch mit dem Lehrer sollten die Eltern den Lehrer darauf hinweisen, daß das Kind unterfordert ist und besondere Förderung braucht.

Kann Hochbegabung antrainiert werden?

Intelligenz ist ausschließlich angeboren und setzt sich über alle Kulturen und gesellschaftlichen Hintergründe hinweg; Klugheit ist teils angeboren und teils milieubedingt.

Sie können zwar eine Umgebung schaffen, die für die intellektuelle Entwicklung förderlich ist; doch es ist unwahrscheinlich, daß Sie ein hochbegabtes Kind „schaffen" können. Es hat sich gezeigt, daß manche hochbegabten Kinder aus einem relativ wohlhabenden Elternhaus kommen und gut ausgebildete Eltern haben, die ihre Kinder anregen und fördern. Diese zusätzliche Förderung kann dazu führen, daß aus einem sehr aufgeweckten ein hochbegabtes Kind wird. Doch auch extrem beflissene Eltern können keine Begabung antrainieren. Sie können dem Kind helfen, seine Anlagen optimal zu entfalten, aber verändern können sie die Begabung nicht.

Wie Sie helfen können

Die Eltern müssen wissen, daß ihr Kind hochbegabt ist. Nur dann können sie seine Verhaltensweisen – insbesondere scheinbar negative – erklären: soziale Zurückgezogenheit, Aggressivität, Wutanfälle, Launenhaftigkeit usw. Außerdem können sie nur dann auf die besonderen Bedürfnisse des Kindes eingehen. Die Eltern dürfen nicht einfach die Einstellung übernehmen, es müsse einfach abwarten, bis die anderen Kinder sein Niveau erreicht haben. Hochbegabte Kinder brauchen vielerlei geistige Anregungen, sonst verkümmern sie.
Ist das Kind im Schulalter, sollten Sie mit seinem Lehrer sprechen. Erkennt der Lehrer die Hochbegabung nicht, kann er das Kind als Bedrohung oder Problemfall betrachten. Ein einfühlsamer Lehrer jedoch hilft, das Kind in die Gemeinschaft zu integrieren; er verhindert, daß es isoliert wird. An manchen Schulen gibt es Einrichtungen für hochbegabte Kinder oder Sonderprogramme. Sie können sich mit der Deutschen Gesellschaft für das Hochbegabte Kind (Bundesgeschäftsstelle, Sondershauser Straße 80, 12249 Berlin) in Verbindung setzen. Dort erhalten Sie weitere Informationen und Adressen der Regionalverbände.
Die Eltern müssen ihr Kind mit viel Einfühlungsvermögen behandeln. Auch wenn es in bestimmten Bereichen weit voraus ist, so ist es emotional noch unreif; behandeln Sie es also nicht als „kleinen Erwachsenen". Bieten Sie Ihrem Kind auf folgende Weise intellektuelle Anregungen:

- Stellen Sie Spielsachen zur Verfügung, die das interaktive Lernen fördern. Beschränken Sie den Fernsehkonsum, da fernsehen ein rein passiver Zeitvertreib ist.
- Geben Sie Ihrem Kind alle Freiheiten zum Spielen; greifen Sie nur ein, wenn es Sie um Hilfe bittet.
- Fördern Sie spezielle Talente wie Malen oder Musik.
- Verfügen Sie selbst über ein außergewöhnliches Talent, lassen Sie Ihr Kind daran teilhaben. Versuchen Sie Ihre Begeisterung auf das Kind zu übertragen.
- Lassen Sie Ihr Kind an Programmen für hochbegabte Kinder teilnehmen.
- Ermutigen Sie es, Fragen zu stellen. Wenn Sie keine Antwort wissen, helfen Sie ihm, die Antwort in einem Buch nachzuschlagen.
- Lesen Sie ihm Geschichten vor, die seine Phantasie bereichern.
- Beteiligen Sie es an den alltäglichen Aufgaben.

Minderbegabung

Während hochbegabte Kinder bestimmte Fertigkeiten sehr früh erwerben, eignen sich minderbegabte oder in der Entwicklung zurückgebliebene Kinder diese Fähigkeiten ungewöhnlich langsam an. Zu den ersten Anzeichen für eine verzögerte Entwicklung können Fügsamkeit, Passivität und andauerndes Schlafen gehören. Das Baby ist sehr ruhig, stellt keine Beziehung zu seiner Umgebung her und lächelt erst spät; es reagiert spät auf Geräusche und lernt spät kauen.

Bei Aktivitäten hat das Kind nur eine sehr kurze Aufmerksamkeitsspanne. In kurzer Zeit fängt es viele verschiedene Dinge an, anstatt alle seine Energie einer Aufgabe oder einem Spiel zu widmen. Mit zunehmendem Alter kann es eine Tendenz zur Überaktivität zeigen. Sein IQ liegt unter dem Durchschnitt.

Diagnose

Ein in der Entwicklung zurückgebliebenes Kind erreicht bestimmte Meilensteine der Entwicklung später als andere Kinder (siehe unten). Zunächst sollte man eine physiologische Ursache wie Schwerhörigkeit oder Blindheit ausschließen. Man sollte auch herausfinden, ob das Kind an einer ernsten Entwicklungsstörung, zum Beispiel Autismus (s. S. 258) leidet oder es sich einfach langsamer als normal entwickelt. Bitten Sie den Kinderarzt um eine Überweisung zu einem Neuropädiater. Oft ist eine spezielle Therapie erforderlich.

Entwicklung des Verhaltens

Es gibt verschiedene Anhaltspunkte oder Anzeichen dafür, daß ein Baby in der Entwicklung zurückbleibt oder sich in bestimmten Bereichen nicht entwickelt. Diese Meilensteine existieren, auch wenn jedes Kind sie gemäß seinem individuellen Tempo erreicht. Hat Ihr Kind die folgenden Stadien nicht erreicht, kann eine Lern- oder Entwicklungsstörung vorliegen.

Betrachten der Hände Mit ungefähr acht Wochen wird sich das Baby seiner Hände bewußt. Mit 12–16 Wochen betrachtet es seine Hände und bewegt seine Finger – es entdeckt, daß es seine Handbewegungen kontrollieren kann. Kinder mit einer Entwicklungsverzögerung beobachten ihre Hände bis zur 20. Lebenswoche.

Der Greifreflex Wenn Sie Ihren Finger (oder einen Gegenstand) in die Handfläche des Babys legen, umschließt es ihn fest mit seinen Fingern. Dieser Reflex besteht gewöhnlich bis zur sechsten Lebenswoche, bei einem in der Entwicklung zurückgebliebenen Kind dauert er länger an.

In den Mund stecken Ab dem sechsten Lebensmonat steckt das Baby alles in den Mund. Dieses Verhalten dauert bei einem normalen Kind ungefähr bis zu einem Jahr an, bei einem zurückgebliebenen Kind länger.

Werfen Kinder bis zu 16 Monaten werfen alles aus dem Wagen. Zurückgebliebene Kinder noch viel länger.

Sabbern Das Sabbern sollte mit ungefähr einem Jahr aufhören. Zurückgebliebene Kinder sabbern noch mit 18 Monaten.

Wie Sie helfen können

Die intellektuelle Entwicklung wird von der Natur (den ererbten Eigenschaften) und der Betreuung (körperliche Pflege, soziale Umgebung, Ernährung usw.) bestimmt. Der IQ des Kindes ist vor der Geburt festgelegt, doch er kann durch die Anregungen, die das Kind nach der Geburt bekommt, aufblühen. Wird das Kind nicht von klein auf an den Umgang mit anderen Menschen hingeführt und nicht angespornt, durch seine Sinne die umgebende Welt zu erfahren, kann es seine Anlagen nicht entfalten.

Wenn Sie vermuten, daß Ihr Kind in seiner Entwicklung zurück ist, nehmen Sie sich viel Zeit, ihm vorzulesen, mit ihm zu sprechen, mit ihm zu spielen, Ausflüge zu machen, ihm neue Dinge und neue Menschen zu zeigen und es zum phantasievollen Umgang mit seinen Spielsachen anzuregen. Geben Sie ihm Spielsachen, die erzieherisch wertvoll sind und viele bunte Bücher.

Manchmal helfen Techniken, die das Verhalten verändern können. Im Prinzip bedeutet dies, die Reaktionen des Kindes durch Lob und Zuwendung zu belohnen. Bleiben Sie bei seinen Bemühungen – und seien sie auch noch so langsam – geduldig.

Legasthenie (Leseschwäche)

Hierunter versteht man eine Lernschwäche, die das Lesen, Buchstabieren und Schreiben betrifft. Zu diesen Schwierigkeiten können noch Probleme mit den Zahlen, ein schlechtes Kurzzeitgedächtnis und Ungeschicklichkeit kommen. Auch wenn die Legasthenie vor allem die Beherrschung der geschriebenen Symbole – Buchstaben, Zahlen und Musiknoten – beeinträchtigt, kann das Kind auch Probleme mit der gesprochenen Sprache haben. Legasthenie ist eine spezifische neurologische Störung und nicht Folge eines schlechten Gehörs oder Sehvermögens oder einer niedrigen Intelligenz. Eines von 20 Kindern leidet an Legasthenie (dreimal mehr Jungen als Mädchen). Besteht bei einem Elternteil eine Legasthenie, ist es 17mal wahrscheinlicher, daß das Kind daran leidet.

Diagnose

Viele aufgeweckte Kinder haben eine Legasthenie. Die Störung wird bei diesen Kindern oft früher diagnostiziert, weil die Eltern die Diskrepanz zwischen der offensichtlichen Intelligenz des Kindes und seinen schwachen Leistungen in bestimmten Bereichen erkennen. Die wichtigsten Symptome der Legasthenie sind Schwierigkeiten beim Lesen und Schreiben. Das Kind hat vielleicht Probleme, die Buchstaben in der richtigen Reihenfolge aufzunehmen oder verwechselt ähnlich geformte Buchstaben wie b und d und p und q. Folgende Probleme weisen auf eine Legasthenie hin:

- Schwache Rechtschreibung.
- Schlechtes Koordinationsvermögen.
- Schwierigkeiten, sich eine Reihe von Wörtern, Zahlen oder Buchstaben, zum Beispiel das Alphabet oder Tabellen zu merken.
- Schwierigkeiten, sich die Abfolge alltäglicher Dinge, zum Beispiel die Wochentage zu merken.
- Probleme, links und rechts zu unterscheiden
- Das Kind vertauscht Silben, zum Beispiel „Tebbydär“ statt „Teddybär“.
- Es hat Schwierigkeiten, Reime zu lernen.

Inzwischen gibt es einen Test, mit dem man Legasthenie schon im Vorschulalter feststellen kann. Dabei müssen Nonsens-Wörter wiederholt werden, Bilderreihen zusammengesetzt, Reimwörter erkannt sowie Balance und Reaktion getestet werden. Eine korrekte Diagnose kann nur von einem Fachmann gestellt werden.

Auswirkungen der Legasthenie
Die oben angeführten Probleme können auch bei Kindern auftreten, die keine Legasthenie haben. Bei Kindern mit der Leseschwäche sind die Symptome aber ernster und wachsen sich nicht aus.
Kinder mit Legasthenie haben auch bei der Unterscheidung verschiedener Laute sowie mit dem Gedächtnis und dem Gleichgewichtssinn Probleme. Betroffene Kinder haben zum Beispiel viel größere Schwierigkeiten, auf einem Bein zu balancieren als andere Kinder.
Die Stärken des Kindes liegen meist in seiner Sensibilität, der Intuition und der Impulsivität. Fähigkeiten, die mit der linken Gehirnhälfte in Verbindung stehen, zum Beispiel der Umgang mit geschriebenen Symbolen, die Reaktionsfähigkeit und die Aufstellung von Reihenfolgen sind schwach entwickelt. Manche Kinder sind sehr kreativ und haben eine große zeichnerische Begabung.

Besondere Bedürfnisse
Eines der größten Probleme ist eine unzutreffende Diagnose. Oft werden Kinder, die beim Lesen- oder Schreibenlernen große Probleme haben, als „langsam" oder gar „behindert" bezeichnet – dies ist für das Kind sehr demoralisierend und wird seine schulischen Leistungen beeinträchtigen. Eltern und Lehrer verwechseln Legasthenie oft mit einem niedrigen IQ; doch in Wirklichkeit haben die meisten Kinder mit Legasthenie einen durchschnittlichen oder überdurchschnittlichen IQ.
Wird Legasthenie früh erkannt, ist eine spezielle Therapie sehr wirksam. Wird die Diagnose im Alter von vier oder fünf Jahren gestellt, braucht das Kind später in der Schule wahrscheinlich nur ein halbes Jahr lang täglich eine halbe Stunde zusätzlichen Unterricht, damit es normal lesen und schreiben lernt. Wird die Legasthenie erst mit acht Jahren erkannt, muß das Kind viel nachholen.

Wie Sie helfen können

Sie können drei Dinge tun, um Ihrem leseschwachen Kind zu Hause zu helfen. Als erstes – und das wird manchmal übersehen – sollten Sie sich eingestehen, daß Ihr Kind tatsächlich ein Problem hat. Hören Sie nicht darauf, wenn man Ihnen einreden will, daß Ihr Kind die anderen schon einholen oder mit der Zeit lesen lernen wird – Legasthenie ist eine spezielle Lernschwäche, die nur auf eine geeignete Therapie anspricht. Bieten Sie zweitens Unterstützung und Motivation, insbesondere wenn Ihr Kind in der Schule Probleme hat. Und drittens spielen Sie viele Lernspiele mit ihm.

Emotionale Unterstützung Bleibt Ihr Kind in der Schule hinter den anderen zurück, müssen Sie ihm zu Hause Erfolgserlebnisse verschaffen. Zeigen Sie keine Ungeduld. Spornen Sie es zu den Aktivitäten an, in denen es gut ist. Helfen Sie ihm, Dinge alleine zu tun. Geben Sie ihm Hilfen zum eigenständigen Tun; bringen Sie zum Beispiel Symbole für links und rechts an. Wenn es eine spezielle Aufgabe schwierig findet, soll es sie langsam durchführen. Holen Sie sich eventuell Hilfe. Adressen über Elterngruppen in Ihrer Nähe erfahren Sie über den Bundesverband Legasthenie e.V., Königstraße 32, 30175 Hannover, Tel. (05 11) 318738.

Lernspiele für zu Hause Spiele mit Buchstaben, Wörtern und Lauten können sehr hilfreich sein. Auf folgende Weise können Sie Spaß haben und gleichzeitig das Lernvermögen Ihres Kindes fördern:
- Sagen Sie gemeinsam Reime auf. Erfinden Sie Gedichte, die sich reimen oder Reimwörter. Dabei wird Ihr Kind mit der Existenz von Reimwörtern vertraut.
- Bringen Sie Ihrem Kind Reime oder Lieder mit Aufzählungen, zum Beispiel der Wochentage, bei.
- Spielen Sie „Teekessel". Dabei muß Ihr Kind Fragen stellen.
- Machen Sie es mit der Vorstellung von links und rechts vertraut.
- Bitten Sie Ihr Kind, den Tisch zu decken.
- Machen Sie rhythmische Spiele. Klatschen Sie zu jeder Silbe eines Wortes, und lassen Sie es Ihr Kind wiederholen. Klatschen Sie seinen Namen im Rhythmus.
- Nennen Sie Ihrem Kind Gruppen von Wörtern, und lassen Sie es das nicht dazugehörige Wort heraussuchen.
- Lassen Sie Ihr Kind möglichst viele Wörter, die mit demselben Buchstaben beginnen, aufzählen.
- Lassen Sie Ihr Kind mit einem Stift Wörter und Buchstaben nachfahren oder Buchstaben aus Knete formen.

ADS

(Aufmerksamkeitsdefizitsyndrom), Hyperaktivität

Aus der Sicht der Psychologen ist ADS eine der häufigsten Störungen in der Kindheit. Charakteristisch ist eine von Geburt an bestehende Überaktivität. ADS wird oft auch als Hyperaktivität bezeichnet. Kinder mit ADS verhalten sich impulsiv, sind höchst ablenkbar und haben Schwierigkeiten, wesentliche von unbedeutenden Informationen zu unterscheiden. Sie sind schnell frustriert und haben häufige Stimmungsschwankungen. ADS ist bei Jungen viermal häufiger als bei Mädchen; die Störung wird sowohl von genetischen wie von milieubedingten Faktoren verursacht.

Was verursacht ADS?

Die geläufige Theorie über ADS besagt, daß es sich dabei um eine Störung in der Wahrnehmungs- und Verständnisfähigkeit handelt. Bis vor kurzer Zeit vermutete man als Ursache von ADS und Hyperaktivität bestimmte Stoffe in der Ernährung. Man nahm an, daß künstliche Zusatzstoffe sowie ein Mangel an Vitaminen und Mineralstoffen bei manchen Kindern das Verhalten beeinflussen würden. Inzwischen ist diese Theorie weitgehend widerlegt worden. Manche Behandlungsmethoden bei ADS und Hyperaktivität zielen darauf ab, alle chemischen Zusätze aus der Ernährung des Kindes auszuschließen, gewöhnlich ohne Ergebnis. Diese Vorgehensweise sollte nicht länger verteidigt werden.

Auswirkungen von ADS

Ein Kind mit ADS kann unberechenbar und destruktiv sein. Schon bevor es zur Schule geht, können seine Beziehungen zu Erwachsenen problematisch sein. Es hat bald seinen Ruf als Rebell oder Störenfried weg. Dies wirkt sich negativ auf sein Selbstwertgefühl aus; damit hat es bereits bei Schulbeginn eine schlechtere Startposition als andere Kinder. Das Verhalten des Kindes kann stark variieren: An einem Tag mag es ziemlich folgsam sein, am nächsten sitzt es keine Minute still und zappelt ohne Unterlaß herum. Oft erbringt es in der Schule nur mäßige Leistungen; es ist bekannt für sein schlechtes Konzentrationsvermögen. Die Lehrer glauben bald, daß es nur wenig begabt ist, obwohl das gar nicht stimmt.
Es gibt frühe körperliche Symptome, die in Zusammenhang mit ADS und Hyperaktivität stehen. Bei Babys sind dies Koliken (das Baby läßt sich vielleicht nur sehr schwer füttern, sowohl an der Brust wie aus der Flasche), übermäßiges Sabbern und Durst. Bei Kindern gehören schlechter Appetit und Schlafprobleme dazu. Jungen mit ADS leiden darunter meist mehr als Mädchen, weil Mädchen sich insgesamt besser anpassen und leistungsorientierter sind. Jungen werden für ihre Hyperaktivität besonders kritisiert; dadurch kann das Problem noch verschlimmert werden.

Besondere Bedürfnisse

Wenn Ihr Kind in der Schule Probleme hat – d.h. verantwortungslos, nachlässig und unordentlich ist, sich schlecht konzentrieren kann und nicht motiviert scheint – müssen Sie die möglichen Ursachen beseitigen. Ziehen Sie die Möglichkeit, daß es an Legasthenie (Leseschwäche oder MCD) leidet, in Betracht (s. S. 253) oder hochbegabt ist (s. S. 251). Verhält es sich erst seit kurzer Zeit so? Hat es ein traumatisches Erlebnis gehabt? Gibt es weitere Verhaltensauffälligkeiten wie Lügen (s. S. 218) oder Schulangst (s. S. 227)?
Ihr Kind muß vielleicht zu einem Kinderneurologen überwiesen werden. Er ist in der Lage, ADS zu diagnostizieren und die weitere Vorgehensweise festzulegen. Sprechen Sie mit dem Lehrer über die Probleme Ihres Kindes.

Wie Sie helfen können

Ein Kind mit ADS braucht ein geordnetes Familienleben und einen strukturierten, disziplinierten Tagesablauf. Wenn Ihr Kind weiß, daß es zu festgesetzten Tageszeiten bestimmte Dinge tun muß, verliert es sich nicht allzuleicht in ziellosem Tun. Wenn das Kind Probleme mit der Selbstkontrolle hat, hat es wahrscheinlich ein niedriges Selbstwertgefühl, weil es ständig die Mißbilligung der Erwachsenen erfährt. Loben Sie es immer für gutes Benehmen. So lernt es, daß bestimmte Verhaltensweisen Ihre Billigung bekommen, andere dagegen nicht.
Es kostet viel Kraft, ein Kind mit ADS zu haben; diese Kinder haben oft einen schlechten Ruf. Viele Eltern fühlen sich isoliert, weil ihr Kind abgelehnt wird. Geben nicht Sie sich die Schuld für das Benehmen Ihres Kindes. Suchen Sie Hilfe und Zuspruch in einer Selbsthilfegruppe für Eltern mit ADS- bzw. hyperaktiven Kindern (s. Hilfreiche Adressen).

Stottern

Jedes Kind stolpert beim Sprechenlernen immer wieder über manche Wörter, es wiederholt Wörter oder stammelt. Erst wenn das Kind öfter stockt als redet und darunter leidet, spricht man von stottern. Viele Kinder stocken und wiederholen ein Wort am Anfang oder Ende eines Satzes; erst wenn das Kind an dem Wort hängenbleibt und eine Silbe dauernd wiederholt, stottert es.

Ist es ernst?

Wenn Kinder die Sprache erlernen, sind Sie nicht immer in der Lage, ihre Gedanken so schnell in Worte zu fassen, wie sie gerne möchten. Das Kind lebt völlig in der Gegenwart; es will seine intensiven Gefühle sofort ausdrücken – wenn aber sein Wortschatz nicht groß genug ist oder seine Sprechfertigkeit nicht ausreichend, beginnt es in seiner Hast zu stottern.

Die meisten Kinder stottern zu irgendeinem Zeitpunkt. Ihr Kind stottert vielleicht an manchen Tagen, an anderen nicht; oder es stottert, wenn es müde ist oder in einer besonderen Situation oder Umgebung. Solange das Kind nicht in sehr vielen Situationen stottert und sehr aufgeregt wird, ist dies unbedeutend.

Gelegentliches Stottern ist ein natürlicher Teil des Spracherwerbs. Es verliert sich, sofern man daraus kein Problem macht. Macht man viel Aufhebens darum, wird das Kind ängstlich und kann sich so zum echten Stotterer entwickeln.

Wie Sie helfen können

Durch die Art und Weise, wie Sie mit Ihrem Kind reden, können Sie sein Sprechvermögen beeinflussen. Sprechen Sie sehr schnell und nachlässig, bekommt Ihr Kind das Gefühl, daß Sie kein Interesse daran haben, was es zu sagen hat. Versuchen Sie immer, langsam zu sprechen. Zeigen Sie sich aufmerksam und interessiert. Schauen Sie Ihr Kind an. Nach Möglichkeit begeben Sie sich auf seine Höhe. Verwenden Sie eine einfache Sprache, und sprechen Sie über unmittelbare Dinge, die es wahrnehmen kann. Stellen Sie nicht zu viele Fragen – beschreiben Sie statt dessen Ihre eigenen Gefühle und Erfahrungen; dann wird sich Ihr Kind auch selbst einbringen. Am wichtigsten ist, daß Sie niemals negativ auf das Stammeln reagieren. Sonst wird das Kind noch befangener, und das Stottern wird schlimmer. Kämpft Ihr Kind mit einem Satz, sollten Sie ihn weder zu Ende bringen noch das fehlende Wort liefern.

Leidet Ihr Kind stark unter dem Stottern, müssen Sie mit ihm darüber reden. Es muß wissen, daß Sie es verstehen und um seinen Kummer wissen. Wird das Stottern totgeschwiegen, meint das Kind, daß es sich dafür schämen muß. Mit einem kleinen Kind kann man Spiele machen, bei denen Betrachten und Zuhören wichtiger ist als Reden. Bei einem Schulkind können Sie mit dem Lehrer über folgende Strategie sprechen:

- Ihr Kind braucht beim Lesen vielleicht zusätzliche Hilfe. Hat es Angst vor bestimmten Wörtern, kann daraus ein Stottern entstehen. Oft hilft es, wenn das Kind mit einem anderen Kind gemeinsam laut liest.
- Kinder reden flüssiger, wenn sie über etwas Persönliches oder ein Thema, über das sie gut Bescheid wissen, sprechen. Dies sollte immer gefördert werden.
- Wenn der Lehrer acht gibt, in welchen Situationen das Kind fließend spricht bzw. stottert, kann er ihm helfen, peinliche Situationen zu umgehen. Vor allem wenn das Kind unter Druck steht, sollte er ihm seine Fragen so stellen, daß es mit „ja“ oder „nein“ antworten kann.
- Bestimmte Sprachtechniken, die flüssiges Sprechen fördern, sollten geübt werden. Dazu gehören das Aufsagen von Worten, die einen Reim oder Rhythmus haben, Wörter, die man mit Aktionen verbinden kann, das Aufsagen von Aufzählungen, zählen, Theater spielen oder singen.
- Der Lehrer sollte das Stottern sachlich als eine Tatsache betrachten; dann weiß das Kind, daß der Lehrer mitfühlend ist und es das Stottern nicht verbergen muß.

Wodurch wird das Stottern verursacht?

Damit das Kind flüssig sprechen lernt, muß man zunächst sein Selbstvertrauen aufbauen. Unter folgenden Umständen kann sich ein Kind zum Stotterer entwickeln:

- Durch elterliche Ansprüche, die die Fähigkeit des Kindes überschätzen. Wenn die Eltern zum Beispiel viele Fragen stellen, auf deutliche Aussprache bestehen, prompte Antworten und erwachsenes Benehmen erwarten.
- Aufgrund des elterlichen Wunsches, daß sich das Kind perfekt präsentiert, um andere Leute zu beeindrucken.
- Wenn es oft stressige Situationen erlebt, in denen es müde, verängstigt oder erschrocken ist.
- Wenn Menschen sehr schnell oder abgehackt reden.

Stottern ist nicht vererbt. Das stotternde Kind betrachtet sein Stammeln als falsch oder schlecht. Es ist ihm höchst peinlich; wenn es sich dann auf seine Sprechweise konzentriert, wird das Stottern noch schlimmer. Das Kind versucht Situationen, in denen es sprechen muß, insbesondere vor fremden Menschen, zu vermeiden. In der Schule gibt es vielleicht vor, die Antworten nicht zu wissen, nur damit es vor den anderen nichts sagen muß.

Besondere Bedürfnisse

Bei ernstem Stottern muß ein Sprachtherapeut eingeschaltet werden. Sprachheilzentren gibt es in jeder größeren Stadt.

Verzögerte Sprachentwicklung

Mit ungefähr elf Monaten ist das Baby wahrscheinlich in der Lage, einfache Wörter wie „Mama“, „dada“, „Wauwau“ zu sagen. Mit zwei Jahren kann es einfache Sätze bilden wie „Papa Auto“. Die Sprache wird während des dritten und vierten Lebensjahres immer ausgefeilter. Wie in allen Bereichen der Entwicklung variiert das Alter, in dem die sprachlichen Meilensteine erreicht werden, stark; doch wenn Ihr Kind weit hinter den Gleichaltrigen zurückbleibt, besteht möglicherweise ein Problem.

Es gibt viele Ursachen für eine verzögerte Sprachentwicklung; am häufigsten ist eine Schwerhörigkeit – lassen Sie das Gehör Ihres Kindes testen, sobald Sie eine diesbezügliche Vermutung hegen. Eine chronische Mittelohrentzündung (s. S. 285) kann zu Hörproblemen führen und damit die Sprachentwicklung beeinträchtigen. Manche Kinder sprechen spät, weil sie nicht genug Anregung erhalten – oft Kinder, die in einer Krippe oder anderen Einrichtung sind oder deren Eltern einfach nicht genug mit ihnen reden. Bei Jungen kommt eine verzögerte Sprachentwicklung häufiger vor als bei Mädchen; auch Zwillinge sprechen später, möglicherweise weil die Eltern weniger individuell auf sie eingehen.

Sehr selten ist eine verzögerte Sprachentwicklung Folge einer körperlichen Mißbildung oder einer Erkrankung der Sprechmuskulatur, des Kehlkopfes oder Mundes. Es gibt auch Störungen in dem Teil des Gehirns, der das Sprechen steuert.

Das Alter, in dem Kinder zu sprechen beginnen, variiert stark. Wenn Ihr Kind jedoch mit zweieinhalb noch gar nicht spricht, sollten Sie mit dem Kinderarzt reden. Ist Ihr Kind schwerhörig, braucht es ein Hörgerät; hat es eine ernste Sprachstörung, braucht es die Hilfe eines Sprachtherapeuten.

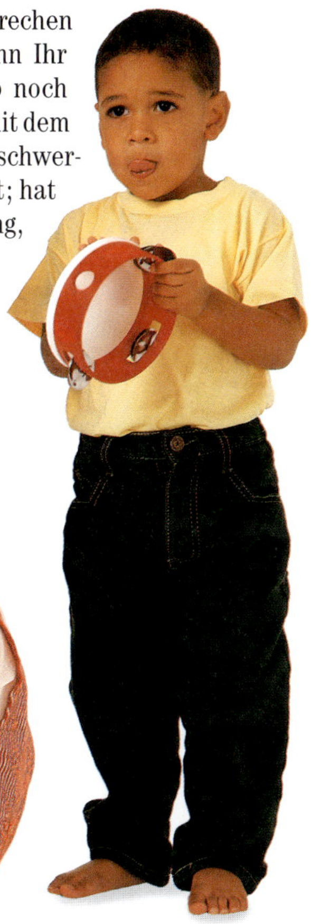

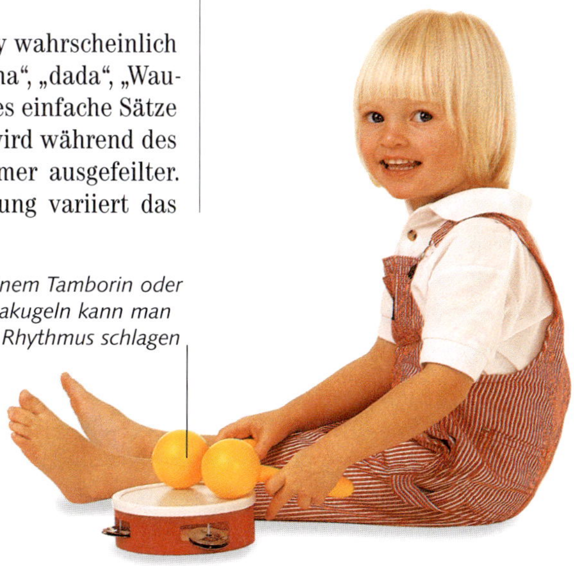

Mit einem Tamborin oder Rumbakugeln kann man einen Rhythmus schlagen

Flüssiges Sprechen fördern
Beim Singen oder rhythmischen Sprechen stottern viele Kinder nicht; wenn Sie zu Reimen und Liedern einen Rhythmus klopfen, bekommt Ihr Kind mehr Selbstvertrauen.

Autismus

Autismus bezeichnet ein Verhaltensmuster, bei dem das Kind an einer Unfähigkeit leidet, mit anderen Menschen in Beziehung zu treten oder auf Situationen angemessen zu reagieren; es leidet an einem zwanghaften Widerwillen gegen jede Veränderung. Früher machte man für Autismus meist emotionale Vernachlässigung oder negative Aspekte der Umgebung oder der Erziehung verantwortlich. Glücklicherweise wissen wir heute, daß Autismus eine physiologische Ursache hat, d. h. aus einer Andersartigkeit des Gehirns herrührt. Diese Abnormität kann vor, während oder nach der Geburt des Kindes eintreten, beinahe immer jedoch vor dem dritten Geburtstag. Sie kann durch eine Krankheit während der Schwangerschaft, zum Beispiel Röteln, verursacht werden, durch Sauerstoffmangel während der Geburt oder eine Kinderkrankheit wie Masern oder Keuchhusten. Es kann auch eine genetische Ursache zugrunde liegen. Autismus ist bei Jungen viermal häufiger als bei Mädchen.

Diagnose

Da Autismus eine Entwicklungsstörung ist, kann es einige Zeit dauern, bis man die Andersartigkeit des Kindes erkennt. Vielleicht stellen Sie fest, daß das Kind im ersten Lebensjahr keinen Kontakt sucht, aber Sie messen dem erst später Bedeutung zu, wenn andere Anzeichen offensichtlich werden. Wenn das Kind zwei oder drei Jahre alt ist, wissen die meisten Eltern, daß ihr Kind autistisch ist oder „etwas nicht stimmt“.

Auswirkungen von Autismus

Autistische Kinder unterscheiden sich stark in ihren Fähigkeiten; es gibt aber drei wesentliche Merkmale, die alle autistischen Kinder zeigen: Probleme mit der sozialen Interaktion, der Kommunikation sowie eine verminderte Vorstellungskraft. Viele autistische Kinder zeigen sich wiederholende Verhaltensmuster. Einige haben ein außergewöhnliches Erinnerungsvermögen.

Soziale Interaktion Bei schwerem Autismus verhält sich das Kind anderen Menschen gegenüber gleichgültig. Als Baby schreit es, ohne daß es durch Tragen oder Liebkosen beruhigt werden könnte; es ist passiv, sucht keinen Augenkontakt und reagiert nicht auf Zuwendung wie Lächeln, Winken oder Mimik.

Autistische Kinder haben kein Interesse an der Interaktion mit anderen Menschen, insbesondere Kindern. Sie schließen keine Freundschaften. Wenn sie sich anderen Menschen zuwenden, verhalten sie sich unangebracht: Wird gerade eine Unterhaltung geführt, wiederholen sie sinnlos bestimmte Gesprächsfetzen; sie können aggressiv sein oder wirr reden. In weniger schweren Fällen akzeptiert das Kind den Kontakt, reagiert aber kaum oder antwortet in gezierter und sich wiederholender Weise.

Kommunikation Von klein an zeigen die meisten Kinder den Wunsch, mit anderen Menschen in Verbindung zu treten. Noch bevor sie Wörter bilden können, kommunizieren sie nonverbal durch Mimik und Körpersprache. Autistischen Kindern scheint dieses Bedürfnis zu fehlen. Selbst wenn das Kind spricht, redet es eher zu den Menschen als mit ihnen oder drückt nur seine unmittelbaren Bedürfnisse aus. Das Kind wiederholt vielleicht andauernd Worte, die es gerade gehört hat und verwendet bestimmte Worte oder Sätze zwanghaft oder unangebracht. Autistische Kinder können oft die Possessivpronomen „ich“, „du“ oder „er“ nicht anwenden.

Vorstellungskraft Ein autistisches Kind zeigt im Umgang mit Spielsachen keine Phantasie; anstatt Dinge in ihrer Ganzheit wahrzunehmen, ist es nur an einem kleinen Detail eines Spielzeugs, eines Menschen oder eines Gegenstandes interessiert. Wenn es mit einer Eisenbahn spielt, konzentriert es sich zum Beispiel nur auf einen kleinen Teil, beispielsweise ein Rad oder den Puffer, anstatt „Zug“ damit zu spielen.
Manche autistischen Kinder gehen phantasiefördernden Aktivitäten wie Lesen nach; doch auch dabei verhalten sie sich repetitiv und stereotyp. So liest das Kind zum Beispiel immer wieder dasselbe Buch.

Verhaltensrituale Andauerndes Klopfen, Schaukeln, Kopfanstoßen, Zähneknirschen, Grunzen, Kreischen, Fingerklopfen, Gegenstände drehen, Aufstehen, von der Ferse zu den Zehen wippen sind einige bei Autismus häufige Verhaltensmuster. Die Art des zwanghaften Verhaltens ist von den Fähigkeiten des Kindes abhängig. Zu den ausgeklügelteren Verhaltensmustern gehören das Anordnen von Gegenständen in komplexe, sich wiederholende Muster und das Sammeln bestimmter Gegenstände. Das Kind kann an einem bestimmten Thema interessiert sein; dann stellt es immer wieder dieselbe Frage und verlangt nach der immer wieder gleichen Antwort. Gewohnheiten müssen unter allen Umständen beachtet werden. Zum Beispiel muß jeden Abend vor dem Zubettgehen die exakt gleiche Abfolge bestimmter Aktivitäten durchgeführt werden.

Gedächtnis Manche autistischen Kinder speichern bestimmte Erinnerungen und können sie exakt, so wie sie sie aufgenommen haben, abspulen. Manche autistischen Kinder können zum Beispiel aus dem Gedächtnis perfekt ein Gebäude zeichnen, oder ganze Unterhaltungen oder listenweise Informationen wiedergeben.

Besondere Bedürfnisse
Die Schwere der Erkrankung hängt von mehreren Faktoren ab: hat das Kind noch andere Lernschwächen (wie Legasthenie, s. S. 253); hat es zusätzliche körperliche Behinderungen (z. B. Epilepsie s. S. 270); welche Erziehung genießt es. Außerdem beeinflußt seine Persönlichkeit oder Veranlagung die Art und Weise, wie es auf seine Behinderungen reagiert. Es ist wichtig, Autismus und damit verbundene Beeinträchtigungen so früh wie möglich zu diagnostizieren, damit man auf die Bedürfnisse des Kindes eingehen kann.
Beim Bundesverband „Hilfe für das autistische Kind" e.V. (s. Hilfreiche Adressen) bekommen betroffene Eltern Informationen.

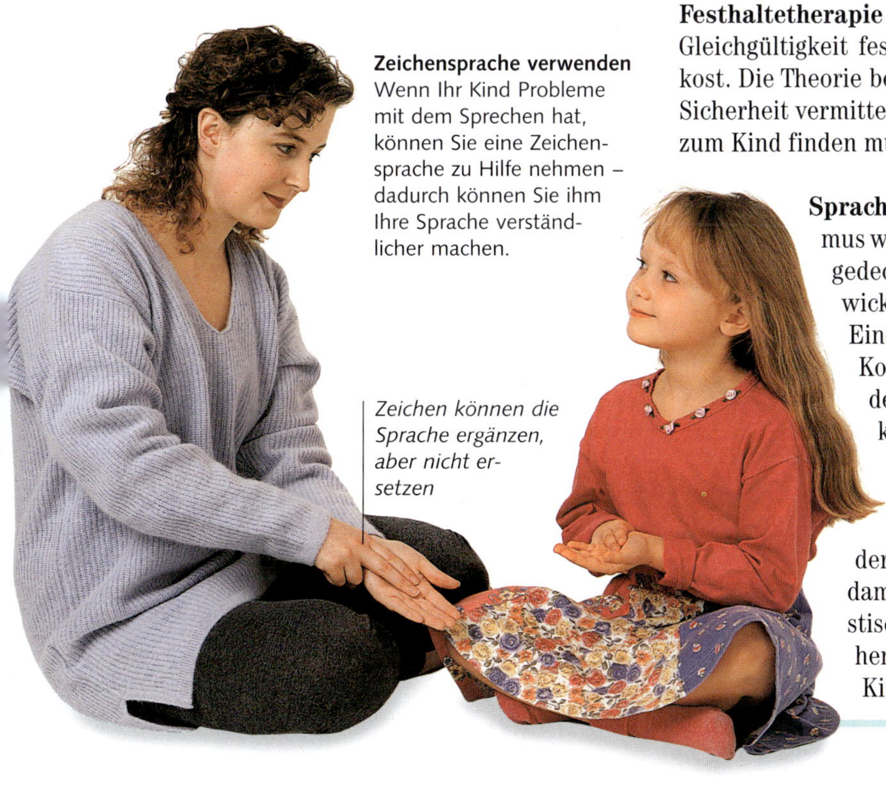

Zeichensprache verwenden Wenn Ihr Kind Probleme mit dem Sprechen hat, können Sie eine Zeichensprache zu Hilfe nehmen – dadurch können Sie ihm Ihre Sprache verständlicher machen.

Zeichen können die Sprache ergänzen, aber nicht ersetzen

Wie Sie helfen können

Die meisten Probleme macht den Eltern das Verhalten ihres Kindes zwischen dem 2. und 5. Lebensjahr; zwischen 6 und 12 wird es oft besser. Mit zunehmendem Alter wird das Kind wahrscheinlich zugänglicher und geselliger. Zwar gibt es bei Autismus keine Heilung, doch dank verschiedener Therapien kann man das Verhalten und die Anpassungsfähigkeit positiv beeinflussen.

Verhaltensänderung Diese Therapie konzentriert sich darauf, nicht angepaßtes Verhalten (Wutanfälle, Kopfschlagen, Aggressivität usw.) durch erwünschtes Verhalten zu ersetzen. Erreicht wird dies durch Belohnungen.

Entspannung und Massage Dem Kind wird beigebracht, wie es durch Massage, Musik, Berührung und auf bestimmte Worte hin entspannen kann. Später können die Schlüsselworte in Spannungssituationen allein verwendet werden; weil es sie mit Entspannung verbindet, lösen sie die Spannung. Bei der Massage lernen autistische Kinder durch Berührung eine Bindung zu Menschen einzugehen.

Festhaltetherapie Das Kind wird ungeachtet seiner Gleichgültigkeit fest in den Arm genommen und liebkost. Die Theorie besagt, daß das Festhalten Trost und Sicherheit vermittelt, ohne daß man erst einen Zugang zum Kind finden muß.

Sprachtherapie Manche Fälle von Autismus werden durch Sprachtherapeuten aufgedeckt, da eine mangelhafte Sprachentwicklung oft das erste Anzeichen ist. Eine Sprachtherapie kann auch die Kommunikationsfähigkeiten des Kindes verbessern. In manchen Fällen kann das Erlernen einer Zeichensprache hilfreich sein.

Psychotherapie Dabei muß mit der ganzen Familie gearbeitet werden, damit die Eltern das Verhalten des autistischen Kindes und seine Folgen verstehen. In manchen Fällen kann auch das Kind allein behandelt werden.

Mit chronischen Krankheiten leben

Eine Krankheit nennt man „chronisch“, wenn sie lange andauert, die Symptome täglich oder gelegentlich auftreten, wie zum Beispiel bei Zerebralparese oder Asthma. Eine akute Krankheit dagegen, beispielsweise eine Mandelentzündung, tritt plötzlich auf und die Symptome sind von kurzer Dauer. Chronische Krankheiten können lebenslang bestehen. Die Eltern, die Familie und das Kind müssen ihren Lebensstil so verändern, daß sie im Alltag mit der Erkrankung leben können.

Sich auf die Krankheit einstellen
Alle Eltern reagieren mit großer Sorge auf die Nachricht, daß das eigene Kind an einer chronischen Krankheit leidet. Oft kommen Angst, Bitterkeit und Schuldgefühle, möglicherweise die Erkrankung mit verursacht zu haben, hinzu. Nach dem ersten Schock wollen sich die meisten Eltern möglichst umfassend über die Krankheit ihres Kindes informieren. Und sie wollen wissen, wie man sie meistern kann. Als erstes müssen Sie über die Behandlung Bescheid wissen – zum Beispiel tägliche Spritzen, gelegentliche Bluttransfusionen. Oder Sie müssen sicherstellen, daß das Kind immer seinen Kortisonspray bei sich hat. Sie müssen mit den Symptomen eines Anfalls vertraut sein, die möglichen Gefahren für Ihr Kind kennen und lernen, was in einem Notfall zu tun ist.
Zu Anfang einer chronischen Erkrankung werden für das Kind nicht nur die körperlichen Unannehmlichkeiten, sondern auch die Arzt- oder gar Krankenhausbesuche belastend sein. Bewahren Sie in Gegenwart des Kindes immer Ihre Ruhe, geraten Sie nicht in Aufregung oder Panik. Erlebt das Kind Ihre Angst, wird es sie auf seine Weise deuten; manche Kinder bekommen dann sogar Angst, sterben zu müssen. Sprechen Sie mit Ihrem Kind sachlich über seine Erkrankung. Erklären Sie, was mit ihm geschieht. Ist es im unklaren über seinen Zustand und den Sinn der Arztbesuche, kann dies schlimmer sein als die Krankheit selber.
Natürlich schenken Sie Ihrem Kind besondere Aufmerksamkeit, wenn Sie sich um seine Gesundheit sorgen. Achten Sie aber darauf, die anderen Familienmitglieder, insbesondere Geschwisterkinder, nicht zu vernachlässigen.

Über chronische Krankheiten wird viel geforscht und es werden große Fortschritte erzielt – die meisten Kinder mit einer chronischen Erkrankung können ein beinahe normales Leben führen. (Selbsthilfegruppen s. Hilfreiche Adressen)

Asthma

Asthma ist die häufigste chronische Erkrankung im Kindesalter; etwa 10 – 15 Prozent der Kinder sind betroffen. Die Zahl der asthmakranken Kinder hat sich in den letzten Jahren verzehnfacht.
Ein asthmakrankes Kind leidet an wiederkehrenden Anfällen von Atemnot und keucht beim Versuch auszuatmen. Diese Anfälle werden durch eine Verengung der Bronchiolen (die kleinen Luftwege in den Lungen) verursacht. Die Anfälle sind unterschiedlich schwer; bei einem kleinen Kind kann aber schon ein leichter Anfall sehr beängstigend sein. Bei über 50 Prozent der asthmakranken Kinder verliert sich die Krankheit im Erwachsenenalter.

Risikofaktoren Die Gründe für den rasanten Anstieg des Asthmas sind noch nicht hinreichend bekannt; mögliche Faktoren sind allerdings das Rauchen der Eltern, Luftverschmutzung, Viren, niedriges Geburtsgewicht und Flaschenernährung statt Stillen. Das Rauchen ist der einzige nachweisliche Faktor. Besonders gefährdet ist das Kind, wenn die Mutter während der Schwangerschaft und ein oder beide Elternteile während der frühen Kindheitsjahre rauchen. Jungen sind doppelt so häufig betroffen wie Mädchen.
In zunehmendem Maße macht man auch die Luftverschmutzung durch Industrie und Fahrzeuge für den Anstieg der Asthmakranken verantwortlich. Seit 1980 hat sich zum Beispiel die Menge der Abgase aus dem Straßenverkehr um 75 Prozent erhöht.
Es gibt keine sichere Methode, um Asthma vorzubeugen. Aus guten Gründen ist Stillen empfehlenswert; es kann den Ausbruch von Asthma aber nicht verhindern, sondern im besten Fall das Auftreten der Symptome hinauszögern.

Diagnose
Viele kleine Kinder haben irgendwann einmal Keuchanfälle, sind deshalb aber keine Asthmatiker. Erst die Kombination verschiedener Symptome, die sich im

Laufe der Zeit entwickeln, lassen eine Diagnose zu. Bei sehr kleinen Kinder ist Asthma aus drei Gründen schwer zu diagnostizieren. Erstens hat ein Drittel aller Kinder während der ersten fünf Lebensjahre einen Keuchanfall. Die meisten dieser Kinder werden aber nie wieder Schwierigkeiten mit der Atmung haben, so daß die Ärzte kaum von Asthma sprechen werden. Zum zweiten benutzen Ärzte verschiedene Begriffe, um Asthma zu beschreiben, wie Keuchen, Giemen, spastische Bronchitis oder obstruktive Bronchitis. Drittens kann ein Peak-flow-Meter, eine Apparatur, mit der normalerweise die Lungenfunktion gemessen wird, erst bei Kindern über fünf Jahren eingesetzt werden.
Bevor der Arzt eine Diagnose stellt, sollte er abwarten, wie sich die Symptome des Kindes entwickeln. Erst diese Verlaufsform, nicht das einzelne Symptom, gibt den Ausschlag. Die Symptome verlaufen typischerweise folgendermaßen:

- wiederholte Giem- und Hustenanfälle, gewöhnlich während Erkältungen
- ein hartnäckiger Husten
- viele unruhige Nächte durch Keuch- oder Hustenanfälle
- Keuchen oder Husten auch zwischen Erkältungen, insbesondere nach Sport oder Aufregung oder nach dem Kontakt mit Zigarettenrauch oder Allergenen wie Pollen oder Hausstaub.

Das Keuchen ist keineswegs das einzige Symptom bei Asthma. Bei kleinen Kindern kann ein trockener Reizhusten das einzige Symptom sein. Gesunde Kinder husten nicht andauernd.

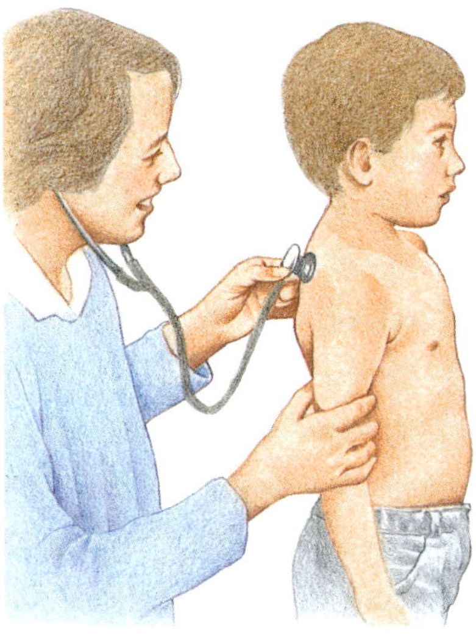

Asthma diagnostizieren Der Arzt muß den Verlauf der Symptome über einen gewissen Zeitraum hinweg aufzeichnen, bevor er die Diagnose stellen kann.

Kinder unter einem Jahr keuchen am häufigsten während einer Virusinfektion, zum Beispiel einer Erkältung oder einem Schnupfen. Viren können bei kleinen Kindern vielerlei Krankheiten auslösen. Das Stillen kann die Widerstandskraft des Kindes gegen Viren stärken.

Auslösende Faktoren

Sicherlich können Sie bestimmte Substanzen bestimmen lassen, die bei Ihrem Kind einen Asthmaanfall auslösen. Ergreifen Sie geeignete Maßnahmen, damit Ihr Kind mit ihnen nicht mehr in Berührung kommt.

Rauchen Verhindern Sie, daß Ihr Kind Zigarettenrauch ausgesetzt wird. Er ist für die sich entwickelnden Lungen besonders schädlich und kann Asthmaanfälle auslösen. Rauchen Sie nie in Anwesenheit von Kindern; bitten Sie auch Besucher, nicht zu rauchen. Hören Sie schon vor einer geplanten Schwangerschaft mit dem Rauchen auf. So können Sie das Risiko, daß das Baby später Asthma entwickelt, reduzieren.

Kalte Luft Vielleicht stellen Sie fest, daß Ihr Kind immer zu husten oder keuchen beginnt, wenn es hinausgeht. Doch Sie sollten Ihr Kind deshalb nicht immer drinnen behalten. Ein Sprühstoß eines bronchienentkrampfenden Medikaments kann bereits Abhilfe schaffen.

Aktivität Wenn Lachen, Aufregung oder Sport bei Ihrem Kind einen Asthmaanfall auslöst, ist dies ein Zeichen dafür, daß das Asthma nicht richtig eingestellt ist. Gehen Sie mit dem Kind zum Arzt, denn es ist sehr wichtig, daß das Kind an Vergnügungen teilhaben und Spaß haben kann. Die Symptome dieses Anstrengungsasthmas können verhindert werden, wenn das Kind zuvor ein bronchienentkrampfendes Mittel nimmt. Vor körperlichen Aktivitäten sollte sich das Kind aufwärmen – wenn es 5–10 Minuten lang immer wieder 30 Sekunden sprintet, kann es danach eine Stunde lang Sport treiben.
Schwimmen ist ein hervorragender Sport für asthmakranke Kinder. Sofern das Wasser nicht sehr kalt oder stark gechlort ist, wird dabei nur selten ein Anfall ausgelöst.

Allergien Wenn in Ihrer Familie schon Allergien aufgetreten sind, sollten Sie das Kind möglichst wenig Allergenen wie Hausstaubmilben, Pollen und Tierhaaren aussetzen.

Behandlung
Der Arzt kann Medikamente verschreiben, die die Symptome bekämpfen; eine Heilung des Asthmas vermögen sie aber nicht. Meistens handelt es sich um Sprays, entweder zur Vorbeugung oder zur Entkrampfung der Bronchien. Kinder sollten ihren Spray immer mit Hilfe eines Apparats, eines sogenannten Mundstücks, anwenden.

Bronchienentkrampfende Mittel Bei einem akuten Asthmaanfall entspannt ein bronchienentkrampfendes Mittel (Bronchospasmolytikum) die winzigen Muskeln um die verengten Luftwege und ermöglicht die Öffnung der Atemwege. Leidet das Kind gelegentlich an Asthmaanfällen, muß es immer ein entkrampfendes Mittel griffbereit haben.

Entzündungshemmende Medikamente Wenn das Kind mehr als einmal täglich ein entkrampfendes Medikament braucht, sollte es bereits vorbeugend ein Medikament nehmen. Dieses verhindert einen Anfall, indem es die Widerstandskraft der Schleimhäute in den Luftwegen stärkt und sie weniger empfindlich gegen Reizstoffe macht. Das Medikament muß täglich, auch in beschwerdefreien Phasen, genommen werden. Es wirkt nach ungefähr 7–14 Tagen. Sind die Symptome gut unter Kontrolle, kann der Arzt die Medikamente reduzieren. Wenn Ihr Kind sowohl ein entkrampfendes wie ein entzündungshemmendes Mittel bekommt, müssen Sie die Aufschriften deutlich markieren.

Mundstück (Spacer) Nur ungefähr 10–20 Prozent der Arznei erreicht tatsächlich die Lungen. Ein kleines Kind muß seinen Inhalierapparat mit einen Mundstück versehen, damit ausreichend Wirkstoffe in die Luftwege gelangen. Bei Kindern unter vier Jahren sollte eine Maske verwendet werden. Als Alternative gibt es ein kleines Mundstück für das Babyalter, das auf alle Inhalierapparate paßt. Sie sollten dieses Mundstück von Zeit zu Zeit gründlich waschen und trocknen.

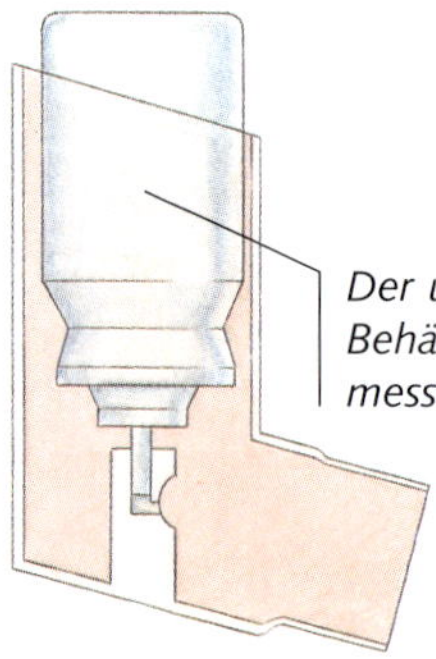

Aerosol-Spray
Die abgemessene Dosis wird über das Mundstück direkt in die Lungen inhaliert. Dies ist die effektivste Methode.

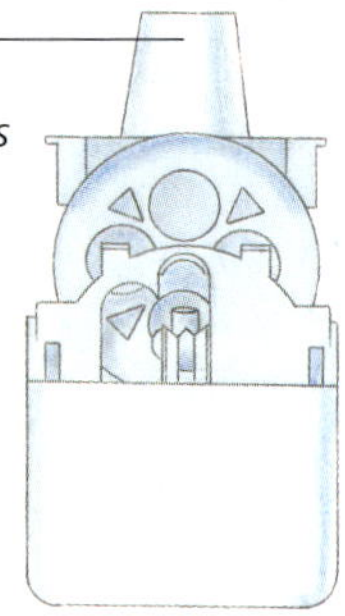

Trockenpulverinhalatoren
Manchmal bekommen Kinder über drei Jahren einen Trockenpulverinhalator. Er eignet sich zur Verabreichung der entzündungshemmenden Medikamente; wenn das Kind keucht oder seine Brust zusammengeschnürt ist, kann es daraus aber nicht gut inhalieren. Dann ist zusätzlich ein entkrampfender Spray oder Inhalator zur Linderung dieser Symptome erforderlich.

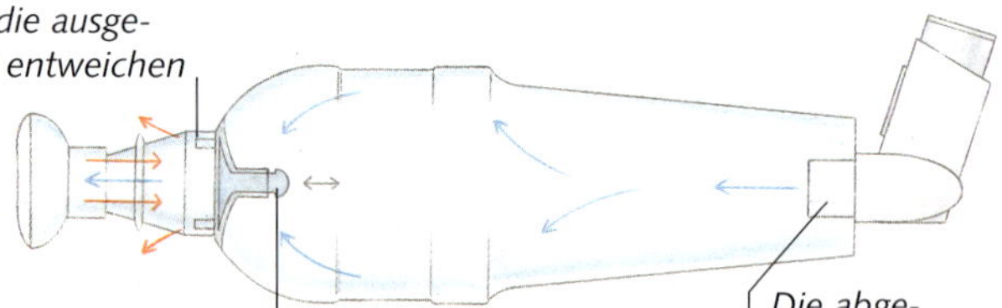

Mundstück
Asthmamedikamente sind am wirksamsten, wenn sie inhaliert werden. Mit Hilfe eines Mundstücks ist auch bei kleinen Kindern sichergestellt, daß ausreichend Wirkstoffe zu den Lungen gelangen.

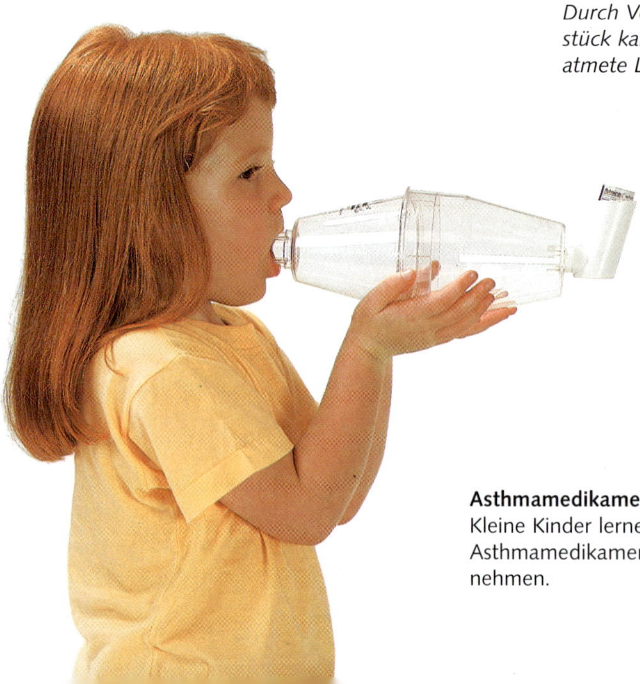

Asthmamedikamente
Kleine Kinder lernen schnell, ihre Asthmamedikamente routiniert zu nehmen.

Wenn Ihr Kleinkind nicht inhalieren will, setzen Sie ihm das Mundstück beim Schlafen an. Stößt es das Mundstück weg, kreuzen Sie seine Arme sanft über seine Brust. Bei einem älteren Kind gehen Sie spielerisch vor; bringen Sie Aufkleber an das Mundstück an, oder machen Sie aus dem Inhalieren ein Spiel.
Manchmal benötigt ein kleines Kind einen Vernebler, der die Medizin zu einem feinen Nebel versprüht. Bei den meisten Kindern sind jedoch Mundstücke die beste Lösung.

Wie Sie helfen können

Obgleich Asthma nicht geheilt werden kann, vermag man heutzutage die Symptome wirksam zu reduzieren. Das Kind kann ein ausgefülltes, aktives Leben führen. Regelmäßige Arztbesuche und das Aufzeichnen des Krankheitsverlaufes sind wichtig.
Der Kinderarzt wird mit Ihnen zusammen die Vorgehensweise festlegen. Er erklärt Ihnen, wann Sie dem Kind die entkrampfenden und die entzündungshemmenden Mittel geben sollen, und was Sie tun müssen, wenn sich die Symptome verschlimmern. Machen Sie sich Notizen, und bewahren Sie sie zu Hause griffbereit auf. Sehr wichtig ist ein regelmäßiger Arztbesuch alle paar Monate. Zeichnen Sie die Symptome Ihres Kindes genau auf; benachrichtigen Sie den Arzt, sobald eine der folgenden Situationen auftritt:

- Keuchen und Husten am frühen Morgen
- verstärkte Symptome nach Sport oder Anstrengung
- nächtliches Aufwachen wegen Husten oder Keuchen
- häufigere Anwendung des bronchienentkrampfenden Medikaments.

Ein Notfallplan Jeder Asthmaanfall kann lebensbedrohlich sein. Sie müssen deshalb mit dem Arzt einen Notfallplan für schwere Anfälle vorbereiten.

- Zu Beginn des Anfalls geben Sie dem Kind das übliche bronchienentkrampfende Mittel. Tritt nach zehn Minuten keine Besserung ein, rufen Sie den Arzt.
- Wiederholen Sie die Behandlung, bis sich die Atmung verbessert bzw. Hilfe eintrifft.
- Geben Sie Ihrem Kind Steroidtabletten, wenn sie vom Arzt verschrieben worden sind.
- Bringen Sie das Kind in eine aufrechte Position.
- Rufen Sie den Arzt oder einen Krankenwagen, oder bringen Sie Ihr Kind in das nächste Krankenhaus.

Mukoviszidose (Zystische Fibrose)

Bei der Mukoviszidose oder zystischen Fibrose handelt es sich um eine Erbkrankheit, die Lungen und Bauchspeicheldrüse befällt. Dabei wird ein dickes, klebriges Sekret in den Lungen und der Bauchspeicheldrüse produziert.

Mukoviszidose ist eine relativ häufige Erbkrankheit. Sie tritt allerdings in unterschiedlicher Ausprägung auf. Inzwischen wurde das für die Mukoviszidose verantwortliche Gen entdeckt und es besteht nun die Chance, daß im Erwachsenenalter einmal eine Heilung möglich wird.

Was verursacht Mukoviszidose?
Die Krankheit kann auftreten, wenn beide Eltern Träger des für die Störung verantwortlichen Gens sind. Jeder 25. Mensch trägt dieses Gen in sich, aber das betroffene Gen kann von einem normalen Gen des anderen Elternteils maskiert sein. Wenn Vater und Mutter gesund sind, aber jeder ein fehlerhaftes Gen trägt, besteht bei jedem ihrer Kinder eine Wahrscheinlichkeit von 1:4, daß das Baby Mukoviszidose haben wird. Diese Wahrscheinlichkeit gilt bei jeder Schwangerschaft aufs neue. Mädchen und Jungen sind in gleicher Weise betroffen.

Diagnose
Nach der Geburt kann man durch einen Mekoniumtest, der Untersuchung des ersten Stuhlgangs, feststellen, ob das Baby an Mukoviszidose leidet.
Im Alter von sechs Wochen kann ein anderer Test durchgeführt werden, bei dem der Salzgehalt des Schweißes gemessen wird. Kinder, die an Mukoviszidose leiden, haben mehr Salz im Schweiß als normale Kinder (manche Eltern berichten, daß ihr Kind salzig schmeckt, wenn sie es küssen; betroffene Kinder schwitzen aber nicht mehr als andere.) Dieser Schweißtest wird bei jedem Baby, das häufige Lungenentzündungen hat oder nicht richtig gedeiht, sowie auch bei Geschwistern von einem erkrankten Kind durchgeführt.

Ihre Gefühle Ist der Test positiv, können Sie diese Tatsache wahrscheinlich nur schwer verkraften. Viele Eltern empfinden Wut oder Schuld, erkennen aber bald,

daß man niemandem Vorwürfe machen kann. Selbstanklagen sind nicht nur nutzlos, sondern schaden der Beziehung zum Kind und zur Familie.
Vielleicht wollen Sie eine zweite Meinung einholen oder erwägen eine alternative Therapie. Sprechen Sie darüber mit dem Kinderarzt. Schreiben Sie die Fragen, die Ihnen in den Sinn kommen, immer sofort auf, damit Sie sie nicht vergessen. Der Arzt wird Sie zu einem Spezialisten oder in eine Klinik überweisen, um die Diagnose bestätigt zu bekommen.
Es gibt keinen Beweis, daß alternative Therapien die Mukoviszidose heilen können. Sie müssen Ihrem Kind die konventionellen Medikamente unbedingt wie verordnet geben.
Packen Sie Ihr Kind nicht in Watte. Denken Sie daran, daß es ein normales Kind ist, das eben zufällig Mukoviszidose hat. Es wird ungezogen sein und die gleichen Gefühle haben wie andere Kinder auch. Es gibt keinen Grund, ihm eine Sonderrolle zuzugestehen – dies gilt für Disziplin, Erziehung und körperliche Aktivitäten. Sonst erweisen Sie nicht nur dem Kind einen schlechten Dienst, sondern schaffen auf lange Sicht auch sich selbst Probleme. Ein Kind mit einer chronischen Krankheit kann eine Beziehung stark belasten; sprechen Sie daher immer offen mit Ihrem Partner. Und auch Ihre anderen Kinder dürfen unter der Situation nicht leiden.

Alles über Mukoviszidose lernen Die Behandlung erfolgt zum großen Teil zu Hause; daher sollten Sie die Störung möglichst genau verstehen. Mukoviszidose ist allerdings eine komplizierte Erkrankung. Jedes Kind ist in anderer Weise betroffen, so daß sich die Erfahrungen betroffener Eltern unterscheiden können. Erwarten Sie aber nicht, sofort über alles Bescheid zu wissen; das wird auch niemand von Ihnen erwarten. Mit der Zeit werden Sie aus den verschiedensten Quellen eine Menge Informationen bekommen, die teilweise auch widersprüchlich sein können.

Verdauungsprobleme
Die Bauchspeicheldrüse produziert Insulin, das direkt in das Blut gelangt sowie Verdauungssäfte oder Enzyme, die in den Darm gelangen, wo sie die Nahrung zerkleinern helfen. Bei Mukoviszidose werden die kleinen Kanäle, durch die diese Enzyme in den Darm gelangen, durch zähen Schleim verstopft. Die Enzyme stauen sich in der Bauchspeicheldrüse; diese entzündet sich, und es bilden sich Zysten und verdicktes Gewebe, das Fibrose genannt wird.

Behandlung Die fehlenden Enzyme können zum größten Teil durch Pancreatin, das als Pulver oder Kapsel verabreicht wird, ersetzt werden. Bei einem kleinen Baby kann das Pulver mit etwas abgekochtem, abgekühltem Wasser vermischt werden und vor einer Mahlzeit vom Löffel oder aus dem Fläschchen gegeben werden. Es sollte nicht mit der ganzen Milchmahlzeit vermischt werden, weil es die Milch gerinnen läßt. Nach dem Abstillen ißt das Baby normal bei den üblichen Mahlzeiten mit. Vitamine werden bei Mukoviszidose vom Körper schlecht aufgenommen, daher braucht das Kind täglich Vitamintabletten.

Atemwegsprobleme
In den Lungen liegen viele winzige Röhrchen, die Bronchiolen, durch die Luft in die Luftkammern (Alveolen) gelangt. Dort wird das Blut mit Sauerstoff angereichert; das Kohlendioxid entweicht und wird ausgeatmet. Die Lunge von Kindern mit Mukoviszidose ist bei der Geburt normal. Doch da der darin produzierte Schleim unnatürlich dick ist, werden die kleinen Luftwege blockiert. Es kommt zu einer Infektion und später zu Lungenschäden.

Wie Sie helfen können

Trotz der Zuführung von Pancreatin nimmt das Kind nicht alle Nährstoffe auf, die es für ein normales Wachstum benötigt. Das Kind braucht vielleicht zusätzlich kalorienreiche Zwischenmahlzeiten, zum Beispiel in Form von Milchmixgetränken. Nur wenn das Kind normal wächst, kann man sicher sein, daß es genügend Nahrung aufnimmt. Sie können seine Maße mit den Tabellen auf S. 318 – 325 vergleichen.
Von einem Krankengymnasten und durch häufiges Üben können Sie lernen, wie man die Atemwege vom Schleim befreit. Beginnen Sie mit der Krankengymnastik gleich nach der Diagnose, und entwickeln Sie eine tägliche Routine. Die Krankengymnastik muß zweimal täglich durchgeführt werden; hat das Kind eine Infektion, noch häufiger.
Halten Sie in der Frage der Vorbeugung und Behandlung von Atemwegsinfektionen engen Kontakt zum Arzt. Tritt eine Infektion auf, braucht das Kind zusätzliche Krankengymnastik und Antibiotika.

Behandlung Mit Hilfe regelmäßiger Behandlung sollen die Lungen möglichst gesund erhalten werden. Es gibt zwei Therapiekomponenten:

- Mit Hilfe von Krankengymnastik, Atemübungen und körperlichen Übungen soll der zähe Schleim abgehustet werden.
- Die Vorbeugung und unverzügliche Behandlung von Atemwegsinfektionen, gewöhnlich durch Antibiotika.

Wann Sie zum Arzt gehen sollten

Ein Kind mit Mukoviszidose ist sehr anfällig für Atemwegserkrankungen; daher sollten Sie beim geringsten Verdacht sofort zum Arzt gehen. Die folgenden Symptome sind Anlaß für einen Arztbesuch:

- Appetitlosigkeit
- Gewichtsverlust
- Bauchschmerzen
- häufiger oder sehr lockerer Stuhl
- verstärkter oder häufiger Husten
- verstärkter Auswurf
- Veränderung in der Farbe des Auswurfs
- Atemnot
- Widerwillen, Sport zu treiben
- Erbrechen
- Fieber
- Erkältungssymptome.

Impfungen und Mukoviszidose

Babys mit Mukoviszidose sind durch die üblichen Kinderkrankheiten besonders gefährdet, insbesondere wenn die Lungen in Mitleidenschaft gezogen sind.

Ein Kind mit Mukoviszidose muß sich streng an die Impfempfehlungen (s. S. 283) halten. Die Impfungen dürfen nur wegen sehr außergewöhnlichen Umständen und nach Konsultation mit dem Arzt aufgeschoben werden. Eine Erkältung oder ein Husten ist kein ausreichender Grund für einen Aufschub. Kinder über vier Jahre sollten jeden Herbst gegen Grippe geimpft werden.

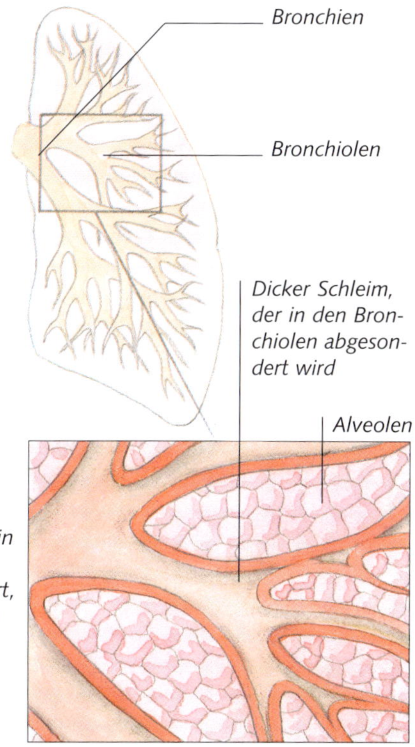

Blockierte Luftwege
Dicker Schleim blockiert die Luftwege, verhindert die Sauerstoffaufnahme und verursacht letztlich, daß Teile der Lunge kollabieren.

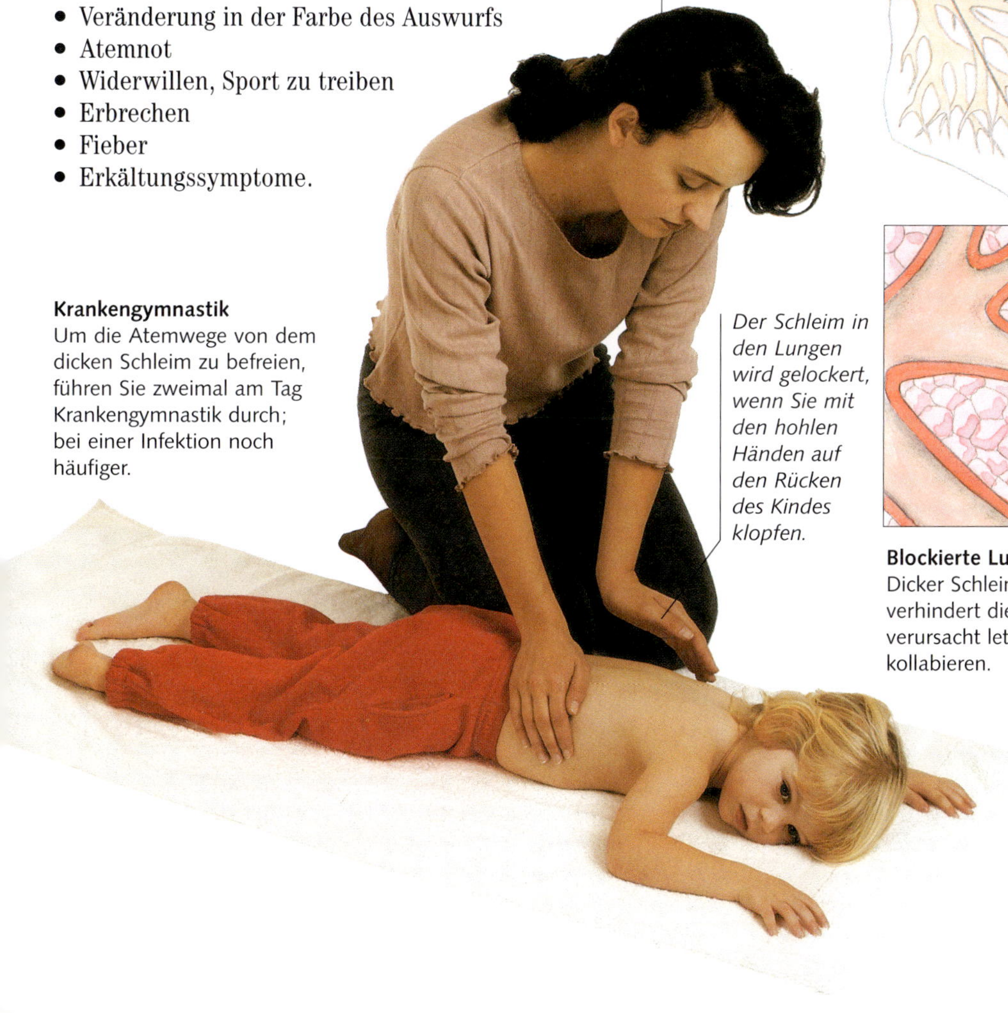

Krankengymnastik
Um die Atemwege von dem dicken Schleim zu befreien, führen Sie zweimal am Tag Krankengymnastik durch; bei einer Infektion noch häufiger.

Der Schleim in den Lungen wird gelockert, wenn Sie mit den hohlen Händen auf den Rücken des Kindes klopfen.

Ihr Kind sollte während der Krankengymnastik auf einer bequemen Unterlage liegen.

Diabetes mellitus

Jugendlicher Diabetes ist eine chronische Krankheit. Er wird von einem Mangel an Insulin, das in der Bauchspeicheldrüse gebildet wird, verursacht. Dieser Insulinmangel führt zu einer erhöhten Glukosekonzentration im Blut (Hyperglykämie), die übermäßiges Wasserlassen und ständiges Durst- und Hungergefühl verursacht. Bei schwerem Insulinmangel kommt es zu einer Ansammlung von chemischen Stoffen, den sogenannten Ketonen im Körper. Der hohe Blutzuckerspiegel an sich ist akut nicht gefährlich, nur der hohe Ketonspiegel.
Diabetes kann plötzlich auftreten. Meist dauert es einige Zeit, bis sich der Diabetes stabilisiert hat. Fast alle Kinder mit Diabetes brauchen Insulinspritzen und eine streng kontrollierte Diät.

Gibt es eine Heilung?

Diabetes tritt ein, weil die Zellen des Immunsystems das insulinproduzierende Gewebe in der Bauchspeicheldrüse angreifen. Jede Behandlung muß daher das zerstörte Gewebe auf irgendeine Weise ersetzen. Aus diesem Grund bietet eine Transplantation den einzigen therapeutischen Ansatz, aber die Abstoßung des transplantierten Gewebes stellt ein großes Problem dar.
Eine vielversprechende Theorie geht von der Annahme aus, daß es möglich sein müßte, Gewebe einzusetzen, das nicht als fremd erkannt wird. Im Experiment hat dieser Ansatz schon funktioniert; bei einigen Tieren konnte der Diabetes rückgängig gemacht werden, ohne daß eine Therapie gegen die Abstoßung des Gewebes nötig war. Es ist gut möglich, daß Diabetes noch während der Lebenszeit Ihres Kindes durch eine Transplantation geheilt werden kann. Auch in der genetischen Forschung wurden Fortschritte erzielt. Die Entdeckung zweier neuer Gene hat die Möglichkeit eröffnet, der Erkrankung vorzubeugen.

Sich auf die Krankheit einstellen

Es ist für die Eltern sehr beängstigend, wenn sie erfahren, daß ihr Kind einen Insulin-abhängigen Diabetes hat (Diabetes Typ I); doch trotz der Krankheit wird das Kind ein erfülltes, aktives Leben führen können.
Die Art und Weise, wie die Eltern und die Familie mit der Krankheit umgehen, bestimmt auch die Einstellung des Kindes. Sie werden bald viel über Diabetes wissen, über die Notwendigkeit des Insulins, die Spritztechnik und die Bedeutung einer adäquaten Ernährung und ausreichenden Sports. Sie müssen auch wissen, wie sich eine Insulinreaktion, zum Beispiel eine Hypoglykämie nach einer zu hohen Insulingabe, äußert, wie man sie erkennt und darauf reagiert.

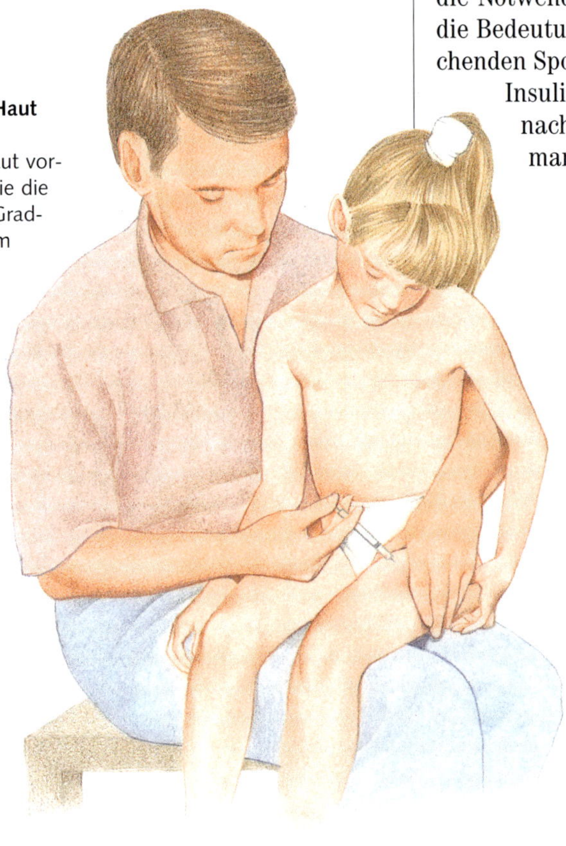

Injektion unter die Haut (subcutan)
Umfassen Sie die Haut vorsichtig, und führen Sie die Nadel in einem 90-Grad-Winkel ein. Eine 1 cm lange Nadel bringt das Insulin in die Fettschicht direkt unter der Haut.

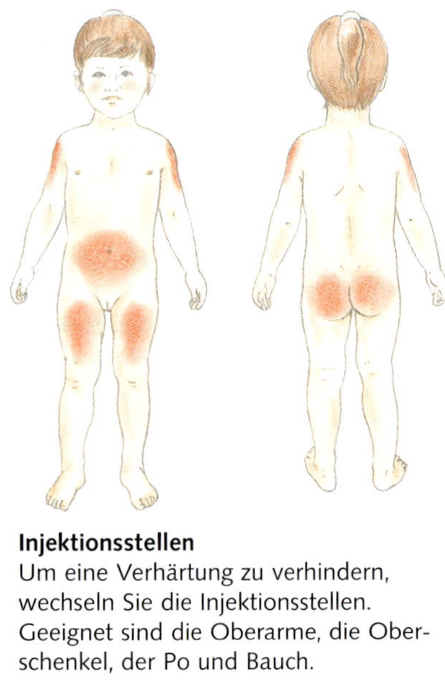

Injektionsstellen
Um eine Verhärtung zu verhindern, wechseln Sie die Injektionsstellen. Geeignet sind die Oberarme, die Oberschenkel, der Po und Bauch.

Diabetes kontrollieren

Das Ziel der Diabetesbehandlung besteht darin, den Blutzuckerspiegel so normal wie möglich zu halten. Ein zu hoher Spiegel (Hyperglykämie) kann zu Müdigkeit, übermäßigem Wasserlassen, ständigem Durst, Gewichtsverlust und erhöhtem Ketonspiegel im Körper führen. Zu wenig Blutzucker kann Schwäche, Schwindel, Verwirrung und sogar Krämpfe verursachen. Ein ausgeglichener Blutzuckerspiegel wird durch eine kontrollierte Ernährung, mit besonderer Beachtung der Aufnahme von Zucker und Kohlenhydraten, durch Insulinspritzen und regelmäßige körperliche Betätigung gewährleistet. Sprechen Sie mit dem Arzt über die Möglichkeit, den Blutzucker selbst zu Hause zu bestimmen. Auf eine perfekte Regulierung kann man nicht hoffen. Selbst wenn das Kind völlig diszipliniert ißt und Insulin spritzt, wird es manchmal einen erhöhten Blutzuckerwert haben. Ißt Ihr Kind gelegentlich Süßigkeiten, so ist das nicht lebensbedrohlich. Machen Sie daraus kein Drama.

Ein Riegel Schokolade macht kein Kind krank, auch kein Kind mit Diabetes. Selbst wenn Ihr Kind sich an alle Vorgaben hält, werden Sie hinnehmen müssen, daß der Blutzucker manchmal etwas zu hoch oder zu niedrig sein kann. Bleiben Sie realistisch.

Wie Sie helfen können

Sie müssen Ihrem Kind helfen, mit der Krankheit zu leben, und dabei möglichst wenig Aufhebens darum machen. Sie müssen dem Kind die Verantwortung übertragen, selbst auf seinen Körper zu achten und diszipliniert zu leben. Dabei sollten Sie es quasi unsichtbar überwachen.

Kinder mit Diabetes müssen eine große Verantwortung auf sich nehmen. Sie wissen und erfahren, daß Diabetes unangenehme Folgen haben kann. Diabetes kann müde und verwirrt machen und sogar zu Ohnmacht führen. Das Kind muß vorausplanen, wenn es fortgeht und auf einen längeren Ausflug immer einige Süßigkeiten oder Zucker und Insulin und Spritzen mitnehmen. Das Kind wird durch den Diabetes sowohl körperlich wie psychisch belastet. Behandeln Sie das Kind mitfühlend, ohne überbehütend zu werden. Im Laufe der Jahre wird es lernen, sich um seine Gesundheit zu kümmern; es wird die Situationen meistern und die Erfordernisse der Krankheit verstehen.

Selbstaufzeichnung des Blutzuckers

Es gibt eine Methode, mit der Sie den Blutzuckerspiegel Ihres Kindes zu jedem Zeitpunkt exakt bestimmen können. Die genaue Überwachung des Blutzuckers kann das Risiko bestimmter Komplikationen reduzieren oder gar bannen.

Sie beginnen mit der Entnahme eines Bluttropfens von einem Finger. Das Blut wird auf einen Teststreifen gegeben; kurz darauf kann der Blutzuckerwert auf einer digitalen Anzeige abgelesen werden. Bei einem anderen Test muß der Teststreifen mit einer farbig abgestuften Tabelle verglichen werden. Beide Methoden liefern genaue Ergebnisse.

Die Selbstkontrolle des Blutzuckers erlaubt Ihnen, den Blutzuckerspiegel häufig und genau zu bestimmen, ohne den Arzt aufsuchen und auf Laborergebnisse warten zu müssen. Damit können Sie rasch auf einen niedrigen Blutzucker reagieren und dem Kind kohlenhydratreiche Nahrungsmittel geben. Bei einem hohen Blutzuckerspiegel geben Sie eine Insulinspritze. Ihr Arzt kann die richtige Insulindosis bzw. andere Medikamente entsprechend dem Blutzuckerwert festlegen.

Der Bluttest tut zwar ein kleines bißchen weh, ist aber genauer als ein Urintest, denn zwischen dem Anstieg des Blutzuckers und dem Zeitpunkt, zu dem sich dies im Urin äußert, vergeht einige Zeit. Außerdem zeigt der Urintest nur dann einen hohen Wert an, wenn der Blutzucker weit über den akzeptablen Grenzen liegt.

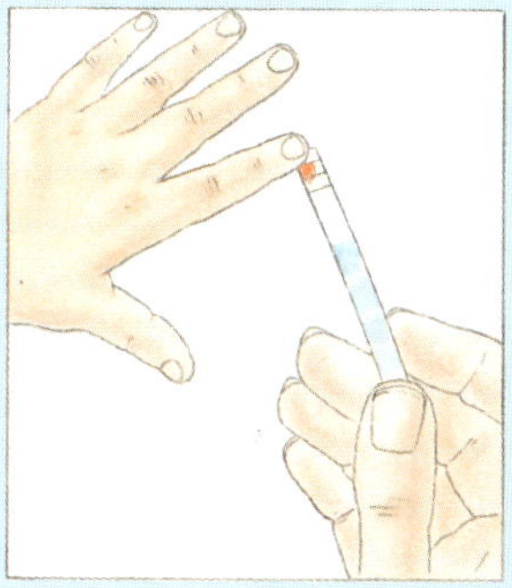

Blutprobe
Entnehmen Sie mit Hilfe einer Lanzette einen Blutstropfen. Die Seiten der Finger sind dabei weniger empfindlich als die Fingerspitze. Geben Sie einen Blutstropfen auf den Teststreifen.

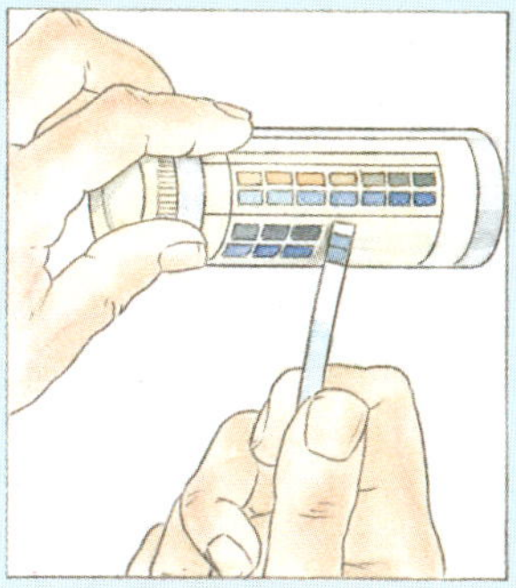

Teststreifen
Der Streifen verändert die Farbe und zeigt damit den Blutzuckergehalt an. Vergleichen Sie die Verfärbung auf dem Streifen mit der Farbtabelle auf dem Behälter.

Zerebralparese

Diese Krankheit betrifft Jungen und Mädchen in gleicher Weise und tritt in allen ethnischen Gruppen und sozialen Schichten auf.

Was verursacht eine Zerebralparese?
Eine Zerebralparese entsteht durch eine Verletzung des Gehirns, vor, während oder kurz nach der Geburt. Mögliche Ursachen sind eine schwierige oder verfrühte Geburt, zum Beispiel wenn das Baby an Sauerstoffmangel leidet; eine Gehirnblutung, die bei Frühgeborenen auftreten kann; oder eine Blutung in die Höhlen des Gehirns (intraventrikuläre Blutung), zu der es ebenfalls bei Frühgeborenen kommen kann; oder eine Infektion der Mutter während der ersten Schwangerschaftswochen – zum Beispiel Röteln oder Zytomegalie. Es kommt auch vor, daß das Gehirn aus unbekannter Ursache anormal geformt ist. Die Störung kann auch vererbt sein, obwohl beide Elternteile gesund sind.

Bei einer Zerebralparese arbeitet ein Teil des Gehirns nicht richtig oder hat sich nicht normal entwickelt. In dem betroffenen Bereich werden meist die Muskeln und Körperbewegungen gesteuert; die Krankheit behindert die Informationsübertragung vom Gehirn zum Körper. Bei manchen Kindern ist die Zerebralparese kaum erkennbar; andere sind schwerer beeinträchtigt. Keine zwei Kinder sind in derselben Weise betroffen. Es gibt drei verschiedene Arten der Zerebralparese:

Spastische Gehirnlähmung Dabei ist die Kortex, die äußere Schicht des Gehirns, die die Gedanken, Bewegungen und Empfindungen steuert, betroffen. Angespannte und manchmal ruckartige Bewegungen sind die Folge.

Athetose Dieser Typ betrifft die basalen Ganglien, Zellgruppen, die tief im Gehirn liegen. Die Basalganglien fördern eine organisierte, anmutige und ökonomische Bewegung. Bei einer Anormalität kommt es zu unwillkürlichen und geschraubt-wurmförmigen Bewegungen.

Wie Sie helfen können

Bei einem kleinen Kind kann man die Auswirkungen einer Zerebralparese nur sehr schwer voraussagen. Der Zustand verschlimmert sich mit zunehmendem Alter nicht; allerdings können bestimmte Probleme deutlicher werden. Auch die Prioritäten verändern sich: Beim kleinen Baby konzentrieren Sie sich zum Beispiel darauf, ihm beim Sitzen zu helfen; später machen Sie sich größere Sorgen um sein Kommunikationsvermögen und die Sprache.

Es gibt keine Heilung der Zerebralparese; doch wenn das Kind von klein an aufgerichtet, getragen und in verschiedene Positionen gebracht wird, kann es viel lernen und ein erfülltes Leben führen. Regen Sie es außerdem zu Spielen, die die Haltung und Muskelkontrolle verbessern, an.

Es steht außer Frage, daß Sie mit Ihrem Kind hart arbeiten müssen. Es wird schwierige Phasen geben, in denen Sie sich total überfordert fühlen. Diese Gefühle sind natürlich. Die meisten Eltern stellen fest, daß sie mit der Zeit nachlassen. Viele Eltern sagen sogar, daß die Erziehung eines Kindes mit Zerebralparese eine Herausforderung und eine erfüllende Aufgabe zugleich ist.

Kinder mit Zerebralparese bevorzugen beim Sitzen und Liegen bestimmte Stellungen, weil sie manchmal Muskelkrämpfe und Probleme mit den Gelenken haben.

Sobald eine Zerebralparese vermutet wird, sollte mit einer Krankengymnastik begonnen werden; dadurch kann man Risiken und Komplikationen vorbeugen.

- In der Rückenlage kann sich das Kind versteifen und stärkere Krämpfe bekommen. Legen Sie es deshalb auf die Seite oder den Bauch. Stützen Sie es mit Kissen ab. Verändern Sie seine Lage alle 20 Minuten.
- Helfen Sie Ihrem Kind von Beginn an, die Hände zu gebrauchen, indem Sie es Gegenstände verschiedener Beschaffenheit fühlen lassen. Geben Sie ihm Spielsachen und andere Dinge zu halten. Praktisch sind sicher über dem Hochstuhl befestigte Spielsachen.
- Lehren Sie Ihr Kind die verschiedenen Formen; zeigen Sie ihm einfach geformte Gegenstände, und lassen Sie es damit spielen.
- Ein drei- oder vierjähriges Kind mit Zerebralparese will im Haushalt helfen wie jedes gleichaltrige Kind. Erklären Sie ihm, was Sie gerade tun, lassen Sie es zuschauen und wenn möglich mitmachen.

Ataxie Dabei ist das unter dem Großhirn liegende Kleinhirn beeinträchtigt. Da das Kleinhirn für die Koordination feiner Bewegungen, die Haltung und das Gleichgewicht verantwortlich ist, kann eine Anormalität Schwierigkeiten beim Gehen zur Folge haben.

Auswirkungen der Zerebralparese
Manche Kinder mit einer Zerebralparese werden beim Sprechen, Gehen oder dem Gebrauch der Hände Schwierigkeiten haben. Den meisten muß man bei den täglichen Verrichtungen helfen. Das Kind mit einer Zerebralparese kann in unterschiedlichem Ausmaß an langsamen, ungeschickten oder ruckartigen Bewegungen, an Steifheit, Schwäche, Schlaffheit oder Muskelkrämpfen leiden. Manche Kinder neigen zu unwillkürlichen Bewegungen.
Es gibt eine Anzahl von Störungen, die aufgrund der unzureichenden Muskelkontrolle oder anderer Abweichungen der Gehirnfunktion mit einer Zerebralparese zusammenhängen.

Sehen Der häufigste Sehfehler ist Schielen. Erforderlich ist eine Korrektur durch eine Brille oder in schweren Fällen eine Operation.

Hören Bei Kindern mit einer Athetose ist Schwerhörigkeit häufiger als bei anderen Kindern. Dies gilt nicht für Kinder mit einer anderen Form der Zerebralparese. Es ist wichtig, daß die Schwerhörigkeit früh diagnostiziert wird (s. S. 178). Das Kind kann vielleicht ein Hörgerät tragen.

Sprache Für die Sprechfähigkeit ist die Steuerung der winzigen Muskeln in Mund, Zunge, Gaumen und Stimmbändern erforderlich. Schwierigkeiten beim Sprechen und Probleme mit dem Kauen und Schlucken treten bei Kindern mit einer Zerebralparese oft gemeinsam auf. Sprachtherapeuten können beide Probleme behandeln.

Räumliche Wahrnehmung Manche Kinder mit Zerebralparese können den Raum nicht wahrnehmen und keine Beziehung zwischen dem Raum und dem eigenen Körper herstellen. Sie können zum Beispiel keine Entfernungen abschätzen und nicht dreidimensional denken. Ursache ist eine Anormalität in einem bestimmten Teil des Gehirns, der aber nicht in Zusammenhang steht mit der Intelligenz.

Epilepsie Ungefähr ein Drittel der Kinder mit Zerebralparese haben Epilepsie (s. S. 270). Man kann aber unmöglich voraussagen, ob oder wann ein Kind Anfälle bekommen wird. Bei manchen Kindern setzen sie im Säuglingsalter ein, bei anderen erst als Erwachsene. Eine Epilepsie kann durch Medikamente unter Kontrolle gehalten werden.

Lernschwierigkeiten Bei Menschen, die ihre Bewegungen nicht richtig kontrollieren oder nicht perfekt sprechen können, vermutet man oft eine geistige Behinderung. Manche Menschen mit Zerebralparese haben Lernstörungen, aber das ist keinesfalls immer der Fall. Viele Menschen mit einer Zerebralparese verfügen sogar über eine überdurchschnittliche Intelligenz.

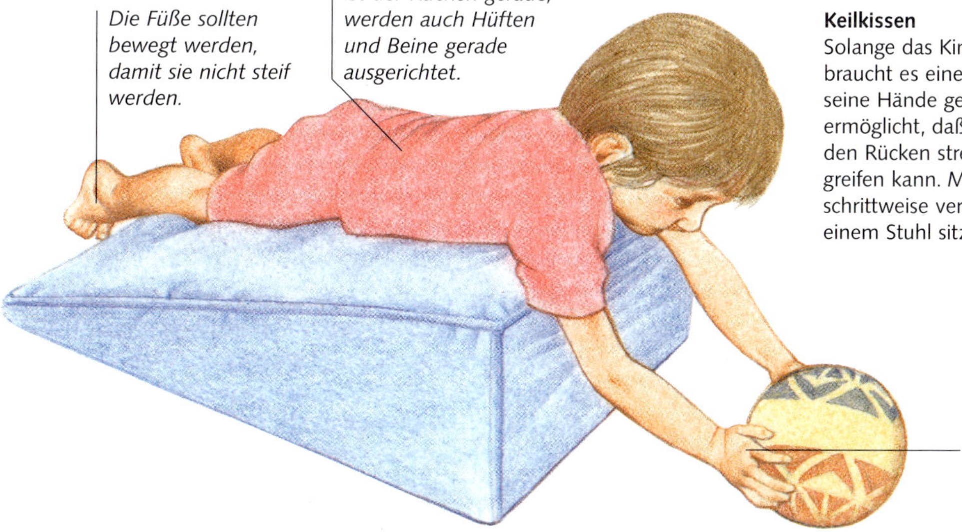

Keilkissen
Solange das Kind noch nicht sitzen kann, braucht es eine Abstützung, damit es seine Hände gebrauchen kann. Ein Keil ermöglicht, daß es den Kopf anheben, den Rücken strecken und nach vorne greifen kann. Mit der Zeit sollte die Stütze schrittweise verringert werden, bis es in einem Stuhl sitzen kann.

Auswahl und Gebrauch von Spielsachen

Trotz seiner Bewegungsstörungen braucht das Kind mit Zerebralparese das anregende Spiel ebenso wie jedes andere Kind. Besondere Probleme stellt die Auswahl von Spielsachen. Es gibt aber durchaus geeignetes Spielzeug. Wenn Sie die Anschaffung eines teuren Spielzeugs planen, fragen Sie zunächst den Krankengymnasten oder Ergotherapeuten um Rat. Vielleicht können Sie auch Spielsachen ausleihen und mit dem Kind ausprobieren. Mit Hilfe von Keilkissen (s. S. 269) und Stehbrett kann das Kind besser mit seinen Spielsachen spielen. Auch hier wird der Ergotherapeut weiterhelfen können.

- Lassen Sie das Kind zwischen zwei oder drei Spielsachen wählen; die nicht gewünschten Spielsachen legen Sie dann beiseite. Ist das Kind von vielen Spielsachen umgeben, wird es leicht abgelenkt.
- Zeigen Sie Ihrem Kinder immer mehrmals, wie ein neues Spielzeug funktioniert.
- Regen Sie seine Phantasie an, indem Sie ihm zum Beispiel während des Spiels Geschichten über seine Kuscheltiere erzählen; schlagen Sie ihm vor, mit den Tieren ein gemeinsames Mittagessen zu veranstalten.
- Zeigt Ihr Kind kein Interesse am Spiel, beginnen Sie selbst, mit den Spielsachen zu spielen. Zeigen Sie ihm, wieviel Spaß es macht. Bitten Sie es mitzuspielen.

Reflexbahnung

Durch die Förderung von Leistungen bzw. Erregungsprozessen des Zentralnervensystems durch zusätzliche Erregungsabläufe soll die Ausbildung bedingter Reflexe geübt werden. Es wird also diejenige Kette von Prozessen ausgelöst, die zusammen einen Reflex bilden.

In Deutschland wird dabei vor allem die Vojta-Methode eingesetzt, die bei frühkindlichen zerebralen Bewegungsstörungen die reflexveranlagten Fortbewegungen durch Reizung zugehöriger Auslösungszonen aktivieren soll, um die pathologischen Haltungsschablonen in physiologische Bewegungsmuster umzuleiten. Eine weitere Krankengymnastik auf neurologischer Basis ist die Bolsath-Therapie.

Epilepsie

Epilepsie ist eine Hirnerkrankung, die häufig auftritt. Die normalen elektrischen Impulse im Gehirn sind gestört und verursachen periodische Anfälle, die geringfügig oder schwer sein können.

Epileptische Anfälle

Es gibt verschiedene Formen epileptischer Anfälle. Zur „Grand-mal"-Form gehören wiederkehrende Krampfanfälle mit Bewußtlosigkeit und folgender Starre des Körpers, die eine Minute oder weniger dauert, gefolgt von rhythmischem Gliederzucken, Zähneknirschen (wobei sich das Kind auf die Zunge beißen kann), ungewolltem Harnlassen und Schaum vor dem Mund. Nach dem Krampf fällt das Kind in Schlaf und erinnert sich nach dem Aufwachen nicht mehr an den Anfall.

Bei der „Petit-mal"-Form gibt es keine Krämpfe, nur ein oder zwei Sekunden der Bewußtlosigkeit, wie beim Tagträumen. Das Kind bekommt glasige Augen und scheint nichts zu sehen oder hören. Diese Form wird nur selten als Epilepsie erkannt und diagnostiziert. Petit-mal-Anfälle sind zwar nicht so dramatisch wie Grand mal, doch können auch sie das normale Leben des Kindes beeinträchtigen. Dies gilt insbesondere für die Aufmerksamkeit und die Leistungen in der Schule sowie für bestimmte körperliche Aktivitäten, bei denen der Verlust der Selbstkontrolle eine Gefahr darstellt, zum Beispiel beim Radfahren oder Rollschuhlaufen.

Epilepsie darf nicht mit Fieberkrämpfen (s. S. 281) verwechselt werden; denn diese sind ziemlich harmlos und werden durch eine hohe Temperatur vor oder während einer Infektionskrankheit verursacht.

Wie ernst ist es?

Epilepsie ist keine lebensgefährliche Krankheit. Bei den meisten Kindern verschwindet die Petit-mal-Form bis zum Ende der Pubertät. Sie kann aber auch in andere Anfälle übergehen und muß in jedem Fall behandelt werden. Grand mal erfordert jedoch lebenslang eine besondere Beachtung, auch wenn der Zustand durch Medikamente kontrolliert wird. Während Aktivitäten wie Schwimmen oder Fahrradfahren brauchen betroffene Menschen eine Beaufsichtigung.

Es kann einige Zeit dauern, bis die richtige Form der Medikation gefunden wird; bei einem kleinen Kind kann es Phasen geben, in denen die Epilepsie nicht völlig beherrscht wird. Gegebenenfalls kann der Arzt die Dosis erhöhen. Leidet Ihr Kind an irgendwelchen Krämpfen, setzen Sie sich sofort mit dem Arzt in Verbindung.

Wie man sich bei einem Anfall verhält

- Rücken Sie alle Möbelstücke beiseite, damit sich das zuckende Kind nicht an festen Gegenständen stoßen kann.

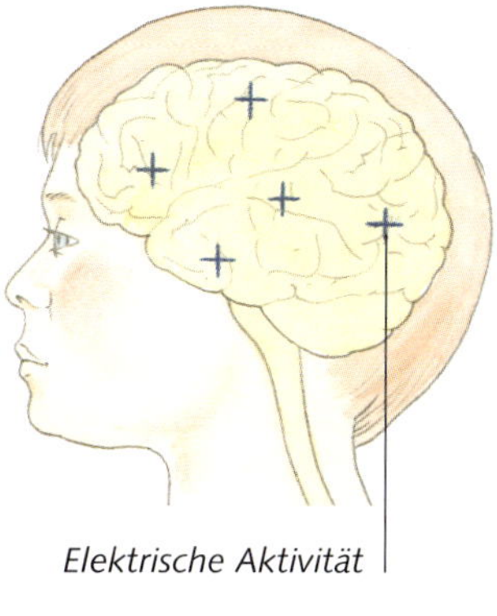

Normale Gehirnaktivität
Der Grad der elektrischen Aktivität im Gehirn ist relativ niedrig.

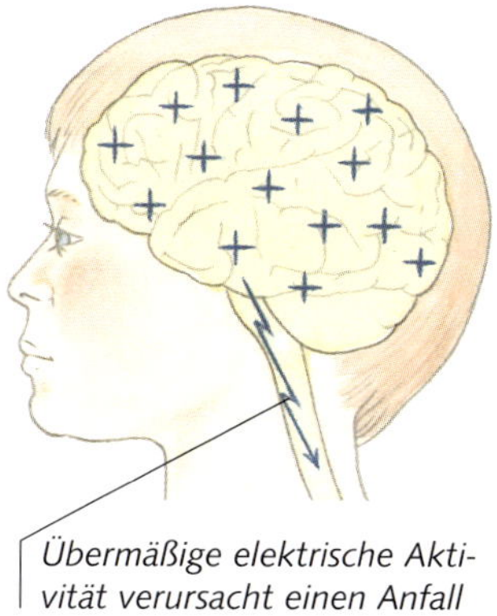

Gehirnaktivität bei einem Anfall
Wenn sich übermäßig viel elektrische Aktivität aufgebaut hat, werden Signale zum Körper gesandt, die einen Anfall verursachen.

- Lockern Sie seine Kleidung am Hals und der Brust.
- Beißt es die Zähne zusammen, versuchen Sie nicht, den Kiefer des Kindes offenzuhalten oder ihm etwas in den Mund zu stecken.
- Sobald sich das Kind nicht mehr heftig bewegt, legen Sie es in die Seitenlage (s. S. 329).
- Während eines Petit-mal-Anfalls bringen Sie Ihr Kind in Sicherheit und bleiben bei ihm.
- Schreiben Sie auf, wie der Anfall abläuft, damit Sie es dem Arzt mitteilen können.

Behandlung

Der Arzt wird Sie über die Krämpfe befragen und das Kind untersuchen. So kann er bestimmen, um welche Form es sich handelt. Treten die Krämpfe häufiger auf, wird das Kind zur Untersuchung in ein Krankenhaus überwiesen; dort macht man ein EEG, einen Bluttest und eventuell eine Gehirntomographie.

Epilepsie kann behandelt, aber nicht geheilt werden. Krampfhemmende Medikamente müssen täglich eingenommen werden. Sie reduzieren die Häufigkeit der Grand-mal-Anfälle und unterbinden sie mit der Zeit völlig. Heute sind selektive Medikamente auf dem Markt, die auf einen bestimmten Bereich des Gehirns wirken und keine Nebenwirkungen haben.

Der Zustand Ihres Kindes wird vom Arzt regelmäßig überprüft. Bleibt es fünf Jahre ohne Anfälle, kann man versuchen, die Medikamente abzusetzen.

Eine Operation kann durchgeführt werden, wenn die Medikamente nicht wirksam sind und man als Ursache eine Schädigung eines einzigen Gehirnbereichs vermutet. Der Arzt wird Ihnen sagen können, ob man eine Operation ins Auge fassen sollte.

Wie Sie helfen können

Es ist ein Schock, wenn man erfährt, daß das Kind an Epilepsie leidet. Doch versuchen Sie, ruhig zu bleiben. Mit der Unterstützung des Arztes können Eltern und Kind ihre Zuversicht zurückgewinnen. Der Arzt wird Sie beraten, wie Sie mit den Anfällen leben können.

Es ist wichtig, den Zustand des Kindes zu beobachten und dem Arzt zu berichten. Schreiben Sie auf, wie oft das Kind einen Anfall bekommt. Beobachten Sie das Kind sorgfältig; berichten Sie jede geistige Veränderung oder Persönlichkeitsveränderung, die von den Medikamenten verursacht werden könnte. Ohne ärztliche Anweisung dürfen Sie die Medikamente aber nicht absetzen. Dies könnte nach einigen Tagen zu einem schweren, langen Krampfanfall führen.

Behandeln Sie Ihr Kind immer so normal wie möglich. Informieren Sie seine Freunde und Lehrer über die Erkrankung. Ihr Kind sollte immer ein Armband oder Medaillon mit Informationen über seine Epilepsie tragen.

Wenn Ihr Kind alt genug ist, bringen Sie ihm bei, die Anzeichen eines nahenden Anfalls zu erkennen. Manche Epileptiker haben unmittelbar vor einem Anfall seltsame Empfindungen, zum Beispiel einen unangenehmen Geruch, verzerrtes Sehen oder ein komisches Gefühl im Magen. Erkennt das Kind diese Empfindungen als Warnsignale, kann es eventuell einen Unfall verhindern.

Die Aussichten für das Kind

Die Behandlung des epileptischen Kindes soll ohne schwere Nebenwirkungen die Anfälle unter Kontrolle halten und die Lebensqualität des Heranwachsenden steigern. Die Kontrolle der Anfälle darf aber nicht durch schwere Nebenwirkungen erkauft werden, zum Beispiel einer Verkrampfung der für die normale Entwicklung nötigen Gehirnfunktionen.

Es ist sehr wichtig, die Verfassung des Kindes aufzuzeichnen. Verlassen Sie sich dabei nicht nur auf den Arzt. Wenn das Kind mehr als ein oder zwei Anfälle hat, gehen Sie zur Sicherheit sofort zum Arzt; die medikamentöse Behandlung muß vielleicht neu eingestellt werden.

Leukämie

Die akute Leukämie ist die häufigste Krebsform bei Kindern. Jährlich erkranken daran in Deutschland etwa 600 Kinder.

Leukämie wird verursacht durch die schnelle Vermehrung von Millionen unreifer weißer Blutkörperchen. Die weißen Krebszellen im Blut verhindern das normale Wachstum der roten Blutkörperchen; dies führt zu Anämie. Außerdem entsteht ein Mangel an ausgereiften weißen Blutkörperchen, so daß die Infektanfälligkeit erhöht wird. Die Krebszellen verhindern außerdem auch das Wachstum der Thrombozyten oder Blutplättchen, die zum Blutgerinnungsmechanismus des Körpers gehören.

Mögliche Symptome
- Anämie – Blässe, Müdigkeit und Kurzatmigkeit
- Anfälligkeit für Infektionen
- Gliederschmerzen; in den Beinen können sie zum Hinken führen
- Purpura – ein purpurroter Ausschlag, der nicht verschwindet, wenn man auf die Stelle drückt
- Neigung zu Blutergüssen
- häufiges Nasenbluten
- Neigung zu Blutungen

Was kann man tun?

Die Prognose für Kinder mit Leukämie war früher nicht gut, aber in den letzten zehn Jahren haben sich die Chancen auf eine völlige Heilung für 80 Prozent der Kinder, die an der häufigsten Art der Kindheitsleukämie leiden, verbessert. Alle erkrankten Kinder müssen von einem Kinderarzt behandelt werden, der Erfahrung mit Kinderleukämie hat. Die Behandlung erfolgt in speziellen Zentren für Kinder-Krebserkrankungen. Man verabreicht gleichzeitig mehrere Medikamente, einige davon oral, andere durch Injektion. Bei der häufigsten Art der Kinderleukämie besteht die Behandlung in einer Strahlentherapie und speziellen Medikamenten, um die Krebszellen im Gehirn abzutöten. Zu Beginn der Behandlung kann eine Bluttransfusion gegeben werden. Wenn die Anzahl der weißen Blutkörperchen zu stark absinkt, muß man das Kind zum Schutz vor Infektionen isolieren, und alle Besucher müssen Masken und Kittel tragen. Manchmal ist auch eine Knochenmarktransplantation möglich. Nach mehreren Wochen darf das Kind wahrscheinlich wieder nach Hause, wo es ein möglichst normales Leben führen kann. Regelmäßige Kontrolluntersuchungen sind erforderlich, um sein Befinden zu überwachen.
Die wichtige Rolle der Eltern besteht darin, das Kind während der langwierigen und aufreibenden Behandlung zu unterstützen, indem sie ihm mit der Aussicht auf eine letztliche Heilung Zuversicht einflößen. Kinder mit Leukämie dürfen nicht mit den normalen infektiösen Kinderkrankheiten wie zum Beispiel Windpocken (eventuell kann eine Impfung durchgeführt werden) angesteckt werden. Wenn sie nicht bereits immun sind, müssen die Eltern darauf achten, daß die Spielgefährten ihres Kindes gesund sind.

Die Folgen der Krankheit
Die Diagnose „Leukämie" ist für die Eltern ein furchtbarer Schock. Viele hadern mit ihrem Schicksdal, sind verzweifelt, verstricken sich in Schuldgefühlen, suchen nach möglichen Ursachen der Erkrankung. Nicht selten wird auch die Beziehung der Eltern zueinander stark belastet, bleibt jeder mit seinem Schmerz allein. Die Eltern werden aufs äußerste gefordert: Trotz ihrer Angst müssen sie dem Kind Hoffnung vermitteln, es durch die harte Therapie begleiten, sich gleichzeitig um Geschwisterkinder kümmern, ihrem Beruf nachgehen und ein „normales" Leben führen. Das schafft nur, wer bei Freunden, Verwandten oder in einer Selbsthilfegruppe Hilfe, Unterstützung und Zuspruch erfährt. Keineswegs dürfen sich die Eltern in ihrer Trauer einkapseln.
Unabdingbar ist es, mit dem Kind über die Krankheit zu sprechen; die Kinder wissen meist mehr als die Angehörigen denken. Und oft geben sie sich selbst die Schuld für ihre Erkrankung, betrachten sie als eine „Strafe" für schlechtes Verhalten. Deshalb müssen die Eltern unbedingt ihr Schweigen durchbrechen und mit dem Kind offen über Gefühle und Ängste sprechen. Sie müssen dem Kind auch altersgerecht in anschaulicher Weise verstehbar machen, was in seinem Körper vor sich geht, und warum es so unangenehme und auch schmerzhafte Behandlungen über sich ergehen lassen muß. Sonst fühlt sich das Kind Ärzten und Eltern hilflos ausgeliefert und mag sogar glauben, von ihnen absichtlich gequält zu werden.

Nicht nur mit den psychischen, vor allem auch mit den körperlichen Folgen der Behandlung muß das Kind noch geraume Zeit leben. Viele Kinder verlieren in Folge der aggressiven Therapie ihre Haare. Bis sie nachwachsen, mag eine Perücke eine sinnvolle Lösung sein. Durch die Wirkung von Kortison und Bestrahlung wachsen die Kinder während der Behandlung meist nicht mehr. Viele Kinder holen nach Beendigung der Therapie die fehlenden Zentimeter schnell wieder auf. Manchmal muß aber auch ein Medikament mit Wachstumshormonen verabreicht werden. Es kommt auch vor, daß die Behandlung die Keimdrüsen schädigt; dies wird aber erst in der Pubertät erkennbar. Besonders wichtig ist es, das Kind nach der Therapie wieder behutsam in sein soziales Leben mit Schule, Freunden und Hobbys zurückzuführen.

Sichelzellenanämie

Bei dieser Erbkrankheit tritt eine abnorme Hämoglobinform im Blut auf. Ursache dafür ist ein vererbtes, anormales Gen. Am häufigsten betroffen sind Menschen afrikanischer oder westindischer Abstammung, aber auch Menschen aus dem Mittleren Osten und dem östlichen Mittelmeerraum.

Die Erblichkeit ist rezessiv, d. h. beide Eltern sind Träger eines anormalen Gens, dabei aber selbst gesund. Das Risiko dieser Eltern, ein an Sichelzellenanämie erkranktes Kind zu bekommen, beträgt 1:4. Die Anämie, die aus dem Blutleiden resultiert, liegt bei der Geburt noch nicht vor, sondern entwickelt sich im Laufe der ersten sechs Monate.
Hämoglobin ist das Protein, das die roten Blutkörperchen enthalten. Es nimmt Sauerstoff aus dem Blut auf und befördert ihn an verschiedene Stellen des Körpers. Die Sichelzellenanämie tritt auf, wenn das ererbte Hämoglobin dazu führt, daß die roten Blutkörperchen infolge eines anormal niedrigen Sauerstoffpegels sichelförmig werden. Das Blut gerinnt schlechter und verstopft die Blutgefäße. Anämie und Gelbsucht verschlimmern sich und die Anfälligkeit des Kindes für Infektionen wie Husten und Erkältungen nimmt zu.
Bei Kindern mit Sichelzellenanämie können das Wachstum und die Gewichtszunahme etwas verzögert sein; möglicherweise erlangen sie auch später die Beherrschung von Darm und Blase. Da das Kind in einem ständigen Zustand einer chronischen Anämie lebt, kann es bei einer Erkrankung zu einer rapiden Verschlechterung seines Zustandes kommnen. Die Kinder sind besonders anfällig für Lungenentzündungen und Salmonelleninfektionen.
Besonders schlimm sind die Schmerzanfälle, die entstehen, wenn eine sichelförmige Zelle ein Blutgefäß blokkiert und es infolge dessen zu einem Sauerstoffmangel in dem Gewebe kommt; dies kann in jedem Körperteil passieren. Diese Schmerzen sind unvorhersehbar und heftig.

Mögliche Symptome

- Anämie
- Müdigkeit
- leichte Gelbsucht – der Augapfel wird gelblich
- Schmerzen an Gliedern und Unterleib, wo die Blutgefäße verstopft sind
- Infektanfälligkeit

Was kann man tun?

Sichelzellenanämie hat keinen Einfluß auf die Intelligenz des Kindes, und die meisten Kinder können eine normale Schule besuchen. Da das Kind allerdings einen akuten Anfall (eine sogenannte Krise) mit starken Glieder- und Leibschmerzen bekommen kann, sollten seine Lehrer wissen, daß in diesem Fall sofort ärztliche Hilfe erforderlich ist. Die Krise wird von Fieber begleitet und dauert mehrere Tage. Sie wird mit schmerzstillenden Medikamenten behandelt. Der Krise kann körperliche Anstrengung – vor allem bei kalter und feuchter Witterung – vorausgehen. Es ist unerläßlich, daß das Kind gegen alle Infektionskrankheiten geimpft wird und alle verordneten Präparate nimmt.
Das Kind muß auch psychisch gefestigt werden, da es wegen seiner Krankheit im Kindergarten oder in der Schule nur allzuleicht in eine Außenseiterrolle geraten kann. Die anderen Kinder – und Eltern – müssen wissen, daß sie sich nicht anstecken können. Sie helfen Ihren Kind sehr, wenn Sie ihm die Sicherheit vermitteln, daß ihm Ihr Verständnis, ihr Mitgefühl und Ihre Fürsorge gewiß sind.
Da das Leiden erblich ist, sollten potentielle Träger vor der Entscheidung für ein Kind eine Genberatung wahrnehmen. Eine Blutuntersuchung zeigt, ob die zukünftigen Eltern Krankheitsträger sind.

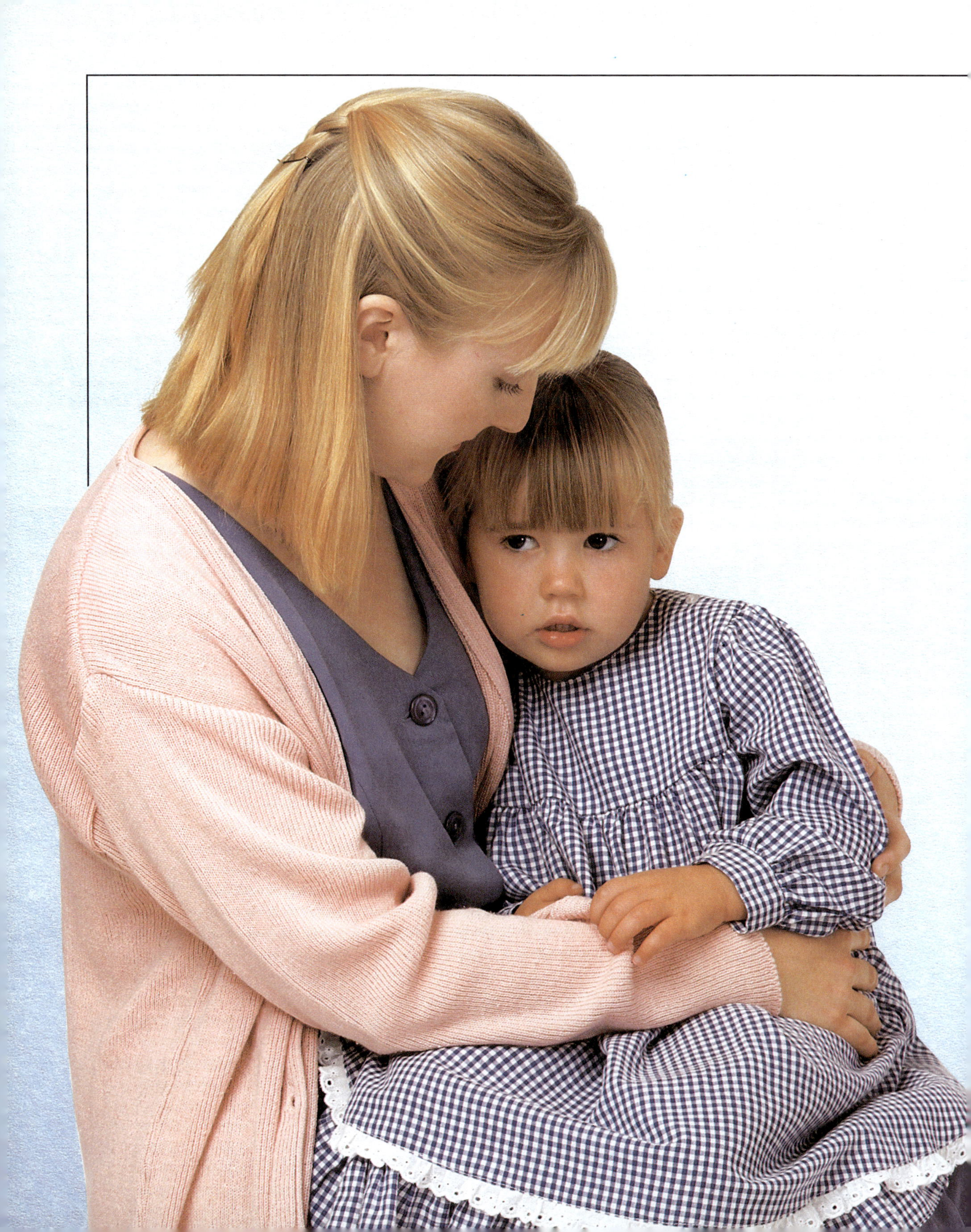

Kapitel 6

Heilkunde · Krankenpflege

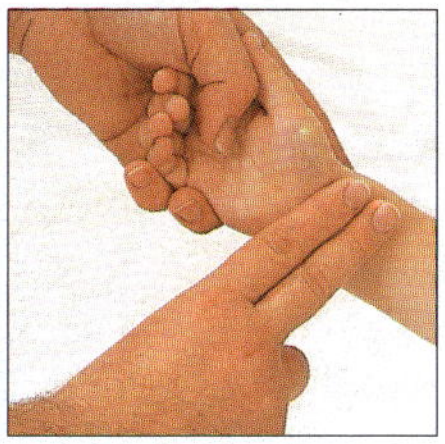

Die meisten Kinderkrankheiten verlaufen harmlos. Vielen schweren Erkrankungen kann man vorbeugen. Wirksame Impfungen schützen vor vielen Infektionskrankheiten. Bei einem Baby können jedoch scheinbar belanglose Krankheiten Komplikationen verursachen: Zum Beispiel kann eine Erkältung, die sich zu einer Halsentzündung entwickelt, Atemnot verursachen.

Natürlich sind Sie besorgt, wenn Ihr Kind aus irgendeinem Grunde kränkelt, an einer chronischen Krankheit leidet oder einen Unfall hatte. Manchmal weiß man auch nicht, ob man zum Arzt gehen soll. Selbst wenn die Symptome Ihres Kindes banal erscheinen, befürchten Sie vielleicht, daß sie Vorboten einer ernsten Erkrankung sein könnten. Im Zweifelsfall sollten Sie sich immer an den Arzt wenden.

Die häufigste Todesursache bei Kindern sind Unfälle; glücklicherweise kann man aber vielen Verletzungen vorbeugen. Sie können das Unfallrisiko senken, indem Sie Ihre Wohnung kindersicher machen. Auch wenn das Kind außer Haus geht, können Sie Vorsichtsmaßnahmen treffen. Um in einem Notfall richtig zu handeln, müssen Sie die Erste-Hilfe-Maßnahmen erlernen. Lesen Sie sie nicht nur in diesem Buch nach, sondern nehmen Sie auch an einem Erste-Hilfe-Kurs teil (s. S. 327). Lernen Sie die Verhaltensregeln für den Notfall auswendig (s. S. 326–333).

Das kranke Kind

Die meisten Eltern bemerken schnell, wenn ihr Kind krank wird: es ist blaß, lustlos und mag nichts essen. Oft kann man das Kind erfolgreich zu Hause behandeln. Sobald Sie sich aber Sorgen machen oder nicht wissen, was ihm fehlt, sollten Sie zum Arzt gehen. Bei bestimmten Symptomen – sie sind auf Seite 277 aufgeführt – muß das Kind sofort dem Arzt vorgestellt werden.
Vielleicht spüren Sie, daß Ihr Kind krank ist, wissen aber nicht, was ihm fehlt. Dann müssen Sie zum Arzt gehen. Um ihm die Diagnose zu erleichtern, sollten Sie die Symptome Ihres Kindes genau beobachten; je detailliertere Informationen Sie dem Arzt geben können, um so sicherer kann er eine exakte Diagnose stellen.

Warnsymptome
In der Regel erkennt man deutlich, daß das Kind eine Krankheit ausbrütet; achten Sie in diesem Fall genau auf Körpertemperatur, Appetit und Atemfrequenz.

Temperatur Die normale Körpertemperatur eines Kindes beträgt 37 °C. Steigt die Temperatur über 38 °C, hat es Fieber; fällt sie unter 35 °C, ist es unterkühlt (diese Angaben basieren auf der Messung im After). In beiden Fällen sollten Sie sofort zum Arzt gehen. Die Körpertemperatur des Kindes verändert sich jedoch entsprechend der Aktivität und der Tageszeit. Morgens ist sie niedriger als tagsüber, und abends steigt sie an. Sie ist auch erhöht, wenn das Kind viel herumgerannt ist und viel Energie verbraucht hat.

Durchfall Lockerer, wäßriger Stuhlgang bedeutet, daß die Därme entzündet und gereizt sind. Das Wasser kann in der kurzen Zeit nicht aus dem Stuhl absorbiert werden. Durchfall weist immer auf Störungen im Magen-Darm-Bereich hin. Meist ist ein Magen-Darm-Katarrh die Ursache, manchmal aber auch eine Darmgrippe oder eine andere Infektion. Bei Babys und Kleinkindern ist Durchfall immer ernst, weil er zur Austrocknung führen kann.

Erbrechen Gehen Sie zum Arzt, wenn das Kind während mehr als sechs Stunden immer wieder erbrochen hat; und vor allem, wenn es auch Durchfall oder Fieber hat. Erbrechen wird gewöhnlich durch unverträgliche Nahrungsmittel oder einen Infekt verursacht. Manchmal gibt es auch ernstere Ursachen; der Arzt kann eine Diagnose stellen.

Schmerzen Gehen Sie zum Arzt, wenn das Kind über Kopfschmerzen klagt, insbesondere, nachdem es den Kopf angestoßen hat oder der Kopfschmerz einige Stunden nach einer Kopfverletzung auftritt. Auch wenn es zusätzlich über Sehstörungen, Übelkeit, Schwindel oder Bauchschmerzen, speziell im rechten Unterbauch, klagt, müssen Sie zum Arzt.

Pulsmessen

Ein schneller oder nicht spürbarer Puls ist ein Zeichen, daß es dem Kind nicht gutgeht. Die Pulsfrequenz variiert je nach dem Gesundheitszustand, dem Alter und der körperlichen Verausgabung.

Die durchschnittliche Pulsfrequenz liegt beim kleinen Baby bei 100–160 Schlägen pro Minute; beim einjährigen Kind bei 100–120 und beim siebenjährigen bei 80–90 Schlägen.

Messen Sie den Puls des Kindes mit Zeige- und Mittelfinger, nicht mit dem Daumen, da auch in ihm ein Puls spürbar ist. Zählen Sie die Anzahl der Schläge während 15 Sekunden; multiplizieren Sie diese Zahl mit vier, um die Pulsfrequenz pro Minute zu berechnen.

Den Herzschlag überprüfen
Bei einem Kind unter einem Jahr messen Sie den Puls, indem Sie Ihre Handfläche in der Höhe der Brustwarze auf seine Brust legen und die Anzahl der Herzschläge zählen (Sie können den Puls auch im Arm spüren, s. S. 328).

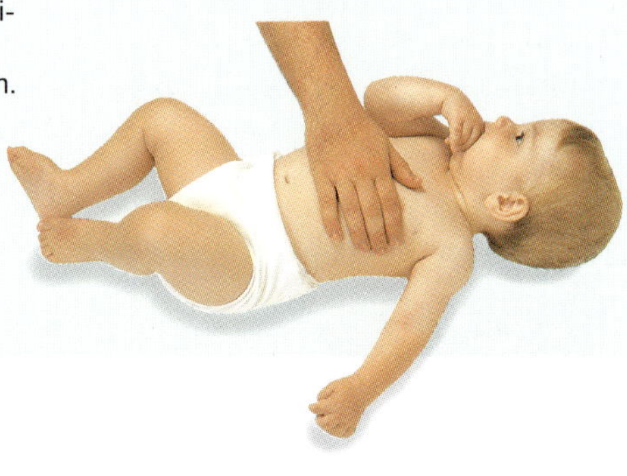

Radialispuls
Ist das Kind älter als ein Jahr, finden Sie den Puls relativ leicht am Handgelenk. Legen Sie Ihren Zeige- und Mittelfinger in das Grübchen auf dem Handgelenk in Verlängerung des Daumens und zählen Sie die Schläge.

Nehmen Sie Zeige- und Mittelfinger, nicht den Daumen

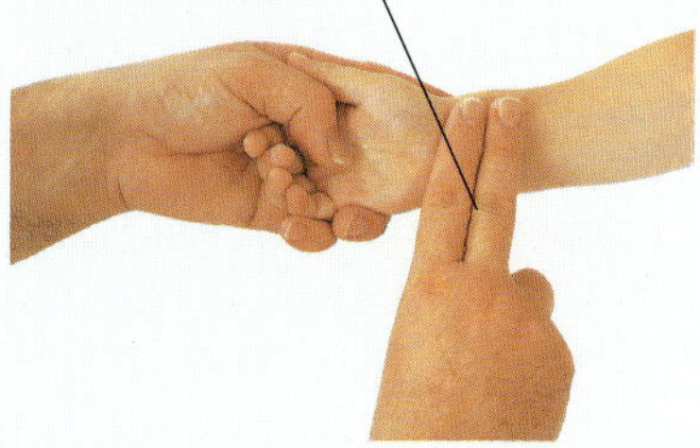

Atmung Atemnot ist ein medizinischer Notfall und erfordert sofortige Hilfe. Die Atmung kann angestrengt sein; vielleicht werden die Rippen des Kindes bei jedem Atemzug scharf nach innen gezogen. Wenn die Lippen blau anlaufen, liegt ein Notfall vor, und Sie müssen einen Krankenwagen rufen.

Appetit Eine plötzliche Veränderung des Appetits kann ein Krankheitszeichen sein, vor allem wenn das Kind Fieber hat. Der Arzt sollte benachrichtigt werden, wenn das Kind den ganzen Tag die Nahrung verweigert und lethargisch ist. Bei Babys unter sechs Monaten geht man zum Arzt, wenn es kaum Appetit hat und nicht recht gedeiht.

Der Arztbesuch

Es ist nur natürlich, wenn eine unerfahrene Mutter besorgt ist. Vielleicht sorgen Sie sich, ob Ihr Kind kränklich ist. Wie viele Ärzte lernte ich schnell, daß die Meinung der Mutter immer am zuverlässigsten ist. Daher sollten Sie im Zweifelsfall immer den Arzt benachrichtigen. Es darf Ihnen niemals peinlich sein, dem Arzt Fragen zu stellen, und mögen Sie auch noch so trivial erscheinen.

Was Sie dem Arzt sagen Um eine Diagnose stellen zu können, braucht der Arzt folgende Informationen: eine Beschreibung der Symptome des Kindes; wann sie eingesetzt haben; in welcher Reihenfolge sie aufgetreten sind; wie schwer sie sind; und was vorangegangen ist (zum Beispiel Verschlucken einer giftigen Substanz). Zusätzlich muß der Arzt das Alter und die medizinische Vorgeschichte des Kindes wissen.

Wichtig ist, daß Sie Details einer Verletzung oder eines Unfalls berichten können. Hat das Kind das Bewußtsein verloren? Hat es etwas gegessen oder getrunken (falls es eine Narkose benötigt)? Ist es von einem Insekt oder Tier gebissen worden? Welches Tier, und welche Symptome traten auf? Wenn es eine giftige Substanz oder Pflanze zu sich genommen hat, nehmen Sie sie zum Arzt mit.

Folgende spezielle Fragen sind für den Arzt wichtig: Hat das Kind erbrochen, oder hat es Durchfall? Hat es Schmerzen? Seit wann? Haben Sie ihm ein Schmerzmittel gegeben? Hat es erhöhte Temperatur? Wie schnell hat das Fieber eingesetzt, und wie hoch ist es gestiegen? Hat es zu irgendeinem Zeitpunkt das Bewußtsein verloren? Haben Sie geschwollene Drüsen oder einen Ausschlag festgestellt? Hat es Schwindelgefühle oder Sehstörungen? Der Arzt wird auch allgemeine Fragen zum Appetit oder Schlafverhalten des Kindes stellen.

Was Sie den Arzt fragen sollten Wenn der Arzt dem Kind Medikamente verschreibt, müssen Sie genau wissen, wie sie verabreicht werden müssen (manche müssen auf vollen Magen genommen werden), wie lange sie eingenommen werden müssen und welche Nebenwirkungen auftreten können. Fragen Sie, wie Sie Ihr Kind pflegen sollen und wie schnell die Symptome voraussichtlich vergehen werden. Vielleicht können Sie durch zusätzliche Maßnahmen Ihrem Kind Linderung verschaffen und den Gesundungsprozeß beschleunigen. Fragen Sie den Arzt, ob das Kind im Bett bleiben muß, wann es aufstehen und wann es wieder nach draußen gehen darf. Leidet das Kind ständig an Erkältungen, fragen Sie den Arzt, welche vorbeugenden Maßnahmen sinnvoll sind. Oftmals kann man durch Abhärtung und gesunde Ernährung eine Stabilisierung erreichen.

Bei einer ansteckenden Krankheit müssen Sie wissen, ob das Kind Besuch bekommen darf, wie lange es dem Kindergarten fernbleiben soll und ob die Krankheit langfristige Auswirkungen hat.

Notfälle

Manche Situationen erfordern eine sofortige medizinische Versorgung. Sie sollten einen Krankenwagen rufen oder das Kind im Auto ins nächste Krankenhaus bringen, wenn eine der folgenden möglicherweise lebensbedrohenden Situationen eintritt:

- ein Knochenbruch oder der Verdacht auf einen Bruch (s. S. 339)
- eine schwere Reaktion auf einen Insektenstich oder Tierbiß (s. S. 341)
- länger anhaltende bläulichblasse oder graue Haut um die Lippen und unter den Fingernägeln
- eine Verbrennung oder Verbrühung (s. S. 336), die mehr als handgroß ist
- eine Vergiftung oder vermutete Vergiftung (s. S. 334)
- Bewußtlosigkeit (s. S. 327–329)
- eine schwere Blutung aus einer Wunde (s. S. 335)
- Kontakt mit einer ätzenden Chemikalie, insbesondere im Augenbereich (s. S. 334 und 338)
- angestrengte Atmung oder Erstickungsanfall (s. S. 333)
- jede Verletzung an den Ohren oder Augen (s. S. 284, 287 und 338)
- ein elektrischer Schock (s. S. 334)
- Inhalation von giftigem Rauch oder Gas.

Fieber

Beim Verdacht auf eine Krankheit messen Sie immer Fieber. Eine erhöhte Temperatur zeigt an, daß der Körper eine Infektion bekämpft. Eine Temperatur über 38 °C muß beobachtet werden (s. S. 281). Meistens bemerken die Eltern sofort, wenn das Kind Fieber hat, weil es sich heiß anfühlt. Die Temperatur muß aber exakt gemessen werden.

Vorsicht

Bei Kindern unter zwei Jahren sollte man die Temperatur im After messen; machen Sie das Thermometer mit etwas Babycreme oder Öl gleitfähig. Später können Sie unter dem Arm messen.
Mit einem Quecksilberthermometer sollten Sie dem Kind frühestens mit sieben Jahren die Temperatur im Mund messen; es könnte auf das Thermometer beißen und das giftige Quecksilber verschlucken.

Thermometer

Es gibt verschiedene Arten von Thermometern. Am genauesten ist ein Quecksilberthermometer. Die schmale Quecksilbersäule dehnt sich entsprechend der Körpertemperatur aus und bewegt sich bis zu einem Punkt auf der geeichten Skala.

Daneben gibt es Flüssigkeitskristallthermometer (Streifenthermometer) und digitale Thermometer.

Streifenthermometer sind weniger genau als andere, aber einfach anzuwenden; digitale Thermometer sind genau und unzerbrechlich, aber teurer als andere.

Digitales Thermometer (im Fenster die Temperaturanzeige)

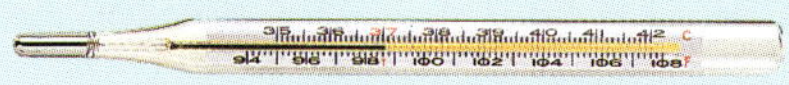

Quecksilberthermometer (wird rektal oder unter dem Arm verwendet)

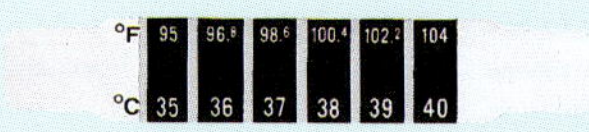

Streifenthermometer (ein leuchtendes Feld zeigt die Temperatur des Kindes an)

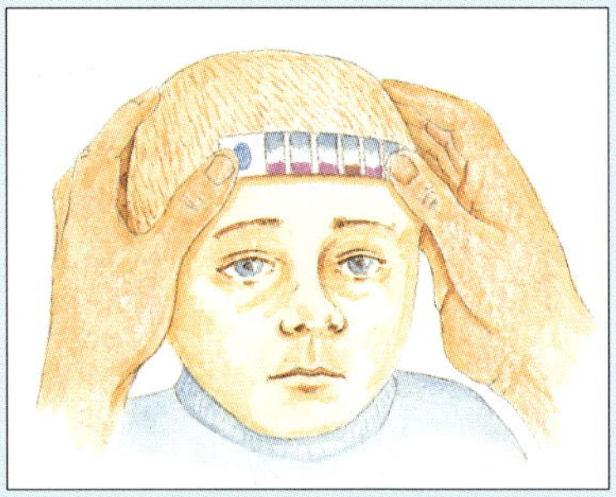

Benutzung des Streifenthermometers
Das Thermometer ist leicht anzuwenden; halten Sie es nur ungefähr eine Minute an die Stirn des Kindes.

Fieber messen

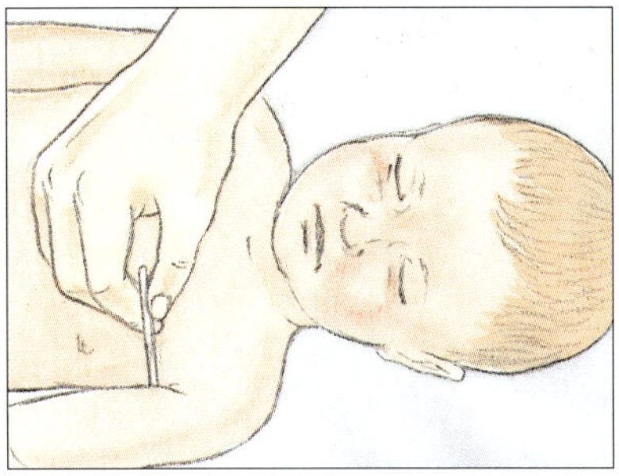

Unter dem Arm
Stecken Sie den Kolben des Thermometers in die Achselhöhle, und legen Sie den Arm des Kindes über die Brust. Halten Sie das Thermometer ungefähr drei Minuten dort. Die in der Achselhöhle gemessene Temperatur liegt etwa 0,6 °C unter der tatsächlichen Körpertemperatur.

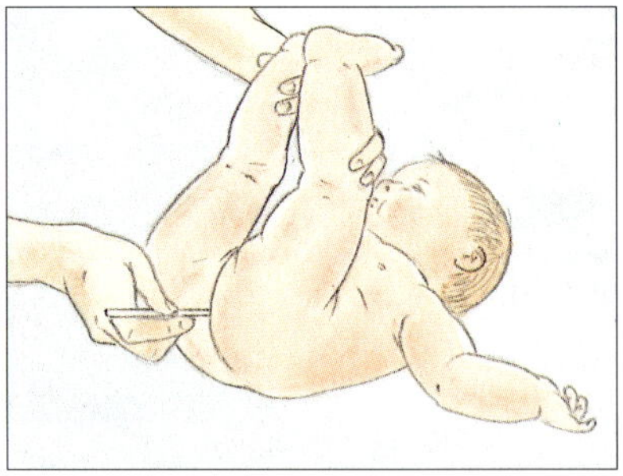

Rektalmessung (1)
Legen Sie das Baby auf den Rücken, entfernen Sie die Windel, umfassen Sie seine Füße, und führen Sie das gleitfähig gemachte Thermometer ungefähr 2,5 cm in den After ein. Messen Sie ein oder zwei Minuten lang. Bei der Rektalmessung wird die exakte Körpertemperatur ermittelt.

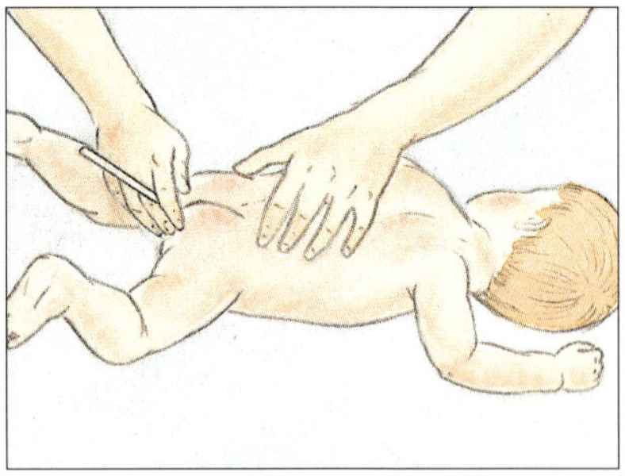

Rektalmessung (2)
Legen Sie das Baby bäuchlings auf Ihren Schoß. Halten Sie es mit einer Hand fest am Rücken, und führen Sie das eingefettete Thermometer ungefähr 2,5 cm tief in den Po.

Medikamente

Die meisten Medikamente für Kinder gibt es in Form eines Saftes oder Sirups, den man vom Löffel oder mit einer Pipette verabreicht. Manche Kinder nehmen ihre Medizin ganz willig, andere aber wehren sich nach Kräften. In diesem Fall muß Ihnen Ihr Partner helfen. Oder Sie wickeln das Baby in eine Decke, damit Sie es ruhig halten können. Wenn das Kind noch nicht vom Löffel schlucken kann, ist eine Pipette oder eine Spritze am besten. Ältere Kinder kann man durch das Versprechen eines besonderen Leckerbissens oder Getränks, das den Medizingeschmack wegspült, überreden. Manchmal sind aber schon enorme Überzeugungskünste erforderlich.

Verabreichen von Medikamenten

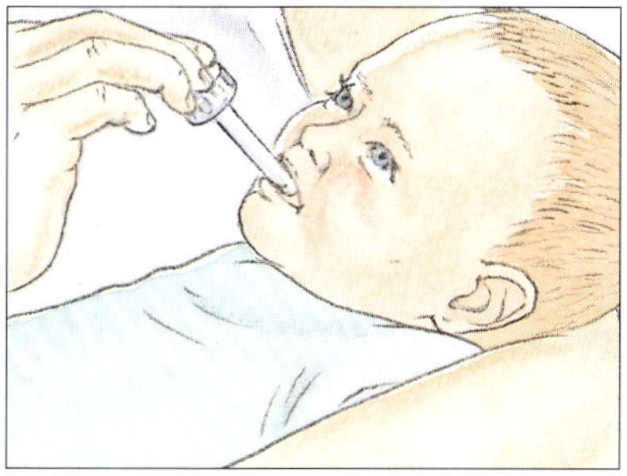

Pipette
Halten Sie das Baby in Ihrer Ellenbeuge. Ziehen Sie mit der Pipette die erforderliche Menge der Arznei auf. Schieben Sie Ihrem Baby die Pipette in den Mundwinkel, und lassen Sie die Medizin durch das Drücken auf den Gummi langsam einträufeln.

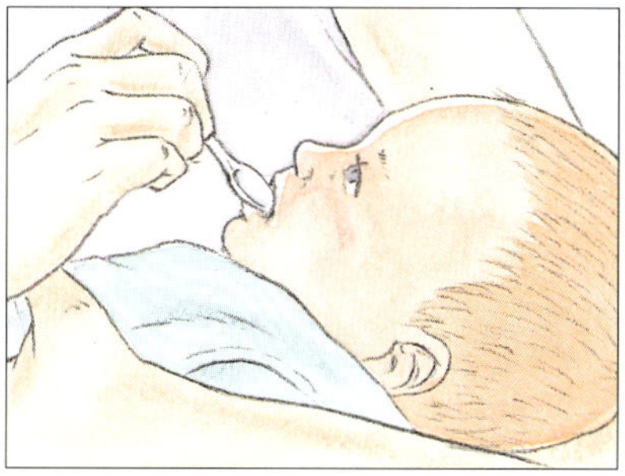

Löffel
Der Löffel sollte mit kochendem Wasser oder Sterilisierlösung sterilisiert werden. Halten Sie das Baby in einer halbgebeugten Stellung, ziehen Sie sein Kinn mit dem Finger nach unten, und setzen Sie den Löffel an die Unterlippe. Heben Sie ihn an, so daß die Medizin in den Mund fließt.

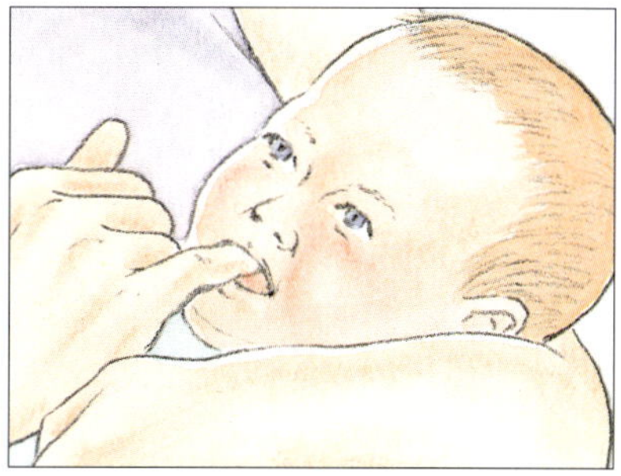

Finger
Füllen Sie die richtige Dosis in einen kleinen Behälter. Tauchen Sie Ihren Finger ein, und lassen Sie das Baby die Medizin von Ihrem Finger saugen. Fahren Sie damit fort, bis es die ganze Dosis genommen hat.

Tropfen geben

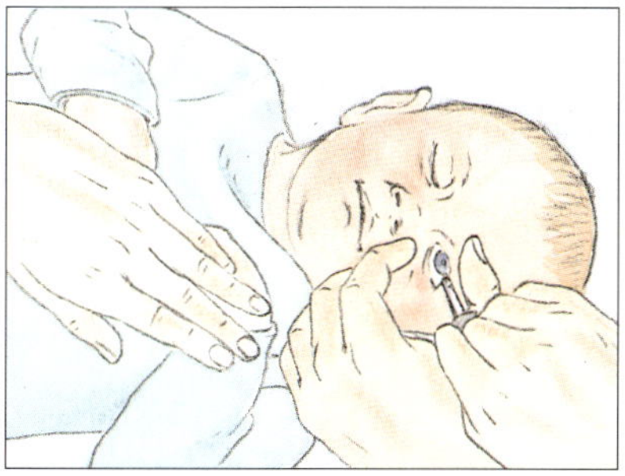

Augentropfen
Legen Sie das Baby auf den Rücken; neigen Sie seinen Kopf, so daß das kranke Auge unten liegt. Ziehen Sie vorsichtig das untere Augenlid mit dem Finger nach unten, und lassen Sie die Tropfen in das Lid fallen. Lassen Sie das Lid los.

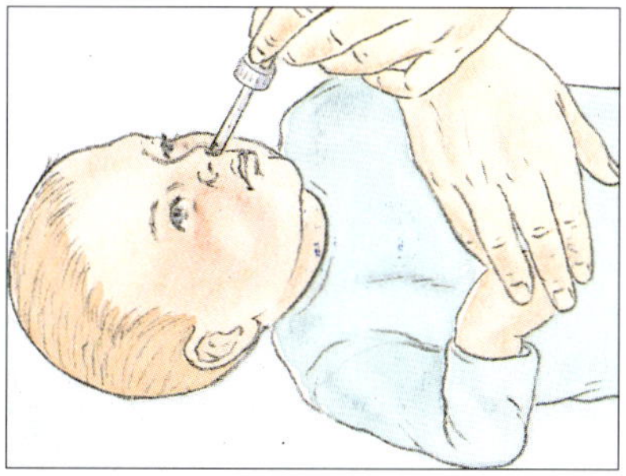

Nasentropfen
Legen Sie das Baby mit zurückgeneigtem Kopf auf den Rücken. Geben Sie ein oder zwei Tropfen in jedes Nasenloch.

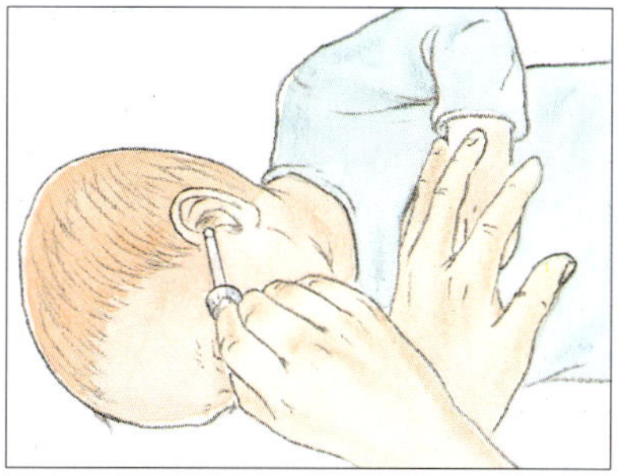

Ohrentropfen
Legen Sie das Baby auf die Seite. Geben Sie die Ohrentropfen mitten in das Ohr.

Die Pflege des Kindes

Sie brauchen weder besondere Fähigkeiten noch medizinische Kenntnisse, um ein krankes Kind zu pflegen. Es genügt, wenn Sie die üblichen Regeln lockern und Ihre Sorge vor dem Kind verbergen. Bestehen Sie nicht darauf, daß es essen muß, aber geben Sie ihm viel zu trinken.

Allgemeine Pflegetips

Ebenso wie die vom Arzt festgelegte medizinische Behandlung erleichtern auch die folgenden Maßnahmen Ihrem Kind das Kranksein:

- Lüften Sie das Zimmer und das Bett des Kindes mindestens einmal am Tag.
- Stellen Sie dem Kind einen Eimer ans Bett, falls es erbrechen muß. Auch bei Keuchhusten sollte ein Eimer griffbereit stehen.
- Stellen Sie ihm eine Box mit Papiertüchern ans Bett.
- Bieten Sie ihm öfters eine Kleinigkeit zu essen an; große Portionen schrecken es nur ab.
- Wenn es Fieber hat, waschen Sie es mit lauwarmem Wasser ab.
- Geben Sie ihm zur Schmerzlinderung nach Absprache mit dem Arzt ein Zäpfchen oder eine Tablette.

Muß das Kind im Bett bleiben?

Bei Ausbruch einer Krankheit fühlt sich das Kind schlecht und bleibt wahrscheinlich freiwillig im Bett. Es schläft viel. Sobald es sich besser fühlt, braucht es zwar immer noch Bettruhe, will aber bei Ihnen sein und zeitweise auch spielen. Am besten richtet man auf dem Sofa im Wohnzimmer oder in der Nähe des Arbeitsplatzes der Mutter ein Bett her, wo es sich immer hinlegen kann. Beharren Sie nicht darauf, daß das Kind im Bett bleibt, weil es krank ist – fiebernde Kinder zum Beispiel werden im Bett nicht schneller gesund. Ist das Kind allerdings müde, muß man es ins Bett legen. Aber lassen Sie es nicht einfach allein. Schauen Sie in regelmäßigen Abständen nach ihm (halbstündlich). Nehmen Sie sich die Zeit, ein Spiel oder Puzzle mit ihm zu machen oder etwas vorzulesen.

Wenn es sich auf dem Weg der Besserung befindet, sollte es tagsüber beschäftigt werden, damit es zwischen Nacht und Tag unterscheidet. Lassen Sie es zum Beispiel ein wenig fernsehen, bevor es zu Bett geht. Es darf aber nicht gleich wieder herumtollen, bevor es ganz gesund und wieder bei Kräften ist.

Trinken

Ein krankes Kind muß viel trinken – bei Fieber, Durchfall oder Erbrechen – weil es die verlorene Flüssigkeit ersetzen muß. Die empfohlene Flüssigkeitsmenge für fiebernde Kinder beträgt 100–150 ml pro Kilogramm Körpergewicht am Tag; dies entspricht 1 l bei einem 9 kg schweren Kind. Eine solche Flüssigkeitsmenge wird ein krankes Kind, das viel schläft, nur mit Mühe aufnehmen.

Lassen Sie dem Kind deshalb immer sein Lieblingsgetränk am Bett stehen (jedoch keine zuckerhaltigen Limonadengetränke wie Cola). Servieren Sie das Getränk in einem besonders hübschen Glas mit Strohhalm.

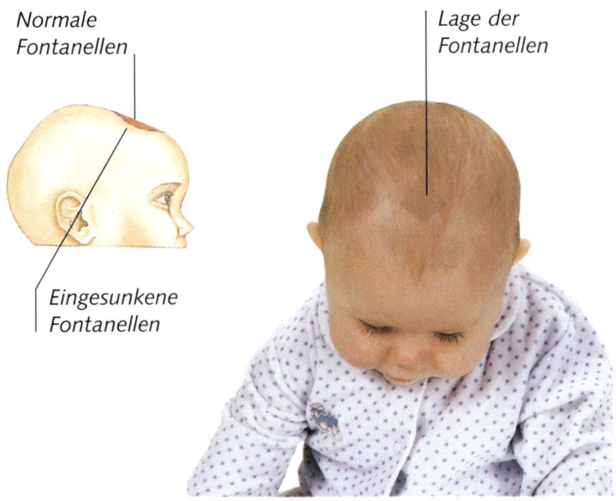

Austrocknung
Erbrechen oder Durchfall kann zur Austrocknung führen. Ein Anzeichen für die Austrocknung sind bei einem Baby unter 18 Monaten eingesunkene Fontanellen; in diesem Fall muß sofort der Arzt benachrichtigt werden.

Beschäftigung

Ein krankes Kind dürfen Sie ruhig verwöhnen. Machen Sie Spiele mit ihm, und unterhalten Sie sich mit ihm. Lockern Sie alle Regeln. Lassen Sie es spielen, was es will, selbst wenn diese Spielsachen sonst nicht mit ins Bett genommen werden dürfen. Will Ihr Kind mit Wasserfarben malen oder kneten, breiten Sie ein Wachstuch über dem Bett aus. Lassen Sie das Kind auch mal fernsehen – vielleicht können Sie ausnahmsweise einen Fernseher in sein Zimmer stellen.

Lassen Sie es malen; lesen Sie ihm vor; holen Sie alte Spielsachen hervor, und spielen Sie zusammen; packen Sie ihm ein kleines Geschenk ein; singen Sie gemeinsam, oder erfinden Sie zusammen Geschichten. Es soll malen, was es alles machen wird, wenn es wieder gesund ist. Wenn es keine ansteckende Krankheit hat, lassen Sie auch Freunde zu einem kurzen Besuch kommen. Fühlt es sich besser, darf es auch draußen spielen. Wenn es Fieber hat, sollte es aber nicht zu viel herumrennen.

Erbrechen

Erbrechen ist für ein Kind meist qualvoll; machen Sie es ihm so erträglich wie möglich. Lassen Sie das Kind im Bett aufsitzen; stellen Sie einen Eimer in Reichweite, damit es nicht zur Toilette laufen muß. Binden Sie langes Haar zurück. Ist ihm übel, halten Sie seinen Kopf und trösten es. Nach dem Erbrechen helfen Sie ihm die Zähne zu putzen oder geben ihm ein Pfefferminzbonbon, um den Geschmack loszuwerden.

Hat das Kind einige Stunden lang nicht mehr erbrochen, können Sie ihm leichte Speisen, zum Beispiel Kartoffelbrei, geben. Drängen Sie es aber nicht zum Essen. Viel wichtiger als essen ist trinken. Geben Sie ihm viel Wasser, dem sie pro 500 ml einen halben Teelöffel Salz und vier Teelöffel Traubenzucker zufügen, um die verlorenen Salze zu ersetzen. Geben Sie ihm keine Milch; empfehlenswert sind verdünnte Fruchtsäfte.

Maßnahmen bei erhöhter Temperatur

Das erste Anzeichen einer erhöhten Temperatur ist meist eine heiße Stirn. Um sicherzugehen sollten Sie aber Fieber messen (s. S. 278). Gehen Sie zum Arzt, wenn das Fieber länger als 24 Stunden andauert oder von anderen Symptomen begleitet ist. Bei Kindern unter sechs Monaten muß eine Temperatur über 38 °C sehr ernst genommen werden.

Kühlen Sie Ihr Kind ab, indem Sie es ausziehen und ins Bett legen. Waschen Sie es mit lauwarmem Wasser ab. Messen Sie immer wieder Fieber, bis es sich bei 38 °C stabilisiert hat. Verwenden Sie für die Waschungen niemals kaltes Wasser, da sich dabei die Blutgefäße verengen und die Temperatur ansteigen würde. Statt der Waschungen können Sie auch Wadenwickel mit lauwarmem Wasser machen, allerdings nicht, wenn das Kind kalte Füße hat. Decken Sie das Kind mit einem Baumwollaken zu. Messen Sie stündlich die Temperatur, um sicherzugehen, daß sie nicht wieder steigt.

Können Sie durch die lauwarmen Waschungen das Fieber nicht senken, geben Sie ihm bei über 39 °C ein fiebersenkendes Mittel. Da es stark schwitzt, muß es weiterhin viel trinken.

Fieberkrämpfe

Bei Babys ist eine erhöhte Temperatur während einer Virusinfektion die häufigste Ursache für Krämpfe. Diese Fieberkrämpfe treten vor allem bei Kindern zwischen sechs Monaten und vier Jahren auf.

Während des Krampfes kommt es aufgrund einer zeitweiligen Anormalität der Gehirnfunktion zu Zuckungen der Muskeln. Begleitsymptome können der Verlust des Bewußtseins, der Verlust der Kontrolle über Darm und Blase, rhythmisches Gliederzucken, Schläfrigkeit und Verwirrung sein. Räumen Sie alle Gegenstände um das Kind herum weg, damit es nicht zu Schaden kommen kann. Wenn sein Körper nicht mehr zuckt, bringen Sie es in die Seitenlage (s. S. 329).

Waschen Sie Ihr Kind mit lauwarmem (niemals kaltem) Wasser ab, um das Fieber zu senken. Lassen Sie es nicht allein, halten Sie es nicht fest, und schieben Sie ihm nichts in den Mund. Rufen Sie den Arzt, sobald das Kind wieder zu sich gekommen ist. Dauert der Krampf länger als 15 Minuten, alarmieren Sie den Notarzt.

Die Behandlung von Krämpfen
Vorrangig ist die Senkung der Körpertemperatur durch lauwarme Waschungen (siehe oben).

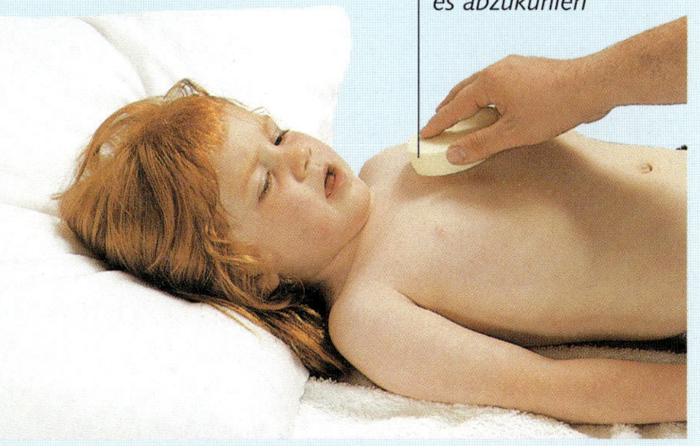

Waschen Sie Ihr Kind am ganzen Körper, um es abzukühlen

Krankenhaus

Es ist durchaus möglich, daß ein Kind einmal ins Krankenhaus muß. Vielleicht nach einem Unfall, wegen einer akuten oder chronischen Krankheit wie Asthma oder Mukoviszidose oder einer Operation. Dank einiger Voraussicht seitens der Eltern muß ein Krankenhausaufenthalt für das Kind nichts Schlimmes oder Beängstigendes sein. Nach Möglichkeit bereiten Sie Ihr Kind umsichtig vor.

Vorbereitung aufs Krankenhaus

Wenn Sie selbst eine Abneigung gegen Krankenhäuser haben und diese Einstellung auf Ihr Kind übertragen, erschweren Sie ihm unnötigerweise seinen Krankenhausaufenthalt. Bringen Sie ihm das Krankenhaus als einen freundlichen Ort nahe, an dem die Menschen geheilt werden. Nach Möglichkeit – wenn zum Beispiel ein Freund oder Verwandter im Krankenhaus liegt – nehmen Sie das Kind einmal zum Besuch mit. Sprechen Sie sachlich, nicht schwermütig über die Krankheit. Kommt es zum ersten Mal gleich als Patient ins Krankenhaus, wirkt alles viel befremdlicher auf das Kind.

Wenn Sie wissen, daß Ihr Kind ins Krankenhaus muß, lesen Sie ihm eine entsprechende Geschichte vor. Schenken Sie ihm einen Arztkoffer, und spielen Sie zusammen Arzt, Schwester und Patient. Sagen Sie ihm ganz ehrlich, warum es ins Krankenhaus muß. Betonen Sie, daß man ihm dort helfen will. Versichern Sie ihm, daß Sie so oft wie möglich bei ihm sein werden. Ist es alt genug, können Sie ihm erklären, wann es voraussichtlich wieder nach Hause darf.

Steht eine Operation bevor, will das Kind wahrscheinlich wissen, was mit ihm geschehen wird. Beantworten Sie seine Fragen so aufrichtig wie möglich – behaupten Sie nicht, daß es keine Schmerzen haben wird. Sagen Sie ihm aber, daß die Ärzte Medikamente haben, die die Schmerzen schnell lindern werden.

Packen Sie zusammen mit Ihrem Kind eine Tasche für den Krankenhausaufenthalt. Mit am schlimmsten für das Kind ist die ungewohnte Umgebung und der veränderte Tagesablauf; daher sollte es einige seiner Habseligkeiten bei sich haben: ein Kassettenrecorder oder Radio, Spiele, Kuscheltiere und ein Foto für den Nachttisch. Außerdem braucht es für einen kurzen Krankenhausaufenthalt folgende Dinge:

- Kulturbeutel mit Haarbürste, Kamm, Seife, Waschlappen, Zahnbürste und Zahnpasta

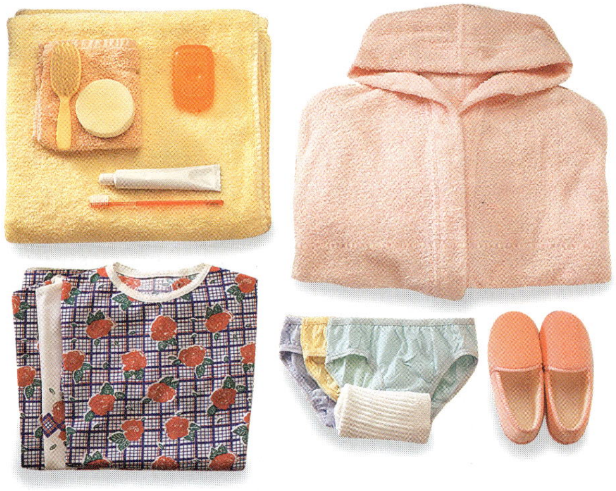

- drei Schlafanzüge oder drei Nachthemden
- Bademantel und Pantoffeln
- drei Paar Socken
- drei Unterhosen

Im Krankenhaus

In vielen Krankenhäusern können die Eltern 24 Stunden am Tag bei ihrem Kind bleiben. Auf jeden Fall sollten Sie es so oft und so lange wie möglich besuchen – vor allem anfangs, wenn alles neu ist. Sagen Sie ihm, wann Sie kommen werden, und halten Sie Ihre Zusagen immer ein. Fragen Sie die Schwestern auf der Station, ob Sie Ihr Kind baden, wickeln und füttern können. Geht es ihm verhältnismäßig gut, können Sie ihm vorlesen oder mit ihm spielen. Können Sie nicht ständig im Krankenhaus bleiben, bitten Sie Ihren Partner, Freunde und Verwandte das Kind nicht gleichzeitig, sondern zu verschiedenen Zeiten zu besuchen. Dann hat Ihr Kind öfter einen vertrauten Menschen bei sich. Seien Sie dem Kind gegenüber immer fröhlich und offen. Zeigen Sie sich nicht zu besorgt über seine Krankheit. Stärken Sie es, indem Sie optimistisch sind.

Nach Hause kommen

Je nach Dauer des Krankenhausaufenthaltes können Sie bei Ihrem Kind einige Veränderungen feststellen. Im Krankenhaus ist es wahrscheinlich früher aufgewacht und früher eingeschlafen; diesen veränderten Rhythmus wird es zu Hause noch einige Zeit beibehalten. Nachdem es nun ein wenig verwöhnt worden ist, wird es zu Hause Schwierigkeiten mit der Disziplin haben und will vielleicht auch nicht mehr zur Schule oder in den Kindergarten gehen. Seien Sie tolerant, denn es wird sich bald wieder an den Alltag gewöhnen.

Impfungen

Das Auftreten lebensgefährlicher Kinderkrankheiten wie Diphtherie ist seit der Einführung der Impfprogramme, die eine Immunität schaffen, drastisch zurückgegangen. Manche Impfungen halten lange vor (Röteln), andere müssen in regelmäßigen Abständen aufgefrischt werden (Tetanus).
Es gibt zwei Arten der Immunisierung: passiv und aktiv. Bei der passiven Immunisierung gelangen bereits existierende Antikörper in den Körper. Bei der aktiven Impfung wird das abgeschwächte Virus injiziert und regt das Immunsystem an, eigene Antikörper zu bilden – aus diesem Grund kann eine Impfung manchmal schwache Symptome der Krankheit, gegen die sie schützen soll, hervorrufen.
In den ersten fünf Lebensjahren werden mehrere Impfungen durchgeführt: vier Spritzen gegen Diphtherie, Keuchhusten und Tetanus (Kombinationsimpfung), eine Masern-Mumps-Röteln-Impfung, drei HIB-Injektionen und drei orale Gaben gegen Polio (Kinderlähmung). Eine Impfung schafft keinen sofortigen Schutz gegen die Krankheit; in manchen Fällen wird sie erst nach vier Wochen wirksam. Mögliche Impfbeschwerden können Sie durch Paracetamolzäpfchen oder -saft lindern.

Die Bedeutung der Impfung

Da die Impfprogramme so erfolgreich waren, kann man leicht vergessen, wie verbreitet Krankheiten wie Kinderlähmung einst waren.
Impfungen schützen sowohl den einzelnen wie die ganze Gemeinschaft vor Infektionskrankheiten. Jedes Kind sollte deshalb ausreichend geimpft werden. Manche Mütter haben Vorbehalte wegen der Berichte über Nebenwirkungen, aber diese sind in Wirklichkeit sehr selten. Ihr Kind sollte allerdings nicht geimpft werden, wenn es Fieber oder eine Infektion hat oder auf einen früheren Impfstoff stark reagiert hat. Der Kinderarzt wird Sie in diesem Fall beraten.

Tetanusimpfung

Bei jeder tieferen Wunde besteht die Gefahr eines Wundstarrkrampfes. Tetanusbakterien wachsen nur dort, wo kaum Sauerstoff ist, so daß die Gefahr bei oberflächlichen Wunden gering ist. Tetanusbakterien und -sporen leben in der Erde und im Dung, so daß verschmutzte Wunden besonders gefährlich sind. Das Bakterium produziert ein Gift, das die Nerven und das Gehirn angreift und Muskelkrämpfe, insbesondere im Gesicht, verursacht. Eine Krankenhauseinweisung ist immer erforderlich. Tetanus kann man durch eine Impfung sicher vorbeugen. Die erste Tetanusimpfung sollte vor dem 12. Lebensmonat erfolgen, Auffrischungen sind im Zehnjahresabstand notwendig. Wurde Ihr ungeimpftes Kind von einem Hund gebissen oder hat eine tiefe verunreinigte Wunde, muß es beim Arzt sofort eine Tetanusspritze bekommen.

Injektion	Schutz gegen	Impfzeit
DTP	Diphterie, Pertussis (Keuchhusten) und Tetanus (Wundstarrkrampf)	Injektionen mit drei, vier, fünf Monaten und im zweiten Lebensjahr.
Kinderlähmung (Polio)	Kinderlähmung	Wird oral verabreicht mit drei und fünf Monaten. Eine Auffrischungsimpfung erfolgt im zweiten und zehnten Lebensjahr; weitere Auffrischungen sollten alle zehn Jahre durchgeführt werden.
MMR	Masern, Mumps, Röteln	Injektion mit 15 Monaten, Auffrischung mit sechs Jahren.
HIB	Das Bakterium Haemophilus influenzae Typ B (kann eine bakterielle Hirnhautentzündung, Blutvergiftung und andere Infektionen verursachen).	Injektion mit drei, fünf Monaten und im zweiten Lebensjahr.

Häufige Beschwerden

Bei einem Kind verläuft jede Krankheit anders und möglicherweise ernster als die gleiche Krankheit bei einem Erwachsenen. Zum einen, weil sein Immunsystem noch nicht voll entwickelt ist und zum anderen, weil Komplikationen auftreten können. Eine Halsentzündung kann bei einem Kind zum Beispiel leicht auf die Lungen übergreifen, weil die Atemwege so kurz sind.
In diesem Teil habe ich die in der Kindheit häufigsten Beschwerden beschrieben. Sie erfahren, wann Sie mit dem Kind zum Arzt gehen müssen und was Sie zu Hause tun können. Mit diesem Wissen werden Sie bei Erkrankungen Ihres Kindes rasch und angemessen handeln können.

Ohren

Ohrentzündungen sind bei Kindern häufig, weil die Eustachische Röhre – der Tubus, der den Rachen mit dem Ohr verbindet – kurz ist, so daß jede Halsentzündung schnell zum Mittelohr aufsteigen kann.

Ohrenschmalz

Ohrenschmalz wird von den Drüsen im äußeren Gehörgang produziert. Es schützt das Ohr vor Staub, Fremdkörpern und Infektionen. Bei einer Erkältung oder Halsschmerzen produzieren Kinder oft mehr Ohrenschmalz; wenn es trocknet und verhärtet, hört das Kind schlecht. Meist ist das nichts Ernstes, aber Sie sollten trotzdem zum Arzt gehen.

Symptome Das Ohrenschmalz kann hart und fest werden; dann verursacht es Schwerhörigkeit, Ohrgeräusche oder ein Gefühl der Völle im äußeren Gehörgang. Manchmal kann man das angestaute Ohrenschmalz sehen.

Behandlung Der Arzt macht eine Spülung mit warmem Wasser oder verschreibt Ohrentropfen. Tropfen werden verwendet, wenn das Ohrenschmalz einen festen Klumpen gebildet hat; durch die Tropfen weicht es auf und läuft nachts in einen Wattebausch an der Ohrmuschel. Sie sollten niemals versuchen, etwas in das Ohr des Kindes einzuführen, nicht einmal einen Fingernagel oder ein Wattestäbchen.

Gehörgangsentzündung

Infolge übermäßiger Reinigung oder Kratzen oder durch einen Fremdkörper im Ohr entzündet sich der Gang, der vom Trommelfell zur Ohrmuschel führt. Das kann schmerzhaft sein, ist aber gewöhnlich nicht schlimm und heilt bald ab.

Symptome Ihr Kind klagt über Ohrenschmerzen; der Gehörgang und die Ohrmuschel können gerötet und empfindlich sein. Vielleicht sehen Sie eitrige Absonderungen und trockene Schuppen. Starke Schmerzen können von einem Geschwür, das sich im Gehörgang gebildet haben kann, herrühren.

Behandlung Die Behandlung zu Hause umfaßt die Säuberung der Ohrmuschel, eventuell die Verabreichung eines schmerzstillenden Medikaments, die Senkung des Fiebers und das Abdecken des Ohrs mit einer Kompresse. Der Arzt kann Antibiotika oder Ohrentropfen verschreiben. Jeder Fremdkörper oder Abszeß muß vom Arzt behandelt werden.

Mittelohrentzündung

Kinder haben häufig eine Mittelohrentzündung, oft in Verbindung mit wiederkehrenden Mandelentzündungen. Chronische Mittelohrentzündungen sind häufig der Grund für eine Entfernung der Polypen. Eine Infektion entsteht, wenn Bakterien von der Nase und dem Hals durch die Eustachische Röhre in das Mittelohr gelangen. Unbehandelte Mittelohrentzündungen können zu einem dauerhaften Gehörverlust führen. Bei wiederkehrenden Mittelohrentzündungen besteht oft ein Zusammenhang mit Tubenkatarrh (s. S. 285).

Symptome Am auffallendsten sind starke Ohrenschmerzen und Appetitlosigkeit. Das Kind kann auch fiebern oder einen Ausfluß aus dem Ohr haben und schlecht hören. Ein erkranktes Baby ist unruhig und reibt am Ohr. Das Ohr kann stark gerötet sein; es kann sogar die ganze Gesichtshälfte entzündet sein.

Behandlung Üblicherweise werden Antibiotika und schmerzstillende Medikamente eingesetzt. Machen Sie es Ihrem Kind gemütlich, halten Sie es kühl, geben Sie ihm viel zu trinken sowie seine Arznei. Leidet es wiederholt an Mittelohrinfektionen stellen Sie es einem Hals-Nasen-Ohren-Arzt vor, um der Entstehung eines Tubenkatarrhs vorzubeugen. In manchen Fällen wird eine Mandeloperation vorgenommen.

Tubenkatarrh
Bei häufigen Mittelohr- oder Halsentzündungen kann sich das Mittelohr allmählich mit einer geleeartigen Flüssigkeit füllen. Da die Flüssigkeit durch die Eustachische Röhre nicht abfließen kann, wird sie zäh. Dies verursacht Schwerhörigkeit, weil die Laute nicht über das Mittelohr zum Innenohr, wo das eigentliche Gehör liegt, übertragen werden.
Ein Tubenkatarrh muß unverzüglich behandelt werden, sonst kann es zu einem verzögerten Spracherwerb und Lernbehinderungen kommen.

Symptome Ein Tubenkatarrh verursacht gewöhnlich keine Schmerzen, aber einen teilweisen Verlust der Hörfähigkeit und ein Völlegefühl tief innen im Ohr. Das Kind schläft mit offenem Mund, schnarcht und spricht näselnd. Wird der Tubenkatarrh nicht behandelt, kann er zu einer dauerhaften Taubheit führen und in der Folge zu Sprach- und Lernschwierigkeiten.

Behandlung Nach der Untersuchung des Ohrs mit einem Ohrenspiegel kann der Arzt Antibiotika verschreiben, um die Infektion auszumerzen sowie ein gefäßverengendes Medikament, damit die Flüssigkeit abfließen kann.
In schweren oder wiederholten Fällen kann eine kleine Operation notwendig sein. Dabei wird ein Paukenröhrchen eingesetzt – ein Plastikröhrchen, das den Schleim durch das Trommelfell abfließen läßt. Das Paukenröhrchen fällt entweder nach einigen Monaten heraus oder wird vom Arzt herausgenommen. Wenn dem Kind Paukenröhrchen eingesetzt worden sind, darf kein Wasser in die Ohren kommen. Beim Schwimmen muß es gut sitzende Ohrenstöpsel tragen.

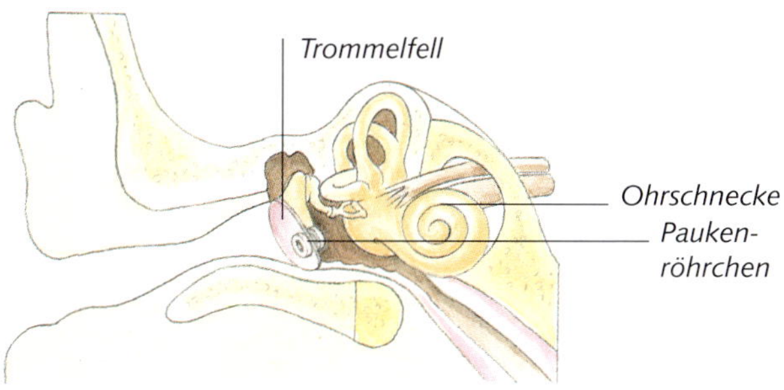

Paukenröhrchen
Sie ermöglichen, daß der Schleim abfließen kann und lösen so die Verstopfung des Tubenkatarrhs. Paukenröhrchen fallen nach einiger Zeit heraus oder werden vom Arzt herausgenommen.

Nase

Viele Kinder haben als Folge einer Erkältung, Grippe oder seltener auch einer Allergie immer wieder eine verstopfte Nase; auch Nasenbluten tritt immer wieder auf. Diese Beschwerden sind aber nichts Ernstes.

Verstopfte oder laufende Nase
Übermäßige Schleimbildung in der Nase wird gewöhnlich von einem Erkältungsvirus (s. S. 294) verursacht. Die Nase läuft oder wird ständig „hochgezogen". Die Schleimhäute, die die Nasengänge auskleiden, entzünden sich, schwellen an, verstopfen und blockieren die Nase. Weitere Ursachen sind die allergische Rhinitis (s. S. 293) oder ein Fremdkörper.

Symptome Das von einem Virus verursachte Sekret ist zunächst klar und wäßrig. Sobald der Körper die Infektion bekämpft, wird es dick und gelblich. Der bei einer Nebenhöhleninfektion produzierte Schleim ist dick und gelbgrün.

Behandlung Halten Sie Ihr Kind an, sich oft die Nase zu putzen. Zeigen Sie ihm, wie es erst ein Nasenloch schneuzt, dann das andere. Dauert der Schnupfen länger als zehn Tage, gehen Sie zum Arzt. Er kann Nasentropfen verschreiben oder bei einer Infektion oder Nebenhöhlenentzündung auch Antibiotika.

Nasenbluten
Nasenbluten kann meistens schnell gestoppt werden. Bei schwerem oder länger als 30 Minuten andauerndem Nasenbluten oder einer Blutung infolge eines Schlags auf den Kopf bringen Sie das Kind zum Arzt.

Symptome Winzige Blutgefäße in den Nasenlöchern bluten. In der Nase kann sich ein Klumpen bilden, der nicht entfernt werden sollte.

Behandlung Setzen Sie Ihr Kind mit nach vorne geneigtem Kopf über eine Schüssel oder ein Waschbekken. Drücken Sie vorsichtig auf den Nasenrücken – zehn Minuten lang oder bis die Blutung aufgehört hat. Ihr Kind sollte die Nase mindestens drei Stunden lang nicht putzen. Neigen Sie den Kopf des Kindes niemals nach hinten, sonst verschluckt es das Blut und ihm wird übel. Bei starkem Nasenbluten gehen Sie zum Arzt, der einen Mullverband anlegen kann.

Hals

Infektionen des Halses wie Mandelentzündung und Drüsenentzündung sind bei Babys unter einem Jahr selten. Sie kommen häufiger bei Schulkindern und Kindergartenkindern vor, die vielen neuen Bakterien ausgesetzt sind.

Halsschmerzen

Halsschmerzen oder Schluckbeschwerden werden normalerweise von Bakterien wie Streptokokken oder Erkältungs- oder Grippeviren verursacht.

Symptome Das Kind klagt vielleicht über Halsweh, oder Sie sehen, daß es Schluckbeschwerden hat. Drükken Sie seine Zunge mit einem Löffel nach unten, und lassen Sie es „aaahhh“ sagen; nun können Sie erkennen, ob der Hals gerötet oder die Mandeln vergrößert sind.

Behandlung Geben Sie Ihrem Kind viel zu trinken und bei Schluckbeschwerden verflüssigte Speisen. Bei einer bakteriellen Entzündung oder Mandelentzündung wird der Arzt ein Antibiotikum verschreiben.

Mandelentzündung und Drüsenentzündung

Die Mandeln, die links und rechts im Rachen liegen, haben eine Schutzfunktion. Sie fangen die Bakterien ab und töten sie ab; dadurch können sie nicht weiter in den Körper vordringen. Dabei schwellen die Mandeln selbst an und entzünden sich. Die Polypen, die hinter der Nase liegen, sind meist auch befallen.

Symptome Das Kind klagt über Halsschmerzen und Schluckbeschwerden. Die Mandeln sind rot und vergrößert, möglicherweise mit gelblichen und weißen Stippchen überzogen. Weitere Symptome sind Fieber, geschwollene Lymphdrüsen am Hals und Mundgeruch.

Behandlung Gehen Sie zum Arzt; er kann einen Rachenabstrich machen und die Ohren und Drüsen des Kindes untersuchen. Eine bakterielle Mandelentzündung wird mit einem geeigneten Antibiotikum behandelt. Bei häufigen schweren Mandelentzündungen, bei denen auch die Ohren in Mitleidenschaft gezogen werden, kann eine Entfernung der Mandeln in Erwägung gezogen werden.

Kehlkopfentzündung

Zu einer Entzündung des Kehlkopfes oder der Stimmbänder kann es bei jeder Erkältung kommen. Solange sich kein Pseudokrupp entwickelt (s. S. 296), ist eine Kehlkopfentzündung selten ernst.

Symptome Die häufigsten Symptome sind Heiserkeit und Stimmverlust, Beschwerden beim Schlucken, vielleicht ein trockener Husten und leichtes Fieber.

Behandlung Meistens heilt eine Kehlkopfentzündung in wenigen Tagen ab. Das Kind sollte ruhen, am besten in einem Raum mit hoher Luftfeuchtigkeit und genügend Luftzirkulation. Geben Sie ihm viel zu trinken. Raten Sie ihm, seine Stimme zu schonen. Fällt das Fieber nicht, braucht es vielleicht Antibiotika.
Achten Sie darauf, daß die Temperatur nicht zu sehr steigt (s. S. 281). Sobald sich Pseudokrupp entwickelt (s. S. 296), gehen Sie sofort zum Arzt.

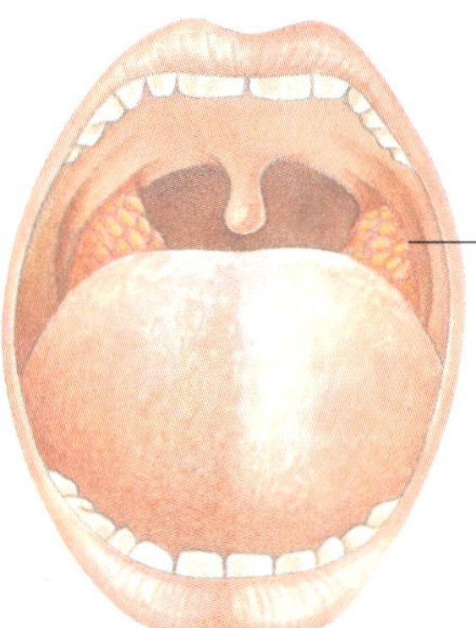

Mandelentzündung
Geschwollene, entzündete Mandeln verursachen Halsschmerzen und Schluckbeschwerden. Auf den Mandeln können gelbliche oder weiße Stippchen sitzen.

Lymphknoten

Bei einer lokalen Infektion werden in den Lymphknoten, die dem Infektionsherd am nächsten liegen, zusätzliche weiße Blutkörperchen gebildet. Sie sollen die Bakterien abfangen und abtöten. Durch die Produktion der weißen Blutkörperchen entzünden sich die Lymphknoten und schmerzen.

Geschwollene Lymphdrüsen
Die Lymphknoten vor dem Ohr und unter dem Kiefer schwellen bei einer Halsentzündung an. Um sie zu fühlen, tasten Sie mit den Fingern ausgehend von den Ohren beide Seiten des Halses ab; sie fühlen sich an wie große Erbsen.

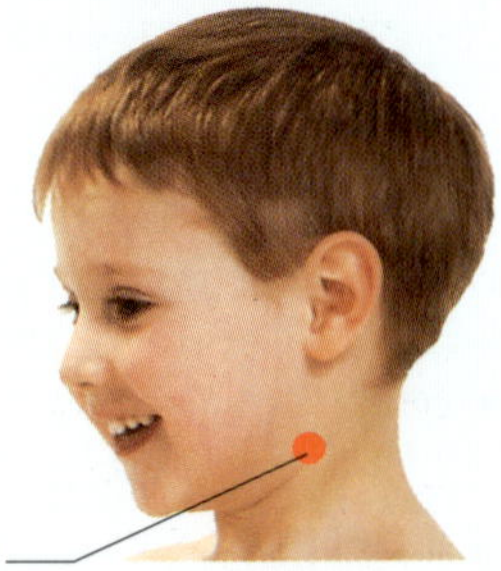

Augen

Die häufigsten Augenprobleme in der Kindheit sind Infektionen oder Entzündungen der Augen. Sie können durch Hygienemaßnahmen und eventuell mit antibiotischen Augentropfen geheilt werden.

Augenlidentzündung (Blepharitis)
Eine Entzündung des Augenlidrandes, oft in Verbindung mit Ekzemen und Milchschorf, tritt in der Regel immer wieder auf. Sie ist nichts Ernstes und kann durch einfache Selbsthilfemaßnahmen gebessert werden. Gehen Sie zum Arzt, wenn die Augen Ihres Kindes verklebt sind oder sich die Entzündung nicht innerhalb einer Woche bessert.

Symptome Die Augenlidränder sind rot, schuppig und entzündet; an den Wimpern hängen eventuell winzige Krusten angetrockneten Eiters.

Behandlung Tauchen Sie ein Wattebällchen in eine Lösung aus warmem Wasser. Bitten Sie das Kind, die Augen zu schließen, und säubern Sie jedes Auge von außen nach innen. Verwenden Sie für jedes Auge frische Watte. Reinigen Sie die Augen morgens und abends, bis die Haut abgeheilt ist. Der Arzt kann eine entzündungshemmende Salbe verschreiben. Bei einer Infektion gibt er Augentropfen.

Bindehautentzündung (Konjunktivitis)
Dabei entzündet und rötet sich die Membran, die den Augapfel (die Konjunktiva) bedeckt. Es gibt im wesentlichen drei Ursachen einer Bindehautentzündung: eine Infektion durch ein Virus oder ein Bakterium, eine Schädigung durch einen Fremdkörper und eine allergische Reaktion. Eine infektiöse Bindehautentzündung ist sehr ansteckend; sie greift meist vom einen auf das andere Auge über, wenn keine Vorsichtsmaßnahmen getroffen werden.

Symptome Das Augenzwinkern tut weh und helles Licht ist sehr unangenehm – man nennt dies Lichtempfindlichkeit. Wird die Bindehautentzündung durch eine Infektion verursacht, ist das Auge verklebt und am Unterlid kann sich Eiter ansammeln. Bei einer allergischen Bindehautentzündung werden klare, wäßrige Tränen gebildet, und die Augenlider schwellen an. Das Kind reibt ständig die Augen.

Behandlung Ist ein Fremdkörper sichtbar, entfernen Sie ihn mit dem Zipfel eines sauberen Papiertaschentuchs. Bei geröteten Augen gehen Sie zum Arzt. Bei einer Infektion verschreibt er eine Antibiotika-Salbe oder Augentropfen. Bei einer allergischen Bindehautentzündung werden entzündungshemmende Augentropfen oder Antihistaminika gegeben. Sie sollten das Auge mit Mull und einer Augenbinde ruhigstellen.

Gerstenkorn
Wenn sich das Haarfollikel einer Wimper entzündet, entwickelt sich ein Gerstenkorn, ein kleiner Abszeß, am Rande des Augenlids. Augenreiben begünstigt seine Entstehung. Ein Gerstenkorn ist schmerzhaft und beeinträchtigt das Sehvermögen.

Symptome Das Augenlid ist gerötet und leicht angeschwollen, dann füllt sich die Schwellung mit Eiter. Das Gerstenkorn tritt deutlich am Augenlid hervor.

Behandlung Operieren Sie nie selbst mit einer Pinzette am Auge. Gehen Sie zum Arzt. Zwar ist ein Gerstenkorn nicht so ansteckend wie andere Augeninfektionen, aber Sie sollten dennoch den Waschlappen und das Handtuch des Kindes getrennt aufbewahren.

Schielen
Es hat den Anschein, als ob die Augen des Babys in verschiedene Richtungen blicken, manchmal konvergent (zueinander) und manchmal divergent (von einander wegblickend). Bis zur zehnten Lebenswoche ist das völlig normal; haben sich die Augen aber mit drei Monaten noch nicht gleich ausgerichtet, sollten Sie sich an den Kinderarzt wenden. Meist ist die Ursache eine Unausgewogenheit der Augenmuskeln; es kann auch sein, daß das eine Auge kurz- und das andere weitsichtig ist.

Symptome Beobachten Sie, wie Licht in den Augen Ihres Babys reflektiert wird. Es sollte in jedem Auge von genau der gleichen Stelle reflektiert werden; wenn nicht, gehen Sie zum Arzt.

Behandlung In der Regel deckt der Arzt das stärkere Auge mit einer Augenklappe ab, da dadurch die Muskeln in dem schwachen Auge gestärkt werden. Mit ungefähr fünf Monaten sollten sich die Augen gleich ausgerichtet haben; manchmal dauert es aber auch länger. Hängt das Schielen mit einer Sehschwäche zusammen, wird man das Kind zum Augenarzt überweisen.

Mund

Erkrankungen im Mundbereich sind in der Kindheit meist geringfügig. Nur Soor muß unverzüglich vom Arzt behandelt werden, wenn er nicht auf die üblichen Selbsthilfemaßnahmen anspricht. Wenn der Mund entzündet ist, verweigert das Kind vielleicht die Nahrung. Geben Sie ihm verflüssigte, milde Speisen, die es durch einen Strohhalm saugen kann.

Zahnen

Mit ungefähr sechs Monaten kommt der erste Zahn durch; bis zum dritten Geburtstag hat das Kind alle Zähne (s. S. 175). Wenn die Zähne durchbrechen, ist das Zahnfleisch rot und geschwollen.

Symptome Beim Abtasten des geschwollenen, geröteten Zahnfleischs fühlen Sie eine harte Ausbuchtung. Das Baby bildet viel Speichel und sabbert; es beißt auf allem herum. Viele Babys haben während des Zahnens Schlafprobleme und sind reizbarer und anhänglicher. Das Essen kann schmerzhaft sein.

Behandlung Eine medizinische Behandlung ist gewöhnlich nicht erforderlich.

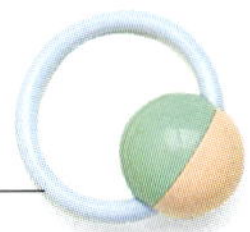

Der Beißring kann im Kühlschrank gekühlt werden

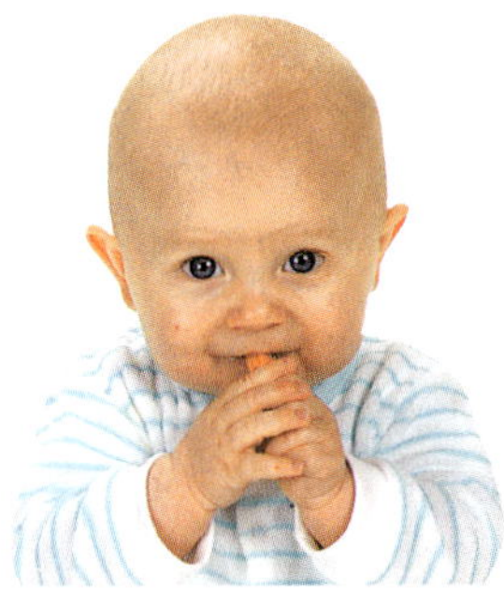

Schmerzlinderung
Das Kauen auf einem kühlen – aber nicht gefrorenen – Beißring oder auf festen Nahrungsmitteln wie Karotten- oder Apfelstücken kann den Schmerz lindern.

Mundgeschwüre – Mundschleimhautaphthen

Offene Wunden im Mund treten innen an der Unterlippe auf, aber auch auf der Zunge, dem Gaumen und innen an den Backen. Aphthöse Geschwüre sind am häufigsten; sie erscheinen als runde oder ovale gelbliche Flekken mit einer entzündeten Begrenzung. Sie sollten innerhalb von 10 – 14 Tagen von selbst vergehen; treten Sie erneut auf, oder hindern sie das Kind am Essen, gehen Sie zum Arzt.

Symptome Alle Mundgeschwüre sind schmerzhaft. Das Essen kann Probleme bereiten.

Behandlung Versuchen Sie, ein antiseptisches Gel aufzutragen. Geben Sie eventuell ein Schmerzmittel. Bei einem schlimmeren Geschwür kann der Arzt eine entzündungshemmende Salbe verschreiben.
Versuchen Sie die zugrundeliegende Ursache auszuschalten: Lassen sie vom Zahnarzt harte Kanten an den Zähnen abschleifen; halten Sie Ihr Kind davon ab, auf den Backen herumzukauen; nehmen Sie für das Babyfläschchen einen weicheren Sauger.
Verflüssigen Sie die Speisen,die Ihr Kind durch einen Strohhalm saugen kann; geben Sie ihm keine salzigen oder sauren Nahrungsmittel.

Soor

Die Schleimhäute können von dem Pilz Candida albicans infiziert werden. Das Wachstum von Candida wird gewöhnlich durch das Vorhandensein anderer Bakterien in Schach gehalten; doch wenn diese Bakterien durch Antibiotika vernichtet worden sind, kann sich Candida ungehindert vermehren. Candida kann bei der Geburt auch durch die Scheide von der Mutter auf das Baby übertragen werden. Soor ist zwar nichts Ernstes, kann aber beim Trinken oder Füttern Beschwerden hervorrufen.
Oft erkennt man Soor nur im Mund, aber es sind der ganze Magen-Darm-Bereich und der After infiziert. Am Po wird Soor manchmal mit Windelausschlag (s. S. 104) verwechselt.

Symptome Soor bildet weiße, quarkähnliche Flecken auf Zahnfleisch, Gaumen, Backen und Zunge. Beim Versuch, sie wegzuwischen, werden sie wund und können bluten. Um den After erscheint ein pickeliger, roter Ausschlag. Hat das Kind auch einen Windelausschlag, können weiße, schuppige Pickel entstehen.

Behandlung Soor kann schnell und einfach mit einem Antimykotikum (Pilzmittel) behandelt werden, in flüssiger Form bei Mundsoor und als Salbe bei analem Soor. Diese Mittel sind nur auf Rezept erhältlich.
Bei Mundsoor geben Sie dem Kind verflüssigte, milde, kalte oder lauwarme Speisen, vor allem Naturjoghurt (nicht bei sehr kleinen Babys).
Pilze gedeihen in warmer, feuchter Umgebung; bei analem Soor muß deshalb häufig gewickelt werden. Lassen Sie das Baby so oft wie möglich ohne Windel, und verwenden Sie keine Plastikhöschen. Achten Sie auf höchste Hygiene. Das Kind muß vor allem immer saubere Hände haben.

Haut

Hautprobleme bei Kindern können durch eine Infektion, eine Allergie oder als Reaktion auf sehr hohe oder sehr niedrige Temperaturen entstehen. Meistens sind sie unbedeutend und können leicht behandelt werden. Ausschläge treten bei verschiedenen, teilweise ernsten, Erkrankungen auf; im Zweifelsfall gehen Sie zum Arzt.

Rissige Haut
Die Haut ist aufgesprungen oder rissig, manchmal sind es offene, tiefe Risse. Kälte trocknet die Haut aus, sie wird leicht rissig, besonders an den Extremitäten, wo die Durchblutung schlecht ist – an Händen, Fingern und Ohren. Sowohl mangelhaftes Abtrocknen wie allzuhäufiges Waschen, das das natürliche Hautfett entfernt, begünstigen die Entstehung rissiger Haut.

Symptome Rissige Haut sieht trocken und spröde aus. Sind die Risse tief, können sie bluten und schmerzen. Infizierte Wunden können eitern.

Behandlung Solange rissige Haut nicht infiziert wird oder sehr langsam abheilt, können Sie das Problem selbst behandeln. Tragen sie eine reichhaltige Fettsalbe auf; verwenden Sie für die Lippen einen Balsam. Waschen Sie das Kind nicht mit Seife (statt dessen mit Babylotion), und ziehen Sie das Kind bei Kälte warm an. Setzen Sie es keinen eisigen Winden und plötzlichen Temperaturschwankungen aus. Infizierte Risse sollten vom Arzt behandelt werden.

Frostbeulen
Kinder, die gegen Kälte empfindlich sind, bekommen schnell Frostbeulen. Bei Kälte verengen sich die Blutgefäße in der Haut; beim kälteempfindlichen Kind zieht sich das feine Netzwerk der Blutgefäße unter der Haut zu stark zusammen. Wenn es wieder ins Warme kommt, dehnt es sich wiederum zu stark aus. Wo eine solche Überdehnung auftritt, bildet sich in der Haut eine Beule.

Symptome Eine Frostbeule ist eine rote oder purpurfarbene Erhebung der Haut von unterschiedlicher Größe. Wichtigstes Symptom ist ein intensives Jucken beim Übergang vom Kalten ins Warme. Frostbeulen treten gewöhnlich an den Beinen, den Waden, den Händen, der Nasenspitze oder den Ohrläppchen auf.

Behandlung Frostbeulen sind zwar störend, aber nicht ernst. Im Warmen heilen sie meist von selbst ab. Verursachen sie große Schmerzen, kann der Arzt eine gefäßverengende Salbe verschreiben. Die Salbe bewirkt, daß die Blutgefäße in der Kälte geweitet bleiben und damit die Blutzirkulation verbessert wird. Tragen Sie eine juckreizstillende Salbe auf, damit das Kind nicht kratzt.
Ist Ihr Kind anfällig für Frostbeulen, sollten Sie es bei Kälte immer warm anziehen und besonders die empfindlichen Körperpartien schützen. Feuchtigkeit begünstigt das Auftreten von Frostbeulen; ziehen Sie ihm bei nassem Wetter wasserfeste Kleidung an.

Bläschenflechte, Lippenherpes
Sie wird durch das Virus Herpes simplex übertragen, einem Verwandten der Windpocken und Gürtelrose. Jeder, der an Bläschenflechte leidet, trägt den Virus in der Haut. Dort ruht er schlafend in den Nervenenden. Das Virus wird beim Küssen von den Eltern auf das Kind übertragen. Ein Anstieg der Hauttemperatur durch Sonne, Grippe, Erkältung, Streß oder Überanstrengung kann das Virus reaktivieren und zu einer Bläschenflechte führen. Eine Bläschenflechte ist, außer direkt am Auge, wo sie auf dem Augapfel eine Geschwulst bilden kann, kaum schädlich.

Symptome Gewöhnlich kündigt sich der Ausbruch 24 Stunden zuvor durch ein heißes, juckendes, prickelndes Gefühl an. Die Haut wird rot und um Lippen oder Nasenlöcher entstehen kleine Bläschen. Die Blasen werden größer, verbinden sich, platzen und nässen. Dann verkrusten sie. Die Kruste fällt ab, wenn die darunterliegende Haut nach 10 – 14 Tagen geheilt ist. Während des Ausbruchs und der Nässephase ist Herpes sehr schmerzhaft. Das Kind kann über Schmerzen auf der ganzen Gesichtshälfte klagen, über Ohrenweh und Schmerzen beim Kauen, weil die Gesichtsnerven von dem Virus entzündet sind.
Herpes ist sehr ansteckend. Durch Berührung kann das Kind ihn auf andere Körperteile übertragen.

Behandlung Der Arzt wird eine virentötende Salbe verschreiben, die vom ersten Kribbeln an alle zwei oder drei Stunden aufgetragen werden muß. Dadurch kann einem vollen Ausbruch vorgebeugt werden. Entzündet sich die Bläschenflechte, kann der Arzt eine Antibiotika-Salbe verschreiben.
Halten Sie Ihr Kind davon ab, sein Gesicht zu berühren,

andere Kinder zu küssen und das gleiche Handtuch wie die anderen zu benutzen. Das Auftragen von Vaselin kann Rissen vorbeugen. Alkohol kann die Flechte austrocknen, brennt aber stark. Ich halte die Anwendung bei Kindern nicht für angezeigt.
Es ist hilfreich, die Auslöser einer Bläschenflechte zu identifizieren. Ist es zum Beispiel Sonneneinstrahlung, sollten Sie dem Kind im Sommer um den Mund herum einen Sonnenblocker auftragen.

Furunkel
Wenn sich ein Haarfollikel entzündet, kann daraus eine rote, eitergefüllte Geschwulst entstehen. Bei sachgemäßer Behandlung sind Furunkel nichts Ernstes. Sie können aber schmerzhaft sein, insbesondere an sensiblen Körperteilen, zum Beispiel in den Achselhöhlen oder am Po. Furunkel heilen nur selten von selbst ab.

Symptome Zunächst ist die Haut rot und geschwollen. Die Schwellung wird größer und gelber Eiter sammelt sich unter der Haut. Furunkel treten gewöhnlich einzeln auf; doch da die Haarfollikel so eng beieinanderliegen, kann sich die Infektion ausbreiten, so daß mehrere Furunkel (ein Karbunkel) entstehen.

Behandlung Gehen Sie zum Arzt, wenn Ihr Kind mehrere Furunkel hat, sich die Infektion ausdehnt oder der Furunkel starke Schmerzen verursacht; oder wenn er nach einigen Tagen noch nicht aufgeplatzt ist. Der Arzt sticht den Furunkel vielleicht auf, damit der Eiter abläuft; dies lindert den Schmerz sofort. Haben sich mehrere Furunkel gebildet, muß ein Antibiotikum genommen werden; außerdem muß der Ursache nachgegangen werden.
Versuchen Sie nicht, den Furunkel zu Hause auszudrükken: Dies ist außerordentlich schmerzhaft und verbreitet die Infektion. Tupfen Sie statt dessen die Stelle mit einem antiseptischen Mittel ab, und bedecken Sie sie mit einem Mullverband.

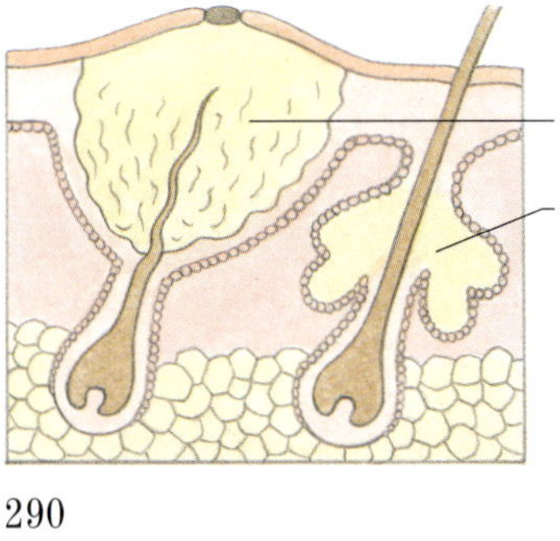

Furunkel
Aufgrund einer bakteriellen Infektion entsteht ein eitriger, schmerzhafter, roter Pickel.

Grindflechte (Impetigo)
Das Bakterium Staphylokokkus, das in der Nase und der Haut nistet, kann um Nase, Mund und Ohren oder auch anderen Körperpartien eine Hautkrankheit auslösen. Grindflechte erscheint als hellgelber verkrusteter Ausschlag oder in Form kleiner, eitergefüllter Pickel; sie ist sehr ansteckend. Bis sie abgeheilt ist, dürfen Sie Ihr Kind nicht in den Kindergarten schicken.

Symptome Das erste Anzeichen ist gerötete Haut. Dann erscheinen Eiterpickelchen, die aufplatzen und schleimige Haut hinterlassen. Die Flüssigkeit verkrustet. Wird die Grindflechte nicht behandelt, breitet sie sich rasch aus.

Behandlung Gehen Sie mit dem Kind zum Arzt; er wird eine Antibiotika-Salbe und Verbände zum Abdekken verschreiben; möglicherweise auch ein orales Antibiotikum. Achten Sie peinlich genau auf die Hygiene. Verwenden Sie Papierhandtücher.

Säuglingsekzem (atopisches Ekzem)
Diese entzündliche Hauterkrankung wird durch eine vererbte Veranlagung sowie einen auslösenden Faktor, zum Beispiel eine Allergie oder Infektion verursacht. Manchmal ist es eine Reaktion auf Streß. Bei Kleinkindern handelt es sich gewöhnlich um das Säuglingsekzem; es tritt zwischen dem 2. und 18. Lebensmonat auf. Bei größeren Kindern spricht man von Neurodermitis. Kinder können auch ein seborrhoisches Ekzem entwikkeln. Es bildet sich auf der Kopfhaut, den Lidern, um Nase und Ohren, in der Leiste und dem Gehörgang, überall dort, wo viele Talgdrüsen liegen.

Symptome Die von einem atopischen Ekzem befallene Haut ist wund, trocken, schuppig, rot und juckt; es können kleine weiße Bläschen, ähnlich wie Reiskörner, auftreten, die beim Kratzen aufplatzen und nässen. Das seborrhoische Ekzem ähnelt dem atopischen, juckt aber weniger und tritt an unterschiedlichen Körperstellen auf (siehe rechts). Das Jucken ist das lästigste Symptom und führt zu Kratzen und Schlaflosigkeit.

Behandlung Wenn Sie vermuten, daß Ihr Kind an einem Ekzem leidet, gehen Sie zum Arzt. Er kann eine entzündungshemmende Salbe und Antihistaminika verschreiben, um das Kratzen zu unterbinden und eine Allergie zu bekämpfen. Ist die Haut infiziert, kann ein Antibiotikum notwendig sein. Der Arzt wird auch versu-

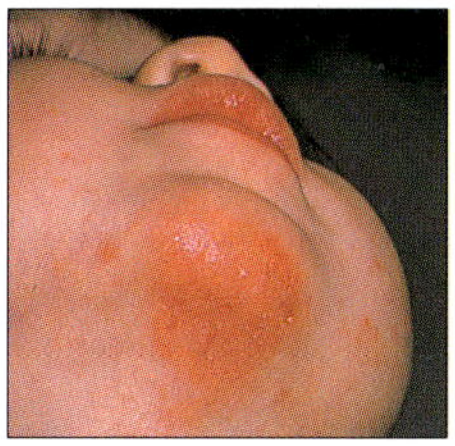

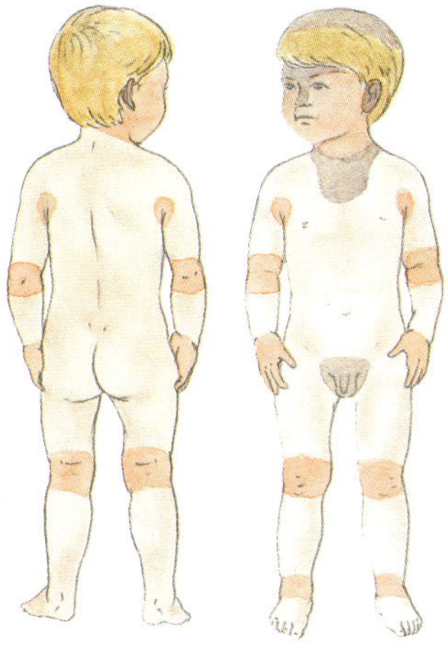

Befallene Stelle
Das atopische Ekzem (oben) tritt im Gesicht, an den Händen, dem Hals, den Knöcheln, an Kniekehlen und Ellbogen auf. Die grauen Bereiche zeigen, wo ein seborrhoisches Ekzem üblicherweise auftritt.

chen, die Ursache des Ekzems zu bestimmen: zum Beispiel ein Haustier, Waschmittel oder Nahrungsmittel. Beschränken Sie den Kontakt mit Wasser auf ein Minimum; wenn Sie das Kind baden, geben Sie Öl ins Badewasser. Verwenden Sie keine Seife. Die Wäsche muß gründlich gespült werden, damit keine Wasch- oder Weichspülerreste verbleiben. Halten Sie das Kind von potentiellen Allergenen fern. Tragen Sie auf seine Haut eine Fettsalbe auf. Schneiden Sie seine Fingernägel kurz, damit es die Haut nicht aufkratzen kann. Kleiden Sie es in Baumwolle, niemals in Wolle.

Dermatitis

Diese Entzündung der Haut entsteht als Reaktion auf Streß, auf ein Allergen wie Nickel (Kontaktdermatitis) oder manchmal auch auf Sonnenlicht (Photodermatitis). Eine seborrhoische Dermatitis tritt im Gesicht, insbesondere am Naseneingang, den Augenbrauen und Lidern und der Kopfhaut auf.

Symptome Jede Dermatitis erscheint als roter, jukkender und schuppender Ausschlag, manchmal mit Bläschenbildung. Bei einer Kontaktdermatitis tritt der Ausschlag gewöhnlich dort auf, wo die Haut mit dem Allergen in Berührung kam. Bei einer Photodermatitis bilden sich flächige Bläschen oder Pickel auf der sonnenexponierten Haut.

Behandlung Bei einer sehr schweren Dermatitis kann der Arzt eine leichte Steroidsalbe verschreiben. Die betroffenen Hautstellen müssen saubergehalten werden und dürfen nicht mit entfettenden Wirkstoffen wie Seifen und Reinigungsmitteln oder allergenisierenden Stoffen in Berührung kommen.

Hitzepickel

Ein heißes, stickiges Klima, in dem die Haut nicht abkühlen kann, begünstigt die Entstehung von Hitzepickeln. Der Körper reagiert durch übermäßiges Schwitzen, die Schweißdrüsen vergrößern sich und werden rot. Hitzepickelchen sind bei Babys weit verbreitet, da ihre Schweißdrüsen noch nicht gut entwickelt sind.

Symptome Ein blaßroter Ausschlag an Hals, Gesicht und Hautfalten, überall dort, wo die meisten Schweißdrüsen sitzen.

Behandlung Ziehen Sie Ihr Baby nicht zu warm an. Baden Sie es in lauwarmem Wasser; tupfen Sie es ab, wobei seine Haut etwas feucht bleibt. Die Zimmertemperatur darf nicht zu hoch sein. Wenn der Ausschlag nach zwölf Stunden nicht verschwindet, gehen Sie zum Arzt, um andere Ursachen auszuschließen.

Sonnenbrand

Ein Sonnenbrand ist die Folge zu langer oder zu intensiver Sonnenbestrahlung. Alle Kinder sollten durch eine Sonnencreme mit hohem Lichtschutzfaktor, einem Hut und Kleidung geschützt werden. Ist Ihr Kind hellhäutig oder noch nicht an die Sonne gewöhnt, sollten Sie besonders vorsichtig damit sein, es draußen spielen zu lassen. Ein Sonnenbrand ist schmerzhaft und kann zu einem Hitzschlag (s. S. 340) führen. Auf lange Sicht können die Sonnenbrände aus der Kindheit zu Hautkrebs führen.

Ausschläge

Infektionskrankheiten wie Masern, Windpocken, Scharlach sowie Allergien und Blutkrankheiten können Ausschläge verursachen.

Ein Ausschlag kann begrenzt oder flächig, flach oder erhaben sein; er kann auf Druck verschwinden oder bestehen bleiben, und er kann Bläschen bilden. Hat Ihr Kind einen Ausschlag, überprüfen Sie seine Temperatur (Fieber kann auf eine Infektionskrankheit hinweisen). Überlegen Sie, ob es möglichen Allergenen ausgesetzt war (s. S. 292). Ein juckender Ausschlag zwischen den Fingern kann Krätze sein.

Ein Ausschlag, der auf Druck nicht verschwindet, zum Beispiel Purpura, ist ernst. Er kann aus einer Gerinnungsstörung des Blutes resultieren oder von bakteriellen Giften, wie bei Meningitis, verursacht werden. Sie können Purpura diagnostizieren, indem Sie ein Glas auf den Ausschlag drücken. Bleibt der Ausschlag durch das Glas sichtbar, gehen Sie sofort zum Arzt.

Symptome Die verbrannte Haut ist heiß, entzündet, rot und empfindlich. Manchmal wirft die Haut Falten und bildet Blasen. Nach einigen Tagen schuppt und schält sie sich und kann dabei jucken. Bei einem schweren Sonnenbrand, insbesondere im Nacken, achten Sie auf Symptome eines Hitzschlags: Fieber, Erbrechen und Schwindel. Treten diese Symptome auf, holen Sie sofort einen Arzt.

Behandlung Eine sofortige Linderung bringt das Auftragen einer kühlenden Lotion und kalter Tücher auf die betroffenen Stellen. Behandeln Sie die verbrannte Haut sehr vorsichtig; lassen Sie Ihr Kind im Haus ohne Kleidung; im Freien schützen Sie die Haut mit lockersitzender Kleidung und Sonnenblocker. Ein Hut sollte den Nacken abdecken. Der Arzt kann eine entzündungshemmende Salbe gegen Sonnenbrand verschreiben.

Warzen

Warzen können einzeln oder in großer Anzahl auftreten. Die meisten verschwinden ohne Behandlung nach zwei Jahren. Es gibt mehr als 30 verschiedene Typen des Warzenvirus. Bei Kindern entwickeln sich Warzen gewöhnlich an den Händen oder an häufig verletzten Stellen wie den Knien. Stechwarzen treten an den Fußsohlen auf. Warzen sind zwar ansteckend, aber keineswegs ernst. Je größer allerdings die Warze ist, um so länger und schwieriger wird die Behandlung.

Symptome Normalerweise erscheinen Warzen, zum Beispiel an den Händen, als feste, hautfarbene oder braune Knubbel. Sie bestehen aus toten Hautzellen. Sie sehen zwar unschön aus, sind aber nicht schmerzhaft, solange sie nicht rissig sind und bluten. Stechwarzen können beim Gehen sehr schmerzhaft sein.

Behandlung Solange Warzen nicht schmerzhaft oder unansehnlich sind oder auf andere Kinder übertragen werden können, brauchen Sie sich keine Sorgen zu machen. Sie werden sich spontan zurückbilden. Wollen Sie eine Warze zu Hause behandeln, können Sie in der Apotheke verschiedene Mittel erhalten. Wenden Sie diese aber niemals im Gesicht oder an den Genitalien an, da sie sehr aggressiv sind und die zarte Haut verunstalten können. Auch der Hautarzt kann Warzen entfernen. Vermuten Sie, daß Ihr Kind Warzen im Genitalbereich hat, sollten Sie sofort den Arzt konsultieren. Stechwarzen sollten immer bedeckt sein, damit sie nicht auf andere übertragen werden können.

Allergien

Eine Allergie ist eine anormale Reaktion des Immunsystems auf eine bestimmte Substanz. Die häufigste Form ist Heuschnupfen – eine Allergie auf Pollen. Kinder können aber auf alle möglichen Dinge allergisch sein, von Nahrungsmitteln und Pflanzen bis zu Licht und Medikamenten.

Nesselsucht (Urtikaria)

Ein allergischer Hautausschlag in Form von juckenden, erhabenen weißen Quaddeln auf rotem Untergrund. Nesselsucht wird durch den Kontakt mit einem Allergen ausgelöst. Histamine (eine in den Körperzellen vorkommende chemische Substanz) werden als Reaktion auf den Allergenkontakt freigesetzt. Die Histamine verursachen, daß eine Flüssigkeit von den Blutgefäßen in die Haut fließt; es kommt zu der typischen Quaddelbildung. Neugeborene leiden manchmal an Nesselsucht (s. S. 14).

Symptome Die Haut juckt extrem, und es entstehen erhabene weiße Quaddeln auf entzündeter Haut. Die Quaddeln sind klein und rund oder auch groß und unregelmäßig. Der Ausschlag erscheint in der Regel auf den Gliedmaßen und dem Rumpf, kann aber auch an anderen Körperstellen auftreten. Der Ausschlag bleibt einige Minuten bestehen, verschwindet und tritt an einer anderen Stelle wieder auf. Zusätzlich kann es zu einer Anschwellung des Gesichts kommen; in diesem Fall sollten Sie sofort zum Arzt gehen. Gelegentlich kann die Nesselsucht an Mund, Zunge und Hals auftreten und Atemnot verursachen (Anaphylaxie). Dabei handelt es sich um einen Notfall.

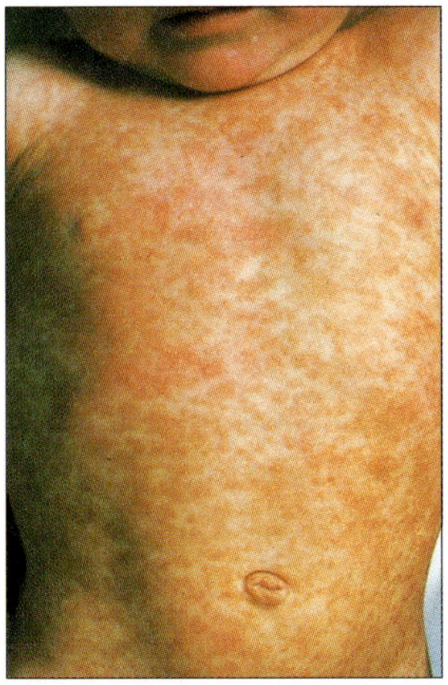

Nesselsucht
Erhabene weiße Quaddeln auf rotem Grund. Manchmal verbinden sie sich zu einem großflächigen Ausschlag.

Behandlung Tragen Sie eine kühlende Lotion auf, oder baden Sie das Kind in kühlem Wasser. Der Arzt kann Antihistamintabletten verschreiben. Bei einer Anaphylaxie muß das Kind ins Krankenhaus.

Heuschnupfen (Akute allergische Rhinitis)
Wenn die Schleimhäute Kontakt mit einem Allergen (gewöhnlich Pollen) haben, entzünden sie sich; es kommt zu den Symptomen einer allergischen Rhinitis (siehe unten). Heuschnupfen tritt gewöhnlich im Frühjahr und Sommer auf, wenn die Pollenkonzentration hoch ist. Heuschnupfen tritt selten vor dem fünften Lebensjahr auf; er kommt familiär gehäuft vor.

Symptome Zu den Symptomen gehören Niesen, eine laufende Nase und gerötete, juckende, tränende Augen. Heuschnupfen unterscheidet sich vom Schnupfen durch das saisonale Auftreten und das klare, wäßrige Nasensekret. Außerdem besteht kein Fieber.

Behandlung Sie können das Kind unmöglich von allen Allergenen fernhalten – dann dürften Sie es im Sommer gar nicht mehr hinausgehen lassen. Allerdings können Sie die Pollenflugvorhersage beachten und das Kind bei hohen Konzentrationen im Haus behalten.
Der Arzt kann durch einen Hauttest die Allergene bestimmen und eventuell eine Hyposensibilisierung durchführen. Er kann auch Antihistaminika und einen Nasenspray verschreiben.

Chronische allergische Rhinitis
Die chronische oder ganzjährige Rhinitis äußert sich wie Heuschnupfen, doch treten die Symptome das ganze Jahr über auf. Die auslösenden Allergene sind meist Hausstaubmilben, Federn und Tierhaare.

Symptome Die Symptome einer chronischen allergischen Rhinitis sind dieselben wie bei Heuschnupfen – eine laufende, juckende Nase und tränende, juckende Augen. Ein Allergietest kann die Diagnose bestätigen.

Behandlung Die wirksamste Behandlung besteht in der Vermeidung der Allergene, die der Hauttest ergeben hat. Vielleicht müssen Sie sich von einem Haustier trennen, das Bettzeug austauschen oder täglich naß wischen.
Antihistamine und andere Medikamente verhindern das Auftreten der Symptome. Nasensprays bringen oft schnelle Linderung.

Photosensibilität
Dabei handelt es sich um eine Allergie gegen Licht oder vielmehr bestimmte Wellenlängen des Lichts. Eine sehr seltene Form ist vererbt; häufiger ist eine Photosensibilität, die durch die Einnahme einer sensibilisierenden Substanz oder das Auftragen einer solchen Substanz auf die Haut verursacht wird.

Symptome Der Ausschlag ist leicht erkennbar, weil die von der Kleidung bedeckte Haut verschont ist; es existiert eine klare Abtrennung zu den der Sonne ausgesetzten Hautbezirken.

Behandlung Der sensibilisierende Stoff und/oder das Sonnenlicht muß gemieden werden, bis der Ausschlag abgeheilt ist. Ein empfindliches Kind sollte im Freien durch leichte Kleidung geschützt werden.

Flohstiche
Kinder haben oft einmal einen Flohstich. Wenn sie eine Allergie dagegen entwickeln, entstehen weitere Flecken. Dabei handelt es sich um einen allergischen Ausschlag, der stark juckt, aber in 10–14 Tagen verschwindet.

Behandlung Das Haustier muß gegen Flöhe behandelt werden. Der Arzt kann ein Antihistaminika verschreiben, um den Juckreiz zu mildern.

Medikamente
Die häufigste Arzneimittelallergie besteht auf Penizillin. Es kann aber auch jedes andere Medikament zu jedem Zeitpunkt eine Allergie auslösen, insbesondere wenn in der Familie schon Allergien, Ekzeme und Asthma vorgekommen sind. Die schlimmste Form einer Arzneimittelallergie ist Anaphylaxie, bei der der Blutdruck abfällt und Zunge und Hals anschwellen können; eine sofortige Notfallversorgung ist erforderlich.

Symptome Ein Ausschlag erscheint bis zu zehn Tage nach dem Kontakt mit dem Medikament, möglicherweise in Verbindung mit einer Gesichts- oder Zungenschwellung. In schweren Fällen können Atemnot, Erbrechen und Durchfall auftreten.

Behandlung Bei leichten Allergien reichen Antihistaminika in der Regel aus. Wurde ein Medikament einmal als Allergen identifiziert, darf es lebenslang nicht genommen werden.

Erkältungen und Grippe

Infektionen mit Erkältungs- oder Grippeviren sind in der Kindheit häufig, weil Kinder noch keine Immunität gegen spezielle Viren entwickelt haben. Es gibt annähernd 200 Erkältungsviren, die ähnliche Symptome hervorrufen – und mit der Zeit nimmt die Immunität wieder ab.

Erkältung

Erkältungen sind nur bei sehr kleinen Babys ernst oder wenn Komplikationen wie Bronchitis (siehe gegenüber) auftreten. Wenn Ihr Kind in den Kindergarten kommt, wird es öfter erkältet sein, weil es plötzlich vielen neuen Viren ausgesetzt ist.

Symptome Die meisten Erkältungen beginnen mit katarrhischen Symptomen (eine verstopfte oder laufende Nase, Husten, Halsweh), Fieber und Lustlosigkeit. Das Nasensekret ist zunächst klar, wird dann, wenn die körperliche Abwehr beginnt, dick und gelblich. Der Temperaturanstieg kann zu einem Lippenherpes (s. S. 289) führen.

Behandlung Es können nur die Symptome bekämpft werden, nicht das Virus selber; für eine normale Erkältung gibt es kein Heilmittel. Kommt es zu einer bakteriellen Sekundärinfektion, zum Beispiel einer Nebenhöhlenentzündung oder Bronchitis, wird der Arzt ein Antibiotikum verschreiben; sonst genügen Hausmittel. Geben Sie Ihrem Kind viel zu trinken, und lassen Sie es oft die Nase schneuzen (jedes Nasenloch einzeln). Tragen Sie Vaseline auf, wenn Naseneingang und Oberlippe wund werden. Ist das Kind sehr verschnupft, betten Sie seinen Kopf hoch. Legen Sie einen mit Menthol benetzten Lappen auf das Unterhemd des Kindes. Der Arzt wird einen Nasenspray verschreiben. Fiebersenkende Medikamente lindern die Beschwerden.

Nebenhöhlenentzündung (Sinusitis)

Die Nebenhöhlen liegen zwischen den Knochen um Nase und Wangen und über den Augen und sind mit Schleimhäuten ausgekleidet. Der Schleim fließt gewöhnlich in die Nase ab. Eine Nebenhöhlenentzündung entsteht, wenn dieses Abfließen behindert ist, gewöhnlich bei einer Erkältung oder Grippe oder einer Ausbreitung der Infektion vom Hals auf die Nebenhöhlen. Die Stirnhöhlen sind aber erst beim neunjährigen Kind ausgebildet.

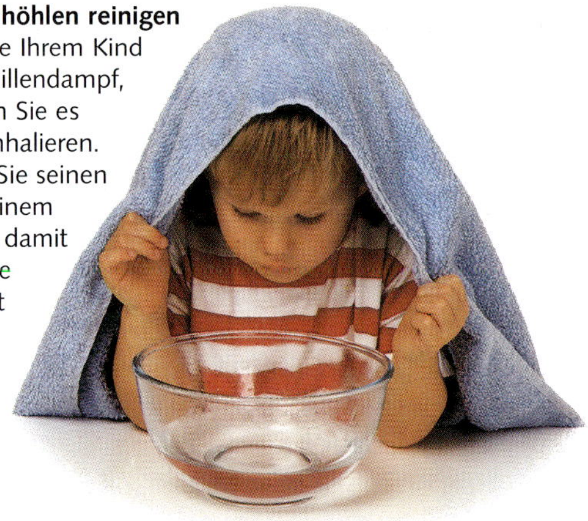

Die Nebenhöhlen reinigen
Machen Sie Ihrem Kind einen Kamillendampf, oder lassen Sie es Menthol inhalieren. Bedecken Sie seinen Kopf mit einem Handtuch, damit die Dämpfe eingeatmet werden.

Symptome Das Nasensekret ist bei einer Erkältung zuerst klar und fließt ab. Dann wird es zäh und gelblich. Bleibt dieser Schnupfen hartnäckig bestehen, hat sich eine Nebenhöhlenentzündung entwickelt. Andere Symptome sind ein Gefühl der Völle und Unbehagen an der Nasenwurzel, Kopfschmerzen, verminderter Geruchssinn, verstopfte Nase und manchmal Fieber.

Behandlung Eine Nebenhöhlenentzündung wird mit Antibiotika, abschwellenden Mitteln und Nasentropfen behandelt. Sorgen Sie zu Hause für eine hohe Luftfeuchtigkeit. Lassen Sie das Kind inhalieren, und geben Sie ihm eventuell ein Fieber- oder Schmerzmittel.

Grippe

Dabei handelt es sich auch um eine Virusinfektion, allerdings mit schwereren Symptomen. Eine Grippe kann den Körper sehr schwächen und ernste Folgen haben, weil Ohren, Nebenhöhlen und Atemwege anfälliger werden für bakterielle Sekundärinfektionen.

Symptome Ähnlich wie bei einer Erkältung; außer Halsschmerzen, Schnupfen und Husten hat das Kind aber auch hohes Fieber, Kopf- und Gliederschmerzen. Vielleicht hat es Schüttelfrost oder ihm ist abwechselnd heiß und kalt. Es ist lethargisch und schwach. Vielleicht klagt es über Übelkeit.

Behandlung Bei Grippe kann man nur die Symptome behandeln. Legen Sie Ihr Kind in einen warmen, gut durchlüfteten Raum. Geben Sie ihm viel zu trinken. Messen Sie regelmäßig Fieber – sinkt es nicht, rufen Sie den Arzt. Ein hartnäckiger Schnupfen mit gelbem Sekret (Nebenhöhlenentzündung) oder Ohrenschmerzen (Ohrentzündung) muß vom Arzt behandelt werden.

Atemwegsinfektionen

Bei Kleinkindern bilden Luftwege, Nebenhöhlen, Ohren, Nase und Hals ein einziges System, weil die Gänge sehr kurz sind. Eine Bronchitis oder Lungenentzündung kann sich daher aus einer Infektion in den oberen Atemwegen entwickeln. Atemwegserkrankungen sind immer ernst. Die Luftwege können so eng werden, daß die Atmung behindert wird und sich eine Lungenentzündung entwickeln kann. Atmet das Kind schwer, sollten Sie sofort den Arzt verständigen.

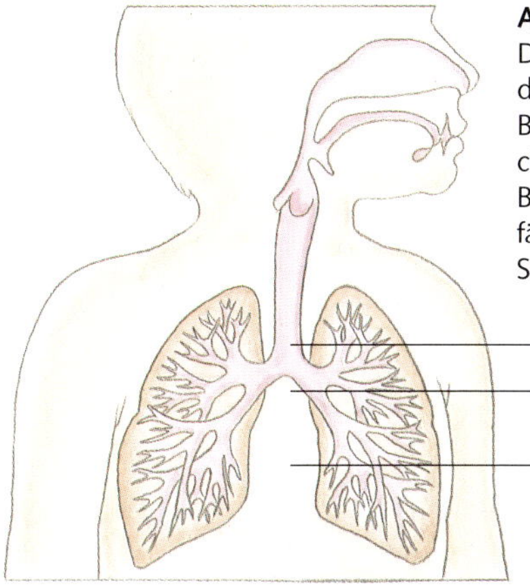

Atmung
Die Luft gelangt durch die Luftröhre und die Bronchien zu den Bronchiolen. Dann wird das Blut über winzige Gefäße, die Alveolen, mit Sauerstoff angereichert.

Husten

Ein Husten ist eine Reflexhandlung, die den Hals von Reizstoffen wie Schleim, Speisereste, Staub oder Rauch befreit. Husten kann durch die Reizung der Atemwege bei einer Erkältung, Halsschmerzen, Mandelentzündung oder Nebenhöhlenentzündung entstehen. Es muß immer die Ursache behandelt werden; der Husten ist nur Symptom einer tiefersitzenden Erkrankung.

Symptome Es gibt zwei Arten von Husten: ein produktiver Husten, bei dem Schleim gelöst wird sowie ein nicht produktiver Husten ohne Schleim. Der erste „rasselt", der andere ist trocken und stoßartig. Beide behindern den Schlaf. Bei einem Baby kann der den Rachen hinabrinnende Schleim zum Erbrechen führen. Ein Husten kann auch ein nervöses Symptom sein. Ist der Husten rauh und bellend, kann das Kind an Pseudokrupp (s. S. 296) leiden. Das Husten kann so qualvoll sein, daß es zum Erbrechen führt.

Behandlung Wenn Sie vermuten, daß Ihr Kind an Pseudokrupp (s. S. 296) oder an Asthma (s. S. 260) leidet, sollten Sie sofort zum Arzt gehen. Eine tieferliegende chronische Infektion wie Nebenhöhlen- oder Mandelentzündung muß gesondert behandelt werden. Andere Arten des Hustens können zu Hause behandelt werden, solange sie das Kind nicht vom Schlafen oder Essen abhalten. Das Kind darf nicht herumrennen, da die Atemlosigkeit einen Hustenanfall auslösen kann; legen Sie es nachts auf den Bauch oder die Seite. Dabei kann kein Schleim den Rachen hinabrinnen. Geben Sie dem Kind viele warme Getränke. Hustet es viel Schleim aus, geben Sie ihm einen schleimlösenden Hustensaft; zum Abhusten legen Sie es bäuchlings auf Ihren Schoß und klopfen ihm auf den Rücken. Einen trockenen Husten können Sie durch Hustensaft unterdrücken.

Bronchitis und Bronchiolitis

Die größeren Luftwege in den Lungen sind die Bronchien, die kleineren nennt man Bronchiolen. Eine Bronchitis oder Bronchiolitis entsteht, wenn durch eine bakterielle oder virale Infektion die Schleimhäute dieser Luftwege anschwellen und sich Schleim bildet. Beides kann gleichzeitig auftreten; eine Bronchiolitis ist aber ernster, weil sie zu schweren Atembeschwerden führen kann und sich eine Lungenentzündung entwickeln kann. Eine Bronchiolitis tritt am häufigsten bei Babys und sehr kleinen Kindern auf.

Symptome Das Kind ist blaß und schlapp und macht einen kranken Eindruck. Symptome der Bronchiolitis sind Husten, erschwerte Atmung, erhöhte Temperatur und eine bläuliche Gesichtsfarbe. Außerdem zieht das Kind beim Versuch, Luft in die Lungen zu bekommen, die Brust ein. Die Symptome einer Bronchitis sind ein trockener Husten, der sich zu einem Husten mit grünlichem oder gelbem Auswurf entwickelt, erschwerte Atmung, erhöhte Temperatur und möglicherweise Appetitverlust. Wird der Schleim verschluckt, kann das Kind ihn erbrechen. Eine Blaufärbung der Lippen oder Zunge kann eine ernste Infektion oder gar eine Lungenentzündung anzeigen (s. S. 296).

Behandlung Bei Verdacht auf eine Lungeninfektion gehen Sie zum Arzt. Er wird gegebenenfalls Antibiotika verschreiben. Bei Atemnot und gräulichem oder bläulichem Aussehen muß das Kind ins Krankenhaus. Halten Sie Ihr Kind warm und ruhig; geben Sie ihm viel zu trinken. Bitten Sie es, den Schleim auszuhusten. Hat es Fieber, senken Sie es mit lauwarmen Waschungen (s. S. 281). Geben Sie ihm kein hustenstillendes Medikament, da der Schleim abgehustet werden muß.

Lungenentzündung
Dabei handelt es sich um eine schwere und ernste Erkrankung der Lungen, verursacht durch Viren oder Bakterien. Das Kind ist aus zwei Gründen krank: erstens aufgrund der bakteriellen oder viralen Giftstoffe und zweitens, weil die erkrankte Lunge nicht mehr funktioniert. Eine Lungenentzündung beginnt oft mit einer Erkältung oder Grippe. Bei Erkrankungen wie Asthma, Mukoviszidose, Keuchhusten oder Masern ist das Risiko erhöht. Eine Lungenentzündung ist immer ernst. Kleinkinder werden oft im Krankenhaus behandelt, da Sauerstoff zugeführt werden muß.

Symptome Das Kind ist sehr krank und blaß. Es hat Schwierigkeiten, Luft zu bekommen. Fieber, Kältegefühl, Einziehen der Brust, kalte feuchte Haut und schwacher Puls sind klassische Symptome.

Behandlung Atemnot ist immer ein Grund, sofort zum Arzt zu gehen. Sie sollten den Arzt unverzüglich benachrichtigen, wenn Sie eine Lungenentzündung vermuten. Der Arzt wird Antibiotika verschreiben und entscheiden, ob das Kind ins Krankenhaus muß.

Pseudokrupp
Wenn sich die kleinen Luftwege des Kindes infolge einer Erkältung entzünden, schwellen sie an und die Atmung wird erschwert. Dabei kann sich Pseudokrupp entwickeln. Das bellende Husten wird dadurch verursacht, daß die Luft durch eine verengte Luftröhre an entzündeten Stimmbändern vorbei eingeatmet wird – meist als Folge einer viralen Infektion der oberen Luftwege. Pseudokrupp tritt gewöhnlich bei Kindern zwischen ein und vier Jahren auf. Ein Anfall kann plötzlich einsetzen: Das offensichtlich gesunde Kind wacht nachts mit einem Pseudokruppanfall auf.

Symptome Das hervorstechendste Symptom ist das bellende Husten in Verbindung mit Keuchen. In schweren Fällen kämpft das Kind um Luft und sein Gesicht läuft grau oder blau an. Die Anfälle treten nachts auf.

Behandlung Bleiben Sie ruhig. Wenn sich das Kind aufregt, wird das Atmen noch mühsamer. Sorgen Sie für eine hohe Luftfeuchtigkeit – das Kind soll sich aus dem Fenster lehnen oder ins Badezimmer gehen und das warme Wasser aufdrehen.
Läuft das Gesicht des Kindes blau an, müssen Sie sofort den Arzt rufen.

Parasiten

Parasiten sind sehr leicht übertragbar; wenn Ihr Kind Läuse oder Würmer hat, sollte daher die ganze Familie behandelt werden. Informieren Sie den Kindergarten, die Spielgruppe oder die Schule über den Befall. Lassen Sie das Kind zu Hause, bis es kein Ungeziefer mehr hat. Der Befall ist unangenehm, aber nicht schlimm.

Läuse
Nissen bzw. Kopfläuse treten bei Schulkindern immer wieder auf. Die Kopflaus ist ein kleines Insekt, das vom Blut der Kopfhaut lebt, Eier legt und sie am Haaransatz festklebt; die Eier werden sichtbar, wenn das Haar wächst. Im Gegensatz zur landläufigen Meinung, daß Läuse ein Zeichen von Unsauberkeit sind, bevorzugen Läuse saubere Haare.

Symptome Ihr Kind klagt, daß, vor allem bei Hitze, der Kopf juckt. Sie erkennen vielleicht perlweiße Eier, die knapp über der Kopfhaut am Haar kleben.

Behandlung In der Apotheke sind Spezialshampoos erhältlich, die Läuse und Nissen abtöten; lassen Sie sich vom Apotheker beraten. Nach der Behandlung kämmen Sie das Haar des Kindes mit einem feinzinkigen Metallkamm aus, um die abgetöteten Eier vom Haarschaft zu entfernen. Waschen Sie Kämme, Bürsten oder Haarschmuck mit dem Spezialshampoo aus.

Laus und Nissen
Die Laus legt die Eier (Nissen) an der Haarwurzel ab (rechts). Das Ei wird an den Haarschaft geklebt und nach ungefähr zwei Wochen schlüpft die Laus aus.

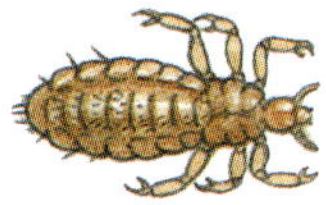

Ausgewachsene Laus

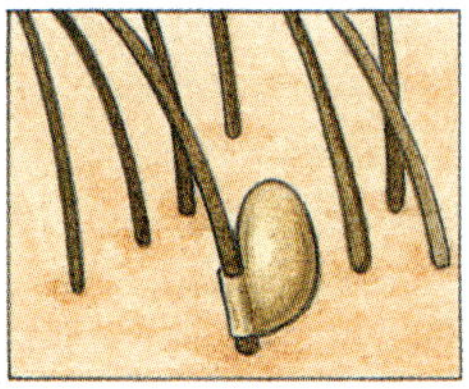

Krätze
Bei Krätze handelt es sich um einen Befall mit winzigen Milben, die sich in der Haut vergraben und Eier legen. Krätze ist zwar nicht ernst, kann aber vor allem nachts stark jucken und ist höchst ansteckend. Krätze wird durch Körperkontakt oder über befallenes Bettzeug übertragen.

Symptome Der Handrücken, die Fingerzwischenräume, Füße, Knöchel und Zehen sind von einem intensiv juckenden Ausschlag befallen. Die Nistgänge sind als graue, schuppige Spuren auf der Haut mit einem schwarzen stecknadelgroßen Punkt (der Milbe) am Ende erkennbar.

Behandlung Der Arzt verschreibt wahrscheinlich eine Speziallotion. Die ganze Familie sollte behandelt werden. Milben können außerhalb der menschlichen Haut bis zu sechs Tage überleben; um einen Wiederbefall auszuschließen, müssen Sie daher Kleidung und Bettzeug bei mindestens 60 Grad waschen.

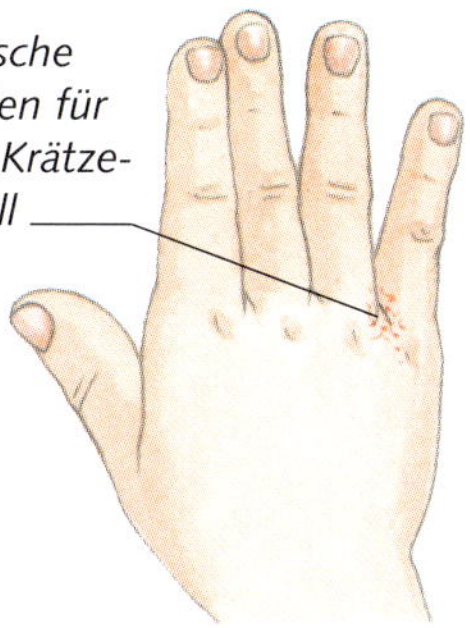

Krätze
Die Milben legen Nistgänge in der Haut an; die Öffnung ist als graue, schuppige Schwellung erkennbar. Klassischerweise tritt Krätze zwischen den Fingern auf. Die Milbe kann als dunkler Fleck am Ende des Nistgangs erkennbar sein.

Madenwürmer

Madenwürmer sind bei Kindern weit verbreitet; sie sind aber nichts Schlimmes und sprechen gut auf eine Behandlung an. Ißt das Kind mit Wurmeiern verseuchte Speisen, schlüpfen die Würmer im Darm aus. Wenn die Larve ausreift, wandern die Weibchen den Darm hinunter und legen am After Eier ab. Dies juckt, und beim Kratzen bekommt das Kind die Eier an die Hände; führt es die Hände dann zum Mund, beginnt der Kreislauf von neuem.

Kreislauf des Befalls
Madenwürmer gelangen über den Mund in den Körper und legen am After Eier ab. Das Kind kann sich beim Kratzen aufs neue infizieren und die Eier dann wieder verschlucken.

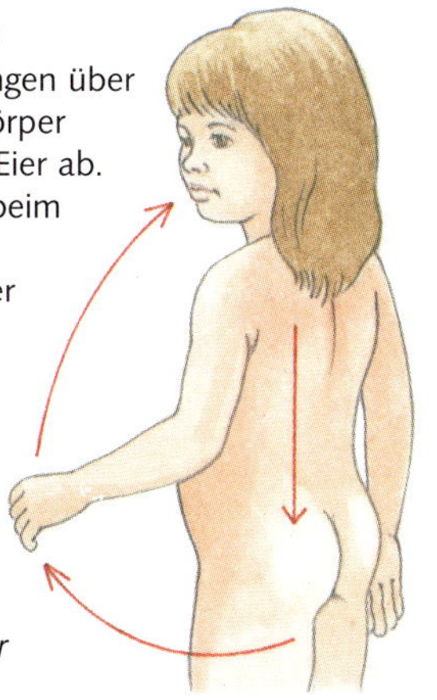

Symptome Das quälendste Symptom ist das intensive Jucken am After. Nachts, in der Wärme des Bettes, verstärkt sich der Juckreiz. Das Kind kann nicht schlafen. Im Stuhl können winzige weiße Eier erkennbar sein.

Behandlung Wenn Sie im Stuhl des Kindes Würmer erkennen oder es an Afterjucken leidet, gehen Sie zum Arzt. Er kann ein Medikament für die ganze Familie verschreiben. Achten Sie streng auf die Hygiene: Das Kind muß nach der Toilette die Hände waschen. Schneiden Sie seine Fingernägel kurz. Ziehen Sie ihm nachts ein Unterhöschen an, damit es nicht kratzt.

Spulwürmer

Auch Spulwürmer kommen bei uns relativ häufig vor, bei Haustieren sind sie sehr häufig. Eine Infektion erfolgt durch kothaltigen Staub mit Wurmeiern oder über mit Fäkalien gedüngtem Obst und Gemüse. Spulwürmer sind lang (15 – 40 cm) und sehen aus wie weiße Regenwürmer. Sind die Eier erst einmal im Körper, schlüpfen sie aus. Der Wurm entwickelt sich und legt neue Eier, die mit dem Stuhl ausgeschieden werden können.

Symptome Die Larven entwickeln sich in Lunge, Galle und Bauchspeicheldrüse und können dort Entzündungen auslösen. Unklare Bauchbeschwerden. Bei starkem Befall wächst und gedeiht das Kind nicht.

Behandlung Spulwürmer werden mit Tabletten, die die Würmer abtöten, behandelt. Es können auch Abführmittel gegeben werden, damit die Würmer schnell und leicht ausgeschieden werden. Gründlichste Hygiene ist Voraussetzung, wenn die Behandlung Erfolg haben soll.

Nach Auslandsreisen

Wenn Sie vor kurzer Zeit in den Tropen waren und Ihr Kind nun an anhaltendem Durchfall leidet, kann es sich eine Ruhr zugezogen haben.

Ruhr wird durch Amöben – einen winzigen Einzeller, der im Dickdarm lebt, verursacht. Dieser Organismus kommt nur in tropischen Ländern vor. Er verursacht ernste Krankheitssymptome wie Fieber, Durchfall und Magenschmerzen. Wenn Sie Ruhr vermuten, gehen Sie mit dem Kind sofort zum Arzt. Nehmen Sie eine Stuhlprobe mit. Das Kind braucht Medikamente und bei schwerem Durchfall möglicherweise eine Rehydrationstherapie.

Magen und Bauch

Krankheiten, die bei Erwachsenen Bauchschmerzen verursachen, zum Beispiel Gallensteine und Magengeschwüre, kommen bei Babys praktisch nicht vor. Manchmal können die Bauchschmerzen des Babys aber auch Symptom einer gefährlichen Erkrankung sein; rufen Sie daher den Arzt sofort, wenn außer den Bauchschmerzen Fieber, Durchfall oder Erbrechen auftreten.
Jede familiäre Spannung, sei es zwischen den Eltern, zwischen den Geschwistern oder Probleme im Kindergarten können beim Kind Übelkeit, Bauchschmerzen oder Erbrechen hervorrufen. Sind alle anderen Ursachen ausgeschlossen worden, kann Streß der auslösende Faktor sein. Fragen Sie den Arzt um Rat.

Koliken

Diese Bauchschmerzen treten gewöhnlich in den ersten fünf Lebensmonaten auf und vergehen dann spontan ohne Behandlung. Als Ursache vermutet man Darmkrämpfe; bisher ist das nicht bewiesen. Koliken sind harmlos, für die Eltern allerdings sehr stressig.

Symptome Das ansonsten gesunde Baby hat Schmerzanfälle, bei denen es schreit und die Beine an den Bauch zieht.

Behandlung Medikamente sind nicht nötig. Das Baby kann durch rhythmische Bewegungen wie Wiegen, Schaukeln oder eine Autofahrt beruhigt werden; Sie können es auch bäuchlings auf Ihren Schoß legen und rhythmisch auf seinen Rücken klopfen. Wichtig ist, daß Sie sich selbst entspannen. Da Koliken oft zur gleichen Tageszeit auftreten, typischerweise abends, sollten Sie versuchen, Ihren Tagesablauf darauf abzustimmen. So können Sie den Streß für sich selber reduzieren.

Magen-Darm-Katarrh

Eine Entzündung von Magen und Darm, die Durchfall und Erbrechen verursacht; ausgelöst wird sie meist durch Nahrungsmittel, die mit Bakterien oder Viren infiziert sind. Die Schmerzen sind zweitrangig. Es gibt verschiedene nicht-infektiöse Formen der Gastroenteritis, verursacht durch eine Nahrungsmittelintoleranz, stark gewürzte Nahrungsmittel und Antibiotika.
Magen-Darm-Katarrh ist extrem häufig und meistens eine Bagatellerkrankung. Er dauert selten länger als drei Tage. Meist wird das Kind auch ohne spezielle Behandlung wieder gesund; es genügt, die Flüssigkeit und Mineralstoffe zu ersetzen. Bei einem kleinen Baby kann jedoch eine Austrocknung eintreten; dauern Erbrechen oder Durchfall länger als drei Stunden, sollten Sie unverzüglich mit dem Arzt sprechen.

Symptome Das erste Symptom ist eine Abneigung gegen Nahrungsmittel, dann folgen Erbrechen und Bauchkrämpfe, oft auch Durchfall. Bei einem Baby besteht die Gefahr einer Austrocknung; dabei sinken die Fontanellen ein (s. S. 280), und das Baby hat einen trockenen Mund.

Behandlung Leichte Fälle können vom Arzt zu Hause behandelt werden; bei anhaltendem Erbrechen oder Durchfall muß das Baby ins Krankenhaus, wo ihm intravenös Flüssigkeit zugeführt wird.

Invagination (Darmverschlingung)

Bei dieser seltenen Erkrankung schiebt sich der Darm in sich selbst zusammen und bildet eine Röhre in der Röhre. Dabei wird der Darm blockiert, am häufigsten an der Verbindungsstelle von Dick- und Dünndarm. Wir wissen nicht, warum es zu dieser Verschlingung kommt.

Symptome Das Baby schreit und erbricht ununterbrochen. Der Stuhl kann von Blut und Schleim durchzogen sein. Wird der Zustand nicht behandelt, kann er durch einen Darmdurchbruch und eine Peritonitis (Bauchfellentzündung) kompliziert werden.

Behandlung Manchmal löst sich die Verschlingung, wenn man durch einen Bariumeinlauf Druck auf den Darm ausübt. Wenn nicht, ist eine Operation unumgänglich.

Verschlungener Darm
Ein Stück des Dünndarms schlingt sich um sich selbst, wie wenn ein Finger eines Handschuhs nach außen gestülpt wird. Eine Darmverschlingung kommt selten vor, ist aber sehr ernst.

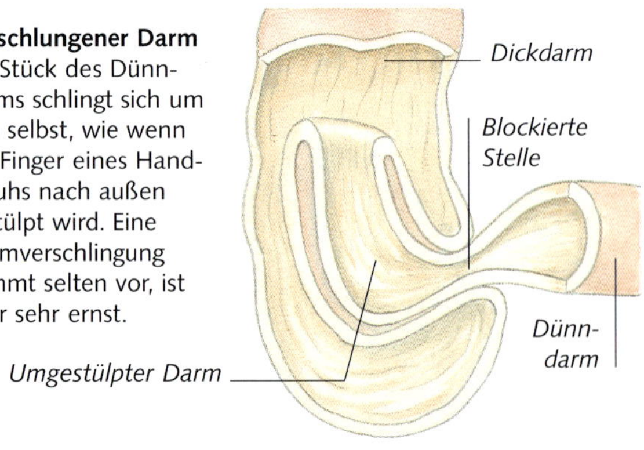

Blinddarmentzündung (Appendizitis)
Eine Entzündung des Blinddarms, des kleinen, fingerähnlichen Schlauchs an der Verbindungsstelle von Dünn- und Dickdarm rechts im Unterleib, ist eine häufige Ursache für Bauchschmerzen. Die Ursache für die Entzündung ist unbekannt; manchmal ist es eine Verstopfung durch ein kleines Stück Fäkalien oder selten durch Madenwürmer. Der Blinddarm entzündet sich und schwillt an. Eine Blinddarmentzündung ist nichts Schlimmes, wenn sie früh diagnostiziert wird. Werden die Symptome jedoch mißgedeutet und die Behandlung verzögert, kann der Blinddarm platzen und zu einem Blinddarmabszeß oder gar einer Peritonitis führen.

Symptome Zuerst treten Schmerzen im Bereich des Nabels auf, die nach ein paar Stunden nach rechts unten wandern und intensiver werden. Das Kind kann eine leicht erhöhte Temperatur haben und das Essen verweigern. Die Zunge ist belegt, und es kann zu Erbrechen, Durchfall oder Verstopfung kommen.

Behandlung Benachrichtigen Sie sofort den Arzt. Der Blinddarm muß entfernt werden, bevor er durchbricht. Wartet man zu lange, platzt er und kann einen inneren Abszeß hervorrufen. Der Abszeß muß dann abgesaugt und der Blinddarm nach einer Antibiotika-Therapie entfernt werden.

Auftreten des Schmerzes
Das erste Symptom einer Blinddarmentzündung ist ein leichter Schmerz in der Nabelgegend. Er steigert sich zu einem stechenderen, örtlich begrenzterem Schmerz, der im rechten Unterleib am intensivsten ist.

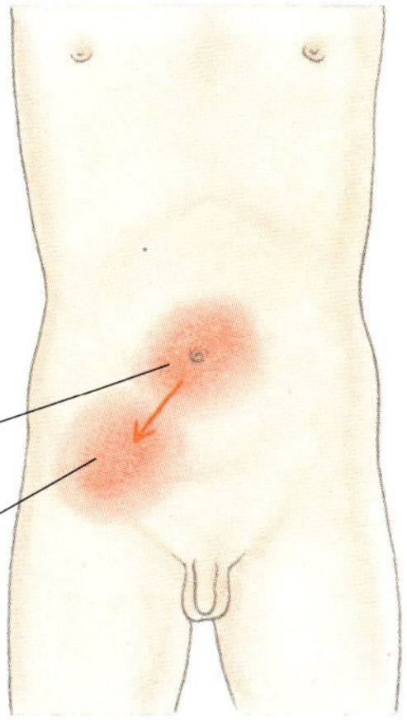

Art des Schmerzes	Weitere Symptome	Ursache
Plötzlicher Schmerz; das Baby schreit und zieht die Beine an	Häufig bei Babys unter fünf Monaten	Koliken (siehe gegenüber)
Lähmende Bauchschmerzen; das Baby schreit	Blut und Schleim im Stuhl; Erbrechen	Darmverschlingung (siehe gegenüber)
Diffuse leichte Bauchschmerzen	Erbrechen und Durchfall	Magen-Darm-Katarrh (siehe gegenüber)
Starke Schmerzen um den Nabel, die zum rechten Unterleib wandern	Leichtes Fieber, Nahrungsverweigerung, belegte Zunge, Erbrechen	Blinddarmentzündung (siehe oben)
Diffuse Bauchschmerzen	Ängstlichkeit, Anhänglichkeit, Weinerlichkeit, Aggression und Übelkeit	Streß (siehe Einführung gegenüber)
Plötzlich auftretende heftige Schmerzen im Unterleib	Die Hoden schwellen an und schmerzen	Hodentorsion (s. S. 301)
Diffuse Bauchschmerzen	Halsweh, verstopfte Nase und leichtes Fieber	Halsentzündung (s. S. 286), Erkältung (s. S. 294) oder Mittelohrentzündung (s. S. 284)
Dumpfe Bauchschmerzen, die in den Rücken oder die Leiste ausstrahlen	Schmerzen beim Wasserlassen, Bettnässen, selten auch Blut im Urin	Harnwegsinfektion (s. S. 300)

Urogenitale Beschwerden

Symptome wie zum Beispiel Schmerzen beim Wasserlassen oder Blut im Urin können von einer Blasenentzündung, einer Nierenstörung oder auch einer Verletzung herrühren. Eine richtige Diagnose ist bei allen diesen Beschwerden wichtig, damit sie nicht chronisch werden. Der häufigste genitale Notfall ist eine Hodentorsion (siehe gegenüber).

Harnwegsinfektion

Das Harnwegssystem besteht aus den Nieren, wo der Urin aus Wasser und Abfallstoffen gebildet wird, dem Harnleiter, in dem der Urin von den Nieren zur Blase gelangt, der Blase, wo der Urin angesammelt wird und der Harnröhre, über die der Urin von der Blase ausgeschieden wird. Die weibliche Harnröhre ist viel kürzer als die männliche, daher gelangen Bakterien aus der Harnröhre viel schneller in die Blase. Dort können sie eine Infektion auslösen.
Meistens ist die Ursache für Harnwegsinfektionen schlechte Hygiene. Die häufigste Art ist die Blasenentzündung (Zystitis), die allerdings nur bei Mädchen vorkommt. Eine Neigung zu wiederkehrenden Infektionen kann, wenn auch selten, durch eine anatomische Anormalität des Harnwegtrakts verursacht werden.

Einer Infektion vorbeugen
Infektionen der Harnwege werden gewöhnlich vom After über die Harnröhre zu der Blase oder den Nieren ausgebreitet. Mädchen sollten sich den Po immer von vorne nach hinten reinigen.

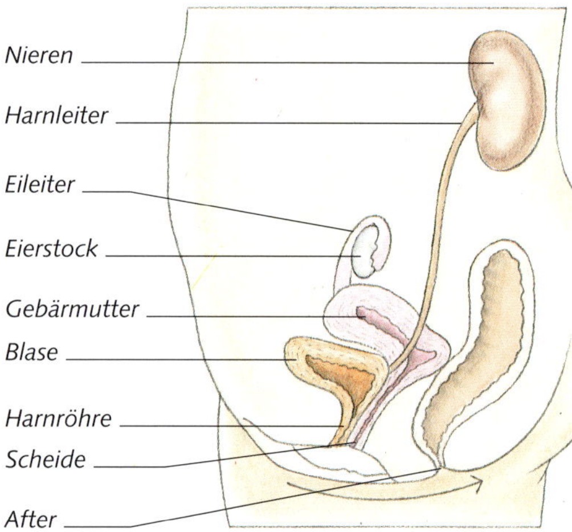

Symptome Eindeutiges Symptom einer Harnwegsinfektion ist ein ständiger, starker Harndrang. Das Kind kann über ein Brennen oder Stechen zu Anfang und Ende des Wasserlassens klagen. Dieser Schmerz ist Folge der Muskelkontraktion der Blase auf der entzündeten Schleimhaut. Das Kind kann auch unwillentlich Urin lassen und plötzlich nachts wieder ins Bett machen. Oft treten Schmerzen im Unterleib und Rükken auf. Heftige Rückenschmerzen, Fieber und Schüttelfrost, Nahrungsverweigerung und Kopfschmerzen bedeuten, daß das Kind eine Nierenentzündung hat und sehr krank ist. Blut im Urin weist auf eine ernste Infektion oder einen Nierenschaden hin.

Behandlung Alle Harnwegsinfektionen müssen vom Arzt behandelt werden. Der Arzt nimmt eine Urinprobe, um sie auf eine bakterielle Infektion zu untersuchen und diese mit einem geeigneten Antibiotikum zu bekämpfen. Eine Blaseninfektion kann sich immer auf die Nieren ausbreiten; doch wenn Sie früh genug zum Arzt gehen, dürfte dies nicht passieren.
Wenn der Arzt vermutet, daß die Harnwegsinfektion durch eine anatomische Anormalität verursacht wird, sollte dies weiter abgeklärt werden.
Geben Sie dem Kind viel zu trinken, damit die Blase durchgespült wird; am besten ist Wasser und verdünnter Fruchtsaft. Bitten Sie Ihr Kind, möglichst oft Wasser zu lassen. Eine Wärmflasche auf dem Unterbauch lindert die Schmerzen.
Zeigen Sie Ihrer Tochter, wie sie sich nach dem Stuhlgang richtig von vorne nach hinten saubermacht. Wenn Sie ein Bidet haben, sollte sie es nach dem Stuhlgang benutzen. Während der akuten Beschwerden waschen Sie das Kind sehr vorsichtig, da die Harnröhre empfindlich ist.

Eichelhautentzündung (Balanitis)

Eine Entzündung der Vorhaut und der Eichel in Folge einer bakteriellen Infektion. Die Vorhaut ist stark gespannt. Produkte wie Waschmittel können eine Reizung und Schwellung verursachen.

Symptome Eichel und Vorhaut sind rot, geschwollen und berührungsempfindlich; vielleicht tritt Eiter aus. Das Kind läßt die Vorhaut nicht zurückschieben und hat Schmerzen beim Wasserlassen.

Behandlung Eine medizinische Behandlung ist immer erforderlich, sonst kann Ihr Sohn eine Vorhautstriktur entwickeln. Dann wird sie wirklich zu eng, um sich zurückschieben zu lassen. Der Arzt wird eine Antibiotika-Salbe verschreiben und bei einer engen Vorhaut eine Beschneidung vorschlagen – entweder sofort oder wenn sie sich mit sechs Jahren noch nicht dehnen läßt. Bei einem Baby wechseln Sie häufig die Windel und halten den Penis sauber. Tragen Sie im Genitalbereich eine Wundschutzcreme auf und bei jedem Anzeichen von Wundsein eine antiseptische Salbe. Spülen Sie die Kleidung Ihres Kindes immer gründlich, damit keine Waschmittelreste zurückbleiben.

Hodenhochstand (Hodenretention)

Während der Schwangerschaft entwickeln sich die Hoden im Bauch des Jungen und wandern kurz vor der Geburt in den Hodensack. Gelegentlich senken sich die Hoden nicht. Um eine effiziente Spermienproduktion sicherzustellen, müssen die Hoden außerhalb des Körpers sein, wo die Temperatur niedriger ist. Bei Körpertemperatur können die Hoden keine Spermien bilden. Wenn sich beide Hoden nicht gesenkt haben, muß man einen chirurgischen Eingriff vornehmen, um einer Unfruchtbarkeit vorzubeugen. Ein Mann ist aber auch mit nur einem Hoden fruchtbar.

Pendelhoden ziehen sich bei Kälte oder Berührung in den Bauch zurück. Dies ist bei kleinen Kindern normal und kann bis ins Erwachsenenalter andauern. Die Fruchtbarkeit wird dadurch nicht beeinträchtigt.

Symptome Einer oder beide Hoden sind nicht im Hodensack. Andere Symptome treten nicht auf, und das Kind verspürt keinerlei Unbehagen.

Entwicklung der Hoden
Bei dem Fetus wachsen die Hoden im Bauch, in der Nähe der Nieren. Erst kurz vor der Geburt wandern sie nach unten in ihre normale Position in den Hodensack (Skrotum).

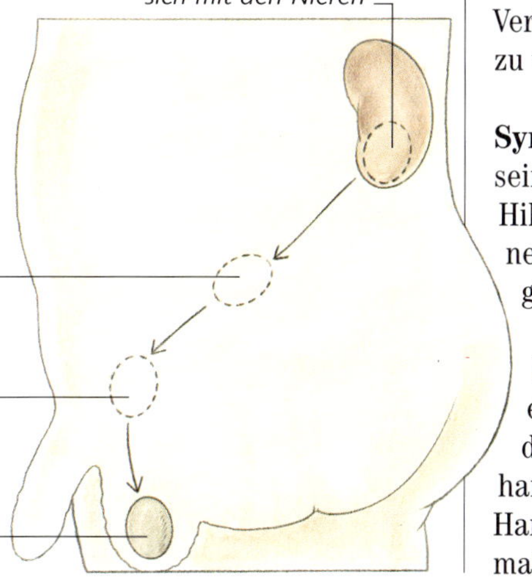

Behandlung Oft senken sich die Hoden im ersten Lebensjahr. Wenn nicht, kann beim älteren Kind ein operativer Eingriff vorgenommen werden.

Hodentorsion

Verdreht sich einer der Hoden, wird der Blutfluß unterbrochen. Der Hoden wird rot, schwillt an und schmerzt stark. Unterbleibt eine Behandlung, können die Hoden geschädigt werden; gehen Sie also sofort zum Arzt.

Symptome Das erste Symptom sind starke Schmerzen. Später schwellen die Hoden an und werden empfindlich. Ihrem Sohn ist vielleicht übel, und er muß erbrechen. Der Hodensack wird rot und bläulich.

Behandlung Die Hoden müssen so schnell wie möglich chirurgisch freigelegt werden, um die Blutzirkulation wiederherzustellen. Gelegentlich entwinden sich die Hoden spontan, aber darauf dürfen Sie nicht warten.

Blut im Urin

In der Medizin nennt man das Auftreten von Blut im Urin Hämaturie. Manchmal sind es nur Schlieren, manchmal ist der Urin dunkelrot verfärbt. Die Erkrankung kann in jedem Teil des Harnwegsystems liegen. Oft ist die Ursache eine Zystitis (Blasenentzündung) oder Urethritis (Entzündung der Harnröhre). Eine Nephritis (Nierenentzündung) ist seltener, aber ernster. Ein Kind mit Hämophilie (Bluterkrankheit) kann aufgrund einer inneren Blutung Blut im Urin haben.
Sehen Sie Blut im Urin Ihres Kindes, sollten Sie sofort den Arzt benachrichtigen. Zwar sind Infektionen wie eine Blasenentzündung nichts Ernstes, aber sie verursachen großes Unbehagen. Außerdem ist es wichtig, die Verbreitung der Bakterien von der Blase auf die Nieren zu verhindern.

Symptome Leichte Blutungen können unsichtbar sein; sie werden nur unter dem Mikroskop oder mit Hilfe eines speziellen Teststreifens erkennbar. Es können die Symptome einer Harnwegsinfektion (siehe gegenüber) oder einer Nierenentzündung bestehen.

Behandlung Da Blut im Urin nur das Symptom einer Krankheit ist, muß der Arzt spezielle Tests durchführen, um die Ursache zu bestimmen und behandeln zu können. Durch eine Röntgenaufnahme der Harnwege kann man feststellen, ob anatomische Anormalitäten bestehen.

Infektionskrankheiten

Eine Infektionskrankheit wird von einem Mikroorganismus verursacht – einem Bakterium oder einem Virus. Die Infektion wird meist über die Luft oder direkten Kontakt übertragen; sie kann aber auch, vor allem unter schlechten hygienischen Bedingungen, über Nahrungsmittel, Wasser oder Insekten verbreitet werden. In Ländern mit einem hohen hygienischen Standard, wo geeignete Medikamente schnell erhältlich und der Gesundheitszustand und die Ernährung der Menschen in der Regel gut sind, stellen die Infektionskrankheiten heute eine weit geringere Gefahr dar als in früheren Zeiten. Außerdem sind viele schwere Infektionskrankheiten dank

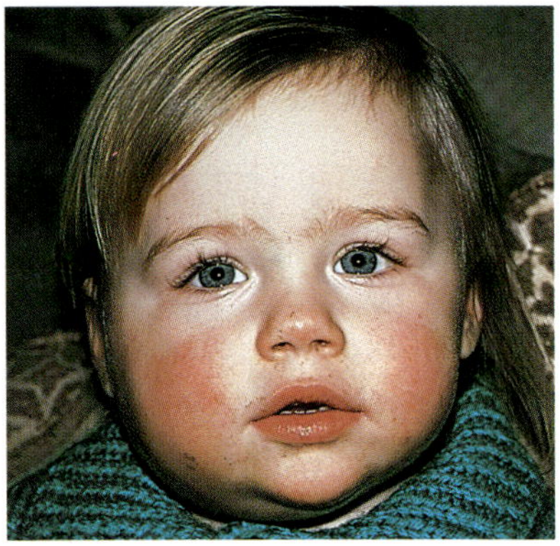

Mumps
Die Speicheldrüsen schwellen an und verändern die Gesichtsform des Kindes; die Schwellung kann ein- oder beidseitig auftreten, direkt unter den Ohren oder dem Kinn.

Krankheit	Mögliche Symptome
Windpocken Eine verbreitete, leichte, virale Infektion.	Rote, juckende Flecken, die zu flüssigkeitsgefüllten Bläschen werden und dann verschorfen. Kopfschmerzen und leichtes Fieber.
Röteln Eine Virusinfektion, die bei Kindern in der Regel harmlos verläuft.	Kleine rote Flecken, die sich von den Ohren aus über das Gesicht und den ganzen Körper ausbreiten; leichtes Fieber und vergrößerte Lymphknoten am Hals.
Mumps Eine relativ häufige Viruserkrankung, die bei Kindern selten schwer verläuft.	Empfindliche, geschwollene Drüsen unter den Ohren und dem Kinn. Fieber, Kopfschmerzen, trockener Mund und Schwierigkeiten beim Kauen und Schlucken. Seltenere Symptome sind schmerzende Hoden bei Jungen und geschwollene Eierstöcke bei Mädchen.
Masern Eine sehr ansteckende und potentiell gefährliche Viruserkrankung.	Bräunlich-rote Flecken erscheinen hinter den Ohren und breiten sich dann über den ganzen Körper aus. Weiße Flecken im Mund (Koplik-Flecken) sind für die Diagnose wichtig. Das Kind fiebert, hat eine laufende Nase, Husten und Kopfschmerzen. Weitere Symptome sind brennende Augen und Lichtempfindlichkeit.
Keuchhusten Eine bakterielle Infektion, bei der sich die Luftwege mit Schleim zusetzen.	Ein Husten mit einem deutlichen „Keuchen" beim Versuch einzuatmen; Erkältungssymptome (s. S. 294) und Erbrechen. Wegen des Hustens kann das Kind nicht schlafen.

der Impfungen (s. S. 283) in den westlichen Ländern praktisch verschwunden. Viele infektiöse Kinderkrankheiten ähneln sich in ihren Symptomen: Ausschlag, Fieber, allgemeines Unwohlsein und Erkältungssymptome. Wenn Sie einen Ausschlag feststellen und Ihr Baby Fieber hat, gehen Sie zum Arzt. Bei den meisten Krankheiten besteht die größte Gefahr darin, daß das Kind durch das Erbrechen oder die Verweigerung von Speisen und Getränken austrocknet, wegen verstopfter Luftwege Atemschwierigkeiten hat oder an einem Fieberkrampf leidet (s. S. 281). Manche Krankheiten können unbehandelt zu Komplikationen führen. Deshalb sollten Sie bei fieberhaften Erkrankungen immer den Arzt zu Rate ziehen, insbesondere, wenn Ihr Kind nach einer Auslandsreise erkrankt oder an ungewöhnlichen Symptomen leidet.

Behandlung	Komplikationen
Tragen Sie auf den Ausschlag eine juckreizstillende Lotion oder Puder auf. Behalten Sie das Kind zu Hause, und halten Sie es vom Kratzen ab. Der Arzt kann eine entzündungshemmende Salbe verschreiben.	In sehr seltenen Fällen können Windpocken zu einer Gehirnhautentzündung führen.
Es gibt keine spezielle Behandlung. Sie können dem Kind gegen das Fieber ein fiebersenkendes Präparat geben. Versuchen Sie, es von anderen zu isolieren.	Das größte Risiko besteht für schwangere Frauen, die Kontakt zu einem Kind mit Röteln haben. Röteln können beim Ungeborenen Mißbildungen verursachen. Es besteht ein geringes Risiko einer Gehirnhautentzündung.
Es gibt keine spezielle Behandlung. Lassen Sie Ihr Kind nicht zur Schule gehen, geben Sie ihm eventuell ein Fieberzäpfchen und viel zu trinken, verflüssigen Sie seine Speisen.	Gelegentlich Hirnhautentzündung (Meningitis), Gehirnentzündung (Enzephalitis) und Bauchspeicheldrüsenentzündung. In manchen Fällen werden die Hoden befallen und verkleinern sich. Sind beide Hoden betroffen, kann spätere Unfruchtbarkeit die Folge sein; dies ist aber sehr selten der Fall.
Lassen Sie Ihr Kind im Bett, solange es Fieber hat; es darf nicht zur Schule gehen. Geben Sie ihm eventuell ein Fieberzäpfchen und viel Flüssigkeit. Der Arzt kann bei entzündeten Augen Augentropfen und außerdem ein Antibiotikum gegen eine Sekundärinfektion verschreiben.	Ohren- und Atemwegsinfektionen, Erbrechen und Durchfall können zwei Tage nach dem Auftreten des Ausschlags einsetzen. Es besteht auch ein geringes Risiko einer Lungenentzündung und Gehirnhautentzündung. Wird bei einer Sekundärinfektion kein Antibiotikum gegeben, können Lungen und Ohren dauerhaft geschädigt werden.
Der Arzt kann Antibiotika verschreiben; in schweren Fällen muß das Kind ins Krankenhaus, wo ihm Sauerstoff zugeführt wird und es gegen eine Austrocknung behandelt wird. Helfen Sie dem Kind, den Schleim abzuhusten, indem Sie es bäuchlings über Ihren Schoß legen und auf seinen Rücken klopfen. Es darf sich nicht anstrengen und keinen Zigarettenrauch einatmen.	Die größte Gefahr ist eine Austrocknung aufgrund andauernden Erbrechens. Manchmal kann ein starker Hustenanfall die Lungen schädigen und das Kind für Atemwegsinfektionen anfälliger machen. Zu den seltenen Sekundärinfektionen gehören Lungenentzündung und Bronchitis.

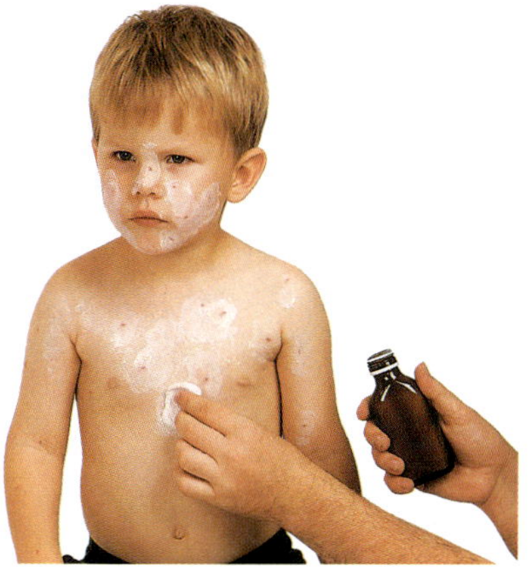

Lotion auftragen
Der Ausschlag bei Windpocken juckt stark. Reiben Sie Puder oder Lotion ein, um das Jucken zu lindern. Werden die Bläschen aufgekratzt, hinterlassen sie Narben.

Krankheit	Mögliche Symptome
Hepatitis Eine Virusinfektion, die zu einer Entzündung der Leber führt. Es gibt den Typ A, der bei Kindern häufiger ist, und die Typen B, C, D und E.	Appetitverlust, Gelbsucht und Grippesymptome. In schweren Fällen scheidet das Kind dunkelbraunen Urin und blaße Stühle aus.
Hirnhautentzündung (Meningitis) Eine Entzündung der Membranen, die das Gehirn und Rückgrat bedecken, ausgelöst von einer Infektion durch ein Virus oder Bakterium. Es gibt verschiedene Erreger. Die HIB-Impfung (s. S. 283) schützt gegen eine Meningitis (vom Typ Hämophilus).	Fieber, steifes Genick, Lethargie, Kopfschmerzen, Erbrechen, Empfindlichkeit gegen helles Licht und bei Kindern unter zwei Jahren ausgestülpte Fontanellen. Bei einer Meningokokken-Meningitis kann ein dunkelroter Ausschlag (Purpura, s. Ausschläge S. 291) beinahe den ganzen Körper überziehen.
Scharlach Eine bakterielle Infektion mit einer Mandelentzündung und einem Ausschlag. Scharlach ist sehr häufig, aber selten ernst.	Vergrößerte Mandeln und Halsschmerzen, Fieber, Bauchschmerzen, Erbrechen, ein kleinfleckiger Ausschlag, der auf der Brust beginnt, sich ausbreitet und verschmilzt, den Mundbereich aber freiläßt, sowie eine Himbeerzunge.
Dreitagefieber Eine relativ seltene Herpes-Virusinfektion.	Drei Tage lang Fieber von 39 – 40 °C. Danach rote oder rosa Flecken auf dem Rumpf, den Gliedern und dem Nacken. Der Ausschlag verblaßt nach ungefähr 48 Stunden.
Diphtherie Eine ernste und höchst ansteckende bakterielle Infektion. Heutzutage selten dank der routinemäßigen Impfung.	Die Mandeln sind vergrößert und können mit einem grauen Belag überzogen sein. Das Kind kann leichtes Fieber, Husten, Halsschmerzen, Atemprobleme und Kopfschmerzen haben.
Tuberkulose Eine hochinfektiöse bakterielle Infektion, die meist die Lungen befällt, auf lange Sicht aber auch auf Nieren, Meningen, Gelenke, Knochen und Becken übergreifen kann.	Hartnäckiger Husten (wenn die Lungen befallen sind, ist der Auswurf mit Blut und Eiter durchzogen), Brustschmerzen, Kurzatmigkeit, Fieber (besonders nachts), Appetitlosigkeit, Gewichtsverlust und Müdigkeit.

In den Hals schauen
Drücken Sie mit einem Löffel oder Spatel die Zunge des Kindes nach unten, und schauen Sie in seinen Hals. Vergrößerte Mandeln und ein entzündeter Hals können Symptome von Scharlach sein.

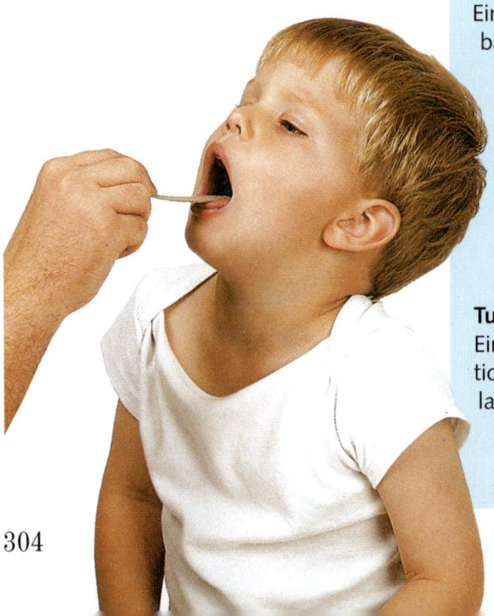

Behandlung	Komplikationen
Das Kind muß isoliert werden und mindestens zwei Wochen im Bett bleiben. Achten Sie sorgsam auf die Hygiene – Hepatitis ist höchst ansteckend – und geben Sie ihm viel Flüssigkeit. Will es nichts essen, fügen Sie den Getränken einen Löffel Traubenzucker zu.	Manche Kinder leiden bis zu sechs Monaten an Nachwirkungen wie Lethargie und Übellaunigkeit.
Bei der bakteriellen Meningitis werden intravenös Antibiotika zugeführt; bei der viralen Meningitis werden schmerzstillende Medikamente verabreicht. Tritt ein purpurfarbener Ausschlag auf, muß das Kind sofort ins Krankenhaus gebracht werden.	Eine virale Meningitis ist in der Regel nichts Schlimmes und heilt innerhalb einer Woche ab. Eine bakterielle Meningitis kann tödlich verlaufen, weil das Risiko einer Meningokokken-Sepsis besteht. Sie muß daher immer als Notfall behandelt werden.
Der Arzt kann Antibiotika verschreiben. Geben Sie dem Kind viel zu trinken, und verflüssigen Sie seine Speisen. Eventuell können Sie das Fieber durch ein geeignetes Präparat senken.	In seltenen Fällen kann das Streptokokkenbakterium zu Komplikationen wie Nierenentzündung und rheumatischem Fieber (Entzündung der Gelenke und des Herzens) führen.
Halten Sie Ihr Kind ruhig; senken Sie das Fieber durch lauwarme Waschungen.	Wenn das Fieber stark steigt, kann das Kind Fieberkrämpfe bekommen (s. S. 281).
Diphtherie ist wegen der möglichen Atembeschwerden sehr ernst, und das Kind muß sofort ins Krankenhaus eingewiesen werden. Es bekommt starke Antibiotika, vielleicht muß man eine Tracheotomie machen, damit es atmen kann – dabei wird ein kleines Röhrchen in die Luftröhre eingeführt, um die Blockade im Hals zu umgehen.	Unbehandelt kann Diphtherie zu ernsten Komplikationen führen: Lungenentzündung und Herzversagen.
Tuberkulose ist unbehandelt eine ernste Krankheit, heutzutage aber selten. Die Krankheit kann gewöhnlich zu Hause mit Antibiotika behandelt werden.	Die wichtigsten möglichen Komplikationen einer Tuberkulose sind Rippenfellentzündung und Pneumothorax (Gasbrust).

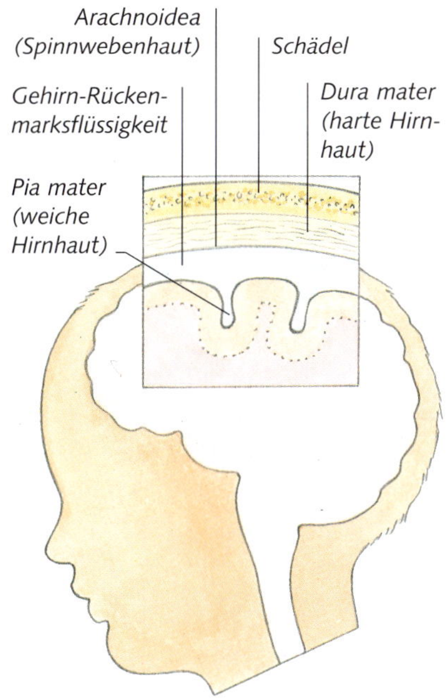

Meningitis (Hirnhautentzündung)
Die drei Membranen, die das Gehirn und das Rückenmark bedecken, – Dura, Arachnoidea und Pia – werden Meningen genannt. Eine Entzündung dieser Meningen führt zu einer Meningitits.

Sicherheit

Selbst harmlose Haushaltsgegenstände können für Kinder eine Gefahrenquelle darstellen. Immer wieder werden Kinder ins Krankenhaus eingeliefert, weil sie aus dem Fenster gefallen sind, sich an der Herdplatte verbrannt oder durch heiße Getränke verbrüht haben, weil sie kleine Dinge in die Luftröhre eingeatmet oder Haushaltschemikalien verschluckt haben. Ein Kind ist abenteuerlustig und neugierig; man unterschätzt nur allzu leicht, welchen Gefahren es ausgesetzt ist, wenn es seine Umgebung erforscht. Oft ist den Eltern nicht bewußt, wie mobil und geschickt ihr Kind schon ist.

Stürze

Abhängig vom Alter des Kindes haben Stürze verschiedene Ursachen. Babys unter einem Jahr fallen aus dem Sportwagen oder vom Wickelplatz, während Kinder zwischen ein und vier Jahren häufig die Treppen hinunter, aus dem Fenster oder von einem Spielgerät stürzen.
Sie können viele Unfälle durch sorgfältige Beaufsichtigung und bestimmte Sicherheitsvorkehrungen verhindern; lassen Sie Ihr Baby zum Beispiel niemals unbeaufsichtigt auf einer erhöhten Fläche liegen. Bringen Sie Fenstersicherungen und Treppengitter an. Überprüfen Sie, ob die Abstände der Geländerstäbe auf Balkonen und Treppen nicht mehr als 10 cm betragen, sonst kann das Kind dazwischen durchfallen oder seinen Kopf einklemmen. Sie sollten in einem Babyfachgeschäft einen Schutzgürtel für den Hochstuhl und den Sportwagen kaufen. Achten Sie darauf, daß er sich leicht anbringen und verstellen läßt. Und benutzen Sie ihn auch!

Fenster und Türen

Häufige Unfälle sind: ein Sturz aus dem offenen Fenster, Verletzungen durch splitterndes Glas und Einklemmen von Gliedmaßen und Fingern. Es gibt Türstopper, die verhindern, daß die Fingerchen in zufallende Türen eingeklemmt werden. Fenster- und Türglas ist besonders gefährlich, da es in lange, scharfe Stücke zerbricht. Sicherheitsglas zerbricht nicht so leicht und wenn, dann bildet es keine scharfen Stücke. Verbundglas bleibt auch bei Bruch an einem Stück, und gehärtetes Glas splittert in kleine runde Stücke. Eine billigere Lösung besteht darin, das Glas mit Schutzfolie zu überziehen; dies ist aber nur bei völlig glattem, ungemusterten Glas möglich. Die Folie läßt sich später nicht mehr entfernen.

Sicherheitsartikel

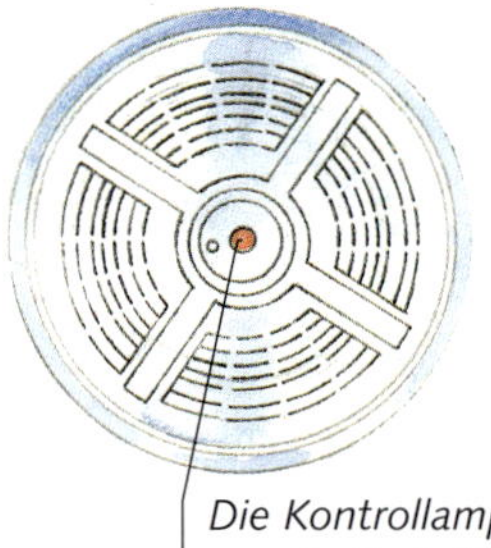

Rauchmelder
Auf jeder Etage sollte ein Rauchmelder angebracht sein. Dieses Gerät ist preiswert und einfach anzubringen. 100%ige Sicherheit bietet er nur, wenn er an der Decke, nicht der Wand angebracht wird.

Die Kontrollampe zeigt an, ob die Batterie funktioniert.

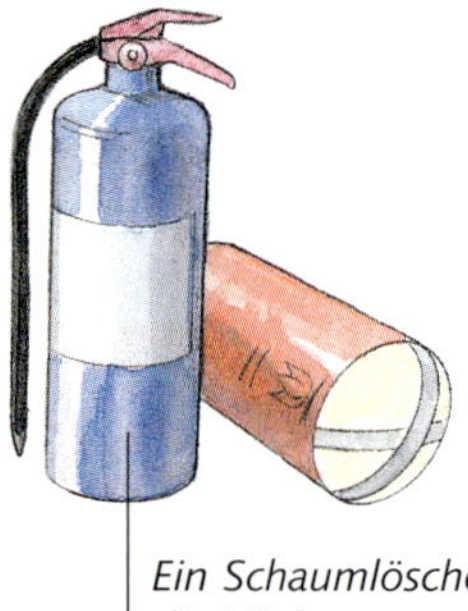

Feuerlöscher und Feuerdecke
Brände entstehen am häufigsten in der Küche; daher sollten Sie den Feuerschutz hier deponieren. Feuerlöscher müssen regelmäßig gewartet werden.

Ein Schaumlöscher ist für die Küche am geeignetsten.

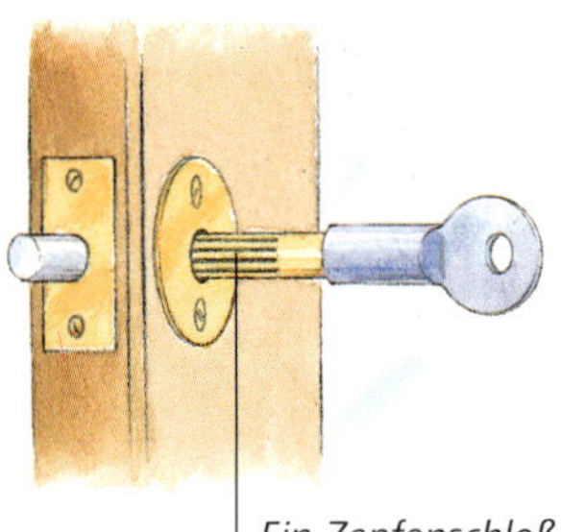

Sicherheitsriegel
Stellen Sie sicher, daß Fenster fest verschlossen bleiben oder nur einen Spalt breit geöffnet werden können.

Ein Zapfenschloß kann nur mit einem Schlüssel geöffnet werden.

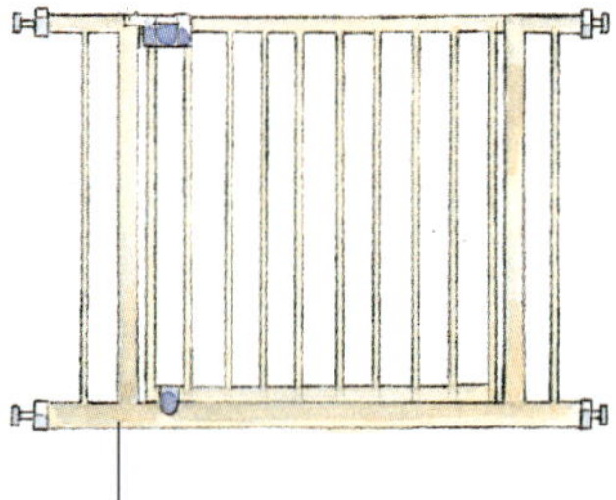

Treppengitter
Sie können oben oder unten an der Treppe angebracht werden. Die Streben müssen vertikal sein, damit das Kind nicht hochklettern kann. Das Gitter muß ein kindersicheres Schloß haben.

Ein verstellbares Gitter paßt an die meisten Treppen.

Um einen Fenstersturz zu verhindern, können Sie Fenstersicherungen anbringen; die Fenster können dann nur 10 cm weit geöffnet werden. Überlegen Sie aber, wie Sie in einem Notfall fliehen könnten – hinterlegen Sie den Schlüssel, mit dem Sie die Sicherung lösen können.

Feuerschutz

Brände im Haus können tödlich sein, wenn Rauch und giftige Gase eingeatmet werden. Glücklicherweise kann man das Risiko eines Brandes auf vielfältige Weise reduzieren und möglichen Schäden vorbeugen.

- Rauchen Sie im Haus nicht.
- Lassen Sie Pfannen mit heißem Fett nicht unbeaufsichtigt.
- Schließen Sie brennbare Substanzen weg.
- Verwenden Sie Feuerschutzgitter auf offenem Feuer oder Gas.
- Bewahren Sie Streichhölzer außer Reichweite des Kindes auf.
- Geben Sie Feuerlöscher regelmäßig zur Inspektion.
- Deponieren Sie einen Feuerlöscher und eine Feuerschutzdecke in der Küche.
- Bringen Sie Rauchmelder an, und kontrollieren Sie regelmäßig die Batterien.
- Löschen Sie einen Pfannenbrand mit einer Feuerdecke, einem feuchtem Kleidungsstück oder einem Deckel.

Verbrennungen und Verbrühungen

Zu einer Verbrühung kommt es beim Kontakt mit heißer Flüssigkeit, meist in Gesicht, Nacken, Brust und Armen. Sobald das Kind über eine bessere Koordination zwischen Händen und Augen verfügt, kann es Töpfe, Becher und Tauchsieder mit heißer Flüssigkeit von der Arbeitsfläche herunterziehen. Auch wenn man das Baby in zu heißes Wasser setzt, kann es sich verbrühen; ebenso wenn es im Badezimmer das heiße Wasser aufdreht. Bei einem Kind genügt für eine Verbrühung schon wenig und nicht allzu heißes Wasser.

Fixieren Sie den Heißwasserthermostat bei 54 °C. Bei dieser Temperatur tritt eine Verbrühung erst nach 30 Sekunden ein. Wenn Sie das Badewasser einlaufen lassen, füllen Sie immer zuerst das kalte Wasser ein und geben dann das heiße hinzu. Lassen Sie ein kleines Kind nie unbeaufsichtigt im Badezimmer.

Achten Sie darauf, daß in der Küche kein Tauchsieder oder Bügeleisen mit losem Kabel steht; das Kind könnte das Gerät am Kabel herunterziehen. Haben Sie einen Topf mit Wasser erhitzt, verwenden Sie das Wasser sofort weiter. Bringen Sie ein Herdschutzgitter an; kochen Sie auf den hinteren Herdplatten, und drehen Sie die Griffe der Töpfe immer nach hinten.

Wenn Sie mit heißen Töpfen und Pfannen hantieren und möglicherweise auch noch unter Streß stehen, weil das Mittagessen in wenigen Minuten auf dem Tisch stehen soll, müssen Sie Ihr Krabbel- oder Kleinkind aus der Küche verbannen. Es ist viel zu gefährlich, wenn es Ihnen ständig zwischen die Füße kommt.

Elektrizität

Bringen Sie Ihrem Kind die Gefahren der Elektrizität nahe. Sichern Sie Steckdosen durch einen Schutz. Dank dieser Plastikabdeckungen kann das Kind weder Finger noch Gegenstände in die Dose stecken.

Kaufen Sie aber keine farbigen Sicherungen, da sie die Aufmerksamkeit des Kindes auf sich ziehen.

Giftige Substanzen

Kinder zwischen ein und drei Jahren sind durch Vergiftungen am stärksten gefährdet, weil sie klettern und Schränke öffnen lernen. Erst mit 18 Monaten bemerkt ein Kind am Geschmack, daß eine Substanz schädlich sein könnte. Übliche Haushaltsgifte sind Bleichmittel, Desinfektionsmittel, Reinigungsmittel; außerdem Medikamente, zum Beispiel Antidepressiva und Beruhigungsmittel sowie Schmerzmittel, zum Beispiel Aspirin und Paracetamol. Glücklicherweise hat nur jeder 500. Vergiftungsfall schwere Folgen.

Einer Vergiftung kann man weitgehend vorbeugen. Sie sollten alle Medikamente und Haushaltschemikalien hoch oben, außerhalb der Reichweite des Kindes aufbewahren, oder besser noch in einem verschlossenen Schrank. Bei der Verwendung eines Mittels lassen Sie Ihr Kind nicht aus den Augen – denn dabei passieren die meisten Unfälle. Medikamente und Reinigungsmittel sollten einen kindersicheren Verschluß haben. Medikamente, bei denen das Verfallsdatum abgelaufen ist, müssen entsorgt werden.

Auch Haushaltschemikalien wie zum Beispiel Bleichmittel müssen an einem unzugänglichen Ort aufbewahrt werden; füllen Sie Chemikalien nie in bekannte oder attraktive Flaschen, zum Beispiel Limonadenflaschen, ab. Bewahren Sie auch Tiernahrung außer Reichweite des Kindes auf, da sie Bakterien enthalten kann. Verzichten Sie im Haus auf giftige Pflanzen oder Blumen wie Narzissen oder Iris. Verwenden Sie auch keine Insektensprays.

Sicherheit im Haus

Hier finden Sie einige allgemeine Regeln, die für alle Zimmer der Wohnung gelten. Es dürfen keine losen Kabel herumliegen; die Möbelstücke müssen kindgerecht sein, dürfen zum Beispiel keine scharfen Kanten haben. Alle Steckdosen müssen gesichert und Fenster mit Fensterriegeln versehen sein. Schärfen Sie Ihrem Kind von klein auf ein, daß heiße Dinge wie Feuer und Herd gefährlich sind und nie berührt werden dürfen; treffen Sie aber trotzdem Sicherheitsmaßnahmen, bis das Kind mindestens drei Jahre alt ist.
Ist Ihr Kind bei anderen Leuten zu Besuch, inspizieren Sie den Raum auf mögliche Gefahren. In einem Haus, in dem es keine Kinder gibt, achten Sie auf zerbrechliche Gegenstände, schwere Designstücke, die heruntergeworfen werden können, auf offene, niedrige Fenster und harte Gegenstände.

Küche
- Bringen Sie ein Herdschutzgitter an, und drehen Sie die Griffe von Töpfen immer nach hinten.
- Bewahren Sie Streichhölzer außer Reichweite des Kindes auf; bringen Sie Rauchmelder an.
- Stellen Sie das Heißwasserthermostat auf 54°C – bei dieser Temperatur kommt es erst nach einer halben Minute zu einer Verbrühung.
- Räumen Sie Plastiktüten weg.
- Bewahren Sie Messer und anderes scharfes Besteck in einer gesicherten Schublade auf.
- Legen Sie keine Tischdecken auf. Ein Kleinkind kann sie herunterziehen und das Geschirr auf den Kopf bekommen.
- Lassen Sie keine heißen Pfannen oder Töpfe mit heißer Flüssigkeit herumstehen.
- Wenn Fett oder Flüssigkeit auf den Boden tropft, wischen Sie es sofort auf.
- Lassen Sie die Wasch- und die Geschirrspülmaschine über einen FI-Schutzschalter anschließen.
- Nach dem Gebrauch stellen Sie Bügeleisen und Bügelbrett weg. Lassen Sie Ihr Kind bei eingeschaltetem Bügeleisen nie unbeaufsichtigt.
- Lassen Sie Geräte wie Mixer oder Rührmaschine nie eingesteckt in Reichweite des Kindes stehen. Das Kind könnte das Gerät mit der einen Hand einschalten und die andere Hand in die laufende Maschine halten und sich verletzen.
- Halten Sie das Kind von dem Napf mit Tierfutter fern; es könnte sich mit Bakterien infizieren.
- Lassen Sie das Kind beim Essen niemals allein – es könnte ersticken.

Diele und Treppen
- Bringen Sie oben und unten an der Treppe ein Gitter an.
- Lassen Sie nichts auf der Treppe liegen.
- Die Treppe sollte auf beiden Seiten durch eine Wand oder ein Geländer gesichert sein.
- Die Abstände zwischen den Gitterstäben dürfen nicht mehr als 10 cm betragen, damit das Kind seinen Kopf nicht einklemmen kann; sind die Abstände zu breit, kann man das Geländer durch ein Netz sichern.
- Treppenläufer müssen genau passen, damit das Kind nicht stolpern kann.
- Hat sich der Läufer auf einer Stufe gelockert, befestigen Sie ihn unverzüglich.
- Vergewissern Sie sich, daß das Kind nicht durch die Haustür hinaus auf die Straße laufen kann.

Gefahren im Haus

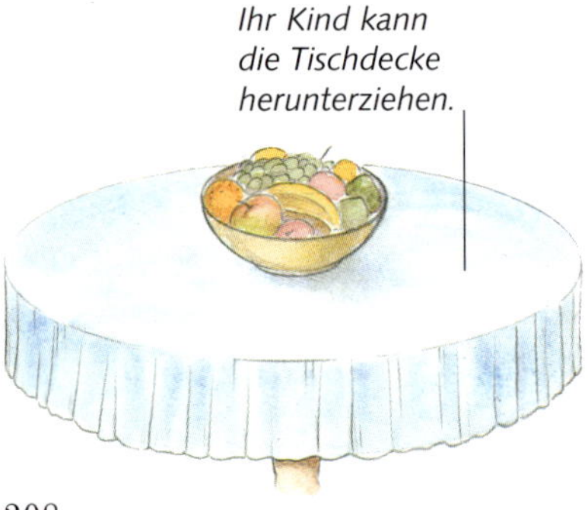
Ihr Kind kann die Tischdecke herunterziehen.

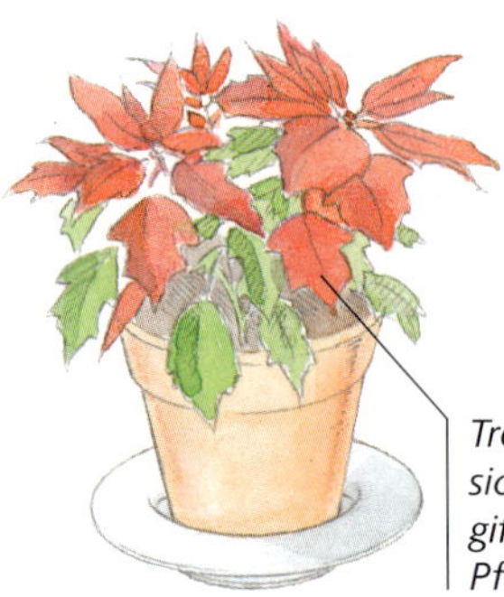
Trennen Sie sich von giftigen Pflanzen.

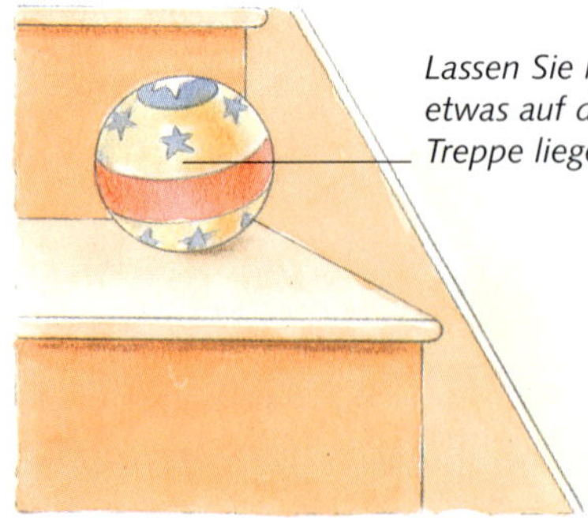
Lassen Sie nie etwas auf der Treppe liegen.

Badezimmer

- Bewahren Sie Medikamente in einem verschlossenen Schrank oder hohen Regal auf; entsorgen Sie alte Arzneimittel.
- Schließen Sie Desinfektions- und Bleichmittel in ihrem Originalbehälter weg; sie sollten einen kindersicheren Verschluß haben. Auch während des Gebrauchs müssen Sie die Mittel immer außer Reichweite des Kindes stellen.
- Lassen Sie das Kind niemals allein in der vollen Badewanne.
- Beim Einlaufen des Badewassers füllen Sie erst das kalte, dann das heiße Wasser ein.
- Legen Sie rutschsichere Matten ins Badezimmer.
- Klappen Sie den Toilettendeckel herunter.
- Bringen Sie heizbare Handtuchhalter außer Reichweite des Kindes an.

Schlafzimmer

- Die Schnur, an der Spielsachen am Bettchen befestigt werden, darf nicht länger als 30 cm sein.
- Legen Sie Ihrem Baby erst mit einem Jahr ein Kopfkissen ins Bett.
- Lassen Sie Ihr Baby nicht einmal eine Sekunde allein auf dem Wickelplatz.
- Bringen Sie Fenstersicherungen an.
- Stellen Sie keine Lampen mit losen Kabeln auf.
- Die Gitterstäbe dürfen nicht zu weit auseinander stehen (nicht mehr als 6 cm), sonst könnte sich das Baby einklemmen.
- Lassen Sie Ihr Baby nie im Bett, wenn eine Seite heruntergeklappt ist.
- Wählen Sie Möbelstücke mit abgerundeten Ecken.
- Lassen Sie kein Gas oder Feuer an, wenn das Kind allein ist.

Wohnzimmer

- Setzen Sie in Glastüren Sicherheitsglas ein.
- Bringen Sie vor einem offenen Kamin ein Feuerschutzgitter an, das sicher an der Wand befestigt ist. Stellen Sie keine Becher, Krüge oder Aschenbecher auf das Feuerschutzgitter.
- Bringen Sie Steckdosensicherungen an, damit Ihr Kind nichts in die Steckdose stecken kann.
- Achten Sie darauf, daß keine losen Kabel von Lampen, Stereoanlage oder Videorecorder herumliegen.
- Verzichten Sie auf giftige Pflanzen.
- Lassen Sie keine alkoholischen Getränke, Zigaretten, Streichhölzer oder Feuerzeug herumliegen.
- Bringen Sie zerbrechliche Gegenstände in Sicherheit.
- Stellen Sie heiße oder schwere Gegenstände nicht auf niedrige Tische.
- Alle Regale müssen fest in der Wand verankert sein.
- Achten Sie auf scharfe Kanten.

Spielbereich

- Trennen Sie die Spielsachen von größeren Kindern und Kleinkindern. Spielsachen mit kleinen Teilen, Modelliermassen und Chemiekästen sind für Babys und Kleinkinder gefährlich.
- Bewahren Sie Spielsachen sicher in einer Kiste auf. Lassen Sie sie nicht auf dem Boden herumliegen.
- Werfen Sie kaputtes Spielzeug weg.
- In einem Laufstall kann man ein kleines Kind von möglichen Gefahrenzonen fernhalten. Er sollte mindestens 60 cm tief sein.
- Das Kind soll leicht an seine Spiele und Spielsachen herankommen, damit es sich nicht danach strecken oder an einem Regal hochklettern muß.
- Stellen Sie keine leichten Möbelstücke auf, die umfallen können, wenn sich das Kind daran hochzieht.

Sicherheitsvorkehrungen

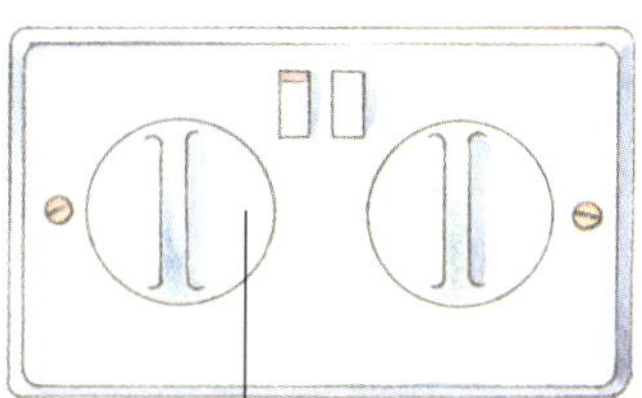

Bringen Sie Steckdosensicherungen an.

Kaufen Sie Tauchsieder und Bügeleisen mit ummantelten Kabeln.

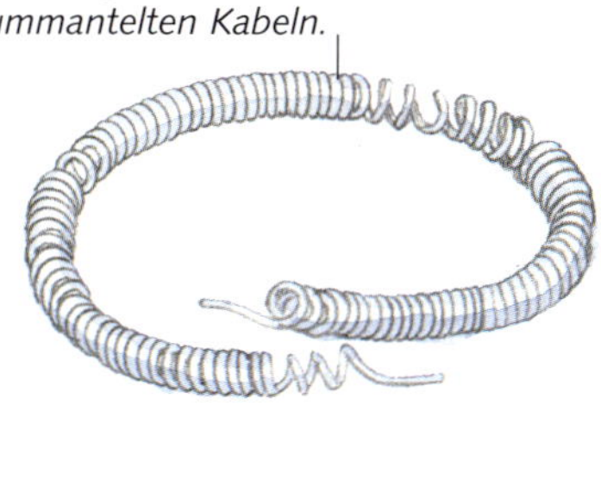

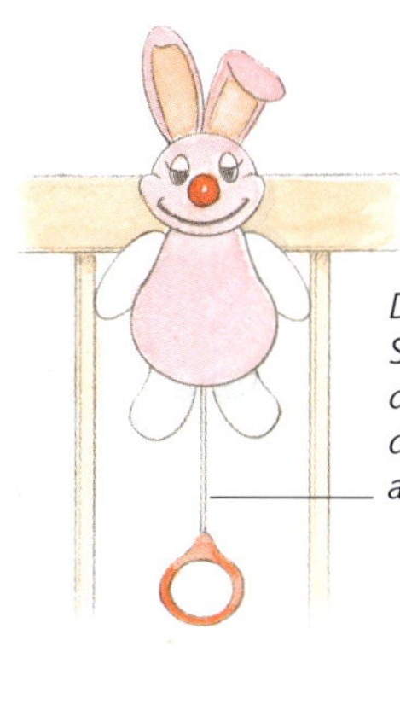

Die Schnur von Spielsachen für das Bettchen darf nicht länger als 30 cm sein.

Sicherheit beim Spielen

Die häufigsten Unfälle beim Spielen sind Schnittwunden und Knochenbrüche durch Stürze über oder von Spielgeräten sowie Verletzungen durch das Verschlucken oder In-die-Nase-stecken von Spielzeugteilen. Manchmal passiert ein Unfall, weil das Kind nicht richtig beaufsichtigt wurde, manchmal weil das Spielzeug kaputt oder von schlechter Qualität war und manchmal, weil das Spielzeug nicht altersgerecht war.
Viele Spielsachen können zu einer Verletzung führen; am häufigsten geschehen Unfälle mit Baukästen, Rutschautos, Tretfahrzeugen und Schaukeln. Bei Plüschwaren besteht die Gefahr des Erstickens.

Checkliste: Sicheres Spielzeug

- Lesen Sie auf der Verpackung und der Beschriftung nach, ob das Spielzeug für das Alter des Kindes empfohlen wird. Im allgemeinen gilt, daß Spielsachen mit kleinen Teilen für Kinder unter 36 Monaten nicht geeignet sind.
- Vergewissern Sie sich, daß das Spielzeug nicht entzündbar ist und keine giftigen Inhaltsstoffe enthält.
- Heften Sie keine Bilder an die Innenseite des Bettchens, da das Baby sie in den Mund stecken könnte.
- Die Schnur, an der Spielsachen für das Bettchen befestigt sind, darf nicht länger als 30 cm sein.
- Kann sich Ihr Baby in seinem Bettchen aufrichten, nehmen Sie die Spielsachen heraus; es könnte auf sie draufsteigen und herausklettern.
- Einem Kind unter drei Jahren geben Sie keine Spielsachen mit Teilen, die sich lösen können; das Kind könnte sie verschlucken.
- Haben Sie Kinder in unterschiedlichem Alter, bewahren Sie die Spielsachen getrennt auf.
- Zeigen Sie Ihrem Kind, wie es mit dem Spielzeug spielen kann.
- Ein- und Zweijährige können leicht von Schaukelgeräten und Rutschautos fallen; behalten Sie Ihr Kind daher im Auge, vor allem wenn es auf einem harten Untergrund spielt.
- Kontrollieren Sie regelmäßig batteriebetriebene Spielsachen. Auslaufende Batterien müssen Sie sofort ersetzen.
- Vergewissern Sie sich, daß die Spielsachen weder scharfe noch abreibende Kanten haben.
- Werfen Sie zerbrochene Spielsachen lieber weg, als Sie zu einer Sammlung oder einem Flohmarkt zu geben.
- Bewahren Sie Spielsachen in einer Kiste auf, dessen Deckel nicht zuklappt.
- Ist ein Spielzeug in Plastik eingepackt, wickeln Sie es für Ihr Kind aus und räumen das Plastik gleich weg.

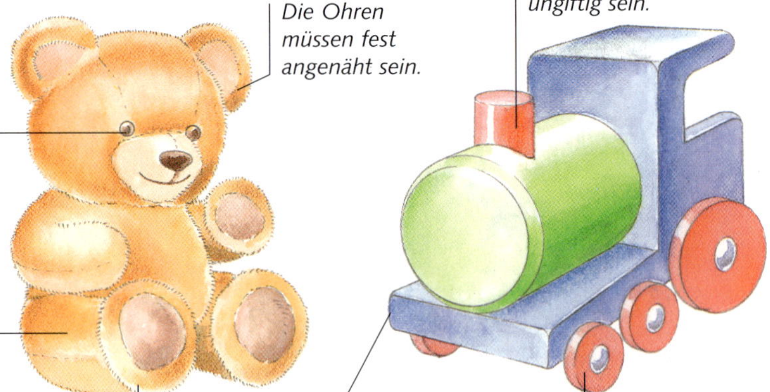
Die Augen müssen richtig befestigt sein.
Die Ohren müssen fest angenäht sein.
Das Material muß feuerresistent sein.
Achten Sie auf Spalten und Risse; lockeres Füllmaterial kann in den Mund gesteckt oder eingeatmet werden.
Die Farbe muß ungiftig sein.
Die Kanten sollten abgerundet oder biegsam sein, nicht scharf oder starr.
Die Räder dürfen nicht abgehen.

Spielsachen
Oft ist man versucht, impulsiv ein Spielzeug zu kaufen; doch untersuchen Sie es vor dem Kauf auf mögliche Gefahrenquellen.

Sicherheit im Freien

Ihr Kind liebt es, draußen zu spielen – es kann herumtollen, sich schmutzig machen und eine neue Umgebung erforschen. Die größte Gefahr liegt darin, daß es aus dem Garten hinaus auf die Straße läuft. Gibt es im Garten einen Swimmingpool, kann es ertrinken. Verhindern Sie diese Unfälle, indem Sie das Kind in einem abgetrennten Bereich spielen lassen; montieren Sie an Gartentore ein kindersicheres Schloß; legen Sie Brunnen trocken oder zäunen sie ein; Planschbecken leeren Sie nach Gebrauch. Ein weiterer Gefahrenbereich sind giftige Pflanzen, Tierfäkalien und Spritzmittel.

Checkliste: Sicherheit im Garten

- Entfernen Sie giftige Pflanzen; stechen Sie Pilze heraus, sobald sie auftauchen.
- Bewahren Sie Gartenwerkzeug, Dünger und Spritzmittel, zum Beispiel Unkrautvernichtungsmittel, an einem verschlossenen Ort auf.
- Vergewissern Sie sich immer, daß Gartenstühle richtig aufgestellt sind – durch zusammenklappende Stühle und Liegen können Unfälle verursacht werden.
- Überprüfen Sie regelmäßig die Sicherheit der Spielgeräte.
- Klettergerüste bauen Sie auf dem Rasen, nicht auf gepflasterten Plätzen auf.
- Vergewissern Sie sich, daß Ihr Kind nicht vom Garten auf die Straße laufen kann – montieren Sie kindersichere Riegel an Gartentore.
- Einen Brunnen oder Swimmingpool müssen Sie, bis das Kind schwimmen kann, abdecken oder einzäunen.
- Fixieren Sie zerbrochenes Glas an Treibhäusern sofort.
- Solange Ihr Kind herumrennt, nehmen Sie weder Sense noch Rasenmäher in Betrieb. Stellen Sie die Sense nach Gebrauch immer an einen gesicherten Platz.
- Decken Sie den Sandkasten ab, um ihn vor Verunreinigungen durch Tiere zu schützen.
- Lassen Sie Tiere nicht im Garten ihr Geschäft verrichten.
- Decken Sie Abflußrinnen ab.

Giftige Pflanzen

Zwar ist der Verzehr von Gartenpflanzen selten tödlich, aber er kann unangenehme Symptome, zum Beispiel Reizungen von Haut, Mund, Hals und Magen oder Übelkeit und Erbrechen verursachen.

Narzissen, Hyazinthen, Iris, Butterblume, Schneeglöckchen, Gartenwicke und Liguster können Irritationen des Magen-Darm-Trakts auslösen.

Rhabarber, viele Pilzarten, Tomatenblätter, Weide, Lorbeer, Rhododendron, Mistel und Maiglöckchen verursachen allgemeine Vergiftungserscheinungen.

Spielplätze
Kleine Kinder brauchen Spielgeräte, die sie herausfordern. Sie müssen ihre Fähigkeiten erproben und ihre Energie abbauen; achten Sie aber auf die Sicherheit.

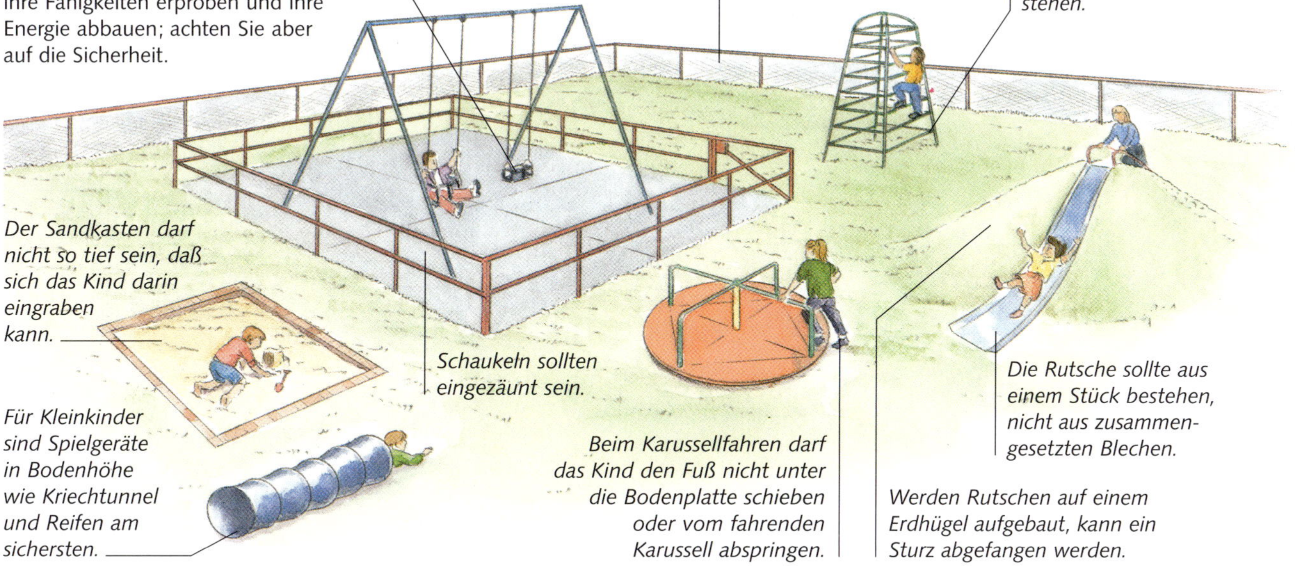

Kleine Kinder sollten in Gitterschaukeln sitzen, nicht auf normalen Brettschaukeln.
Der Spielplatz sollte eingezäunt sein, damit keine Tiere hereinkommen.
Klettergerüste sollten auf Gras oder Sand stehen.
Der Sandkasten darf nicht so tief sein, daß sich das Kind darin eingraben kann.
Schaukeln sollten eingezäunt sein.
Die Rutsche sollte aus einem Stück bestehen, nicht aus zusammengesetzten Blechen.
Für Kleinkinder sind Spielgeräte in Bodenhöhe wie Kriechtunnel und Reifen am sichersten.
Beim Karussellfahren darf das Kind den Fuß nicht unter die Bodenplatte schieben oder vom fahrenden Karussell abspringen.
Werden Rutschen auf einem Erdhügel aufgebaut, kann ein Sturz abgefangen werden.

Sicherheit im Auto und im Verkehr

Als Grundregel gilt, das Kind im Auto immer anzuschnallen. Für Säuglinge sind Sitze, die entgegen der Fahrtrichtung angeschnallt werden, am besten; sie können auf dem Beifahrer- oder dem Rücksitz angebracht werden. Sind hinten keine Gurte, muß das Baby vorne angeschnallt werden. Ist der Beifahrersitz allerdings mit Airbag versehen, muß das Baby auf den Rücksitz.
Bis das Kind sechs Jahre alt ist, bringen Sie an den hinteren Türen eine Kindersicherung an. Das Kind darf sich nicht aus dem Fenster lehnen und Hände und Arme nicht hinausstrecken können. Wenden Sie Ihre Augen beim Fahren nie von der Fahrbahn ab, um sich umzudrehen und mit dem Kind zu sprechen. Wenn es schreit oder etwas will, halten Sie zuerst an. Unfälle können sowohl beim Stehen wie beim Fahren passieren. Das Kind kann die Finger in der Tür oder dem Fenster einklemmen oder auf der Fahrbahnseite aussteigen.

Babysitze
Am sichersten transportiert man ein Baby im Auto in einem Babysitz. Bis zum Alter von zehn Jahren ist der Sicherheitsgurt allein nicht ausreichend, weil die Beckenknochen nicht kräftig genug sind, um die Beckenorgane bei einem Unfall vor dem Druck des Gurtes zu schützen. Babysitze sind für Babys von 0 – 9 Monaten geeignet; sie können auf dem Beifahrer- oder Rücksitz des Autos angeschnallt werden. Auf dem Rücksitz ist es noch etwas sicherer. Das beste Modell ist die entgegen der Fahrtrichtung mit dem Sicherheitsgurt angeschnallte Babyschale. Bei einem Unfall wird der Aufprall vom Rücken des Babys aufgefangen, nicht von den empfindlichen Beckenorganen.

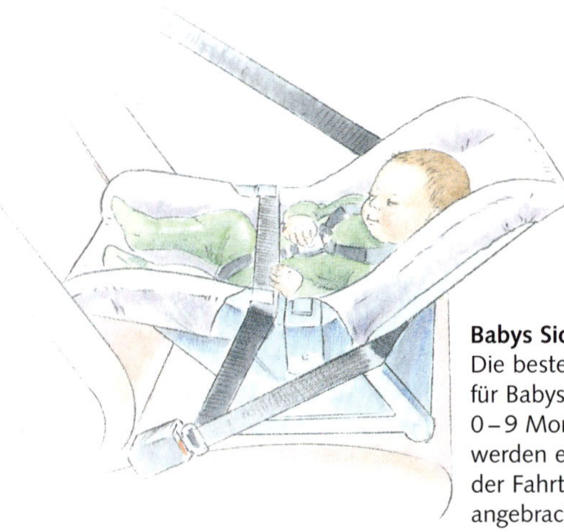

Babys Sicherheit
Die besten Sitze für Babys von 0 – 9 Monaten werden entgegen der Fahrtrichtung angebracht.

Vorsicht

Babysitze sollten nicht auf dem Beifahrersitz angeschnallt werden, wenn dort ein Airbag installiert ist. Bei einem Unfall kann sich der Airbag mit solcher Wucht aufblasen, daß der Aufprall den Kopf des Babys ernsthaft verletzen und möglicherweise zu einer Gehirnschädigung führen könnte.

Tragetaschen
Ein Baby kann auch in der Tragetasche sicher auf dem Rücksitz transportiert werden. Allerdings müssen Haltegurte verwendet werden, die am Rücksitz und der Karosserie verankert werden. Decken Sie die Tragetasche mit der Regendecke ab, damit das Baby nicht herausgeschleudert werden kann.

Kindersitze
Mit neun Monaten braucht Ihr Baby einen Kindersitz. Manche Modelle können sowohl mit Zwei- wie mit Dreipunktgurt befestigt werden. Manche Schalensitze sind höhenverstellbar und haben ein Fünfpunktgurtsystem. Bei anderen Modellen wird das Kind mit dem Dreipunktgurt des Autos im Sitz angeschnallt. Befestigen Sie den Sitz immer genau nach den Anweisungen des Herstellers. Mit ungefähr sechs Jahren kann das Kind auf einem speziellen Kissen mit dem Dreipunktgurt angeschnallt werden.

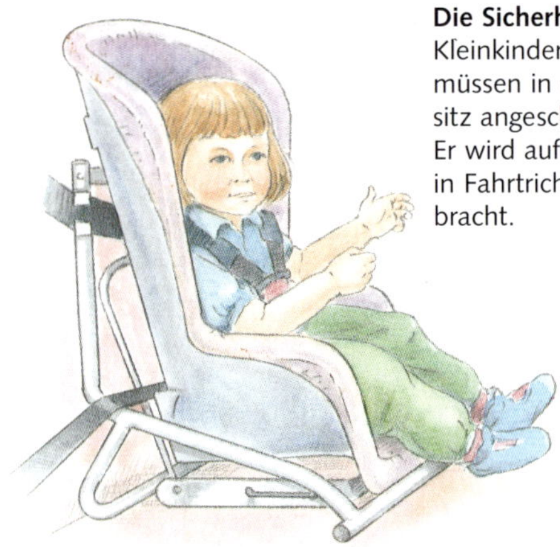

Die Sicherheit des Kindes
Kleinkinder über 9 Monate müssen in einem Kindersitz angeschnallt werden. Er wird auf dem Rücksitz in Fahrtrichtung angebracht.

Sicherheit im Verkehr

Verkehrsunfälle sind bei Kindern gewöhnlich schwerwiegender und erfordern einen längeren Krankenhausaufenthalt als jeder andere Unfall. Daher ist die Sicherheit im Verkehr von außerordentlicher Bedeutung. Die Verantwortung dafür liegt natürlich bei den Eltern, nicht nur beim Kleinkind, sondern auch noch im Schulalter. Kinder können erst mit zehn oder elf Jahren die Geschwindigkeit von Fahrzeugen einschätzen. Erst mit zwölf sind sie verläßliche Fußgänger. Die Eltern können dem Kind aber von klein auf die Grundregeln der Verkehrssicherheit vermitteln und ihm vor allem ein gutes Vorbild sein.

Sicheres Verhalten lernen

Als erstes muß Ihr Kind lernen, daß Straßen gefährlich sind. Es darf unter keinen Umständen – egal ob der Ball wegrollt oder die Katze wegläuft oder es jemanden gesehen hat – auf die Straße laufen. Erlauben Sie Ihrem Kind nur auf dem Bürgersteig zu spielen, wenn in Ihrer Straße kaum Verkehr herrscht – lassen Sie es statt dessen im Park, auf Spielplätzen oder im Hinterhof spielen. Auch diese Orte müssen durch einen Zaun oder ein Tor gesichert sein. Schärfen Sie Ihrem Kind ein, in Straßennähe nie Roller, Dreirad oder Bobbycar zu fahren und sich niemals zwischen geparkten Autos aufzuhalten. Wenn sein Ball auf der Straße wegrollt, soll es einen Erwachsenen bitten, ihn wiederzuholen.

Vorbild sein

Durch Ihr eigenes vorbildliches Verhalten als Fußgänger lehren Sie Ihr Kind am besten, wie man sich sicher im Straßenverkehr bewegt. Die meisten Erwachsenen haben schlechte Angewohnheiten, schlängeln sich durch den Verkehr, rennen schnell über die Straße. Mit Ihrem Kind sollten Sie immer eine Ampel oder einen Zebrastreifen benutzen, auch wenn Sie deswegen einen Umweg machen müssen. So lernt das Kind durch Ihr Vorbild.

Beim Überqueren der Straße nehmen Sie Ihr Kind an die Hand und erklären ihm, was Sie tun und warum Sie es tun. Stellen Sie sich an die Bordsteinkante, und erklären Sie Ihrem Kind, daß diese Sicherheitslinie nie ohne einen Erwachsenen überschritten werden darf. Schauen Sie nach links und rechts, und warten Sie eine große Lücke im Verkehr ab. Erst dann überqueren Sie die Straße. Wenn Sie einen Kinderwagen schieben, lassen Sie ihn auf dem Bürgersteig, bis Sie losgehen. Zeigen Sie Ihrem Kind, wie man die Fußgängerampel betätigt; an einem Zebrastreifen zeigen Sie ihm, wie man abwartet, bis die Autos halten. Rennen Sie nie mit Ihrem Kind noch schnell vor einem Auto über die Straße.

Zum Teil ist das Verkehrsbewußtsein Ihres Kindes von der Gegend, in der es aufwächst, geprägt. Ein Kind, das auf dem Land aufwächst, muß in der Stadt besonders beaufsichtigt werden, weil es die Gefahren des Straßenverkehrs unterschätzt. Auch beim Autofahren können Sie Ihr Kind über sicheres Verhalten im Straßenverkehr aufklären. Wenn Sie an einem Fußgängerüberweg anhalten, erklären Sie Ihrem Kind, wie man ihn als Fußgänger benutzt. Zeigen Sie Ihrem Kind, wo es am besten über eine Straße geht – an einer langen Geraden. Erklären Sie ihm, wie gefährlich es ist, eine Straße in einer scharfen Kurve zu überqueren. Machen Sie es auf Fußgänger aufmerksam, die sich richtig oder falsch verhalten, und erklären Sie ihm warum.

Umgebung

Machen Sie eine sorgfältige Bestandsaufnahme des Verkehrs und der Straßenverhältnisse in Ihrem Wohngebiet. Ein wichtiger Faktor ist die Geschwindigkeit; neue Untersuchungen haben ergeben, daß Hauptstraßen ein sechsmal größeres Risiko für Fußgänger darstellen als Straßen in Wohngebieten oder Landstraßen. Wenn Sie an einer Hauptstraße wohnen, sollten Sie Ihrem Kind also niemals erlauben, allein aus dem Haus zu gehen. Leben Sie in einem reinen Wohngebiet, können Sie vielleicht zusammen mit anderen Eltern bei der Gemeindeverwaltung einen Antrag stellen, daß 30-km-Zonen ausgewiesen, die Straße an bestimmten Stellen verengt oder Schwellen angebracht werden.

Sicher über die Straße

Erst wenn ein Kind acht Jahre alt ist, kann man sich darauf verlassen, daß es einigermaßen vernünftig über die Straße geht. Aber Sie sollten es von klein auf an ein sicheres Verhalten im Straßenverkehr gewöhnen.

Wiederholen Sie folgende Schritte jedes Mal, wenn Sie gemeinsam über die Straße gehen.

- Suchen Sie zum Überqueren der Straße eine sichere Stelle, am besten einen Zebrastreifen oder eine Fußgängerampel.
- Halten Sie an, schauen Sie nach links und rechts, hören Sie auf den Verkehr.
- Nahende Fahrzeuge lassen Sie vorbei.
- Schauen Sie in beide Richtungen. Wenn die Straße frei ist, gehen Sie hinüber. Auch beim Überqueren achten und hören Sie weiterhin auf den Verkehr.

Anmerkungen

Persönliche Aufzeichnungen

Die frühen Meilensteine Ihres Babys – das erste Lächeln, das erste Wort – mögen Ihnen unvergeßlich erscheinen, doch im Laufe der Zeit werden Sie feststellen, daß sich die Erinnerung verflüchtigt. Dies gilt nicht nur für kleine Details, zum Beispiel wann es zum ersten Mal den Kopf angehoben hat, sondern auch für wichtige Fakten wie die Impfdaten.

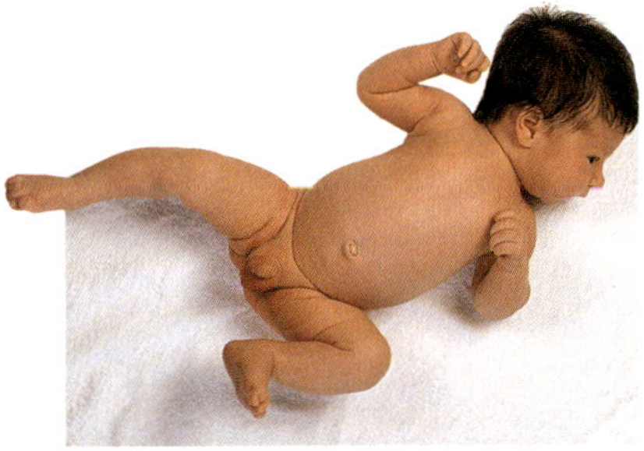

Geburtsdaten: Erstes Baby

Name ____________________

Geburtsdatum und Uhrzeit ____________________

Geburtsort ____________________

Errechneter Geburtstermin ____________________

Länge ____________________

Gewicht ____________________

Blutgruppe ____________________

Dauer der Entbindung ____________________

Art der Entbindung ____________________

Hebamme / Geburtshelfer ____________________

Anwesende Personen ____________________

Entwicklung: Erstes Baby

Erstes Lächeln	Steht
Kopfkontrolle	Darmbeherrschung
Erster Zahn	Blasenbeherrschung
Erste Beikost	Läuft
Sitzt frei	Bildet einfache Sätze
Ißt selber	Zieht sich selber an
Reagiert auf seinen Namen	Befolgt einfache Anweisungen
Verwendet den Pinzettengriff	Steigt Treppen frei hinauf
Lernt loslassen	Rennt
Erstes Wort	Hüpft
Versteht „nein“	Zählt bis zehn
Krabbelt	Zeichnet einen Kreis
Voll abgestillt	Eintritt in den Kindergarten
Plappert	Schulbeginn

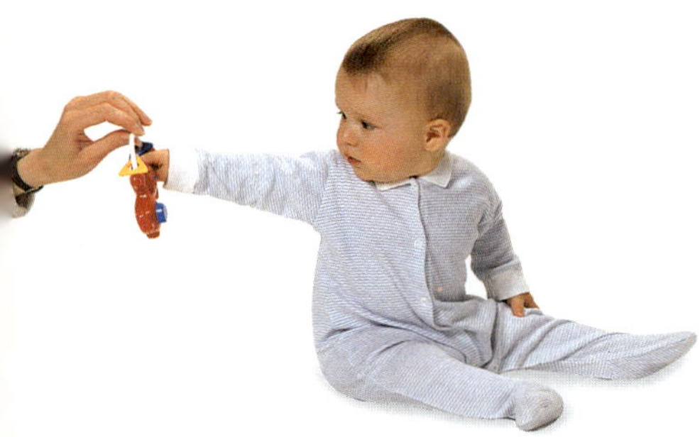

Auf den folgenden Seiten können Sie diese wichtigen Ereignisse festhalten. Die medizinischen Aufzeichnungen auf S. 334–335 sind besonders wichtig. Frischen Sie mit ihrer Hilfe immer wieder Ihr Gedächtnis auf, wenn Sie mit dem Kind zum Arzt gehen. Sie werden vielleicht an ein vergessenes Detail erinnert, das wichtig sein könnte. Notieren Sie auch Ihre eigene medizinische Vorgeschichte und die Ihres Partners. Sie können oft wichtige Anhaltspunkte für den Gesundheitszustand Ihres Kindes geben.

Anmerkungen

Geburtsdaten: Zweites Baby

Name

Geburtsdatum und Uhrzeit

Geburtsort

Errechneter Geburtstermin

Länge

Gewicht

Blutgruppe

Dauer der Entbindung

Art der Entbindung

Hebamme / Geburtshelfer

Anwesende Personen

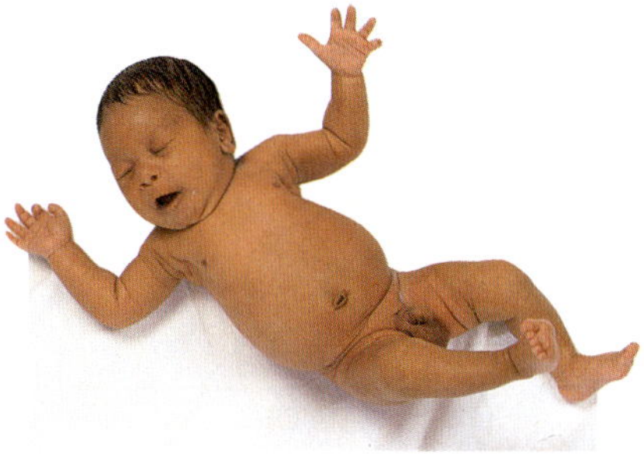

Entwicklung: Zweites Baby

Erstes Lächeln	Steht
Kopfkontrolle	Darmbeherrschung
Erster Zahn	Blasenbeherrschung
Erste Beikost	Läuft
Sitzt frei	Bildet einfache Sätze
Ißt selber	Zieht sich selber an
Reagiert auf seinen Namen	Befolgt einfache Anweisungen
Verwendet den Pinzettengriff	Steigt Treppen frei hinauf
Lernt loslassen	Rennt
Erstes Wort	Hüpft
Versteht „nein“	Zählt bis zehn
Krabbelt	Zeichnet einen Kreis
Voll abgestillt	Eintritt in den Kindergarten
Plappert	Schulbeginn

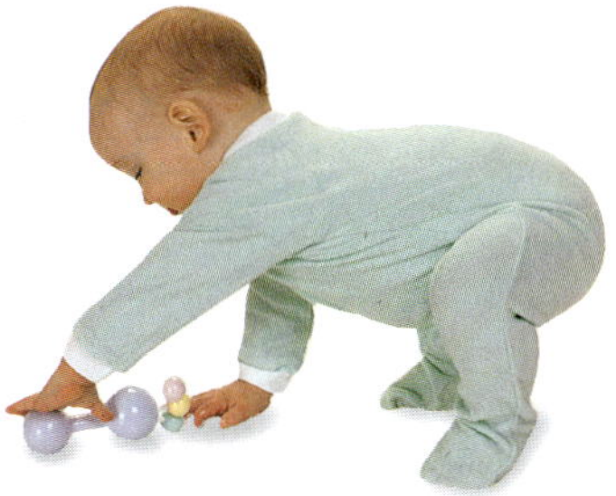

Medizinische Vorgeschichte der Mutter

Krankheiten

Allergien

Chronische Erkrankungen

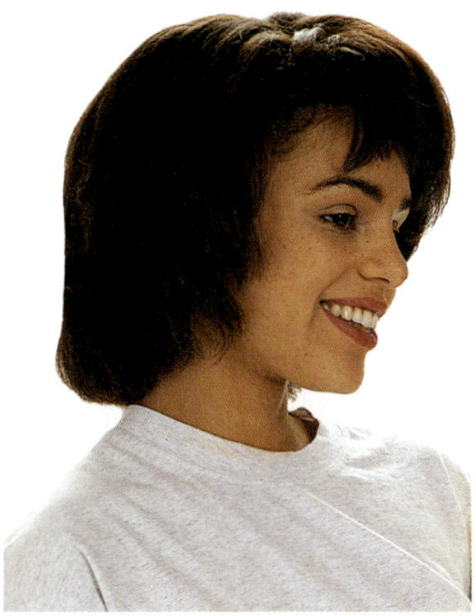

Medizinische Aufzeichnungen: Erstes Baby

Name

Krankheit	Datum	Kommentar

Verletzungen

Allergien

Impfungen: Erstes Baby

Typ	Datum	Reaktion
DTP: Diphtherie, Tetanus, Keuchhusten (3 Impfungen, 1 Auffrischung)		
Polio (2 orale Impfungen, 1 Auffrischung)		
MMR: Masern, Mumps, Röteln (1 Impfung, 1 Auffrischung)		
HIB: Siehe S. 283 (2 Impfungen, 1 Auffrischung)		

Medizinische Aufzeichnungen: Zweites Baby

Name ______________________________

Krankheit	Datum	Kommentar

Verletzungen

Allergien

Impfungen: Zweites Baby

Typ	Datum	Reaktion
DTP: Diphtherie, Tetanus, Keuch-husten (3 Impfungen, 1 Auffrischung)		
Polio (2 orale Impfungen, 1 Auffrischung)		
MMR: Masern, Mumps, Röteln (1 Impfung, 1 Auffrischung)		
HIB: Siehe S. 283 (2 Impfungen, 1 Auffrischung)		

Medizinische Vorgeschichte des Vaters

Krankheiten

Allergien

Chronische Erkrankungen

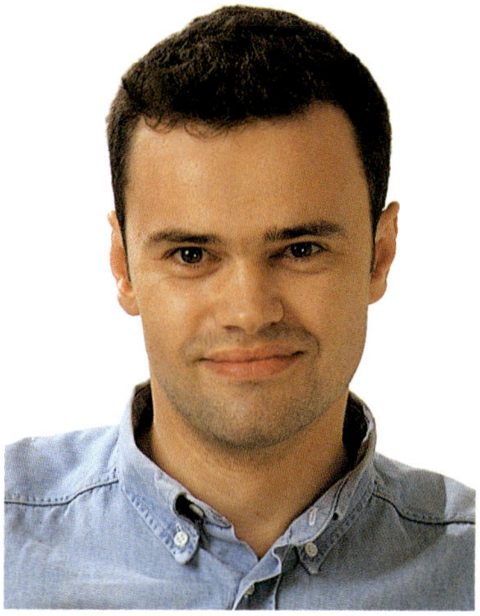

Körpergröße und Gewicht

Die wichtigsten Kriterien für das gute Gedeihen des Babys sind Zufriedenheit und allgemeines Wohlbefinden. Ist dies eindeutig der Fall, brauchen Sie sich wegen seiner Maße keine Sorgen machen.

Vielleicht wollen Sie Maße und Gewicht Ihres Babys in die folgenden Tabellen eintragen; solange Ihr Baby innerhalb der Kurven liegt, besteht kein Anlaß zu Besorgnis. Vergleichen Sie Ihr Kind nicht mit gleichaltrigen Kindern.

Der Bereich der „normalen" Größe und des „normalen" Gewichts zu einem bestimmten Zeitpunkt ist sehr breit. Ein Neugeborenes kann zwischen 2,5 und 4,5 kg wiegen, ohne daß Grund zur Sorge besteht; ein fünfjähriger Junge kann zwischen 13,5 und 26,5 kg wiegen.

Jede Tabelle zeigt den Bereich der Größe oder des Gewichts, in dem die meisten Kinder liegen. Die rote Linie in der Mitte der farbig hervorgehobenen Bandbreite bezeichnet den Durchschnitt; d.h. 50 Prozent der Kinder liegen unter dieser Marke und 50 Prozent darüber. Die äußere Linie repräsentiert die Extreme, außerhalb derer nur sehr wenige Kinder (weniger als 0,5 Prozent) liegen. Gehört Ihr Kind dazu, sprechen Sie mit dem Arzt.

Die regelmäßig aufgezeichneten Körperdaten Ihres Kindes sollten eine relativ parallele Linie zu der Mittellinie ergeben. Wenn nicht, wurden die Maße nicht korrekt genommen oder nicht richtig aufgezeichnet. Im Zweifelsfall sprechen Sie mit dem Arzt.

Körpergröße von Mädchen 0 – 6 Monate

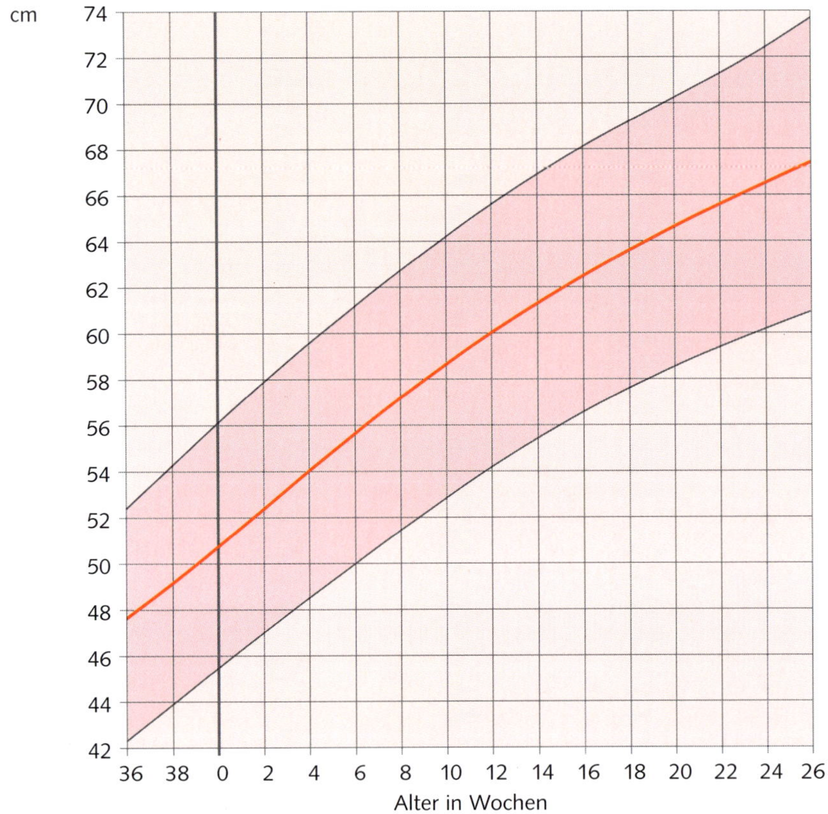

Gewicht von Mädchen 0 – 6 Monate

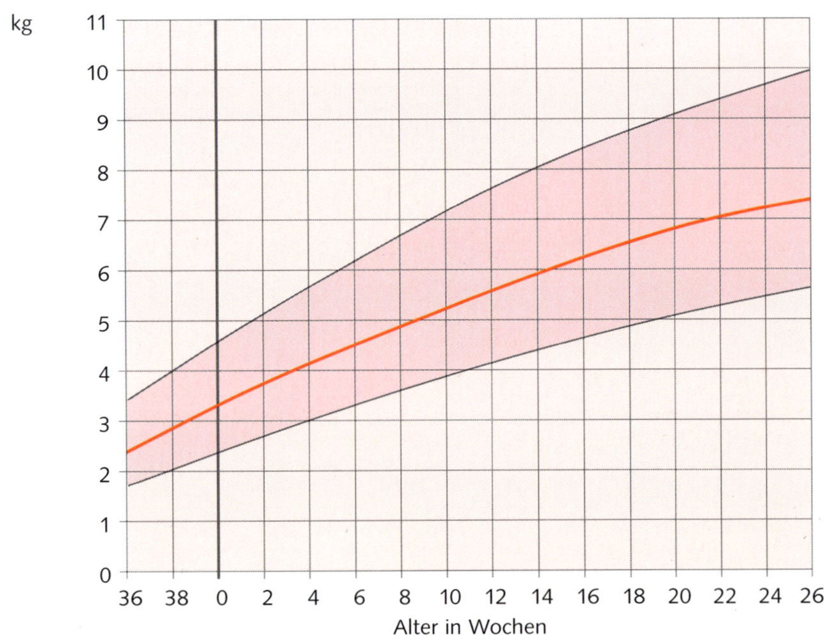

Körpergröße von Jungen 0 – 6 Monate

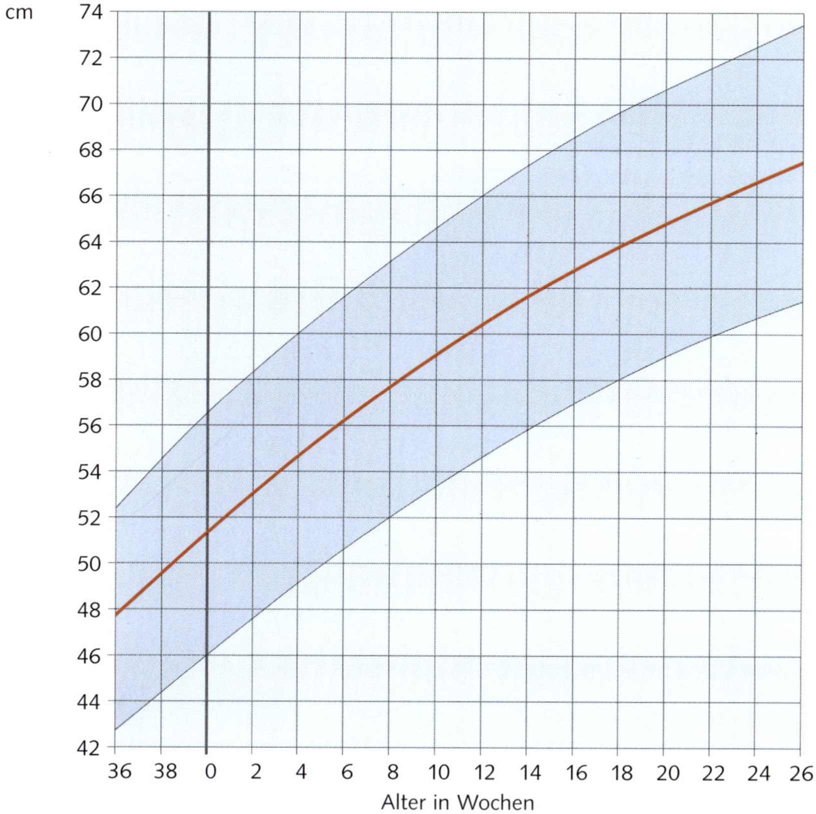

Gewicht von Jungen 0 – 6 Monate

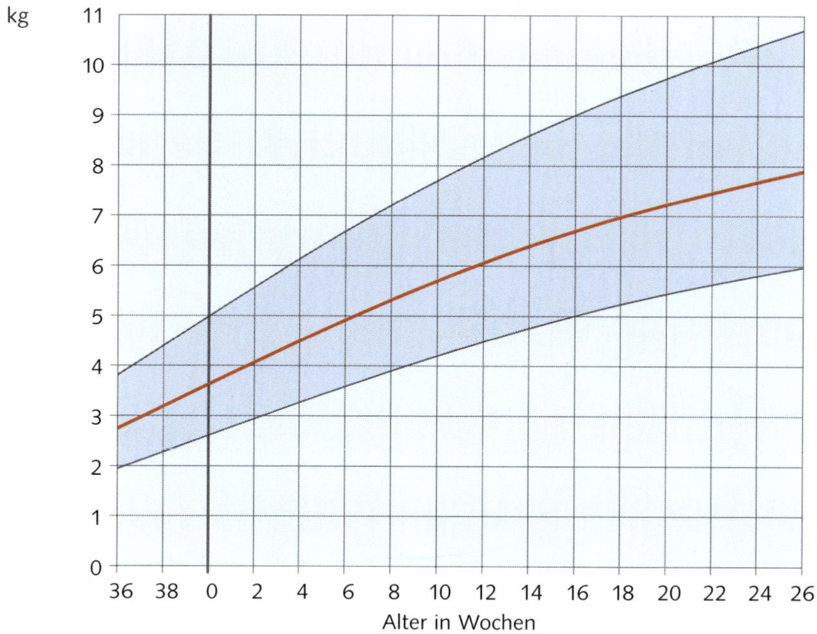

Gebrauch der Tabelle

Ich glaube, daß man kein Baby wiegen und messen muß, solange es gedeiht; wir haben die Tabellen aber angeführt, falls es den Eltern wichtig ist, die körperliche Entwicklung ihres Kindes zu überprüfen.

- Die Größe und das Gewicht wird bei der Geburt und bei den Vorsorgeuntersuchungen auch im Untersuchungsheft des Kindes aufgezeichnet.
- Bei einem Baby können Sie die Daten aus dem Vorsorgeheft übernehmen.
- Bei einem Frühgeborenen müssen Sie das Alter entsprechend anpassen, und zwar mindestens bis es ein Jahr alt ist. Wenn es zum Beispiel in der 36. Woche geboren wurde, beginnen Sie die Aufzeichnungen an dem entsprechenden Zeitpunkt links auf der Tabelle und ziehen bei jeder Eintragung vier Wochen ab.
- Wenn das Kind drei oder vier Jahre alt ist, stellen Sie es zum Messen mit geschlossenen Füßen an eine Wand, Fersen und Schulterblätter berühren die Wand. Vergewissern Sie sich, daß es den Kopf gerade hält, indem Sie vorsichtig sein Kinn ausrichten. Wenn Sie es in Abständen von sechs Monaten messen, können Sie sehen, wie es wächst.

Um die Maße Ihres Kindes in die Tabelle zu übertragen, suchen Sie sein Alter unten an der Tabelle und ziehen eine Linie senkrecht nach oben. Nun suchen Sie sein Gewicht oder seine Größe auf der waagrechten Achse. Markieren Sie den Punkt, an dem sich beide Linien treffen. Die Abfolge der Markierungen bezeichnet die Wachstumskurve Ihres Kindes.

Anmerkungen

Körpergröße von Mädchen 6 – 18 Monate

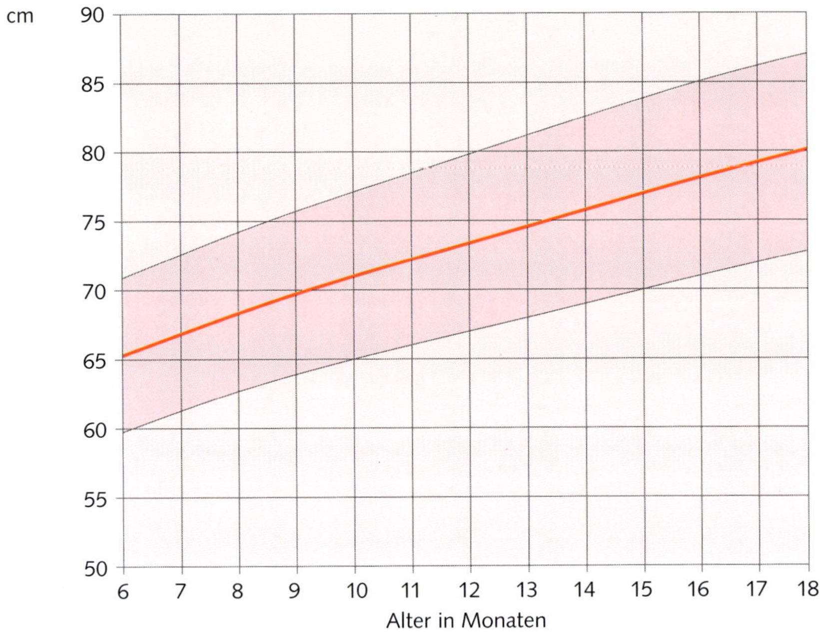

Gewicht von Mädchen 6 – 18 Monate

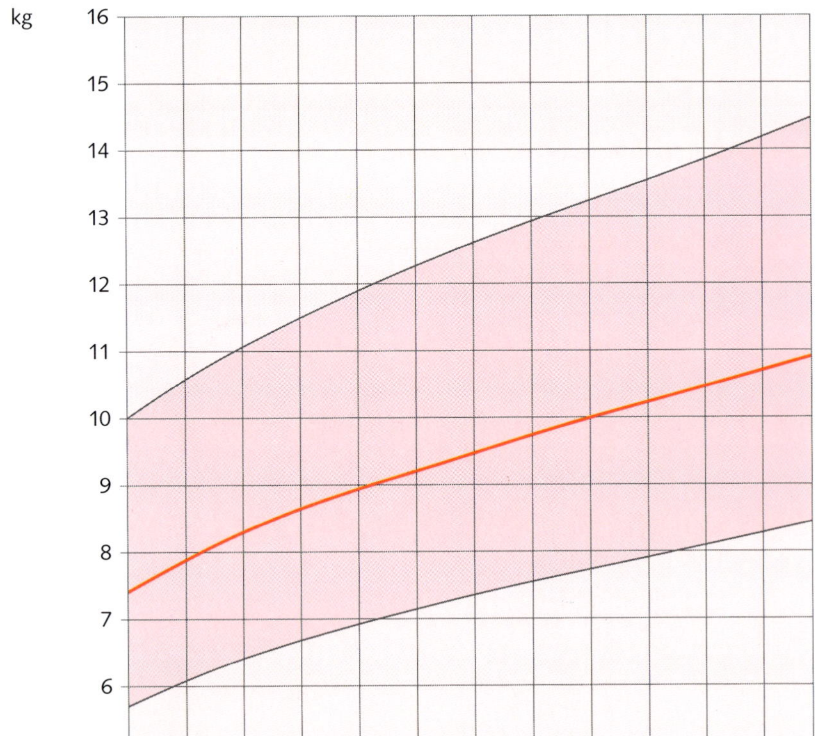

Körpergröße von Jungen 6 – 18 Monate

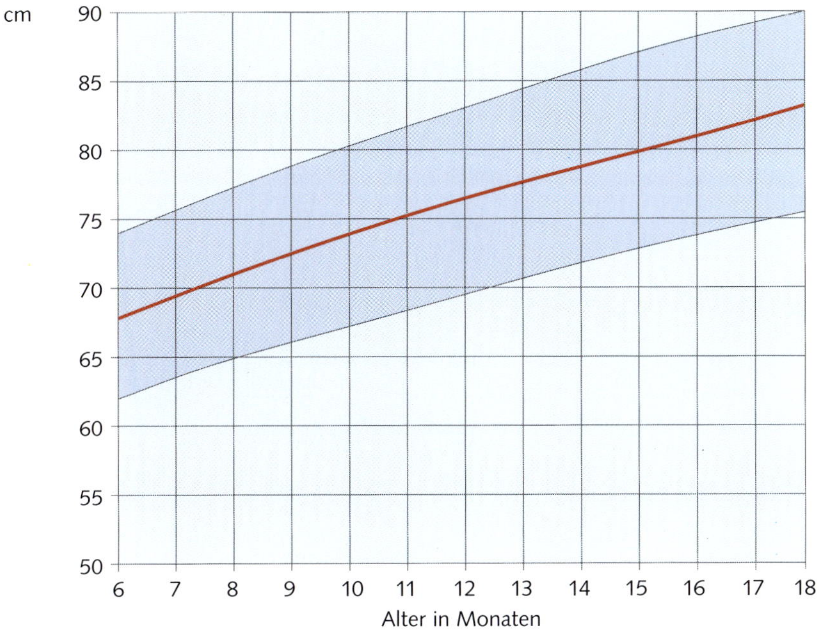

Gewicht von Jungen 6 – 18 Monate

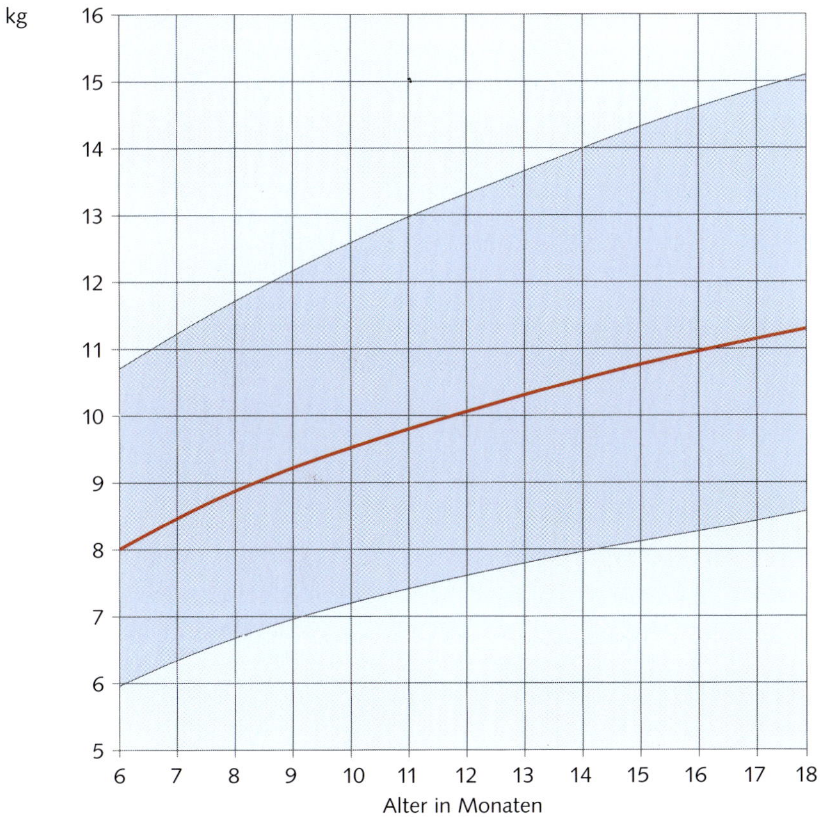

Anmerkungen

Anmerkungen

Körpergröße von Mädchen 18 – 36 Monate

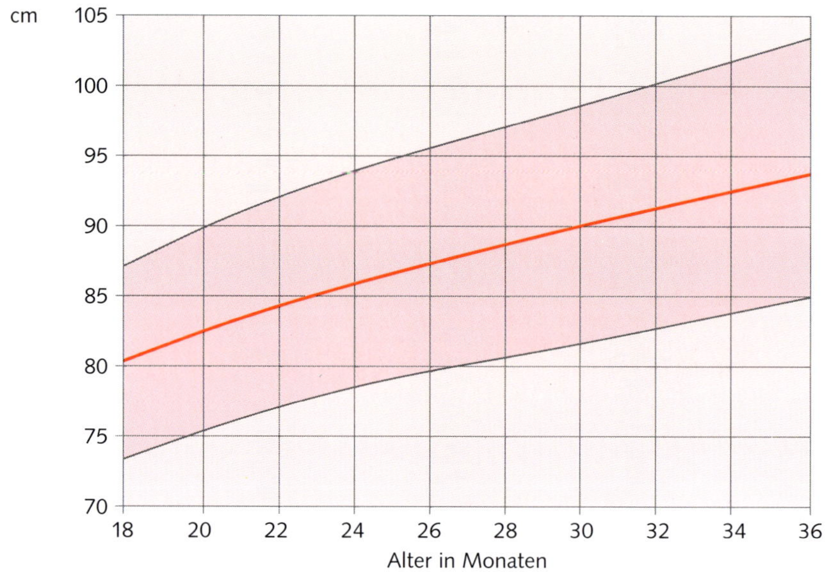

Gewicht von Mädchen 18 – 36 Monate

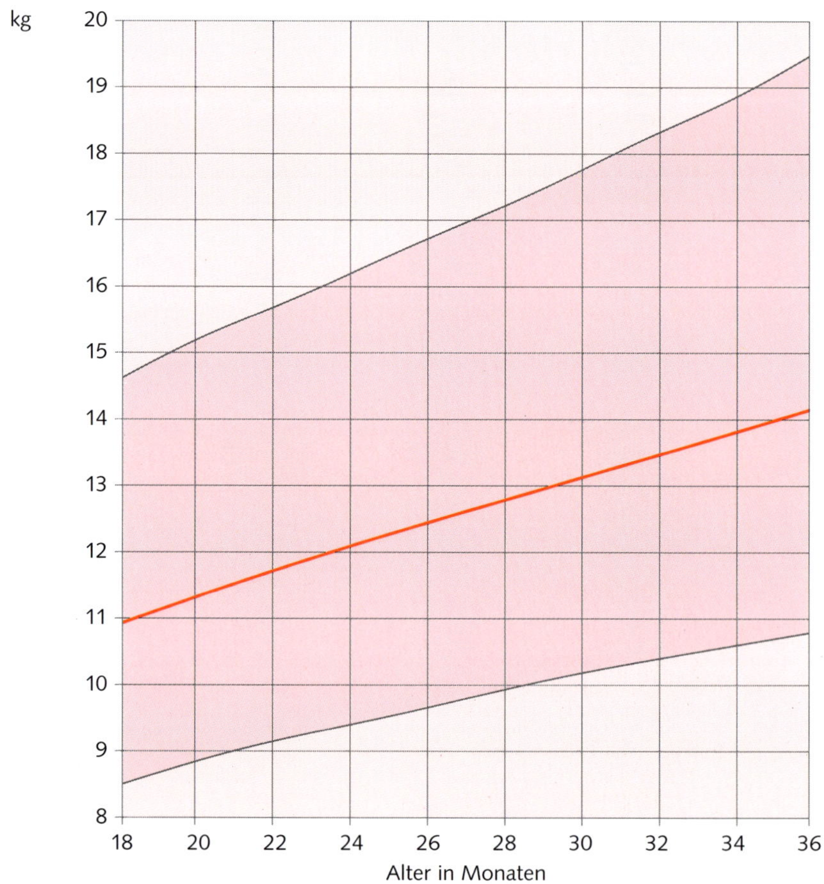

Körpergröße von Jungen 18 – 36 Monate

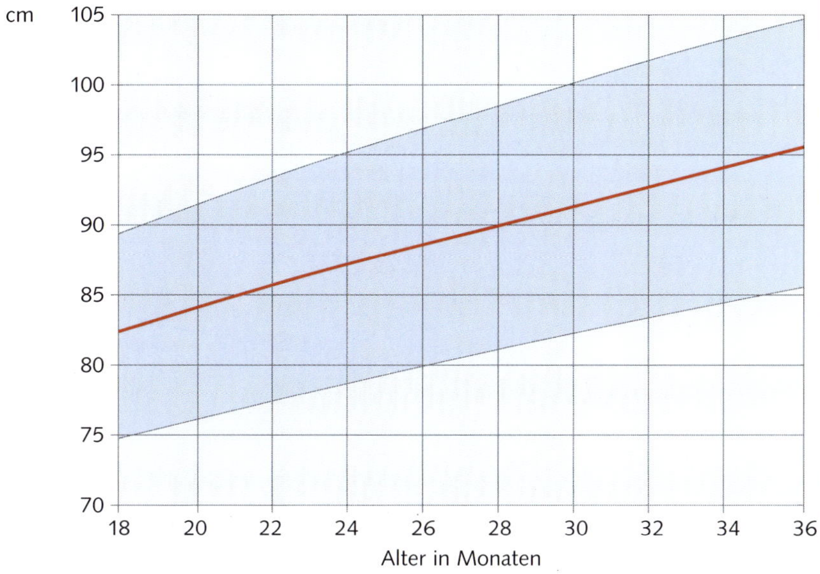

Gewicht von Jungen 18 – 36 Monate

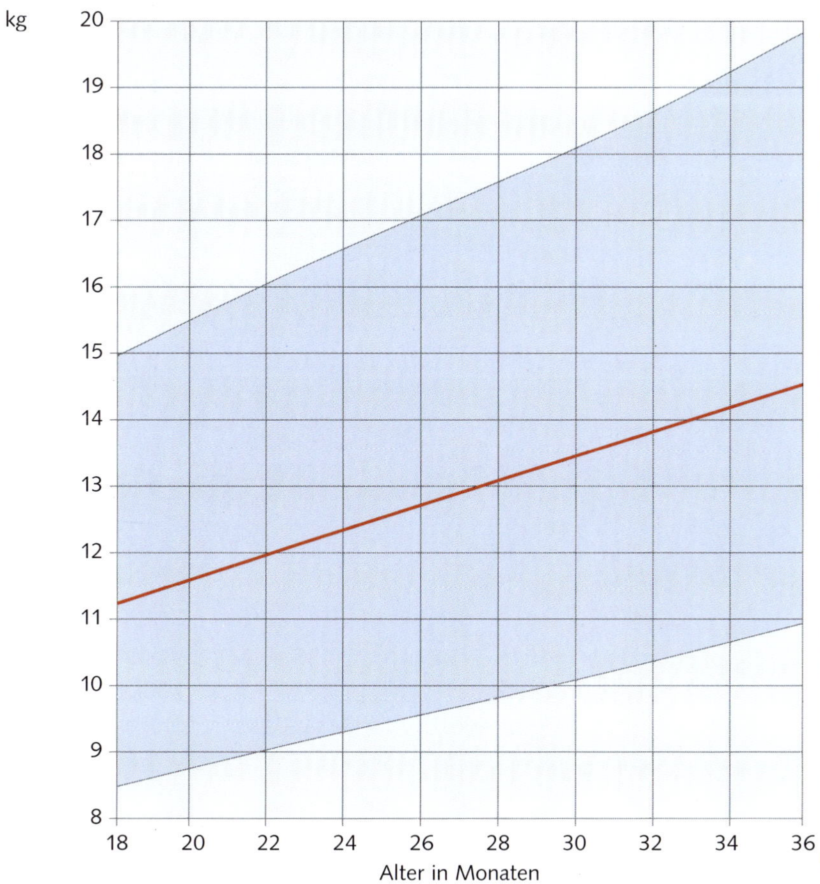

Anmerkungen

Anmerkungen

Körpergröße von Mädchen 3 – 5 Jahre

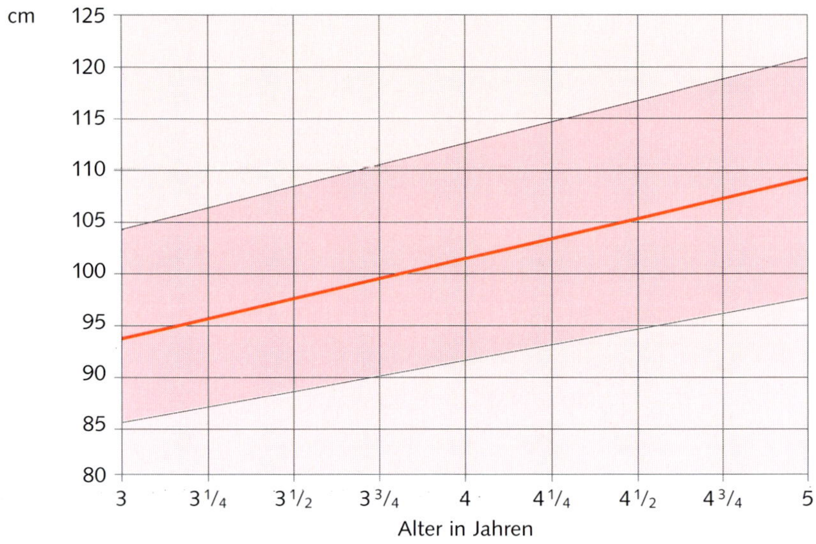

Gewicht von Mädchen 3 – 5 Jahre

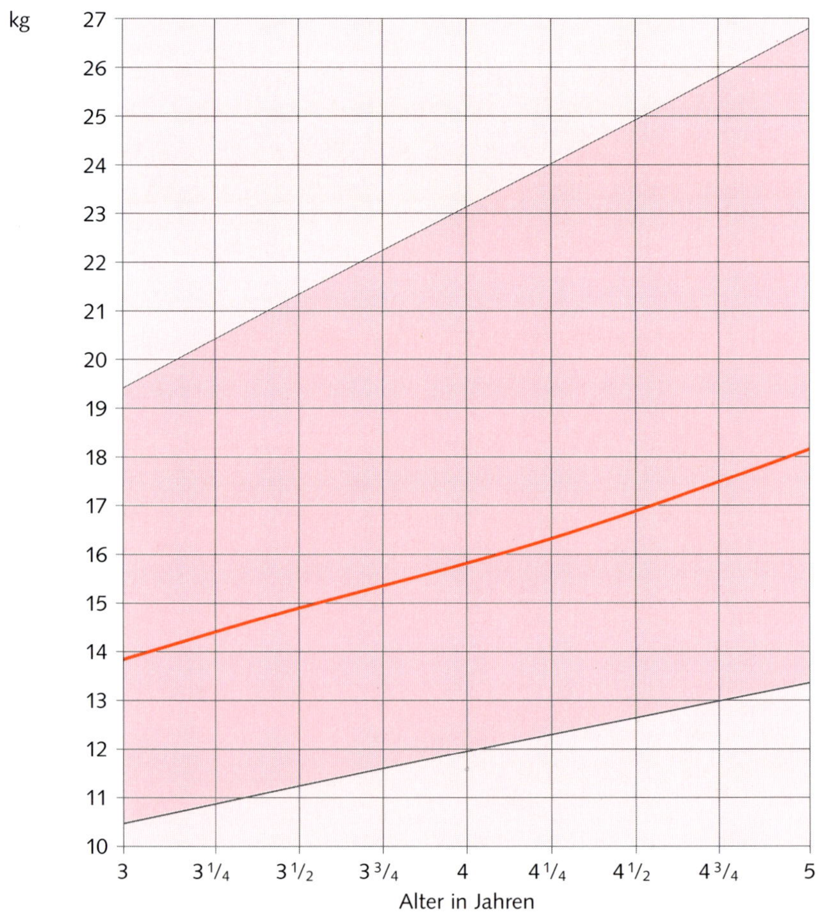

Körpergröße von Jungen 3 – 5 Jahre

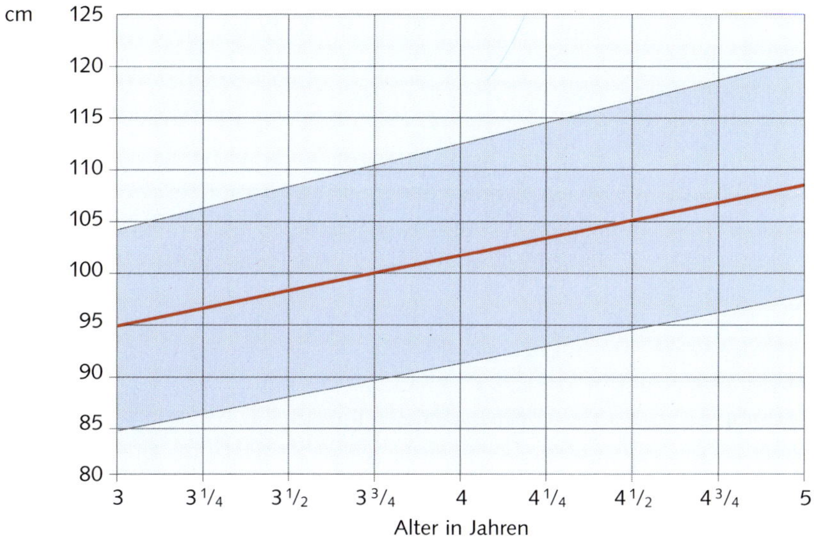

Gewicht von Jungen 3 – 5 Jahre

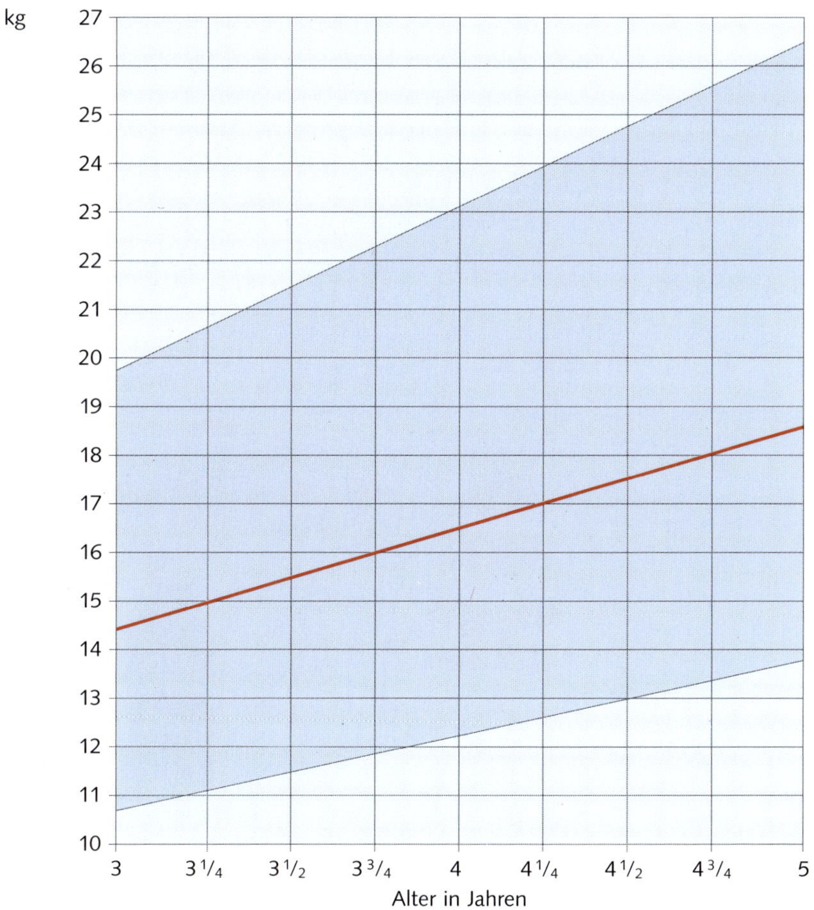

Anmerkungen

Erste Hilfe

Es ist unvermeidlich, daß Eltern immer mal wieder kleinere Verletzungen versorgen müssen. Meistens handelt es sich um geringfügige Schnitt- oder Schürfwunden oder Quetschungen. Sie sollten aber auch wissen, wie man im Notfall bei schwereren Verletzungen richtig handelt. Sie müssen die grundlegenden Erste-Hilfe-Maßnahmen kennen, damit Sie bei Unfällen schnell, effektiv und besonnen reagieren. Um wirksam Erste Hilfe leisten zu können, müssen Sie die auf den folgenden Seiten angeführten Techniken verstehen und anwenden können; zu Hause sollten Sie einen Erste-Hilfe-Koffer stationiert haben. Er muß im Notfall schnell zur Hand sein, aber für Kinder unerreichbar aufbewahrt werden.

Erste Hilfe in einem Notfall

Ein schwerer Unfall mit großem Blutverlust oder Verlust von anderen Körperflüssigkeiten kann einen Schock auslösen (s. S. 332); ein Schockzustand ist immer ernst. Andere Notfallsituationen sind: Ersticken (s. S. 333), sehr schwere Atemwegsinfektionen, die die Atemwege blockieren, Ertrinken und Bewußtlosigkeit. Schnelles Handeln kann lebensrettend sein.

Prioritäten

Bei einem Unfall müssen Sie wissen, welche Maßnahmen am dringlichsten sind. Bitten Sie einen Erwachsenen, den Krankenwagen zu rufen, während Sie die Checkliste (unten) durchgehen. Ausführliche Beschreibungen dieser Maßnahmen finden Sie auf den Seiten 328–333. Sind Sie mit dem Kind allein, untersuchen Sie zuerst Ihr Kind und rufen dann den Krankenwagen.

Ist das Kind in Gefahr? Wenn ja, bringen Sie Ihr Kind aus der Gefahrenzone oder beseitigen die Gefährdung. Bringen Sie sich nicht selbst in Gefahr; bewegen Sie das Kind nicht, wenn Sie einen Bruch vermuten.

Ist es bei Bewußtsein? Schütteln Sie das Kind vorsichtig an den Schultern und rufen seinen Namen.

Sind die Luftwege blockiert? Öffnen Sie die Luftwege des Kindes, indem Sie das Kinn abstützen und den Kopf nach hinten neigen. Entfernen Sie dann einen eventuellen Fremdkörper (s. S. 328–329).

Atmet es? Beugen Sie sich über den Mund des Kindes, um auf die Atmung zu horchen und den Atem an Ihrer Wange zu spüren. Schauen Sie, ob sich die Brust hebt und senkt. Können Sie nach fünf Sekunden kein Anzeichen der Atmung feststellen. beatmen Sie das Kind mit fünf Atemzügen (s. S. 330).

Schlägt der Puls? Überprüfen Sie den Puls am Arm oder am Hals (s. S. 328–329) oder legen Sie Ihre Hand auf die Brust des Babys und zählen die Schläge. Normalerweise schlägt der Puls bei einem Baby 120mal pro

Verbandskasten für Zuhause

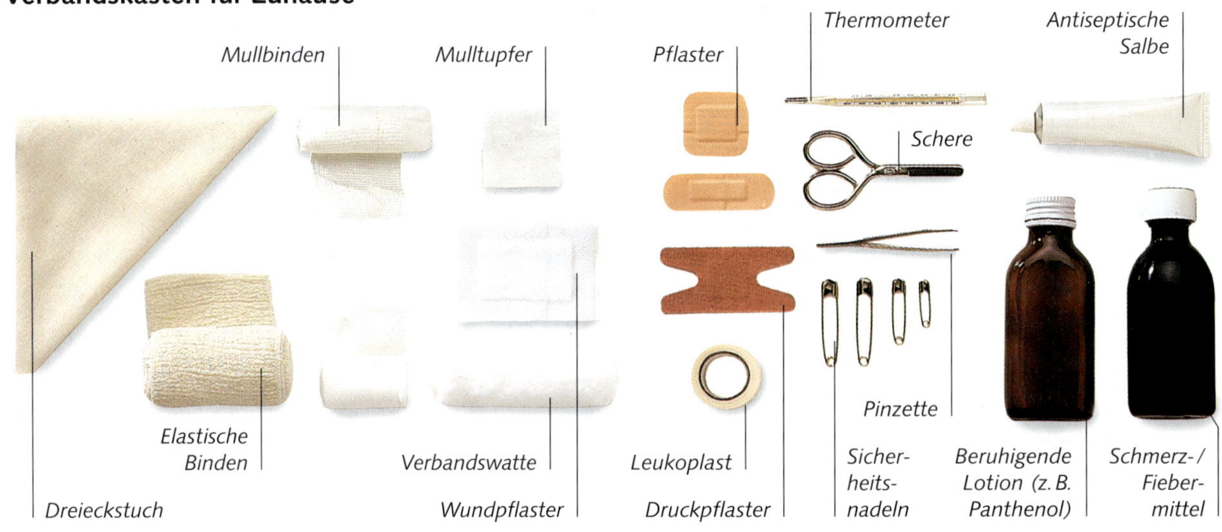

Erste-Hilfe-Training

Sie müssen die Maßnahmen auf diesen Seiten auswendig lernen, um sie sicher anwenden zu können. Wenn Sie im Notfall wertvolle Zeit verlieren, weil Sie erst nachschlagen müssen, können diese Minuten dem Kind im Extremfall das Leben kosten.

Dieses Buch kann aus Ihnen keinen Fachmann in Erster Hilfe machen. Am besten belegen Sie einen Kurs. Kurse werden vom Roten Kreuz, Volkshochschulen und anderen Einrichtungen angeboten.

In einem Kurs lernen Sie alle wichtigen Maßnahmen und üben sie auch an anderen Kursteilnehmern oder Puppen. Da man das richtige Verhalten aber sehr schnell wieder vergißt oder unsicher wird, sollten Sie Ihre Kenntnisse regelmäßig auffrischen.

Minute und bei einem älteren Kind weniger. Können Sie keinen Puls spüren oder beträgt er bei einem Baby weniger als 60 Schläge pro Minute, führen Sie eine Minute lang abwechselnd Herzmassage und Beatmung (s. S. 330–331) durch; dann rufen Sie einen Krankenwagen. Nehmen Sie das Kind nach Möglichkeit zum Telefon mit; danach fahren Sie mit der Wiederbelebung fort.

Rufen Sie einen Krankenwagen Hat Ihr Kind Atemprobleme oder ist bewußtlos, rufen Sie, oder besser ein anderer Erwachsener, einen Krankenwagen. Lassen Sie das Kind dabei nicht unbeaufsichtigt; eventuell werden Sie es beatmen müssen.

Wiederbelebung
Für ihre Funktionsweise brauchen lebenswichtige Organe wie das Gehirn eine kontinuierliche Sauerstoffzufuhr. Ist dieser Prozeß, durch den Sauerstoff zu den Körperzellen und zum Gewebe transportiert wird, an irgendeiner Stelle gestört, kann es zur Bewußtlosigkeit kommen. Luft muß zugeführt werden, um das Blut mit Sauerstoff zu versorgen, und das mit Sauerstoff angereicherte Blut muß durch das Herz in den Körper gepumpt werden. Leidet das Gehirn länger als drei bis zehn Minuten an Sauerstoffmangel, nimmt es Schaden. Bei Herzversagen tritt der Tod ein, sofern keine Notmaßnahmen unternommen werden.
Eine Wiederbelebung ist erforderlich, wenn das Kind aus irgendwelchen Gründen nicht mehr atmet oder keinen Puls mehr hat (s. S. 328–329).

Wie die Wiederbelebung funktioniert

Sauerstoffzufuhr
Drei Faktoren sind an dem Sauerstofftransport ins Gehirn beteiligt. Die Luftwege müssen offen sein, damit Sauerstoff in die Lunge gelangen kann; die Atmung muß funktionieren, damit der Sauerstoff auch in den Blutstrom gelangt. Und das Herz muß pumpen, damit das Blut im Körper zirkuliert (Kreislauf) und den Sauerstoff zu allen Organen einschließlich des Gehirns transportiert.

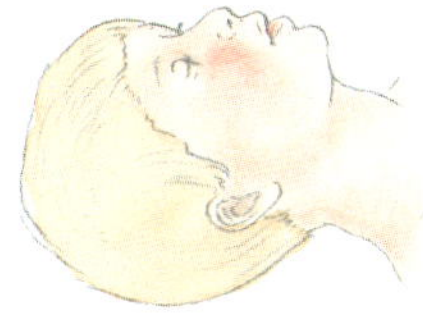

Durch die eingeatmete Luft wird Sauerstoff zugeführt

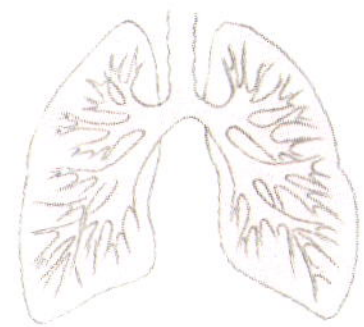

Sauerstoff gelangt über die Lungen in den Blutkreislauf

Das Herz pumpt das mit Sauerstoff angereicherte Blut durch den Körper

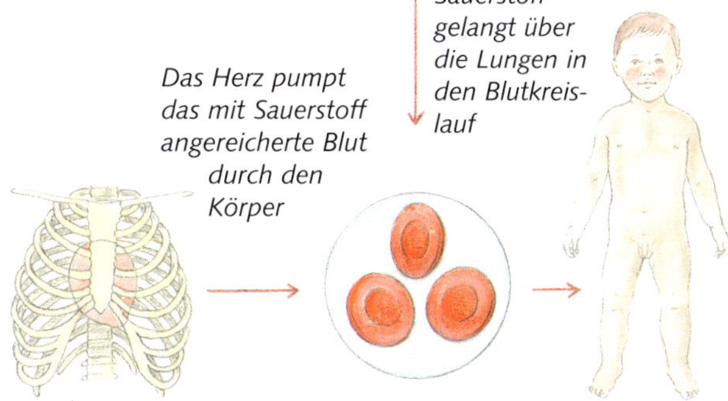

Mit Sauerstoff angereichertes Blut erreicht das Gewebe

Die drei Schritte der Wiederbelebung

In einem Notfall, wenn Ihr Kind nicht mehr atmet oder bewußtlos wird, müssen Sie vor allen Dingen ruhig bleiben und die folgenden Untersuchungen in der angegebenen Reihenfolge durchführen:

Atemwege Öffnen Sie die Atemwege. Schauen Sie in den Mund, ob ein Fremdkörper eingeklemmt ist. Legen Sie nach Möglichkeit die Atemwege frei, indem Sie den Kopf des Kindes nach hinten neigen (s. S. 326). Greifen Sie nie hinten in den Rachen, wenn das Kind einen Erstickungsanfall hat (s. S. 333).

Atmung Hat die Atmung ausgesetzt, müssen Sie das Kind beatmen (s. S. 330).

Kreislauf Überprüfen Sie, ob das Kind einen Puls hat. Können Sie keinen oder nur einen sehr schwachen Puls fühlen, müssen Sie Herzmassage und Beatmung vornehmen (s. S. 331).

Wiederbelebung

Hat Ihr Kind das Bewußtsein verloren und atmet nicht, besteht die Gefahr einer Gehirnschädigung und eines Herzversagens. Sie müssen den Zustand des Kindes schnell feststellen, um die richtige Erste Hilfe leisten zu können. Ist es bewußtlos, aber atmet noch und hat einen Puls, rufen Sie den Arzt und bringen es in die Seitenlage (s. S. 329). Ist es bewußtlos und atmet nicht, hat aber einen Puls, müssen Sie es beatmen (s. S. 330). Atmet es nicht und hat keinen Puls, müssen Sie sofort eine Herzmassage in Verbindung mit einer Beatmung vornehmen (s. S. 331). Diese Maßnahmen werden bei Babys und Kindern etwas unterschiedlich ausgeführt.

Das Baby untersuchen

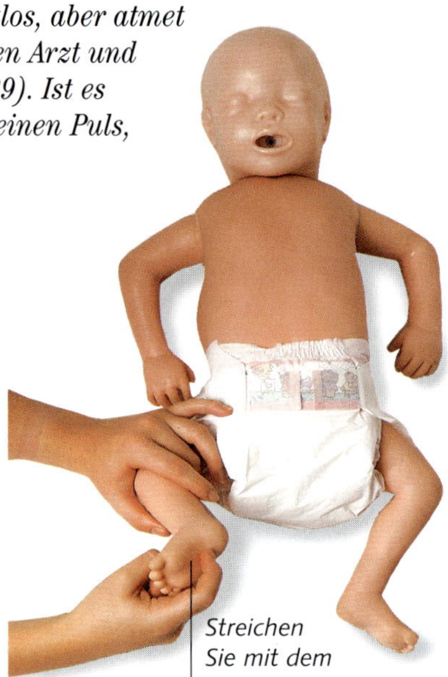

Streichen Sie mit dem Finger über die Fußsohle Ihres Kindes

1 Das Bewußtsein kontrollieren
Prüfen Sie, ob Ihr Kind bei Bewußtsein ist, indem Sie seinen Namen rufen, es vorsichtig schütteln, auf die Fußsohle klopfen oder sie kitzeln. Reagiert es nach zehn Sekunden noch nicht, schicken Sie nach Hilfe.

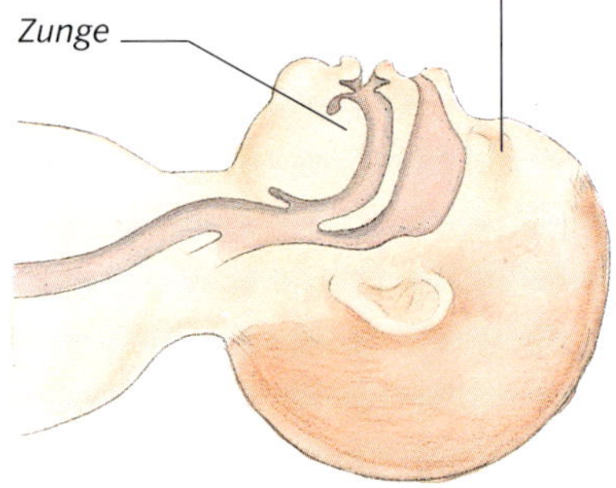

Neigen Sie den Kopf nach hinten, damit die Zunge die Luftröhre freiläßt

2 Die Atemwege freilegen
Schauen Sie Ihrem Baby in den Mund. Wenn Sie einen Gegenstand sehen, entfernen Sie ihn mit den Fingern. Seien Sie aber vorsichtig, damit Sie ihn nicht noch weiter hineinschieben. Öffnen Sie die Luftwege, indem Sie das Kinn mit einem Finger anheben und den Kopf vorsichtig neigen.

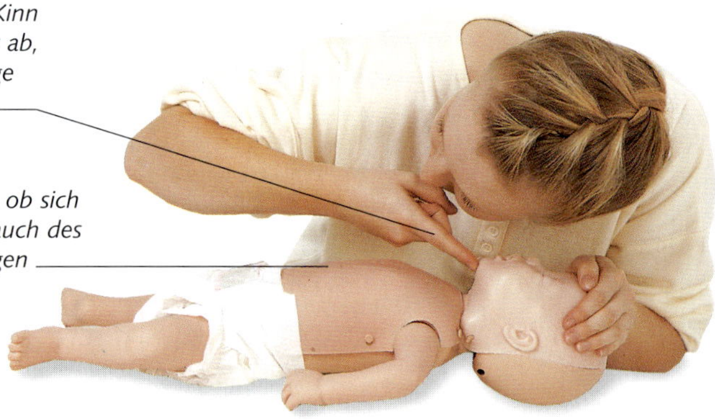

Stützen Sie das Kinn mit einem Finger ab, um die Atemwege offenzuhalten

Schauen Sie, ob sich Brust und Bauch des Babys bewegen

3 Die Atmung überprüfen
Schauen, hören und fühlen Sie auf Anzeichen der Atmung. Schauen Sie, ob sich Brustkorb und Bauch des Babys heben und senken. Hören Sie von nahem auf Atemgeräusche, und versuchen Sie, den Atem an Ihrer Wange zu spüren. Stellen Sie nach fünf Sekunden keine Anzeichen der Atmung fest, beatmen Sie das Baby mit fünf Atemzügen (s. S. 330); dann überprüfen Sie seinen Puls.

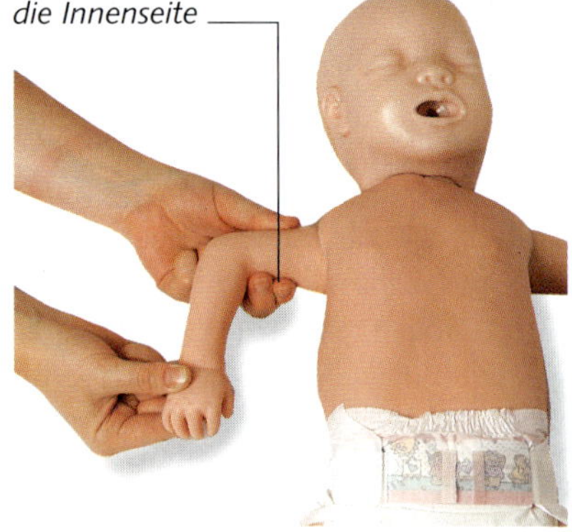

Legen Sie den Daumen außen auf den Arm und zwei Finger an die Innenseite

4 Den Puls kontrollieren
Legen Sie zwei Finger an die Arminnenseite über dem Ellbogen, und drücken Sie vorsichtig. Können Sie den Puls nach fünf Sekunden nicht fühlen, machen Sie eine Minute lang Herzmassage und Beatmung (s. S. 331). Rufen Sie dann den Krankenwagen, und machen Sie weiter.

Ein Kind untersuchen

1 Das Bewußtsein kontrollieren
Prüfen Sie, ob Ihr Kind bei Bewußtsein ist, indem Sie es vorsichtig schütteln und kneifen. Rufen Sie seinen Namen. Reagiert es nicht, schicken Sie nach Hilfe.

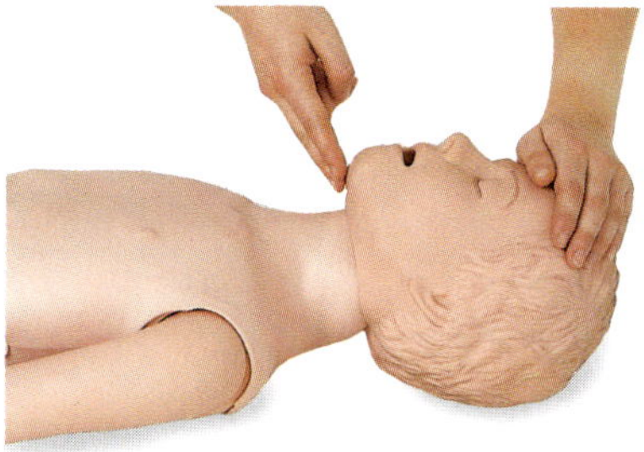

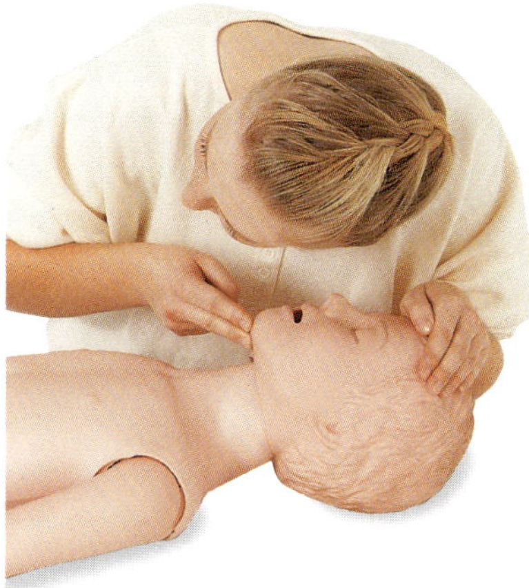

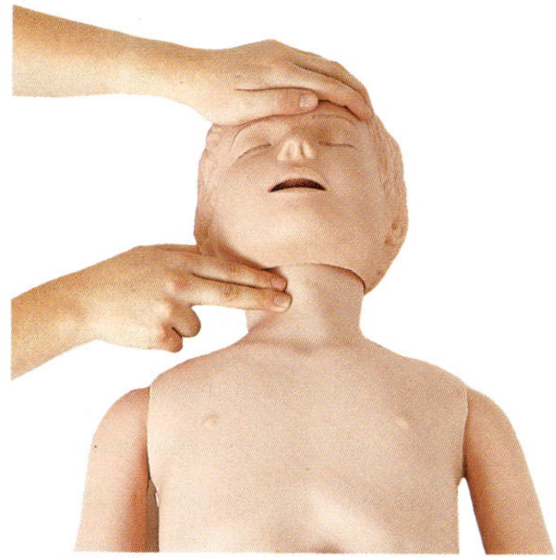

2 Die Atemwege freilegen
Schauen Sie, ob sich im Mund ein Fremdkörper befindet. Wenn ja, versuchen Sie ihn mit den Fingern zu beseitigen; geben Sie aber acht, daß Sie ihn nicht noch weiter hineinschieben. Öffnen Sie die Luftwege, indem Sie zwei Finger unter das Kinn des Kindes legen und den Kiefer anheben. Neigen Sie den Kopf nach hinten, indem Sie die andere Hand auf seine Stirn legen.

3 Die Atmung überprüfen
Schauen, hören und fühlen Sie auf Anzeichen der Atmung. Schauen Sie, ob sich Brust und Bauch bewegen, hören Sie auf Atemgeräusche; versuchen Sie, seinen Atem an Ihrer Wange zu spüren. Atmet es nicht, beatmen Sie es mit fünf Atemzügen (s. S. 330) und kontrollieren dann den Puls.

4 Den Puls kontrollieren
Prüfen Sie, ob das Herz noch schlägt, indem Sie den Puls an der Halsschlagader suchen. Sie finden den Puls, wenn Sie Ihre Finger genau vor die großen Muskeln am Hals legen. Ist kein Puls spürbar, machen Sie eine Minute lang Herzmassage und Beatmung (s. S. 331). Rufen Sie dann einen Krankenwagen und fahren mit der Wiederbelebung fort.

Die Seitenlage

Ein bewußtloses Kind, das atmet und einen regelmäßigen Puls hat, bringt man in die Seitenlage. In dieser Position bleiben die Atemwege frei, und Flüssigkeit kann aus dem Mund austreten. Es dürfen aber keine Knochenbrüche bestehen.

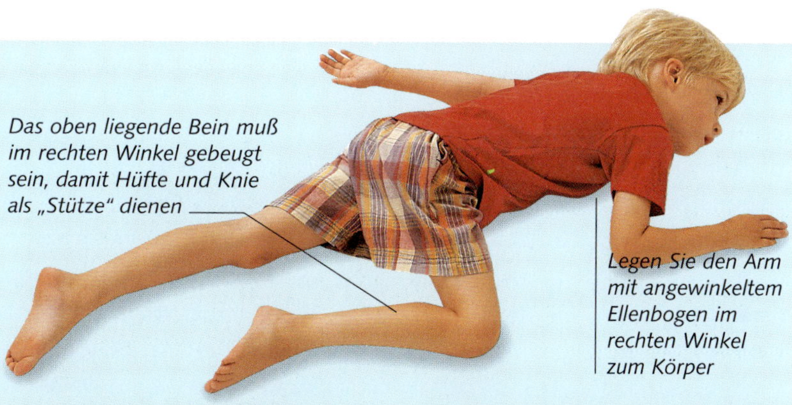

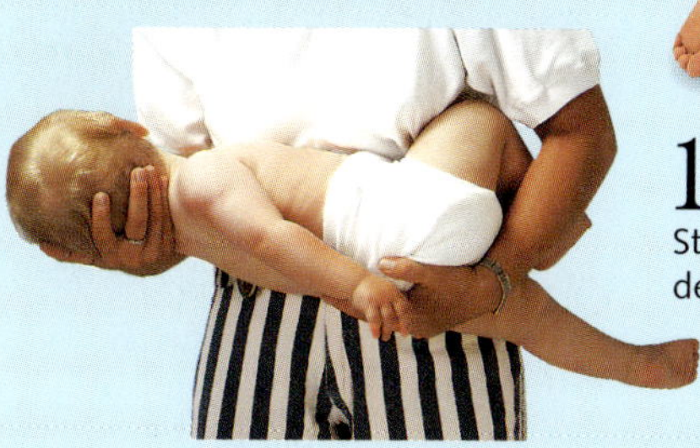

Bei einem Baby
Nehmen Sie es so in Ihre Arme, daß der Kopf leicht zurückgeneigt ist, damit die Atemwege frei bleiben.

1 Liegt Ihr Kind auf dem Rücken oder der Seite, knien Sie sich daneben. Strecken Sie seine Beine, und legen Sie den Ihnen nahen Arm mit angewinkeltem Ellbogen im rechtem Winkel zu seinem Körper.

2 Kreuzen Sie den anderen Arm über die Brust, und legen Sie den Handrücken gegen die Wange.

3 Sie halten immer noch die Hand Ihres Kindes gegen seine Wange; fassen Sie den Ihnen entfernten Oberschenkel und ziehen das Knie hoch, wobei der Fuß auf dem Boden bleibt; legen Sie ihn neben das andere Knie.

4 Rollen Sie Ihr Kind in eine Ruhelage mit gebeugten Knien. Der Kopf ruht auf der Hand.

Beatmung bei Babys

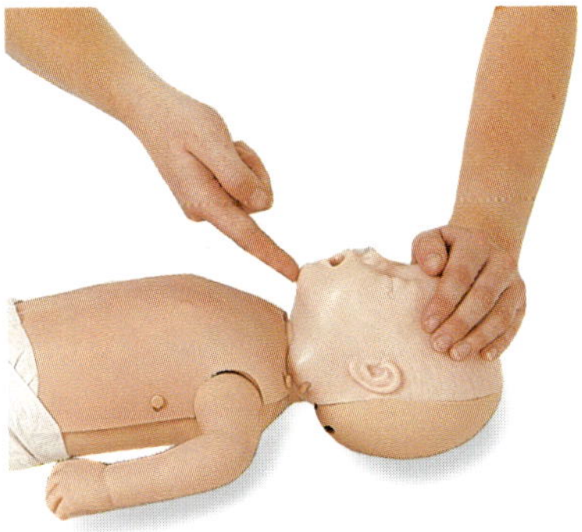

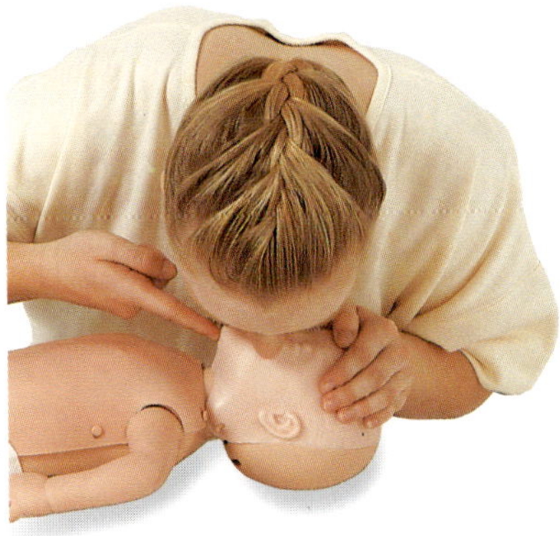

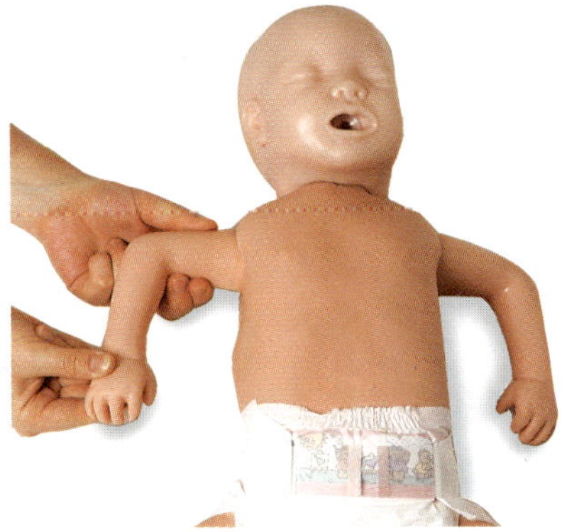

1 Legen Sie die Atemwege frei
Wenn Ihr Baby nicht mehr atmet, legen Sie es auf einen festen Untergrund und kontrollieren den Mund. Wenn Sie einen Fremdkörper sehen, entfernen Sie ihn; aber stecken Sie keinen Finger in den Hals des Babys. Heben Sie sein Kinn vorsichtig mit einem Finger an und neigen seinen Kopf leicht nach hinten.

2 Beatmen Sie das Baby
Atmen Sie ein, umschließen Sie mit Ihren Lippen fest Nase und Mund des Babys. Beatmen Sie das Baby vorsichtig, so daß sich sein Brustkorb hebt. Geben Sie ihm weiterhin alle drei Sekunden einen Atemzug.

3 Kontrollieren Sie den Puls
Nach einer Minute Beatmung suchen Sie den Puls am Arm (s. S. 328). Schlägt er nicht oder weniger als 60mal in der Minute, machen Sie eine Herzmassage in Verbindung mit der Beatmung (s. rechts). Nach einer Minute rufen Sie einen Krankenwagen und nehmen das Baby mit zum Telefon. Schlägt der Puls, beatmen Sie es weiter und kontrollieren ihn jede Minute.

Beatmung bei Kindern

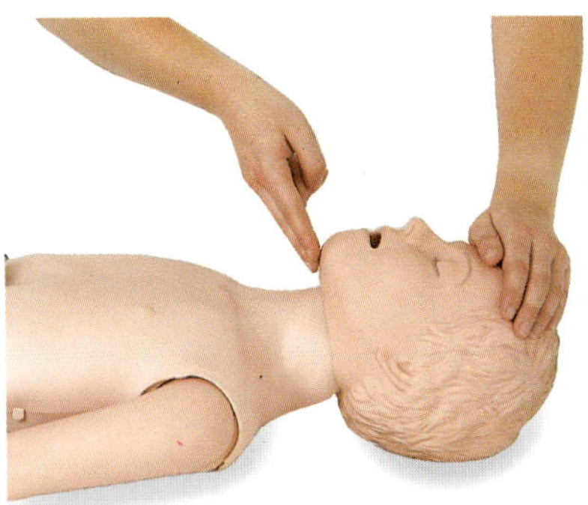

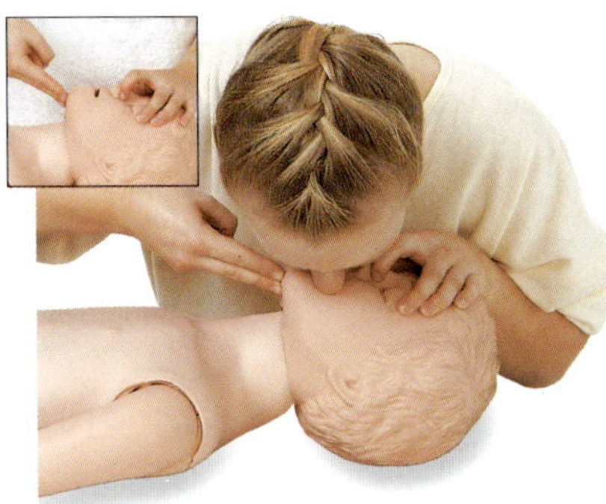

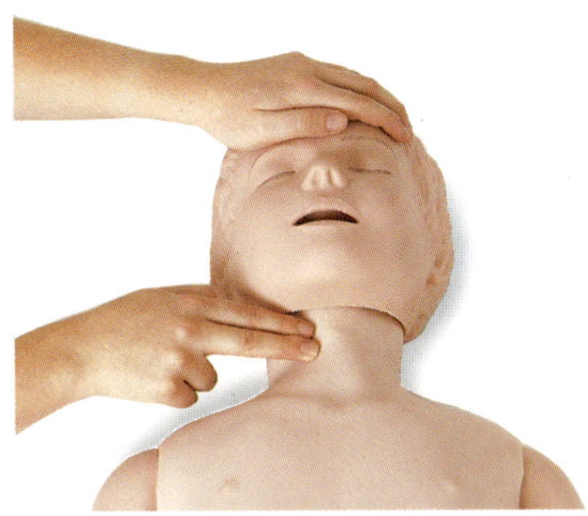

1 Legen Sie die Atemwege frei
Atmet Ihr Kind nicht mehr, legen Sie es auf einen festen Untergrund. Schauen Sie, ob kein Fremdkörper im Mund oder Hals steckt – wenn ja, entfernen Sie ihn; aber stecken Sie nicht den Finger in seinen Hals. Legen Sie zwei Finger unter sein Kinn und neigen seinen Kopf nach hinten.

2 Beatmen Sie das Kind
Mit Finger und Daumen halten Sie die Nasenlöcher des Kindes zu. Atmen Sie ein, und umschließen Sie mit Ihrem Mund fest seinen Mund. Atmen Sie aus, bis sich sein Brustkorb hebt. Dann beobachten Sie, wie sich die Brust senkt. Geben Sie dann weiter alle drei Sekunden einen Atemzug.

3 Kontrollieren Sie den Puls
Nach einer Minute Beatmung kontrollieren Sie den Puls am Hals des Kindes (s. S. 329). Schlägt er nicht, machen Sie eine Minute lang eine Herzmassage mit Beatmung (siehe rechts) und rufen dann einen Krankenwagen. Schlägt der Puls, beatmen Sie weiter und kontrollieren ihn jede Minute.

Herzmassage bei Babys

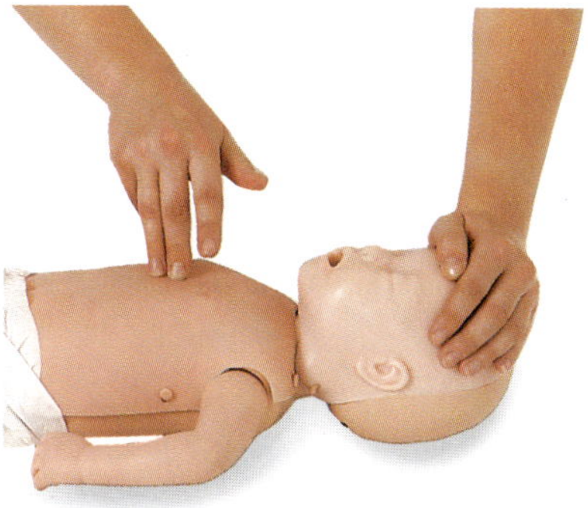

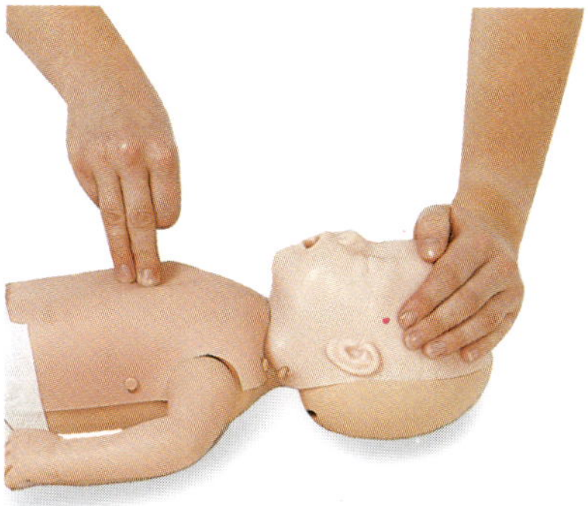

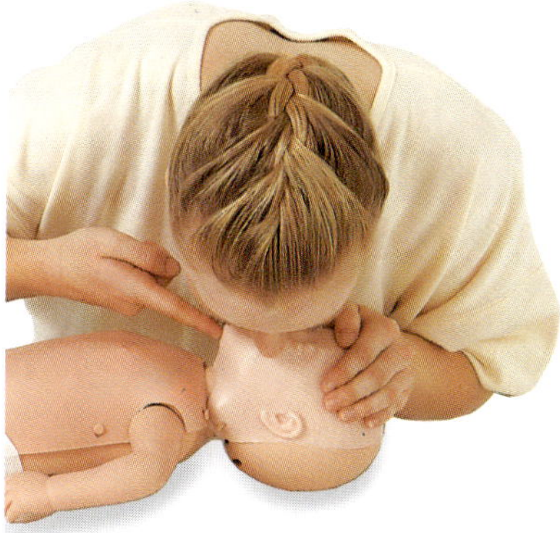

1 Legen Sie die Finger auf die Brust
Diese Wiederbelebungsmaßnahme, eine Herzmassage in Verbindung mit Beatmung, ist nötig, wenn das Baby keinen oder einen Puls unter 60 hat und nicht atmet. Legen Sie das Baby auf einen festen Untergrund. Legen Sie zwei Finger in die Mitte der Brust unterhalb der Höhe der Brustwarzen.

2 Machen Sie eine Herzmassage
Drücken Sie mit den Fingerspitzen kräftig 1 – 2 cm tief in die Brust und zwar fünfmal innerhalb von drei Sekunden. Achten Sie darauf, nicht zu fest oder tief zu pressen, sonst könnten Sie Ihr Baby verletzen.

3 Beatmen Sie das Baby
Nach fünf Stößen beatmen Sie das Baby mit einem Atemzug (siehe links). Wechseln Sie eine Minute lang Herzmassage und Beatmung ab: fünf Stöße in drei Sekunden, dann einen Atemzug. Dann rufen Sie einen Krankenwagen und nehmen Ihr Baby zum Telefon mit. Danach fahren Sie mit der Wiederbelebung fort.

Herzmassage bei Kindern

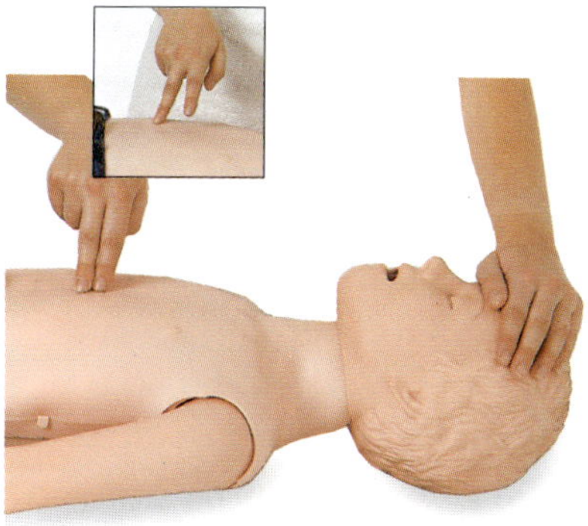

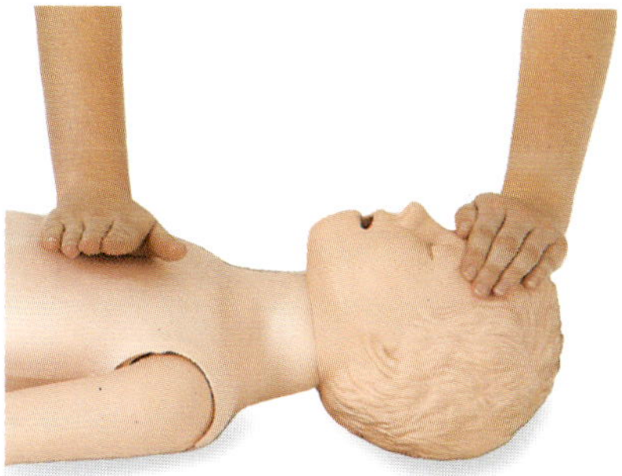

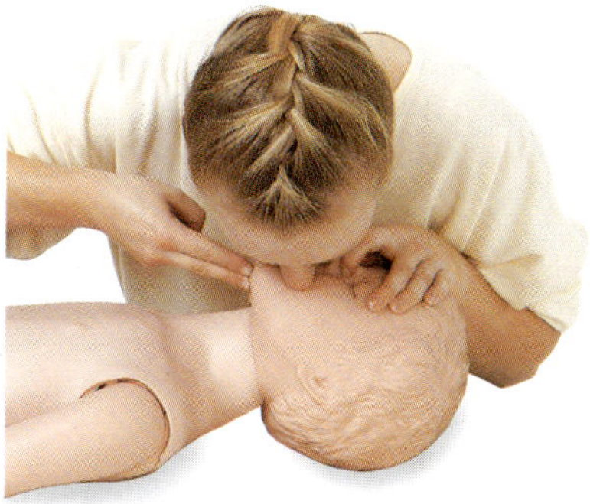

1 Legen Sie Ihre Hand auf die Brust
Das Kind liegt auf einem festen Untergrund auf dem Rücken. Legen Sie den Mittelfinger an die Spitze des Brustbeins und den Zeigefinger darüber. Legen Sie den Handballen der anderen Hand genau über den Zeigefinger.

2 Drücken Sie auf die Brust
Nehmen Sie Ihre Finger vom Brustbein weg, und pressen Sie mit dem Handballen der anderen Hand kräftig ca. 3 cm tief in die Brust. Pumpen Sie in drei Sekunden fünfmal.

3 Beatmen Sie das Kind
Nach 5 Stößen geben Sie einen Atemzug (s. links). Kontrollieren Sie den Puls, bis das Kind Anzeichen der Wiederbelebung zeigt. Geben Sie abwechselnd 5 Stöße in drei Sekunden und einen Atemzug. Nach einer Minute rufen Sie den Krankenwagen und machen dann weiter.

Schock

Im allgemeinen versteht man unter Schock eine emotionale Reaktion auf ein erschreckendes Ereignis. In der Medizin bezeichnet „Schock“ allerdings ein gefährliches Abfallen des Blutdrucks, das dazu führt, daß nicht genügend Blut das Körpergewebe erreicht. Wenn man nicht schnell handelt, können die lebenswichtigen Organe ihre Funktion einstellen, und das Kind kann sterben. Ein Schockzustand wird durch Angst und Schmerzen, die nach einem Unfall sehr wahrscheinlich auftreten, noch verschlimmert.

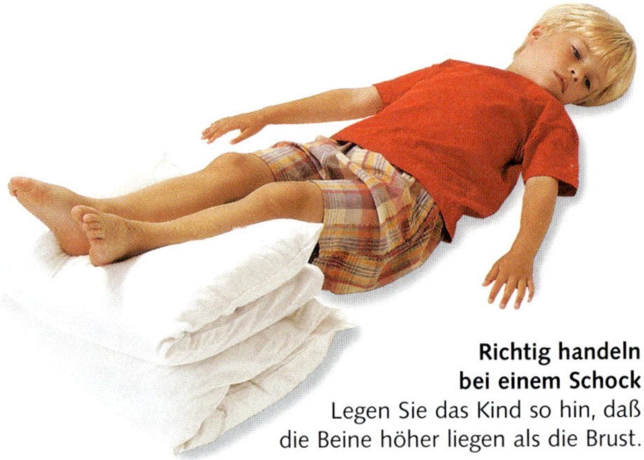

Richtig handeln bei einem Schock
Legen Sie das Kind so hin, daß die Beine höher liegen als die Brust.

Symptome Zuallererst reagiert der Körper durch einen Adrenalinschub. Dadurch beschleunigt sich der Puls, und die Haut, besonders um die Lippen, wird blaß und gräulich. Schweiß bildet sich und die Haut wird feuchtkalt. Wenn sich der Schock verschlimmert, kann das Kind Durst bekommen; ihm wird übel und es kann erbrechen. Es ist schwach und schwindelig, die Atmung geht flach und schnell, der Puls (s. S. 328) schnell und unregelmäßig.

Im weiteren Verlauf zieht der Körper Blut von der Körperoberfläche zum Zentrum; die Sauerstoffversorgung des Gehirns wird geringer. In sehr schweren Fällen, wenn die Sauerstoffzufuhr zum Gehirn ungenügend ist, wird das Kind ruhelos und ängstlich, es gähnt und schnappt nach Luft. Allmählich verliert es das Bewußtsein und das Herz versagt.

Was Sie tun müssen

Rufen Sie möglichst schnell einen Krankenwagen. Verliert das Kind viel Blut, versuchen Sie die Blutung zu stoppen (s. S. 335) und versorgen Sie eventuelle Verbrennungen (s. S. 336) oder andere Ursachen des Schockzustandes. Bewegen Sie es so wenig wie möglich, aber erhöhen Sie seine Beine mit Kissen, so daß die Beine höher sind als die Brust; dadurch kann das Blut leichter zum Herzen zurückfließen. Öffnen Sie Verschlüsse an Hals, Brust und Taille; drehen Sie seinen Kopf zur Seite, falls es erbricht.

Ihr Kind wird sehr verängstigt sein, daher müssen Sie bei ihm bleiben und es beruhigen. Da Angst und Schmerzen einen Schockzustand verschlimmern, müssen Sie das Kind ruhig halten und es ihm möglichst bequem machen. Es soll warm, aber nicht heiß liegen. Ein Laken auf dem Körper und um den Kopf schützen es genügend (bei einem sehr kleinen Kind sollte man das Laken um den Körper wickeln). Leidet Ihr Kind infolge einer Verletzung an einem Schock, muß es vielleicht operiert werden; deshalb dürfen Sie ihm nichts zu essen und zu trinken geben. Wenn es durstig ist, benetzen Sie seine Lippen mit Wasser. Kontrollieren Sie weiterhin Atmung und Puls; wenn nötig, beginnen Sie mit Wiederbelebungsmaßnahmen (s. S. 330–331).

Ursachen eines Schocks

Es gibt im wesentlichen zwei Gründe für einen Schock: ein plötzlicher Abfall des Blutdrucks aufgrund einer Lähmung der Nerven, zum Beispiel durch einen elektrischen Schlag, oder der Verlust von Blut oder Körperflüssigkeit, zum Beispiel bei einer schweren Verbrennung.

Ein Unfall kann zu einer starken innerlichen oder äußerlichen Blutung führen (s. S. 335); im Körper zirkuliert dann nur noch eine geringe Blutmenge. Eine schwere unbehandelte Austrocknung kann zu einem Schock führen, insbesondere wenn das Kind Fieber hat, erbricht oder Durchfall hat und die verlorene Flüssigkeit nicht ersetzt wird.

Der Blutdruck Ihres Kindes fällt rapide, wenn es zu einer schweren allergischen Reaktion, zum Beispiel auf einen Wespen- oder Bienenstich, ein Nahrungsmittel oder ein Medikament, kommt. Als Reaktion auf die Allergene weiten sich die Blutgefäße, das Gewebe schwillt an und die Luftwege verengen sich. Es gelangt nicht mehr genug Sauerstoff zum Gewebe. Es besteht Erstickungsgefahr. Dabei handelt es sich um einen anaphylaktischen Schock.

Andere Ursachen eines Schocks sind Bauchfellentzündung, Rückgratverletzung und bestimmte Arten der Vergiftung.

Ersticken

Wenn die Luftwege Ihres Kindes völlig blockiert sind oder nicht mehr genug Sauerstoff in die Lungen gelangt, kann es das Bewußtsein verlieren. Sobald es das Bewußtsein verliert und sich die Muskeln entspannen, kann die Atmung wieder einsetzen. Wenn es nicht atmet, müssen Sie mit der Wiederbelebung beginnen (s. S. 328–331). Sie müssen die Behinderung entfernen, damit das Kind wieder atmen kann. Klopfen Sie dem Baby auf den Rücken, damit es den Fremdkörper aushustet. Gelingt es nicht, befolgen Sie die unten angeführten Schritte (bei einem Kind unter einem Jahr oder einem sehr kleinen Kind wenden Sie die Maßnahmen für Babys an. Ein kleines Kind kann verletzt werden, wenn man ihm fest auf den Bauch drückt). Führen Sie diese Hilfsmaßnahmen durch, bis der Gegenstand beseitigt ist oder Hilfe eintrifft.

Bei einem Baby

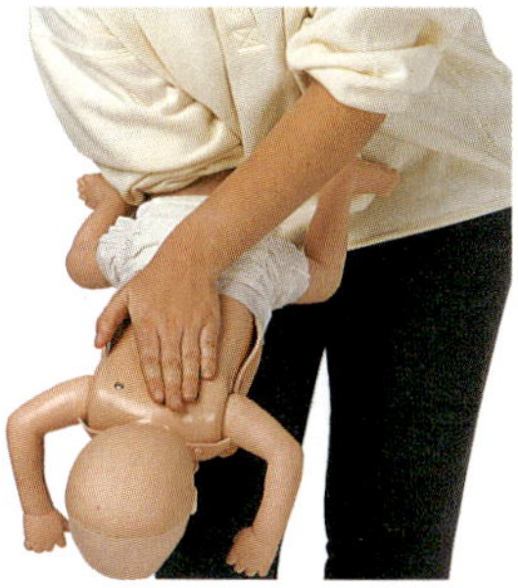

1 Auf den Rücken klopfen
Legen Sie Ihr Baby mit dem Gesicht nach unten über Ihren Unterarm. Halten Sie seinen Kopf nach unten und stützen Kopf und Schultern mit der Hand ab. Klopfen Sie ihm fünfmal kräftig zwischen die Schulterblätter.

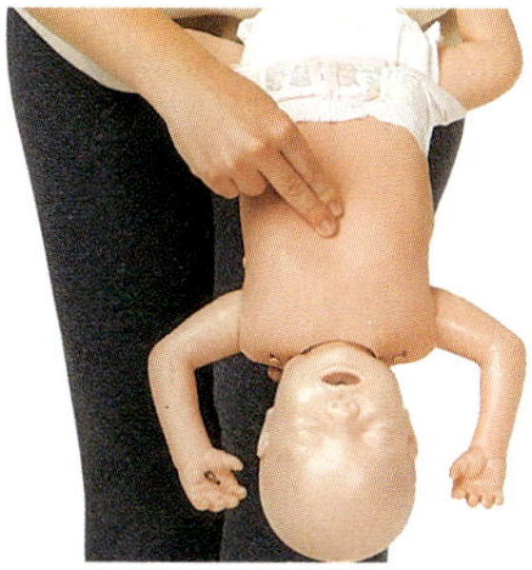

2 Auf den Bauch drücken
Hat das Klopfen keinen Erfolg gehabt, legen Sie Ihr Baby mit dem Gesicht nach oben über Ihren Arm. Legen Sie zwei Finger auf die untere Hälfte des Brustbeins (in die Brustmitte unterhalb der Brustwarzen), und drücken Sie die Brust fünfmal kräftig 2 cm tief ein.

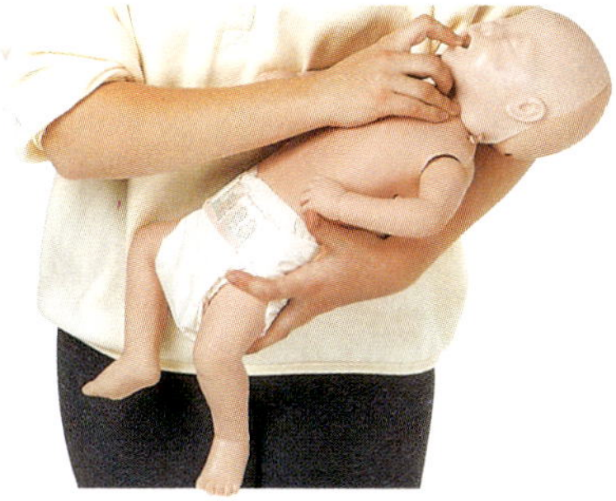

3 Den Mund kontrollieren
Schauen Sie Ihrem Baby in den Mund, wobei Sie Ihren Finger auf seine Zunge legen. Können Sie einen Fremdkörper erkennen, angeln Sie ihn mit dem Finger heraus. Schieben Sie Ihren Finger aber nicht in seinen Rachen. Kann das Hindernis nicht beseitigt werden, rufen Sie einen Krankenwagen. Wiederholen Sie diese Sequenz, bis Hilfe eintrifft.

Bei einem Kind

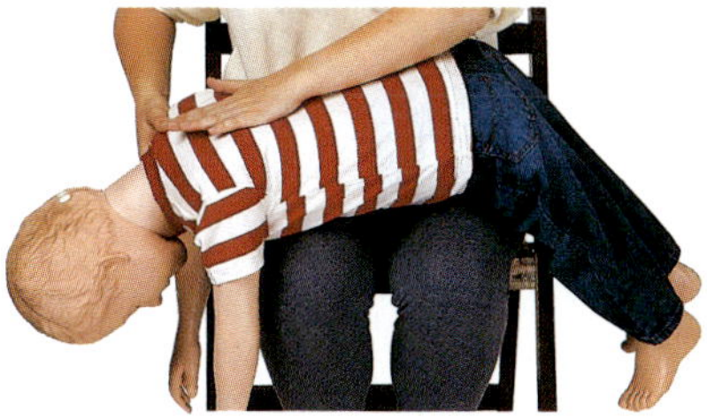

1 Auf den Rücken klopfen
Bitten Sie Ihr Kind, den Fremdkörper auszuhusten. Gelingt das nicht, legen Sie es mit dem Gesicht nach unten über Ihre Knie und klopfen ihm fünfmal kräftig zwischen die Schulterblätter. Wird der Fremdkörper nicht freigesetzt, versuchen Sie die nächste Maßnahme.

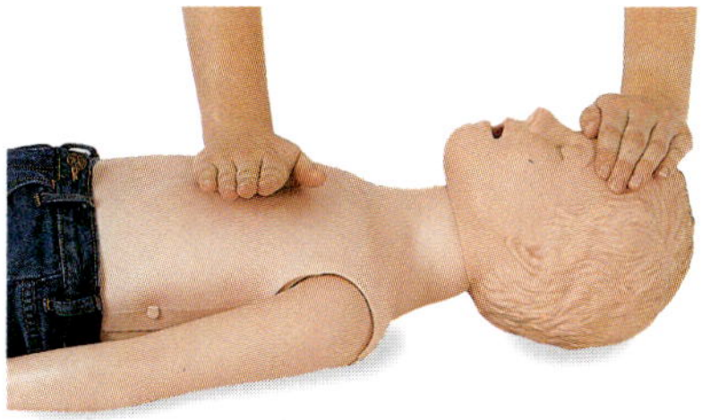

2 Auf die Brust drücken
Legen Sie Ihr Kind mit dem Gesicht nach oben auf den Boden. Legen Sie Ihren Handballen in die Brustmitte unterhalb der Brustwarzen, und drücken Sie fünfmal kräftig 3 cm tief nach innen. Schauen Sie, ob der Fremdkörper sichtbar ist, aber schieben Sie Ihren Finger nicht in den Hals.

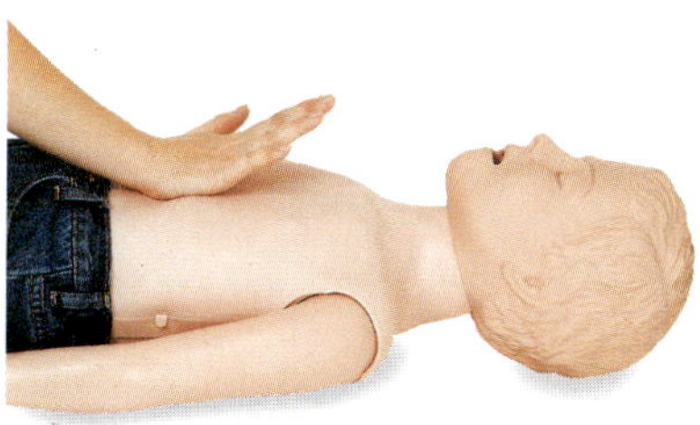

3 Auf den Bauch drücken
Wurde der Fremdkörper nicht beseitigt, legen Sie einen Handballen in die Bauchmitte unter den Brustkasten und schieben ihn fünfmal kräftig nach oben und unten. Sitzt der Fremdkörper immer noch fest, rufen Sie einen Krankenwagen. Wiederholen Sie diese Sequenz, bis Hilfe eintrifft.

Elektrischer Schlag

Ihr Kind kann durch defekte Kabel oder Drähte, Lichtschalter, kaputte Elektrogeräte oder beim Berühren eines Gerätes mit nassen Händen einen Stromschlag bekommen. Es ist wichtig, daß Sie Ihr Kind von klein auf vor den Gefahren der Elektrizität warnen; erklären Sie ihm immer wieder, daß Wasser und Strom eine gefährliche Kombination sind. Ersetzen Sie kaputte Kabel, und bringen Sie Steckdosensicherungen an.

Symptome In schweren Fällen verliert das Kind das Bewußtsein, und es kommt zum Herzstillstand. In leichten Fällen trägt es geringfügige Verbrennungen davon.

Was Sie tun müssen
Bevor Sie Ihrem Kind zu Hilfe kommen, müssen Sie den elektrischen Kontakt zwischen der Stromquelle und dem Kind unterbrechen. Unterbrechen Sie entweder den Strom im Sicherungskasten, oder ziehen Sie den Stecker heraus. Müssen Sie den Kontakt mit der Hand unterbrechen, gehen Sie auf Nummer Sicher: Schieben Sie Ihr Kind mit einem Gegenstand aus nichtleitendem Material, zum Beispiel Holz oder Plastik, weg, und stellen Sie sich dabei auf ein isolierendes Material. Gibt es keine andere Möglichkeit, ziehen Sie Ihr Kind an seinen Kleidern weg. Doch dies kann sehr gefährlich sein, denn wenn Sie seine Haut berühren oder die Kleider feucht sind, werden auch Sie einen Schlag bekommen. Sobald der Kontakt unterbrochen ist, untersuchen Sie Ihr Kind auf Verbrennungen. Hat es schwere Verbrennungen oder ist bewußtlos, rufen Sie einen Krankenwagen. In der Zwischenzeit behandeln Sie die Verbrennungen, indem Sie kaltes Wasser darübergießen und einen sterilen Verband auflegen (s. S. 336). Beobachten Sie den Zustand Ihres Kindes genau; gerät es in einen Schockzustand (s. S. 332) müssen Sie es vielleicht wiederbeleben. Ist es bewußtlos, aber atmet, legen Sie es in die Seitenlage (s. S. 329).

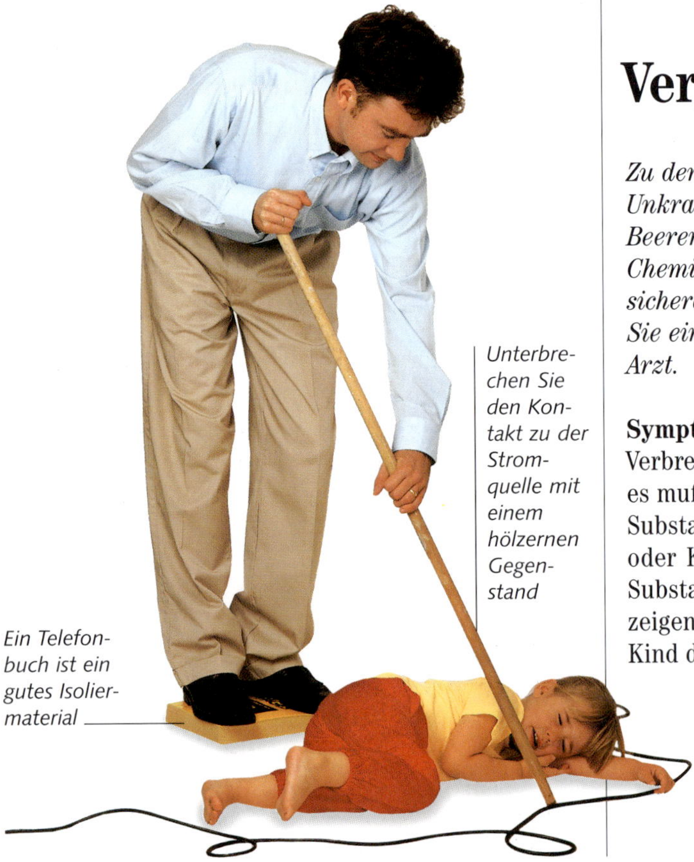

Unterbrechen Sie den Kontakt zu der Stromquelle mit einem hölzernen Gegenstand

Ein Telefonbuch ist ein gutes Isoliermaterial

Den Kontakt unterbrechen
Stellen Sie sich auf ein trockenes, isolierendes Material, und schieben Sie Ihr Kind mit einem nichtleitenden Gegenstand aus Holz oder Plastik weg. Berühren Sie die Haut Ihres Kindes nicht mit den Händen.

Vergiftung

Zu den verbreitetsten Giften gehören Bleichmittel, Unkrautvernichtungsmittel, bestimmte Pflanzen und Beeren sowie Pilze. Belassen Sie Medikamente und Chemikalien in ihrem Originalbehälter mit kindersicherem Verschluß, und schließen Sie sie fort. Wenn Sie eine Vergiftung vermuten, rufen Sie immer den Arzt.

Symptome Eine ätzende Chemikalie verursacht oft Verbrennungen im Mundbereich; dem Kind wird übel, es muß erbrechen oder hat Durchfall. Bei sehr giftigen Substanzen kann das Kind das Bewußtsein verlieren oder Krämpfe bekommen. Vielleicht liegt eine giftige Substanz, zum Beispiel Beeren oder Putzmittel herum – zeigen Sie sie dem Arzt, denn möglicherweise hat Ihr Kind diese Substanz verschluckt.

Was Sie tun müssen
Versuchen Sie das Gift zu bestimmen. Rufen Sie den Arzt oder eine Vergiftungszentrale (s. Hilfreiche Adressen) an.
Wenn Sie vermuten, daß Ihr Kind etwas Giftiges verschluckt hat, versuchen Sie nicht, es zum Erbrechen zu bringen. Denn dabei würde die Chemikalie ebenso viel Schaden anrichten wie beim Verschlucken. Geben Sie Ihrem Kind statt dessen eventuell nach Rücksprache mit dem Arzt oder der Vergiftungszentrale schluckweise Milch oder Wasser zu trinken. Spuren des Giftes an Händen oder Gesicht werden mit Wasser abgewaschen.
Hat Ihr Kind das Bewußtsein verloren, kontrollieren Sie seinen Puls und die Atmung; wenn nötig beginnen Sie mit der Wiederbelebung (s. S. 330–331). Wenn es atmet, legen Sie es in die Seitenlage (s. S. 329).

Ertrinken

Ein Kind kann schon bei einer Wasserhöhe von 5 cm ertrinken. Daher ist es sehr wichtig, das Kind nie allein an einem Planschbecken, einer Badewanne oder sogar einem Wassereimer zu lassen. Wird das Kind nicht unverzüglich wiederbelebt, erstickt es.

Rettung
In einem großen Gewässer besteht für Sie wie für das Kind die Gefahr zu ertrinken. Versuchen Sie deshalb, es mit Ihrer Hand oder einer Stange zu erreichen, oder werfen Sie ihm einen Rettungsring zu. Gehen Sie nur ins Wasser, wenn es keine Alternative gibt. Im flachen Wasser tragen Sie Ihr Kind an Land; ziehen Sie es nur im Wasser, wenn es bewußtlos ist. Beim Tragen muß sein Kopf niedriger liegen als seine Brust.

Was Sie tun müssen
Tragen Sie Ihr Kind zum nächsten warmen, trockenen Ort. Legen Sie es, ohne es auszuziehen, auf Decken oder einen Mantel. Überprüfen Sie seine Atemwege, die Atmung und den Puls (s. S. 328–329) und machen Sie wenn nötig Wiederbelebung (s. S. 330–331). Ist es bewußtlos, aber atmet noch, legen Sie es in die Seitenlage (s. S. 329). Kontrollieren Sie seine Atmung ständig. Entfernen Sie seine nasse Kleidung, und schützen Sie es vor einer Auskühlung.
Ihr Kind muß so schnell wie möglich ärztlich versorgt werden. Rufen Sie entweder einen Krankenwagen oder fahren es selbst ins Krankenhaus. Selbst wenn es sich scheinbar erholt, besteht die Gefahr, daß es zu Symptomen eines sogenannten „sekundären Ertrinkens“ kommt, bei dem die Luftwege anschwellen. Ihr Kind muß auch wegen der Unterkühlung behandelt werden.

Blutungen

Schnitt- und Schürfwunden (s. S. 342) sind selten ernst und können, solange sie nicht infiziert werden, zu Hause behandelt werden. Schwere innere oder äußere Blutungen können jedoch zu einem Schock und Bewußtlosigkeit führen. Sie sind ein Notfall.

Was Sie tun müssen
Eine schwere Blutung ist ernst. Sie muß schnell versorgt werden, bevor ein Schock eintritt.

Schwere äußerliche Blutung Legen Sie die Wunde frei – schneiden Sie die Kleidung nötigenfalls auf – und üben Sie mit einem sauberen Verband oder Kleidungsstück Druck auf die Wunde aus. Steckt Glas in der Wunde, entfernen Sie es nicht. Drücken Sie statt dessen auf die andere Seite der Wunde; dadurch werden die Enden der beschädigten Blutgefäße zusammengedrückt. Legen Sie Ihr Kind hin. Erhöhen Sie den verletzten Körperteil, so daß er über dem Herz liegt und der Blutfluß zur Wunde verringert wird.
Verwenden Sie keine Staubinde, um die Blutung zu stillen; aber legen Sie auf die Wunde eine Mullkompresse auf, üben Sie Druck aus, und befestigen Sie dann den Verband. Sickert Blut durch den Verband durch, verstärken Sie ihn mit einer weiteren Binde. Steckt Glas in der Wunde, beginnen Sie den Verband auf der anderen Seite, bis Sie die Bandage über das Glas führen können, ohne es weiter in die Wunde zu schieben. Rufen Sie einen Krankenwagen oder bringen Sie das Kind ins Krankenhaus.

Innerliche Blutung Wenn Ihr Kind unter Schock (s. S. 332) steht, starke Quetschungen hat oder aus Ohren, Nase, Mund oder Vagina blutet, müssen Sie von einer inneren Blutung ausgehen. Behandeln Sie es gegen den Schock (s. S. 332) und rufen den Krankenwagen.

Verbrennungen und Verbrühungen

Verbrennungen werden normalerweise nach der Fläche der Hautschädigung beschrieben. Verbrennungen ersten Grades sind oberflächlich und am wenigsten ernst; sie werden durch geringe Mengen verschütteter Flüssigkeit oder das Berühren einer heißen Fläche verursacht. Verbrennungen zweiten Grades sind ernster; dabei bilden sich flüssigkeitsgefüllte Blasen auf der Haut. Verbrennungen dritten Grades sind sehr schwer, da alle Hautschichten geschädigt sind und es durch das Abschälen der Haut zu einem hohen Flüssigkeitsverlust kommt; es können auch die Nerven und Muskeln geschädigt sein. Nur leichtere Verbrennungen können Sie selber behandeln, in allen anderen Fällen müssen Sie zum Arzt gehen.

Was Sie tun müssen

Bei einer leichten Verbrennung lassen Sie ungefähr zehn Minuten lang kaltes Wasser über den betroffenen Körperteil fließen. Decken Sie die Verbrennung dann mit einer sterilen Kompresse ab. Eine saubere Plastiktüte kann im Notfall als Verband dienen.

Bei einer größeren Verbrennung rufen Sie den Krankenwagen. Dann legen Sie Ihr Kind hin und kühlen den betroffenen Körperteil mit fließendem Wasser.

Kontrollieren Sie die Atmung und den Puls des Kindes. Vielleicht müssen Sie es gegen den Schock behandeln (s. S. 332). Wenn es bewußtlos wird, müssen Sie es wiederbeleben (s. S. 330 – 331). Sofern die Kleidung nicht an der verbrannten Haut festklebt, müssen Sie sie vorsichtig abnehmen oder wegschneiden.

Was Sie nicht tun dürfen

- Den betroffenen Bereich berühren oder Blasen aufstechen.
- Auf die Verbrennung Lotion oder Fett auftragen.
- Ein Pflaster oder einen Klebeverband aufbringen.
- Die Wunde mit flauschiger Kleidung oder einer fusselnden Decke bedecken.
- Etwas entfernen, was an der Wunde festhängt: Sie können die Haut oder das Gewebe noch stärker schädigen und eine Infektion herbeiführen.
- Das Kind zu stark auskühlen lassen; das kann zu einer Unterkühlung führen (s. S. 340).

Brennende Kleidung

Löschen Sie mit Wasser

Legen Sie das Kind so schnell wie möglich mit der brennenden Kleidung nach oben auf den Boden. Löschen Sie die Flammen mit Wasser. Gießen Sie aber kein Wasser auf Ihr Kind, wenn das Feuer durch ein elektrisches Gerät hervorgerufen wurde, das noch in der Nähe des Kindes liegt. Gießen Sie das Wasser von oben nach unten auf den Körper, damit die Flammen nicht das Gesicht erreichen können.

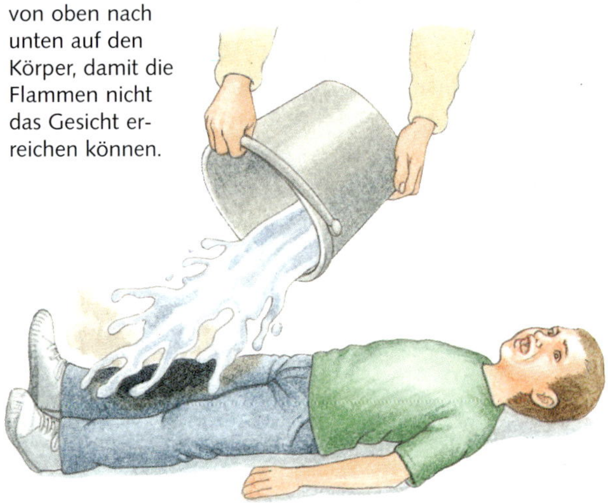

Ersticken Sie die Flammen

Haben Sie kein Wasser zur Verfügung, wickeln Sie Ihr Kind in Decken oder einen dicken Mantel oder Teppich ein, um den Flammen den Sauerstoff zu entziehen. Verwenden Sie aber keinen brennbaren Stoff.

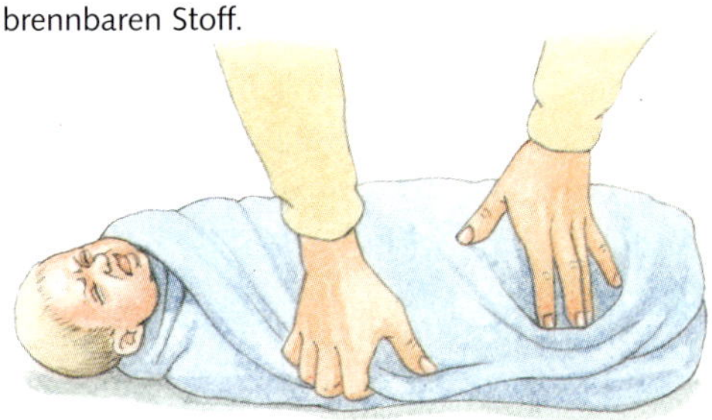

Vorsicht

Schwere Verbrennungen sind gefährlich; ein Kind kann durch den Flüssigkeitsverlust in einen Schockzustand geraten. Ein unbehandelter Schock (s. S. 332) führt schnell zu Bewußtlosigkeit. Je größer die Verbrennung, um so größer die Wahrscheinlichkeit eines schweren Schocks. Wenn mehr als ein Zehntel der Körperoberfläche verbrannt ist, muß das Kind umgehend gegen den Schock behandelt werden; rufen Sie sofort einen Krankenwagen.

Kopfverletzungen

Wenn Ihr Kind seinen Kopf anstößt, hat es sich normalerweise in wenigen Minuten wieder erholt. Bei einem starken Stoß kann eine Schwellung, eine Beule, entstehen. Anlaß zur Sorge besteht, wenn es nach einer Kopfverletzung zu einer schweren Blutung kommt oder nach einigen Stunden Symptome der Gehirnerschütterung auftreten. Achten Sie auf Benommenheit, Kopfschmerzen und Übelkeit.

Symptome Nach einem leichten Schlag oder Stoß können Kopfschmerzen auftreten und es kann sich eine Beule bilden. Bei einer schwereren Verletzung kann das Kind das Bewußtsein verlieren. Es können Symptome einer Gehirnerschütterung auftreten (s. unten rechts). Das Kind wird schläfrig, benommen, wie betäubt, und kann unter Übelkeit und Erbrechen, Sehstörungen und Kopfschmerzen leiden. Bei einer offenen Kopfverletzung kann es zu einer starken Blutung kommen.
Strohfarbige Flüssigkeit oder wäßriges Blut aus Ohren oder Nase kann auf einen Schädelbruch hinweisen. Zu den weiteren Symptomen gehören eine Einsenkung der Schädeldecke und Bewußtlosigkeit. Bei Verdacht auf Schädelbruch handeln Sie wie in einem Notfall.

Was Sie tun müssen

Wenn Ihr Kind bewußtlos ist, rufen Sie einen Krankenwagen. Legen Sie es in die Seitenlage (s. S. 329). Kontrollieren Sie ständig seinen Puls und seine Reaktionen (s. S. 328–329); führen Sie notfalls die Wiederbelebung durch (s. S. 330–331). Kommt das Kind nach einer Weile zu sich, kontrollieren Sie weiterhin sein Bewußtsein, indem Sie prüfen, ob es auf Ansprechen reagiert. Lassen Sie es nicht alleine.
Besteht eine Blutung aus Schädel, Nase oder Ohren, drücken Sie eine saubere Kompresse gegen die Stelle, um die Blutung zu stoppen. Eine Wunde berühren Sie nicht mit den Fingern. Wenn die Blutung aufhört, säubern und bedecken Sie die Wunde – allerdings nur, wenn sie dadurch nicht wieder zu bluten anfängt. Eine große oder klaffende Wunde muß vom Arzt genäht werden. Einen kleinen Schnitt säubern Sie mit Wasser und legen eine Kompresse auf. Ausfluß aus dem Ohr sollte man abfließen lassen. Ist Ihr Kind bei Bewußtsein, aber benommen, bringen Sie es zum Arzt.

Wenn Sie keine sterile Kompresse haben, genügt auch ein sauberes Stofftaschentuch.

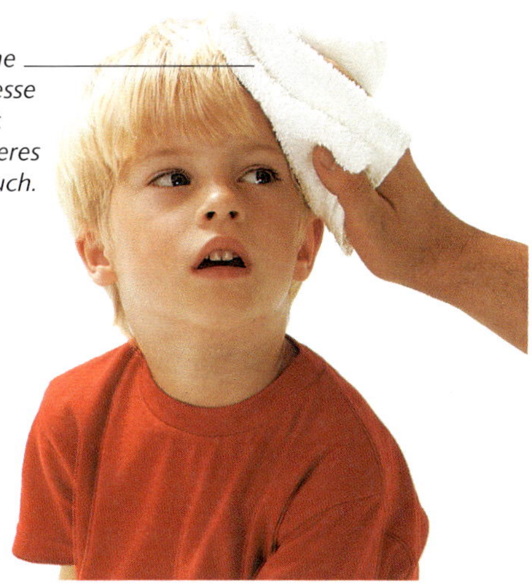

Kopfwunden
Drücken Sie mit einer sterilen Kompresse oder einem sauberen Taschentuch zehn Minuten lang, bzw. bis die Blutung gestoppt ist, fest und gleichmäßig auf die Wunde.

Benommenheit

Hat das Kind einen Schlag auf den Kopf erlitten, kann es Anzeichen der Benommenheit zeigen; dabei handelt es sich um eine zeitweilige Störung des Gehirns.

Das Kind wird kurze Zeit das Bewußtsein verlieren und sich dann wieder vollständig erholen. Ihm ist schwindlig oder übel, es hat leichte Kopfschmerzen und kann sich vielleicht nicht mehr daran erinnern, was zu seiner Verletzung geführt hat. Eine Benommenheit kann mehrere Stunden nach dem Schlag einsetzen, so daß Sie bei Ihrem Kind 24 Stunden lang auf diese Symptome achten sollten. Dauern die Symptome länger als einige Tage an oder setzen erneut wieder ein, müssen Sie zum Arzt gehen.

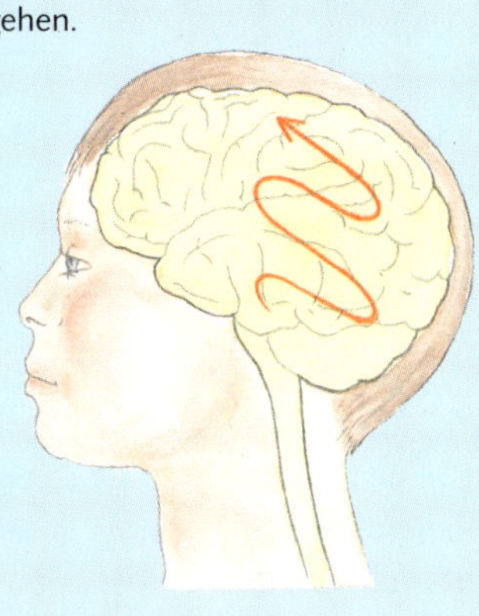

Ursache der Benommenheit
Weil das Gehirn nicht fest im Schädel fixiert ist, kann es sich etwas bewegen. Nach einem Schlag auf den Kopf wird das Gehirn geschüttelt oder gegen die Schädeldecke gestoßen; dadurch werden die Symptome der Benommenheit ausgelöst.

Anfälle und Krämpfe

Die häufigsten Ursachen für Krämpfe sind Fieber (s. S. 281), Epilepsie (s. S. 270), Kopfverletzungen, Krankheiten, die das Gehirn schädigen, und Vergiftungen. Krämpfe können auch aus unersichtlichem Grund auftreten. Während eines Krampfes sind die normalen elektrischen Impulse im Gehirn gestört. Deshalb kommt es zu unwillkürlichen Zuckungen der Muskeln. Man darf das Kind dabei in keiner Weise behindern. Krämpfe treten gewöhnlich vereinzelt auf, aber Kinder mit Epilepsie leiden an wiederholten Anfällen.

Symptome Kinder mit Epilepsie können an geringfügigen Anfällen („Petit mal") leiden, die sich als Konzentrationsschwäche oder Tagträumerei äußern, oder an großen Anfällen („Grand mal"). Bei einem Petit-mal-Anfall kann das Kind in einem Körperteil, zum Beispiel am Arm oder Bein, ein Kribbeln oder Zucken verspüren. Bei einem Grand-mal-Krampf schreit das Kind auf, verliert das Bewußtsein und stürzt zu Boden. Sein Körper versteift sich, die Atmung stockt. Auf diese „steife" Phase folgen rhythmisch zuckende Bewegungen von Armen und Beinen und Krümmungen des Rückens. Ihr Kind hat keine Kontrolle über seine Körperfunktionen und kann einnässen. Es kann mit den Zähnen knirschen und sich auf die Zunge beißen oder Schaum vor dem Mund haben.
Nach dem Krampf entspannen sich die Muskeln, und das Kind atmet wieder normal. Wenn es wieder zu Bewußtsein gelangt, ist es wahrscheinlich verwirrt oder schläfrig und will schlafen.

Was Sie tun müssen

Besprechen Sie mit dem Arzt, wie Sie sich während eines Anfalls verhalten sollen. Es kann sinnvoll sein, nicht einzugreifen. Räumen Sie alle Gegenstände um das Kind herum weg, damit es sich nirgends stoßen kann. Rufen Sie einen Arzt, und bleiben Sie bei Ihrem Kind. Bleibt es bewußtlos, legen Sie es in die Seitenlage (s. S. 329). Schreiben Sie sich Dauer und Symptome des Anfalls auf; dies erleichtert dem Arzt die Bestimmung der Ursache des Anfalls. Auf jeden Fall sollten Sie ruhig bleiben und nicht in Panik geraten. Leidet Ihr Kind häufiger an Krämpfen, sollten Sie Lehrer und andere Betreuungspersonen informieren.

Augenverletzungen

Jede Verletzung am Auge muß ernst genommen werden. Zu den häufigen Verletzungen zählen Fremdkörper oder Chemikalien im Auge, ein Schlag aufs Auge, der zu einem Bluterguß führt sowie Schnitte.

Symptome Sie unterscheiden sich je nach Art der Verletzung; es kann ein Bluterguß an der Augenhöhle sein, die Unfähigkeit, das Auge zu öffnen oder Zuckungen des Augenlids. Es kann ein eingeschränktes Sehvermögen bestehen, oder das Auge kann blutunterlaufen sein. Wenn die Pupille durchstochen wurde, kann Blut oder Flüssigkeit aus der Pupille austreten.

Was Sie tun müssen

Die Behandlung hängt von der Art der Verletzung ab, sollte aber in allen Fällen schnell erfolgen. Ihr Kind muß zum Augenarzt gebracht werden.

- Ist ein Fremdkörper im Auge, versuchen Sie ihn mit der Ecke eines Taschentuchs zu entfernen oder durch Ausspülen des Auges (s. unten). Ist er im Auge oder der Iris verankert, legen Sie eine Kompresse über das Auge und bringen das Kind zum Augenarzt.

Das Auge ausspülen
Legen Sie Ihr Kind so hin, daß der Kopf in die Richtung des betroffenen Auges geneigt ist. Gießen Sie vom inneren Augenwinkel nach außen Wasser über das geöffnete Auge.

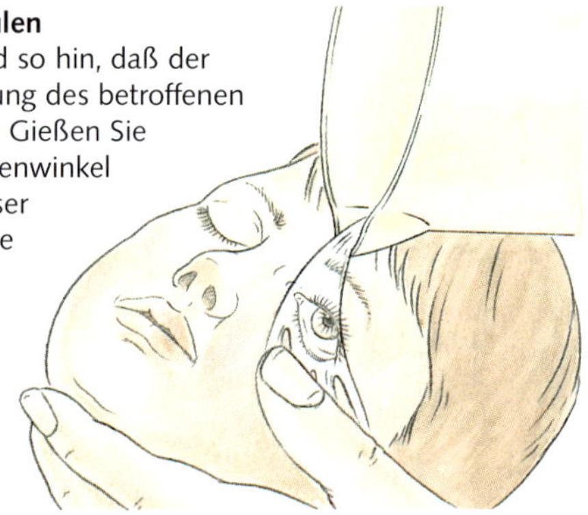

- Nach einem Schlag auf das Auge legen Sie eine kalte Kompresse auf, damit die Schwellung zurückgeht.
- Hat das Kind eine Chemikalie ins Auge bekommen, bringen Sie es zum Augenarzt. Versuchen Sie aber zuerst, das Auge mit Wasser aus einem Krug auszuspülen (siehe oben); oder Sie halten das Kind mit dem betroffenen Auge nach unten unter einen fließenden Wasserhahn. Spülen sie das Auge 15 Minuten lang.
- Ist das Auge verletzt, halten Sie eine sterile Kompresse dagegen und bringen das Kind zum Arzt.

Brüche und Verrenkungen

In der Kindheit sind Grünholzbrüche am häufigsten. Dabei biegt sich der Knochen und splittert. Andere Knochenbrüche sind einfache Brüche (ein glatter Bruch) und offene Brüche (der Knochen bricht durch die Haut). Bei einer Verrenkung gerät der Knochen aus seinem Gelenk, gewöhnlich nach einer heftigen Drehung.

Symptome Es bestehen Schwierigkeiten beim Bewegen; das Glied mag verformt wirken. Es treten Schmerzen auf; eine Schwellung und bläuliche Verfärbung entwickeln sich, und möglicherweise besteht an der verletzten Stelle eine Wunde. Bei einer Verrenkung verspürt Ihr Kind vielleicht einen stechenden Schmerz.

Was Sie tun müssen

Brüche und Verrenkungen müssen sofort im Krankenhaus versorgt werden. Halten Sie Ihr Kind möglichst ruhig, bis Sie im Krankenhaus sind; geben Sie ihm nichts zu essen oder trinken. Sie können einer Verschlimmerung des Schmerzes vorbeugen, indem Sie die Gelenke unter und über dem Bruch ruhigstellen.

Eine Schlinge anlegen

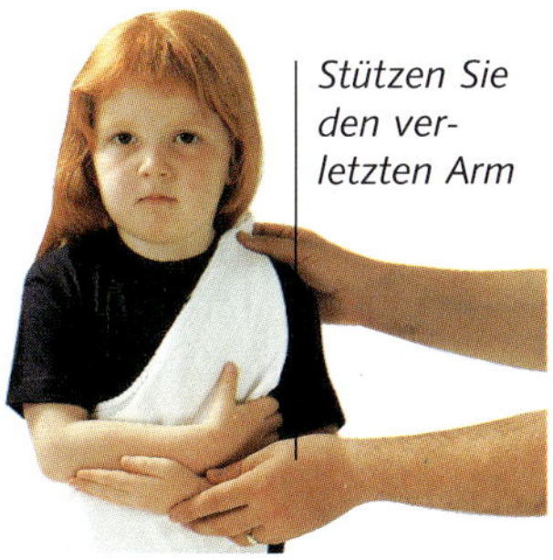

1 Die Bandage anlegen
Winkeln Sie den verletzten Arm über der Brust an. Legen Sie die Bandage (benutzen Sie ein Dreieckstuch oder ein diagonal gefaltetes quadratisches Tuch) zwischen Arm und Brust. Ziehen Sie eine Ecke hoch um den Hals bis zur Schulter des verletzten Arms.

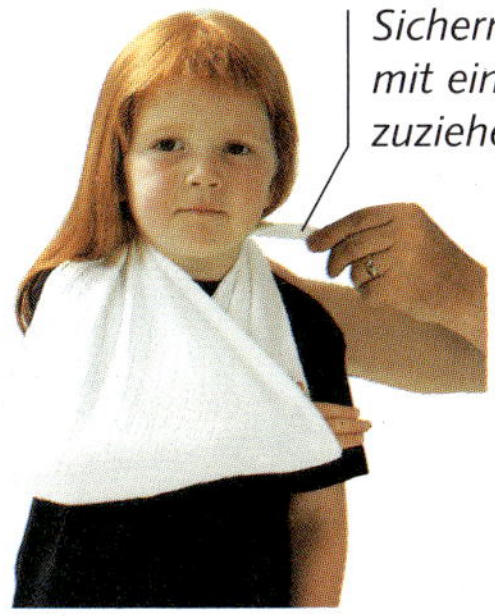

2 Die Bandage verknoten
Ziehen Sie das Unterteil der Bandage über den Unterarm des Kindes; verknoten Sie die untere Ecke des Dreiecks mit einem Segelknoten mit der Ecke, die an der verletzten Schulter liegt. Schieben Sie die Enden der Knoten in das Tuch.

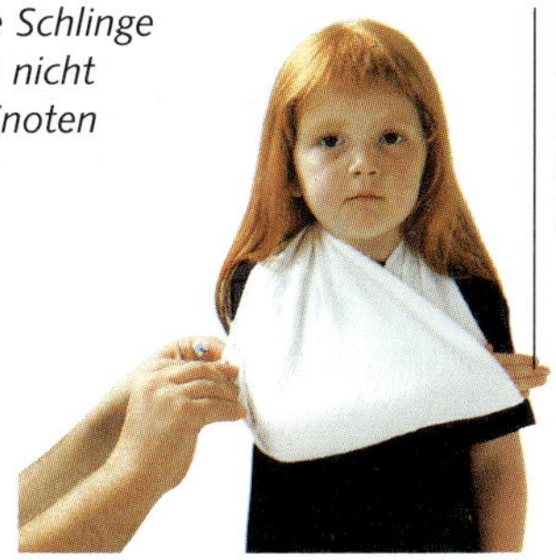

3 Die Ecke befestigen
Befestigen Sie mit einer Sicherheitsnadel die lockere Stelle der Bandage vor dem Ellenbogen. Wenn Sie keine Sicherheitsnadel haben, schieben Sie den Zipfel in die Schlinge. Die Hand sollte frei bleiben.

Beinbandage

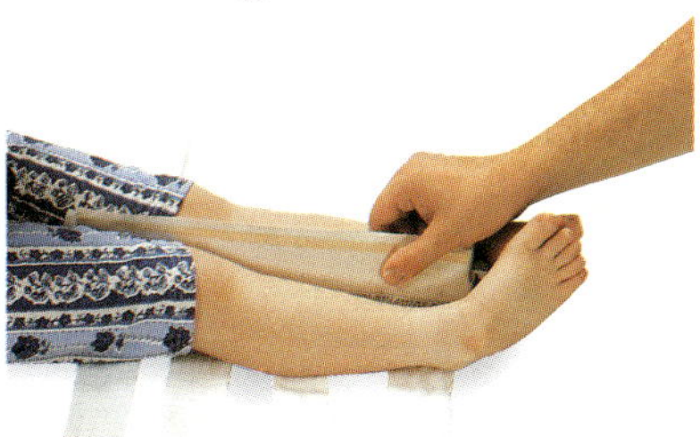

1 Eine Schiene improvisieren
Legen Sie Ihr Kind hin; geben Sie Polstermaterial zwischen die Beine. Verwenden Sie Zeitungen, zusammengerollte Decken oder Kissen.

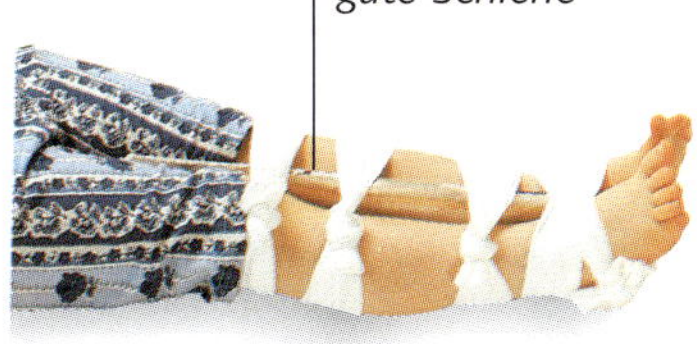

2 Die Bandagen verknoten
Verwenden Sie die breitesten Binden, die Sie haben; binden Sie das gebrochene Bein am Knie, an der Wade und der Ferse an das unverletzte Bein. Um die Knöchel ziehen Sie mit der Binde eine Acht. Alle Knoten müssen auf der Seite des unverletzten Beins liegen.

Vorsicht

Wenn Sie vermuten, daß Ihr Kind das Rückgrat oder den Hals gebrochen hat, kann auch eine Verletzung des von der Wirbelsäule getragenen Rückenmarks vorliegen; dann dürfen Sie das Kind bis zum Eintreffen des Krankenwagens keinesfalls bewegen; es darf auch seinen Kopf nicht bewegen. Wenn eine Rückenmarksverletzung vorliegt, empfindet Ihr Kind ein Brennen, Kribbeln oder spürt seine Glieder gar nicht mehr.

Hitzschlag

Wenn der Körper infolge extremer Wärmeeinwirkung überhitzt wird, versagt der Temperaturregulierungsmechanismus im Gehirn, und die Schweißdrüsen stellen ihre Arbeit ein. Ein Kind kann seine Körpertemperatur nicht in der gleichen Weise senken wie ein Erwachsener. Zu einem Hitzschlag kommt es bei Kindern relativ häufig, wenn sie ohne langsame Gewöhnung plötzlich starker Sonne ausgesetzt sind. Die Temperatur des Kindes kann über 40 °C ansteigen; in extremen Fällen wird es bewußtlos und atmet nicht mehr. Meistens verläuft ein Hitzschlag allerdings glimpflich.

Symptome Obwohl die Haut heiß aussieht und sich heiß anfühlt, bleibt sie trocken. Ihr Kind kann schläfrig und lethargisch wirken; der Puls ist beschleunigt. In schweren Fällen ist das Kind verwirrt, verliert das Bewußtsein und atmet nicht mehr.

Was Sie tun müssen
Ziehen Sie Ihrem Kind die Kleidung aus, und legen Sie es an einen kühlen Ort. Rufen Sie einen Arzt, wenn die Temperatur auf 40 °C steigt, und waschen Sie das Kind unterdessen mit lauwarmem Wasser ab oder wickeln es in ein kühles, nasses Laken. Legen Sie ein eingepacktes Eispaket auf seine Stirn; geben Sie ihm viele kühle Getränke, und fächeln Sie seinem Körper kühle Luft zu. Überwachen Sie Puls und Temperatur genau. Überprüfen Sie die Temperatur minütlich, bis sie auf 37,2 sinkt; dann kühlen Sie das Kind nicht mehr, kontrollieren aber weiterhin die Temperatur.
Wenn das Kind das Bewußtsein verliert, legen Sie es in die Seitenlage (s. S. 329) und kontrollieren seine Atmung. Atmet es nicht mehr, beatmen Sie es (s. S. 330) und rufen einen Krankenwagen.

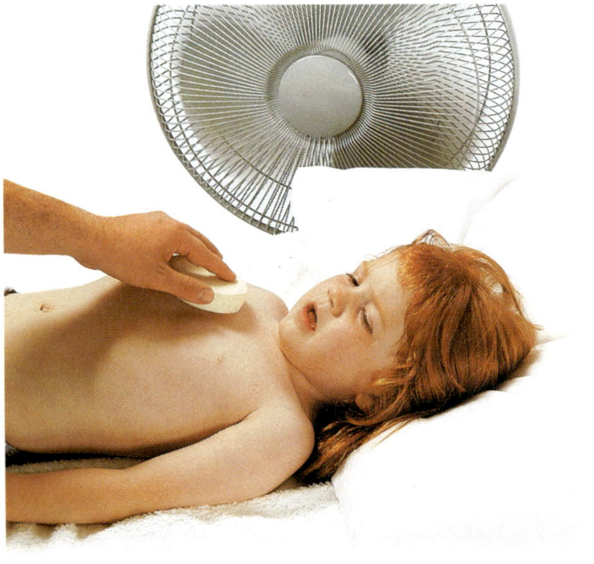

Die Körpertemperatur senken
Bringen Sie Ihr Kind aus der Sonne. Waschen Sie es mit lauwarmem Wasser ab, oder fächeln Sie ihm kühle Luft zu.

Unterkühlung

Kühlt Ihr Kind bei kaltem, nassem oder windigem Wetter aus, oder nach einem Badeunfall oder einfach nach einem Aufenthalt in einem zu kalten Raum, kann es zu einer Unterkühlung kommen. In der Medizin wird eine Körpertemperatur unter 35 °C als Unterkühlung bezeichnet.

Symptome Ihr Kind kann Schüttelfrost haben, und seine Haut fühlt sich kalt und trocken an. Es sieht blaß aus oder ist bläulich angelaufen (Babys allerdings eher blaßrot), und seine Atmung geht langsam und flach. Es ist lethargisch; es kann apathisch, verwirrt oder ungewöhnlich ruhig sein. In schweren Fällen wird das Kind bewußtlos.

Was Sie tun müssen
Ziehen Sie ihm die nasse Kleidung aus, wickeln Sie es in warme, trockene Kleidung und Decken, und halten Sie es eng an Ihren Körper. Rufen Sie sofort einen Arzt.
Ältere Kinder können durch ein Bad mit langsam steigender Wassertemperatur und warme (nicht heiße), süße Getränke aufgewärmt werden. Zeichnen Sie die Temperatur Ihres Kindes kontinuierlich auf. Wird es trotz Ihrer Bemühungen nicht warm oder verliert das Bewußtsein, rufen Sie einen Krankenwagen. Steigt seine Körpertemperatur, legen Sie es in ein angewärmtes Bett. Bleiben Sie bei ihm, bis der Arzt kommt oder Sie sicher sind, daß sich seine Temperatur normalisiert hat. Legen Sie nie eine direkte Wärmequelle, zum Beispiel eine Wärmflasche, auf die Haut Ihres Kindes.

Erste Hilfe im Alltag

Es ist unvermeidlich, daß Ihr Kind sich immer mal wieder kleinere Verletzungen wie Schnitte, Beulen, Blasen, Stiche und Bisse zuzieht. Meistens sind sie harmlos und können durch tröstende Worte und einige einfache Erste-Hilfe-Maßnahmen zu Hause behandelt werden.

Tierbisse

Wenn Ihr Kind mit einem Haustier, meist Hund oder Katze, herumalbert oder es ärgert, kann es gebissen werden. Ein Biß kann für das Kind eine traumatische Erfahrung sein, ist aber gewöhnlich nicht tragisch. Die größte Gefahr besteht darin, daß in tiefe Wunden Bakterien gelangen und eine Infektion verursachen können. Wurde Ihr Kind während einer Auslandsreise von einem Tier gebissen, sollte es sofort ärztlich behandelt werden. Möglicherweise muß es eine Spritze gegen Tollwut bekommen.

Als erstes müssen Sie Ihr Kind beruhigen, denn es ist sicher sehr verschreckt. Hat es das Tier geärgert und wurde deshalb gebissen, sollten Sie ihm diesen Zusammenhang erklären.

Was Sie tun müssen

Waschen Sie die Wunde gründlich mit warmem Wasser aus. Tragen Sie eventuell eine Wundsalbe auf, und bedecken Sie sie mit einer Kompresse. Bei einem schlimmen Biß versuchen Sie die Blutung durch Druck sowie Erhöhen und Abbinden des verletzten Körperteils abzuschwächen. Bedecken Sie die Wunde mit einem Pflaster, und bringen Sie das Kind ins Krankenhaus. Ist es noch nicht geimpft, braucht es eine Tetanusspritze.

Insektenbisse und Stiche

Solange Ihr Kind keine Allergie hat (s. Flohstiche S. 293), sind Stiche und Insektenbisse nichts Ernstes. Stiche in Mund oder Rachen können allerdings gefährlich werden, da die Schwellung die Atemwege blockieren kann. Zu den Stechinsekten gehören Bienen, Wespen und Hornissen; zu den beißenden Insekten zählen Flöhe, Moskitos und Zecken. Ein Stich wird als plötzlicher, scharfer Schmerz erfahren; es bildet sich eine weiße Schwellung auf einem entzündeten Hautbezirk. Ein Biß ist weniger schmerzhaft; Schmerzen und Entzündung sind schwach ausgeprägt.

Was Sie tun müssen

Legen Sie eine kalte Kompresse auf; später tragen Sie eine kühlende Lotion auf, um das Unbehagen zu lindern. Steckt der Stachel noch im Fleisch, ziehen Sie ihn mit einer Pinzette heraus.

Wurde Ihr Kind von Flöhen gebissen, müssen Sie Ihr Haustier behandeln und das Haus desinfizieren.

Moskitostichen kann man durch Insektenspray vorbeugen. Vor einer Auslandsreise sollten Sie eine Malariaprophylaxe durchführen. Zeckenbisse können Krankheiten übertragen; gehen Sie also zum Arzt.

Wurde Ihr Kind in den Mund gestochen, geben Sie ihm einen Eiswürfel zum Lutschen (wenn es älter als ein Jahr ist); gehen Sie sofort zum Arzt, da die Schwellung die Atmung behindern kann. Eine allergische Reaktion auf einen Stich müssen Sie als Notfall ansehen. Zu den Symptomen einer Allergie zählen Anschwellen von Gesicht und Hals, verquollene Augen, erschwerte Atmung, rotgefleckte Haut, Keuchen und Nach-Luft-schnappen.

Schlangenbisse

Die Kreuzotter ist die einzige Giftschlange in unseren Breiten, aber ihr Biß ist selten tödlich. Bei einem Biß im Ausland schreiben Sie sich auf, wie die Schlange ausgesehen hat, damit das geeignete Gegengift gegeben werden kann. Je nach Schlangenart treten folgende Symptome auf: Bißstellen, Schmerzen, Rötung und Schwellung an der Bißstelle; in schweren Fällen Atemnot, Schwitzen, Erbrechen und Sehbehinderungen.

Was Sie tun müssen

Halten Sie das Kind ruhig, da Panikreaktionen die Verbreitung des Gifts im Körper beschleunigen können. Waschen Sie die Bißstelle mit sauberem Wasser, stellen Sie den betroffenen Körperbereich mit Bandagen ruhig, und bringen Sie das Kind ins Krankenhaus.

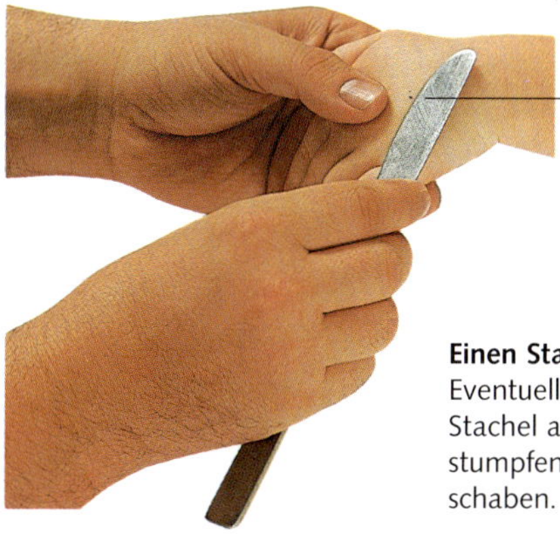

Schaben Sie vorsichtig über die Haut, um den Stachel zu lösen

Einen Stachel entfernen
Eventuell können Sie einen Stachel auch mit einem stumpfen Messer herausschaben.

Quallenstich
Wenn Ihr Kind auf eine Qualle tritt, kann es zu einer starken örtlichen Reaktion kommen. Quallen haben Stachelzellen, die bei Berührung Gift freisetzen. Die Schwere hängt von der Art der Qualle ab. Quallen in Nord- und Ostsee sind nicht sehr giftig und verursachen selten schwere Symptome – nur einen Ausschlag, der juckt oder etwas schmerzt. Manche Quallen in Übersee sind giftiger; es kann in extremen Fällen zu Erbrechen, Schock, Atemnot und Bewußtlosigkeit mit Todesfolge kommen.

Was Sie tun müssen
Die Stachelzellen, die in der Haut des Kindes stecken, setzen ihr Gift beim Aufplatzen allmählich frei. Dies können Sie verhindern, indem Sie die Zellen durch Alkohol oder Essig inaktivieren oder durch feinen Puder, zum Beispiel Talkum, verkleben. Tritt bei Ihrem Kind nach einem Stich oder einer Verletzung durch ein Meerestier eine schwere Reaktion auf, bringen Sie es ins Krankenhaus.

Blasen
Wenn die Haut verbrennt oder Druck oder Reibung ausgeübt wird, bildet sich als Schutzkissen eine Blase. Blasen sind mit Gewebeflüssigkeit gefüllte Hauttaschen. Häufig bilden sie sich an den Fersen, wenn die Schuhe nicht richtig passen oder das Kind Schuhe ohne Strümpfe trägt. Blasen sind nur ernst, wenn sie Folge eines schweren Sonnenbrandes sind, wenn sie platzen und sich infizieren oder sehr groß und schmerzhaft sind. Dann sollten Sie zum Arzt gehen.

Was Sie tun müssen
Stechen Sie die Blase nicht auf. Nach ein oder zwei Tagen wird sich unter der Blase eine neue Haut gebildet haben; die Gewebeflüssigkeit wird absorbiert, die Blase trocknet aus und schält sich ab. Um diesen Heilungsprozeß zu unterstützen, schützen Sie die Blase mit einer sauberen Kompresse oder einem Pflaster mit Wundauflage und halten sie trocken. Eine sehr große Blase sticht der Arzt vielleicht auf.

Schnitte und Kratzer
Solange ein Schnitt oberflächlich und nicht infiziert ist (dieses Risiko besteht bei Verletzungen durch Fingernägel, Pflanzen oder Tiere), genügt das Abwaschen mit klarem Wasser. Bei einer Schürfwunde wird die Haut abgekratzt, und die Stelle ist offen und empfindlich. Ein stark blutender Schnitt kann zu einem Schock führen (s. S. 332) und muß als Notfall behandelt werden.
Ein klaffender Schnitt muß genäht werden; bei einer tiefen oder verschmutzten Wunde besteht Tetanusgefahr (s. S. 283).

Was Sie tun müssen
Lassen Sie kaltes Wasser über die Wunde laufen. Klopfen Sie die Wunde mit einem sauberen Papiertuch trokken und bedecken sie mit einer sterilen Kompresse oder einem Pflaster. Hat Ihr Kind eine kleine, glatte Schnittwunde, können Sie sie durch ein Klammerpflaster zusammenhalten. Ist die Wunde verschmutzt oder sehr tief, besteht Infektionsgefahr, und Sie sollten das Kind zum Arzt bringen; vielleicht braucht es eine Tetanusspritze.
Bei einem sehr tiefen oder stark blutenden Schnitt müssen Sie das Kind sofort ins Krankenhaus bringen, da die Wunde genäht werden muß. Binden Sie die Stelle vor dem Losfahren mit einem sauberen Taschentuch oder einer Binde ab (oder drücken Sie notfalls stark mit Ihrer Hand dagegen). Erhöhen Sie den verwundeten Körperteil, damit die Blutzufuhr verlangsamt wird.

Splitter
Kleine Holz-, Glas- und Metallsplitter oder ein Dorn oder Stachel von einer Pflanze können sich leicht in die Haut des Kindes bohren. Solange Splitter nicht im Fleisch verhakt sind oder das Herausziehen allzu schmerzhaft ist, können sie zu Hause entfernt werden.

Was Sie tun müssen
Stellen Sie zuerst fest, um welche Art von Splitter es sich handelt. Bei Glassplittern gehen Sie zum Arzt, weil Sie das Kind schneiden könnten. In allen anderen Fällen suchen Sie das Ende des Splitters. Nehmen Sie eine

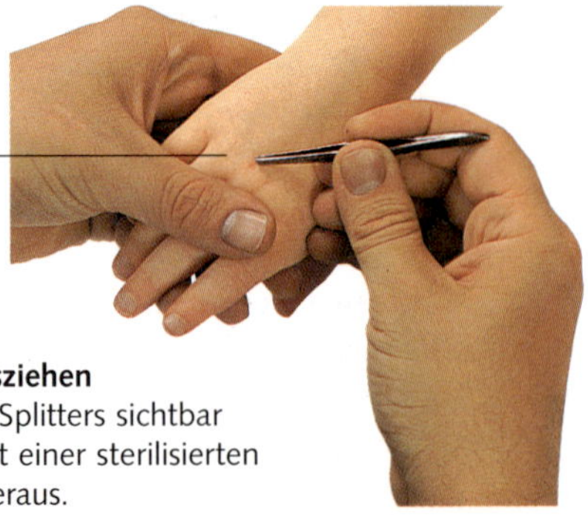

Einen Splitter herausziehen
Wenn das Ende des Splitters sichtbar ist, ziehen Sie ihn mit einer sterilisierten Pinzette vorsichtig heraus.

sterilisierte Pinzette (halten Sie sie dazu über eine Flamme und lassen sie abkühlen), und ziehen Sie vorsichtig das hervorstehende Ende des Splitters heraus. Drücken Sie die Stelle zusammen, damit es etwas blutet; dadurch wird die Wunde gereinigt. Haben Sie den Splitter entfernt, säubern Sie die Haut mit Wasser. Ist der Splitter ganz in die Haut eingedrungen, muß er vom Arzt, eventuell unter einer örtlichen Betäubung, entfernt werden. Untersuchen Sie die Stelle nicht mit einer Nadel. Ist die Wunde verschmutzt, braucht Ihr Kind vielleicht eine Tetanusspritze (s. S. 283).

Blaue Flecken

Aktive Kinder haben ständig blaue Flecken von Stürzen und Stößen – sie sind selten schlimm; gewöhnlich verschwinden sie nach 10 – 14 Tagen.

Was Sie tun müssen

Kleinere Blutergüsse müssen nicht behandelt werden. Nehmen Sie Ihr erschrockenes Kind einfach in den Arm. Bei einem großen Bluterguß legen Sie eine halbe Stunde lang einen kalten Umschlag auf. Gehen Sie sofort zum Arzt, wenn der Schmerz nach 24 Stunden schlimmer wird (dies kann auf einen Bruch hinweisen) oder das Kind wiederholt ohne ersichtlichen Grund blaue Flecken bekommt (dahinter kann sich eine ernsthafte Erkrankung verbergen).

Eingeklemmte Finger

Ein häufiger Unfall bei kleinen Kindern, die nicht verstehen, wie Türen, Fenster und Schubladen funktionieren. Eine Quetschung kann ernst sein, so daß es wichtig ist, die eingeklemmte Hand so schnell wie möglich freizubekommen. Trösten Sie Ihr Kind.

Was Sie tun müssen

Bei intakter Haut halten Sie die Hand unter kaltes Wasser oder in einen Behälter mit Eiswürfeln. Hat der Schmerz etwas nachgelassen, legen Sie einen Verband an. Bei einer sehr schweren Quetschung und einer innerlichen Blutung oder Schwellung rufen Sie den Arzt.

Fremdkörper im Ohr

Am häufigsten stecken sich Kinder kleine Perlen ins Ohr. Manchmal fliegt ein Insekt ins Ohr oder Watte bleibt beim Säubern hängen. Ein Fremdkörper im Ohr kann zeitweilige Taubheit verursachen, zu einer Ohrentzündung führen und das Trommelfell schädigen.

Was Sie tun müssen

Hat Ihr Kind ein Insekt im Gehörgang, legen Sie es mit dem betroffenen Ohr nach oben auf die Seite und gießen lauwarmes Wasser in das Ohr. Das Insekt sollte herausgespült werden. Jeder andere Fremdkörper muß vom Arzt herausgeholt werden. Wenn Sie es selbst versuchen, können Sie noch mehr Schaden anrichten. Der Arzt kann das Teil entfernen und eine Folgeinfektion oder Hautschädigung behandeln.

Fremdkörper in der Nase

Den Fremdkörper, den sich Ihr Kind in die Nase gesteckt hat, können Sie wahrscheinlich nicht sehen, aber das Kind klagt über Schmerzen. Manchmal dauert es mehrere Tage, bis Symptome deutlich werden: ein blutvermischter Ausfluß aus der Nase, Atembeschwerden und eventuell eine Schwellung, Entzündung und Bluterguß am Nasenrücken. Ein Fremdkörper in der Nase ist selten schlimm. Da aber die Gefahr besteht, daß das Kind den Gegenstand einatmet, muß das Kind zum Arzt gebracht werden.

Was Sie tun müssen

Versuchen Sie nicht, den Gegenstand zu entfernen. Sie könnten den Gegenstand noch weiter hineinschieben. Halten Sie das Kind ruhig, lassen Sie es durch den Mund atmen, und bringen Sie es zum Arzt.
Im Krankenhaus wird der Arzt den Fremdkörper mit Zangen entfernen; bei einem sehr kleinen Kind ist dabei vielleicht eine Vollnarkose notwendig.

Penis im Reißverschluß eingeklemmt

Diese Situation kann entstehen, wenn Ihr Sohn unachtsam den Reißverschluß hochzieht. Die Haut wird in die Zacken des Reißverschlusses eingeklemmt; dies sollte zwar keine dauerhaften Schäden nach sich ziehen, ist aber sehr schmerzhaft.

Was Sie tun müssen

Versuchen Sie nicht, den Reißverschluß zu öffnen. Bringen Sie das Kind zum Arzt, und lindern Sie den Schmerz unterdessen durch das Auflegen von Eiswürfeln. Der Arzt wird den Reißverschluß öffnen, nachdem er dem Kind eine örtliche Betäubung gegeben hat. Zur Nachbehandlung legen Sie Eiswürfel auf und geben ein Mittel zur Schmerzlinderung. Ihr Kind sollte beim Urinieren warmes Wasser über den Penis laufen lassen, damit der Urin verdünnt wird und nicht brennt.

Hilfreiche Adressen

Arbeitsgemeinschaft Allergiekrankes Kind – Hilfen für Kinder mit Asthma, Ekzem oder Heuschnupfen e.V.
Hauptstr. 29, 35745 Herborn,
Tel. 02772/412 37

Deutsche Liga zur Bekämpfung der Atemwegserkrankungen e.V.
Burgstr. 12, 33175 Lippsringe,
Tel. 05252/954505

Bundesverband „Hilfe für das autistische Kind" e.V.
Bebelallee 141, 22297 Hamburg,
Tel. 040/5115604

Down-Syndrom – Arbeitskreis Down-Syndrom e.V.
Hegelstr. 19, 33649 Bielefeld,
Tel. 0521/442998

Bundesgemeinschaft der Eltern und Freunde hörgeschädigter Kinder e.V.
Pirolkamp 18, 22397 Hamburg,
Tel. 040/6070344

Bundesverband Legasthenie e.V.
Königsstr. 32, 30175 Hannover,
Tel. 0511/318738

Deutsche Leukämie-Forschungshilfe Aktion für krebskranke Kinder e.V.
Dachverband
Joachimstr. 20, 53113 Bonn,
Tel. 0228/221833

Verein zur Förderung von Kindern mit Minimaler Zerebraler Dysfunktion (MCD) e.V.
Friedemann-Bach-Str. 1,
82166 Gräfeling,
Tel. 089/8543141

Gesellschaft zur Erforschung des plötzlichen Säuglingstods (GEPS)
Postfach 410262, 76202 Karlsruhe,
Tel. 0711/354506

Bundesvereinigung Stotterer Selbsthilfe e.V.
Kasparstr. 4, 50670 Köln,
Tel. 0221/730731

Bundesverband alleinstehender Mütter und Väter e.V. (VAMV)
Von-Groots-Platz 20, 53173 Bonn,
Tel. 0228/352995

Arbeitsgemeinschaft Tagesmütter – Bundesverband für Eltern, Pflegeeltern und Tagesmütter e.V.
Witzfeldstr. 17, 45770 Meerbusch,
Tel. 02132/76524

Deutsche Epilepsie-Liga
Postfach 6, 77686 Kehl-Kork

Informationszentrum Epilepsie
Herforder Straße 5-7, 33602 Bielefeld

Deutsche Gesellschaft zur Bekämpfung der Muskelkrankheiten e.V.
Rennerstr.4, 79106 Freiburg

Deutsche Gesellschaft zur Bekämpfung der Mucoviszidose
Adenauerallee 11, 53111 Bonn

Mukoviszidose-Hilfe e.V.
Tulpenstr. 50, 71394 Kernen

Deutsche Zöliakie Gesellschaft
Filderhauptstr. 61, 70599 Stuttgart

Deutscher Diabetiker-Bund
Danziger Weg 1, 58511 Lüdenscheid

Bundesverband Neurodermitiskranker
Sabelstr. 39, 56154 Boppard

Deutscher Neurodermitikerbund
Mozartstr. 11, 22083 Hamburg

Verein zur Förderung und Unterstützung neurologisch erkrankter Kinder und deren Familien e.V.
Gereonstraße 26, 48145 Münster

Interessengemeinschaft von Geburt an Behinderter e.V.
Otto-Suhr-Allee 131, 10585 Berlin

Bundesarbeitsgemeinschaft Hilfe für Behinderte e.V.
Kirchfeldstraße 149, 40215 Düsseldorf

Verband Alleinerziehender Mütter und Väter
Von Groote-Platz 2, 53173 Bonn

Arbeitsgemeinschaft Freier Stillgruppen Bundesverband e.V.
Postfach 311112, 76141 Karlsruhe

La Leche Liga Deutschland e.V.
Postfach 96, 81214 München

Deutsche Montessori-Gesellschaft e.V.
Postfach 5461, 97004 Würzburg

Bund Freier Waldorf-Schulen
Heidehofstraße 32, 70184 Stuttgart

Deutsche Gesellschaft für das Hochbegabte Kind e.V.
Dorothea Karcher
Sondershauser Straße 80, 12249 Berlin

Arbeitskreis Überaktives Kind e.V.
Hinter den Höfen 82, 2743 Anderlingen

Bundesarbeitsgemeinschaft MCD
Wendelinstr. 64, 50933 Köln

Elterninitiative zur Förderung von Kindern mit hyperaktivem Verhaltenssyndrom e.V.
Postfach 3151, 71384 Weinstadt

Anlaufstellen für Rat- und Hilfesuchende sind auch die verschiedenen Beratungsstellen (Psychologische Beratung, Familienberatung, Erziehungsberatung usw.), die es in allen größeren Städten gibt. Anschriften findet man in Telefonbüchern oder in den Regionalblättern.

Vergiftungszentralen

Telefonnummern der Informations- und Behandlungszentren für Vergiftungen

Berlin

Beratungsstelle für Vergiftungserscheinungen an der Universitätsklinik KAVH
Pulsstr. 3 – 7, 14059 Berlin,
Tel. 030 / 19240

Bonn

Universitäts-Kinderklinik und Poliklinik Bonn
Adenauerallee 119, 53113 Bonn,
Tel. 0228 / 2873211, Zentrale 287-0

Braunschweig

Medizinische Klinik II
Salzdahlumer Str. 90,
38126 Braunschweig,
Tel. 0531 / 62290

Bremen

Kliniken der Freien Hansestadt Bremen
St. Jürgen-Straße, 28205 Bremen,
Tel. 0421 / 4975410

Erfurt

Giftinformationszentrum Erfurt
Nordhäuserstr. 74, 99089 Erfurt,
Tel. 0361 / 730730

Freiburg

Universitäts-Kinderklinik Freiburg
Tel. 0761 / 2704361, Zentrale: 270-1,
Fax 0761 / 2704457

Göttingen

Georg-August-Universität Göttingen
Kinderklinik und Poliklinik
Robert-Koch-Str. 40, 37075 Göttingen,
Tel. 0551 / 396239 oder 396210

Hamburg

I. Medizinische Abteilung des Krankenhauses Barmbek
Rübenkamp 148, 22307 Hamburg,
Tel. 040 / 63853345 oder 63853346

Homburg / Saar

Beratungsstelle für Vergiftungsfälle
66424 Homburg / Saar
Tel. 06841 / 162257 oder 162846,
Zentrale: 16-0

Koblenz

Städtisches Krankenhaus Kemperhof
Koblenzer Str. 115, 56073 Koblenz,
Tel. 0261 / 4992641, Vergiftung bei Kindern, Zentrale: 499-1

Mainz

Beratungsstelle bei Vergiftungen, II. Medizinische Klinik der Universität
Langenbeckstr. 1, 55131 Mainz,
Tel. 06131 / 232466, Zentrale: 17-1

München

Giftnotruf München
Ismaninger Str. 22, 81675 München,
Tel. 089 / 41402211

Münster

Medizinische Klinik und Poliklinik
Tel. 0251 / 836245 oder 836188,
Zentrale: 83-1

Nürnberg

II. Medizinische Klinik
Toxikologische Intensivstation
Flurstr. 17, 90419 Nürnberg,
Tel. 0911 / 3982451

Papenburg

Marienhospital, Kinderabteilung
Hauptkanal rechts 75,
26871 Papenburg,
Tel. 04961 / 931381 Kinderambulanz

Register

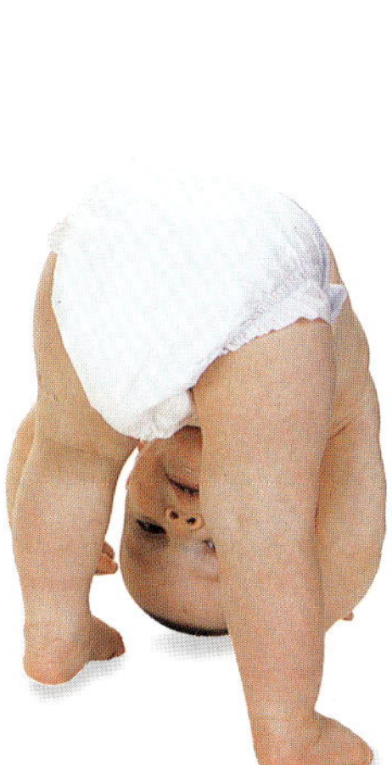

Ravensburger®

Ratgeber Familie – hilfreich und aktuell

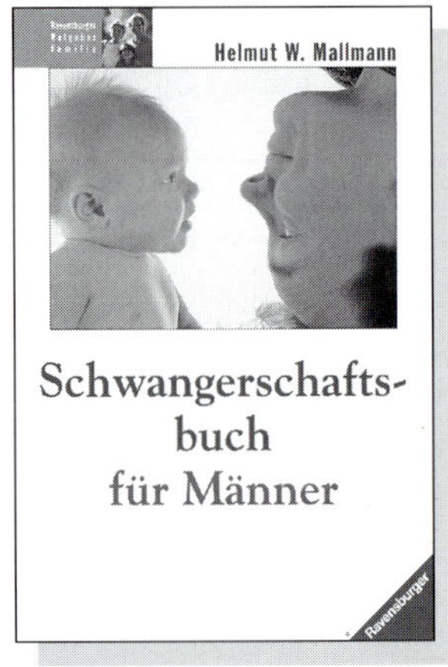

Helmut W. Mallmann
Schwangerschaftsbuch für Männer
Ein Buch, das sich besonders an die werdenden Väter richtet und genauestens informiert über Schwangerschaft, Geburt und die Zeit danach.
144 Seiten.
ISBN 3-473-**42746**-2

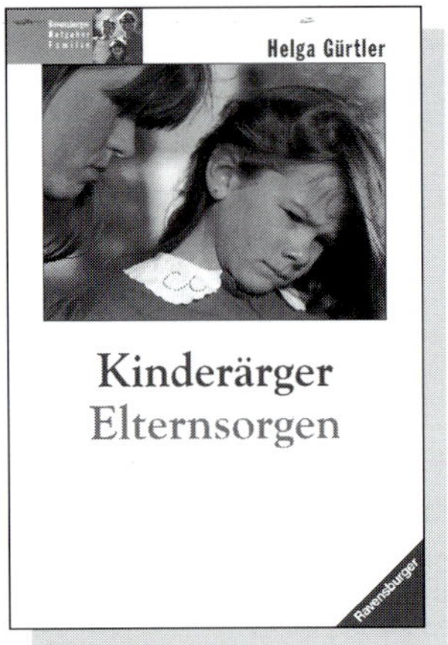

Helga Gürtler
Kinderärger – Elternsorgen
Ein Ratgeber für die häufigsten Probleme im Umgang mit Kindern zwischen Babyalter und Schulzeit
192 Seiten.
ISBN 3-473-**42743**-8

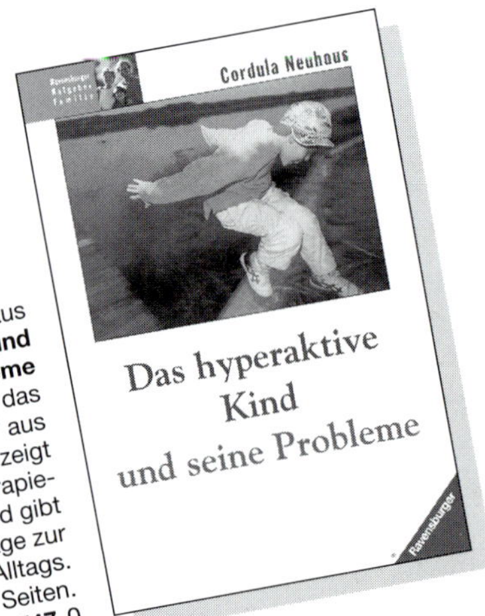

Cordula Neuhaus
Das hyperaktive Kind und seine Probleme
Dieses Buch beleuchtet das Thema „Hyperaktivität" aus allen Blickwinkeln, zeigt unterschiedliche Therapiemöglichkeiten und gibt praktische Ratschläge zur Bewältigung des Alltags.
240 Seiten.
ISBN 3-473-**42747**-0

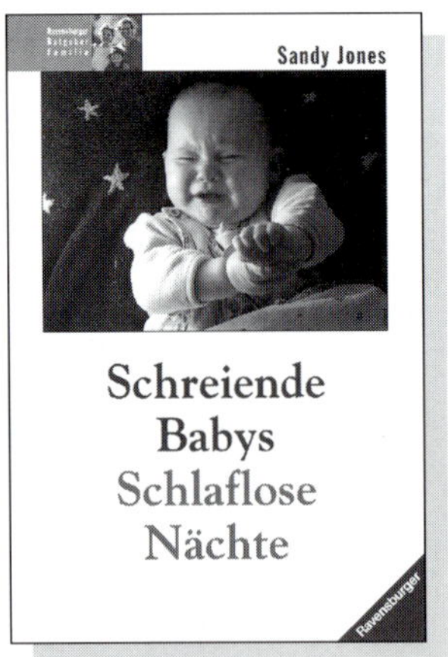

Sandy Jones
Schreiende Babys – Schlaflose Nächte
Das Buch zeigt, was die Ursachen von Schlafproblemen beim Baby sein können und wie man sie überwindet.
160 Seiten.
ISBN 3-473-**42744**-6

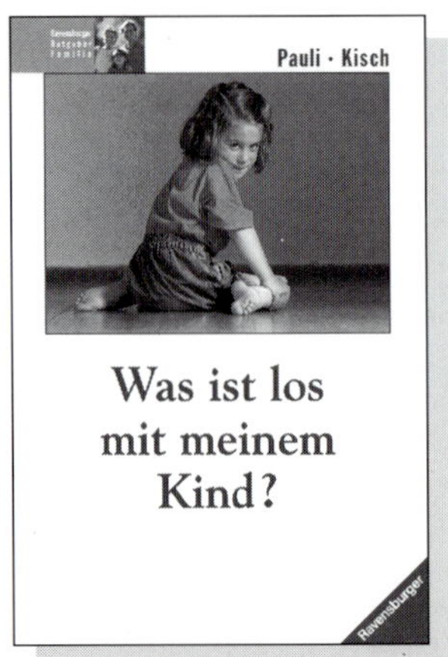

Sabine Pauli/Andrea Kisch
Was ist los mit meinem Kind?
Bewegungsauffälligkeiten bei Kindern
Bei Früherkennung von Bewegungsauffälligkeiten bestehen die besten Therapiechancen
160 Seiten.
ISBN 3-473-**42745**-4

Ravensburger®